간호직

전과목
총정리

간호직

전과목 총정리

개정 1판 발행	2024년 5월 27일
개정 2판 발행	2025년 3월 28일

편 저 자 | 공무원시험연구소

발 행 처 | (주)서원각

등록번호 | 1999-1A-107호

주　　소 | 경기도 고양시 일산서구 덕산로 88-45(가좌동)

교재주문 | 031-923-2051

팩　　스 | 031-923-3815

교재문의 | 카카오톡 플러스친구[서원각]

홈페이지 | www.goseowon.co.kr

PREFACE

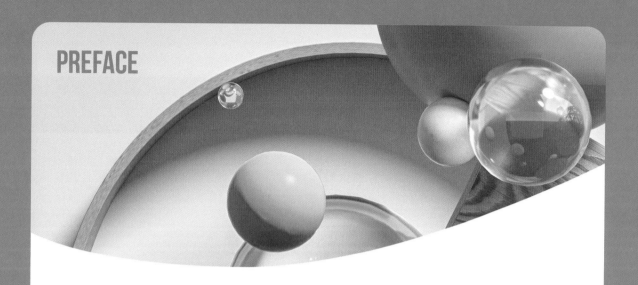

8급 간호직 공무원은 공개경쟁채용의 시험 과목은 국어, 영어, 한국사, 간호관리, 지역사회간호의 5과목으로 구성됩니다.

학습해야 할 양이 방대하기 때문에 단기간에 최상의 학습효과를 얻기 위해서는 꼭 필요한 핵심이론을 파악하고 충분한 문제풀이를 통해 문제해결능력을 높이는 것입니다. 즉, 자주 출제되는 이론과 빈출유형의 문제를 파악하고 다양한 유형의 문제를 반복적으로 접해 완벽히 자신의 지식으로 만드는 것이 중요합니다.

본서는 8급 간호직 공개경쟁 임용시험에 대비하기 위한 전과목 총정리로, 수험생들이 단기간에 최상의 학습효율을 얻을 수 있도록 주요 이론을 정리하고 빈출 유형문제를 수록하였습니다.

먼저 체계적으로 정리된 이론 학습을 통해 기본 개념을 탄탄하게 다지고, 최근 출제되는 기출문제 분석을 통해 각 과목별, 단원별 출제경향을 파악한 뒤, 다양한 난도의 예상문제를 풀어봄으로써 학습의 완성도를 높일 수 있습니다.

신념을 가지고 도전하는 사람은 반드시 그 꿈을 이룰 수 있습니다.
본서가 수험생 여러분의 꿈을 이루는 디딤돌이 되기를 바랍니다.

STRUCTURE

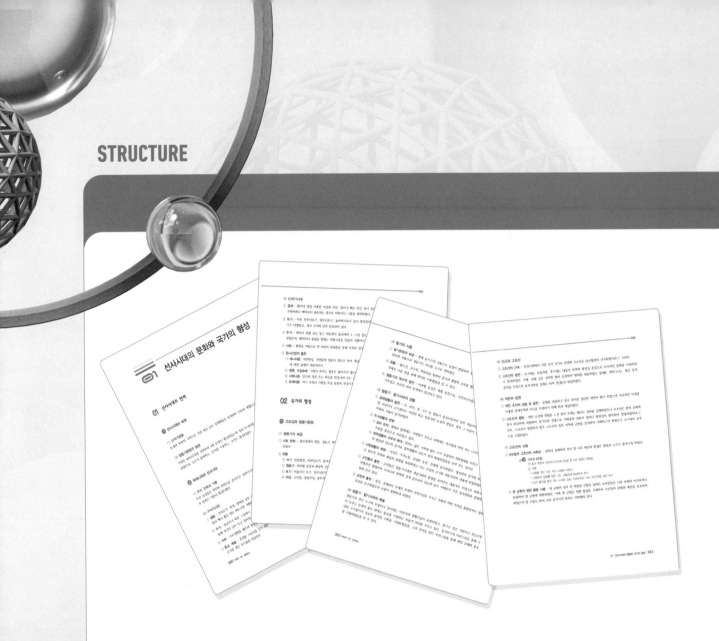

핵심이론정리

간호직 공개경쟁 임용시험 5과목에 대해 체계적으로 편장을 구분한 후 해당 단원에서 필수적으로 알아야 할 내용을 정리하여 수록했습니다. 출제가 예상되는 핵심적인 내용만을 학습함으로써 단기간에 학습 효율을 높일 수 있습니다.

이론팁

과년도 기출문제를 분석하여 반드시 알아야 할 내용을 한 눈에 파악할 수 있도록 Tip으로 정리하였습니다. 문제 출제의 포인트가 될 수 있는 사항이므로 반드시 암기하는 것이 좋습니다.

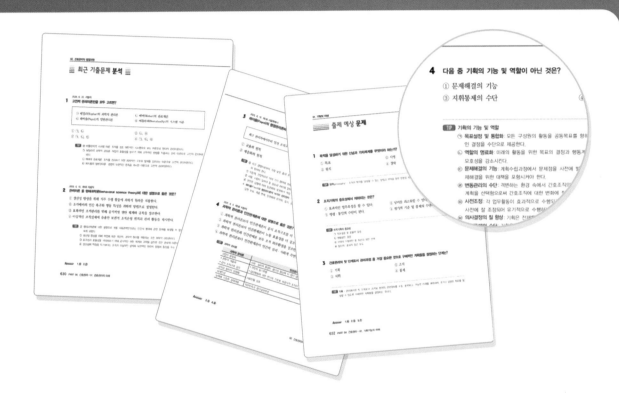

기출문제분석

실제로 시험에 출제된 문제를 수록하여 기출 경향 파악에 도움이 되도록 구성하였습니다. 이론 학습이 바로 기출문제 풀이로 이어져 학습의 효율을 높일 수 있습니다.

출제예상문제

출제가 예상되는 문제만을 엄선하여 수록하였습니다. 다양한 난도와 유형의 문제들로 연습하여 확실하게 대비할 수 있습니다.

CONTETNS

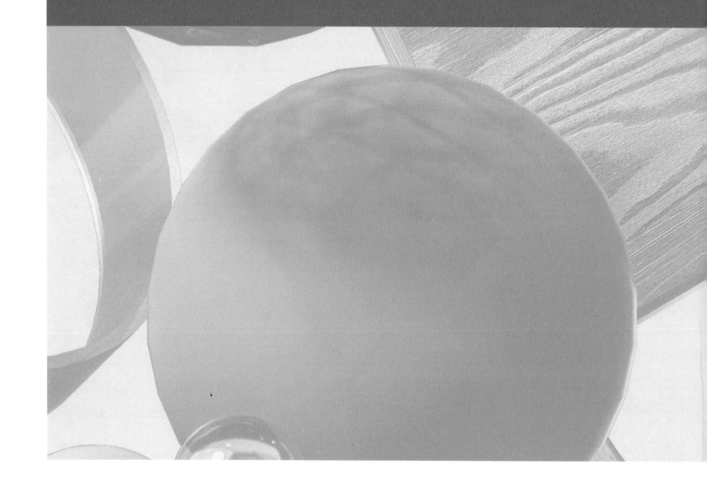

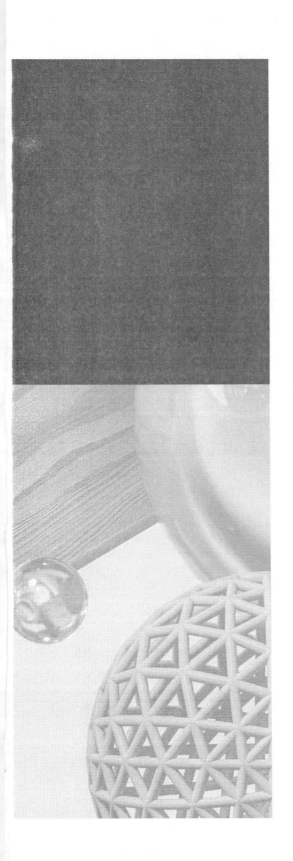

01 국어 사용의 실제

01 말하기와 듣기

❶ 말하기

(1) 말하기의 목적

① 정보를 전달하는 말하기(지적 반응) → 듣는 이가 모르는 사실을 알릴 때(설명)

② 청자를 설득하는 말하기(지적 및 정적인 반응) → 듣는 이의 생각이나 행동을 바꾸고자 할 때(설득)

③ 청자에게 사교나 친교의 말하기(정적인 반응) → 듣는 이와 가까워지거나 즐기고자 할 때

(2) 말하기의 과정

내용 선정하기 → 내용 조직하기 → 효과적으로 표현하기

❷ 토의(討議)

(1) 토의의 뜻

공동의 관심사가 되는 어떤 문제에 대한 가장 바람직한 해결 방안을 찾기 위하여 집단 성원이 협동적으로 의견을 나누는 말하기이다.

(2) 토의의 절차

① 문제에 대한 의미 확정

② 문제의 분석과 음미

③ 가능한 모든 해결안의 제시와 검토

④ 최선의 해결안 선택

⑤ 구체적인 해결안의 시행 방안 모색

(3) 토의의 종류

① **심포지엄**(Symposium) ··· 공동 주제에 대해 전문가 3 ~ 6명이 강연식으로 발표한 뒤, 청중과 질의 응답하는 토의 형식을 말한다.

② **포럼**(Forum) ··· 공공의 문제에 대해 공개적으로 토의하는 것으로, 심포지엄과는 달리 처음부터 청중이 참여하는 형식을 말한다.

③ **패널**(Panel) ··· 주어진 문제나 화제에 대하여 특별히 관심이 있거나 정보와 경험이 있는 사람이 청중 앞에서 각자의 지식, 견문, 정보를 발표하는 토의 형식을 말한다.

④ **원탁토의**(Round table discussion) ··· 10명 내외의 소규모 집단이 평등한 입장에서 자유롭게 상호 관심사에 대해 의견을 나누는 토의 형식을 말한다.

③ 토론(討論)

(1) 토론의 뜻
어떤 문제에 대해 찬성이나 반대의 의견을 가진 사람들이 근거를 바탕으로 자기 주장을 논리적으로 펼치는 말하기이다.

(2) 토론의 요건

① **토론의 참가자** ··· 주제에 대하여 찬성과 반대의 뚜렷한 의견 대립을 가지는 사람들이 있어야 한다.

② **논제** ··· 논점이 대립적으로 드러나는 정책이나 사실이어야 한다.

③ **토론 규칙** ··· 공정한 진행을 위한 발언 시간, 발언 순서, 동일한 논박 시간, 토론에 대한 판정 발언에 관한 규정을 말한다.

④ **청중** ··· 공정한 판정을 내리는 심판을 포함한다.

⑤ **사회자** ··· 폭넓은 상식을 토대로 적극성을 가진 사람으로 공정성과 포용력, 지도력을 지닌 사람이 맡는 것이 적절하다. 사회자는 토론자들에게 토론의 전반적인 방향과 유의점에 대해 안내한다.

❹ 듣기

(1) 듣기의 뜻
다른 사람의 말을 듣고, 그 내용을 자기의 생각으로 정리하여 이해하는 행위를 말한다.

(2) 듣기의 단계
정보 확인→내용 이해→내용에 대한 비판→감상

❺ 대화의 원리

(1) 공손성의 원리
① **요령의 격률** … 상대방에게 부담이 되는 표현은 최소화하고, 이익이 되는 표현을 최대화한다.

② **관용의 격률** … 화자 자신에게 혜택을 주는 표현은 최소화하고, 부담을 주는 표현은 최대화한다.

③ **찬동의 격률** … 상대방에 대한 비방은 최소화하고, 칭찬을 최대화한다.

④ **겸양의 격률** … 화자 자신에 대한 칭찬은 최소화하고, 비방을 최대화한다.

⑤ **동의의 격률** … 자신과 상대방의 의견 차이를 최소화하고, 일치점을 최대화한다.

(2) 협력의 원리
① **양의 격률** … 너무 많은 양의 정보보다는 대화의 목적에 적합한 양을 제공한다.

② **질의 격률** … 타당한 근거를 들어 진실을 말한다.

③ **관련성의 격률** … 대화의 목적이나 주제와 관련 있는 내용을 말한다.

④ **태도의 격률** … 중의적이거나 장황한 표현을 삼가고 간결하게 말한다.

02 쓰기와 읽기

1 쓰기

(1) 계획하기(주제의 설정)

① **좋은 주제의 요건**
  - ㉠ 너무 크거나 추상적이지 않고 구체적이어야 한다.
  - ㉡ 경험한 것이나 잘 알고 있는 것이어야 한다.
  - ㉢ 여러 사람이 공감할 수 있는 것이어야 한다.
  - ㉣ 개성 있고 참신한 것이어야 한다.

② **주제문의 작성 원칙**
  - ㉠ 완결된 문장으로 쓴다(주어 + 서술어).
  - ㉡ 간결하고 구체적으로 쓴다.
  - ㉢ 둘 이상의 내용을 담지 않는다.
  - ㉣ 명확한 표현이 되도록 한다.
  - ㉤ 의문문, 비유적·함축적 표현을 피한다.

(2) 내용 생성하기(재료의 수집과 선택)

① **생각의 발견** … 자유롭게 쓰기, 연관 짓기, 토론하기, 질문하기 등의 방법이 있다.

② **재료 수집** … 내용에 관한 전문적인 지식이나 통계 자료 등을 책이나 도서관 등을 통해 수집한다.

③ **재료 선정** … 주제와의 관련성, 내용 전개 방법을 고려하여 선택한다.

(3) 내용 조직하기(개요의 작성)

① **개요(outline) 작성** … 머릿속에서 이룬 구상을 체계적으로 도식화하여 표(개요표)로 나타낸다.

② **내용 구성의 원리**
  - ㉠ **통일성** : 주제를 직접 뒷받침하는 내용을 선정한다.
  - ㉡ **단계성** : 부분에 따라 그 단계에 맞는 내용을 배치한다.
  - ㉢ **응집성** : 내용을 긴밀하게 연결한다.

③ **내용 구성의 종류**
  - ㉠ **시간적 구성** : 사건의 시간적 순서에 따라 제재를 배열한다.
  - ㉡ **공간적 구성** : 시선의 이동이나 사물이 놓여진 순서에 따라 기술한다.
  - ㉢ **인과적 구성** : 사건의 원인과 결과가 논리적인 필연성을 가지고 전개된다.

④ **논리적 구성**

    ㉠ **연역적 구성** : 일반적인 내용(주장) + 구체적인 내용(근거)

    ㉡ **귀납적 구성** : 구체적인 내용(근거) + 일반적인 내용(주장)

⑤ **단계식 구성**

    ㉠ **3단 구성** : 머리말 – 본문 – 맺음말, 서론 – 본론 – 결론

    ㉡ **4단 구성** : 기 – 승 – 전 – 결

    ㉢ **5단 구성** : 발단 – 전개 – 위기 – 절정 – 결말(대단원)

⑥ **문단의 구성 방식**

    ㉠ **두괄식** : 중심 문장 + 뒷받침 문장들

    ㉡ **양괄식** : 중심 문장 + 뒷받침 문장들 + 중심 문장

    ㉢ **미괄식** : 뒷받침 문장들 + 중심 문장

    ㉣ **중괄식** : 뒷받침 문장들 + 중심 문장 + 뒷받침 문장들

    ㉤ **병렬식** : 중심 문장이 대등하게 나열되는 구성

(4) 표현하기(집필)

① **내용 전개 방법** … 정의, 비교 · 대조, 예시, 분류, 분석, 과정, 유추, 묘사, 서사, 인과 등의 방법을 상황과 목적에 맞게 적절히 선택해야 한다.

② **수사법**(표현 기교, 표현 기법)

    ㉠ **비유법** : 표현하고자 하는 대상을 다른 대상에 빗대어 나타내는 표현 기법이다.

        예 직유법, 은유법, 의인법, 활유법, 의성법, 의태법, 풍유법, 대유법, 중의법 등

    ㉡ **강조법** : 단조로운 문장을 강렬하고 절실하게 하는 표현 기법이다.

        예 반복법, 과장법, 열거법, 점층법, 점강법, 비교법, 대조법, 억양법, 미화법, 연쇄법, 영탄법 등

    ㉢ **변화법** : 단조롭거나 평범한 문장에 변화를 주어 표현하는 기법이다.

        예 도치법, 대구법, 설의법, 인용법, 반어법, 역설법, 생략법, 문답법, 돈호법, 명령법 등

(5) 고쳐쓰기(퇴고)

글 전체 수준에서 고쳐쓰기 → 문단 수준에서 고쳐쓰기 → 문장 수준에서 고쳐쓰기 → 단어 수준에서 고쳐쓰기

❷ 읽기

(1) 읽기의 과정

① **주제 파악하기의 과정** … 형식 문단의 내용 요약 → 내용 문단으로 묶어 중심 내용 파악 → 각 내용 문단의 중심 내용 간의 관계 이해 → 전체적인 주제 파악

② 주제를 찾는 방법

　　㉠ 주제가 겉으로 드러난 글 : 설명문, 논설문 등이 있다.

　　　• 글의 주제 문단을 찾는다. 주제 문단의 요지가 주제이다.

　　　• 대개 3단 구성이므로 끝 부분의 중심 문단에서 주제를 찾는다.

　　　• 중심 소재(제재)에 대한 글쓴이의 입장이 나타난 문장이 주제문이다.

　　　• 제목과 밀접한 관련이 있음에 유의한다.

　　㉡ 주제가 겉으로 드러나지 않는 글 : 문학적인 글이 이에 속한다.

　　　• 글의 제재와 그에 대한 글쓴이의 의견이나 생각을 연결시키면 바로 주제를 찾을 수 있다.

　　　• 제목이 상징하는 바가 주제가 될 수 있다.

　　　• 인물이 주고받는 대화의 화제나, 화제에 대한 의견이 주제일 수도 있다.

　　　• 글에 나타난 사상이나 내세우는 주장이 주제가 될 수도 있다.

　　　• 시대적 · 사회적 배경에서 글쓴이가 추구하는 바를 찾을 수 있다.

③ 세부 내용 파악하기

　　㉠ 제목을 확인한다.

　　㉡ 주요 내용이나 핵심어를 확인한다.

　　㉢ 지시어나 접속어에 유의하며 읽는다.

　　㉣ 중심 내용과 세부 내용을 구분한다.

　　㉤ 내용 전개 방법을 파악한다.

　　㉥ 사실과 의견을 구분하여 내용의 객관성과 주관성을 파악한다.

④ 비판하며 읽기 … 글에 제시된 정보를 정확하게 이해하기 위하여 내용의 적절성을 비평하고 판단하며 읽는 것을 말한다.

⑤ 추론하며 읽기 … 글 속에 명시적으로 드러나 있지 않은 내용 및 과정과 구조에 관한 정보를 논리적 비약 없이 추측하거나 상상하며 읽는 것을 말한다.

(2) 독서와 배경 지식

① 배경 지식의 뜻 … 경험을 통해 습득되어 독자의 머릿속에 구조화되어 저장되어 있으면서 어떤 글의 독해 과정에서 독해의 밑바탕이 되는 지식으로, 사전 지식 또는 스키마(schema)라고도 한다.

② 배경 지식의 특징

　　㉠ 배경 지식은 경험의 소산이며 어느 한 사상이나 개념에 대한 배경 지식은 사람마다 다르다.

　　㉡ 배경 지식은 정보를 일관성 있게 재구성해 준다.

　　㉢ 배경 지식은 많은 정보 중에서 필요한 정보를 선택적으로 받아들이며, 그 내용을 재편집 · 요약하는 역할을 한다.

☰ 최근 기출문제 분석 ☰

2023. 6. 10. 제1회 지방직

1 ㉠ ～ ㉣의 말하기 방식을 설명한 내용으로 가장 적절한 것은?

> 김 주무관 : AI에 대한 국민 이해도를 높이기 위해 설명회를 개최할 필요가 있다고 생각해요.
> 최 주무관 : ㉠저도 요즘 그 필요성을 절감하고 있어요.
> 김 주무관 : ㉡그런데 어떻게 준비해야 효과적으로 전달할 수 있을지 고민이에요.
> 최 주무관 : 설명회에 참여할 청중 분석이 먼저 되어야겠지요.
> 김 주무관 : 청중이 주로 어떤 분야에 관심이 있는지 알면 준비할 때 유용하겠네요.
> 최 주무관 : ㉢그럼 청중의 관심 분야를 파악하려면 청중의 특성 중에서 어떤 것들을 조사하면 좋을까요?
> 김 주무관 : ㉣나이, 성별, 직업 등을 조사할까요?

① ㉠ : 상대의 의견에 대해 공감을 표현하고 있다.

② ㉡ : 정중한 표현을 사용하여 직접 질문하고 있다.

③ ㉢ : 자신의 반대 의사를 우회적으로 드러내고 있다.

④ ㉣ : 의문문을 통해 상대의 의견을 반박하고 있다.

TIP 최 주무관의 첫 대사 '저도 요즘 그 필요성을 절감하고 있어요'라는 말은 김주무관의 설명회 개최의 필요성 의견에 대한 공감을 표현하고 있는 것이다.
② 김 주무관은 '어떻게 준비해야 효과적으로 전달할 수 있을지 고민이에요'라고 자신의 심정을 솔직하게 토로하고 있다.
③ 최 주무관은 김 주무관에게 '그럼 ~ 어떤 것들을 조사하면 좋을까요?'라며 청중 분석에 대한 구체적 방안을 묻고 있는 것이다. 그러므로 반대 의사를 드러나고 있다고 볼 수 없다.
④ 김 주무관은 최 주무관의 질문에 대한 답변이자 상대에게 답변에 대한 의견을 얻기 위해 의문문을 사용한 것이다. 그러므로 상대의 의견을 반박하기 위한 의문문이라 볼 수 없다.

Answer 1.①

2 **(가) ~ (다)를 맥락에 따라 가장 자연스럽게 배열한 것은?**

> 독서는 아이들의 전반적인 뇌 발달에 큰 영향을 미친다.
> (가) 그에 따르면 뇌의 전두엽은 상상력을 관장하는데, 책을 읽으면 상상력이 자극되어 전두엽을 많이 사용하게 된다.
> (나) A교수는 책을 읽을 때와 읽지 않을 때의 뇌 변화를 연구해서 세계적인 명성을 얻었다.
> (다) 이처럼 책을 많이 읽으면 전두엽이 훈련되어 전반적인 뇌 발달의 가능성이 높아지는데, 그 결과는 교육 현장에서 실증된 바 있다.
> 독서를 많이 한 아이는 학교에서 더 좋은 성적을 낼 뿐 아니라 언어 능력도 발달한다는 사실이 밝혀진 것이다.

① (나) − (가) − (다)

② (나) − (다) − (가)

③ (다) − (가) − (나)

④ (다) − (나) − (가)

TIP 지문의 도입부에서 '독서를 통한 아이들의 뇌 발달'이 제시문의 중심 화제임을 알 수 있다.
(가) '그에 따르면 책을 읽으면 상상력이 자극되어 전두엽을 많이 사용하게 된다.'라고 설명한다. (가)의 앞에는 지시어 '그에 따르면'에 대한 내용 (나)가 제시되어야 한다. (나)에는 A교수는 독서 활동 여부에 따른 뇌 변화 연구로 명성을 얻었다고 한다. 되어있다. A교수는 (가)의 지시어 '그'로 받을 수 있으므로, (나)는 (가)의 앞에 위치해야 하는 것이다. 더불어 (다)의 '이처럼'이라는 병렬의 상황에서 사용하는 접속어 뒤에, 책을 많이 읽으면 전두엽이 훈련되고 이것이 교육 현장에서 실증된 바 있다는 내용이 제시되었다. 책을 읽었을 때 전두엽이 활성화된다는 내용은 (가)에서 제시된 내용으로, (다)는 (가)의 뒤에 배열됨을 알 수 있다. 그러므로 자연스러운 배열은 '(나)-(가)-(다)'의 순서대로 배열해야 한다. (다)는 글의 마무리 부분에서 학교에서 독서를 많이 한 아이가 성적도 좋고 언어 능력도 발달한다는 내용과 이어진다.

Answer 2.①

3 ⊙∼②과 바꿔 쓸 수 있는 유사한 표현으로 적절하지 않은 것은?

- 서구의 문화를 ⊙<u>맹종하는</u> 이들이 많다.
- 안일한 생활에서 ⓒ<u>탈피하여</u> 어려운 일에 도전하고 싶다.
- 회사의 생산성을 ⓒ<u>제고하기</u> 위해 노력하자.
- 연못 위를 ②<u>부유하는</u> 연잎을 바라보며 여유를 즐겼다.

---

① ⊙ : 무분별하게 따르는
② ⓒ : 벗어나
③ ⓒ : 끌어올리기
④ ② : 헤엄치는

> **TIP** 제시된 문맥의 '부유(浮遊)하다'는 '물 위나 물속, 또는 공기 중에 떠다니다.'라는 의미이다. '떠 다니는'으로 바꿔쓸 수는 있
> 으나, ④의 '헤엄치는'은 바꿔 쓸 수 있는 유사한 표현이 아니다.
> ① '맹종(盲從)하다'는 '옳고 그름을 가리지 않고 남이 시키는 대로 무조건 따르다.'라는 의미이므로 '무분별 하게 따르는'은
> ⊙과 바꿔 쓸 수 있는 유사한 표현이라고 할 수 있다.
> ② '탈피(脫皮)하다'는 '일정한 상태나 처지에서 완전히 벗어나다.'라는 의미이므로 '벗어나'는 ⓒ과 바꿔 쓸 수 있는 유사한
> 표현이다.
> ③ '제고(提高)하다'는 '수준이나 정도 따위를 끌어올리다.'의 의미이므로 '끌어올리기'는 ⓒ과 바꿔 쓸 수 있는 유사한 표현
> 이다.

Answer 3.④

4 다음 글의 중심내용으로 가장 적절한 것은?

> 교환가치는 거래를 통해 발생하는 가치이며, 사용가치는 어떤 상품을 사용할 때 느끼는 가치이다. 전자가 시장에서 결정된다는 점에서 객관적이라면, 후자는 개인에 따라 다르다는 점에서 주관적이다. 상품에는 사용가치와 교환가치가 섞여 있는데, 교환가치가 아무리 높아도 '나'에게 사용가치가 없다면 해당 상품을 구매하지 않을 것이다.
>
> 하지만 이 같은 상식이 통하지 않는 경우를 종종 볼 수 있다. 예를 들어 보자. 인터넷 커뮤니티에서 백만 원짜리 공연 티켓을 판매하는데, 어떤 사람이 "이 공연의 가치는 돈으로 환산할 수 없어요." 등의 댓글들을 보고서 애초에 관심도 없던 이 공연의 티켓을 샀다. 그에게 그 공연의 사용가치는 처음에는 없었으나 많은 댓글로 인해 사용가치가 있을 것으로 잘못 판단한 것이다. 안타깝게도, 그는 그 공연에서 조금도 만족하지 못했다.
>
> 이 사례에서 볼 때 건강한 소비를 위해서는 구매하려는 상품의 사용가치가 어떤 과정을 거쳐 결정된 것인지 곰곰이 생각해봐야 한다. '나'에게 얼마나 필요한가에 대한 고민 없이 다른 사람들의 말에 휩쓸려 어떤 상품의 사용가치가 결정될 때, 그 상품은 '나'에게 쓸모없는 골칫덩이가 될 수 있다.

① 사용가치보다 교환가치가 큰 상품을 구매해야 한다.

② 상품을 구매할 때 사용가치와 교환가치를 두루 고려해야 한다.

③ 상품에 대한 다른 사람들의 평가를 반영해서 상품을 구매해야 한다.

④ 상품을 구매할 때 사용가치가 자신의 필요에 의해 결정된 것인지 신중하게 따져야 한다.

> **TIP** 1문단은 상품에 교환 가치와 사용 가치가 섞여 있고 교환가치가 높더라도 사용가치가 없다면 구매가 이루어지지 않는다는 내용이 제시되어 있다. 하지만 2문단에서 댓글로 인해 사용가치를 잘못 판단한 사례를 제시하며, 건강한 소비를 위해서는 '나'를 위해 얼마나 필요한가에 대해 고민하라고 조언하고 있다. 따라서 지문의 중심 내용으로는 '상품을 구매할 때 사용가치가 자신의 필요에 의해 결정된 것인지 신중하게 따져야 한다.'가 가장 적절하다고 할 수 있다.
> ① 사용가치보다 교환가치가 큰 상품을 구매해야 한다는 내용은 제시되지 않았다.
> ② 상품에 두 가치가 섞여 있다는 내용은 제시되어 있지만, 이는 건강한 소비를 위해 상품의 사용가치를 곰곰이 생각해보라는 주장을 제시하기 위한 전제이다.
> ③ 마지막 문단에서 '다른 사람들의 말에 휩쓸려 어떤 상품의 사용가치가 결정'되는 것을 경계하라고 하였다.

Answer 4.④

5 ㉠~㉣ 중 어색한 곳을 찾아 수정하는 방안으로 가장 적절한 것은?

　　조선 후기에 서학으로 불린 천주학은 '학(學)'이라는 말에서도 짐작할 수 있듯이 ㉠종교적인 관점에서보다 학문적인 관점에서 받아들여졌다. 당시의 유학자 중 서학 수용에 적극적인 이들까지도 서학을 무조건 따르자고 ㉡주장하지는 않았는데, 서학은 신봉의 대상이 아니라 분석의 대상이었기 때문이다. 그들은 조선 사회를 바로잡고 발전시키기 위해 새로운 학문과 지식이 필요하다고 생각했지만, 외부에서 유입된 사유 체계에는 양명학이나 고증학 등도 있어서 서학이 ㉢유일한 대안은 아니었다. 그들은 서학을 검토하며 어떤 부분은 수용했지만, 반대로 어떤 부분은 ㉣지향했다.

---

① ㉠ : '학문적인 관점에서보다 종교적인 관점에서'로 수정한다.

② ㉡ : '주장하였는데'로 수정한다.

③ ㉢ : '유일한 대안이었다'로 수정한다.

④ ㉣ : '지양했다'로 수정한다.

> **TIP** 지문에 따르면 서학 수용에 적극적인 이들은 서학을 검토하며 어떤 부분은 수용하기도 하고 '반대로' 어떤 부분은 수용하지 않았다는 것을 알 수 있다. 따라서 ㉣에는 '수용하다'와 반대되는 의미의 단어가 들어가는 것이 적절하다. '지향하다'는 '어떤 목표로 뜻이 쏠리어 향하다'의 뜻이므로 '수용하다'와 반대되는 의미의 단어가 아니다. 따라서 ㉣은 '더 높은 단계로 오르기 위하여 어떠한 것을 하지 아니하다'의 뜻을 지닌 '지양(止揚)하다'로 고치는 것이 적절하다.
> ① 천주학의 '학(學)'이 '학문'을 의미하니 천주학은 종교적인 관점에서보다 학문적인 관점에서 받아들여졌다는 것을 알 수 있다. 따라서 '학문적인 관점에서보다 종교적인 관점에서'로 수정하는 것은 적절하지 않다.
> ② 서학은 신봉의 대상이 아닌 분석의 대상이었으므로, 서학 수용에 적극적인 이들이라 할지라도 서학을 무조건 따르자고 주장하지 않았을 것이다. 따라서 '주장하였는데'로 수정하는 것은 적절하지 않다.
> ③ 외부에서 유입된 사유 체계에는 서학 외에도 양명학이나 고증학 등도 있다고 하였다. 따라서 서학이 유일한 대안은 아니므로 '유일한 대안이었다'로 수정하는 것은 적절하지 않다.

6 다음 글의 맥락을 고려할 때 빈칸에 들어갈 말로 가장 적절한 것은?

> 능숙한 필자와 미숙한 필자는 글쓰기 과정 중 '계획하기'에서 뚜렷한 차이를 보인다. 전자는 이 과정에 오랜 시간 공을 들이는 반면, 후자는 그렇지 않다. 글쓰기에서 계획하기는 글쓰기의 목적 수립, 주제 선정, 예상 독자 분석 등을 포함한다. 이 중 예상 독자 분석이 중요한 이유는 [   ] 때문이다. 글을 쓸 때 독자의 수준에 비해 너무 어려운 개념과 전문용어를 사용한다면 독자가 글을 이해하기 어렵게 된다. 글쓰기는 필자가 글을 통해 자신의 메시지를 독자에게 전달하는 행위라는 점을 고려하면 계획하기 단계에서 반드시 예상 독자를 분석해야 한다.

① 계획하기 과정이 글쓰기 전체 과정의 첫 단계이기

② 글에 어려운 개념이나 전문용어를 어느 정도 포함해야 하기

③ 필자의 메시지를 독자에게 효과적으로 전달하는 데 도움이 되기

④ 독자의 배경지식 수준을 고려해야 글의 목적과 주제가 결정되기

> **TIP** 지문은 '능숙한 필자'와 '미숙한 필자'를 대조하며 능숙한 필자는 예상 독자 분석을 포함한 '계획하기' 단계에 오랜 공을 들인다고 하였다. 빈칸 뒤에서는 독자의 수준에 비해 어려운 개념과 전문용어를 사용하면 독자가 글을 이해하기 어렵다는 내용과 글쓰기는 필자가 자신의 메시지를 독자에게 전달하는 행위라며 예상 독자 분석의 필요를 강조하고 있다. 따라서 예상 독자 분석이 중요한 이유가 들어가야 하는 빈칸에는 '필자의 메시지를 독자에게 효과적으로 전달하는 데 도움이 된다'는 내용이 들어가야 한다.
>
> ① 계획하기 과정이 글쓰기 과정의 첫 단계라고 서술한 적 없으며, 빈칸은 예상 독자 분석에 관한 것이다.
>
> ② 지문은 필자가 독자의 수준을 기준으로 어려운 개념이나 전문용어를 사용할지 결정해야 한다고 설명한다.
>
> ④ 독자의 배경지식 수준을 고려해야 글의 목적과 주제가 결정된다고 언급하지 않았다.

Answer 6.③

7 다음 대화를 분석한 내용으로 적절하지 않은 것은?

> 은지: 최근 국민 건강 문제와 관련해 '설탕세' 부과 여부가 논란인데, 나는 설탕세를 부과해야 한다고
> 생각해. 그러면 당 함유 식품의 소비가 감소하게 되고, 비만이나 당뇨병 등의 질병이 예방되니
> 까 국민 건강 증진에 도움이 되기 때문이야.
> 운용: 설탕세를 부과하면 당 소비가 감소한다고 믿을 만한 근거가 있니?
> 은지: 세계보건기구 보고서를 보면 당이 포함된 음료에 설탕세를 부과하면 이에 비례해 소비가 감소한
> 다고 나와 있어.
> 재윤: 그건 나도 알아. 그런데 설탕세 부과가 질병을 예방한다는 것은 타당하지 않아. 여러 연구 결과
> 를 보면 당 섭취와 질병 발생은 유의미한 상관관계가 없어.

① 은지는 첫 번째 발언에서 화제를 제시하고 있다.
② 운용은 은지의 주장에 반대하고 있다.
③ 은지는 두 번째 발언에서 자신의 주장에 대한 근거를 제시하고 있다.
④ 재윤은 은지가 제시한 주장의 근거를 부정하고 있다.

> **TIP** 운용은 '설탕세를 부과하면 당 함유 식품의 소비가 감소하게 될 것'이라는 은지의 주장에 대해 믿을 만한 근거가 있는지 물
> 었을 뿐이지 반대 의사를 제시한 것은 아니다.
> ① 은지는 첫 번째 발언에서 '설탕세' 부과 여부에 대한 논란을 화제로 제시한 뒤, 이에 대한 자신의 의견과 그 근거를 제
> 시하였다.
> ③ 은지는 두 번째 발언에서 '세계보건기구 보고서'에 제시된 내용을 자신의 주장에 대한 근거로 들고 있다.
> ④ 재윤은 '당 섭취와 질병 발생은 유의미한 상관관계'가 없다는 연구 결과를 근거로 은지가 제시한 주장의 근거를 부정하
> 고 있다.

Answer 7.②

8 ㉠ ~ ㉢에 들어갈 단어로 적절하지 않은 것은?

• 우리 회사는 올해 최고 수익을 창출해서 전성기를 [㉠] 하고 있다.

• 그는 오래 살아온 자기 명의의 집을 [㉡] 하려 했는데 사려는 사람이 없다.

• 그들 사이에 [㉢] 이 심해서 중재자가 필요하다.

• 제가 부족하니 앞으로 많은 [㉣] 을 부탁드립니다.

---

① ㉠ : 구가(謳歌)

② ㉡ : 매수(買受)

③ ㉢ : 알력(軋轢)

④ ㉣ : 편달(鞭撻)

TIP 그는 자기 명의의 집을 다른 사람에게 팔려고 하는 것이므로 ㉡에는 '물건을 팔고 사는 일'을 의미하는 '買 살 매, 售 팔 수'의 '매수(買售)'가 들어가는 것이 적절하다. 매수(買受)는 '買 살 매, 受 받을 수'로 물건을 사서 넘겨받음을 일컫는다.

① 우리 회사가 전성기를 누리고 있다는 의미이므로 ㉠에는 '행복한 처지나 기쁜 마음 따위를 거리낌 없이 나타냄 또는 그런 소리'를 의미하는 '謳 노래할 구, 歌 노래 가'의 구가(謳歌)가 들어가는 것이 적절하다.

③ 그들 사이에 의견 충돌이 심하다는 의미이다. ㉢에는 '수레바퀴가 삐걱거린다는 뜻으로, 서로 의견이 맞지 아니하여 사이가 안 좋거나 충돌하는 것'을 이르는 말인 '軋 삐걱거릴 알, 轢 수레에 칠 력'의 '알력(軋轢)'이 들어가야 한다.

④ 앞으로 많은 가르침을 달라는 의미이다. ㉣에는 '경계하고 격려함'을 뜻하는 '鞭 채찍 편, 撻 매질할 달'의 '편달(鞭撻)'이 들어가야 한다.

9 다음 글을 이해한 내용으로 적절하지 않은 것은?

> 고소설의 유통 방식은 '구연에 의한 유통'과 '문헌에 의한 유통'으로 나눌 수 있다. 구연에 의한 유통은 구연자가 소설을 사람들에게 읽어 주는 방식으로, 글을 모르는 사람들과 글을 읽을 수 있지만 남이 읽어 주는 것을 선호하는 이들을 대상으로 이루어졌다. 구연자는 '전기수'로 불렸으며, 소설 구연을 통해 돈을 벌던 전문적 직업인이었다. 하지만 이 방식은 문헌에 의한 유통에 비해 시간과 공간의 제약이 많아서 유통 범위를 넓히는 데 뚜렷한 한계가 있었다.
>
> 문헌에 의한 유통은 차람, 구매, 상업적 대여로 나눌 수 있다. 차람은 소설을 소유하고 있는 사람에게 직접 빌려서 보는 것으로, 알고 지내던 개인들 사이에서 이루어졌다. 구매는 서적 중개인에게 돈을 지불하고 책을 사는 것인데, 책값이 상당히 비쌌기 때문에 소설을 구매할 수 있는 사람은 그리 많지 않았다. 상업적 대여는 세책가에 돈을 지불하고 일정 기간 동안 소설을 빌려 보는 것이다. 세책가에서는 소설을 구매하는 것보다 훨씬 적은 비용으로 빌려 볼 수 있었기 때문에 경제적으로 넉넉하지 않은 사람도 소설을 쉽게 접할 수 있었다. 이로 인해 조선 후기 사회에서 세책가가 성행하게 되었다.

① 전기수는 글을 모르는 사람들에게 소설을 구연하였다.

② 차람은 알고 지내던 사람에게 대가를 지불하고 책을 빌려 보는 방식이다.

③ 문헌에 의한 유통은 구연에 의한 유통에 비해 시간과 공간의 제약이 적었다.

④ 조선 후기에 세책가가 성행한 원인은 소설을 구매하는 비용보다 세책가에서 빌리는 비용이 적다는 데 있다.

> **TIP** 2문단에 따르면 차람은 '소설을 소유하고 있는 사람에게 직접 빌려서 보는 것으로, 알고 지내던 개인들 사이에서 이루어졌다'라는 진술을 참고하면 그러나 이때 대가를 지불했는지는 지문을 통해 알 수 없다.
> ① 1문단에 따르면 '전기수'는 '소설 구연을 통해 돈을 벌던 전문적 직업인'이었는데, 이들은 '글을 모르는 사람들과 글을 읽을 수 있지만 남이 읽어 주는 것을 선호하는 이들을 대상'으로 소설을 구연하였다.
> ③ 1문단 후반부에서 '이 방식', 즉 구연에 의한 유통은 '문헌에 의한 유통에 비해 시간과 공간의 제약이 많았다.고 진술 되어있다.
> ④ 2문단에 중 후반부 진술에 따르면 '세책가에서는 소설을 구매하는 것보다 훨씬 적은 비용으로 빌려 볼 수 있었기 때문에 경제적으로 넉넉하지 않은 사람도 소설을 쉽게 접할 수 있었다. 이로 인해 조선 후기 사회에서 세책가가 성행하게 되었다'고 진술되어있다.

Answer 9.②

10 다음 글을 이해한 내용으로 가장 적절한 것은?

> 「삼국사기」는 본기 28권, 지 9권, 표 3권, 열전 10권의 체제로 되어 있다. 이 중 열전은 전체 분량의 5분의 1을 차지하며, 수록된 인물은 86명으로, 신라인이 가장 많고, 백제인이 가장 적다. 수록 인물의 배치에는 원칙이 있는데, 앞부분에는 명장, 명신, 학자 등을 수록했고, 다음으로 관직에 있지는 않았으나 기릴 만한 사람을 실었다.
>
> 반신(叛臣)의 경우 열전의 끝부분에 배치되어 있다. 이들을 수록한 까닭은 왕을 죽인 부정적 행적을 드러내어 반면교사로 삼는 데에 있었으나, 그 목적에 부합하지 않는 내용이 있어 흥미롭다. 가령 고구려의 연개소문은 반신이지만, 당나라에 당당히 대적한 민족적 영웅의 모습도 포함되어 있다. 흔히 「삼국사기」에 대해, 신라 정통론에 기반해 있으며, 유교적 사관에 따라 당시의 지배 질서를 공고히 하고자 했다고 평가한다. 하지만 연개소문의 사례에서 볼 수 있듯 「삼국사기」는 기존 평가와 달리 다면적이고 중층적인 역사 텍스트라고 할 수 있다.

① 「삼국사기」 열전에 고구려인과 백제인도 수록되었다는 점은 이 책이 신라 정통론을 계승하지 않았다는 것을 보여준다.

② 「삼국사기」 열전에 수록된 반신 중에는 이 책에 대한 기존 평가를 다르게 할 수 있는 사례가 있다.

③ 「삼국사기」 열전에는 기릴 만한 업적이 있더라도 관직에 오르지 못한 사람은 수록되지 않았다.

④ 「삼국사기」의 체제 중에서 열전이 가장 많은 권수를 차지한다.

> **TIP** 2문단에 따르면 열전의 끝부분에 배치된 '반신'과 관련한 내용이 제시되는데, 그 내용에 '고구려의 연개소문은 반신이지만, 당나라에 당당히 대적한 민족적 영웅의 모습도 포함'되어 있어 삼국사기는 '기존 평가와 달리 다면적이고 중층적인 역사 텍스트'라고 볼 수 있다고 하였다.
>
> ① 1문단에 따르면 열전에 고구려인과 백제인도 수록되어 있다는 것을 알 수 있으나, 둘째 문단에 따르면 삼국사기는 '신라 정통론에 기반해' 지배 질서를 공고히 하고자 했다고 평가받으므로 '이 책이 신라 정통론을 계승하지 않았다'고 볼 수 없다.
>
> ③ 1문단에 따르면 열전 수록 인물의 배치를 알 수 있는데, 명장, 명신, 학자 등의 수록 이후 '관직에 있지는 않았으나 기릴 만한 사람'을 실었다.
>
> ④ 1문단에 따르면 삼국사기는 본기 28권, 지 9권, 표 3권, 열전 10권으로 이루어져 있어, 본기가 가장 많은 권수를 차지하는 것을 알 수 있다.

Answer 10.②

11 다음 글에서 추론한 내용으로 적절하지 않은 것은?

> 한글은 소리를 나타내는 표음문자여서 한국어 문장을 읽는 데 학습해야 할 글자가 적지만, 한자는 음과 상관없이 일정한 뜻을 나타내는 표의문자여서 한문을 읽는 데 익혀야 할 글자 수가 훨씬 많다. 이러한 번거로움에도 한글과 달리 한자가 갖는 장점이 있다. 한글에서는 동음이의어, 즉 형태와 음이 같은데 뜻이 다른 단어가 많아 글자만으로 의미를 파악하지 못하는 경우가 많다. 하지만 한자는 그렇지 않다. 예컨대, 한글로 '사고'라고만 쓰면 '뜻밖에 발생한 사건'인지 '생각하고 궁리함'인지 구별할 수 없다. 한자로 전자는 '事故', 후자는 '思考'로 표기한다. 그런데 한자는 문맥에 따라 같은 글자가 다른 뜻으로 쓰이지는 않지만 다른 문장성분으로 사용되기도 해 혼란을 야기한다. 가령 '愛人'은 문맥에 따라 '愛'가 '人'을 수식하는 관형어일 때도, '人'을 목적어로 삼는 서술어일 때도 있는 것이다.

① 한문은 한국어 문장보다 문장성분이 복잡하다.
② '淨水'가 문맥상 '깨끗하게 한 물'일 때 '淨'은 '水'를 수식한다.
③ '愛人'에서 '愛'의 문장성분이 바뀌더라도 '愛'는 동음이의어가 아니다.
④ '의사'만으로는 '병을 고치는 사람'인지 '의로운 지사'인지 구별할 수 없다.

TIP 지문에 따르면 한자의 경우 문맥에 따라 같은 글자가 다른 문장성분으로 사용되는 경우가 있다. 그러나 한문이 한국어 문장보다 문장성분 자체가 복잡하다는 내용은 지문을 통해 알 수 없다. 지문의 첫 문장인 '한글은~표음문자여서 한국어 문장을 읽는 데~'에서 '한글'과 '한국어 문장'을 차별적으로 표현한 것을 통해, 문자로서의 '한자'와 문장으로서의 '한문'이 같은 개념이 아님을 확인할 수 있다.
　② 지문에 따르면 '愛人'에서 '愛'는 '人'을 수식하는 관형어일 때도 있고 '人'을 목적어로 삼는 서술어일 때도 있다. 따라서 '淨水'가 문맥상 '깨끗하게 한 물'로 쓰였다면 '淨'는 '水'를 수식하는 관형어로 쓰인 것이다. 만약 '淨'가 서술어로 쓰였다면 '물을 깨끗하게 하다'라고 표현했을 것이다.
　③ 지문에 따르면 '한자는 문맥에 따라 같은 글자가 다른 뜻으로 쓰이지는 않지만 다른 문장성분으로 사용되'는 경우가 있다. 따라서 '愛人'에서 '愛'의 문장성분이 바뀌더라도, 뜻이 전혀 다른 동음이의어가 되는 것은 아니다.
　④ 지문의 '사고'의 예시와 같이, '한글에서는 동음이의어, 즉 형태와 음이 같은데 뜻이 다른 단어가 많아 글자만으로 의미를 파악하지 못하는 경우'가 많다. '의사'도 마찬가지로 동음이의어로, '의사'라는 글자만으로는 의미를 구별할 수 없다

Answer 11.①

12 〈보기〉의 ㉠∼㉢을 풀이한 것으로 가장 옳지 않은 것은?

보기

한때 우리나라에서는 우리의 대표적 음식이라고 할 수 있는 된장과 김치를 ㉠<u>폄하한</u> 적이 있었다. 곰 팡이 균으로 만드는 된장은 암을 유발한다고 해서 ㉡<u>기피하고</u>, 맵고 짠 김치도 건강에 해롭다고 했다. 이러한 발상이 나왔던 것은 어떤 의미에서는 현대과학의 선두주자인 서구 지향적인 가치관이 그 배경 으로 깔려 있었기 때문이다. 그러나 이제는 김치연구소까지 생기고, 마늘은 새로운 형태로 변모하면서 건강식품으로 등장하고, 된장(청국장) 또한 항암효과까지 있다고 ㉢<u>각광</u>을 받는다. 그리고 비빔밥은 다 이어트 음식으로서만이 아니라, 그 맛도 이제는 국제적으로 알려졌다. 굳이 신토불이라는 말을 들먹이 지 않더라도 우리의 일상적인 식문화에서 가치 있는 것을 추출해 ㉣<u>천착할</u> 필요가 있다.

① ㉠ : 가치를 깎아내린

② ㉡ : 꺼리거나 피하고

③ ㉢ : 사회적으로 관심을

④ ㉣ : 잘못된 것을 바로잡을

> **TIP** 천착(穿鑿)은 어떤 원인이나 내용 따위를 따지고 파고 들어 알려고 하거나 연구함을 뜻하므로 '깊이 연구할' 정도로 풀이하 는 것이 적절하다.

13 〈보기 1〉을 〈보기 2〉에 삽입하려고 할 때 문맥상 가장 적절한 곳은?

─── 보기 1 ───

왜냐하면 학문의 세계에서는 하나의 객관적 진실이 백일하에 드러나 모든 다른 견해를 하나로 귀결시키는 일은 일어나지 않기 때문이다.

─── 보기 2 ───

민족이 하나로 된다면 소위 "민족의 역사"가 하나로 통합되는 것은 너무나 당연한 일이라고 생각할 수 있다. (㉠) 그러나 좀 더 곰곰이 생각해 보면 역사학을 포함한 학문의 세계에서 통합이란 말은 성립되기 어렵다. (㉡) 학문의 세계에서는 진실에 이르기 위한 수많은 대안이 제기되고 서로 경쟁하면서 발전이 이루어진다. (㉢) 따라서 그 다양한 대안들을 하나로 통합한다는 것은 학문을 말살하는 것이나 다름없다. (㉣) 학문의 세계에서는 통합이 아니라 다양성이 더 중요한 덕목인 것이다.

① ㉠   ② ㉡

③ ㉢   ④ ㉣

TIP 〈보기1〉에서는 '학문의 세계에서는 모든 다른 견해를 하나로 귀결시키는 일은 일어나지 않기 때문이다'라는 근거나 이유를 진술하고 있다. 그러므로 〈보기2〉에서 '그러나 좀 더 곰곰이 생각해 보면 역사학을 포함한 학문의 세계에서 통합이라는 말은 성립되기 어렵다'는 진술에 대한 〈보기1〉이 근거가 되는 문장임을 알 수 있다.

Answer 13.①

14 〈보기 1〉의 (개)~(다)에 들어갈 가장 적절한 문장을 〈보기 2〉에서 순서대로 바르게 나열한 것은?

보기 1

생존을 위해 진화한 우리 뇌는 본능적으로 생존에 이롭고 해로운 대상을 구분하는 능력이 있다. 단맛을 내는 음식은 영양분이 많을 가능성이 높고 역겨운 냄새가 나는 음식은 부패했거나 몸에 해로울 가능성이 높다. 딱히 배우지 않아도 우리는 자연적으로 선호하거나 혐오하는 반응을 보인다. _____ (개) _____

초콜릿 케이크를 한 번도 먹어 보지 못한 사람이 있다고 해보자. 처음 그에게 초콜릿 케이크의 냄새나 색은 전혀 '맛있음'과 연관이 없을 것이다. 하지만 일단 맛을 본 사람은 케이크 자체만이 아니라 케이크의 냄새, 색, 촉감 등도 무의식적으로 선호하게 된다. 그러면 밸런타인데이와 같이 초콜릿을 떠올릴 수 있는 신호만으로도 강한 반응을 이끌어 낼 수 있다. _____ (나) _____

인공지능과 달리 동물은 생존과 번식에 대한 생물학적 조건을 기반으로 진화했다. 생물은 생존을 위해 에너지를 구하고 환경에 반응하며 유전자를 남기기 위해 번식을 한다. 이런 본능적인 목적을 달성하기 위한 여러 종류의 세부 목표가 있다. 유념할 점은 한 기능적 영역에서 좋은 것(목적 달성에 유용한 행동과 자극)이 다른 영역에서는 전혀 도움이 되지 않고 오히려 해로울 수 있다는 사실이다.

한 여우가 있다. 왼편에는 어린 새끼들이 금세 강물에 빠질 듯 위험하게 놀고 있고 오른쪽에는 토끼 한 마리가 뛰고 있다. 새끼도 보호해야 하고 먹이도 구해야 하는 여우는 어떤 선택을 해야 할까. _____ (다) _____ 우리는 그 과정을 의사결정이라고 한다. 우리는 의사결정을 의식적으로 한다고 생각하지만 실제로는 선택지에 대한 계산의 상당 부분이 무의식적으로 빠르게 일어나기 때문에 다행히도 행동을 하는 데 어려움이나 갈등을 많이 느끼지 않는다. 그래서 위와 같은 상황에서 여우는 두 선택지의 중요도가 비슷하더라도 중간에 멍하니 서 있지 않고 재빨리 반응한다. 그래야 순간적인 위험을 피하고 기회를 잡을 수 있다.

보기 2

㉠ 이와 더불어 동물은 경험에 따라 좋고 나쁜 것을 학습하는 능력을 가지고 있다.
㉡ 뇌는 여러 세부적인 동기와 감정적, 인지적 반응을 합쳐서 선택지에 가치를 매긴다.
㉢ 이렇듯 우리는 타고난 기본 성향과 학습 능력을 통해 특정 대상에 대한 기호를 형성한다.

	(개)	(나)	(다)		(개)	(나)	(다)
①	㉠	㉡	㉢	②	㉠	㉢	㉡
③	㉡	㉠	㉢	④	㉢	㉠	㉡

> **TIP** (개)에는 앞문단에서 '생존을 위해 진화한~구분하는 능력이 있다'라는 진술을 통해 ㉠의 진술이 이어져야 함을 알 수 있다.
> (나)에는 1문단에서 기본 성향(본능)에 대한 언급하였고 2문단에서 학습(초콜릿 케이크를 맛봄)을 통해 특정대상(초콜릿 케이크)에 대한 기호를 형성(무의식적으로 선호함)함을 알 수 있으므로 ㉢이 와야 한다. (다)에는 바로 뒷문장에 '우리는 그 과정을 의사결정이라고 한다'라는 진술을 통해 ㉡이 와야 함을 알 수 있다.

Answer 14.②

15 '해양 오염'을 주제로 연설을 한다고 할 때, 다음에 제시된 조건을 모두 충족한 것은?

- 해양 오염을 줄일 수 있는 생활 속 실천 방법을 포함할 것
- 설의적 표현과 비유적 표현을 활용할 것

---

① 바다는 쓰레기 없는 푸른 날을 꿈꾸고 있습니다. 미세 플라스틱은 바다를 서서히 죽이는 보이지 않는 독입니다. 우리의 관심만이 다시 바다를 살릴 수 있을 것입니다.

② 우리가 버린 쓰레기는 바다로 흘러갔다가 해양 생물의 몸에 축적이 되어 해산물을 섭취하면 결국 다시 우리에게 돌아오게 됩니다. 분리수거를 철저히 하고 일회용품을 줄이는 것이 바다도 살리고 우리 자신도 살리는 길입니다.

③ 여름만 되면 피서객들이 마구 버린 쓰레기로 바다가 몸살을 앓는다고 합니다. 자기 집이라면 이렇게 함부로 쓰레기를 버렸을까요? 피서객들의 양심이 모래밭 위를 뒹굴고 있습니다. 자기 쓰레기는 자기가 집으로 되가져가도록 합시다.

④ 산업 폐기물이 바다로 흘러가 고래가 죽어 가는 장면을 다큐멘터리에서 본 적이 있습니다. 이대로 가다간 인간도 고통받게 되지 않을까요? 정부에서 산업 폐기물 관리 지침을 만들고 감독을 강화하지 않는다면 바다는 쓰레기 무덤이 되고 말 것입니다.

> **TIP** 생활 속 실천 방법을 포함하고, 누구나 다 아는 사실을 의문형으로 제시해 주장이나 생각을 강조하고자 하는 설의적 표현과 직유법·은유법·의인법·활유법·대유법 등의 비유적 표현을 활용한 것은 ③이다.
> 자기 쓰레기는 자기가 집으로 되가져가도록 합시다. – 생활 속 실천 방안
> 마구 버린 쓰레기로 바다가 몸살을 앓는다. / 피서객들의 양심이 모래밭 위를 뒹굴고 있다. – 비유적 표현
> 자기 집이라면 이렇게 함부로 쓰레기를 버렸을까요? – 설의적 표현
> ① 실천 방안과 설의적 표현이 없다.
> ② 설의적 표현과 비유적 표현이 없다.
> ④ 생활 속 실천 방안이 없다.

Answer 15.③

16 (가)와 (나)에 들어갈 말로 가장 적절한 것은?

> 특정한 작업을 수행하기 위해 신체 근육의 특정 움직임을 조작하는 능력을 운동 능력이라고 한다. 언어에 관한 운동 능력은 '발음 능력'과 '필기 능력' 두 가지인데 모두 표현을 위한 능력이다.
>
> 말로 표현하기 위해서는 발음 능력이 필요한데, 이는 음성 기관을 움직여 원하는 음성을 만들어 내는 능력이다. 이 능력은 영·유아기에 수많은 시행착오와 꾸준한 훈련을 통해 습득된다. 이렇게 발음 능력을 습득하면 음성 기관의 움직임은 자동화되어 음성 기관의 어느 부분을 언제 어떻게 움직일지를 화자가 거의 의식하지 않는다. 우리가 모어에 없는 외국어 음성을 발음하기 어려운 이유는   (가)   있기 때문이다.
>
> 글로 표현하기 위해서는 필기 능력이 필요하다. 필기에서는 글자의 모양을 서로 구별되게 쓰는 것은 기본이고 그 수준을 넘어서서 쉽게 알아볼 수 있는 모양으로 잘 쓰는 것도 필요하다. 글씨를 쓰기 위해 손을 놀리는 것은 발음을 하기 위해 음성 기관을 움직이는 것에 비해 상당히 의식적이라 할 수 있다. 그렇지만 개인의 의지와 관계없이 필체가 꽤 일정하다는 사실은 손을 놀리는 데에   (나)   의미한다.

① (가) : 음성 기관의 움직임이 모어의 음성에 맞게 자동화되어

   (나) : 무의식적이고 자동적인 면이 있음을

② (가) : 낯선 음성은 무의식적으로 발음하도록 훈련되어

   (나) : 유아기에 수행한 훈련이 효과적이지 않음을

③ (가) : 음성 기관의 움직임이 모어의 음성에 맞게 자동화되어

   (나) : 유아기에 수행한 훈련이 효과적이지 않음을

④ (가) : 낯선 음성은 무의식적으로 발음하도록 훈련되어

   (나) : 무의식적이고 자동적인 면이 있음을

> **TIP** 2문단의 '이렇게 발음 능력을 습득하면 음성 기관의 움직임은 자동화되어 음성 기관의 어느 부분을 언제 어떻게 움직일지를 화자가 거의 의식하지 않는다'라는 진술을 통해 모어에 없는 음성를 발음하기 어려운 이유는 '음성 기관의 움직임이 모어의 음성에 맞게 자동화 되어'있기 때문이라는 것을 추론할 수 있다. 더불어 마지막 문단에서 '그렇지만 개인의 의지와 관계없이 필체가 꽤 일정하다는 사실'은 이라는 진술은 의식적이라는 것을 부정하는 것으로 '무의식적이고 자동적인 면이 있다'는 진술이 들어가는 것이 적절하다.

Answer   16.①

17 다음 글을 이해한 내용으로 가장 적절한 것은?

> 전 세계를 대표하는 항공기인 보잉과 에어버스의 중요한 차이점은 자동조종시스템의 활용 정도에 있다. 보잉의 경우, 조종사가 대개 항공기를 조종간으로 직접 통제한다. 조종간은 비행기의 날개와 물리적으로 연결되어 있어서 어떤 상황에서도 조종사가 조작한 대로 반응한다. 이와 다르게 에어버스는 조종간 대신 사이드스틱을 설치하여 컴퓨터가 조종사의 행동을 제한하거나 조종에 개입할 수 있게 설계되었다. 보잉에서는 조종사가 항공기를 통제할 수 있는 전권을 가지지만 에어버스에서는 컴퓨터가 조종사의 조작을 감시하고 제한한다.
>
> 보잉과 에어버스의 이러한 차이는 기계를 다루는 인간을 바라보는 관점이 서로 다른 데서 비롯된다. 보잉사를 창립한 윌리엄 보잉의 철학은 "비행기를 통제하는 최종 권한은 언제나 조종사에게 있다."이다. 시스템은 불안정하고 완벽하지 않기 때문에 컴퓨터가 조종사의 판단보다 우선시될 수 없다는 것이다. 반면 에어버스의 아버지라고 불리는 베테유는 "인간은 실수할 수 있는 존재"라고 전제한다. 베테유는 이런 자신의 신념을 토대로 에어버스를 설계함으로써 조종사의 모든 조작을 컴퓨터가 모니터링하고 제한하게 만든 것이다.

① 보잉은 시스템의 불완전성을, 에어버스는 인간의 실수 가능성을 고려하여 설계되었다.

② 베테유는 인간이 실수할 수 있는 존재라고 보지만 윌리엄 보잉은 그렇지 않다고 본다.

③ 에어버스의 조종사는 항공기 운항에서 자동조종시스템을 통제하고 조작한다.

④ 보잉의 조종사는 자동조종시스템을 사용하지 않고 항공기를 조종한다.

> **TIP** 윌리엄 보잉의 철학은 '비행기를 통제하는 최종 권한은 언제나 조종사에게 있다'이다. 시스템은 불안정하고 완벽하지 않기 때문에 컴퓨터가 조종사의 판단보다 우선시될 수 없다는 것이다. 반면 에어버스의 아버지라고 불리는 베테유는 '인간은 실수할 수 있는 존재'라고 전제한다. 베테유는 이런 자신의 신념을 토대로 에어버스를 설계함으로써 조종사의 모든 조작을 컴퓨터가 모니터링하고 제한하게 만든 것'이라는 진술을 통해 정답임을 알 수 있다.
> ② 이글에서 윌리엄보임은 인간의 실수에 대해서는 판단을 내린 바가 없다.
> ③ 에어버스는컴퓨터가 조종사의 행동을 제한하거나 조종에 개입할 수 있게 설계되었으므로 조종사가 통제 조작한다는 진술은 잘못 되었다.
> ④ 보잉의 경우 자동 조종 시스템을 사용하지 않는다는 진술은 없다.

Answer 17.①

2023. 4. 7. 인사혁신처

18 다음 글의 내용과 부합하지 않는 것은?

> 과학 혁명 이전 아리스토텔레스 철학은 로마 가톨릭교의 정통 교리와 결합되어 있었기 때문에 오랜 시간 동안 지배적인 영향력을 발휘하였다. 천문 분야 또한 예외는 아니었다. 아리스토텔레스의 세계관을 따라 우주의 중심은 지구이며, 모든 천체는 원운동을 하면서 지구의 주위를 공전한다는 천동설이 정설로 자리 잡고 있었다. 프톨레마이오스가 천체들의 공전 궤도를 관찰하던 도중, 행성들이 주기적으로 종전의 운동과는 반대 방향으로 움직인다는 관찰 결과를 얻었을 때도 그는 이를 행성의 역행 운동을 허용하지 않는 천동설로 설명하고자 하였다. 그래서 지구를 중심으로 공전하는 원 궤도에 중심을 두고 있는 원, 즉 주전원(周轉圓)을 따라 공전 궤도를 그리면서 행성들이 운동한다고 주장하였다.
>
> 과학과 아리스토텔레스 철학의 결별은 서서히 일어났다. 그 과정에서 일어난 가장 중요한 사건은 1543년 코페르니쿠스가 행성들의 운동 이론에 관한 책을 발간한 일이다. 코페르니쿠스는 천체의 중심에 지구 대신 태양을 놓고 지구가 태양의 주위를 공전한다고 주장하였다. 태양을 우주의 중심에 둔 코페르니쿠스의 지동설은 행성들의 운동에 대해 프톨레마이오스보다 수학적으로 단순하게 설명하였다.

① 과학 혁명 이전 시기에는 천동설이 정설로 받아들여졌다.
② 프톨레마이오스의 주전원은 지동설을 지지하고자 만든 개념이다.
③ 천동설과 지동설은 우주의 중심을 어디에 두느냐에 따라 구분된다.
④ 행성의 공전에 대한 프톨레마이오스의 설명은 코페르니쿠스의 설명보다 수학적으로 복잡하였다.

> **TIP** 1문단 후반부에서 프톨레 마이어스는 '지구를 중심으로 공전하는 원 궤도에 중심을 두고 있는 원, 즉 주전원(周轉圓)을 따라 공전 궤도를 그리면서 행성들이 운동하였다'라는 진술을 통해 지동설이 아니라 천동설을 지지하는 개념임을 알 수 있다.
> ① 1문단 '우주의 중심은 지구이며, 모든 천체는 원운동을 하면서 지구의 주위를 공전한다는 천동설이 정설로 자리 잡고 있었다'는 진술을 통해 알 수 있다.
> ③ 천동설은 우주의 중심은 지구이며 모든 천체는 원운동을 하며 지구 주위를 공전한다는 것이다. 반면 지동설은 태양을 우주의 중심에 두고 지구가 태양의 주위를 공전한다는 것이다. 그러므로 천동설과 지동설은 우주의 중심을 어디에 두느냐에 따라 구분된다.
> ④ 2문단 마지막 문장을 보면 '태양을 우주의 중심에 둔 코페르니쿠스의 지동설은 행성들의 운동에 대해 프톨레마이오스보다 수학적으로 단순하게 설명하였다'라는 진술을 통해 알 수 있다.

Answer 18.②

19 ㉠~㉣을 문맥에 맞게 수정하는 방안으로 적절한 것은?

> 난독(難讀)을 해결하려면 정독을 해야 한다. 여기서 말하는 정독은 '뜻을 새겨 가며 자세히 읽음', 즉 '정교한 독서'라는 뜻으로 한자로는 '精讀'이다. '精讀'은 '바른 독서'를 의미하는 '正讀과 ㉠<u>소리는 같지만 뜻이 다르다.</u> 무엇이 정교한 것일까? 모든 단어에 눈을 마주치면서 제대로 인식하는 것이다. 이와 같은 ㉡<u>정독(精讀)</u>의 결과로 생기는 어문 실력이 문해력이다. 문해력이 발달하면 결국 독서 속도가 빨라져, '빨리 읽기'인 속독(速讀)이 가능해진다. 빨리 읽기는 정독을 전제로 할 때 빛을 발한다. 짧은 시간에 같은 책을 제대로 여러 번 읽을 수 있기 때문이다. 그래서 문해력의 증가는 '정교하고 빠르게 읽기', 즉 ㉢<u>정속독(正速讀)</u>에서 일어나게 되어 있다. 정독이 생활화되면 자기도 모르게 정속독의 경지에 오르게 된다. 그런 경지에 오른 사람들은 뭐든지 확실히 읽고 빨리 이해한다. 자연스레 집중하고 여러 번 읽어도 빠르게 읽으므로 시간이 여유롭다. ㉣<u>정독이 빠진 속독</u>은 곧 빼먹고 읽는 습관, 즉 난독의 일종임을 잊지 말아야 한다.

① ㉠을 '다르게 읽지만 뜻이 같다'로 수정한다.
② ㉡을 '정독(正讀)'으로 수정한다.
③ ㉢을 '정속독(精速讀)'으로 수정한다.
④ ㉣을 '속독이 빠진 정독'으로 수정한다.

TIP ㉢은 '정교하고 빠르게 읽기'를 의미하는 말로 문맥상 정속독(精速讀)으로 수정하는 것이 적절하다.
바를 정(正) → 정할(세밀할) 정(精)
①②④는 모두 수정전의 내용이 문맥상 적절함으로 수정할 필요가 없다.

Answer 19.③

2023. 4. 7. 인사혁신처

20 다음 글의 내용과 부합하지 않는 것은?

> 몽유록(夢遊錄)은 '꿈에서 놀다 온 기록'이라는 뜻으로, 어떤 인물이 꿈에서 과거의 역사적 인물을 만나 특정 사건에 대한 견해를 듣고 현실로 돌아온다는 특징이 있다. 이때 꿈을 꾼 인물인 몽유자의 역할에 따라 몽유록을 참여자형과 방관자형으로 구분할 수 있다. 참여자형에서는 몽유자가 꿈에서 만난 인물들의 모임에 초대를 받고 토론과 시연에 직접 참여한다. 방관자형에서는 몽유자가 인물들의 모임을 엿볼 뿐 직접 그 모임에 참여하지는 않는다. 16 ~ 17세기에 창작되었던 몽유록에는 참여자형이 많다. 참여자형에서는 몽유자와 꿈속 인물들이 동질적인 이념을 공유하고 현실의 고통스러운 문제에 대해 의견을 나누며 비판적 목소리를 낸다. 그러나 주로 17세기 이후에 창작된 방관자형에서는 몽유자가 꿈속 인물들과 함께 현실을 비판하는 것이 아니라 구경꾼의 위치에 서 있다. 이 시기의 몽유록이 통속적이고 허구적인 성격으로 변모하는 것은 몽유자의 역할 변화와 무관하지 않다.

① 몽유자가 꿈속 인물들의 모임에 직접 참여하는지, 참여하지 않는지에 따라 몽유록의 유형을 나눌 수 있다.

② 17세기보다 나중 시기의 몽유록에서는 몽유자가 현실을 비판하는 경향이 강하게 나타난다.

③ 몽유자가 모임의 구경꾼 역할을 하는 몽유록은 통속적이고 허구적인 성격이 강하다.

④ 몽유자가 꿈속 인물들과 함께 현실을 비판하는 몽유록은 참여자형에 해당한다.

> **TIP** 글의 후반부 진술 '그러나 주로 17세기 이후에 창작된 방관자형에서는 몽유자가 꿈속 인물들과 함께 현실을 비판하는 것이 아니라 구경꾼의 위치에 서 있다'라는 문장을 통해 정답임을 알 수 있다.
> ① '이때 꿈을 꾼 인물인 몽유자의 역할에 따라 몽유록을 참여자형과 방관자형으로 구분할 수 있다'라는 진술을 통해 알 수 있다.
> ③ 글의 마지막 문장 '그러나 주로 17세기 이후에 창작된 방관자형에서는 몽유자가 꿈속 인물들과 함께 현실을 비판하는 것이 아니라 구경꾼의 위치에 서 있다. 이 시기의 몽유록이 통속적이고 허구적인 성격으로 변모하는 것은 몽유자의 역할 변화와 무관하지 않다'라는 진술을 통해 알 수 있다.
> ④ '참여자형에서는 몽유자와 꿈속 인물들이 동질적인 이념을 공유하고 현실의 고통스러운 문제에 대해 의견을 나누며 비판적 목소리를 낸다'는 진술을 통해 알 수 있다.

Answer 20.②

21 다음 글에 대한 이해로 적절하지 않은 것은?

> 연출자가 자신의 저작권을 침해당했다고 주장하기 위해서는 우선 그가 유효한 저작권을 소유하고 있어야 한다. 즉 저작권 보호 가능성이 있는 창작물이 필요하다. 다음으로 창작적인 표현을 도용당했는지 밝혀야 하는데, 이것이 쉽지 않다. 왜냐하면 연출자가 주관적으로 창작성이 있다고 느끼는 부분일지라도 객관적인 시각에서는 이미 공연 예술 무대에서 흔히 사용되는 표현 기법일 수 있고, 저작권법상 보호 대상이 아닌 아이디어의 요소와 보호 가능한 요소인 표현이 얽혀 있는 경우가 있기 때문이다. 쉬운 예로 셰익스피어를 보자. 그의 명작 중에 선대에 있었던 작품에 의거하지 않고 탄생한 작품이 있는가. 대부분의 연출자는 선행 예술가로부터 영향을 받아 창작에 임하는 것이 너무도 당연하고 자연스럽다. 따라서 무대연출 작업 중에서 독보적인 창작을 걸러내서 배타적인 권한인 저작권을 부여하는 것은 매우 흔치 않은 경우이고, 후발 창작을 방해하는 요소로 작용할 수도 있다. 저작권법은 창작자에게 개인적인 인센티브를 제공하여 창작을 장려함과 동시에 일반 공중이 저작물을 원활하게 이용할 수 있도록 해야 하는 두 가지 가치의 균형을 이루는 것이 목표다.

① 무대연출의 창작적인 표현의 도용 여부를 밝히기는 쉽지 않다.
② 저작권 침해를 당했다고 주장하려면 유효한 저작권을 소유하고 있어야 한다.
③ 독보적인 무대연출 작업에 저작권을 부여한다고 해서 후발 창작에 방해가 되지는 않는다.
④ 저작권법의 목표는 창작자의 창작을 장려하고 일반 공중의 저작물 이용을 원활하게 하는 것이다.

> **TIP** 지문 진술 내용에 '따라서 무대연출 작업 중에서 독보적인 창작을 걸러내서 배타적인 권한인 저작권을 부여하는 것은 매우 흔치 않은 경우이고, 후발 창작을 방해하는 요소로 작용할 수도 있다'라고 서술된 것을 보아 독보적인 무대연출 작업에 저작권을 부여한다면 후발 창작에 방해가 될 수 있음을 확인할 수 있다.

Answer 21.③

22 ㉠~㉣의 고쳐 쓰기로 적절하지 않은 것은?

파놉티콘(panopticon)은 원형 평면의 중심에 감시탑을 설치해 놓고, 주변으로 빙 둘러서 죄수들의 방이 배치된 감시 시스템이다. 감시탑의 내부는 어둡게 되어 있는 반면 죄수들의 방은 밝아 교도관은 죄수를 볼 수 있지만, 죄수는 교도관을 바라볼 수 없다. 죄수가 잘못했을 때 교도관은 잘 보이는 곳에서 처벌을 가한다. 그렇게 수차례의 처벌이 있게 되면 죄수들은 실제로 교도관이 자리에 ㉠있을 때조차도 언제 처벌을 받을지 모르는 공포감에 의해서 스스로를 감시하게 된다. 이렇게 권력자에 의한 정보 독점 아래 ㉡다수가 통제된다는 점에서 파놉티콘의 디자인은 과거 사회 구조와 본질적으로 같았다.

현대사회는 다수가 소수의 권력자를 동시에 감시할 수 있는 시놉티콘(synopticon)의 시대가 되었다. 시놉티콘에 가장 크게 기여한 것은 인터넷의 ㉢동시성이다. 권력자에 대한 비판을 신변 노출 없이 자유롭게 표현할 수 있게 되었기 때문이다. 정보화 시대가 오면서 언론과 통신이 발달했고, ㉣특정인이 정보를 수용하고 생산하게 되었다. 그로 인해 사회에서 일어나는 일에 대한 비판적 인식 교류와 부정적 현실 고발 등 네티즌의 활동으로 권력자들을 감시하는 전환이 일어났다.

---

① ㉠을 '없을'로 고친다.

② ㉡을 '소수'로 고친다.

③ ㉢을 '익명성'으로 고친다.

④ ㉣을 '누구나가'로 고친다.

> **TIP** 권력자(교도관)은 '소수'이고 죄수는 '다수'이다. 따라서 '권력자(교도관)'에 의한 정보 독점 아래 ㉡ 다수가 통제된다는 점에서 고쳐 쓰지 않고 그대로 두는 것이 적절하다.
> ① 파놉티콘에서 수차례의 처벌이 있게 되면 죄수들은 언제 처벌을 받을지 모르는 공포감에 의해서 실제로 교도관이 없을 때조차도 스스로를 감시하게 된다. 스스로를 감시하게 되는 상황이 벌어지는 것이니, ㉠은 '없을'로 고쳐야 한다.
> ③ 시놉티콘에 가장 크게 기여한 것은 인터넷이고, 이는 권력자에 대한 비판을 신변 노출 없이 자유롭게 표현할 수 있게 되었기 때문이다. 따라서 ㉢은 신변 노출이 없는 인터넷의 특성을 나타내는 '익명성'으로 고쳐야 한다.
> ④ 권력자에 대한 비판을 신변 노출 없이 자유롭게 표현할 수 있게 된 정보화 시대는 누구나 정보를 수용하고 생산하게 된다. 따라서 ㉣은 '누구나가'로 고쳐야 한다.

Answer 22.②

23 다음 글의 전개 순서로 가장 자연스러운 것은?

(가) 과거에는 고통만을 안겨 주었던 지정학적 조건이 이제는 희망의 조건이 되고 있습니다. 이제 한반도는 사람과 물자가 모여드는 동북아 물류와 금융, 비즈니스의 중심지가 될 것입니다. 우리가 주도해서 평화와 번영의 동북아 시대를 열어 나가야 합니다.

(나) 100년 전 우리는 수난과 비극의 역사를 겪었습니다. 해양으로 나가려는 세력과 대륙으로 진출하려는 세력이 한반도를 가운데 놓고 싸움을 벌였습니다. 마침내 우리는 국권을 상실하는 아픔을 감수해야 했습니다.

(다) 지금은 무력이 아니라 경제력이 국력을 좌우하는 시대입니다. 우리나라는 전쟁의 폐허를 극복하고 세계적인 경제 강국을 건설하고 있습니다. 우수한 인력과 세계 선두권의 정보화 기반을 갖추고 있습니다. 바다와 하늘과 땅을 연결하는 물류 기반도 손색이 없습니다.

(라) 그 아픔은 분단으로 이어져서 오늘에 이르고 있습니다. 그 과정에서는 정의가 패배하고 기회주의가 득세하는 불행한 역사를 겪었습니다. 그러나 이제 우리에게도 새로운 희망의 시대가 열리고 있습니다. 세계의 변방으로 머물러 왔던 동북아시아가 북미·유럽 지역과 함께 세계 경제의 3대 축으로 떠오르고 있습니다.

① (가) - (나) - (다) - (라)

② (가) - (라) - (나) - (다)

③ (나) - (가) - (라) - (다)

④ (나) - (라) - (다) - (가)

> **TIP** 과거, 현재, 미래로 배열하는 것이 자연스럽다.
> (나) 수난과 비극의 역사 - 과거
> (라) 새로운 희망의 시대가 열리고 있음 - 현재
> (다) 세계적인 경제 강국을 건설하고 있음 - 현재
> (가) 고통만 안겨 주었던 지정학적 조건이 이제는 희망의 조건이 됨, 평화와 번영의 동북아 시대를 열어나가야 함 - 미래
> 다시 정리하자면 일반적인 내용을 제시한 (나)가 도입 문단으로 맨 앞에 위치해야 한다. (라)의 '그 아픔'의 내용이 (나)의 '우리는 국권을 상실하는 아픔'이므로 (나) 다음에 (라)가 와야 한다. (라)의 우리나라의 경제력 상승의 내용과 (다)의 내용이 이어지고, 마지막에 (가)가 위치하여 글쓴이의 핵심 주장이 제시되고 있는 것이다.

Answer 23.④

2022. 6. 18. 제2회 지방직

24 다음 대화에 대한 설명으로 가장 적절한 것은?

A : 예은 씨. 오늘 회의 내용을 팀원들에게 공유해 주시면 좋겠네요.

B : 네. 알겠습니다. 팀장님, 오늘 회의 내용을 요약 정리해서 메일로 공유하면 되겠지요?

A : (고개를 끄덕이며) 맞습니다.

B : 네. 그럼 회의 내용은 개조식으로 요약하고, 팀장님을 포함해서 전체 팀원에게 메일로 보내도록 하겠습니다.

A : 예은 씨. 그런데 개조식으로 회의 내용을 요약하는 방식에는 문제가 있지 않을까요?

B : (고개를 끄덕이며) 그렇겠네요. 개조식으로 요약할 경우 회의 내용이 과도하게 생략되어 이해가 어려울 수 있겠네요.

---

① A는 B에게 내용 요약 방식을 제안하고 있다.

② A와 B는 대화 중에 공감의 표지를 드러내며 상대방의 말을 듣고 있다.

③ B는 회의 내용 요약 방식에 대한 A의 문제 제기에 대해 자신이 다른 입장임을 드러내고 있다.

④ A는 개조식 요약 방식이 회의 내용을 과도하게 생략하여 이해에 어려움을 줄 수 있다고 명시하고 있다.

> **TIP** A와 B는 대화 중에 '고개를 끄덕이는' 공감의 표지(비언어적표현)를 드러내며 상대방의 말을 듣고 있다.
> ① A는 B에게 회의 내용을 팀원들에게 공유해 달라는 것과 회의 내용을 요약하는 방식에 대한 문제를 제기하고 있다.
> ③ B는 회의 내용 요약 방식에 대한 A의 문제 제기에 대해 고개를 끄덕이며 수긍하고 있다..
> ④ 개조식 요약 방식이 회의 내용을 과도하게 생략하여 이해에 어려움을 줄 수 있다고 말한 사람은 A가 아닌 B이다.

2022. 6. 18. 제2회 지방직

25 밑줄 친 말의 쓰임이 올바른 것은?

① 습관처럼 중요한 말을 <u>되뇌이는</u> 버릇이 있다.

② 나는 친구 집을 찾아 골목을 <u>헤매이고</u> 다녔다.

③ 너무 급하게 밥을 먹으면 목이 <u>메이기</u> 마련이다.

④ 그는 어린 시절 기계에 손가락이 <u>끼이는</u> 사고를 당했다.

> **TIP** '끼이다'는 '끼다'의 피동사로 '손가락이 끼이다'는 옳은 피동 표현이다.
> ① 같은 말을 되풀이하는 것은 '되뇌다'이다. '되뇌이다'는 비표준어이다.
> ② 갈 바를 몰라 이리저리 돌아다니는 것은 '헤매다'이다. '헤매이다'는 잘못된 사동 표현으로 표준어가 아니다.
> ③ '뚫려 있거나 비어 있는 곳이 막히거나 채워지다'나 '어떤 감정이 북받쳐 목소리가 잘 나지 않다'는 '메다'이다.

Answer 24.② 25.④

26 다음 글의 주제로 가장 적절한 것은?

> 예전에 '혐오'는 대중에게 관심을 끄는 말이 아니었지만, 요즘에는 익숙하게 듣는 말이 되었다. 이는 과거에 혐오가 존재하지 않았다는 말이 아니다. 단지 최근 몇 년 사이에 이 문제가 폭발하듯 가시화되었다는 뜻이다. 혐오 현상은 외계에서 뚝 떨어진 괴물이 만들어 낸 것이 아니라, 거기엔 자체의 역사와 사회적 배경이 반드시 선행한다.
> 이 문제를 바라볼 때 주의 사항이 있다. 혐오나 증오라는 특정 감정에 집착해선 안 된다는 것이다. 혐오가 주제인데 거기에 집중하지 말라니, 얼핏 이율배반처럼 들리지만 이는 매우 중요한 포인트다. 왜 혐오가 나쁘냐고 물어보면 많은 사람들은 이렇게 답한다. "나쁜 감정이니까 나쁘다.", "약자와 소수자를 차별하게 만드니까 나쁘다." 이 대답들은 분명 선량한 마음에서 나온 것이다. 하지만 문제의 성격을 오인하게 만들 수 있다. 혐오나 증오라는 감정에 집중할수록 우린 '달을 가리키는 손가락만 바라보는' 잘못을 범하기 쉬워진다.
> 인과관계를 혼동하면 곤란하다. 우리가 문제시하고 있는 각종 혐오는 자연 발생한 게 아니라 사회적으로 형성된 감정이다. 사회문제의 기원이나 원인이 아니라, 발현이며 결과다. 더 정확히 말하자면 혐오는 증상이다. 증상을 관찰하는 일은 중요하지만 거기에만 매몰되면 곤란하다. 우리는 혐오나 증오 그 자체를 사회악으로 지목해 도덕적으로 지탄하는 데서 그치지 말아야 한다.

① 혐오 현상에는 인과관계가 존재하지 않는다.
② 혐오 현상은 선량한 마음으로 바라보아야 한다.
③ 혐오 현상을 만들어 내는 근본 원인을 찾아야 한다.
④ 혐오라는 감정에 집중할수록 사회문제는 잘 보인다.

> **TIP** 3문단(마지막 문단)의 두번째 문장 이후의 진술을 살펴보면 '혐오는 사회적으로 형성된 감정의 발현이며, 결과이고 정확히 말하면 혐오는 증상이다.'라고 진술하고 있다. 더불어 '이 증상이 나타나는 역사와 사회적 배경이 반드시 선행한다'고 1문단 마지막문장에서 이야기하고 있다. 결국 필자는 3문단 마지막 문장을 통해 우리는 혐오나 증오 그 자체를 사회악으로 지목해 도덕적으로 지탄하는 데서 그치지 말아야한다고 주장하고 있는데 이는 '혐오'의 근본적인 원인을 찾아야 한다고 이야기하고 있는 것이다.
> ① 3문단 첫문장에서 인간관계는 혼동하면 곤란하다고 진술하였다.
> ② 2문단 중후반부에서 '선량한 마음에서 나온 것이다. 하지만 문제의 성격을 오인하게 만들 수 있다'라고 진술하고 있다.
> ④ 2문단 마지막 문장의 진술에서 혐오나 증오라는 감정에 집중할수록 잘못을 범하기 쉬워진다는 진술을 통해 사회문제가 잘 보인다는 진술은 잘못되었음을 알 수 있다.

Answer 26.③

27 다음 글에 대한 이해로 적절하지 않은 것은?

> 르네상스가 일어나게 된 요인으로 많은 것들이 거론되어 왔지만, 의학사의 관점에서 볼 때 흥미롭고 논쟁적인 원인은 페스트이다. 페스트가 유럽의 인구를 격감시킴으로써 사회 경제 구조가 급변하게 되었고, 사람들은 재래의 전통이 지니고 있던 강력한 권위에 의문을 품기 시작했다. 예컨대 사람들은 이 무시무시한 질병을 예측하지 못한 기존의 의학적 전통을 불신하게 되었으며, 페스트로 인해 '사악한 자'들만이 아니라 '선량한 자'들까지 무차별적으로 죽는 것을 보고 이전까지 의심하지 않았던 신과 교회의 막강한 권위에 대해서도 회의하게 되었다.
>
> 속수무책으로 당할 수밖에 없었던 죽음에 대한 경험은 사람들을 여러 방향에서 변화시켰다. 사람들은 거리에 시체가 널려 있는 광경에 익숙해졌고, 인간의 유해에 대한 두려움 또한 점차 옅어졌다. 교회에서 제시한 세계관 및 사후관에 대한 신뢰가 떨어지고, 삶과 죽음 같은 인간의 본질적인 문제에 대해 새롭게 사유하기 시작했다. 중세의 지적 전통에 대한 의구심은 고대의 학문과 예술, 언어에 대한 재평가로 이어졌으며, 이에 따라 신에 대한 무조건적 찬양과 복종 대신 인간에 대한 새로운 관심과 사유가 활발해졌다.
>
> 이러한 움직임은 미술사에서 두드러지게 포착된다. 인간에 대한 관심의 증대에 따라 인체의 아름다움이 재발견되었고, 인체를 묘사하는 다양한 화법도 등장했다. 인체에 대한 관심은 보이는 부분뿐만 아니라 보이지 않는 부분에 대한 관심으로 이어졌다. 기존의 의학적 전통을 여전히 신봉하던 의사들에게 해부학적 지식은 불필요한 것으로 인식되었던 반면, 당시의 미술가들은 예술가이면서 동시에 해부학자이기도 할 만큼 인체의 내부 구조를 탐색하는 데 골몰했다.

① 전염병의 창궐은 르네상스의 발생을 설명하는 다양한 요인 가운데 하나이다.

② 페스트로 인한 선인과 악인의 무차별적인 죽음은 교회가 유지하던 막강한 권위를 약화시켰다.

③ 예술가들이 인체의 아름다움을 재발견함으로써 고대의 학문과 언어에 대한 재평가도 이루어졌다.

④ 르네상스 시기에 해부학은 의사들보다도 미술가들의 관심을 끌었다.

> **TIP** 2문단의 마지막 문장 '중세의 지적 전통에 대한 의구심은 고대의 학문과 예술, 언어에 대한 재평가로 이어졌으며, 이에 따라 신에 대한 무조건적 찬양과 복종 대신 인간에 대한 새로운 관심과 사유가 활발해졌다'라는 진술을 통해 고대의 학문과 언어에 대한 재평가는 '중세의 지적 전통에 대한 의구심'으로 나타난 것이지, 예술가들이 인체의 아름다움을 재발견해서 일어난 것은 아님을 알 수 있다.
> ① 1문단 첫문장 '르네상스가 일어나게 된 요인으로 많은 것들이 거론되어 왔지만, 의학사의 관점에서 볼 때 흥미롭고 논쟁적인 원인은 페스트이다'라는 진술을 통해 알 수 있다.
> ② 1문단 마지막 문장 '사악한 자들만이 아니라 선량한 자들까지 무차별적으로 죽는 것을 보고 이전까지 의심하지 않았던 신과 교회의 막강한 권위에 대해서도 회의하게 되었다'라는 진술을 통해 알 수 있다.
> ④ 3문단 마지막 문장 '의사들에게 해부학적 지식은 불필요한 것으로 인식되었던 반면, 당시의 미술가들은 예술가이면서 동시에 해부학자이기도 할 만큼 인체의 내부 구조를 탐색하는 데 골몰했다'라는 진술을 통해 알 수 있다.

Answer 27.③

28 다음 글에서 추론할 수 있는 것만을 〈보기〉에서 모두 고르면?

> 컴퓨터에는 자유의지가 있을까? 나아가 컴퓨터에 도덕적 의무를 귀속시킬 수 있을까? 컴퓨터는 다양한 전기회로로 구성되어 있고, 물리법칙, 프로그래밍 방식, 하드웨어의 속성 등에 따라 필연적으로 특정한 초기 상태로부터 다음 상태로 넘어간다. 마찬가지로 두 번째 상태에서 세 번째 상태로 이동하고, 이러한 과정이 계속해서 이어진다. 즉 컴퓨터는 결정론적 법칙의 지배를 받는 시스템이라는 것이다. 그럼 이러한 시스템에는 자유의지가 있을까?
>
> 결정론적 법칙의 지배를 받는 시스템의 중요한 특징은 주어진 조건에 따라 결과가 하나로 고정된다는 점이다. 다시 말해, 이러한 시스템에는 항상 하나의 선택지만 있을 뿐이다. 그런 뜻에서 결정론적 지배를 받는다는 것과 자유의지를 가진다는 것은 양립할 수 없음이 분명하다. 어떤 선택을 할 때 그것과 다른 선택을 할 수도 있다는 것은 자유의지의 필요조건이기 때문이다. 결국 결정론적 법칙의 지배를 받는 시스템은 자유의지를 가지지 않는다. 또한 자유의지를 가지지 않는 시스템에 도덕적 의무를 귀속시킬 수 없음은 당연하다.

─ 보기 ─

㉠ 컴퓨터는 자유의지를 가지지 않으며 도덕적 의무의 귀속 대상일 수도 없다.
㉡ 도덕적 의무를 귀속시킬 수 있는 시스템은 결정론적 법칙의 지배를 받지 않는다.
㉢ 어떤 선택을 할 때 그것과 다른 선택을 할 수 없는 시스템은 자유의지를 가지지 않는다.

① ㉠㉡ 　　　　　　　　　　　② ㉠㉢
③ ㉡㉢ 　　　　　　　　　　　④ ㉠㉡㉢

> **TIP** ㉠ 문단의 마지막 두 개 문장의 진술을 통해 자유의지를 갖지 않는 컴퓨터는 도덕적 의무의 귀속 대상이 될 수 없음을 추론할 수 있다.
> ㉡ 역시 2문단의 마지막 두 문장을 통해 적절한 추론임을 알 수 있다.
> ㉢ 2문단의 진술을 종합해보면 결정론적 법칙의 지배를 받는 시스템은 자유의지를 가질 수 없음을 추론할 수 있다.

Answer 28.④

29 〈보기〉의 빈칸에 들어갈 단어로 가장 옳은 것은?

─────── 보기 ───────

　군락의 생산성을 높이기 위해 개미가 채택한 경영방식은 철저한 분업제도이다. 개미사회가 성취한 분업 중에서 사회학적으로 볼 때 가장 신기한 것은 이른바 (　　) 분업이다. 여왕개미는 평생 오로지 알을 낳는 일에만 전념하고 일개미들은 그런 여왕을 도와 군락의 (　　)에 필요한 모든 제반 업무를 담당한다. 자신의 유전자를 보다 많이 후세에 남기고자 하는 것이 궁극적인 삶의 의미라는 진화학적 관점에서 볼 때, 자기 스스로 자식을 낳아 키우기를 포기하고 평생토록 여왕을 보좌하는 일개미들의 행동처럼 불가사의한 일도 그리 많지 않다.

① 경제(經濟)　　　　　　② 번식(繁殖)
③ 국방(國防)　　　　　　④ 교육(教育)

> **TIP** 군락의 생산성 높이기 위한 개미의 경영방식 중 분업제도에 관해 설명한 글이다. '여왕개미는 평생 오로지 알을 낳는 일에만 전념한다'는 진술과 더불어 '자신의 유전자를 보다 많이 후세에 남기고자하는 것이 궁극적 삶의 의미라는 진화학적 관점에서 볼 때'라는 진술을 통해 번식(繁殖)이 답임을 알 수 있다.

30 〈보기〉의 설명에 해당하는 속담으로 가장 적절한 것은?

─────── 보기 ───────

　훌륭한 사람 밑에서 지내면 그의 덕이 미치고 도움을 받게 됨을 비유적으로 이르는 말

① 서 발 막대 거칠 것 없다
② 무른 땅에 말뚝 박기
③ 금강산 그늘이 관동 팔십 리
④ 우물에 가 숭늉 찾는다

> **TIP** ① 서발막대 거칠 것 없다: 가난한 집안에 세간이 아무것도 없음을 비유적으로 이르는 말(매우 가난함을 이르는 말)
> ② 무른 땅에 말뚝 박기: 아주 하기 쉬운 일을 비유적으로 이르는 말
> ④ 우물에 가 숭늉 찾는다: 일의 순서도 모르고 성급하게 덤빔을 이르는 말

Answer 29.② 30.③

31 다음 대화에서 나타난 '지민'의 의사소통 방식으로 가장 적절한 것은?

정수 : 지난번에 너랑 같이 들었던 면접 전략 강의가 정말 유익했어.

지민 : 그랬어? 나도 그랬는데.

정수 : 특히 아이스크림 회사의 면접 내용이 도움이 많이 됐어.

지민 : 맞아. 그중에서도 두괄식으로 답변하라는 첫 번째 내용이 정말 인상적이더라. 핵심 내용을 먼저 말하는 전략이 면접에서 그렇게 효과적일 줄 몰랐어.

정수 : 어! 그래? 나는 두 번째 내용이 훨씬 더 인상적이었는데.

지민 : 그랬구나. 하긴 아이스크림 매출 증가에 관한 통계 자료를 인용해서 답변한 전략도 설득력이 있었어. 하지만 초두 효과의 효용성도 크지 않을까 해.

정수 : 그렇긴 해.

---

① 자신의 면접 경험을 예로 들어 상대방을 설득하고 있다.

② 상대방의 약점을 공략하며 상대방의 이견을 반박하고 있다.

③ 상대방의 견해를 존중하면서 자신의 의견을 제시하고 있다.

④ 상대방과의 갈등 해소를 위해 자신의 감정을 표현하고 있다.

TIP 지민이 첫 번째 대사 '그랬구나'와 '하긴~ 설득력 있었어'의 대답에서는 상대방의 견해를 존중하고 있다. 그리고 두 번째 지민의 대사, '하지만 초두 효과의 효용성도 크지 않을까 해'라는 부분에서는 자신의 의견을 제시하고 있다.
① 지민이 자신의 면접 경험의 예로 들어 정수를 설득하는 부분은 찾을 수 없다.
② 지민이 상대방의 약점을 공략거나 정수의 의견을 반박하는 내용은 없다.
④ 지민은 상대방에 대한 견해를 존중하며 자신의 의견을 제시하였고, '정수'가 '그렇긴 해'라고 답하는 것으로 보아 갈등은 일어나지 않았다.

Answer 31.③

2022. 4. 2. 인사혁신처

32 다음 글의 '동기화 단계 조직'에 따라 (가)~(마)를 배열한 것으로 가장 적절한 것은?

설득하는 말하기의 메시지를 조직하는 방법으로 '동기화 단계 조직'이 있다. 이 방법의 세부 단계는 다음과 같다.

1단계 : 주제에 대한 청자의 주의나 관심을 환기한다.

2단계 : 특정 문제를 청자와 관련지어 설명함으로써 청자의 요구나 기대를 자극한다.

3단계 : 해결 방안을 제시하여 청자의 이해와 만족을 유도한다.

4단계 : 해결 방안이 청자에게 어떤 도움이 되는지 구체화한다.

5단계 : 구체적인 행동의 내용과 방법을 제시하여 특정 행동을 요구한다.

(가) 지난주 제 친구는 일을 마친 후 자전거를 타고 집으로 돌아오다가 사고를 당해 머리를 다쳤습니다.

(나) 여러분이 자전거를 탈 때 헬멧을 착용하면 머리를 보호할 수 있습니다.

(다) 아마 여러분도 가끔 자전거를 타는 경우가 있을 것입니다. 그런데 매년 2천여 명이 자전거를 타다가 머리를 다쳐 고생한다고 합니다.

(라) 만약 자전거를 타는 모든 사람이 헬멧을 착용한다면 자전거 사고를 당해도 뇌손상을 비롯한 신체 피해를 75% 줄일 수 있습니다. 또 자전거 타기가 주는 즐거움과 편리함을 안전하게 누릴 수 있습니다.

(마) 자전거를 탈 때는 안전을 위해서 반드시 헬멧을 착용하시기 바랍니다.

---

① (가) – (나) – (다) – (라) – (마)

② (가) – (다) – (나) – (라) – (마)

③ (가) – (다) – (라) – (나) – (마)

④ (가) – (라) – (다) – (나) – (마)

TIP (가)는 자전거 사고로 머리 부상에 대한 이야기를 통해 청자의 주의나 관심을 환기한다. - 동기화 1단계

(다) '여러분도'라고 단어를 지칭하며 자전거 머리 부상이 청자와도 관련됨을 이야기하고 있다. - 동기화 2단계

(나) 헬멧 착용을 통해 머리 부상 방지에 대한 에 대한 해결 방안을 제시하고 있다. - 동기화 3단계

(라) 헬멧을 착용한다면 사고의 피해를 줄이고 자전거 타기가 주는 즐거움과 편리함을 누릴 수 있다고 언급함으로 청자에게 구체적으로 어떤 도움을 주는지 이야기하고 있다. - 동기화 4단계

(마) '헬멧 착용하자'는 특정 행동을 요구를 하고 있다. - 동기화 5단계

Answer 32.②

2021. 6. 5. 제1회 지방직

33 다음 대화에 대한 설명으로 적절한 것은?

> A : 지난번 제안서 프레젠테이션을 마친 후 "검토하고 연락드리겠습니다."라고 답변을 받았는데 아직 별다른 연락이 없어서 고민이에요.
>
> B : 어떤 연락을 기다리신다는 거예요?
>
> A : 해당 사업에 관하여 제 제안서를 승낙했다는 답변이잖아요. 그런데 후속 사업 진행을 위해 지금쯤 연락이 와야 할 텐데 싶어서요.
>
> B : 글쎄요. 보통 그런 상황에서는 완곡하게 거절하는 의사 표현이라 볼 수 있어요. 그리고 해당 고객이 제안서 내용은 정리가 잘되었지만, 요즘 같은 코로나 시기에는 이전과 동일한 사업적 효과가 있을지 궁금하다고 말한 것을 보면 알 수 있죠.
>
> A : 네, 기억납니다. 하지만 궁금하다고 말한 것이지 사업을 수용하지 않는다는 것은 아니지 않나요? 답변을 할 때도 굉장히 표정도 좋고 박수도 쳤는데 말이죠. 목소리도 부드러웠고요.

① A와 B는 고객의 답변에 대해 제안서 승낙이라는 의미로 동일하게 이해한다.

② A는 동일한 사업적 효과가 있을지 궁금하다는 표현을 제안한 사업에 대한 부정적 평가라고 판단한다.

③ B는 고객이 제안서에 의문을 제기한 내용을 근거로 고객의 답변에 대해 판단한다.

④ A는 비언어적 표현을 바탕으로 하여 고객의 답변을 제안서에 대한 완곡한 거절로 해석한다.

> **TIP** B는 고객이 제안서에서 '코로나 시기에 이전과 동일한 사업적 효과가 있을지 궁금하다'라고 의문을 제기한 것을 근거로 고객의 답변을 완곡한 거절로 판단하였다.
> ① '검토하고 연락을 드리겠습니다'라는 고객의 답변에 대해, A는 제안서 승낙이라 이해했지만 B는 완곡한 거절이라 이해하였다.
> ② '동일한 사업적 효과가 있을지 궁금하다'라는 표현을 제안한 사업에 대한 부정적 평가라고 판단한 사람은 B이다.
> ④ A는 표정, 몸짓(박수)과 같은 비(非)언어적 표현과 부드러운 목소리 같은 반(半)언어적 표현을 바탕으로 하여 고객의 답변을 제안서에 대한 승낙이라고 생각하였다.

46 PART 01. 국어

34 다음 글의 결론으로 가장 적절한 것은?

인공지능(AI)은 비즈니스 패러다임을 획기적으로 바꾸고 있다. 인공지능은 생물학 분야에도 광범위하게 영향을 미칠 것이며, 애완동물이 인공지능(AI)으로 대체될 수도 있을 것이다. 인공지능(AI)은 스스로 수학도 풀고 글도 쓰고 바둑을 두며 사람을 이길 수도 있다. 어느 영화에서처럼 실제로 인간관계를 대신할 수도 있다. 인공지능(AI)은 배우면서 성장할 수도 있다. 인공지능(AI)이 사람보다 똑똑해질 수 있을지도 모른다.

인공지능(AI)이 사람보다 똑똑해질 수 있는지는 차치하고, 인공지능(AI)이 사람을 게으르게 만들 수도 있지 않을까? 이 게으름은 우리의 건강과 행복, 그리고 일상생활의 패턴을 바꿔 놓을 수도 있다.

인공지능(AI)이 앱을 통해 좀 더 편리한 삶을 제공하여 사람의 뇌를 어떻게 바꾸는지를 일상에서 보여 주는 대표적 사례가 바로 GPS다. 불과 몇 년 전만 해도 지도를 보고 스스로 거리를 가늠하고 도착 시간을 계산했던 운전자들은 이 내비게이션의 등장으로 어디에서 어떻게 가라는 기계 속 음성에 전적으로 의존하기 시작했다. 예전의 방식으로도 충분히 잘 찾아가던 길에서조차 습관적으로 내비게이션을 켠다. 이것이 없으면 자주 다니던 길도 제대로 찾지 못하고 멀쩡한 어른도 길을 잃는다.

이와 같이 기계에 의존해서 인간이 살아가는 사례는 오늘날 우리의 두뇌가 게을러진 것을 보여 주는 여러 사례 가운데 하나일 뿐이다. 삶을 더 편하게 해 준다며 지름길을 제시하는 도구들이 도리어 우리의 기억력과 창조력을 퇴보시키고 있다. 인간을 태만하고 나태하게 만들어 뇌의 가장 뛰어난 영역인 상상력을 활용하지 않도록 만드는 것이다.

① 인간의 인공지능(AI)에 대한 독립성은 지속적으로 증가하게 될 것이다.
② 인공지능(AI)으로 인해 인간의 두뇌가 게을러지는 부작용이 발생하게 될 것이다.
③ 인공지능(AI)은 인간을 능가하는 사고력을 가질 것이다.
④ 인공지능(AI)은 궁극적으로 상상력을 가지게 될 것이다.

TIP 1문단에서 인공지능(AI)이 사람보다 똑똑해질 수 있을지도 모른다며 인공지능(AI)의 발전상에 대해 설명하였으나, 2문단에서 '인공지능(AI)이 사람을 게으르게 만들 수도 있지 않을까?'라는 질문을 던지고 이에 대해 이야기를 해 나갔다. 이어지는 3문단과 4문단에서는 인공지능(AI)으로 인해 인간의 두뇌가 게을러진 사례를 제시하며 오늘날 인간의 두뇌가 게을러지고 기억력과 창조력, 상상력이 퇴보하였다고 주장하였다. 따라서 결론은 '인공지능(AI)으로 인해 인간의 두뇌가 게을러지는 부작용이 발생하게 될 것이다'이다.
① 지문은 인공지능(AI)으로 인해 인간의 두뇌가 게을러지는 부작용을 다루고 있다. 3문단에서는 운전자들이 인공지능(AI) 앱(GPS)에 의존하는 사례를 제시하기도 하였다. 따라서 인간의 인공지능(AI)에 대한 독립성이 증가한다는 것은 이러한 글의 내용과는 거리가 멀다.
③ 1문단에서 인공지능(AI)이 사람보다 똑똑해질 수 있을지도 모른다는 가능성을 제시하였으나, 이것이 글 전체를 아우르는 결론이라 보기는 어렵다.
④ 4문단에서 인공지능(AI)으로 인해 인간 뇌의 가장 뛰어난 영역인 상상력을 활용하지 않게 되었다는 내용이 있으나, 인공지능(AI)이 궁극적으로 상상력을 가지게 될 것이라는 내용은 지문을 통해 추론할 수 없을뿐더러 글의 결론과도 거리가 멀다.

Answer 34.②

35 〈보기〉에서 (가)~(라)를 문맥에 맞게 순서대로 바르게 나열한 것은?

---- 보기 ----

　　생물의 동면을 결정하는 인자 중에서 온도는 매우 중요하다. 하지만 이상 기온이 있듯이 기온은 변덕이 심해서 생물체가 속는 일이 많다.

(가) 하지만 위험은 날씨에 적응하지 못하고 얼어 죽는 것만이 아니다. 동면에 들어가기 위해서는 신체를 특정한 상태로 만들어야 하므로 이 과정에서 많은 에너지가 필요하다. 또 동면에서 깨어나는 것도 에너지 소모가 매우 많다.

(나) 이런 위험을 피하려면 날씨의 변덕에 구애를 받지 않고 조금 더 정확한 스케줄에 따라 동면에 들어가고 깨어날 필요가 있다. 일부 동물들은 계절 변화에 맞추어 진생체 시계나 일광 주기를 동면의 신호로 사용한다는 것이 밝혀졌다.

(다) 박쥐의 경우 동면하는 동안 이를 방해해서 깨우면 다시 동면에 들어가더라도 대대수는 깨어나지 못하고 죽어버린다. 잠시나마 동면에서 깨어나면서 에너지를 너무 많이 소모해버리기 때문이다.

(라) 흔히 '미친 개나리'라고 해서 제철도 아닌데 날씨가 조금 따뜻하다고 꽃을 피웠다가 날씨가 추워져 얼어 죽는 일이 종종 있다. 이상 기온에 속기는 동물들도 마찬가지다. 겨울이 되었는데도 날씨가 춥지 않아 벌레들이 다시나왔다가 얼어 죽기도 한다.

① (나) → (다) → (라) → (가)

② (나) → (다) → (가) → (라)

③ (라) → (가) → (다) → (나)

④ (라) → (가) → (나) → (다)

TIP 글의 순서는 문맥을 이용하여 글의 내용 간의 자연스러운 연관성을 살펴 배열해야 한다.
(라) 얼어 죽기도 한다. → (가) 얼어 죽는 것만이 아니다. ~동면에서 깨어나는 것도 에너지 소모가 매우 많다. → (다) 박쥐의 경우 동면하는 동안 이를 방해해서 깨우면~죽어버린다. ~동면에서 깨어나면서 에너지를 너무 많이 소모 → (나) 이런 위험을 피하려면~조금 더 정확한 스케줄에 따라 동면에 들어가고 깨어날 필요가 있다. 그러므로 정답은 ③이다.

Answer 35.③

36 다음 토의에 대한 설명으로 적절하지 않은 것은?

사 회 자 : 오늘의 토의 주제는 '통일 시대의 남북한 언어가 나아갈 길'입니다. 먼저 최○○ 교수님께서
　　　　　'남북한 언어 차이와 의사소통'이라는 제목으로 발표해 주시겠습니다.
최 교 수 : 남한과 북한의 말은 비슷하지만 다른 점이 있습니다. 남한과 북한의 어휘 차이가 대표적입니
　　　　　다. 남한과 북한의 어휘 차이를 분석한 결과, … (중략) … 앞으로도 남북한 언어 차이에 대한
　　　　　연구가 지속되어야 합니다.
사 회 자 : 이로써 최 교수님의 발표를 마치겠습니다. 다음은 정○○ 박사님의 '남북한 언어의 동질성 회
　　　　　복 방안'에 대한 발표가 있겠습니다.
정 박 사 : 앞으로 통일을 대비해 남북한 언어의 다른 점을 줄여 나가는 노력이 필요합니다. 실제로도
　　　　　남한과 북한의 학자들로 구성된 '겨레말큰사전 편찬위원회'에서는 남북한 공통의 사전인 「겨레
　　　　　말큰사전」을 만들며 서로의 차이를 이해하고 받아들이기 위한 노력을 하고 있습니다.
　　　　　… (중략) …
사 회 자 : 그러면 질의응답이 있겠습니다. 시간상 간략하게 질문해 주시기 바랍니다.
청 중 A : 두 분의 말씀 잘 들었습니다. 남북한 언어의 차이와 이를 극복하는 방안을 말씀하셨는데요.
　　　　　그렇다면 통일 시대에 대비한 언어 정책에는 무엇이 있을까요?

---

① 학술적인 주제에 대해 발표 형식으로 진행되고 있다.

② 사회자는 발표자 간의 이견을 조정하여 의사결정을 유도하고 있다.

③ 발표자는 주제에 대한 자신의 견해를 밝혀 청중에게 정보를 제공하고 있다.

④ 청중 A는 발표자의 발표 내용을 확인하고 주제와 관련된 질문을 하고 있다.

> **TIP** 사회자는 토의의 주제를 제시하고 발표와 질의응답 순서 등을 안내하며 토의를 전반적으로 진행하고 있는 역할을 할 뿐,
> 발표자 간의 이견(異見)을 조정하여 의사결정을 유도하고 있지는 않다.
> ① 주어진 토의는 '통일 시대의 남북한 언어가 나아갈 길'이라는 학술적인 주제에 대한 참가자들의 발표 형식으로 진행되고
> 　있다.
> ③ 발표자인 최 교수는 '남북한 언어 차이에 대한 연구가 지속되어야 한다'는 견해를, 정 박사는 '통일을 대비해 남북한 언
> 　어의 다른 점을 줄여 나가는 노력이 필요하다'는 견해를 밝히며 청중에게 관련된 정보를 제공하고 있다.
> ④ 청중 A는 '남북한 언어의 차이와 이를 극복하는 방안'이라는 발표자의 발표 내용을 확인하고 토의 주제인 '통일 시대의
> 　남북한 언어가 나아갈 길'과 관련하여 '통일 시대에 대비한 언어 정책'에 대해 질문하고 있다.

Answer　36.②

▨▨▨ 출제 예상 문제

1 밑줄 친 부분의 말하기 방식과 가장 유사한 것은?

> 형님 놀부 댁에서 쫓겨나 마을 어귀에 당도하니 여러 아이놈들이 밥 달라는 소리가 귀를 찢는다. 그러더니 흥부 큰아들이 나앉으며,
> "아이고, 어머니!"
> "이 자식아, 너는 또 어찌하여 이상한 목소리를 내느냐?"
> "어머니 아버지, 날 장가 좀 들여 주오. <u>내가 장가가 바빠서 그런 것이 아니라 가만히 누워 생각하니 어머니 아버지 손자가 늦어 갑니다.</u>"
> 흥부 마누라가 이 말을 듣고 더욱 기가 막히더라.

① (학생회장 선거 후보자가 학생들에게) "저는 여러분의 충실한 대변인이 되려는 것이지 제 생기부에 한 줄 기록을 남기려는 것이 아닙니다."

② (약속에 늦게 와서 기다리는 친구에게) "미안해, 난 일찍 출발했는데 중간에 지하철이 고장 나서 말이야."

③ (자꾸 볼펜을 잃어버리는 동생에게) "아니, 너 혹시 문구점에 뭐 잘 보일 일이 있는 거 아냐?"

④ (넘어져서 다리를 다친 아이에게) "그래도 걸을 수 있으면 되는 것 아니겠어?"

TIP 자신이 장가가 가고 싶은 것을 부모님께 손자가 생기는 시기가 늦어진다고 말하면서 부모가 자신을 장가보내주도록 설득하고 있다.
① 학생회장 선거에 출마하는 것이 학생들의 충실한 대변인이 되기 위한 것이라고 하면서 자신에게 투표하도록 설득하고 있다.
② 약속에 늦은 이유를 지하철 고장 때문이라고 변명하면서 상대방의 이해를 요구하고 있다.
③ 동생의 잘못을 간접적으로 지적하고 있다.
④ 다친 아이를 위로하고 있다.

Answer 1.①

2 다음 글을 내용상 두 부분으로 나눌 때 어느 지점부터 나누는 것이 가장 적절한가?

우리나라는 전통적으로 농경 생활을 해 왔다. 이런 이유로 우리나라에서 소는 경작을 위한 중요한 필수품이지 식용 동물로 생각할 수가 없었으며, 단백질 섭취 수단으로 동네에 돌아다니는 개가 선택되었다. ㉠프랑스 등 유럽의 여러 나라에서도 우리처럼 농경 생활을 했음에 틀림없지만 그들은 오랜 기간 수렵을 했기 때문에 개가 우리의 소처럼 중요한 동물이 되었고 당연히 수렵한 결과인 소 등을 통해 단백질을 섭취했다. ㉡일반적으로 개고기를 먹는 데 혐오감을 나타내는 민족들은 서유럽의 나라이다. 그들은 쇠고기와 돼지고기를 즐겨먹는다. ㉢그러나 식생활 문화를 달리하는 힌두교도들은 쇠고기를 먹는 서유럽 사람들에게 혐오감을 느낄 것이다. ㉣또 이슬람교도나 유대교도들도 서유럽에서 돼지고기를 먹는 식생활에 대해 거부감을 느낄 것이다.

① ㉠

② ㉡

③ ㉢

④ ㉣

TIP 이 글은 '문화의 다양성'을 말하고 있다. 따라서 개를 식용으로 하는 우리나라와 그렇지 않은 나라의 차이점을 언급하는 ㉡이 두 부분을 나누는 지점이라고 할 수 있다.

3 토론과 토의에 대한 설명으로 적절하지 않은 것은?

① 토론은 정해진 규칙과 절차에 의해 전개된다.
② 토의는 정과 반의 대립을 전제로 하는 변증법적 담화이다.
③ 토론에서는 자신의 주장을 논리적으로 표현하는 것이 중요하다.
④ 토의는 주어진 문제에 대한 의논을 통해 해답을 찾아내는 과정이다.

TIP 토의는 어떠한 문제에 대해 여럿이 협동하여 문제의 해결 방안을 모색하는 담화이다. 따라서 정과 반의 대립을 전제로 하지는 않는다.

※ 토의와 토론
  ㉠ **토의**: 어떠한 문제에 대하여 검토하고 협의하는 것을 뜻한다.
  ㉡ **토론**: 어떠한 문제에 대하여 여러 사람들이 각각의 의견을 말하며 논의하는 것을 뜻한다.

Answer 2.② 3.②

4 다음 글에서 사용된 서술 기법이 아닌 것은?

> 아리랑이란 민요는 지방에 따라 여러 가지가 있는데, 지금까지 발굴된 것은 약 30종 가까이 된다. 그중 대표적인 것으로는 서울의 본조 아리랑을 비롯하여 강원도 아리랑, 정선 아리랑, 밀양 아리랑, 진도 아리랑, 해주 아리랑, 원산 아리랑 등을 들 수 있다. 거의 각 도마다 대표적인 아리랑이 있으나 평안도와 제주도가 없을 뿐인데, 그것은 발굴하지 못했기 때문이고, 최근에는 울릉도 아리랑까지 발견하였을 정도이니 실제로 더 있었던 것으로 보인다.
>
> 그런데 이들 민요는 가락과 가사의 차이는 물론 후렴의 차이까지 있는데, 그중 정선 아리랑이 느리고 구성진 데 비해, 밀양 아리랑은 흥겹고 힘차며, 진도 아리랑은 서글프면서도 해학적인 멋이 있다. 서울 아리랑은 이들의 공통점이 응집되어 구성지거나 서글프지 않으며, 또한 흥겹지도 않은 중간적인 은근한 느낌을 주는 것이 특징이다. 그러므로 서울 아리랑은 그 형성 시기도 지방의 어느 것보다도 늦게 이루어진 것으로 짐작된다.

① 대상을 분류하여 설명한다.
② 대상의 특성을 파악하여 비교 설명한다.
③ 대상의 개념을 명확하게 정의한다.
④ 구체적인 예시를 통해서 설명한다.

TIP 지역에 따른 아리랑의 종류를 분류하고, 이들의 차이점을 대표적인 예를 들어 비교 설명하고 있으나, 대상의 개념을 명확하게 정의하는 서술기법은 쓰이지 않았다.

Answer 4.③

5 다음은 은유에 대한 아리스토텔레스의 정의이다. 이에 알맞은 예는?

아리스토텔레스는 「시학」에서 은유를 한 사물에서 다른 사물로 전이하는 것으로 정의하고, 은유에 의해 시적인 언어가 일상 언어로부터 분리된다고 하였다. 이후 은유는 여러 학자들에 의해 미적 혹은 수사적 목적의 수단으로, 동일시되는 개체와의 유사성에 기초한다고 정리되었다.

아테네에서 자동차를 타고 180여 킬로미터(km)의 산길을 꼬박 세 시간 동안 달렸다. 티바와 리바디아를 지나자 파르나소스 산(해발 2457 m)이 나타난다. 델피가 있는 곳이다. ㉠험준한 바위 벼랑에 동굴들이 보이고, 나무도 없이 군데군데 피어 있는 야생화만이 ㉡어딘가에서 피어오르는 듯한 세월의 깊이를 보여 준다. 6월인데도 산 정상에 남아 있는 흰 눈은 지나가는 흰 구름의 다리를 잡은 채, 서로 서로 옛이야기와 아테네의 최신 정보를 교환하고 있는 듯하다. 산 중턱에 걸려 있는 안개는 어딘지 신성한 기운을 느끼게 해 준다. 이름 모를 새들이 둥지를 틀고 지저귄다. 이제는 사라져버린 ㉢신탁의 소리를 대신하기라도 하는 듯한 새소리가 델피 산기슭을 떠다닌다. … (중략) … 고대 그리스 세계에서 델피, ㉣그곳은 세상의 배꼽이었다. 천국과 지상이 만나는 곳이고, 성과 속, 현실과 신화가 넘나드는 곳이었다. 델피 입구에는 옴파로스의 돌 모형이 놓여 있다. 아폴로 신은 세상의 중심을 잡기 위해 두 마리의 독수리를 각각 반대 방향으로 날려 보냈다. 독수리들은 끝없는 창공을 날고 날아서 델피의 옴파로스에서 기진맥진한 상태로 다시 만났다. 둥근 지구를 돌아온 것이다.

① ㉠

② ㉡

③ ㉢

④ ㉣

TIP ㉠ 사실적 묘사 ㉡ 활유법 ㉢ 청각의 시각화

6 다음 글의 내용과 무관한 것은?

> 그러나 언어가 정보 교환이나 기록 수단에 그치는 것이 아니라 반성적 사고를 가능케 하는 표상의 역할
> 도 해 왔을 것이 쉽게 추측된다. 사실상 학자에 따라서는 최초의 언어가 통신을 위해서가 아니라 사고
> 를 위한 표상으로 발생하였으리라 주장하기도 한다. 그러므로 반성적 사고를 통하여 정신세계가 구현되
> 었다고 하는 것은 두뇌의 정보 지각 역량이 충분히 성숙하여 언어를 개발하게 된 것과 때를 같이 한다
> 고 볼 수 있다. 일단 언어가 출현하여 정보의 체외 기록이 가능해지면 정보의 비축 용량은 거의 무제한
> 으로 확대된다. 이렇게 되면 두뇌의 기능은 정보의 보관 기구로서 보다 정보의 처리 기구로서 더 중요
> 한 의미를 가진다. 기록된 정보를 해독하고 현실에 옮기며 새로운 정보를 기록하는 작업이 모두 두뇌를
> 통해서 이뤄져야 하기 때문이다. 이러한 상황을 핵산 – 단백질 기구와 비교해 보자면, 정보가 기록된
> DNA에 해당하는 것이 언어로 상황을 표시된 모든 기록 장치, 좀 넓게는 모든 유형 문화가 되겠고, 정
> 보를 해독하여 행동으로 옮기는 단백질에 해당하는 것이 두뇌의 역할이라 할 수 있다. 그리고 DNA 정
> 보가 진화되어 나가는 것과 대단히 흡사한 방법으로 인간의 문화 정보도 진화되어 나간다. 이와 병행하
> 여 언어의 출현은 인간의 사회화를 촉진시키는 기능을 가진다. 특히 세대에서 세대로 전승해 가는 유형
> 및 무형 문화는 이미 사회 공유물이라고 할 수 있다.

① DNA 정보가 중요한 까닭은 현대 과학 기술의 발달로 만들어진 기계적 수단으로 그것을 정확히
　다룰 수 있기 때문이다.
② 정보 기록도 중요하지만, 정보 처리는 더욱 중요하다.
③ 정보 지각과 해석에 반성적 사고가 중요하다.
④ 핵산도 진화하며 인간 문화 정보도 진화한다.

TIP 제시문에서는 DNA 정보가 진화되어 나가는 것과 흡사하게 인간의 문화 정보도 진화되어 나간다는 사항을 기술하고 있으며, ①
에 대한 내용은 언급되어 있지 않다.

Answer 6.①

7 다음 예문의 서술 방식은?

> 일회용품들을 좋아하는 세태라고는 하지만 사람과 사람의 만남이란 그 자체로서도 소중한 것인 만큼, 쉽게 그리고 재미만을 추구하는 만남은 바람직하지 않은 것 같다. 많은 의견들이 있을 수 있겠지만 미팅에 참여하는 사람들의 마음가짐을 중심으로 미팅의 참 가치에 대해 생각해 보고자 한다.
>
> 첫째는 '복권형'이다. 이 유형에 속하는 사람들은 흔히 '혹시나 했더니 역시나'라는 말로 미팅에 임하는 기본 자세를 삼는다. 확률에 대한 치밀한 계산을 가지고 복권을 사는 사람은 없다. 그냥 길 가다가 판매소가 보이니까 한번 사서는 샀다는 사실조차 잊고 지내는 것이 보통이다. 마찬가지로 어쩌다 미팅의 기회가 생기면 잔뜩 부푼 마음으로 만나기로 한 장소로 나간다. 그러나 막상 만난 상대가 맘에 들지 않아 '오늘도 역시'라는 생각이 들면 떨떠름한 표정으로 팔짱 끼고, 다리 꼬고, 입 내밀고 앉아서는 자리의 분위기를 여지 없이 흐트려 버린다.

① 비교 ② 대조
③ 분석 ④ 분류

....

TIP 미팅에 참여하는 사람들의 마음가짐을 중심으로 분류하고 있다.

8 다음의 문장에서 ㉠질환 : ㉡통증의 의미 관계와 가장 유사한 것은?

> 사실상 공해가 발생한다는 사실은 인류의 긴 장래를 위해 오히려 다행스러운 일이라 할 수 있다. 생태계 내에서의 공해의 발생은 인체 내의 ㉠질환에 따른 ㉡통증에 해당한다. 만일 질환이 통증을 수반하지 않는다면 그 질환 자체를 자각하지 못할 것이고, 따라서 이에 대한 적절한 조처를 취하기 어려울 것이다.

① 기계 고장 : 경고음 ② 우리나라 : 무궁화
③ 비행기 : 교통수단 ④ 감정 : 감성

....

TIP 인과 관계를 찾는 것으로 기계 고장에 따른 경고음도 인과 관계에 해당한다.

Answer 7.④ 8.①

9 다음 글의 전개 순서로 가장 자연스러운 것은?

> ㉠ 이 세상에서 가장 결백하게 보이는 사람일망정 스스로나 남이 알아차리지 못하는 결함이 있을 수 있고, 이 세상에서 가장 못된 사람으로 낙인이 찍힌 사람일망정, 결백한 사람에서마저 찾지 못할 아름다운 인간성이 있을지도 모른다.
>
> ㉡ 소설만 그런 것이 아니다. 우리의 의식 속에는 은연중 이처럼 모든 사람을 좋은 사람과 나쁜 사람 두 갈래로 나누는 버릇이 도사리고 있다. 그래서인지 흔히 사건을 다루는 신문 보도에는 모든 사람이 '경찰' 아니면 도둑놈인 것으로 단정한다. 죄를 저지른 사람에 관한 보도를 보면 마치 그 사람이 죄의 화신이고, 그 사람의 이력이 죄만으로 점철되었고, 그 사람의 인격에 바른 사람으로서의 흔적이 하나도 없는 것으로 착각하게 된다.
>
> ㉢ 이처럼 우리는 부분만을 보고, 또 그것도 흔히 잘못 보고 전체를 판단한다. 부분만을 제시하면서도 보는 이가 그것이 전체라고 잘못 믿게 만들 뿐만이 아니라, '말했다'를 '으스댔다', '우겼다', '푸념했다', '넋두리했다', '뇌까렸다', '잡아뗐다', '말해서 빈축을 사고 있다' 같은 주관적 서술로 감정을 부추겨서, 상대방으로 하여금 이성적인 사실 판단이 아닌 감정적인 심리 반응으로 얘기를 들을 수밖에 없도록 만든다.
>
> ㉣ '춘향전'에서 이도령과 변학도는 아주 대조적인 사람들이었다. 흥부와 놀부가 대조적인 것도 물론이다. 한 사람은 하나부터 열까지가 다 좋고, 다른 사람은 모든 면에서 나쁘다. 적어도 이 이야기에 담긴 '권선징악'이라는 의도가 사람들을 그렇게 믿게 만든다.

① ㉠㉡㉢㉣

② ㉣㉡㉢㉠

③ ㉠㉢㉣㉡

④ ㉣㉢㉡㉠

....

TIP ㉡의 '소설만 그런 것이 아니다.'라는 문장을 통해 앞 문장에 소설에 대한 내용이 와야 함을 유추할 수 있으므로 ㉣이 ㉡ 앞에 와야 한다. 또한 '이처럼'이라는 지시어를 통해 ㉣㉡의 부연으로 ㉢이 와야 함을 유추할 수 있으므로 제시된 글의 순서는 ㉣㉡㉢ ㉠이 적절하다.

10 다음 글은 '우리 밀 살리기' 광고 문안으로 이 글이 주장하는 것은?

> 우리 밀은 믿음이요, 생명입니다. 수입 개방이 시작되면서 사라지기 시작한 우리 밀… 우리 땅에서 나는 가장 안전하고 맛있는 우리 밀을 포기하고, 재배와 운송, 보관 과정에서 뿌린 농약에 찌든 외국 밀을 먹고 있는 것이 우리의 현실입니다. 우리가 우리 것으로 밥상을 지켜나갈 때 우리는 건강한 시민정신을 갖게 됩니다. 지금 우리 사회에 한창 우리 밀을 살리는 일이 펼쳐지고 있습니다. 이것은 바로 우리 것에 대한 믿음입니다.

① 自然保護   ② 身土不二
③ 愛國主義   ④ 節約精神

TIP ② 신토불이
① 자연보호
③ 애국주의
④ 절약정신

02 현대 문법

01 언어와 국어

1 언어의 본질

(1) 언어의 특성

① **기호성** ··· 언어는 일정한 내용을 일정한 형식으로 나타내는 기호체계이다.

② **분절성** ··· 언어는 물리적으로 연속된 실체를 끊어서 표현한다.

③ **자의성** ··· 언어의 '의미'와 '기호' 사이에는 필연적인 관계가 없다.

④ **역사성(가변성)** ··· 언어는 시간의 흐름에 따라 생성, 성장(변화), 소멸한다.

⑤ **사회성(불변성)** ··· 언어는 사회적 약속이므로 개인이 마음대로 바꿀 수 없다.

⑥ **창조성** ··· 언어는 한정된 음운과 어휘로 무한의 단어와 문장을 만들어 낸다.

⑦ **규칙성(문법성)** ··· 언어는 일정한 규범이 있으므로 그에 맞게 사용해야 한다.

(2) 언어의 기능

① **표현적 기능** ··· 말하는 사람의 감정이나 태도를 나타내는 기능이다. 언어의 개념적 의미보다는 감정적인 의미가 중시된다.

② **정보 전달 기능** ··· 말하는 사람이 알고 있는 사실이나 지식, 정보를 상대방에게 알려 주기 위해 사용하는 기능이다.

③ **사교적 기능(친교적 기능)** ··· 상대방과 친교를 확보하거나 확인하여 서로 의사소통의 통로를 열어주는 기능이다.

④ **미적 기능** … 언어 예술 작품에 사용되는 것으로 언어를 통해 미적인 가치를 추구하는 기능이다. 이 경우에는 감정적 의미만이 아니라 개념적 의미도 아주 중시된다.

⑤ **지령적 기능(감화적 기능)** … 말하는 사람이 상대방에게 지시를 하여 특정 행위를 하게 하거나, 하지 않도록 함으로써 자신의 목적을 달성하려는 기능이다.

⑥ **관어적 기능(메타언어적 기능)** … 영어의 'weather'가 우리말의 '날씨'라는 뜻이라면 이는 영어와 한국어가 서로 관계하고 있음을 나타낸다.

❷ 국어의 이해

(1) 국어의 특징

① **국어의 문장**
　　㉠ 정상적인 문장은 '주어 + 목적어 + 서술어'의 어순을 가진다.
　　㉡ 남녀의 성(性)의 구별이 없으며, 관사 및 관계대명사가 없다.

② **국어의 단어**
　　㉠ 문법적 관계를 나타내는 말(조사, 어미 등)이 풍부하다.
　　㉡ 조어 과정에서 배의성(配意性)에 의지하는 경향이 짙다.

③ **국어의 소리**
　　㉠ 음절 구성은 '자음 + 모음 + 자음'의 유형이다.
　　㉡ 자음 중 파열음과 파찰음은 예사소리, 된소리, 거센소리로 대립되어 3중 체계로 되어 있다.
　　㉢ 알타이어의 공통 특질인 두음 법칙, 모음 조화 현상이 있다.
　　㉣ 음절의 끝소리에 'ㄱ, ㄴ, ㄷ, ㄹ, ㅁ, ㅂ, ㅇ'의 일곱 자음 밖의 것을 꺼리는 끝소리 규칙이 있다.
　　㉤ 구개음화와 자음 동화 현상이 있다.

(2) 국어의 순화

① **국어 순화의 뜻** … 외래어, 외국어 등을 가능한 한 토박이말로 재정리하고, 비속한 말과 틀린 말을 고운말과 표준어로 바르게 쓰는 것이다(우리말을 다듬는 일).

② **국어 순화의 이유**
　　㉠ 개인이나 사회에 악영향을 주는 말의 반작용을 막기 위해서 국어를 순화해야 한다.
　　㉡ 말은 겨레 얼의 상징이며 민족 결합의 원동력이므로 겨레의 참된 삶과 정신이 투영된 말로 순화해야 한다.

02 음운

❶ 음성과 음운

(1) 음성
사람의 발음 기관을 통하여 나는 구체적이고 물리적인 소리이며, 말의 뜻을 구별해 주지 못한다.

(2) 음운
① 개념 … 말의 뜻을 구별해 주는 가장 작은 소리의 단위로 추상적이고 관념적이다.

② 종류
　　㉠ 분절 음운 : 자음이나 모음과 같은 음절을 구성하는 부분이 되는 음운이다[음소(音素)].
　　㉡ 비분절 음운
　　　• 자음 · 모음이 아니면서 의미 분화 기능이 있는 음운[운소(韻素)]으로 소리의 길이, 높낮이, 세기 등이 분절 음운에 덧붙어서 실현된다.
　　　• 우리말의 비분절 음운은 소리의 길이(장단)에 의존한다.

❷ 국어의 음운

(1) 자음(19개)
말할 때 허파에서 나오는 공기의 흐름이 목 안 또는 입 안의 어떤 자리에서 장애를 받고 나오는 소리로 'ㄱ, ㄲ, ㄴ, ㄷ, ㄸ, ㄹ, ㅁ, ㅂ, ㅃ, ㅅ, ㅆ, ㅇ, ㅈ, ㅉ, ㅊ, ㅋ, ㅌ, ㅍ, ㅎ'로 19개이다.

① 소리내는 위치에 따라 … 입술소리(순음), 혀끝소리(설단음), 센입천장소리(경구개음), 여린입천장소리(연구개음), 목청소리(후음)로 나뉜다.

② 소리내는 방법에 따라 … 파열음, 마찰음, 파찰음, 비음, 유음으로 나뉜다.

③ 소리의 울림에 따라 … 울림소리, 안울림소리로 나뉜다.

④ 소리의 세기에 따라 … 예사소리, 된소리, 거센소리로 나뉜다.

[자음 체계표]

소리내는 방법		소리나는 위치	두 입술	윗잇몸 혀끝	경구개 혓바닥	연구개 허뒤	목청 사이
			입술소리	혀끝소리	구개음	연구개음	목청소리
안울림소리	파열음	예사소리 된소리 거센소리	ㅂ ㅃ ㅍ	ㄷ ㄸ ㅌ		ㄱ ㄲ ㅋ	
	파찰음	예사소리 된소리 거센소리			ㅈ ㅉ ㅊ		
	마찰음	예사소리 된소리		ㅅ ㅆ			ㅎ
울림 소리	콧소리(비음)		ㅁ	ㄴ		ㅇ	
	흐름소리(유음)			ㄹ			

(2) 모음(21개)

① 단모음 … 발음할 때 입술이나 혀가 고정되어 움직이지 않는 모음으로 'ㅏ, ㅐ, ㅓ, ㅔ, ㅗ, ㅚ, ㅜ, ㅟ, ㅡ, ㅣ'로 10개이다.

② 이중 모음 … 발음할 때 입술이나 혀가 움직이는 모음으로 'ㅑ, ㅒ, ㅕ, ㅖ, ㅘ, ㅙ, ㅛ, ㅝ, ㅞ, ㅠ, ㅢ'로 11개이다.

[모음 체계표]

혀의 높이	혀의 앞뒤	전설 모음		후설 모음	
		평순 모음	원순 모음	평순 모음	원순 모음
고모음		ㅣ	ㅟ	ㅡ	ㅜ
중모음		ㅔ	ㅚ	ㅓ	ㅗ
저모음		ㅐ		ㅏ	

(3) 소리의 길이

① 긴소리는 일반적으로 단어의 첫째 음절에 나타난다.
  예 밤(夜) – 밤:(栗), 발(足) – 발:(簾), 굴(貝類) – 굴:(窟)

② 본래 길게 나던 단어도, 둘째 음절 이하에 오면 짧게 발음되는 경향이 있다.
  예 밤: → 알밤, 말: → 한국말, 솔: → 옷솔

③ 두 음절 이상이나 혹은 소리의 일부분이 축약된 준말, 단음절어는 긴소리를 낸다.
　　예 고을→골:, 배암→뱀:

❸ 음운의 변동

(1) 음절의 끝소리 규칙
국어에서는 'ㄱ, ㄴ, ㄷ, ㄹ, ㅁ, ㅂ, ㅇ'의 일곱 자음만이 음절의 끝소리로 발음된다.

① 음절의 끝자리의 'ㄲ, ㅋ'은 'ㄱ'으로 바뀐다.
　　예 밖[박], 부엌[부억]

② 음절의 끝자리 'ㅅ, ㅆ, ㅈ, ㅊ, ㅌ, ㅎ'은 'ㄷ'으로 바뀐다.
　　예 옷[옫], 젖[젇], 히읗[히읃]

③ 음절의 끝자리 'ㅍ'은 'ㅂ'으로 바뀐다.
　　예 숲[숩], 잎[입]

④ 음절 끝에 겹받침이 올 때에는 하나의 자음만 발음한다.
　　㉠ 첫째 자음만 발음 : ㄳ, ㄵ, ㄼ, ㄽ, ㄾ, ㅄ
　　　　예 삯[삭], 앉다[안따], 여덟[여덜], 외곬[외골], 핥다[할따]
　　㉡ 둘째 자음만 발음 : ㄺ, ㄻ, ㄿ
　　　　예 닭[닥], 맑다[막따], 삶[삼], 젊다[점따], 읊다[읖따 → 읍따]

⑤ 다음에 모음으로 시작하는 음절이 올 경우
　　㉠ 조사나 어미, 접미사와 같은 형식 형태소가 올 경우 : 다음 음절의 첫소리로 옮겨 발음한다.
　　　　예 옷이[오시], 옷을[오슬], 값이[갑씨], 삶이[살미]
　　㉡ 실질 형태소가 올 경우 : 일곱 자음 중 하나로 바꾼 후 다음 음절의 첫소리로 옮겨 발음한다.
　　　　예 옷 안[옫안→오단], 값없다[갑업다→가법따]

(2) 자음 동화
자음과 자음이 만나면 서로 영향을 주고받아 한쪽이나 양쪽 모두 비슷한 소리로 바뀌는 현상을 말한다.

① 정도에 따른 종류 ⋯ 완전 동화, 불완전 동화

② 방향에 따른 종류 ⋯ 순행 동화, 역행 동화, 상호 동화

(3) 구개음화
끝소리가 'ㄷ, ㅌ'인 형태소가 'ㅣ' 모음을 만나 구개음(센입천장소리)인 'ㅈ, ㅊ'으로 바뀌는 현상을 말한다.
예 해돋이[해도지], 붙이다[부치다], 굳히다[구치다]

(4) 모음 동화

앞 음절의 'ㅏ, ㅓ, ㅗ, ㅜ' 등의 모음이 뒤 음절의 'ㅣ'와 만나면 전설 모음인 'ㅐ, ㅔ, ㅚ, ㅟ'로 변하는 현상을 말한다.

예 어미[에미], 고기[괴기], 손잡이[손재비]

(5) 모음조화

양성 모음(ㅏ, ㅗ)은 양성 모음끼리, 음성 모음(ㅓ, ㅜ)은 음성 모음끼리 어울리는 현상을 말한다.

① **용언의 어미 활용** … –아 / –어, –아서 / –어서, –았– / –었–

　　예 앉아, 앉아서 / 베어, 베어서

② 의성 부사, 의태 부사에서 뚜렷이 나타난다.

　　예 찰찰 / 철철, 졸졸 / 줄줄, 살랑살랑 / 설렁설렁

③ 알타이 어족의 공통 특질이며 국어의 중요한 특징이다.

(6) 음운의 축약과 탈락

① **축약** … 두 음운이 합쳐져서 하나의 음운으로 줄어 소리나는 현상을 말한다.

　㉠ **자음의 축약** : ㅎ + ㄱ, ㄷ, ㅂ, ㅈ → ㅋ, ㅌ, ㅍ, ㅊ

　　예 낳고[나코], 좋다[조타], 잡히다[자피다], 맞히다[마치다]

　㉡ **모음의 축약** : 두 모음이 만나 한 모음으로 줄어든다.

　　예 보 + 아 → 봐, 가지어 → 가져, 사이 → 새, 되었다 → 됐다

② **탈락** … 두 음운이 만나면서 한 음운이 사라져 소리나지 않는 현상을 말한다.

　㉠ **자음의 탈락** : 아들 + 님 → 아드님, 울 + 니 → 우니

　㉡ **모음의 탈락** : 쓰 + 어 → 써, 가 + 았다 → 갔다

(7) 된소리되기

두 개의 안울림소리가 서로 만나면 뒤의 소리가 된소리로 발음되는 현상(경음화)을 말한다.

예 먹고[먹꼬], 밥과[밥꽈], 앞길[압낄]

(8) 사잇소리 현상

두 개의 형태소 또는 단어가 합성 명사를 이룰 때, 앞말의 끝소리가 울림소리이고, 뒷말의 첫소리가 안울림예사소리이면 뒤의 예사소리가 된소리로 변하는 현상을 말한다.

예 밤길[밤낄], 길가[길까], 봄비[봄삐]

① 모음 + 안울림예사소리 → 사이시옷을 적고 된소리로 발음한다.

　예 뱃사공[배싸공], 촛불[초뿔], 시냇가[시내까]

② 모음 + ㅁ, ㄴ→'ㄴ' 소리가 덧난다.
　　예 이 + 몸(잇몸)[인몸], 코 + 날(콧날)[콘날]

③ 뒷말이 'ㅣ'나 반모음 'ㅣ'로 시작될 때→'ㄴ' 소리가 덧난다.
　　예 논일[논닐], 물약[물냑→물략], 아래 + 이(아랫니)[아랜니]

④ 한자가 모여서 단어를 이룰 때
　　예 物價(물가)[물까], 庫間(곳간)[고깐], 貰房(셋방)[세빵]

03 단어

❶ 음절과 어절

(1) 음절
한 번에 소리낼 수 있는 소리마디를 가리킨다.
예 구름이 흘러간다. → 구∨름∨이∨흘∨러∨간∨다(7음절).
　　철호가 이야기책을 읽었다. → 철∨호∨가∨이∨야∨기∨책∨을∨읽∨었∨다(11음절).

(2) 어절
끊어 읽는 대로 나누어진 도막도막의 마디로 띄어쓰기나 끊어 읽기의 단위가 된다.
예 학생은∨공부하는∨사람이다(3어절).
　　구름에∨달∨가듯이∨가겠다(4어절).

❷ 단어와 형태소

(1) 단어
자립하여 쓰일 수 있는 말의 단위로, 낱말이라고도 한다. 자립하여 쓰일 수 없는 말 중 '는', '이다' 등도 단어로 인정한다.
예 철호가 이야기책을 읽었다. → 철호 / 가 / 이야기책 / 을 / 읽었다(5단어).

(2) 형태소
뜻을 가진 가장 작은 말의 단위로 최소(最小)의 유의적(有意的) 단위이다.
예 철호가 이야기책을 읽었다. → 철호 / 가 / 이야기 / 책 / 을 / 읽 / 었 / 다(8형태소).

① 자립성의 유무에 따라 … 자립 형태소, 의존 형태소로 나뉜다.

② 의미 · 기능에 따라 … 실질 형태소, 형식 형태소로 나뉜다.

❸ 품사

(1) 체언

① 명사 … 보통 명사, 고유 명사, 자립 명사, 의존 명사

② 대명사 … 인칭 대명사, 지시 대명사

③ 수사 … 수량이나 순서를 가리키는 단어

(2) 용언

① 동사 … 사람이나 사물의 움직임을 나타내는 단어를 말한다.

② 형용사 … 사람이나 사물의 상태나 성질을 나타내는 단어를 말한다.

③ 본용언과 보조 용언
　㉠ 본용언 : 실질적인 의미를 나타내며 단독으로 서술 능력을 가지는 용언
　㉡ 보조 용언 : 자립성이 없거나 약하여 본용언에 기대어 그 말의 뜻을 도와주는 용언

④ 활용 … 동사나 형용사의 어간에 여러 다른 어미가 붙어서 단어의 형태가 변하는 것을 가리켜 활용이라 한다.
　㉠ 규칙 용언 : 용언이 활용할 때에 어간과 어미의 모습이 일정한 대부분의 용언
　㉡ 불규칙 용언 : 국어의 일반적인 음운 규칙으로는 설명이 불가능하게 어간이나 어미의 모습이 달라지는 용언

⑤ 어미
　㉠ 선어말 어미 : 어간과 어말 어미 사이에 오는 어미
　㉡ 어말 어미 : 단어의 끝에 오는 단어를 끝맺는 어미

(3) 수식언

① 관형사 … 체언을 꾸며 주는 구실을 하는 단어를 말한다.

② 부사 … 주로 용언을 꾸며 주는 구실을 하는 단어를 말한다.

(4) 관계언(조사)

① **격조사** … 체언 뒤에 붙어 그 체언으로 하여금 일정한 문법적 자격을 가지게 하는 조사이다.

② **보조사** … 앞에 오는 체언에 특별한 의미를 더해 주는 조사이다.

③ **접속 조사** … 두 단어를 같은 자격으로 이어 주는 조사이다.

(5) 독립언(감탄사)

① 문장에서 독립적으로 쓰인다.

② 감정을 넣어 말하는 이의 놀람, 느낌, 부름, 대답을 나타내는 단어를 말한다.

❹ 단어의 형성

(1) 짜임새에 따른 단어의 종류

① **단일어** … 하나의 실질 형태소로 이루어진 말이다.

② **복합어** … 둘 이상의 형태소로 이루어진 말이다(파생어, 합성어).

(2) 파생어[실질 형태소(어근) + 형식 형태소(접사)]

① **어근** … 형태소가 결합하여 단어를 형성할 때, 실질적인 의미를 나타내는 부분이다.

② **접사** … 어근에 붙어 그 뜻을 제한하는 부분이다.
    ㉠ 접두사 : 어근 앞에 붙어 그 어근에 뜻을 더해 주는 접사
    ㉡ 접미사 : 어근 뒤에 붙는 접사로 그 어근에 뜻을 더하기도 하고 때로는 품사를 바꾸기도 하는 접사

(3) 합성어[실질 형태소(어근) + 실질 형태소(어근)]

① **합성법의 유형**
    ㉠ 통사적 합성법 : 우리말의 일반적인 단어 배열법과 일치하는 합성법이다.
    ㉡ 비통사적 합성법 : 우리말의 일반적인 단어 배열법에서 벗어나는 합성법이다.

② **통사적 합성어와 구(句)**
    ㉠ 통사적 합성어는 구를 이룰 때의 방식과 일치하므로 구별이 어려울 때가 있다.
    ㉡ 통사적 합성어는 분리성이 없어 다른 말이 끼어들 수 없다.
    ㉢ 통사적 합성어는 합성 과정에서 소리와 의미가 변화되기도 한다.

③ 합성어의 의미상 갈래

    ⊙ 병렬 합성어 : 어근이 대등하게 본래의 뜻을 유지하는 합성어

    ⓒ 유속 합성어 : 한쪽의 어근이 다른 한쪽의 어근을 수식하는 합성어

    ⓒ 융합 합성어 : 어근들이 완전히 하나로 융합하여 새로운 의미를 나타내는 합성어

④ 합성어의 파생(합성어 + 접사)

    ⊙ 합성어 + 접사의 구조로 이루어진 말

    ⓒ 통사적 합성어 어근 + 접미사

    ⓒ 비통사적 합성어 어근 + 접미사

    ⓔ 반복 합성어 + 접미사

04 문장

❶ 문장의 성분

(1) 주성분

① 주어 … 문장에서 설명하고자 하는 대상으로서 '누가', '무엇이'에 해당한다.

② 서술어

    ⊙ 대상에 대한 설명으로서 '무엇이다', '어떠하다', '어찌하다'에 해당한다.

    ⓒ 환경에 따라 서술어는 자릿수가 달라진다.

③ 목적어 … 서술어가 나타내는 동작이나 행위의 대상이 되는 말로서 '누구를', '무엇을'에 해당한다.

④ 보어 … 서술어 '되다', '아니다'가 주어 이외에 꼭 필요로 하는 성분으로서 '누가', '무엇이'에 해당한다. 보어는 서술어의 의미를 보충해 주는 구실을 한다.

(2) 부속 성분

① 관형어 … 주로 사물, 사람과 같이 대상을 나타내는 말 앞에서 이를 꾸며 주는 역할을 한다.

② 부사어

    ⊙ 일반적으로 서술어를 꾸며 그 의미를 자세히 설명해 주는 성분이다.

    ⓒ 다른 부사어나 관형어, 또는 문장 전체를 꾸며 주기도 한다.

③ 독립 성분(독립어)

  ㉠ 다른 성분들과 직접적인 관계를 맺지 않고 독립적으로 쓰이는 성분이다.

  ㉡ 부름, 감탄, 응답 등이 이에 속한다.

❷ 문법 요소

(1) 사동 표현

① **사동사** … 주어가 남에게 어떤 동작을 하도록 시키는 것을 나타내는 동사이다.

② **주동사** … 주어가 직접 행하는 동작을 나타내는 동사이다.

③ **사동 표현의 방법**

  ㉠ 용언 어근 + 사동 접미사(-이-, -히-, -리-, -기-, -우-, -구-, -추-) → 사동사
  ㉡ 동사 어간 + '-게 하다'

(2) 피동 표현

① **피동사** … 주어가 남의 행동을 입어서 행하게 되는 동작을 나타내는 동사이다.

② **능동사** … 주어가 제 힘으로 행하는 동작을 나타내는 동사이다.

③ **피동 표현의 방법**

  ㉠ 동사 어간 + 피동 접미사(-이-, -히-, -리-, -기-) → 피동사
  ㉡ 동사 어간 + '-어 지다'

(3) 높임 표현

① **주체 높임법** … 용언 어간 + 선어말 어미 '-시-'의 형태로 이루어져 서술어가 나타내는 행위의 주체를 높여 표현하는 문법 기능을 말한다.

② **객체 높임법** … 말하는 이가 서술의 객체를 높여 표현하는 문법 기능을 말한다(드리다, 여쭙다, 뵙다, 모시다 등).

③ **상대 높임법** … 말하는 이가 말을 듣는 상대를 높여 표현하는 문법 기능을 말한다.

(4) 시간 표현

① **과거 시제** … 사건시가 발화시보다 앞설 때의 시제를 말한다.

② **현재 시제** … 발화시와 사건시가 일치하는 시제를 말한다.

③ 미래 시제 … 사건시가 모두 발화시 이후일 때의 시제를 말한다.

(5) 부정 표현

① '안' 부정문 … '아니(안)', '아니다', '-지 아니하다(않다)'에 의한 부정문으로, 단순 부정이나 주체의 의지에 의한 부정을 나타낸다.
　　㉠ 짧은 부정문 : '아니(안)' + 용언
　　㉡ 긴 부정문 : '용언 어간 + -지(보조적 연결 어미)' + 아니하다

② '못' 부정문 … '못', '-지 아니하다'에 의한 부정문으로, 주체의 능력 부족이나 외부의 원인에 한 불가능을 나타낸다.
　　㉠ 짧은 부정문 : '못' + 용언
　　㉡ 긴 부정문 : '용언 어간 + -지(보조적 연결 어미) + 못하다'

③ '말다' 부정문 … 명령형이나 청유형에서 사용되어 금지를 나타낸다. 서술어가 동사인 경우에만 가능하나 일부 형용사에서 사용될 경우에는 '기원'의 의미를 지닌다.
　　예 영희를 만나지 <u>마라</u>. (금지) / 집이 너무 작지만 <u>마라</u>. (기원)

❸ 문장의 짜임

(1) 홑문장
주어와 서술어의 관계가 한 번만 맺어지는 문장을 말한다.
예 첫눈이 내린다.

(2) 겹문장

① 안은 문장 … 독립된 문장이 다른 문장의 성분으로 안기어 이루어진 겹문장을 말한다.
　　㉠ 명사절로 안김 : 한 문장이 다른 문장으로 들어가 명사 구실을 한다.
　　㉡ 서술절로 안김 : 한 문장이 다른 문장으로 들어가 서술어 기능을 한다.
　　㉢ 관형절로 안김 : 한 문장이 다른 문장으로 들어가 관형어 구실을 한다.
　　㉣ 부사절로 안김 : 파생 부사 없이 '달리, 같이' 등이 서술어 기능을 하여 부사절을 이룬다.
　　㉤ 인용절로 안김 : 인용문이 다른 문장으로 들어가 안긴다.

② 이어진 문장 … 둘 이상의 독립된 문장이 연결 어미에 의해 이어져 이루어진 겹문장을 말한다.
　　㉠ 대등하게 이어진 문장 : 대등적 연결 어미인 '-고, -(으)며, (으)나, -지만, -든지, -거나'에 의해 이어진다.
　　㉡ 종속적으로 이어진 문장 : 종속적 연결 어미인 '-어(서), -(으)니까, -(으)면, -거든, (으)수록'에 의해 이어진다.

05 맞춤법과 표준어

① 한글 맞춤법

(1) 표기 원칙
한글 맞춤법은 표준어를 소리대로 적되, 어법에 맞도록 함을 원칙으로 한다.

(2) 맞춤법에 유의해야 할 말

① 한 단어 안에서 뚜렷한 까닭 없이 나는 된소리는 다음 음절의 첫소리를 된소리로 적는다.
  예 소쩍새, 아끼다, 어떠하다, 해쓱하다, 거꾸로, 가끔, 어찌, 이따금, 산뜻하다, 몽땅

② 'ㄷ' 소리로 나는 받침 중에서 'ㄷ'으로 적을 근거가 없는 것은 'ㅅ'으로 적는다.
  예 덧저고리, 돗자리, 엇셈, 웃어른, 핫옷, 무릇, 사뭇, 얼핏, 자칫하면

③ '계, 례, 몌, 폐, 혜'의 'ㅖ'는 'ㅔ'로 소리나는 경우가 있더라도 'ㅖ'로 적는다.
  예 계수(桂樹), 혜택(惠澤), 사례(謝禮), 연몌(連袂), 계집, 핑계

④ '의'나, 자음을 첫소리로 가지고 있는 음절의 'ㅢ'는 'ㅣ'로 소리나는 경우가 있더라도 'ㅢ'로 적는다.
  예 무늬(紋), 보늬, 늴리리, 닁큼, 오늬, 하늬바람

⑤ 한자음 '녀, 뇨, 뉴, 니'가 단어 첫머리에 올 적에는 두음 법칙에 따라 '여, 요, 유, 이'로 적는다.
  예 여자(女子), 요소(尿素), 유대(紐帶), 익명(匿名)

⑥ 한자음 '랴, 려, 례, 료, 류, 리'가 단어의 첫머리에 올 적에는 두음 법칙에 따라 '야, 여, 예, 요, 유, 이'로 적는다.
  예 양심(良心), 용궁(龍宮), 역사(歷史), 유행(流行), 예의(禮儀), 이발(理髮)

⑦ 한 단어 안에서 같은 음절이나 비슷한 음절이 겹쳐 나는 부분은 같은 글자로 적는다.
  예 똑딱똑딱, 쓱싹쓱싹, 씁쓸하다, 유유상종(類類相從)

⑧ 용언의 어간과 어미는 구별하여 적는다.
  예 먹다, 먹고, 먹어, 먹으니

⑨ 어미 뒤에 덧붙는 조사 '요'는 '요'로 적는다.
  예 읽어요, 참으리요, 좋지요

⑩ 어간에 '-이'나 '-음/-ㅁ'이 붙어서 명사로 된 것과 '-이'나 '-히'가 붙어서 부사로 된 것은 그 어간의 원형을 밝히어 적는다.
  예 얼음, 굳이, 더욱이, 일찍이, 익히, 앎, 만듦, 짓궂이, 밝히

⑪ 명사 뒤에 '-이'가 붙어서 된 말은 그 명사의 원형을 밝히어 적는다.

> 예 곳곳이, 낱낱이, 몫몫이, 샅샅이, 집집이, 곰배팔이, 바둑이, 삼발이, 애꾸눈이, 육손이

⑫ '-하다'나 '-거리다'가 붙는 어근에 '-이'가 붙어서 명사가 된 것은 그 원형을 밝히어 적는다.

> 예 깔쭉이, 살살이, 꿀꿀이, 눈깜짝이, 오뚝이, 더펄이, 코납작이, 배불뚝이, 푸석이, 홀쭉이

⑬ '-하다'가 붙는 어근에 '-히'나 '-이'가 붙어 부사가 되거나, 부사에 '-이'가 붙어서 뜻을 더하는 경우에는, 그 어근이나 부사의 원형을 밝히어 적는다.

> 예 급히, 꾸준히, 도저히, 딱히, 어렴풋이, 깨끗이, 곰곰이, 더욱이, 생긋이, 오뚝이, 일찍이, 해죽이

⑭ 사이시옷은 다음과 같은 경우에 받치어 적는다.

> ㉠ 순 우리말로 된 합성어로서 앞말이 모음으로 끝난 경우
>
> ㉡ 순 우리말과 한자어로 된 합성어로서 앞말이 모음으로 끝난 경우
>
> ㉢ 두 음절로 된 다음 한자어

⑮ 두 말이 어울릴 적에 'ㅂ' 소리나 'ㅎ' 소리가 덧나는 것은 소리대로 적는다.

> 예 댑싸리, 멥쌀, 볍씨, 햅쌀, 머리카락, 살코기, 수캐, 수탉, 안팎, 암캐, 암탉

⑯ 어간의 끝음절 '하'의 'ㅏ'가 줄고 'ㅎ'이 다음 음절의 첫소리와 어울려 거센소리로 될 적에는 거센소리로 적는다.

> 예 간편하게 - 간편케 - 다정하다 - 다정타

⑰ 부사의 끝음절이 분명히 '이'로만 나는 것은 '-이'로 적고, '히'로만 나거나 '이'나 '히'로 나는 것은 '-히'로 적는다.

> ㉠ '이'로만 나는 것
>
> > 예 가붓이, 깨끗이, 나붓이, 느긋이, 둥긋이, 따뜻이, 반듯이, 버젓이, 산뜻이, 의젓이, 가까이, 고이
>
> ㉡ '히'로만 나는 것
>
> > 예 극히, 급히, 딱히, 속히, 작히, 족히, 특히, 엄격히, 정확히
>
> ㉢ '이, 히'로 나는 것
>
> > 예 솔직히, 가만히, 소홀히, 쓸쓸히, 정결히, 꼼꼼히, 열심히, 급급히, 답답히, 섭섭히, 공평히

⑱ 한자어에서 본음으로도 나고 속음으로도 나는 것은 각각 그 소리에 따라 적는다.

> 예 • 승낙(承諾) : 수락(受諾), 쾌락(快諾), 허락(許諾)
>
> • 만난(萬難) : 곤란(困難), 논란(論難)
>
> • 안녕(安寧) : 의령(宜寧), 회령(會寧)

⑲ 다음과 같은 접미사는 된소리로 적는다.

> 예 심부름꾼, 귀때기, 익살꾼, 볼때기, 일꾼, 판자때기, 뒤꿈치, 장난꾼, 팔꿈치, 지게꾼, 이마빼기

⑳ 두 가지로 구별하여 적던 다음 말들은 한 가지로 적는다.

> 예 맞추다(마추다×) : 입을 맞춘다. 양복을 맞춘다.

㉑ '-더라, -던'과 '-든지'는 다음과 같이 적는다.
  ㉠ 지난 일을 나타내는 어미는 '-더라, -던'으로 적는다.
    예 지난 겨울은 몹시 춥더라. 그 사람 말 잘하던데!
  ㉡ 물건이나 일의 내용을 가리지 아니하는 뜻을 나타내는 조사와 어미는 '-든지'로 적는다.
    예 배든지 사과든지 마음대로 먹어라. 가든지 오든지 마음대로 해라.

❷ 표준어 규정

(1) 주요 표준어

① 다음 단어들은 거센소리를 가진 형태를 표준어로 삼는다.
  예 끄나풀, 빈 칸, 부엌, 살쾡이, 녘

② 어원에서 멀어진 형태로 굳어져서 널리 쓰이는 것은, 그것을 표준어로 삼는다.
  예 강낭콩, 사글세, 고삿

③ 다음 단어들은 의미를 구별함이 없이, 한 가지 형태만을 표준어로 삼는다.
  예 돌, 둘째, 셋째, 넷째, 열두째, 빌리다

④ 수컷을 이르는 접두사는 '수-'로 통일한다.
  예 수꿩, 수소, 수나사, 수놈, 수사돈, 수은행나무

⑤ 양성 모음이 음성 모음으로 바뀌어 굳어진 다음 단어는 음성 모음 형태를 표준어로 삼는다.
  예 깡충깡충, -둥이, 발가숭이, 보퉁이, 뻗정다리, 아서, 아서라, 오뚝이, 주추

⑥ 'ㅣ' 역행 동화 현상에 의한 발음은 원칙적으로 표준 발음으로 인정하지 아니한다.
  ㉠ 다음 단어들은 그러한 동화가 적용된 형태를 표준어로 삼는다.
    예 풋내기, 냄비, 동댕이치다
  ㉡ 다음 단어는 'ㅣ' 역행 동화가 일어나지 아니한 형태를 표준어로 삼는다.
    예 아지랑이
  ㉢ 기술자에게는 '-장이', 그 외에는 '-쟁이'가 붙는 형태를 표준어로 삼는다.
    예 미장이, 유기장이, 멋쟁이, 소금쟁이, 담쟁이덩굴

⑦ 다음 단어는 모음이 단순화한 형태를 표준어로 삼는다.
  예 괴팍하다, 미루나무, 미륵, 여느, 으레, 케케묵다, 허우대

⑧ 다음 단어에서는 모음의 발음 변화를 인정하여, 발음이 바뀌어 굳어진 형태를 표준어로 삼는다.
  예 깍쟁이, 나무라다, 바라다, 상추, 주책, 지루하다, 튀기, 허드레, 호루라기, 시러베아들

⑨ '웃-' 및 '윗-'은 명사 '위'에 맞추어 '윗-'으로 통일한다.
  예 윗도리, 윗니, 윗목, 윗몸, 윗자리, 윗잇몸

⑩ 한자 '구(句)'가 붙어서 이루어진 단어는 '귀'로 읽는 것을 인정하지 아니하고, '구'로 통일한다.

   예 구절(句節), 결구(結句), 경구(警句), 단구(短句), 대구(對句), 문구(文句), 어구(語句), 연구(聯句)

(2) 표준 발음법

표준 발음법은 표준어의 실제 발음을 따르되, 국어의 전통성과 합리성을 고려하여 정함을 원칙으로 한다.

① 겹받침 'ㄳ', 'ㄵ', 'ㄼ, ㄽ, ㄾ', 'ㅄ'은 어말 또는 자음 앞에서 각각 [ㄱ, ㄴ, ㄹ, ㅂ]으로 발음한다.

   예 넋[넉], 넋과[넉꽈], 앉다[안따], 여덟[여덜], 넓다[널따], 외곬[외골], 핥다[할따], 값[갑], 없다[업: 따]

② '밟-'은 자음 앞에서 [밥]으로 발음하고, '넓-'은 다음과 같은 경우에 [넙]으로 발음한다.

   예 밟다[밥: 따], 밟는[밤: 는], 넓죽하다[넙쭈카다], 넓둥글다[넙뚱글다]

③ 겹받침 'ㄺ, ㄻ, ㄿ'은 어말 또는 자음 앞에서 각각 [ㄱ, ㅁ, ㅂ]으로 발음한다.

   예 닭[닥], 흙과[흑꽈], 맑다[막따], 늙지[늑찌], 삶[삼:], 젊다[점: 따], 읊고[읍꼬], 읊다[읍따]

④ 용언의 어간 '맑-'의 'ㄺ'은 'ㄱ' 앞에서 [ㄹ]로 발음한다.

   예 맑게[말께], 묽고[물꼬], 얽거나[얼꺼나]

⑤ 'ㅎ(ㄶ, ㅀ)' 뒤에 'ㄱ, ㄷ, ㅈ'이 결합되는 경우에는, 뒤 음절 첫소리와 합쳐서 [ㅋ, ㅌ, ㅊ]으로 발음한다.

   예 놓고[노코], 좋던[조: 턴], 쌓지[싸치], 많고[만: 코], 닳지[달치]

⑥ 'ㅎ(ㄶ, ㅀ)' 뒤에 모음으로 시작된 어미나 접미사가 결합되는 경우에는, 'ㅎ'을 발음하지 않는다.

   예 낳은[나은], 놓아[노아], 쌓이다[싸이다], 싫어도[시러도]

⑦ 받침 뒤에 모음 'ㅏ, ㅓ, ㅗ, ㅜ, ㅟ'들로 시작되는 실질 형태소가 연결되는 경우에는, 대표음으로 바꾸어서 뒤 음절 첫소리로 옮겨 발음한다.

   예 밭 아래[바다래], 늪 앞[느밥], 젖어미[저더미], 맛없다[마덥따], 겉옷[거돋]

⑧ 한글 자모의 이름은 그 받침소리를 연음하되, 'ㄷ, ㅈ, ㅊ, ㅋ, ㅌ, ㅍ, ㅎ'의 경우에는 특별히 다음과 같이 발음한다.

   예 디귿이[디그시], 지읒이[지으시], 치읓이[치으시], 키읔이[키으기], 티읕이[티으시]

⑨ 받침 'ㄷ, ㅌ(ㄾ)'이 조사나 접미사의 모음 'ㅣ'와 결합되는 경우에는, [ㅈ, ㅊ]으로 바꾸어서 뒤 음절 첫소리로 옮겨 발음한다.

   예 곧이듣다[고지듣따], 굳이[구지], 미닫이[미다지], 땀받이[땀바지]

⑩ 받침 'ㄱ(ㄲ, ㅋ, ㄳ, ㄺ), ㄷ(ㅅ, ㅆ, ㅈ, ㅊ, ㅌ, ㅎ), ㅂ(ㅍ, ㄼ, ㄿ, ㅄ)'은 'ㄴ, ㅁ' 앞에서 [ㅇ, ㄴ, ㅁ]으로 발음한다.

   예 먹는[멍는], 국물[궁물], 깎는[깡는], 키읔만[키응만], 몫몫이[몽목씨], 긁는[긍는], 흙만[흥만]

⑪ 받침 'ㅁ, ㅇ' 뒤에 연결되는 'ㄹ'은 [ㄴ]으로 발음한다.

   예 담력[담: 녁], 침략[침냑], 강릉[강능], 대통령[대: 통녕]

06 외래어 표기법과 로마자 표기법

① 외래어 표기법

(1) 개념
외래어를 우리 글로 적는 방법을 나타낸 규정으로, 이미 굳어진 외래어는 관용을 존중하되 그 범위와 용례는 따로 정한다.

(2) 외래어 표기의 기본 원칙

① 외래어는 국어의 현용 24 자모만으로 적는다.
> 예 [v]는 국어에는 없는 소리여서 현용 국어자음으로 바꿔 쓴다.

② 외래어의 1 음운은 원칙적으로 1 기호로 적는다.
> 예 [f]는 [ㅎ]이나 [ㅍ]으로 소리 나지만 이중 1개의 기호로 적는다.

③ 받침에는 'ㄱ, ㄴ, ㄹ, ㅁ, ㅂ, ㅅ, ㅇ'만을 쓴다.
> 예 받침 [t]는 [ㄷ]처럼 소리 나지만 표기에서는 [ㄷ]으로 쓸 수 없다. 즉, internet은 [인터넫]으로 소리 나지만, '인터넷'으로 적는다.

④ 파열음 표기에는 된소리를 쓰지 않는 것을 원칙으로 한다.
> 예 [p]는 발음이 된소리 [ㅃ]으로 나기도 하지만 된소리로 적지 않는다.

⑤ 이미 굳어진 외래어는 관용을 존중하되, 그 범위와 용례는 따로 정한다.
> 예 외래어 표기법에 따르면 '모델(model)'은 '마들'로 라디오(radio)는 '레이디오'로 바꿔 적어야 하지만 이미 오래 전부터 쓰여 굳어졌으므로 관용을 존중한다.

② 로마자 표기법

(1) 개념
국어를 로마자로 표기하는 방법을 나타낸 규정으로, 외국인들이 우리나라의 말을 편리하게 읽도록 도와주어 보다 원활한 의사소통을 하게 하기 위함이다.

(2) 표기의 기본 원칙

① 국어의 로마자 표기는 국어의 표준 발음법에 따라 적는 것을 원칙으로 한다.

② 로마자 이외의 부호는 되도록 사용하지 않는다.

③ 표기 일람

　㉠ 모음

구분	로마자 표기									
단모음	ㅏ	ㅓ	ㅗ	ㅜ	ㅡ	ㅣ	ㅐ	ㅔ	ㅚ	ㅟ
	a	eo	o	u	eu	i	ae	e	oe	wi
이중모음	ㅑ	ㅕ	ㅛ	ㅠ	ㅒ	ㅖ	ㅘ	ㅙ	ㅝ	ㅞ	ㅢ
	ya	yeo	yo	yu	yae	ye	wa	wae	wo	we	ui

• 'ㅢ'는 'ㅣ'로 소리 나더라도 'ui'로 적는다.
　　예 광희문 Gwanghuimun
• 장모음의 표기는 따로 하지 않는다.

　㉡ 자음

구분	로마자 표기								
파열음	ㄱ	ㄲ	ㅋ	ㄷ	ㄸ	ㅌ	ㅂ	ㅃ	ㅍ
	g, k	kk	k	d. t	tt	t	b, p	pp	p
파찰음	ㅈ	ㅉ	ㅊ						
	j	jj	ch						
마찰음	ㅅ	ㅆ	ㅎ						
	s	ss	h						
비음	ㄴ	ㅁ	ㅇ						
	n	m	ng						
유음	ㄹ								
	r, l								

• 'ㄱ, ㄷ, ㅂ'은 모음 앞에서는 'g, d, b'로, 자음 앞이나 어말에서는 'k, t, p'로 적는다.
　　예 구미 Gumi − 옥천 Okcheon
　　　　영동 Yeongdong − 합덕 Hapdeok
　　　　백암 Baegam − 호법 Hobeop
• 'ㄹ'은 모음 앞에서는 'r'로, 자음 앞이나 어말에서는 'l'로 적는다. 단, 'ㄹㄹ'은 'll'로 적는다.
　　예 구리 Guri, 칠곡 Chilgok, 울릉 Ulleung

(3) 로마자 표기의 유의점

① 음운의 변화가 일어날 때는 변화의 결과에 따라 적는다. 글자와 발음이 상이한 경우에는 발음을 기준으로 표기한다.

> 예 해돋이[해도지] haedoji

② 발음상의 혼동의 우려가 있을 때에는 음절 사이에 붙임표(-)를 쓸 수 있다.

> 예 중앙 jung-ang

③ 고유명사는 첫 글자를 대문자로 적는다.

> 예 부산 Busan

④ 인명은 성과 이름의 순서로 띄어 쓴다. 이름은 붙여 쓰는 것을 원칙으로 하되 음절 사이에 붙임표(-)를 쓰는 것을 허용한다. 단, 이름에서 일어나는 음운 변화는 표기에 반영하지 않는다.

> 예 한복남 Han Boknam, Han Bok-nam

⑤ '도, 시, 군, 읍, 면, 리, 동'의 행정구역 단위와 '가'는 각각 'do, si, gun, eup, myeon, ri, dong, ga'로 적고 그 앞에는 붙임표(-)를 넣는다. 붙임표 앞뒤에서 일어나는 음운변화는 표기에 반영하지 않는다.

> 예 제주도 jeju-do

⑥ 자연 지형물, 문화재명, 인공 축조물명은 붙임표(-) 없이 쓴다.

> 예 남산 Namsan, 독도 Dokdo

⑦ 인명, 회사명, 단체명 등은 규정에 맞지 않더라도 그동안 써 온 표기를 쓸 수 있다.

> 예 현대 Hyundai, 삼성 Samsung

≡ 최근 기출문제 분석 ≡

2023. 6. 10. 제1회 지방직

1 ㉠~㉣을 설명한 내용으로 적절하지 않은 것은?

> • ㉠지원은 자는 동생을 깨웠다.
> • 유선은 도자기를 ㉡만들었다.
> • 물이 ㉢얼음이 되었다.
> • ㉣어머나, 현지가 언제 이렇게 컸지?

① ㉠ : 동작의 주체를 나타내는 주어이다.

② ㉡ : 주어와 목적어를 요구하는 서술어이다.

③ ㉢ : 서술어를 꾸며주는 부사어이다.

④ ㉣ : 문장의 다른 성분과 직접적으로 관련을 맺지 않는 독립어이다.

> **TIP** '물이 ㉢ 얼음이 되었다'의 '얼음이'는 서술어 '되다'가 요구하는 '보어'이다. '얼음이'의 '이'는 주격 조사와 모양이 같지만 보격 조사로 사용된 것이다. 보어는 주어와 서술어만으로 문장이 불충분하므로 서술어 '되다, 아니다'의 앞에 오는 문장 성분이다.
> ① '㉠ 지원은'은 서술어 '깨우다'의 주체에 해당하는 성분으로 주체인 누가에 해당하는 주어이다. 주어는 서술어가 나타내는 동작이나 상태의 주체가 되는 성분이다.
> ② '㉡ 만들었다'는 '~가 ~을 만들다'의 구성으로 쓰는 서술어로, 주어와 목적어를 필수로 요구하는 두 자리 서술어이다.
> ④ '㉣ 어머나'는 문장에서 다른 성분들과 직접적 관련을 맺지 않고 독립적으로 쓰이는 독립어이다. 감탄사, 호격 조사가 붙은 명사, 제시어, 대답을 나타내는 말 등이 독립어에 속한다.

Answer 1.③

2 밑줄 친 단어의 쓰임이 올바르지 않은 것은?

① 이 일은 정말 힘에 부치는 일이다.

② 그와 나는 전부터 알음이 있던 사이였다.

③ 대문 앞에 서 있는데 대문이 저절로 닫혔다.

④ 경기장에는 걷잡아서 천 명이 넘게 온 듯하다.

> **TIP** 경기장에 겉으로 보기에 대략 '천 명이 넘게 온 듯하다'는 의미이므로 제시된 문맥에는 '겉으로 보고 대강 짐작하여 헤아리다'의 의미인 '겉잡다'를 쓰는 것이 적절하다. '걷잡다'는 '한 방향으로 치우쳐 흘러가는 형세 따위를 붙들어 잡다', '마음을 진정하거나 억제하다'의 뜻이다.
> ① '부치다'는 '모자라거나 미치지 못하다'의 의미로 제시된 문맥에 적절하게 쓰였다.
> ② 그와 나는 전부터 아는 사이였다는 의미이므로 제시된 문맥에는 '사람끼리 서로 아는 일'을 의미하는 '알음'을 써야 한다. 이를 '아름'으로 쓰는 경우가 있으나 '아름'은 '두 팔을 둥글게 모아서 만든 둘레'를 의미한다.
> ③ 대문이 도로 제자리로 가 막혔다는 의미이므로 제시된 문맥에는 '열린 문짝, 뚜껑, 서랍 따위가 도로 제자리로 가 막히다'의 의미인 '닫히다'를 쓰는 것이 적절하다. 이를 '닫치다'로 쓰는 경우가 있는데 '닫치다'는 '열린 문짝, 뚜껑, 서랍 따위를 꼭꼭 또는 세게 닫다.'의 의미로, '닫치다'를 쓰는 상황에서는 문장에 문을 닫는 주체가 필요하다. 제시된 문장에서는 '대문이 저절로 닫힌' 경우이므로 '닫치다'를 쓸 수 없다.

3 〈보기〉의 밑줄 친 부분에서 공통으로 일어나는 음운 현상에 대한 설명으로 가장 옳지 않은 것은?

───── 보기 ─────

이는 국회가 <u>국민</u>을 대변하는 기관으로서 정부에 책임을 <u>묻는</u> 것이다.

① 조음 위치가 바뀌는 음운 현상이다.

② 비음 앞에서 일어나는 음운 현상이다.

③ 동화 현상이다.

④ '읊는'에서도 일어나는 음운 현상이다.

> **TIP** 국민[궁민]으로 비음화 현상이 일어나는 말이다. 비음화는 동화 현상으로 비음이 아닌 자음 'ㄱ, ㄷ, ㅂ'이나 'ㄹ'이 비음 'ㅁ, ㄴ, ㅇ' 앞에서 같은 조음 위치인 비음 'ㅇ, ㄴ, ㅁ'로 바뀌어 발음되는 현상을 말한다.
> ④ 읊는 → [읍는] → [음는]
> 자음군 단순화가 이루어져 [읍는]으로 바뀐 뒤 다시 비음화의 조건을 갖추었으므로 [음는]으로 발음됨 그러므로 비음화라는 같은 음운 변동이 일어난다.

Answer 2.④ 3.①

4 밑줄 친 부분의 띄어쓰기가 가장 옳지 않은 것은?

① 포기는 생각해 <u>본바가</u> 없다.

② 모두 자기 <u>생각대로</u> 결정하자.

③ 결국 돌아갈 곳은 <u>고향뿐이다</u>.

④ <u>원칙만큼은</u> 양보하기가 어렵다.

> **TIP** '본V바가'로 띄어쓰는 것이 바른 표기 이다. '-것, -줄, -수, -데, -바, -지' 등은 의존 명사로 앞말과는 띄어쓰는 것을 원칙으로 한다.

5 표준어끼리 묶었을 때 가장 옳지 않은 것은?

① 가엾다, 배냇저고리, 간간소식, 검은엿

② 눈짐작, 세로글씨, 푸줏간, 가물

③ 상관없다, 외눈퉁이, 넝쿨, 귀퉁배기

④ 겉창, 뚱딴지, 툇돌, 들랑날랑

> **TIP** 외눈퉁이 → 애꾸눈이, 외눈박이
> 덩쿨 → 넝쿨 or 덩굴

6 외래어 표기에 대한 설명으로 가장 옳지 않은 것은?

① 짧은 모음 다음의 어말 무성 파열음 [t]는 '보닛(bonnet)'처럼 받침으로 적는다.

② 어말의 [ʃ]는 '브러쉬(brush)'처럼 '쉬'로 적는다.

③ 중모음 [ou]는 '보트(boat)'처럼 '오'로 적는다.

④ 어말 또는 자음 앞의 [f]는 '그래프(graph)'처럼 '으'를 붙여 적는다.

> **TIP** 어말에서 sh는 '시'로 적는 것을 원칙으로 한다. 그러므로 '브러시'로 적어야 한다.

Answer 4.① 5.③ 6.②

2023. 6. 10. 제1회 서울특별시

7 밑줄 친 말이 어문 규범에 맞는 것은?

① <u>옛부터</u> 김치를 즐겨 먹었다.

② <u>궁시렁거리지</u> 말고 빨리 해 버리자.

③ 찬물을 한꺼번에 <u>들이키지</u> 말아라.

④ 상처가 <u>곰겨서</u> 병원에 가야겠다.

> **TIP** 곰겨서는 '곪은 자리에 딴딴한 멍울이 생기다'를 이르는 말이다.
> ① 예부터
> ② 구시렁거리지
> ③ 들이켜지

2023. 6. 10. 제1회 서울특별시

8 〈보기〉의 설명 중 밑줄 친 부분에 해당하는 사례가 아닌 것은?

보기

용언이 문장 속에 쓰일 때에는 어간에 어미가 붙어서 활용함으로써 다양한 문법적인 기능을 나타낸다. 대부분의 용언은 활용할 때에 어간이나 어미의 기본 형태가 그대로 유지되거나 혹은 다른 형태로 바뀌어도 그 현상을 일정한 규칙으로 설명할 수 있지만, 일부의 용언 가운데에는 활용할 때 '<u>어간의 형태가 불규칙하게 활용하는 것</u>', '어미의 형태가 불규칙하게 활용하는 것', '어간과 어미가 불규칙하게 활용하는 것'이 있다.

① 잇다 → 이으니

② 묻다(問) → 물어서

③ 이르다(至) → 이르러

④ 낫다 → 나으니

> **TIP** '이르다'가 '이르러'로 불규칙 활용을 한 것은 '러 불규칙'으로 어미의 불규칙에 해당함으로 어간의 불규칙에 해당하는 사례가 아니다.
> ① 잇다 - ㅅ 불규칙
> ② 묻다 - ㄷ 불규칙
> ④ 낫다 - ㅅ 불규칙
> 모두 어간에서 일어나는 불규칙 용언이다.

Answer 7.④ 8.③

9 밑줄 친 단어의 품사가 나머지 셋과 다른 것은?

① 여기에 <u>다섯</u> 명이 있다.

② 하나에 하나를 더하면 <u>둘</u>이다.

③ 선생님께서 <u>세</u> 번이나 말씀하셨다.

④ <u>열</u> 사람이 할 일을 그 혼자 해냈다.

> **TIP** '둘이다'의 둘은 수사(체언)이다. 서술격 조사 '-이다'가 붙어 수사임을 알 수 있다.
> ①③④ 모두 '(수)관형사이다.
> ※ 수사는 조사가 붙을 수 있으나 관형사는 조사가 붙을 수 없다.

10 복합어의 조어법이 나머지 셋과 다른 것은?

① 개살구

② 돌미나리

③ 군소리

④ 짚신

> **TIP** 짚(명사) + 신(명사)의 구성인 합성어이나 나머지는 접사가 결합한 파생어이다.
> ① 개(접사) + 살구(명사)
> ② 돌(접사) + 미나리(명사)
> ③ 군(접사) + 소리(명사)

Answer 9.② 10.④

2023. 4. 7. 인사혁신처

11 ㉠~㉣ 중 한글 맞춤법에 맞게 쓰인 것만을 모두 고르면?

- 혜인 씨에게 ㉠<u>무정타</u> 말하지 마세요.
- 재아에게는 ㉡<u>섭섭치</u> 않게 사례해 주자.
- 규정에 따라 딱 세 명만 ㉢<u>선발토록</u> 했다.
- ㉣<u>생각컨대</u> 그의 보고서는 공정하지 못했다.

---

① ㉠㉡   ② ㉠㉢

③ ㉡㉣   ④ ㉢㉣

> **TIP** ㉡ '섭섭지'가 바른 표기다.
> '섭섭하지'가 '섭섭지'로 주는 것은 어간의 '하'가 탈락하기 때문이다.
> ㉣ '생각건대'가 바른 표기다.
> '생각하건대'가 '생각건대'로 주는 것은 어간의 '하'가 탈락하기 때문이다.
> ※ 한글맞춤법 제 4장 5절 40항을 참고하면 '하'가 줄어드는 기준은 '하' 앞에 오는 받침 소리이다. '하' 앞의 받침소리가 ㄱ,
> ㄷ, ㅂ이면 '하'가 탈락하고 그 외의 경우는 ㅎ이 남아 거센소리로 적는다.
>> **예** 선발하도록 ⇒ 선발토록
>> 연구하도록 ⇒ 연구토록
>> 간편하게 ⇒ 간편케

2023. 4. 7. 인사혁신처

12 밑줄 친 단어가 표준어 규정에 맞게 쓰인 것은?

① 저기 보이는 게 암염소인가, <u>수염소</u>인가?

② 오늘 <u>윗층</u>에 사시는 분이 이사를 가신대요.

③ 봄에는 여기저기에서 <u>아지랭이</u>가 피어오른다.

④ 그는 수업을 마치면 <u>으레</u> 친구들과 운동을 한다.

> **TIP** ① 숫염소
> ② 위층
> ③ 아지랑이

Answer 11.② 12.④

13 언어 예절로 가장 적절한 것은?

① 지금부터 회장님의 말씀이 계시겠습니다.

② (시누이에게) 고모, 오늘 참 예쁘게 차려 입으셨네요?

③ (처음 자신을 소개하면서) 처음 뵙겠습니다. 박혜정입니다.

④ (다른 사람에게 자기 아내를 가리키며) 이쪽은 제 부인입니다.

> **TIP** ① 간접 높임법이므로 선어말 어미'-(으)시'를 사용해야 한다. 그러므로 직접 높임인 '계시겠습니다'는 적절하지 않다.
> ② 남편의 누나라면 '형님', 남편의 여동생이라면 '아가씨' 또는 '아기씨'라고 해야 적절한 표현이다. 그러므로, '(시누이에게) 형님, 오늘 참 예쁘게 차려 입으셨네요?' 또는 '아가씨(아기씨), 오늘 참 예쁘게 차려 입으셨네요?'가 적절하다.
> ④ 부인은 남의 아내를 가리키는 말이다. 그러므로 '(다른 사람에게 자기 아내를 가리키며) 이쪽은 제 아내(처/집사람)입니다'가 적절하다.

14 〈보기〉의 밑줄 친 ㉠과 ㉡의 사례로 옳지 않게 짝지은 것은?

> ──── 보기 ────
> 제1항 한글 맞춤법은 표준어를 ㉠소리대로 적되, ㉡어법에 맞도록 함을 원칙으로 한다.

	㉠	㉡		㉠	㉡
①	마감	무릎이	②	며칠	없었고
③	빛깔	여덟에	④	꼬락서니	젊은이

> **TIP** 빛깔 [빈깔]로 발음되며 여덟에[여덜베]로 발음된다. 그러므로 빛깔과 여덟에 두 단어는 모두 ㉡의 사례에 해당된다.
> ① 마감: 막(다) + 암, 한글 맞춤법 19항에 따라 어간의 원형을 밝혀 적지 아니함 ㉠에 해당된다.
> ② 며칠: 몇+일, 한글 맞춤법 27항에 따라 원형을 밝혀 적지 않은 ㉠의 사례에 해당된다.
> ④ 꼬락서니: 한글 맞춤법 20항에 따라 '-이' 이외의 모음으로 된 접미사가 붙어서 된 말은 원형을 밝혀적지 않는다는 원칙에 따라 ㉠에 해당한다.

15 〈보기〉의 밑줄 친 부분의 사례로 옳지 않은 것은?

─────── 보기 ───────

제51항 부사의 끝음절이 분명히 '이'로만 나는 것은 '이'로 적고, '히'로만 나거나 '이'나 '히'로 나는 것은 '히'로 적는다.

① 꼼꼼히   ② 당당히
③ 섭섭히   ④ 정확히

> **TIP** 한글 맞춤법 51항의 사례를 참고하면 정확히는 '히'로만 나는 사례에 해당한다.
> 나머지 '꼼꼼히, 당당히, 섭섭히'는 모두 '이'나 '히'로 나는 것의 사례이다.

16 음운규칙 중 동화의 예로 옳지 않은 것은?

① 권력(權力) → [궐력]
② 래일(來日) → [내일]
③ 돕는다 → [돔는다]
④ 미닫이 → [미다지]

> **TIP** 래일 [내일]은 두음법칙으로 동화의 예가 아니다. 동화는 비음화 유음화 구개음화가 있다.
> ① 권력[궐력] – 유음화
> ③ 돕는다[돔는다] – 비음화
> ④ 미닫이 [미다지] – 구개음화

17 표준 발음법에 따라 옳지 않은 것은?

① 금융[금늉/그뮹]
② 샛길[새 : 낄/샏 : 낄]
③ 나뭇잎[나묻닙/나문닙]
④ 이죽이죽[이중니죽/이주기죽]

> **TIP** 나뭇잎은 사잇소리 현상의 적용으로 'ㄴ'이 첨가되고 이후 비음화가 적용되어 [나문닙]으로 발음된다.

Answer 15.④ 16.② 17.③

2022. 6. 18. 제2회 서울특별시

18 외래어 표기법의 기본 원칙으로 옳지 않은 것은?

① 외래어는 국어의 현용 24자모만으로 적는다.

② 외래어의 1음운은 원칙적으로 1기호로 적는다.

③ 받침에는 'ㄱ, ㄴ, ㄷ, ㄹ, ㅁ, ㅂ, ㅅ, ㅇ'만을 적는다.

④ 파열음 표기에는 된소리를 쓰지 않는 것을 원칙으로 한다.

TIP 외래어 표기에서 받침은 'ㄷ'을 뺀 외래어표기법 제 3항의 적용을 받아 받침에는 'ㄱ, ㄴ, ㄹ, ㅁ, ㅂ, ㅅ, ㅇ' 만을 쓴다.

2022. 6. 18. 제2회 서울특별시

19 밑줄 친 단어의 성격이 다른 것은?

① 새 책

② 갖은 양념

③ 이런 사람

④ 외딴 섬

TIP ③ 형용사
①②④ 관형사

2022. 6. 18. 제2회 서울특별시

20 밑줄 친 '당신' 중에서 인칭이 다른 것은?

① 할아버지께서는 생전에 <u>당신</u>의 장서를 소중히 다루셨다.

② <u>당신</u>에게 좋은 남편이 되도록 노력하겠소.

③ <u>당신</u>의 희생을 잊지 않겠습니다.

④ 이 일을 한 사람이 <u>당신</u>입니까?

TIP ① '할아버지'를 아주 높여 이르는 3인칭 대명사로 사용 되었다. 여기서는 앞서 이미 말하였거나 나온 바가 있는 사람을 다시 가리킬 때 재귀대명사를 사용하는데 '할아버지'를 아주 높여 이르는 3인칭 대명사인 것이다.
②③④ 2인칭 대명사로 사용되었다.

Answer 18.③ 19.③ 20.①

2022. 6. 18. 제2회 서울특별시

21 표준어 규정에 맞지 않는 단어로만 짝지은 것은?

① 숫양 – 숫기와

② 숫병아리 – 숫당나귀

③ 수퇘지 – 숫은행나무

④ 수캉아지 – 수탉

> **TIP** 수탕나귀가 올바른 표기이다.
> ※ '암-', '수-'가 결합하는 단어의 표기는 '암'과 '수'로 적는 것이 원칙이다. 다만 '숫양, 숫염소, 숫쥐'는 '숫-'으로 적고 '수캉
> 아지, 수캐, 수컷, 수탕나귀, 수톨쩌귀, 수평아리, 암캉아지, 암캐, 암탉, 암탕나귀, 암평아리' 등은 'ㅎ' 소리가 덧나도록
> 적는 다는 원칙에 따른다.

2022. 4. 2. 인사혁신처

22 (가) ~ (라)를 고쳐 쓴 것으로 옳지 않은 것은?

> (가) 오빠는 생김새가 나하고는 많이 틀려.
> (나) 좋은 결실이 맺어졌으면 하는 바람입니다.
> (다) 내가 오직 바라는 것은 네가 잘됐으면 좋겠어.
> (라) 신은 인간을 사랑하기도 하지만 시련을 주기도 한다.

① (가) : 오빠는 생김새가 나하고는 많이 달라.

② (나) : 좋은 결실을 맺었으면 하는 바램입니다.

③ (다) : 내가 오직 바라는 것은 네가 잘됐으면 좋겠다는 거야.

④ (라) : 신은 인간을 사랑하기도 하지만 인간에게 시련을 주기도 한다.

'바라다'는 생각한대로 이루어지기를 원한다 뜻으로 명사형 전성어미를 사용하면 '바람'입니다.

> **TIP** '바래다'는 '볕이나 습기를 받아 색이 변하다. 볕에 쬐거나 약물을 써서 빛깔을 희게하다'라는 뜻이다. 이 경우 명사형 전성
> 어미를 붙여 표현하면 '바램'이 되는 것입니다.
> 바램이라는 것은 바람의 잘못된 표기법으로, '바램이다'가 아닌 '바람이다'가 맞는 표현이다.

Answer 21.② 22.②

2022. 4. 2. 인사혁신처

23 밑줄 친 말의 쓰임이 옳지 않은 것은?

① 그는 아까운 능력을 <u>썩히고</u> 있다.

② 음식물 쓰레기를 <u>썩혀서</u> 거름으로 만들었다.

③ 나는 이제까지 부모님 속을 <u>썩혀</u> 본 적이 없다.

④ 그들은 새로 구입한 기계를 창고에서 <u>썩히고</u> 있다.

> **TIP** '썩히다'는 '썩다'의 사동사로 사동접사 '-히-'가 결합하여 썩다의 기본의미 가운데 '부패하다'는 의미가 있다. 반면 '썩이다'는 사동접사 '-이-'가 결합하여 만들어진 사동사이지만 '마음 따위가 괴로운 상태가 된다.'라는 의미와 관련이 있다. 그러므로 '부모님 속을 썩여본 적이 없다'로 고쳐야 바른 표현이라고 할 수 있다.

2022. 4. 2. 인사혁신처

24 ㉠~㉢에 들어길 밀로 가장 적절한 것은?

• 그들의 끈기가 이 경기의 승패를 [㉠] 했다.

• 올해 영화제 시상식은 11개 [㉡] 으로 나뉜다.

• 그 형제는 너무 닮아서 누가 동생이고 누가 형인지 [㉢] 할 수 없다.

	㉠	㉡	㉢
①	가름	부문	구별
②	가름	부분	구분
③	갈음	부문	구별
④	갈음	부분	구분

> **TIP** ㉠ **가름** : 승부나 등수 따위를 정하는 일
> **가늠** : 다른 것을 바꾸어 대신함
> ㉡ **부분** : 전체 중 일부
> **부문** : 일정한 기준에 따라 분류하거나 나누어 놓은 낱낱의 범위나 부분
> ㉢ **구별** : 성질이나 종류에 따라 차이가 남
> **구분** : 일정한 기준에 따라 전체를 몇 개로 갈라 나눔
> 구분은 물건이나 사물을 나타낼 때, 구별은 사람을 지칭할 때 사용하는 것이 일반적이다.

Answer 23.③ 24.①

25 다음 규정에 근거할 때 옳지 않은 것은?

> 한글 맞춤법 제30항
>
> 사이시옷은 다음과 같은 경우에 받치어 적는다.
> (개) 순우리말로 된 합성어로서 앞말이 모음으로 끝나면서 뒷말의 첫소리가 된소리로 나는 것
> (내) 순우리말과 한자어로 된 합성어로서 앞말이 모음으로 끝나면서 뒷말의 첫소리가 된소리로 나는 것

① (개)에 따라 '아래 집'은 '아랫집'으로 적는다.
② (개)에 따라 '쇠 조각'은 '쇳조각'으로 적는다.
③ (내)에 따라 '전세 방'은 '전셋방'으로 적는다.
④ (내)에 따라 '자리 세'는 '자릿세'로 적는다.

> **TIP** 전세방(傳貰房)[전세빵]은 '한자어(傳貰)와 한자어(房)'로 이루어진 합성어이므로 한글 맞춤법 제30항의 조항에는 해당되지
> 않는다. 그러므로 사이시옷을 적지 않는다.
> ① (개)에 따라 '아래 + 집은 '아랫집'으로 적는다.(○) → 순우리말 '아래'와 '집'의 합성어이다.
> ② (개)에 따라 '쇠 + 조각은 '쇳조각'으로 적는다.(○) → 순우리말 '쇠'와 '조각'의 합성어이다.
> ④ (내)에 따라 '자리 + 세'는 '자릿세'로 적는다.(○) → 순우리말 '자리'와 한자어 '세(貰)'의 합성어이다

26 밑줄 친 부분이 바르게 쓰이지 않은 것은?

① 바쁘다더니 여긴 <u>웬일</u>이야?
② 결혼식이 몇 월 <u>몇 일</u>이야?
③ 굳은살이 <u>박인</u> 오빠 손을 보니 안쓰럽다.
④ 그는 주말이면 <u>으레</u> 친구들과 야구를 한다.

> **TIP** ② '며칠'의 경우 '몇+일'로 분석하여 '몇 일'이 되는 것으로 혼동할 수 있으나, '몇 일'은 '며칠'의 잘못된 표현이다. '어원이
> 분명하지 아니한 것은 원형을 밝히어 적지 아니한다'는 한글 맞춤법 제27항 붙임 규정에 따라 '며칠'로 적는 것이 옳은
> 것이다.
> ① '어찌 된 일. 의외의 뜻을 나타낼 때는 '웬일'을 사용한다. '웬'은 '어찌된'이라는 의미의 관형사로 '웬일'은 합성 등재된 단
> 어이다. 이때의 '웬' 을 '왠'으로 적는 것은 잘못된 표현이다. 이유를 뜻하는 '왜'와 관련이 없는 말이므로 '웬'으로 적는
> 것이 옳다.
> ③ '손바닥, 발바닥 따위에 굳은살이 생기다.'의 의미로 쓰일 때는 '박이다' 로 쓴다. 이때 쓰인 '박이다'는 단일어로 '박다'의
> 피동사인 '박히다'와 구분해야 한다. '박히다'는 '벽에 박힌 못을 빼내다.', '다이아몬드가 박힌 결혼반지' 등에 사용되는 단
> 어이다.
> ④ '모음이 단순화한 형태를 표준어로 삼는다'는 표준어 규정 제10항에 따라 '으레'로 적는다. '으레'는 원래 '의례(依例)'에서
> '으례'가 되었던 것이 '례'의 발음이 '레'로 바뀌어 모음이 단순화되어 새 형태를 표준어로 삼은 것이다.

Answer 25.③ 26.②

27 밑줄 친 조사의 쓰임이 옳은 것은?

① 언니는 아버지의 딸로써 부족함이 없다.

② 대화로서 서로의 갈등을 풀 수 있을까?

③ 드디어 오늘로써 그 일을 끝내고야 말았다.

④ 시험을 치는 것이 이로서 세 번째가 됩니다.

TIP 시간을 셈할 때 셈에 넣는 한계를 나타내거나 어떤 일의 기준이 되는 시간임을 나타내는 격 조사로는 '로써'를 사용한다. 일을 끝내는 기준이 되는 시간으로 '오늘'을 나타내기 위해 격 조사 '로써'를 사용하였으므로 바르게 쓰였다.

① (→ 로서) 지위나 신분 또는 자격을 나타내는 격 조사

② (→ 로써) 어떤 일의 수단이나 도구를 나타내는 격 조사

④ (→ 로써) 시간을 셈할 때 셈에 넣는 한계를 나타내거나 어떤 일의 기준이 되는 시간임을 나타내는 격 조사

※ '로서'와 '로써'

　㉠ 로서(받침 없는 체언이나 'ㄹ' 받침으로 끝나는 체언 뒤에 붙는 경우)

　　• 지위나 신분 또는 자격을 나타내는 격 조사

　　예 그것은 학생으로시 힐 일이 아니다.

　　• (예스러운 표현으로) 어떤 동작이 일어나거나 시작되는 곳을 나타내는 격 조사

　　예 이 문제는 너로서 시작되었다.

　㉡ 로써(받침 없는 체언이나 'ㄹ' 받침으로 끝나는 체언 뒤에 붙는 경우)

　　• 어떤 물건의 재료나 원료를 나타내는 격 조사. '로'보다 뜻이 분명하다.

　　예 쌀로써 떡을 만든다.

　　• 어떤 일의 수단이나 도구를 나타내는 격 조사. '로'보다 뜻이 분명하다.

　　예 말로써 천 냥 빚을 갚는다고 한다.

　　예 꿀로써 단맛을 낸다.

　　예 대화로써 갈등을 풀 수 있을까?

　　• 시간을 셈할 때 셈에 넣는 한계를 나타내거나 어떤 일의 기준이 되는 시간임을 나타내는 격 조사. '로'보다 뜻이 분명하다.

　　예 고향을 떠난 지 올해로써 20년이 된다.

Answer　27.③

[기출변형] 2021. 6. 5. 제1회 지방직

28 단어의 뜻풀이가 옳지 않은 것은?

① 격년 : 해마다

② 달포 : 한 달이 조금 넘는 기간

③ 그끄저께 : 오늘로부터 사흘 전의 날

④ 해거리 : 한 해를 거른 간격

> **TIP** 격년은 한 해씩 거르는 것으로, 매년은 한 해 한 해, 즉 해마다를 의미한다.
> ② **달포** : 한 달이 조금 넘는 기간 ≒ 삭여, 월경, 월여
> ③ **그끄저께** : 그저께의 전날, 즉 오늘로부터 사흘 전의 날 ≒ 삼작일, 재재작일
> ④ **해거리** : 한 해를 거름 또는 그런 간격

2021. 6. 5. 서울특별시

29 밑줄 친 부분의 시제가 나머지 세 문장과 다른 것은?

① 세월이 많이 흐르긴 흘렀네, 너도 많이 <u>늙었다</u>.

② 너는 네 아버지 어릴 때를 꼭 <u>닮았어</u>.

③ 그 사람은 작년에 부쩍 <u>늙었어</u>.

④ 고생해서 그런지 많이 <u>말랐네</u>.

> **TIP** ③ 그 사람은 작년에 부쩍 늙었어. – 과거 시제
> 의미 : 그 사람은 작년에 (병환으로) 부쩍 늙었어.
> 시간을 나타내는 부사 '작년에'로 보아 병이나 다른 이유로 과거인 작년에 부쩍 늙었음을 의미한다.
> 나머지 선지는 모두 현재시제를 나타낸다.
> ① 세월이 많이 흐르긴 흘렀네, 너도 많이 늙었다. – 현재 시제
> 의미 : 너도 (이제 보니) 많이 늙었다.
> ② 너는 네 아버지 어릴 때를 꼭 닮았어. – 현재 시제
> 의미 : 네 아버지 어릴 때와 (지금 너는) 꼭 닮았어.
> ④ 고생해서 그런지 많이 말랐네. – 현재 시제
> 의미 : 너는 고생해서 그런지 (현재) 많이 말랐다.

Answer 28.① 29.③

30 〈보기〉의 밑줄 친 말 중에서 맞춤법에 맞게 쓰인 것을 옳게 짝지은 것은?

─────── 보기 ───────

휴일을 ㉠ 보내는 데에는 ㉡ 책만 한 것이 없다. 책을 읽다 보면 삶이 풍요로워짐을 느낀다. 독서의 중요성을 강조한 ㉢ 김박사님의 말씀이 떠오른다. 그런데 ㉣ 솔직이 말하면 이런 즐거움을 느끼게 된 것은 그다지 오래되지 않았다. 여태까지는 시험 문제의 답을 잘 ㉤ 맞추기 위한 목적에서 책을 읽는 것이 대부분이었기 때문이다. 이제부터는 지식과 지혜를 ㉥ 늘리고 삶을 윤택하게 하려는 목적에서 책을 ㉦ 읽으므로써 나 자신을 성장시키도록 ㉧ 해야 겠다.

① ㉠㉤   ② ㉡㉥

③ ㉢㉦   ④ ㉣㉧

TIP ㉠ 휴일을 보내는 데에는 (○)

데 : '경우'의 뜻을 나타내는 말로 의존 명사이다. 의존 명사는 앞말과 띄어 쓴다.

㉡ 책만 한 (○)

만 : (조사) '하다', '못하다'와 함께 쓰여 앞말이 나타내는 대상이나 내용 정도에 달함을 나타내는 보조사다. 청군이 백군만 못하다.' '안 가느니만 못하다.' 여기서 '만'은 조사이므로 앞말과 붙여 쓴다.

한 : 여기서 '한'은 보조 용언이 아니고 '하다'의 활용형이므로 앞말과 띄어 쓴다.

보조 용언은 보조 동사나 보조 형용사를 말하는 것이다. 따라서 '책은 보조 용언이 아니므로 '책만 하다'로 '하다' 앞은 띄어 쓴다.

㉢ 김박사님 (×) → 김 박사님

님 : 성명 또는 성이나 이름 뒤에 붙는 호칭어나 관직명(官職名) 등은 고유 명사와 별개의 단위이므로 띄어 쓴다. 따라서 김 박사라 쓴다.

님 : (직위나 신분을 나타내는 일부 명사 뒤에 붙어) '높임'의 뜻을 더하는 접미사. 접미사는 앞말과 붙여 쓰므로 김 박사님이라 쓴다.

㉣ 솔직이 (×) → 솔직히

솔직히 : '거짓이나 숨김이 없이 바르고 곧게'라는 뜻으로 '솔직이'라는 말은 없다.

㉤ 답을 잘 맞추기 (×) → 답을 잘 맞히기

맞히다 : '문제에 대한 답을 틀리지 않게 하다'의 의미로 '맞다'의 사동사이다.

활용 : 맞히어, 맞혀, 맞히니

㉥ 지혜를 늘리고 (○)

늘리다 : '재주나 능력 따위를 나아지게 하다'의 의미로 '늘다'의 사동사이다.

예 실력을 늘려서 다음에 다시 도전해 보아라.

㉦ 책을 읽으므로써 (×) → 책을 읽음으로써

으로써 : (주로 '-ㅁ/-음' 뒤에 붙어) 어떤 일의 이유를 나타내는 격 조사이다.

예 감금죄는 다른 사람의 신체적 활동의 자유를 제한함으로써 성립하는 범죄이다.

㉧ 나 자신을 성장시키도록 해야 겠다. (×) → 해야겠다.

-겠 : ('이다'의 어간, 용언의 어간 또는 어미 '-으시-', '-었-' 뒤에 붙어)(다른 어미 앞에 붙어) 주체의 의지를 나타내는 어미로. 어미는 앞말과 붙여 쓰므로 '해야 겠다'가 아니라 '해야겠다'로 붙여 쓴다.

Answer 30.②

출제 예상 문제

1 밑줄 친 말이 어법에 맞는 것은?

① 우리나라의 깊은 바다는 해외와 다르게 색이 <u>퍼레서</u> 무서운 느낌이 든다.

② 가을철 등산객이 <u>또아리</u> 튼 뱀을 나뭇가지로 건드리다 물리는 사고가 종종 발생한다.

③ <u>머릿말</u>을 끝으로 드디어 2년여에 걸친 소설 집필이 끝났다.

④ 요즘 빈집털이가 기승을 부리니 문을 잘 <u>잠궈야</u> 한다.

TIP '퍼렇다'는 ㅎ불규칙 활용을 하는 용언으로 '퍼레', '퍼러니', '퍼렇소' 등으로 활용한다.
  ② 또아리 → 똬리
  ③ 머릿말 → 머리말
  ④ 잠궈야 → 잠가야

2 밑줄 친 말의 품사가 같은 것으로만 묶은 것은?

진달래꽃이 ㉠<u>흐드러지게</u> 피었던 지난 봄, 여자 친구와 함께 ㉡<u>찍은</u> 사진은, 그때 느꼈던 ㉢<u>설레는</u> 기분은 물론, 공기 중에 ㉣<u>충만한</u> 봄의 기운, 별 의미 ㉤<u>없는</u> 농담, 벌들의 잉잉거림까지 그곳에 있는 것과 다름없는 기분을 다시금 느끼게 해 준다.

① ㉠㉡㉢

② ㉠㉣㉤

③ ㉡㉣㉤

④ ㉢㉣㉤

TIP ㉠ 흐드러지다: 매우 탐스럽거나 한창 성하다 → 형용사
  ㉡ 찍다: 어떤 대상을 촬영기로 비추어 그 모양을 옮기다 → 동사
  ㉢ 설레다: 마음이 가라앉지 아니하고 들떠서 두근거리다 → 동사
  ㉣ 충만하다: 한껏 차서 가득하다 → 형용사
  ㉤ 없다: (이유, 근거, 구실, 가능성 따위와 같은 단어와 함께 쓰여) 이유나 가능성 따위로 성립될 수 없는 상태이다 → 형용사

Answer 1.① 2.②

3 밑줄 친 말이 표준어인 것은?

① 약물 문제로 이슈가 됐던 그는 얼마 지나지도 않아 <u>뉘연히</u> 대중 앞에 나타났다.

② 어떤 옷을 찾으려는 건지 그녀는 옷장 서랍을 전부 <u>뒤어내고</u> 있었다.

③ 그는 전 재산을 탕진하고 나서야 사업에 실패한 원인을 <u>깨단하게</u> 되었다.

④ <u>허구헌</u> 날 팔자 한탄만 하고 있어서야 조금의 발전도 기대할 수 없다.

TIP 깨단하다는 '오랫동안 생각해 내지 못하던 일 따위를 어떠한 실마리로 말미암아 깨닫거나 분명히 알다'의 의미이다.
　　① 뉘연히→'버젓이'의 잘못
　　② 뒤어내고→'뒤져내다(샅샅이 뒤져서 들춰내거나 찾아내다)'의 잘못
　　④ 허구헌→'허구한'의 잘못

4 밑줄 친 말의 기본형이 옳지 않은 것은?

① 잘 익은 배를 강판에 <u>가니</u> 과즙이 많이 나온다. (기본형 : 갈다)

② 그는 나온 지 오래되어 <u>불은</u> 국수를 맛있게도 먹었다. (기본형 : 불다)

③ 아이들에게 휴대폰 그만하고 일찍 자라고 <u>일렀다</u>. (기본형 : 이르다)

④ 커피숍에 <u>들렀다</u> 우연히 대학 동기를 만났다. (기본형 : 들르다)

TIP '불은'의 기본형은 '물에 젖어서 부피가 커지다'는 의미를 가진 '붇다'이다. '붇다'는 어간의 끝소리 'ㄷ'이 모음 앞에서 'ㄹ'로 바뀌는 'ㄷ' 불규칙동사이다.
　　① 'ㄹ' 탈락
　　③ '르' 불규칙
　　④ 'ㅡ' 탈락

Answer　3.③　4.②

5 짝지어진 두 문장의 밑줄 친 부분이 모두 보조 용언인 것은?

① 내 초상화도 한번 그려 <u>보거라</u>. / 밖에 비가 오나 <u>보다</u>.

② 그를 노예처럼 부려 <u>먹었다</u>. / 사과에 벌레가 많이 <u>먹었다</u>.

③ 할머니께 약 좀 가져다 <u>드리렴</u>. / 주말마다 농장 일을 거들어 <u>드린다</u>.

④ 이것 <u>말고</u> 저것을 주시오. / 핑계만 대던 그가 시험에 떨어지고 <u>말았다</u>.

TIP ① 보거라(보조동사), 보다(보조형용사)
② 먹었다(보조동사), 먹었다(본동사)
③ 드리렴(본동사), 드린다(보조동사)
④ 말고(본동사), 말았다(보조동사)

6 밑줄 친 부분을 잘못 고친 것은?

> 호국보훈의 달을 맞이하여 각 학교의 통일 교육의 수월성에 <u>기여하고져</u>, 통일 교육 관련 자료집을 <u>학교 당</u> <u>1권 씩</u> 배부하오니 각 학교에서는 교육 자료로 활용하여 주시고, 교육 지원청에서는 이전 회의에서 <u>말씀드린바</u>와 같이 관내 학교로 배부하여 주시기 바랍니다.

① 기여하고져 → 기여하고저

② 학교 당 → 학교당

③ 1권 씩 → 1권씩

④ 말씀드린바 → 말씀드린 바

TIP '-고자'는 의도나 욕망의 뜻을 나타내는 연결 어미이며, '-고저'는 '-고자'의 옛말이다. 표준어 규정에 따르면 '-고자'만을 표준어로 삼고 있으므로 '기여하고저'가 아닌 '기여하고자'로 고친다.
② '-당'은 '마다'의 뜻을 더하는 접미사로 붙여서 쓴다.
③ '-씩'은 '그 수량이나 크기로 나뉘거나 되풀이됨'의 뜻을 더하는 접미사로 붙여서 쓴다.
④ '바'는 '앞에서 말한 내용 그 자체나 일 따위'를 나타내는 의존명사로 앞말과 띄어 적는다.

Answer 5.① 6.①

7 밑줄 친 부분의 표준 발음으로 옳지 않은 것은?

① 먼 길을 떠날 때에는 <u>뱃속</u>을 든든히 채우는 것이 좋다. [배쏙]

② 가벼운 수필을 <u>읽다</u> 보면 마음이 편안해진다. [일따]

③ 외래어를 표기할 때 받침에 '<u>ㄷ</u>'을 쓰지 않는다. [디그슬]

④ 우리는 IMF <u>금융</u> 위기를 슬기롭게 극복하였다. [금늉]

TIP 읽다[일따] → 읽다[익따]

※ 표준발음법 제11항 … 겹받침 'ㄺ, ㄻ, ㄿ'은 어말 또는 자음 앞에서 각각 [ㄱ, ㅁ, ㅂ]으로 발음한다.

8 밑줄 친 단어와 같은 품사인 것은?

> 이번에는 <u>가급적</u> 빠른 시일 안에 일을 끝내도록 해라.

① 서해의 <u>장엄한</u> 낙조의 감동은 동해 일출의 감동에 못지않다.

② 요즘의 청소년들은 <u>헌</u> 옷을 거의 입지 않는다.

③ 시간이 급하니 <u>어서</u> 다녀오너라.

④ <u>춤</u>을 추는 것은 정신 건강에 매우 좋다.

TIP ① 형용사 ② 관형사 ③ 부사 ④ 명사

※ **가급적** … 부사로 할 수 있는 것 또는 형편이 닿는 것을 의미한다.

9 밑줄 친 겹받침의 발음이 옳지 않은 것은?

① 가을 하늘은 참으로 <u>맑다</u>. [막따]

② 감이 익지 않아 대단히 <u>떫다</u>. [떨: 따]

③ 우리는 그 책을 <u>읽고</u>, 큰 감명을 받았다. [일꼬]

④ 그는 흥에 겨워 시를 <u>읊고</u>, 장구를 쳤다. [을꼬]

TIP ④ 겹받침 'ㄺ, ㄻ, ㄿ'은 어말 또는 자음 앞에서 각각 [ㄱ, ㅁ, ㅂ]으로 발음한다.

Answer 7.② 8.③ 9.④

10 다음에 해당하는 언어의 기능은?

> 이 기능은 우리가 세계를 이해하는 정도에 비례하여 수행된다. 그러면 세계를 이해한다는 것은 무엇인가? 그것은 이 세상에 존재하는 사물에 대하여 이름을 부여함으로써 발생하는 것이다. 여기 한 그루의 나무가 있다고 하자. 그런데 그것을 나무라는 이름으로 부르지 않는 한 그것은 나무로서의 행세를 못한다. 인류의 지식이라는 것은 인류가 깨달아 알게 되는 모든 대상에 대하여 이름을 붙이는 작업에서 형성되는 것이라고 말해도 좋다. 어떤 사물이건 거기에 이름이 붙으면 그 사물의 개념이 형성된다. 다시 말하면, 그 사물의 의미가 확정된다. 그러므로 우리가 쓰고 있는 언어는 모두가 사물을 대상화하여 그것에 의미를 부여하는 이름이라고 할 수 있다.

① 정보적 기능 ② 친교적 기능
③ 명령적 기능 ④ 관어적 기능

TIP 언어의 기능

　㉠ **표현적 기능**: 말하는 사람의 감정이나 태도를 나타내는 기능이다. 언어의 개념적 의미보다는 감정적인 의미가 중시된다(느낌, 놀람 등 감탄의 말이나 욕설, 희로애락의 감정 표현, 폭언 등).

　㉡ **정보 전달 기능**: 말하는 사람이 알고 있는 사실이나 지식, 정보를 상대방에게 알려 주기 위해 사용하는 기능이다(설명, 신문 기사, 광고 등).

　㉢ **사교적 기능(친교적 기능)**: 상대방과 친교를 확보하거나 확인하여 서로 의사소통의 통로를 열어놓아 주는 기능이다(인사말, 취임사, 고별사 등).

　㉣ **미적 기능**: 언어 예술 작품에 사용되는 것으로 언어를 통해 미적인 가치를 추구하는 기능이다. 감정적 의미만이 아니라 개념적 의미도 아주 중시된다(시에 사용되는 언어).

　㉤ **지령적 기능(감화적 기능)**: 말하는 사람이 상대방에게 지시를 하여 특정 행위를 하게 하거나, 하지 않도록 함으로써 자신의 목적을 달성하려는 기능이다(법률, 각종 규칙, 단체 협약, 명령, 요청, 광고문 등의 언어).

---

11 다음 표현 중 옳은 것은?

① 아침 일찍 왠일이니? ② 사탕을 열두 째 먹었다.
③ 다리를 오무려라. ④ 겉잡아서 십만 원은 든다.

TIP ① 왠일이니 → 웬일이니
　② 열두 째 → 열둘째
　③ 오무려라 → 오므려라

Answer 10.① 11.④

12 다음 관계 관형절 중 생략 성분이 다른 하나는?

① 순이가 어제 산 모자
② 우리 민족이 추구하는 이상
③ 피카소가 그린 그림
④ 아무도 없는 강의실

TIP ④ 부사어 생략
①②③ 목적어 생략

13 다음 중 국어의 어휘상의 특징으로 옳은 것은?

① 꾸준한 국어 순화 운동으로 인해 한자어보다 고유어를 많이 사용한다.
② 평등 사상의 영향으로 경어법이 발달하였다.
③ 단어에 성과 수의 구별이 있어, 친족 관계를 나타내는 어휘가 발달하였다.
④ 감각어가 발달하여 정서적 유사성에 의한 비유적 표현으로 사용되기도 한다.

TIP 국어는 감각어가 매우 발달했으며, '노랗다, 노르께하다, 노르스름하다, 노릇노릇하다' 등의 색채어가 발달했다. '그 사람 참 싱겁다(짜다, 차다, 가볍다, 텁텁하다)' 등 정서적 유사성에 의한 비유적 표현도 발달했다.
① 다량의 한자어가 유입되어 사용이 확대된 까닭에 한자어가 많이 사용되고 있다.
② 상하 관계가 중시되던 사회 구조의 영향으로 높임법이 발달하였다.
③ 단어에 성(性)과 수(數)의 구별은 없으나 친족 관계를 나타내는 어휘는 발달하였다.

14 다음 중 높임법의 사용이 옳지 않은 것은?

① 교장 선생님의 말씀이 계시겠습니다.
② (형이 동생에게) ○○야, 할머니께 그걸 드렸니?
③ 언니, 할머니께서 오라셔.
④ 부장님께서는 아들이 둘이시다.

TIP 계시겠습니다 → 있으시겠습니다(간접 높임)

Answer 12.④ 13.④ 14.①

15 다음 글의 (   ) 안에 알맞은 것은?

> '밤'에서 'ㅏ'를 'ㅓ'로 바꾸면 '범'이 되고, 종성 'ㅁ'을 'ㄹ'로 바꾸면 '발'이 되어 '밤'과는 전혀 다른 소리가 된다. 이처럼 말의 뜻을 구별짓는 소리의 가장 작은 단위를 (   )(이)라고 한다.

① 음운   ② 음절
③ 단어   ④ 형태소

TIP 음운은 말의 뜻을 구별해 주는 가장 작은 소리의 단위로 추상적이고 관념적이다.

16 다음과 같은 문제점으로 인해 옳지 못한 문장은?

> 요즘에는 재미있게 읽혀지는 책이 별로 없다.

① 선생님께는 돌 지난 손자가 계시지?
② 어제는 머리가 아프니까 결석을 하였다.
③ 열차가 곧 도착됩니다.
④ 내가 친구 한 명 소개시켜 줄게.

TIP 제시된 문장은 피동 표현이 남용된 것으로, '읽혀지는'을 '읽히는'으로 고쳐야 한다.
　　　③ 도착됩니다 → 도착합니다 : 피동 표현이 남용된 경우이다.
　　　① 계시지 → 있으시지 : 높임법이 잘못된 문장이다.
　　　② 아프니까 → 아파서 : 어미의 사용이 잘못되었다.
　　　④ 소개시켜 → 소개해 : 사동 표현이 남용된 경우이다.

Answer　15.①　16.③

17 국어의 음운 현상에 대한 설명이다. 옳지 않은 것은?

① 펑펑 : 모음 조화

② 요술장이 → 요술쟁이 : 음운 동화

③ 합리적[함니적] : 구개음화

④ 로인 → 노인 : 두음 법칙

TIP '합리적'이 [함니적]으로 발음이 되어 자음과 자음이 만날 때 어느 한 쪽이 다른 쪽을 닮아서 발음이 달라지는 현상은 자음 동화 현상으로 그 중에서 앞뒤 모두 다른 자음으로 바뀌는 상호 동화에 해당한다.

18 다음 단어들 모두에 공통적으로 적용되는 외래어 표기의 원칙은?

> 콩트, 달러, 게임, 파리

① 파열음 표기에는 된소리를 쓰지 않는 것을 원칙으로 한다.

② 외래어를 표기할 때는 받침으로 'ㄱ, ㄴ, ㄷ, ㄹ, ㅁ, ㅂ, ㅅ, ㅇ'만을 쓴다.

③ 외래어의 1 음운은 원음에 가깝도록 둘 이상의 기호로 적는 것을 원칙으로 한다.

④ 이미 굳어진 외래어도 발음에 가깝도록 바꾸는 것을 원칙으로 한다.

TIP 외래어 표기법 제1장(표기의 원칙) 제4항 '파열음 표기에는 된소리를 쓰지 않는 것이 원칙이다'에 따라 '꽁트/딸러/께임/빠리'가 아닌 '콩트/달러/게임/파리'로 적는다.

※ **외래어 표기의 원칙**

   ㉠ 외래어는 국어의 현용 24 자모만으로 적는다.

   ㉡ 외래어의 1 음운은 원칙적으로 1 기호로 적는다.

   ㉢ 받침에는 'ㄱ, ㄴ, ㄹ, ㅁ, ㅂ, ㅅ, ㅇ'만을 쓴다.

   ㉣ 파열음 표기에는 된소리를 쓰지 않는 것을 원칙으로 한다.

   ㉤ 이미 굳어진 외래어는 관용을 존중하되, 그 범위와 용례는 따로 정한다.

Answer 17.③ 18.①

19 다음 중에서 맞춤법이 옳은 문장은?

① 하든 일을 마치고 집에 가자.
② 내일 꼭 만들어 줄게.
③ 문을 꼭 잠궈라.
④ 어제 담은 김치가 맛있다.

TIP ① 하든 → 하던(과거를 나타낼 때)
③ 잠궈라 → 잠가라(과도한 사동 표현의 수정)
④ 담은 → 담근(기본형이 '담그다')

20 다음 문장에서 밑줄 친 말의 주어는?

> 그가 결혼을 한다는 것은 <u>사실이다</u>.

① 그가
② 결혼을 한다는 것
③ 한다는 것은
④ 그가 결혼을 한다는 것은

TIP 명사절을 안은 문장으로 '사실이다'는 '그가 결혼을 한다는 것은'의 서술어이다.

Answer 19.② 20.④

O3 고전 문법

01 음운

① 훈민정음(訓民正音)의 음운 체계

(1) 훈민정음의 제자 원리

① **초성(자음)** … 발음 기관을 본뜬 것이다.

명칭	상형	기본자	가획자	이체자
어금닛소리[아음(牙音)]	혀 뿌리가 목구멍을 막는 모양	ㄱ	ㅋ	ㆁ
혓소리[설음(舌音)]	혀가 윗잇몸에 붙는 모양	ㄴ	ㄷ, ㅌ	ㄹ(반설)
입술소리[순음(脣音)]	입술 모양	ㅁ	ㅂ, ㅍ	
잇소리[치음(齒音)]	이 모양	ㅅ	ㅈ, ㅊ	ㅿ (반치)
목구멍소리[후음(喉音)]	목구멍 모양	ㅇ	ㆆ, ㅎ	

② **중성(모음)** … 삼재(三才 : 天, 地, 人)의 상형 및 기본자를 합성했다.

구분	기본자	초출자	재출자
양성 모음	ㆍ	ㅗ, ㅏ	ㅛ, ㅑ
음성 모음	ㅡ	ㅜ, ㅓ	ㅠ, ㅕ
중성 모음	ㅣ		

③ **종성(자음)** … 따로 만들지 않고 초성을 다시 쓴다[종성부용초성(終聲復用初聲)].

(2) 훈민정음 문자 체계

① 초성(자음) 체계

명칭 　　　소리의 성질	전청 (全淸, 예사소리)	차청 (次淸, 거센소리)	불청불탁 (不淸不濁, 울림소리)
어금닛소리[牙音]	ㄱ	ㅋ	ㆁ
혓소리[舌音]	ㄷ	ㅌ	ㄴ
입술소리[脣音]	ㅂ	ㅍ	ㅁ
잇소리[齒音]	ㅅ, ㅈ	ㅊ	
목구멍소리[喉音]	ㆆ	ㅎ	ㅇ
반혓소리[半舌音]			ㄹ
반잇소리[半齒音]			ㅿ

② 중성(모음) 체계

명칭 　　　소리의 성질	양성 모음	중성 모음	음성 모음
단모음	ㆍ, ㅏ, ㅗ	ㅣ	ㅡ, ㅓ, ㅜ
이중 모음	ㅑ, ㅛ		ㅕ, ㅠ

❷ 표기법

(1) 표음적 표기법

① **8종성법** … 종성에서는 'ㄱ, ㆁ, ㄷ, ㄴ, ㅂ, ㅁ, ㅅ, ㄹ'의 8자만 허용되는 것이 원칙인데, 이는 체언과 용언의 기본 형태를 밝히지 않고 소리나는 대로 적는 것으로 표음적 표기라 할 수 있다.

② **이어적기(연철)** … 받침 있는 체언이나 용언의 어간에 모음으로 시작되는 조사나 어미가 붙을 때는 그 받침을 조사나 어미의 초성으로 이어 적었다.

(2) 표의적 표기법

① **8종성법의 예외**(종성부용초성)
　㉠ 용비어천가와 월인천강지곡에 주로 나타나는데, 체언과 용언의 기본 형태를 밝혀 적은 일이 있다.
　㉡ 반치음과 겹받침이 종성으로 적혀지는 일이 있었다.

② **끊어적기(분철)** … 월인천강지곡에 나타나는 예로서 'ㄴ, ㄹ, ㅁ, ㅇ' 등의 받침소리에 한해 끊어 적는 일이 있었다.

02 형태

① 품사

(1) 체언의 형태 바꿈

① 'ㅎ' 받침 체언 … 단독으로 쓰이거나 실질 형태소 앞에서는 'ㅎ'이 나타나지 않으나 조사와 결합될 때는 'ㅎ'이 나타난다.

> 예 하ᄂᆞᆯㅎ + 이 → 하ᄂᆞᆯ히(하ᄂᆞ리×), 하ᄂᆞᆯㅎ + 과 → 하ᄂᆞᆯ콰(하ᄂᆞᆯ화×), 하ᄂᆞᆯㅎ + 은 → 하ᄂᆞᆯ흔(하ᄂᆞᆯ은×)

② 'ㄱ'의 덧생김 … 명사의 끝음절 모음이 탈락하고 'ㄱ'이 덧생긴다. 단, 공동, 비교, 접속의 조사 '와'하고 결합할 때는 단독형으로 쓰인다('ㄱ' 곡용어라고도 함).

> 예 나모(木) : 남기, 남ᄀᆞᆯ, 남기라, 남기, 남ᄀᆞᆫ, 나모와

③ 8종성 표기 … 'ㅌ, ㅍ, ㅈ, ㅊ' 받침이 자음 앞에 오면 8종성 대표음 'ㄱ, ㄴ, ㄷ, ㄹ, ㅁ, ㅂ, ㅅ, ㅇ'으로 변화되는 현상이다.

> 예 곶 + 과 > 곳과, 곶 + 이 > 고지(모음이 연음됨), 빛 + 과 > 빗과

④ 모음 탈락에 의한 형태 바꿈

    ㉠ 'ᄅᆞ / 르 → ㄹㅇ'의 바뀜 : 'ᄋᆞ / 으'가 탈락하고 'ㄹ'이 앞 음절의 종성으로 가며, 조사의 초성은 후두 유성 마찰음 'ㅇ'으로 된다.

> 예 노ᄅᆞ(獐) : 놀이, 놀ᄋᆞᆯ, 놀이라, 노ᄅᆞ와

    ㉡ 'ᄅᆞ / 르 → ㄹㄹ'의 바뀜 : 'ᄋᆞ / 으'가 탈락하고 'ㄹ'이 앞 음절의 종성으로 가며 'ㄹ'이 조사의 초성으로 덧들어간다.

> 예 ᄒᆞᄅᆞ(一日) : ᄒᆞᆯ리, ᄒᆞᆯ리라, ᄒᆞᆯ른, ᄒᆞᄅᆞ와

    ㉢ 'ᄉᆞ / 스 → ㅿㅇ'의 바뀜 : 'ᄋᆞ / 으'가 탈락하고 'ㄹ'이 앞 음절의 종성으로 가며, 조사의 초성은 후두 유성 마찰음 'ㅇ'으로 된다.

> 예 아ᄉᆞ(弟) : 앗이, 앗ᄋᆞᆯ, 앗이, 아ᄉᆞ와

(2) 조사

① 주격 조사 … '가'는 쓰이지 않았으며 '가'가 쓰인 것은 17세기 이후이다.

> 예 시미 기픈, ᄃᆞ리 업건마ᄂᆞᆫ

② 서술격 조사 … 어간의 형태는 주격 조사와 동일하게 쓰였는데 평서형 종결 어미는 '-라'였다.

> 예 樓는 다라기라. 여슷찻 ᄒᆡ 乙酉ㅣ라. 齒ᄂᆞᆫ 니라.

③ 목적격 조사

환경	양성 모음	음성 모음
자음 뒤	올(사ᄅᆞᆷ올)	을(싁믈)
모음 뒤	를(즈ᅀᆞ를)	를(거우루를)

④ 관형격 조사와 처소 부사격 조사

환경	형태		예
	관형격 조사	처소 부사격 조사	
양성 모음 뒤	ᄋᆡ	애	도ᄌᆞ기
음성 모음 뒤	의	에	大衆의
'ㅣ' 모음 뒤	체언의 'ㅣ' 모음 탈락	예	가희, 그려긔

⑤ 모음과 'ㄹ' 아래에서 'ㄱ'이 탈락하는 조사 … '과 / 와', '곳 / 옷', '가 / 아', '고 / 오'

(3) 용언과 활용

① **자동사 · 타동사의 구별** … 목적어를 취하면 타동사, 취하지 않으면 자동사이다.
　　📖 艱難ᄒᆞᆫ 사ᄅᆞᆷ 보아든(타동사) / 석 둘 사ᄅᆞ시고 나아 가거시ᄂᆞᆯ(자동사)

② **어간, 어미의 형태 바뀜**
　　㉠ '**ㄹㅇ' 활용** : 'ᄅᆞ / 르'로 끝나는 어간이 모음 어미 앞에서 'ᄋᆞ / 으'가 탈락하며 'ㄹ'이 앞 모음의 종성에 가서 끊어적기가 된다. 규칙 활용에 속한다.
　　　📖 다ᄅᆞ다(異), 오ᄅᆞ다(登), 니르다(謂), ᄆᆞᄅᆞ다(裁), 빌브ᄅᆞ다(飽)

　　㉡ '**ㄹㄹ' 활용** : 'ᄅᆞ / 르'로 끝나는 어간이 모음 어미 앞에서 'ᄋᆞ / 으'가 탈락하고 'ㄹ'이 끊어적기가 될 뿐 아니라, 'ㄹ'이 덧생긴다.
　　　📖 ᄲᆞᄅᆞ다(速), ᄆᆞᄅᆞ다(乾), 모ᄅᆞ다(不知)

　　㉢ '**그ᅀᆞ다(引)'의 활용** : 어간 'ᅀᆞ'의 모음 'ᄋᆞ'가 탈락하고 'ᅀ'이 어간의 종성이 되어 모음 어미와 끊어적는다. 📖 그ᅀᆞ + 어→ᄀᅀᅥ, 그ᅀᆞ + 움→ᄀᅀᅮᆷ

　　㉣ **어간 'ㄹ'의 탈락** : 어간이 'ㄹ'로 끝나는 용언의 'ㄹ' 탈락 조건은 'ㄴ'뿐만 아니라, 'ㄷ, ᅀ' 앞에서도 탈락하고 '-시-' 앞에서는 매개 모음을 취하고 'ㄹ'이 탈락하지 않는다.
　　　📖 알 + 디→아디, 알 + ᅀᆞᆸ + 고→아ᅀᆞᆸ고, 날 + ᄋᆞ시 + 아→ᄂᆞᄅᆞ샤(O), ᄂᆞ샤(×)

　　㉤ '**ㅅ' 불규칙 활용** : 어간의 'ㅅ'이 'ᅀ'으로 바뀐다.
　　　📖 짓 + 어→지ᅀᅥ

　　㉥ '**ㅂ' 불규칙 활용** : 어간의 'ㅂ'이 'ᄫ'으로 바뀌는 것으로 성종 때부터는 'ᄫ'이 소멸되어 'ㅂ'이 '오 / 우'로 바뀐다.
　　　📖 덥 + 어→더ᄫᅥ > 더워(성종 때)

　　㉦ '**ㄷ' 불규칙 활용** : 어간의 끝소리 'ㄷ'이 모음 앞에서 'ㄹ'로 바뀐다.
　　　📖 듣 + 어→들어

(4) 선어말 어미

① 높임의 선어말 어미

　　㉠ 주체 높임의 선어말 어미 : -시-, -샤-

　　　　예 놀 + (ᄋ)샤 + 아→ᄂᆞᄅ샤('아' 탈락), 가 + 샤 + 오딕→가샤딕('오' 탈락)

　　㉡ 상대 높임의 선어말 어미 : -이-, -잇-

　　　　예 좀 + ᄋᆞ니 + 이 + 다→ᄌᆞᄆᆞ니이다

　　　　예 믿 + ᄋᆞ니 + 잇 + 가→미드니잇가

　　㉢ 객체 높임의 선어말 어미 … 슙, 즙, 슙

　　　　예 막습거늘, 빗습더니 / 듣즙고, 맞즙더니 / 보습게, 안습고

② 시간 표현의 선어말 어미

　　㉠ 현재 시제

　　　　• 동사 어간 + -ᄂᆞ- 　예 묻ᄂᆞ다(묻는다)

　　　　• 형용사에는 특별한 형태소가 붙지 않는다.

　　　　　예 제 ᄠᅳ들 시러 펴디 몯ᇙ 노미 하니라(많나).

　　㉡ 미래 시제 : -리- 　예 더욱 구드시리이다

　　㉢ 과거 시제 : 선어말 어미가 없이 과거가 표시된다.

　　　　예 네 아비 ᄒᆞ마 주그니라(죽었다).

(5) 어말 어미

① 종결 어미

구분	평서형	의문형	명령형	청유형
ᄒᆞ라체	ᄒᆞ다	ᄒᆞ녀(1인칭) ᄒᆞᆫ다(2인칭) ᄒᆞᆫ가(간접)	ᄒᆞ라	ᄒᆞ져
ᄒᆞ쇼셔체	ᄒᆞ이다	ᄒᆞ니잇가	ᄒᆞ쇼셔	ᄒᆞ사이다

② 연결 어미

　　㉠ -ᄅ씨 : 원인을 나타낸다. 　예 불휘 기픈 남ᄀᆞᆫ ᄇᆞᄅᆞ매 아니 뮐씨

　　㉡ -관딕 : 원인과 조건을 나타내며, 앞에는 의문사를 동반한다.

　　　　예 엇던 功德을 닷관딕 能히 이 大神通力이 이시며

　　㉢ -ㄴ마ᄅᆞᆫ : '-ㄴ마는'의 뜻이다. 　예 믈 깊고 빅 업건마ᄅᆞᆫ

　　㉣ -디빅 : 앞 긍정, 뒤 부정(-ㄹ지언정)을 나타낸다. 　예 이에 든 사ᄅᆞ믄 죽디빅 나디 몯ᄒᆞᄂᆞ니라

　　㉤ -과뎌 : '희망'을 나타낸다. 　예 親友ㅣ 드외와뎌 願ᄒᆞ시니라

　　㉥ -디옷 : '-ㄹ수록'의 뜻이다. 　예 이 하ᄂᆞᆯᄃᆞᆯ히 놉디옷 목수미 오라ᄂᆞ니

　　㉦ -오딕 : 설명, 인용을 나타낸다. 　예 산이 이쇼딕 일후미 鐵圍니

③ 전성 어미
- ㉠ 명사형 어미 : -음 / -움, -기, -디
  - -옴 / -움 : 현대 국어의 '(-으)ㅁ'과 같은 것으로, '-오 / -우'를 따로 분석하지 않는다.
  - -디 : '어렵다, 슬흐다, 둏다' 앞에서만 쓰였다. 쓰임은 '-기'와 비슷하다.
- ㉡ 관형사형 어미 : -ㄴ, -ㅭ
  - 현재 : '-ᄂᆞ-' + '-ㄴ' → '논'('-ᄂᆞ-'가 선어말 어미이므로 '는'은 있을 수 없음)
  - 미래형은 세조 때까지만 '-ㅭ'으로 쓰였고, 그 후에는 '-ㄹ'만 쓰였다.
  - 관형사형의 명사적 쓰임
    - 예 다ᐫᆷ 업슨 긴 ᄀᆞᄅᆞᆷ 니섬니어 오놋다(다함이 없는 긴 강은 잇달아 흘러오는구나).

② 단어의 형성

(1) 파생법

① -(ᄋᆞ / 으)ㅁ … 명사화 접미사
  - 예 그리(다) + ㅁ → 그림, 살(다) + 옴 → 사룸, 열(다) + 음 → 여름(實)

② -이 / 의 … 형용사 어근에 붙어 명사화가 된다.
  - 예 높(다) + 이 → 노픠, 굽(다) + 의 → 구븨

③ -이 … 동사 어근에 붙어 명사화, 형용사 어근에 붙어 부사화가 된다.
  - 예 글짓(다) + 이 → 글지ᅀᅵ(명사), 높(다) + 이 → 노피(부사)

④ ∅(영)접사 … 명사가 특별한 접사 없이 동사로 파생된다.
  - 예 ᄀᆞᄆᆞᆯ → ᄀᆞᄆᆞᆯ다, 깃 → 깃다(깃들이다), 빗 → 빗다, 신 → 신다, 안 → 안다

⑤ 어간형 부사 … 형용사 어간이 그대로 부사가 된다.
  - 예 그르(誤), 바ᄅᆞ(正), ᄀᆞᆮ(如), 브르(飽), 빈브르(飽)

⑥ -ᄋᆞ- / -으- … 매개 모음과 형태가 같으나 사동 접미사로 쓰이는 일이 많다.
  - 예 살(다) + ᄋᆞ → 사ᄅᆞ다(살리라), 길(다) + 으 → 기르다

⑦ -받- > -완- … 강세 접미사
  - 예 니르받다 > 니르완다(일으키다), 믈리받다 > 믈리완다(물리치다)

(2) 합성법

① 동사 어간 + 동사 어간 예 듣보다, 긁빗다, 빌먹다, 죽살다

② 형용사 어간 + 형용사 어간 예 됴쿶다('둏-'+'궂-'), 흑덕다('흑-'+'덕-')

≡ 최근 기출문제 분석 ≡

2022. 6. 18. 제2회 지방직

1 단어에 대한 설명으로 적절하지 않은 것은?

① 가난 : 한자어 '간난'에서 'ㄴ'이 탈락하면서 된 말이다.

② 어리다 : '어리석다'는 뜻에서 '나이가 적다'는 뜻으로 바뀐 말이다.

③ 수탉 : 'ㅎ'을 종성으로 갖고 있던 '숳'에 '닭'이 합쳐져 이루어진 말이다.

④ 점잖다 : '의젓함'을 나타내는 '점잖이'에 '하다'가 붙어 형성된 말이다.

> **TIP** ④ 졈디 아니다 > 졈지 아니다 > 졈지 않다 > 졈잖다 > 점잖다의 과정을 거쳐 이루어진 단어로 졂지 않은 사람은 '듬직하고 의젓한 사람'을 뜻하는 것이다. 그러므로 '점잖다'는 '졂지 아니하다'가 축약되어 '졈잖다'가 되고 이것이 지금의 '점잖다'로 변한 것이다. '졈잖이'에 '히디'기 붙어 형성된 말이다. 그러므로 '짐짆이'에 '하나'가 붙어 형성본 말이라는 설명은 옳지 않다.
> ① '가난'은 몹시 힘들고 어렵다는 뜻의 한자어 간난(艱難)에서 첫음절 '간'의 끝소리 'ㄴ'이 탈락한 것이다.
> ② 15세기 중세 국어에서는 '어리다'의 뜻은 '어리석다(愚)'였지만 현대 국어에서는 '나이가 적다(幼)'의 의미로 변하였다.
> ③ 'ㅎ'을 종성으로 갖고 있던 'ㅎ 종성 체언' '숳'에 '닭'이 합쳐져 이루어진 말로 'ㅎ'이 첨가되어 'ㅎ'과 'ㄷ'이 결합하여 'ㅌ'의 거센소리인 '수탉'으로 표기된 복합어이다.

2022. 6. 18. 제2회 서울특별시

2 〈보기〉의 ㉠~㉣ 중 조사를 포함하고 있지 않은 것은?

> ──────── 보기 ────────
>
> 식미 ㉠기픈 ㉡므른 ㉢ᄀᆞᄆᆞ래 아니 그츨씨 ㉣내히 이러 바ᄅᆞ래 가ᄂᆞ니

① ㉠ – 기픈   ② ㉡ – 므른
③ ㉢ – ᄀᆞᄆᆞ래   ④ ㉣ – 내히

> **TIP** ㉡ 므른 – 믈(명사 '물'의 옛말) + 은(조사)
> ㉢ ᄀᆞᄆᆞ래 – ᄀᆞᄆᆞᆯ (명사 가뭄의 옛말) + 애(원인부사격 조사)
> ㉣ 내히 – 내ㅎ(명사 ㅎ종성체언) + 이(주격조사)
> ※ 현대어 해석
>   샘이 ㉠ 깊은 ㉡ 물은 ㉢ 가뭄에 아니 그치므로 ㉣ 내가 이루어져 바다로 가니
>   기픈 – 깊-(동사 어간) + 은(관형사형 어미)

Answer 1.④ 2.①

3 한글의 창제 원리에 대한 설명으로 가장 옳지 않은 것은?

① 중성자는 발음 기관의 상형을 통해 만들어졌다.

② 같은 조음 위치에 속하는 자음자들은 형태상 유사성을 지닌다.

③ 중성자는 기본자를 조합하여 초출자와 재출자를 만들었다.

④ 종성자는 따로 만들지 않았다.

> **TIP** ① 초성자는 발음 기관의 상형을 통해 만들어졌다.
>   중성자는 천(天), 지(地), 인(人)의 모양을 본떠 각각 'ㆍ, ㅡ, ㅣ'을 만든다.
> ② 같은 조음 위치에 속하는 자음자들은 형태상 유사성을 지닌다.
>   아음(牙音), 설음(舌音), 순음(脣音), 치음(齒音), 후음(喉音)은 이체자를 제외하고 형태적 유사성(기본자 ㄱ, ㄴ, ㅁ, ㅅ, ㅇ를 바탕으로 가획의 원리 적용)을 가지고 만들어졌다.
> ③ 중성자는 기본자 'ㆍ, ㅡ, ㅣ'를 조합하여 초출자와 재출자를 만들었다.
> ④ 종성부용초성(終聲復用初聲)는 훈민정음에서, 종성의 글자를 별도로 만들지 아니하고 초성으로 쓰는 글자를 다시 사용한다는 종성의 제자 원리(制字原理)이다.

4 의미 변화에 대한 설명으로 가장 옳지 않은 것은?

① '겨레'는 근대국어에서 '친족'을 뜻하였는데 오늘날에는 '민족'을 뜻하여 의미가 확대되었다.

② '얼굴'은 중세국어에서 '형체'를 뜻하였는데 오늘날에는 '안면'을 뜻하여 의미가 축소되었다.

③ '어리다'는 중세국어에서 '어리석다'를 뜻하였는데 오늘날에는 '나이가 적다'를 뜻하여 의미가 상승하였다.

④ '계집'은 중세국어에서 '여자'를 뜻하였는데 오늘날에는 '여자를 낮잡아 이르는 말'로 의미가 하락하였다.

> **TIP** ③ '어리다'는 중세국어에서 '어리석다'를 뜻하였는데 오늘날에는 '나이가 적다'를 뜻하여 의미가 상승하였다.(×)
> → 의미가 이동되었다.
> 　　의미 이동 : 의미 변화의 결과로 단어의 의미가 다른 의미로 바뀐 것으로, 예를 들어 '어리석다'라는 뜻의 중세 국어
> 　　'어리다'가 현대 국어에서 '나이가 적다'로 바뀐 것에서 확인할 수 있다.
> ① '겨레'는 근대국어에서 '친족'을 뜻하였는데 오늘날에는 '민족'을 뜻하여 의미가 확대되었다.(○)
> → '겨레'는 근내국어(17세기 초부터 19세기 말)에서 '진족'을 뜻하였는데 오늘날에는 '같은 핏줄을 이어받은 민족'을 뜻하여 의미가 확대되었다.
> ② '얼굴'은 중세국어에서 '형체'를 뜻하였는데 오늘날에는 '안면'을 뜻하여 의미가 축소되었다.(○)
> → '얼굴'은 중세국어(10세기 초부터 16세기 말)에서 '형체(形體)'를 뜻하였는데 오늘날에는 눈, 코, 일이 있는 머리의 앞면만의 '안면(顔面)'을 뜻하여 의미가 축소되었다.
> ④ '계집'은 중세국어에서 '여자'를 뜻하였는데 오늘날에는 '여자를 낮잡아 이르는 말'로 의미가 하락하였다.(○)
> → '계집'은 중세국어(10세기 초부터 16세기 말)에서 '여자'를 뜻하였는데 오늘날에는 '여자를 낮잡아 이르는 말'로 의미가 하락하였다

Answer 4.③

출제 예상 문제

1 훈민정음에 대한 설명으로 옳지 않은 것은?

① 초성자는 훈민정음 해례본의 설명에 따르면 발음기관의 모양을 본떠 만들었다.

② 중성자는 훈민정음 해례본의 설명에 따르면 천지인(天地人) 삼재(三才)를 기본으로 만들었다.

③ 현대 한글맞춤법에 제시된 한글 자모의 순서는 '훈몽자회(訓蒙字會)'의 자모 순서와 같다.

④ 훈민정음이 처음 만들어졌을 때는 'ㄱ'을 '기역'이라 부르지 않았던 것으로 보인다.

TIP 현대 국어의 자모 순서는 1933년 '한글 맞춤법 통일안'에서 제시된 것을 따르고 있다.

※ **훈몽자회** … 조선 중종 22년(1527)에 최세진이 지은 한자 학습서로 자음의 순서는 'ㄱ, ㄴ, ㄷ, ㄹ, ㅁ, ㅂ, ㅅ, ㆁ, ㅋ, ㅌ, ㅍ, ㅈ, ㅊ, ㅿ, ㅇ, ㅎ'이다.

2 다음 글의 (   ) 안에 들어갈 문헌은?

> 세종 당시에 한글의 창제와 사용은 한자와 한문의 지위에 별다른 영향을 끼치지 않았다. 세종 또한 한 번도 한자와 한문의 권위를 부정한 적이 없었다. 세종은 도리어 중국 운서의 체계에 맞지 않는 조선 한자 음을 바로잡으려는 의도 아래 (   )을(를) 편찬하도록 명하였다.

① 東國正韻   ② 洪武正韻
③ 訓蒙字會   ④ 四聲通解

TIP **동국정운**(東國正韻) … 1448년 신숙주·최항·박팽년 등이 세종의 명을 받고 편찬 간행한 한국 최초의 운서. 6권 6책 전질로 되어 있다. 1972년 3월 2일 국보 제142호로 지정되었으며, 현재 건국대학교박물관에 소장되어 있다. '동국정운'은 우리나라의 바른 음이라는 뜻으로, 중국의 운서인 홍무정운(洪武正韻)을 참고하여 만든 것이다. 본문의 큰 글자는 목활자, 작은 글자는 1434년(세종 16)에 만든 구리활자인 갑인자, 서문은 갑인자 대자로 기록되어 있다. 구성은 서문 7장, 목록 4장, 권1은 46장, 권2는 47장, 권3은 46장, 권4는 40장, 권5는 43장, 권6은 44장으로 구성되어 있다.

Answer 1.③ 2.①

3 중세 국어의 표음주의 표기 체계상의 표현이라고 볼 수 없는 것은?

① 곶

② 닙

③ 시미

④ 스뭇디

....

TIP 중세 국어의 표기는 발음 위주의 표음적 표기를 기본으로 하였다.
① 종성부용초성에 의한 표의적 표기
②④ 8종성법
③ 이어적기(연철)로 표음적 표기

4 다음 중 밑줄 친 낱말의 15세기 표기는?

<u>ᄆᆞ올</u>히 다나 ᄃᆞ니ᄂᆞ니

① 마을

② ᄆᆞ실

③ ᄆᆞ술

④ 마슬

....

TIP ᄆᆞ술 > ᄆᆞ올 > ᄆᆞ을 > 마을

5 다음 소실 문자 중 가장 늦게 없어진 것은?

① ㅸ

② ㆁ

③ ㆍ

④ ㅿ

....

TIP 소실 문자가 없어진 순서는 ㆆ → ㅸ → ㆅ → ㅇㅇ → ㅿ → ㆁ → ㆍ 이다.

Answer 3.① 4.③ 5.③

6 다음 중 어금닛소리(아음)이 아닌 것은?

① ㄱ   ② ㄷ

③ ㅋ   ④ ㆁ

TIP 어금닛소리(아음) … ㄱ(기본자), ㅋ(가획자), ㆁ(이체자)

7 사성법에 대한 설명으로 옳지 않은 것은?

① 음의 높낮이를 표시하기 위한 것이다.
② 글자의 왼쪽에 점을 찍는다.
③ 의미 분화의 기능이 있다.
④ 중세 국어의 평성은 오늘날 장음이다.

TIP 중세 국어의 상성은 오늘날의 장음에 해당한다.

8 다음 중 '서르 → 서로'로 변한 것과 관계없는 음운 현상은?

① 믈 → 물   ② 불휘 → 뿌리
③ 거붑 → 거북   ④ 즁싱 → 즘싱 → 즘승 → 짐승

TIP '서르'가 '서로'로 변한 것은 이화·유추·강화 현상과 관계 있다.
    ① 원순모음화
    ② 강화
    ③ 이화, 강화
    ④ 즁싱 > 즘싱(이화) > 즘승(유추) > 짐승(전설모음화)

Answer 6.② 7.④ 8.①

9 다음 중 'ㅣ'모음 역행 동화가 아닌 것은?

① 져비 > 제비　　　　　　② 겨시다 > 계시다

③ 겨집 > 계집　　　　　　④ 둏다 > 좋다

TIP ④ 구개음화 현상이다.

10 다음 중 국어의 자모음 명칭을 최초로 규정한 문헌은?

① 자모변　　　　　　　　② 훈민정음 운해

③ 동국정운　　　　　　　④ 훈몽자회

TIP 훈몽자회(訓蒙字會)
　　　㉠ 어린이 한자 학습서
　　　㉡ 8종성법을 사용
　　　㉢ 향찰표기 음운이 실림
　　　㉣ 훈민정음을 '반절(反切)'이라 명명함
　　　㉤ 한글 자모(字母)의 명칭과 순서를 최초로 규정

Answer　9.④　10.④

현대 문학 · 고전 문학

01 현대문학

❶ 문학의 본질과 특성

(1) 문학의 정의
작가의 체험을 통해 얻은 진실을 언어를 통해 표현하는 언어 예술이다.

(2) 문학의 본질

① **언어 예술** … 문학은 언어를 표현 매체로 하며 동시에 그것을 예술적으로 가다듬은 것이어야 한다.

② **개인 체험의 표현** … 개인의 특수한 체험이면서, 인류의 보편적 삶과 합일하는 체험이어야 한다.

③ **사상과 정서의 표현** … 미적으로 정화되고 정서화된 사상의 표현만이 문학이 될 수 있다.

④ **상상의 세계** … 작가의 상상에 의해 허구화된 세계의 표현이다.

⑤ **통합된 구조** … 모든 요소들이 유기적으로 결합되어 하나의 작품이 이루어진다.

(3) 문학의 갈래

① **언어 형태에 따른 갈래**
　㉠ **운문 문학** : 언어에 리듬감을 부여하여 정서적 · 감성적인 효과를 가져 오는 문학이다.
　㉡ **산문 문학** : 언어에 리듬감이 없는 산문으로 된 문학이다.

② **언어의 전달 방식에 따른 갈래**
　㉠ **구비 문학** : 문자라는 기록 수단이 발명되기 이전에 입에서 입으로 전해진 문학이다.
　㉡ **기록 문학** : 구비 문학을 기록하는 것에서 출발하여 본격적인 개인의 창의가 반영되는 문학이다.

③ 표현 양식에 따른 갈래

   ⊙ **3분법** : 서정 양식('시'가 대표적), 서사 양식('소설'이 대표적), 극 양식('희곡'이 대표적)

   ⓒ **4분법** : 시, 소설, 수필, 희곡

❷ 문학 작품의 해석

(1) 문학 이해의 여러 관점

① **문학 자체를 중시하는 관점** ··· 문학 작품을 이루는 여러 가지 외적 요소를 가급적으로 배제하고, 문학 작품 자체의 예술성을 밝히는 데 관심을 둔다(형식주의, 구조주의, 신비평).

② **주체를 중시하는 관점** ··· 문학 행위의 적극적·소극적 주체로서의 작가와 독자에 중심을 둔다(표현주의, 심리학적 비평, 수용미학 등).

③ **현실을 중시하는 관점** ··· 문학의 표현 대상인 현실에 주안점을 두는 문학 이해의 방법으로, 문학은 현실의 반영물이라는 것이 기본 전제를 이룬다(역사주의 비평, 현실주의 비평, 문학 사회학 등).

(2) 문학 작품 이해의 실제 방법

① **생산론적 관점**(표현론) ··· 작품을 생산자인 작가의 체험과 밀접하게 관련시켜 해석하는 관점을 말한다.

   🔖 1920년대 초기 시들과 모더니즘 시에 애수와 비애가 나타나는 것은 작가들이 겪은 식민지 시대의 역사적 경험에서 비롯된다.

② **수용론적 관점**(효용론) ··· 작가가 제시한 예술적 체험과 수용자의 일상적 경험이 맺고 있는 관계를 중심으로 작품을 해석하고, 작품을 대하는 독자의 수용 양상을 중시하는 관점을 말한다.

   🔖 박지원의 허생전을 읽고 허생의 진취적이고 진보적인 세계관에 대해 긍정적인 동의를 하는 반면, 허생이 축재를 하는 과정에서 보여 주었던 건전하지 못한 상행위를 현재의 관점에서 비판할 것이다. 이러한 과정을 통해 독자는 삶에 대한 새로운, 혹은 더욱 명확한 자신의 인식을 획득하게 된다.

③ **반영론적 관점**(모방론) ··· 작품에 나타난 현실과 실제의 현실이 맺고 있는 관련성에 초점을 맞추는 해석 방법을 말한다.

   🔖 윤동주의 시에는 식민지 시대의 고통이 뚜렷이 반영되어 있으므로 1940년 전후의 역사적 상황과 관련시켜 이해하여야 한다.

④ **구조론적 관점**(절대주의론) ··· 작품을 구성하는 부분들의 상호 관계를 통해 전체의 의미를 해석하는 방법으로, 그 상호 관계는 언어의 결합 방식인 구조적 특성을 중요시한다.

   🔖 '고향'이라는 단어는 대개 어린 시절을 보낸 지역이며, 그리움의 대상으로 받아들여진다. 그러나 현진건의 고향에서는 고향의 개념이 식민지 지배로 인해 철저하게 파괴된 세계로 인식되고 평가되고 있다.

⑤ **종합주의적 관점** ··· 인간의 모든 면을 다루고 있는 문학의 세계는 어느 하나의 관점으로 설명될 수 없을 만큼 깊고 복잡한 것이기 때문에 다각도에서 총체적으로 접근하려는 관점이다.

02 시

❶ 시의 기초

(1) 시의 본질
① **시의 정의**… 인간의 사상이나 감정을 운율이 있는 언어로 압축하여 표현한 운문 문학이다.

② **시의 특징**
    ㉠ 시는 대표적인 언어 예술이며, 압축된 형식미를 갖추고 있다.
    ㉡ 시에는 운율이 있으며 시는 사상과 정서를 표현한 창작 문학이다.
    ㉢ 시는 심상, 비유, 상징 등에 형상화되고, 시인의 은밀한 독백으로 '엿듣는 문학'이다.
    ㉣ 시는 작품의 문맥에 의해 그 의미가 파악되는, 언어의 내포적 기능에 의존한다.

(2) 시의 갈래
① **형식상 갈래**… 정형시, 자유시, 산문시

② **내용상 갈래**… 서정시, 서사시, 극시

③ **성격상 갈래**… 순수시, 사회시(참여시)

④ **주제에 따른 갈래**… 주정시, 주지시, 주의시

> 📢 **TIP** 시의 3요소
> 운율, 심상, 주제

❷ 시의 구성 요소

(1) 시의 운율
① **운율의 뜻**… 시에서 음악성을 나타나게 해 주는 것으로 자음과 모음을 규칙적으로 반복하는 운(韻)과 소리의 고저·장단·강약을 주기적으로 반복하는 율격으로 나뉜다.

② **운율의 갈래**
    ㉠ **외형률**: 시어의 일정한 규칙에 따라 생기는 운율로 시의 겉모습에 드러난다.
    • 음수율: 시어의 글자 수나 행의 수가 일정한 규칙을 가지는 데에서 오는 운율(3·4조, 4·4조, 7·5조 등)이다.

- 음위율 : 시의 일정한 위치에 일정한 음을 규칙적으로 배치하여 만드는 운율(두운, 요운, 각운)이다.
- 음성률 : 음의 길고 짧음이나, 높고 낮음, 또는 강하고 약함 등을 규칙적으로 배치하여 만드는 운율이다.
- 음보율 : 우리 나라의 전통시에서 발음 시간의 길이가 같은 말의 단위가 반복됨으로써 생기는 음의 질서(평시조 4음보격, 민요시 3음보격)이다.
  - ⓛ 내재율 : 일정한 규칙이 없이 각각의 시에 따라 자유롭게 생기는 운율로, 시의 내면에 흐르므로 겉으로는 드러나지 않는다.

(2) 시의 언어

① 시어는 비유와 상징에 의한 함축적 · 내포적 의미로 사용하며, 다의성과 모호성을 가진다.

② 시어는 주관적 · 간접적 · 비약적 특성을 가지며, 과학적 언어와는 크게 다르다.

③ 시어는 운율, 이미지, 어조에 크게 의존한다.

❸ 시의 표현

(1) 비유(比喩, metaphor)

말하고자 하는 사물이나 의미를 다른 사물에 빗대어 표현하는 방법으로 직유법, 은유법, 의인법, 풍유법, 대유법 등이 사용된다.

(2) 상징(象徵, symbol)

① 상징은 일상 언어의 상징보다 더 함축적이고 암시적이다.

  예 태극기가 우리 나라를 상징함

② 비유에서는 원관념 … 보조 관념은 1 : 1의 유추적 관계를 보이지만 상징에서는 1 : 다수의 다의적 관계이다.

③ 상징의 갈래

  ㉠ 관습적 상징(고정적 · 사회적 · 제도적 상징) : 일정한 세월을 두고 사회적 관습에 의해 공인되고 널리 보편화된 상징을 말한다.

    예 십자가→기독교, 비둘기→평화

  ㉡ 개인적 상징(창조적 · 문화적 상징) : 관습적 상징을 시인의 독창적 의미로 변용시켜 문화적 효과를 얻는 상징을 말한다.

    예 윤동주의 '십자가'에서 십자가의 의미→윤동주 자신의 희생 정신
      황동규의 '나는 바퀴를 보면 굴리고 싶어진다'에서 바퀴의 의미→굴러갈 수 있는 모든 것, 생명, 역사, 사랑 등

(3) 시의 심상(心象)

① **심상(이미지, image)의 뜻** … 심상은 시어에 의해 마음 속에 그려지는 감각적인 모습이나 느낌을 말한다.

② **심상의 갈래**

    ㉠ **시각적 심상** : 색깔, 모양, 명암, 동작 등의 눈을 통한 감각적 표현을 말한다.

        예 치마 밑으로 하얀 외씨버선이 고와라.

    ㉡ **청각적 심상** : 귀를 통한 소리의 감각적 표현을 말한다.

        예 뒷문 밖에는 갈잎의 노래

    ㉢ **후각적 심상** : 코를 통한 냄새의 감각적 표현을 말한다.

        예 꽃 피는 사월이면 진달래 향기

    ㉣ **촉각적 심상** : 살갗을 통한 감촉의 감각적 표현을 말한다.

        예 아름다운 영원을 내 주름 잡힌 손으로 어루만지며

    ㉤ **미각적 심상** : 혀를 통한 맛의 감각적 표현을 말한다.

        예 모밀묵이 먹고 싶다. 그 싱겁고도 구수하고

    ㉥ **공감각적 심상** : 두 개 이상의 감각이 결합되어 표현되는 심상을 말한다.

        예 새벽까지 시린 귀뚜라미 울음소리 들으며 여물었나니(촉각 + 청각→청각을 촉각화하여 표현).

03 소설

❶ 소설의 본질과 갈래

(1) 소설의 본질

① **소설의 정의** … 현실 세계에 있음직한 일을 작가의 상상에 따라 꾸며낸 이야기로, 독자에게 감동을 주고 인생의 진리를 나타내는 산문 문학이다.

② **소설의 특징** … 산문성, 허구성, 예술성, 진실성, 서사성, 모방성

(2) 소설의 갈래

① **길이상 갈래** … 원고지의 매수 및 구성방식에 따라 장편 소설, 중편 소설, 단편 소설, 콩트로 구분한다.

② **성격상 갈래**

    ㉠ **순수 소설** : 작품의 예술성을 추구하는 본격 소설로 예술적 가치 이외의 것은 거부한다.

    ㉡ **목적 소설** : 예술적 기교보다는 작품 내용의 효용성, 정치적 목적성 등을 더 중시한다.

    ㉢ **대중(통속) 소설** : 남녀의 사랑이나 사건 중심으로 쓴 흥미 본위의 소설로 상업성을 추구하며 예술성보다는 쾌락성이나 효용성을 더 중시한다.

② 소설의 구성과 시점

(1) 소설의 구성(plot)

① **구성의 5단계** … 발단 → 전개 → 위기 → 절정 → 결말

② **구성의 유형**
- ㉠ **단순 구성** : 단일한 사건으로 구성되며, 주로 단편 소설에 쓰인다. 통일된 인상, 압축된 긴장감을 나타내는 구성 방법이다.
  - 예 주요섭의 사랑 손님과 어머니, 이효석의 메밀꽃 필 무렵
- ㉡ **복합 구성** : 둘 이상의 사건이 복잡하게 짜여져 구성되며, 주로 중편 소설이나 장편 소설에 쓰인다.
  - 예 염상섭의 삼대, 박경리의 토지
- ㉢ **액자식 구성** : 소설(外話) 속에 또 하나의 이야기(內話)가 포함되어 있는 구성이다.
  - 예 황순원의 목넘이 마을의 개, 이문열의 사람의 아들
- ㉣ **피카레스크식 구성** : 독립할 수 있는 여러 개의 사건이 인과 관계에 의한 종합적 구성이 아니라 산만하게 나열되어 있는 연작 형식의 구성이다.
  - 예 보카치오의 데카메론, 조세희의 난장이가 쏘아올린 작은 공

(2) 소설의 시점

① **1인칭 주인공(서술자) 시점** … 주인공인 '나'가 자신의 이야기를 서술하는 시점으로 주관적이다.
- ㉠ 서술자와 주인공이 일치하여 등장인물의 내면세계를 묘사하는 데 효과적인 시점이다.
- ㉡ 독자에게 신뢰감과 친근감을 주며 이야기에 신빙성을 부여하지만, 객관성을 유지하기는 어렵다.
- ㉢ 고백 소설, 성장 소설, 일기체 소설, 심리 소설 등에 나타난다.

② **1인칭 관찰자 시점** … 등장인물(부수적 인물)인 '나'가 주인공에 대해 이야기하는 시점으로 객관적인 관찰을 통해서 이루어진다.
- ㉠ '나'는 관찰자일 뿐이며 작품 전편의 인물의 초점은 주인공에게 있다.
- ㉡ '나'의 눈에 비친 외부 세계만을 다루어 '나'가 주인공의 모습과 행동을 묘사할 뿐 주인공의 내면은 알 수 없다.

③ **3인칭(작가) 관찰자 시점** … 서술자의 주관을 배제하는 가장 객관적인 시점으로 서술자가 등장인물을 외부 관찰자의 위치에서 이야기하는 시점이다. 사건을 객관적으로 묘사하는 데 효과적이며, 서술자와 주인공의 거리가 가장 멀다.

④ **전지적 작가 시점** … 서술자가 인물과 사건에 대해 전지전능한 신의 입장에서 이야기하는 시점으로, 작중 인물의 심리를 분석하여 서술한다.
- ㉠ 서술자의 광범위한 참여로 독자의 상상적 참여가 제한된다.
- ㉡ 작가의 사상과 인생관이 직접 드러나며, 장편 소설에 주로 쓰인다.
- ㉢ 등장인물의 운명까지 알 수 있으며, 아직 등장하지 않은 인물까지도 묘사한다.

❸ 소설의 인물

(1) 인물의 유형

① **평면적 인물** … 작품 속에서 처음부터 끝까지 성격이 일정한 인물이다.
   예 흥부전의 '흥부' – 착하기만 함, 토끼전의 '자라' – 우직하고 충성스럽기만 함

② **입체적 인물** … 한 작품 속에서 성격이 발전하고 변화하는 인물이다.
   예 김동인의 감자의 복녀, 황순원의 카인의 후예의 도섭 영감

③ **전형적 인물** … 사회의 어떤 집단이나 계층을 대표하는 인물이다.
   예 춘향전의 '춘향' – 열녀, 흥부전의 '놀부' – 악인

④ **개성적 인물** … 개인으로서 독자적 성격과 개성을 지닌 인물이다.
   예 김동인의 감자의 복녀, 이상의 날개의 나

⑤ **주동적 인물** … 작품의 주인공이자 사건의 주체로서 소설의 이야기를 이끌며 주제를 부각시키는 긍정적 성격의 인물이다.
   예 심청전의 심청, 흥부전의 흥부

⑥ **반동적 인물** … 작품 속에서 주인공의 의지, 행위에 대립하여 갈등을 일으키는 부정적 성격의 인물이다.
   예 춘향전의 변학도, 흥부전의 놀부

(2) 인물의 제시 방법

① **직접적 방법** … 작중 화자가 직접 설명하는 방법으로 해설적 방법, 또는 분석적 방법이라고도 한다. 이 방법은 작가의 견해 제시가 용이하나 추상적 설명이 되기 쉬우며, 전지적 작가 시점의 소설이나 고대 소설에서 많이 사용한다.

② **간접적 방법** … 인물의 말이나 행동 등을 보여줌으로써 묘사하는 방법으로 극적 방법이라고도 한다. 이 방법은 인물의 성격이 생생하게 드러나고 독자와의 거리가 좁혀지며, 작가 관찰자 시점의 소설이나 현대 소설에서 많이 사용된다.

(3) 인물과 갈등

① **내적 갈등** … 주인공과 환경, 상황 및 심리 의지의 대립으로 한 인물의 내면에서 일어나는 심리적 갈등을 말한다.
   예 김동인의 감자에서 복녀가 도덕적 타락을 하기 전의 갈등

② 외적 갈등

　　㉠ 주인공과 대립적 인물의 갈등(개인과 개인의 갈등)

　　　　예 김유정의 동백꽃의 나와 점순이의 갈등

　　㉡ 주인공과 사회적 환경의 갈등(개인과 사회의 갈등)

　　　　예 채만식의 레디 메이드 인생의 인텔리 주인공과 식민지 사회와의 갈등

　　㉢ 개인이 운명적으로 겪는 갈등(개인과 운명의 갈등)

　　　　예 김동리의 역마

　　　　　TIP 소설구성의 3요소
　　　　　　인물, 사건, 배경

04 수필

① 수필의 본질과 갈래

(1) 수필의 본질

① **수필의 정의** … 인생이나 자연의 모든 사물에서 보고 듣고 느낀 것이나 경험한 것을 형식상의 제한이나 내용상의 제한을 받지 않고 붓 가는 대로 쓴 글이다.

② **수필의 특징**

　㉠ **개성적인 문학** : 작가의 심적 상태, 개성, 취미, 지식, 인생관 등이 개성 있는 문체로 드러나 보이는 글이다.

　㉡ **무형식의 문학** : 짜임에 제약이 없고 다른 문장 형식을 자유로이 이용할 수 있다.

　㉢ **제재의 다양성** : 인생이나 사회, 역사, 자연 등 세상의 모든 일이 제재가 될 수 있다.

　㉣ **비전문적인 문학** : 작가와 독자가 전문적인 지식이나 훈련을 필요로 하지 않는 글이다.

　㉤ **체험과 사색의 문학** : 글쓴이의 생활이나 체험, 생각이나 느낌을 솔직하게 서술한 글이다.

　㉥ **자기 표현의 글** : 작가의 인생관이나 사상, 감정을 잘 드러낸다.

(2) 수필의 갈래

① 진술 방식(유형)에 따른 갈래

    ㉠ **교훈적 수필**: 필자의 오랜 체험이나 깊은 사색을 바탕으로 하는 교훈적인 내용을 담은 수필을 말한다.

    ㉡ **희곡적 수필**: 필자 자신이나 다른 사람이 체험한 어떤 사건을 생각나는 대로 서술하되, 그 사건의 내용 자체에 극적인 요소들이 있어서, 대화나 작품의 내용 전개가 다분히 희곡적으로 이루어지는 수필을 말한다.

    ㉢ **서정적 수필**: 일상 생활이나 자연에서 느끼고 있는 감상을 솔직하게 주정적·주관적으로 표현하는 수필을 말한다.

    ㉣ **서사적 수필**: 인간 세계나 자연계의 어떤 사실에 대하여 대체로 필자의 주관을 개입시키지 않고, 객관적으로 서술하는 수필을 말한다.

② 주제의 범위에 따른 갈래

    ㉠ **경수필**(miscellany, 비형식적 수필, 인포멀 에세이): 우리가 보는 보통의 수필처럼 정서적인 경향을 띠는 수필로 개성적이고 체험적이며 예술성을 내포한 예술적인 글이다.

    ㉡ **중수필**(essay, 형식적 수필, 포멀 에세이): 가벼운 논문처럼 지적이며 논리적이고 객관적인 경향을 띠는 수필을 말한다.

③ 내용에 따른 갈래

    ㉠ **사색적 수필**: 철학적 사색이나 명상을 다룬다.

    ㉡ **묘사적 수필**: 대상을 있는 그대로 객관적으로 묘사한다.

    ㉢ **담화적 수필**: 항간에 떠도는 이야기를 작가의 관점으로 진술한다.

    ㉣ **비평적 수필**: 예술 작품에 대하여 자기의 의견 중심으로 쓴다.

    ㉤ **기술적 수필**: 작가의 주관, 인상, 기호 등을 배제하고 순수한 사실을 있는 그대로 진술한다.

    ㉥ **연단적 수필**: 연설문은 아니지만 연설문의 형식을 빌어 설득적인 어조로 쓴다.

❷ 수필의 구성 요소

(1) 수필의 구성 요소

주제, 제재, 구성, 문체로 구성된다.

(2) 수필의 구성 방법

① 단계식 구성

    ㉠ 3단 구성: 서두[도입·起], 본문[전개·敍], 결말[結]

    ㉡ 4단 구성: 기, 승, 전, 결

② **전개식 구성** … 시간적 구성과 공간적 구성이 있으며, 주로 기행 수필이나 서사적 수필의 전개 방법으로 사용된다.

③ **열거식(병렬식) 구성** … 수필의 각 부분에 논리적인 연관성이 없을 때 구성하는 방법이다.

④ **극적 구성** … 소설, 희곡의 구성 원리를 이용해 서사적 사건의 박진감을 도모하는 구성으로, 부분적으로 사용되는 경우가 많다.

05 희곡 · 시나리오

1 희곡

(1) 희곡의 본질

① **희곡의 정의** … 연극의 대본으로 산문 문학의 한 갈래이면서 동시에 연극의 한 요소가 된다.

② **희곡의 특징**
　　㉠ **무대 상연의 문학** : 희곡은 무대 상연을 전제로 한 문학, 즉 연극의 각본이다.
　　㉡ **행동의 문학** : 희곡에서의 행동은 압축과 생략, 집중과 통일이 이루어져야 하며, 배우의 연기에 의해 무대에서 직접 형상화된다.
　　㉢ **대사의 문학** : 소설에서는 마음껏 묘사와 설명을 할 수 있지만, 희곡에서는 오직 극중 인물의 대사와 행동만으로 이루어진다.
　　㉣ 현재화된 인생을 보여 주는 문학이다.
　　㉤ 내용이 막(幕, act)과 장(場, scene)으로 구분되는 문학이다.
　　㉥ 시간적 · 공간적 제약을 받는 문학이다.
　　㉦ 의지의 대립 · 갈등을 본질로 하는 문학이다.

③ **희곡의 구성 요소**
　　㉠ **형식적 구성 요소** : 해설, 지문, 대사
　　㉡ **내용적 구성 요소** : 인물, 행동, 주제

(2) 희곡의 구성(plot)

① 희곡의 형식적 구분 단위

  ㉠ 장(場, scene) : 막의 하위 단위이며 희곡의 기본 단위이다. 전체 중 독립된 장면으로, 하나의 막 가운데에서 어떤 하나의 배경으로 진행되는 장면의 구분이다.

  ㉡ 막(幕, act) : 몇 개의 장으로 이루어지며, 휘장을 올리고 내리는 것으로 생기는 구분이다.

② 희곡의 구성 유형

  ㉠ **3분법(3막극)** : 발단 → 상승(전개 · 위기) → 해결(결말)

  ㉡ **4분법(4막극)** : 발단 → 전개 → 전환(위기 · 절정) → 결말

  ㉢ **5분법(5막극)** : 발단 → 상승(전개) → 절정(위기) → 하강(반전) → 결말(대단원)

(3) 희곡의 갈래

① 내용에 따른 갈래

  ㉠ **희극(喜劇, comedy)** : 인생의 즐거운 면을 내용으로 하는 희곡으로, 기지, 풍자, 해학의 수법으로 세태를 표현하는 골계미가 있다. 지적이며 행복한 결말을 맺는다.

    📖 몰리에르의 수전노, 셰익스피어의 말괄량이 길들이기

  ㉡ **비극(悲劇, tragedy)** : 인생의 불행한 면을 내용으로 하는 희곡으로 처음부터 비극을 예감하게 하는 비극적 성격자를 주인공으로 하여 불행하게 끝맺는다.

    📖 소포클레스의 오이디프스왕, 셰익스피어의 햄릿 · 리어왕 · 맥베드 · 오델로, 아더 밀러의 세일즈맨의 죽음

  ㉢ **희비극(喜悲劇, tragicomedy)** : 비극과 희극이 합쳐진 극으로 대체로 처음에는 비극적으로 전개되나 작품의 전환점에 이르러 희극적인 상태로 전환되는 것이 많다.

    📖 셰익스피어의 베니스의 상인

② 장 · 막에 따른 갈래

  ㉠ **단막극** : 1막으로 끝나는 희곡

  ㉡ **장막극** : 2막 이상으로 끝나는 희곡

③ 창작 의도에 따른 갈래

  ㉠ **창작 희곡(original drama)** : 무대 상연을 목적으로 창작한 희곡이다.

  ㉡ **각색 희곡** : 소설, 시나리오 등을 기초로 각색한 희곡이다.

  ㉢ **레제드라마(lese drama)** : 무대 상연을 목적으로 하지 않고, 읽히기 위한 목적으로 쓴 희곡이다.

❷ 시나리오

(1) 시나리오의 본질

① **시나리오의 정의** … 영화로 상연할 것을 목적으로 작가가 상상한 이야기를 장면의 차례, 배우의 대사, 동작, 배경, 카메라의 작동, 화면 연결 등을 지시하는 형식으로 쓴 영화의 대본이다.

② **시나리오의 특징**

　㉠ 화면에 의하여 표현되므로 촬영을 고려해야 하고, 특수한 시나리오 용어가 사용된다.

　㉡ 주로 대사로 표현되며 시간적·공간적 배경의 제한을 적게 받는다.

　㉢ 등장인물의 수에 제한을 받지 않는다.

　㉣ 시퀀스(sequence)나 화면(cut)과 장면(scene)을 단위로 한다.

　㉤ 직접적인 심리 묘사가 불가능하고, 장면과 대상에 의하여 간접적으로 묘사된다.

> **TIP** 시나리오의 용어
> ㉠ S#(scene number) : 상면 번호
> ㉡ W.O.(wipe out) : 한 화면의 일부가 닦아내는 듯이 없어지면서 다른 화면이 나타나는 수법
> ㉢ NAR(narration) : 해설
> ㉣ M.(music) : 효과 음악
> ㉤ E.(effect) : 효과음
> ㉥ O.L.(over lap) : 한 장면 위에 다음 장면이 겹치면서 장면이 전환되는 것
> ㉦ F.I.(fade in) : 어두운 화면이 점점 밝아지는 것
> ㉧ PAN(panning) : 카메라를 상하 좌우로 이동하는 것
> ㉨ C.U.(close up) : 어떤 인물이나 장면을 크게 확대하여 찍는 것
> ㉩ D.E.(double exposure) : 하나의 화면에 다른 화면이 겹쳐서 이루어지는, 이중 노출법에 의한 합성 화면

(2) 시나리오의 표현 요소

① **장면 지정** … 장면(scene) 번호가 붙는다. 사건의 배경이 되는 장면이 설정된다.

② **대사** … 등장 인물 간의 대화를 말한다.

③ **지문** … 여러 가지 촬영 방법과 영화의 상황을 지시하는 것으로 약정된 부호를 사용해야 한다.

06 고전 문학

1 세종어제 훈민정음(世宗御製 訓民正音)

(1) 훈민정음의 창제

① 창제자 및 협찬자

    ㉠ 창제자 : 세종 대왕

    ㉡ 협찬자 : 정인지, 성삼문, 신숙주, 이개, 최항, 박팽년, 강희안 등 집현전 학자

② 연대

    ㉠ 창제 · 반포 : 세종 25년(1443) 음력 12월에 예의본(例義本) 완성

    ㉡ 해례본(解例本) : 세종 28년(1446) 음력 9월 상한에 해례본 완성, 간행

    ㉢ 언해본(諺解本) : 세조 5년(1459)에 간행

③ 훈민정음 창제의 정신 … 자주 정신, 애민 정신, 실용 정신

④ 훈민정음 창제의 목적

    ㉠ 일반 백성들의 원만한 문자 생활 도모

    ㉡ 자주(自主) · 애민(愛民) · 실용(實用) 정신의 구현(俱現)

    ㉢ 우리 나라 한자음의 정리와 표기의 통일

⑤ 제자(制字)의 원리

    ㉠ 초성(初聲 : 첫소리) : 발음 기관의 모양을 본떴다.

    ㉡ 중성(中聲 : 가온딧소리) : '천(天) · 지(地) · 인(人)'의 삼재(三才)를 본떴다.

(2) 훈민정음 해례본의 구성

① 예의[(例義), 언해된 부분]

    ㉠ 어지(御旨) : 창제된 취지

    ㉡ 글자와 소리값 : 초성, 중성, 종성 글자와 소리값

    ㉢ 글자의 운용 : 나란히 쓰기, 이어 쓰기, 붙여 쓰기, 음절 이루기, 점찍기의 용법

② 해례(解例) … 언해되지 아니한 부분으로 '제자해(制字解), 초성해(初聲解), 중성해(中聲解), 합자해(合字解), 용자례(用字例)'로 구성되어 있다.

③ 정인지 서(序) … 훈민정음 제작 경위를 밝히고 있다.

② 용비어천가(龍飛御天歌)

(1) 개관

① 시기

　⊙ 창작 시기 : 세종 27년(1445)

　ⓛ 간행 시기

　　• 초간본 : 세종 9년(1447)

　　• 중간본 : 광해군 4년(1612) - 만력본, 효종 10년(1659) - 순치본, 영조 41년(1765) - 건륭본

② **작자** … 정인지(1396 ~ 1478), 권제(1387 ~ 1445), 안지(1377 ~ 1464) 등

③ **체제**

　⊙ **구성** : 세종의 6대조인 목조부터 익조, 도조, 환조, 태조, 태종의 사적(史蹟)을 중국 역대 왕의 사적과 대비하여 서술하였다.

　　• 서사 : 제1·2장 - 선국의 성낭성과 영원성 송축

　　• 본사 : 제3 ~ 109장 - 육조의 사적을 예찬

　　• 결사 : 제110 ~ 125장 - 후대 왕에 대한 권계

　ⓛ **형식** : 2절 4구체의 대구로 이루어져 있다(단, 1장 3구체, 125장 9구체).

　　• 전절 : 중국 역대 왕들의 사적을 찬양

　　• 후절 : 6조의 사적을 찬양

④ **의의**

　⊙ 훈민정음으로 기록된 최초의 작품이며 15세기 국어 연구에 귀중한 자료가 된다.

　ⓛ 월인천강지곡과 쌍벽을 이루면서 국문으로 된 최초의 악장 문학이다.

> **TIP** 용비어천가의 표기상의 특징
>
> ⊙ 종성부용초성의 원칙에 따라 8종성 외에 'ㅈ, ㅊ, ㅍ'이 종성으로 쓰였다.
>
> ⓛ 모음 조화가 철저하게 지켜졌다.
>
> ⓒ 사잇소리 표기가 훈민정음 언해본보다 엄격하게 지켜졌다.
>
> ⓔ 'ㅸ, ㆆ, ㆅ, ㅿ, ㅇ, ·' 등이 모두 쓰였다.
>
> ⓜ 원문에는 방점이 찍혀 있다.
>
> ⓗ 동국정운식 한자음을 전제로 하여 조사와 어미를 붙여 썼다.
>
> ⓢ 15세기 문헌 중 가장 고형을 유지하고 있다.

(2) 작품의 이해

① 제1장
    ㉠ 형식 : 1절 3구(제125장과 함께 형식상의 파격을 이룬 장)
    ㉡ 주제 : 조선 건국의 천명성
    ㉢ 성격 : 송축가(개국송)
    ㉣ 핵심어 : 천복(天福)

② 제2장
    ㉠ 형식 : 2절 4구
    ㉡ 주제 : 조선의 무궁한 발전 송축
    ㉢ 성격 : 송축가(개국송)
    ㉣ 핵심어 : 곶, 여름, 바룰, 내

③ 제48장
    ㉠ 형식 : 2절 4구
    ㉡ 주제 : 태조의 초인간적 용맹
    ㉢ 성격 : 송축가, 사적찬(事蹟讚)
    ㉣ 핵심어 : 石壁(석벽)에 말을 올이샤

④ 제125장
    ㉠ 형식 : 3절 9구(형식상 파괴)
    ㉡ 주제 : 후왕(後王)에 대한 권계
    ㉢ 성격 : 송축가, 계왕훈(戒王訓)
    ㉣ 핵심어 : 경천 근민(敬天勤民)

❸ 두시언해(杜詩諺解)

(1) 개관

① 원제(原題) … 분류두공부시(分類杜工部詩)언해로 두보의 시를 내용별로 분류하였다는 의미이다. 이는 25권 17책으로 되어 있다.

② 작자 … 두보(杜甫, 712 ~ 770)

③ 의의
    ㉠ 국문학상 최초의 번역 시집이며 한시 및 한문학 연구의 자료가 된다.
    ㉡ 국어학상 초간본과 중간본이 약 150년의 차이가 있어 임란 전후의 국어의 변화를 살피는 데 중요한 자료가 된다.

④ 초간본과 중간본의 차이

구분		초간본	중간본
간행 연대		성종 12년(1481)	인조 10년(1632)
간행자		유윤겸, 조위, 의침	오숙, 김상복
판본		활판본(活版本)	목판본(木版本)
표기법		연철(連綴)	간혹 분철도 보임
방점		사용됨	없어짐
음운 변화	△, ㆁ	사용됨	'ㅇ'으로 바뀜
	자음 동화	두드러지지 않음	자주 나타남
	모음 조화	잘 지켜짐	파괴되어 감
	구개음화	나타나지 않음	가끔 나타남

(2) 작품의 이해

① 강촌(江村)

　　㉠ 갈래 : 서정시, 칠언 율시

　　㉡ 주제 : 강촌 생활의 한가함

　　㉢ 배경 : 성도에서 초당을 짓고 한가로이 지내던 여름

② 절구(絕句)

　　㉠ 갈래 : 서정시, 기 · 승 · 전 · 결의 오언 절구

　　㉡ 주제 : 고향에 돌아가지 못하는 아쉬움, 향수(鄕愁), 수구초심(首邱初心)

　　㉢ 특징

　　　• 대구(기구와 승구), 색채(靑과 紅)의 대조

　　　• 선경후정(先景後情) : 봄을 맞는 푸른 강, 푸른 산의 정경과 시적 자아의 심상

07 운문 문학과 산문 문학

① 운문 문학

(1) 고대 가요

① 구지가(龜旨歌)
- ㉠ 갈래 : 4구체, 한역 시가
- ㉡ 연대 : 신라 유리왕 19년(42)
- ㉢ 주제 : 수로왕의 강림 기원
- ㉣ 성격 : 주술요, 노동요, 집단 무가
- ㉤ 의의 : 현재 전하는 가장 오래된 집단 무가이며 주술성을 가진 현전 최고의 노동요이다.
- ㉥ 작자 : 구간(九干)

② 공무도하가(公無渡河歌)
- ㉠ 갈래 : 한역가(漢譯歌), 서정시, 개인적인 서정 가요
- ㉡ 연대 : 고조선(古朝鮮)
- ㉢ 주제 : 임을 여읜 슬픔, 남편의 죽음을 애도
- ㉣ 성격 : 개인적, 서정적
- ㉤ 의의 : 황조가와 함께 우리 나라 최고의 서정 가요이며 원시적·집단적 서사시에서 서정시로 옮아가는 과도기적 작품이다.
- ㉥ 작자 : 백수 광부(白首狂夫)의 처(妻)

③ 정읍사(井邑詞)
- ㉠ 갈래 : 백제 가요, 속요(俗謠)
- ㉡ 연대 : 백제 시대(고려 시대로 보는 설도 있음)
- ㉢ 주제 : 행상 나간 남편의 무사귀환을 기원
- ㉣ 성격 : 민요적
- ㉤ 의의
  - 현전 유일의 백제 노래이다.
  - 한글로 기록되어 전하는 가장 오래된 노래이다.
  - 시조 형식의 원형을 가진 노래이다(4음보의 형태).
- ㉥ 작자 : 어느 행상의 처

(2) 향가

① 서동요(薯童謠)
- ㉠ 갈래 : 4구체 향가
- ㉡ 연대 : 신라 진평왕 때
- ㉢ 주제 : 선화 공주의 은밀한 사랑, 선화 공주를 꾀어내기 위한 참요
- ㉣ 성격 : 참요(讖謠 – 있지도 않은 사실을 날조하여 헐뜯는 노래), 동요(童謠)
- ㉤ 의의
  - 현전 최고(最古)의 향가 작품이다.
  - 배경 설화에 신화적인 요소가 있는 향가이다.
  - 향가 중 민요체를 대표하는 작품이다.
- ㉥ 작자 : 서동(백제 무왕)

② 제망매가(祭亡妹歌)
- ㉠ 갈래 : 10구체 향가
- ㉡ 연대 : 신라 경덕왕 때
- ㉢ 주제 : 죽은 누이에 대한 추모의 정
- ㉣ 성격 : 추도가(追悼歌), 애상적, 종교적(불교적)
- ㉤ 의의
  - 향가 중 찬기파랑가와 함께 표현 기교 및 서정성이 뛰어나다.
  - 불교의 윤회 사상이 기저를 이루고 있다.
  - 정제된 10구체 향가로 비유성이 뛰어나 문학성이 높다.
- ㉥ 작자 : 월명사

(3) 고려 가요

① 가시리
- ㉠ 갈래 : 고려 가요
- ㉡ 연대 : 고려 시대
- ㉢ 주제 : 이별의 정한
- ㉣ 형태 : 전 4 연의 연장체(분연체)
- ㉤ 운율 : 3 · 3 · 2조의 3음보
- ㉥ 성격 : 이별의 노래, 민요풍
- ㉦ 의의 : 이별의 애달픔을 소박한 정조로 노래한 이별가의 절조
- ㉧ 작자 : 미상

② 청산별곡

　　㉠ **갈래** : 고려 가요, 장가, 서정시

　　㉡ **연대** : 고려 시대

　　㉢ **주제** : 삶의 고뇌와 비애, 실연의 애상, 삶의 고통과 그 극복에의 지향성, 현실에의 체념

　　㉣ **형태** : 전 8 연의 분절체, 매연 4구 3 · 3 · 2조의 3음보

　　㉤ **성격** : 평민 문학, 도피 문학

　　㉥ **의의** : 고려 가요 중 서경별곡과 함께 비유성과 문학성이 가장 뛰어나며, 고려인들의 삶의 애환을 반영한 작품이다.

　　㉦ **작자** : 미상

(4) 시조

① 고시조

이 몸이 죽어 죽어 일백 번(一白番) 고쳐 죽어

백골(白骨)이 진토(塵土) 되어 넉시라도 잇고 업고

님 향(向)흔 일편단심(一片丹心)이야 가실 줄이 이시랴.

🔍 **작품분석**

　　㉠ 갈래 : 평시조
　　㉡ 주제 : 절개
　　㉢ 성격 : 단심가(丹心歌), 충의적
　　㉣ 작자 : 정몽주

이런들 엇더ᄒ며 뎌런들 엇더ᄒ료

초야 우생(草野愚生)이 이러타 엇더ᄒ료

ᄒ믈며 천석고황(泉石膏)을 고텨 므슴ᄒ료.

🔍 **작품분석**

　　㉠ 제목 : 도산십이곡(陶山十二曲)
　　㉡ 갈래 : 평시조, 연시조(전 12 수)
　　㉢ 주제 : 전 6곡(자연에 동화된 생활), 후 6곡(학문 수양 및 학문에 힘쓸 것을 다짐)
　　㉣ 성격 : 교훈가
　　㉤ 작자 : 이황

우는 거시 벅구기가 프른 거시 버들숩가

이어라 이어라

어촌(漁村) 두어 집이 닛 속의 나락들락

지국총(至匊悤) 지국총(至匊悤) 어사와(於思臥)

말가흔 기픈 소희 온갇 고기 뛰노ᄂ다

작품분석

- ㉠ 제목 : 어부사시사(漁父四時詞)
- ㉡ 갈래 : 연시조[춘 · 하 · 추 · 동 각 10수(전 40 수)]
- ㉢ 주제 : 강호의 한정(閑情). 철따라 펼쳐지는 자연의 경치와 어부(漁父) 생활의 흥취
- ㉣ 성격 : 강호한정가
- ㉤ 작자 : 윤선도

② 사설시조

창(窓) 내고쟈 창(窓)을 내고쟈 이 내 가슴에 창(窓) 내고쟈.

고모장지 셰살장지 들장지 열장지 암돌져귀 수돌져귀 빈목걸새 크나큰 쟝도리로 똥닥 바가

이 내 가슴에 창(窓) 내고쟈.

잇다감 하 답답홀 제면 여다져 볼가 ᄒ노라.

작품분석

- ㉠ 갈래 : 사설시조
- ㉡ 주제 : 마음 속에 쌓인 답답한 심정
- ㉢ 성격 : 해학적
- ㉣ 작자 : 미상

댁(宅)들에 동난지이 사오. 져 쟝ᄉ야, 네 황화 긔 무서시라 웨ᄂ다. 사쟈.

외골 내육(外骨內肉), 양목(兩目)이 상천(上天), 전행 후행(前行後行), 소(小)아리 팔족(八足) 대(大)아리 이족(二足), 청장(淸醬) ᄋ스슥ᄒᄂ 동난지이 사오.

쟝ᄉ야, 하 거복이 웨지 말고 게젓이라 ᄒ렴은.

작품분석

- ㉠ 갈래 : 사설시조
- ㉡ 주제 : 서민들의 희극적인 상거래 장면
- ㉢ 성격 : 해학적, 풍자적
- ㉣ 작자 : 미상

두터비 푸리를 물고 두험 우희 치드라 안자

것넌 산(山) 브라보니 백송골(白松骨)이 떠 잇거늘,

가슴이 금즉ᄒ여 풀덕 쒸여 내돗다가 두험 아래 잣바지거고.

모쳐라, 늘낸 낼싀만졍 에헐질 번ᄒ괘라.

작품분석

　　㉠ 갈래 : 사설시조

　　㉡ 주제 : 약자에게는 강한 체 뽐내고, 강자 앞에서는 비굴한 양반 계층을 풍자

　　㉢ 성격 : 우의적(寓意的)

　　㉣ 작자 : 미상

(5) 가사

① 상춘곡(賞春曲)

　　㉠ **갈래** : 강호 가사, 양반 가사, 정격 가사

　　㉡ **연대** : 창작 – 성종(15세기), 표기 – 정조(18세기)

　　㉢ **주제** : 봄 경치의 완상과 안빈낙도(安貧樂道)

　　㉣ **형태** : 39행, 79구, 매행 4음보(단, 제12 행은 6음보)의 정형 가사로, 4음보 연속체

　　㉤ **성격** : 묘사적, 예찬적, 서정적

　　㉥ **의의** : 가사 문학의 효시, 송순의 면앙정가에 영향을 주었다.

　　㉦ **작자** : 정극인(1401 ~ 1481) – 성종 때의 학자. 문인. 호는 불우헌

② 관동별곡(關東別曲)

　　㉠ **갈래** : 기행 가사, 정격 가사, 양반 가사

　　㉡ **연대** : 창작 – 선조 13년(1580), 표기 – 숙종

　　㉢ **주제** : 관동 지방의 절경과 풍류

　　㉣ **형태** : 3 · 4조의 4음보(295구)

　　㉤ **문체** : 가사체, 운문체, 화려체

　　㉥ **의의** : 서정적인 기행 가사로 우리말의 아름다움을 승화시킨 작품이다.

　　㉦ **작자** : 정철(1536 ~ 1593) – 시인. 호는 송강

❷ 산문 문학

(1) 설화

① 단군 신화
    ㉠ **갈래** : 건국 신화
    ㉡ **사상** : 숭천 사상, 동물 숭배 사상
    ㉢ **성격** : 설화적
    ㉣ **주제** : 단군의 건국 내력과 홍익인간의 이념
    ㉤ **의의** : 홍익인간의 건국 이념과, 천손의 혈통이라는 민족적 긍지가 나타나 있다.

② 조신의 꿈
    ㉠ **갈래** : 설화(전설), 사원 연기 설화
    ㉡ **사상** : 불교적, 서사적, 교훈적
    ㉢ **성격** : 애자시 한몽 구조
    ㉣ **주제** : 인생무상
    ㉤ **의의** : 환몽 소설의 연원이 되는 설화로 후에 김만중의 구운몽 및 이광수의 꿈이라는 소설에 영향을 주었고, 동일 모티브에 의한 다양한 변이 과정을 확인해 볼 수 있다.

③ 바리데기
    ㉠ **갈래** : 무가, 서사 무가
    ㉡ **성격** : 무속적, 주술적
    ㉢ **주제** : 바리데기가 겪는 고난과 성취의 일생을 통한 무속신의 내력
    ㉣ **의의** : 전통 사회의 남성 우월 사상에 대해 비판적이다.
    ㉤ **특징** : 5단 구성의 영웅 설화적 구조이며, 판소리와 유사한 말과 창의 반복이 나타난다.

(2) 가전체

① 화왕계
    ㉠ **작자** : 설총
    ㉡ **갈래** : 설화
    ㉢ **성격** : 우언적, 풍자적
    ㉣ **주제** : 임금에 대한 경계(또는 간언)
    ㉤ **의의** : 최초의 창작 설화로 가전체 문학의 효시가 된다.
    ㉥ **출전** : 삼국사기

② 국선생전
　　㉠ 작자 : 이규보
　　㉡ 갈래 : 가전
　　㉢ 성격 : 전기적, 교훈적
　　㉣ 주제 : 위국 충절의 교훈
　　㉤ 의의 : 의인화 기법
　　㉥ 출전 : 동문선

(3) 고대 소설

① 구운몽(九雲夢)
　　㉠ 갈래 : 고대 소설, 국문 소설, 염정 소설, 몽자류 소설, 영웅 소설
　　㉡ 연대 : 숙종 15년(1689) 남해 유배시
　　㉢ 주제 : 인생무상의 자각과 불법에의 귀의
　　㉣ 배경 : 당나라 때, 중국
　　㉤ 시점 : 전지적 작가 시점
　　㉥ 의의 : 몽자류 소설의 효시
　　㉦ 근원 설화 : 조신 설화
　　㉧ 사상 : 유 · 불 · 선 사상
　　㉨ 작자 : 김만중(1637 ~ 1692)

② 허생전(許生傳)
　　㉠ 갈래 : 고대 소설, 한문 소설, 풍자 소설, 단편 소설, 액자 소설
　　㉡ 연대 : 정조 4년(1780) 중국 여행 후
　　㉢ 주제 : 양반 및 위정자들의 무능력에 대한 비판과 자아 각성의 제시
　　㉣ 배경 : 17세기 효종 때, 서울을 중심으로 한반도 전역, 장기, 무인도
　　㉤ 시점 : 전지적 작가 시점
　　㉥ 의의 : 조선 시대 사실주의 소설의 전형을 보여 주고 있다.
　　㉦ 작자 : 박지원(1737 ~ 1805)

③ 춘향전(春香傳)
　　㉠ 갈래 : 고대 소설, 염정 소설, 판소리계 소설
　　㉡ 주제 : 신분을 초월한 남녀 간의 사랑, 지배 계층에 대한 서민의 항거
　　㉢ 배경 : 조선 후기, 전라도 남원
　　㉣ 시점 : 전지적 작가 시점
　　㉤ 의의 : 고대 소설 중 가장 사실적이며, 풍자적 · 해학적이다.

(4) 고대 수필

① 아기설(啞器說)

   ㉠ 갈래 : 설(設), 고대 수필

   ㉡ 주제 : 때에 맞게 말을 할 줄 아는 지혜의 필요성

   ㉢ 성격 : 교훈적, 풍자적, 비판적

   ㉣ 작자 : 안정복(1712 ~ 1791)

② 동명일기(東溟日記)

   ㉠ 갈래 : 고대 수필(여류 수필), 기행문

   ㉡ 주제 : 귀경대에서 본 일출의 장관

   ㉢ 성격 : 묘사적, 사실적, 주관적

   ㉣ 의의 : 순 한글 기행 수필로 세밀한 관찰과 사실적 묘사가 뛰어나다.

   ㉤ 작자 : 의유당(1727 ~ 1823)

(5) 판소리

① 흥보가

   ㉠ 갈래 : 판소리

   ㉡ 성격 : 풍자적, 해학적

   ㉢ 주제 : 형제 간의 우애, 인고와 이타를 통한 빈부의 갈등 극복

   ㉣ 특징

    • 3 · 4, 4 · 4조의 가락을 중심으로 리듬감 있게 표현하였다.

    • 인물의 성격과 사건의 진행을 풍자와 해학을 통해 표현하였다.

    • 일상적인 언어와 현재형의 문장을 통해 사실적으로 표현하였다.

   ㉤ 출전 : 신재효 정리(성두본)

② 적벽가

   ㉠ 갈래 : 판소리 소설

   ㉡ 문체 : 가사체

   ㉢ 연대 : 조선 후기

   ㉣ 제재 : 삼국지연의의 적벽대전

   ㉤ 주제 : 가족에 대한 그리움

   ㉥ 출전 : 박봉술 창본

③ 춘향가

  ㉠ 갈래 : 판소리 사설

  ㉡ 문체 : 서사적, 운율적, 해학적, 풍자적

  ㉢ 연대 : 조선 후기

  ㉣ 배경 : 조선 숙종 때 전라도 남원과 한양

  ㉤ 주제 : 신분을 초월한 남녀 간의 사랑, 신분 갈등의 극복을 통한 인간 해방의 이상

  ㉥ 특징

  • 서민들의 현실적인 생활을 주로 그리고 있다.

  • 창가의 내용에는 극적 요소가 많고, 민속적이며 그 체제는 희곡적이며 문체는 운문체이다.

  • 풍자와 해학 등 골계적인 내용과 비장미, 숭고미 등이 다양하게 드러나 있다.

  • 판소리는 구비문학이기 때문에 부분의 독자성이 성립한다.

  • 평민계층이 사용하는 욕설이나 비속어 등과 양반계층이 주로 사용하는 한문구나 한자 성어 등이 공존한다.

⑹ 민속극

① 꼭두각시 놀음

  ㉠ 갈래 : 전통 인형극

  ㉡ 성격 : 풍자적 · 골계적

  ㉢ 구성 : 전 8막, 2마당

  ㉣ 주제 : 일반 계층의 도덕적 허위와 횡포에 대한 비판과 풍자

  ㉥ 의의 : 우리 나라 유일의 전통 인형극

② 봉산탈춤

  ㉠ 갈래 : 민속극, 가면극, 탈춤 대본, 전통극

  ㉡ 주제 : 무능한 양반에 대한 풍자

  ㉢ 성격 : 해학적, 풍자적, 서민적

  ㉣ 특징

  • 양반에 대한 풍자와 희롱, 도전적이고 공격적인 언어 표현이 나타난다.

  • 서민적인 비속어와 양반투의 어려운 한자어를 동시에 구사하고 있다.

  • 자유분방한 열거와 대구, 인용, 반어, 언어 유희, 익살, 과장 등이 풍부하게 나타나고 있다.

최근 기출문제 분석

2023. 6. 10. 제1회 서울특별시

1 〈보기〉의 작품에서 밑줄 친 시어에 대한 해석으로 가장 옳지 않은 것은?

보기

바닷가 햇빛 바른 바위 우에
습한 <u>간(肝)</u>을 펴서 말리우자.

코카서스 산중(山中)에서 도망해 온 <u>토끼</u>처럼
들러리를 빙빙 돌며 간(肝)을 지키자.

내가 오래 기르던 여윈 <u>독수리</u>야!
와서 뜯어 먹어라, 시름없이

너는 살찌고
나는 여위어야지, 그러나

<u>거북이</u>야!
다시는 용궁의 유혹에 안 떨어진다.

프로메테우스 불쌍한 프로메테우스
불 도적한 죄로 목에 맷돌을 달고
끝없이 침전하는 <u>프로메테우스</u>

① '간(肝)'은 화자가 지켜야 하는 지조와 생명을 가리킨다.
② 코카서스 산중에서 도망해 온 '토끼'는 토끼전과 프로메테우스 신화를 연결한다.
③ '독수리'와 '거북이'는 이 시에서 유사한 의미를 갖는 존재이다.
④ '프로메테우스'는 끝없이 침전한다는 점에서 시대의 고통이 큼을 암시한다.

Answer 1.③

TIP 독수리는 양심에 충실한 긍정적 반성적 자아 상징(내면적 자아), 거북이는 경계의 대상, 기피의 대상으로 독수리와 거북이는 상반된 의미를 지니고 있다.

※ 윤동주 「간」
- ㉠ **갈래** : 자유시, 서정시
- ㉡ **성격** : 의지적 참여적 상징적 우의적
- ㉢ **표현** : 신화와 민담에서 모티브를 따온 우의적 표현
- ㉣ **어조** : 대화의 어조
- ㉤ **특징**
  - 그리스 신화와 우리나라의 설화를 결합시켜 모티프를 구함
  - 두 개의 자아를 대비하여 표현함
  - 화자와 동일시하고 있는 소재를 통해 의식을 표현함
- ㉥ **주제** : 자아성찰과 희생적 삶에 대한 결연한 의지
- ㉦ **출전** : 「하늘과 바람과 별과 시」 (1948)

2023. 6. 10. 제1회 지방직

2 (가)와 (나)를 이해한 내용으로 적절하지 않은 것은?

> (가) 청산(靑山)은 내 ㄸ−ㅅ이오 녹수(綠水)ㄴ·ㄴ 님의 정(情)이
>   녹수(綠水)ㅣ 흘너간들 청산(靑山)이야 변(變)ㅎ·ㄹ손가
>   녹수(綠水)도 청산(靑山)을 못 니저 우러 녜여 가·고.
> (나) 청산(靑山)ㄴ·ㄴ 엇데ㅎ·야 만고(萬古)애 프르르며
>   유수(流水)ㄴ·ㄴ엇데ㅎ·야 주야(晝夜)애 긋디 아니ㄴ·ㄴ고
>   우리도 그치디 마라 만고상청(萬古常靑)호리라.

① (가)는 '청산'과 '녹수'의 대조를 활용하여 화자가 처한 상황을 제시하고 있다.
② (나)는 시각적 심상과 청각적 심상을 활용하여 주제를 강조하고 있다.
③ (가)와 (나) 모두 대구를 활용하여 시상을 전개하고 있다.
④ (가)와 (나) 모두 설의적 표현을 활용하여 화자의 정서를 드러내고 있다.

Answer 2.②

TIP (나)에서 '청산(푸른 산)'과 '유수(흐르는 물)'는 시각적 심상을 활용해 변함없는 학문 수양의 의지를 강조하고 있으나 청각적 심상은 찾아볼 수 없다.

① (가)에서는 불변하는 '청산'과 쉽게 변하는 '녹수'를 대조하여, 떠나는 임과 달리 임이 떠나도 변치 않는 마음을 지니고 살겠다는 화자의 상황을 제시하고 있다.

③ (가)는 '청산은 내 뜻이요 녹수는 님의 정이(푸른 산은 나의 뜻이요, 푸른 시냇물은 님의 정이니)'에서 대구를 활용하여 시상을 전개하고 있다. (나)는 '청산ᄂᆞᆫ 엇뎨ᄒᆞ야 만고애 프르르며 / 유수ᄂᆞᆫ 엇뎨ᄒᆞ야 주야애 긋디 아니ᄂᆞᆫ고(청산은 어찌하여 항상 푸르며, / 흐르는 물은 어찌하여 밤낮으로 그칠 줄을 모르는가.)'에서 대구를 활용하여 시상을 전개하고 있다.

④ (가)의 '녹수ㅣ 흘너간들 청산이야 변홀손가(푸른 시냇물은 흘러흘러 가지만 푸른 산은 (녹수처럼) 변하겠는가)'에서 설의적 표현을 활용하여 임에 대한 화자의 사랑과 지조를 강조하고 있다. (나)의 '청산ᄂᆞᆫ 엇뎨ᄒᆞ·야 만고애 프르르며 / 유수ᄂᆞᆫ 엇뎨ᄒᆞ야 주야애 긋디 아니ᄂᆞᆫ고(청산은 어찌하여 항상 푸르며, / 흐르는 물은 어찌하여 밤낮으로 그칠 줄을 모르는가.)'에서 역시 설의적 표현을 활용하여, 화자는 자연의 불변성을 본받아 끊임없는 학문 수양을 다짐하고 있다.

※ **대구법** … 비슷한 어조나 어세를 가진 어구를 짝 지어 표현의 효과를 나타내는 수사법이다.

※ **설의법** … 쉽게 판단할 수 있는 사실을 의문의 형식으로 표현하여 상대편이 스스로 판단하게 하는 수사법이다.

※ **작품 해설**

(가) 황진이, 「청산은 내 뜻이오」

ⓐ **해제**: 이 작품은 임에 대한 자신의 마음을 자연물에 비유하며 형상화하고 있는 조선 중기의 시조이다. 변하지 않는 청산의 속성과 쉽게 변하는 녹수를 대조하며, 변하는 존재인 임과 달리 변치 않는 화자의 사랑과 지조를 강조하고 있는 것이다. 그러면서도 종장에서는 임도 나를 잊지 말아 주었으면 하는 소망을 드러내고 있다.

ⓑ **주제**: 임에 대한 변함없는 사랑

ⓒ **구성**
• 초장: 변함없는 '나'의 마음과 움직이는 임의 마음
• 중장: 임은 변해도 변치 않는 '나'의 마음
• 종장: 임도 '나'를 그리워해 주기를 바라는 마음

[현대어 풀이]
푸른 산은 나의 뜻이요, 푸른 시냇물은 님의 정이니
푸른 시냇물은 흘러흘러 가지만 푸른 산은 (녹수처럼) 변하겠는가
푸른 시냇물도 푸른 산을 못 잊어(잊지 못하여) 울면서 흘러가는구나.

(나) 이황, 「도산십이곡(陶山十二曲)」중 11수

ⓐ **해제**: 퇴계 이황이 관직에서 물러나 도산 서원에서 후학을 가르치며 지은 12수의 연시조이다. 때를 만나고 사물에 접하여 일어나는 감흥을 읊은 전6곡[言志]과 학문과 수양의 실제를 표현한 후6곡[言學]으로 이루어져 있다. 전반적으로 강호 자연에서의 올바른 삶의 방식을 형상화하고 있다.

ⓑ **주제**: 학문 수양에 정진하고자 하는 의지

[현대어 풀이]
청산은 어찌하여 항상 푸르며,
흐르는 물은 어찌하여 밤낮으로 그칠 줄을 모르는가.
우리도 그치지 말아서 오래도록 높고 푸르게 살아가리라.

3 ㉠~㉣에 대한 설명으로 옳지 않은 것은?

이때는 오월 단옷날이렷다. 일 년 중 가장 아름다운 시절이라. ㉠<u>이때 월매 딸 춘향이도 또한 시서 음</u>
<u>률이 능통하니 천중절을 모를쏘냐.</u> 추천을 하려고 향단이 앞세우고 내려올 제, 난초같이 고운 머리 두
귀를 눌러 곱게 땋아 봉황 새긴 비녀를 단정히 매었구나. … (중략) … 장림 속으로 들어가니 ㉡<u>녹음방</u>
<u>초 우거져 금잔디 좌르르 깔린 곳에 황금 같은 꾀꼬리는 쌍쌍이 날아든다.</u> 버드나무 높은 곳에서 그네
타려 할 때, 좋은 비단 초록 장옷, 남색 명주 홑치마 훨훨 벗어 걸어 두고, 자주색 비단 꽃신을 썩썩
벗어 던져두고, 흰 비단 새 속옷 턱밑에 훨씬 추켜올리고, 삼 껍질 그넷줄을 섬섬옥수 넌지시 들어 두
손에 갈라 잡고, 흰 비단 버선 두 발길로 홀쩍 올라 발 구른다. … (중략) … ㉢<u>한 번 굴러 힘을 주며</u>
<u>두 번 굴러 힘을 주니 발밑에 작은 티끌 바람 쫓아 펄펄, 앞뒤 점점 멀어 가니 머리 위의 나뭇잎은 몸</u>
<u>을 따라 흔들흔들.</u> 오고갈 제 살펴보니 녹음 속의 붉은 치맛자락 바람결에 내비치니, 높고 넓은 흰 구
름 사이에 번갯불이 쏘는 듯 잠깐 사이에 앞뒤가 바뀌는구나. … (중략) … 무수히 진퇴하며 한참 노닐
적에 시냇가 반석 위에 옥비녀 떨어져 쟁쟁하고, '비녀, 비녀' 하는 소리는 산호채를 들어 옥그릇을 깨
뜨리는 듯. ㉣<u>그 형용은 세상 인물이 아니로다.</u>

– 작자 미상, 「춘향전」에서 –

---

① ㉠ : 설의적 표현을 통해 춘향이도 천중절을 당연히 알 것이라는 점을 서술하고 있다.

② ㉡ : 비유법을 사용하고 음양이 조화를 이룬 아름다운 봄날의 풍경을 서술하고 있다.

③ ㉢ : 음성상징어를 사용하여 춘향의 그네 타는 모습을 시각적으로 서술하고 있다.

④ ㉣ : 서술자의 편집자적 논평을 통해 춘향이의 내면적 아름다움을 서술하고 있다.

TIP ㉣의 '그 형용은 세상 인물이 아니로다' 라는 편집자적 논평은 춘향이의 내면적 아름다움을 서술한 것이 아니다. ㉣ 앞에
제시된 내용으로 볼 때 그네를 타는 춘향이의 외면적 아름다움을 서술한 것이라 보는 것이 적절하다.
① ㉠에서는 '~ㄹ쏘냐'와 같은 설의적 표현을 사용하여 춘향이도 천중절을 당연히 알 것이라는 점을 서술하고 있다.
② ㉡에서는 '황금 같은 꾀꼬리'와 같은 비유법을 사용하고 '꾀꼬리는 쌍쌍이 날아든다'라고 하였다. 따라서 춘향과 몽룡이
가 만나게 되는 배경, 즉 '음양이 조화를 이룬 아름다운 봄날'의 풍경을 서술하였다고 볼 수 있다.('녹음'은 본래 여름의
풍경을 의미하나 맥락상 우거진 나무 정도로 해석하는 것이 옳다)
③ ㉢에서는 '펄펄', '흔들흔들'과 같은 의태어(음성상징어)를 사용하여 춘향의 그네 타는 모습을 시각적으로 서술하고 있다.
음성상징어란 소리와 의미의 관계가 필연적인 것으로 여겨지는 단어로, 의성어와 의태어를 뜻한다.
※ 작자 미상, 「춘향전」
㉠ 해제 : '춘향전'은 설화에서 판소리로, 판소리에서 소설로, 소설에서 창극 및 연극 영화로 다채롭게 변모 생성되면서 꾸
준한 사랑을 받아온 작품이다.
㉡ 갈래 : 고전 소설, 판소리계 소설, 애정 소설
㉢ 특징 : 이 작품은 판소리 사설에 바탕을 두었기 때문에 운율과 산문투의 말이 결합되어 문체의 근간을 이루고 있다.
또한 오랜 세월에 걸쳐 형성되어 오는 동안 여러 사람이 이 이야기의 형성에 관여(적층문학)했다고 할 수 있으므로
서민층의 말투는 물론 고상한 시구 등을 인용한 말 등이 섞여서 작품에 나타나게 된다. 그 밖에도 의성어와 의태어
를 통한 생생한 표현, 대구와 열거, 반복 등을 통한 의미 전달이 작품에 자주 등장한다.
㉣ 주제 : 새로운 가치 체계(인간다움의 추구, 남녀 간의 지고지순한 사랑)에 의한 기존의 가치 체계(인간성에 대한 억압) 부정

Answer 3.④

≡≡≡ 출제 예상 문제

┃1～2┃ 다음 글을 읽고 물음에 답하시오.

(가) 나는 김 군을 만나면 글 이야기도 하고 잡담도 하며 시간을 보내는 때가 많았다. 어느 날 김 군과 저녁을 같이하면서 반찬으로 올라온 깍두기를 화제로 이야기를 나누었다.

(나) 깍두기는 조선 정종 때 홍현주(洪顯周)의 부인이 창안해 낸 음식이라고 한다. 궁중의 잔치 때에 각 신하들의 집에서 솜씨를 다투어 일품요리(一品料理)를 한 그릇씩 만들어 올리기로 하였다. 이때 홍현주의 부인이 만들어 올린 것이 그 누구도 처음 구경하는, 바로 이 소박한 음식이었다. 먹어 보니 얼근하고 싱싱하여 맛이 매우 뛰어났다. 그래서 임금이 "그 음식의 이름이 무엇이냐?"하고 묻자 "이름이 없습니다. 평소에 우연히 무를 깍둑깍둑 썰어서 버무려 봤더니 맛이 그럴 듯하기에 이번에 정성껏 만들어 맛보시도록 올리는 것입니다."라고 하었나. "그러면 깍누기라 부르면 되겠구나." 그 후 깍두기가 우리 음식의 한 자리를 차지하여 상에 자주 오르내리게 된 것이 그 유래라고 한다. 그 부인이야말로 참으로 우리 음식을 만들 줄 아는 솜씨 있는 부인이었다고 생각한다.

(다) 아마 다른 부인들은 산해진미, 희한하고 값진 재료를 구하기에 애쓰고 주방 주위에서 흔히 볼 수 있는 무, 파, 마늘은 거들떠보지도 아니했을 것이다. 갖은 양념, 갖은 고명을 쓰기에 애쓰고 소금, 고춧가루는 무시했을지도 모른다. 그러나 재료는 가까운 데 있고 허름한 데 있었다. 중국 음식의 모방이나 정통 궁중 음식을 본뜨거나 하여 음식을 만들기에 애썼으나 하나도 새로운 것은 없었을 것이다. 더욱이 궁중에 올릴 음식으로 그렇게 막되게 썬, 규범에 없는 음식을 만들려 들지는 아니했을 것이다. 썩둑썩둑 무를 썰면 곱게 채를 치거나 나박김치처럼 납작납작 예쁘게 썰거나 장아찌처럼 걀찍걀찍 썰지, 그렇게 꺽둑꺽둑 막 썰 수는 없다. 고춧가루도 적당히 치는 것이지, 그렇게 싯뻘겋게 막 버무리는 것을 보면 질색을 했을 것이다. 그 점에 있어서 깍두기는 무법이요, 창의적인 대담한 파격이다.

(라) 김 군은 영리한 사람이다. "선생님, 지금 깍두기를 통해 '수필(隨筆)' 이야기를 하시는 것이지요? 결국 수필은 (   )"

1 문단 (다)의 밑줄 친 부분을 가장 자연스럽게 고친 것은?

① 중국 음식을 모방하고 정통 궁중 음식을 본뜨거나 하여
② 중국 음식을 모방하거나 정통 궁중 음식을 본뜨거나 하여
③ 중국 음식의 모방이나 정통 궁중 음식을 본떠
④ 중국 음식의 모방과 정통 궁중 음식을 본뜨거나 하여

TIP 목적어와 목적어 간의 호응, 목적어와 서술어의 호응관계를 살펴본다면 ②가 가장 자연스럽다.

2 문단 (라)의 괄호 안에 들어갈 말로 가장 옳은 것은?

① 어떤 제목에 구애되지 않고 써 나가야 한다는 말씀이시지요?
② 신기하고 어려운 기법을 사용하여 써 나가야 한다는 말씀이시지요?
③ 우리 주변의 평범한 곳에서 소재를 구해야 한다는 말씀이시지요?
④ 소박하고 진실하며 품위 있는 주제를 다루어야 한다는 말씀이시지요?

TIP '깍두기'는 주위의 평범한 재료를 가지고 만든 음식이다. '깍두기'가 수필의 은유 혹은 상징이라면, 수필의 소재 역시 주위의 평범한 일상사에서 구할 수 있는 것이라는 추론이 가능하다.

3 다음 글의 ㉠~㉣에 대한 설명으로 적절하지 않은 것은?

금와는 그때 한 여자를 태백산 남쪽 우발수에서 만났는데, 그녀가 이렇게 말했다. "㉠하백의 딸 유화입니다. 동생들과 놀러 나왔을 때 한 남자가 나타나 자신이 천제의 아들 해모수라고 하며 웅신산 아래 압록강가에 있는 집으로 유인하여 사통하였습니다. 그리고는 저를 떠나가서 돌아오지 않았습니다. 부모는 제가 중매도 없이 다른 사람을 따라간 것을 꾸짖어 이곳으로 귀양을 보내 살도록 했습니다."

㉡금와가 괴이하게 여겨 유화를 방 안에 남몰래 가두어 두었더니, 햇빛이 비추었다. 그녀가 피하자 햇빛이 따라와 또 비추었다. 이로 인해 임신하여 알을 하나 낳았는데, 크기가 다섯 되쯤 되었다. … (중략) …

금와에게는 아들이 일곱 있었는데, 항상 주몽과 함께 놀았다. 그러나 그들의 기예가 주몽에게 미치지 못하자 ㉢맏아들 대소가 말했다. "주몽은 사람에게서 태어난 것이 아니니 일찍이 도모하지 않으면 후환이 있을 것입니다." 왕은 듣지 않고 주몽에게 말을 기르도록 했다. 주몽은 준마를 알아보고 먹이를 조금씩 주어 마르게 하고, 늙고 병든 말은 잘 먹여 살찌게 했다. 왕은 살찐 말은 자기가 타고 주몽에게는 마른 말을 주었다. 왕의 아들들과 여러 신하들이 함께 주몽을 해치려 하자, 그 사실을 알게 된 주몽의 어머니가 아들에게 말했다. "나라 사람들이 너를 해치려고 하는데, 너의 재략이라면 어디 간들 살지 못하겠느냐? 빨리 떠나거라."

그래서 주몽은 오이 등 세 사람과 벗을 삼아 떠나 개사수에 이르렀으나 건널 배가 없었다. ㉣추격하는 병사들이 문득 닥칠까 두려워서 이에 채찍으로 하늘을 가리키며 빌었다. "나는 천제의 손자이고, 하백의 외손이다. 황천후토(皇天后土)는 나를 불쌍히 여겨 급히 주교(舟橋)를 내려 주소서."하고 활로 물을 쳤다. 그러자 물고기와 자라가 다리를 만들어 주어 강을 건너게 했다. 그리고는 다리를 풀어 버렸으므로 뒤쫓던 기병은 건너지 못했다.

– 작자 미상, 「주몽신화」 중에서 –

① ㉠ : '유화'가 귀양에 처해진 이유를 알 수 있다.
② ㉡ : '유화'가 임신을 하게 된 이유를 알 수 있다.
③ ㉢ : '주몽'이 준마를 얻기 위해 '대소'와 모의했음을 알 수 있다.
④ ㉣ : '주몽'이 강을 건너가기 위해 '신'과 교통했음을 알 수 있다.

....

TIP ㉢은 맏아들 대소가 주몽을 도모하고자 왕에게 건의하였으나 왕이 듣지 않고 주몽에게 말을 기르도록 했다는 내용이다. 따라서 주몽이 준마를 얻기 위해 대소와 모의했다는 설명은 적절하지 않다.

Answer 3.③

4 ㉠~㉣에 대한 풀이로 가장 적절한 것은?

㉠天텬根근을 못내 보와 望망洋양亭뎡의 올은말이, 바다 밧근 하늘이니 하늘 밧근 므서신고. ㉡곳득 노흔 고래, 뉘라셔 놀래관디, 블거니 씀거니 어즈러이 구는디고. ㉢銀은山산을 것거 내여 六뉵合합의 느리는 듯, 五오月월 長댱天텬의 ㉣白빅雪셜은 므스일고.

— 정철, 「관동별곡」 중에서 —

① ㉠ – 은하수

② ㉡ – 성난 파도

③ ㉢ – 태백산

④ ㉣ – 흰 갈매기

---

5 다음 시조에 드러난 화자의 정서와 가장 가까운 것은?

흥망(興亡)이 유수(有數)ᄒ니 만월대(滿月臺)도 추초(秋草) ㅣ로다.
오백 년(五百年) 왕업(王業)이 목적(牧笛)에 부쳐시니
석양(夕陽)에 지나는 객(客)이 눈물계워 ᄒ노라.

① 서리지탄(黍離之歎)

② 만시지탄(晚時之歎)

③ 망양지탄(亡羊之歎)

④ 비육지탄(髀肉之歎)

---

6 다음 글의 주제로 옳은 것은?

> 댁(宅)들에 동난지이 사오. 져 쟝스야, 네 황후 긔 무서시라. 웨는다. 사쟈.
>
> 外骨內肉(외골 내육), 兩目(양목)이 上天(상천), 前行後行(전행 후행), 小(소)아리 八足(팔족) 大(대)아리
> 二足(이족), 淸醬(청장) 으스슥ᄒᄂ 동난지이 사오.
>
> 쟝스야, 하 거복이 웨지 말고 게젓이라 ᄒᄅ렴은.

① 허장성세(虛張聲勢)를 풍자   ② 약육강식(弱肉强食)의 세태 비판

③ 맥수지탄(麥秀之嘆)의 심정을 드러냄   ④ 가렴주구(苛斂誅求)하는 탐관오리에 대한 비판

TIP 게 장수와의 대화를 통한 상거래의 내용을 보여 주는 사설시조이다. 종장에서 '쟝스야, 하 거복이 웨지 말고 게젓이라 ᄒᄅ렴은'이
란 표현을 통해, '게젓'이란 쉬운 우리말이 있음에도 불구하고, 현학적 어휘를 구사하는 게젓 장수의 허위의식 또는 허장성세에
대한 빈정거림(풍자)이 담겨 있다.

7 다음 중 괄호 안에 들어갈 말로 옳은 것은?

> 이른바 규중 칠우는 부인내 방 가온데 일곱 벗이니 글하는 선배는 필묵(筆墨)과 조희 벼루로 문방사우
> (文房四友)를 삼았나니 규중 녀잰들 홀로 어찌 벗이 없으리오.
>
> 그러므로 침선(針線) 돕는 유를 각각 명호를 정하여 벗을 삼을새, 바늘로 세요(細腰)각시라 하고, 척을 척
> (戚)부인이라 하고, 가위로 교두(咬頭)라 하고, 인도로 인화(引火)부인이라 하고, 달우리로 울낭자라 하고,
> 실로 청홍흑백 각시라 하며, 골모로 감토할미라 하여, 칠우를 삼아 규중 부인내 아츰 소세를 마치매 칠위
> 일제히 모여 종시 하기를 한 가지로 의논하여 각각 소임을 일워 내는지라.
>
> 일일은 칠위 모혀 침선의 공을 의논하더니 (　　　)이 긴 허리를 자치며 이르되,
>
> "제우(諸友)는 들으라. 나는 세명지 굵은 명지 백저포 세승포와 청홍녹라 자라 홍단을 다 내여 펼쳐 놓
> 고 남녀의 옷을 마련할 새, 장단(長短)광협(廣狹)이며 수품(手品)제도(制度)를 내 곳 아니면 어찌 일으
> 리오. 이러므로 의지공(衣之功)이 내 으뜸되리라."

① 세요 각시   ② 척 부인

③ 교두 각시   ④ 인화 부인

TIP '장단(長短)광협(廣狹)이며'를 통해 척 부인에 대한 내용임을 알 수 있다.

Answer   6.①   7.②

05 한자·한문

01 한자

❶ 한자의 이해

(1) 한자의 3요소

한자는 표의 문자로서 모양(形)·소리(音)·뜻(義)의 3요소를 갖추고 있는 것이 그 특징이다.

(2) 육서(六書)

① **상형 문자(象形文字)** … 구체적인 사물의 모양을 본떠서 만든 글자를 말한다.

> 예 日, 月, 山, 人, 木, 水, 手, 足, 鳥 등

② **지사 문자(指事文字)** … 추상적인 생각이나 뜻을 점이나 선으로 나타낸 글자를 말한다.

> 예 一, 二, 三, 四, 五, 七, 八, 九, 上, 中, 下, 本, 末, 天 등

③ **회의 문자(會意文字)** … 둘 이상의 글자를 뜻끼리 모아 새로운 뜻을 나타낸 글자를 말한다.

> 예 인(人) + 목(木) = 휴(休) : 나무 옆에 사람이 쉬고 있으니 휴식한다는 뜻

④ **형성 문자(形聲文字)** … 뜻을 나타내는 글자와 음을 나타내는 글자를 합쳐 새로운 뜻을 나타낸 글자를 말한다.

> 예 心(뜻) + 生(음) = 性(성품 성), 門(음) + 口(뜻) = 問(물을 문)

⑤ **전주 문자(轉注文字)** … 이미 만들어진 글자를 가지고 유추하여 다른 뜻으로 쓰는 글자를 말한다.

> 예 • 相 : 서로(상), 재상(상), 도울(상), 지팡이(상),
> • 樂 : 풍류(악), 즐거울(락), 좋아할(요)

⑥ **가차 문자(假借文字)** … 이미 있는 글자의 뜻과는 관계없이 음이나 형태를 빌려다 쓰는 글자를 말한다.

> 예 • 음만 빌리는 경우 : 印度(인도 – India), 亞細亞(아세아 – Asia)
> • 형태만 빌리는 경우 : 弗(불 – $)

(3) 한자어의 구성

① **병렬 관계**(竝列關係) … 같은 품사를 가진 한자끼리 연이어 결합된 한자어의 짜임을 말한다.

  ㉠ **유사 관계**(類似關係) : 뜻이 같거나 비슷한 한자끼리 연이어 결합된 한자어의 짜임

    예 家屋(가옥), 群衆(군중), 星辰(성신), 土地(토지), 海洋(해양), 繪畫(회화)

  ㉡ **대립 관계**(對立關係) : 뜻이 서로 반대 또는 상대되는 한자끼리 결합된 한자어의 짜임

    예 賞罰(상벌), 上下(상하), 善惡(선악), 因果(인과), 陰陽(음양), 天地(천지)

  ㉢ **대등 관계**(對等關係) : 뜻이 서로 대등한 한자끼리 연이어 결합된 한자어의 짜임

    예 父母(부모), 松柏(송백), 仁義(인의), 忠孝(충효), 眞善美(진선미), 紙筆硯墨(지필연묵)

  ㉣ **첩어 관계**(疊語關係) : 똑같은 글자가 겹쳐 이루어진 한자어의 짜임

    예 代代(대대), 年年(연년), 正正堂堂(정정당당)

  ㉤ **융합 관계**(融合關係) : 한자의 뜻이 융합되어 쪼갤 수 없는 관계

    예 光陰(광음), 琴瑟(금실), 春秋(춘추)

  ㉥ **일방 관계**(一方關係) : 한자가 병렬되었으나 한쪽의 뜻만 나타내는 말

    예 國家(국가), 多少(다소) − 조금(少의 뜻만 작용), 緩急(완급) − 위급함(急의 뜻만 작용)

② **수식 관계**(修飾關係) … 꾸미는 말과 꾸밈을 받는 말로 결합된 한자어의 짜임을 말한다.

  ㉠ 관형어(冠形語) + 체언(體言)

    예 家事(가사), 城門(성문), 吉夢(길몽), 明月(명월), 外貨(외화), 流水(유수)

  ㉡ 부사어(副詞語) + 용언(用言)

    예 廣告(광고), 徐行(서행), 雲集(운집), 疾走(질주), 必勝(필승)

③ **주술 관계**(主述關係) … 주어와 서술어의 관계로 결합된 한자어의 짜임을 말한다.

  예 國立(국립), 夜深(야심), 人造(인조), 日出(일출), 年少(연소), 品貴(품귀)

④ **술목 관계**(述目關係) … 서술어와 목적어의 관계로 결합된 한자어의 짜임을 말한다.

  예 交友(교우), 讀書(독서), 修身(수신), 愛國(애국), 成功(성공), 作文(작문)

⑤ **술보 관계**(述補關係) … 서술어와 보어의 관계로 결합된 한자어의 짜임을 말한다.

  예 歸家(귀가), 登山(등산), 多情(다정), 有名(유명), 非凡(비범)

❷ 한자어

(1) 동자이음어(同字異音語)

- 覺 ┌ 깨달을 각 : 覺醒(각성)
      └ 꿈깰 교 : 覺眼(교안)
- 降 ┌ 내릴 강 : 降等(강등)
      └ 항복할 항 : 降服(항복)

- 更 ┌ 다시 갱 : 更新(갱신)
      └ 고칠 경 : 變更(변경)
- 乾 ┌ 하늘 건 : 乾坤(건곤)
      └ 마를 간 : 乾物(간물)

•見 ┌ 볼 견 : 見學(견학) └ 드러날 현 : 謁見(알현)	•殺 ┌ 죽일 살 : 殺人(살인) └ 감할 쇄 : 相殺(상쇄)
•句 ┌ 글귀 구 : 文句(문구) └ 글귀 귀 : 句節(귀절)	•索 ┌ 찾을 색 : 搜索(수색) └ 적막할 삭 : 索莫(삭막)
•龜 ┌ 거북 귀 : 龜趺(귀부) └ 땅이름 구 : 龜浦(구포)	•塞 ┌ 막을 색 : 閉塞(폐색) └ 변방 새 : 要塞(요새)
•金 ┌ 쇠 금 : 金庫(금고) └ 성씨 김 : 金氏(김씨)	•說 ┌ 말씀 설 : 說明(설명) └ 달랠 세 : 遊說(유세)
•內 ┌ 안 내 : 室內(실내) └ 궁궐 나 : 內人(나인)	•省 ┌ 살필 성 : 反省(반성) └ 덜 생 : 省略(생략)
•丹 ┌ 붉을 단 : 丹靑(단청) └ 꽃이름 란 : 牡丹(모란)	•食 ┌ 먹을 식 : 食事(식사) └ 밥 사 : 簞食(단사)
•單 ┌ 홀로 단 : 簡單(간단) └ 오랑캐임금 선 : 單于氏(선우씨)	•識 ┌ 알 식 : 識見(식견) └ 기록할 지 : 標識(표지)
•宅 ┌ 집안 댁 : 宅內(댁내) └ 집 택 : 住宅(주택)	•辰 ┌ 때 신 : 生辰(생신) └ 별 진 : 辰宿(진수)
•度 ┌ 법도 도 : 制度(제도) └ 헤아릴 탁 : 忖度(촌탁)	•什 ┌ 열 사람 십 : 什長(십장) └ 세간 집 : 什器(집기)
•讀 ┌ 읽을 독 : 讀書(독서) └ 구절 두 : 句讀(구두)	•惡 ┌ 악할 악 : 惡魔(악마) └ 미워할 오 : 憎惡(증오)
•洞 ┌ 동리 동 : 洞里(동리) └ 구멍 동 : 洞窟(동굴)	•若 ┌ 같을 약 : 若干(약간) └ 땅이름 야 : 般若(반야)
•樂 ┌ 즐길 락 : 娛樂(오락) └ 좋아할 요 : 樂山(요산)	•葉 ┌ 잎 엽 : 落葉(낙엽) └ 성 섭 : 葉氏(섭씨)
•率 ┌ 비례 률 : 比率(비율) └ 거느릴 솔 : 統率(통솔)	•易 ┌ 쉬울 이 : 容易(용이) └ 바꿀 역 : 貿易(무역)
•木 ┌ 나무 목 : 草木(초목) └ 모과 모 : 木瓜(모과)	•切 ┌ 끊을 절 : 切斷(절단) └ 모두 체 : 一切(일체)
•反 ┌ 돌이킬 반 : 反擊(반격) └ 뒤침 번 : 反沓(번답)	•車 ┌ 수레 차 : 自動車(자동차) └ 수레 거 : 車馬費(거마비)
•復 ┌ 회복할 복 : 復舊(복구) └ 다시 부 : 復活(부활)	•參 ┌ 참여할 참 : 參加(참가) └ 석 삼 : 參拾(삼십)
•否 ┌ 아니 부 : 否定(부정) └ 막힐 비 : 否運(비운)	•則 ┌ 법칙 칙 : 規則(규칙) └ 곧 즉 : 然則(연즉)
•北 ┌ 북녘 북 : 南北(남북) └ 패할 배 : 敗北(패배)	•合 ┌ 합할 합 : 合同(합동) └ 홉 홉 : 五合(오홉)
•寺 ┌ 절 사 : 寺刹(사찰) └ 내관 시 : 內侍(내시)	•行 ┌ 갈 행 : 行軍(행군) └ 항렬 항 : 行列(항렬)

(2) 상대어(相對語)·반대어(反對語)

- 强(굳셀 강) ↔ 弱(약할 약)
- 開(열 개) ↔ 閉(닫을 폐)
- 去(갈 거) ↔ 來(올 래)
- 建(세울 건) ↔ 壞(무너뜨릴 괴)
- 傑(뛰어날 걸) ↔ 拙(못날 졸)
- 儉(검소할 검) ↔ 奢(사치할 사)
- 輕(가벼울 경) ↔ 重(무거울 중)
- 京(서울 경) ↔ 鄕(시골 향)
- 屈(굽을 곡) ↔ 沆(대항할 항)
- 貴(귀할 귀) ↔ 賤(천할 천)
- 勤(부지런할 근) ↔ 怠(게으를 태)
- 禽(날짐승 금) ↔ 獸(길짐승 수)
- 難(어려울 난) ↔ 易(쉬울 이)
- 斷(끊을 단) ↔ 繼(이을 계)
- 貸(빌릴 대) ↔ 借(빌 차)
- 同(같을 동) ↔ 異(다를 이)
- 鈍(둔할 둔) ↔ 敏(민첩할 민)
- 得(얻을 득) ↔ 失(잃을 실)
- 諾(승락할 낙) ↔ 拒(물리칠 거)
- 瞭(밝을 료) ↔ 曖(희미할 애)
- 忙(바쁠 망) ↔ 閑(한가할 한)
- 賣(팔 매) ↔ 買(살 매)
- 問(물을 문) ↔ 答(답할 답)
- 美(아름다울 미) ↔ 醜(추할 추)
- 潑(활발할 발) ↔ 萎(시들 위)
- 悲(슬플 비) ↔ 喜(기쁠 희)
- 貧(가난할 빈) ↔ 富(넉넉할 부)
- 勝(이길 승) ↔ 敗(패할 패)
- 視(볼 시) ↔ 聽(들을 청)
- 新(새 신) ↔ 舊(옛 구)
- 深(깊을 심) ↔ 淺(얕을 천)
- 逆(거스를 역) ↔ 順(좇을 순)
- 厭(싫을 염) ↔ 樂(좋아할 요)

- 凹(오목할 요) ↔ 凸(볼록할 철)
- 優(뛰어날 우) ↔ 劣(못날 렬)
- 友(벗 우) ↔ 敵(원수 적)
- 隱(숨을 은) ↔ 顯(나타날 현)
- 陰(그늘 음) ↔ 陽(볕 양)
- 利(이로울 리) ↔ 害(해로울 해)
- 因(까닭 인) ↔ 果(결과 과)
- 戰(싸울 전) ↔ 和(화목할 화)
- 絶(끊을 절) ↔ 續(이을 속)
- 靜(고요할 정) ↔ 騷(시끄러울 소)
- 淨(깨끗할 정) ↔ 汚(더러울 오)
- 統(합칠 통) ↔ 分(나눌 분)
- 虛(빌 허) ↔ 實(찰 실)
- 賢(어질 현) ↔ 愚(어리석을 우)
- 好(좋을 호) ↔ 惡(미워할 오)
- 禍(재앙 화) ↔ 福(복 복)
- 興(일어날 흥) ↔ 亡(망할 망)
- 可決(가결) ↔ 否決(부결)
- 謙遜(겸손) ↔ 傲慢(오만)
- 謙虛(겸허) ↔ 倨慢(거만)
- 供給(공급) ↔ 需要(수요)
- 屈服(굴복) ↔ 抗拒(항거)
- 歸納(귀납) ↔ 演繹(연역)
- 漠然(막연) ↔ 確然(확연)
- 模糊(모호) ↔ 分明(분명)
- 反目(반목) ↔ 和睦(화목)
- 潑剌(발랄) ↔ 萎縮(위축)
- 非凡(비범) ↔ 平凡(평범)
- 勝利(승리) ↔ 敗北(패배)
- 昇進(승진) ↔ 左遷(좌천)
- 永劫(영겁) ↔ 刹那(찰나)
- 愚昧(우매) ↔ 賢明(현명)
- 漸進(점진) ↔ 急進(급진)

(3) 한자 성어

㉠

- 刻骨難忘(각골난망) : 입은 은혜에 대한 고마움을 뼛속 깊이 새기어 잊지 않음
- 刻舟求劍(각주구검) : 판단력이 둔하여 세상일에 어둡고 어리석다는 말
- 甘呑苦吐(감탄고토) : 달면 삼키고 쓰면 뱉는다는 뜻으로 신의(信義)를 돌보지 않고 사리(私利)를 꾀한다는 말
- 隔靴搔癢(격화소양) : 신을 신은 채 가려운 발바닥을 긁음과 같이 일의 효과를 나타내지 못함을 이르는 말
- 見物生心(견물생심) : 물건을 보면 욕심이 생긴다는 말
- 見危致命(견위치명) : 나라의 위태로움을 보고는 목숨을 아끼지 않고 나라를 위하여 싸움
- 結草報恩(결초보은) : 죽어 혼령이 되어도 은혜를 잊지 않고 갚음
- 鷄卵有骨(계란유골) : 달걀 속에도 뼈가 있다는 뜻으로 뜻밖에 장애물이 생김을 이르는 말
- 孤掌難鳴(고장난명) : 손바닥 하나로는 소리가 나지 않는다는 뜻으로 상대가 없이 혼자 힘으로 일하기 어렵다는 말
- 過猶不及(과유불급) : 지나친 것은 미치지 못한 것과 같다는 말
- 管鮑之交(관포지교) : 제(齊)나라 관중(管仲)과 포숙(鮑叔)의 사귐이 매우 친밀했다는 고사에서 유래한 말로, 친구 끼리의 매우 두터운 사귐을 이르는 말
- 刮目相對(괄목상대) : 눈을 비비고 다시 본다는 말로, 다른 사람의 학문이나 덕행이 크게 진보한 것을 말함
- 矯角殺牛(교각살우) : 뿔을 고치려다 소를 죽인다는 뜻으로, 작은 일에 힘쓰다 큰 일을 망친다는 말
- 敎學相長(교학상장) : 가르쳐 주거나 배우거나 다 나의 학업을 증진시킨다는 뜻
- 九折羊腸(구절양장) : 아홉 번 꼬부라진 양의 창자라는 뜻으로, 산길 따위가 몹시 험하게 꼬불꼬불한 것을 이르는 말
- 群鷄一鶴(군계일학) : 닭의 무리 속에 끼어 있는 한 마리의 학이란 뜻으로 평범한 사람 가운데서 뛰어난 사람을 일컫는 말

㉡

- 爛商公論(난상공론) : 여러 사람들이 잘 의논함
- 難兄難弟(난형난제) : 누구를 형이라 하고 누구를 동생이라 해야 할지 분간하기 어렵다는 뜻으로 사물의 우열이 없다는 말
- 南柯一夢(남가일몽) : 꿈과 같이 헛된 한때의 부귀영화
- 男負女戴(남부여대) : 남자는 짐을 등에 지고 여자는 짐을 머리에 인다는 뜻으로 가난에 시달린 사람들이 살 곳을 찾아 떠돌아 사는 것을 이르는 말
- 囊中之錐(낭중지추) : 주머니 속에 든 송곳이라는 뜻으로 재주가 뛰어난 사람은 숨어 있어도 저절로 사람들이 알 게 됨을 이르는 말
- 綠衣紅裳(녹의홍상) : 연두 저고리에 다홍 치마라는 뜻으로 곱게 차려 입은 젊은 아가씨의 복색을 이르는 말

- 多岐亡羊(다기망양) : 길이 여러 갈래여서 양을 잃는다는 뜻으로 학문의 길이 다방면이어서 진리를 깨치기 어려움을 이르는 말
- 單食瓢飮(단사표음) : 도시락 밥과 표주박 물, 즉 변변치 못한 살림을 가리키는 말로 청빈한 생활을 이름
- 大器晚成(대기만성) : 큰 그릇은 이루어짐이 더디다는 뜻으로 크게 될 사람은 성공이 늦다는 말
- 塗炭之苦(도탄지고) : 진흙탕이나 숯불에 빠졌다는 뜻으로 몹시 고생스러움을 일컬음
- 同病相憐(동병상련) : 처지가 서로 비슷한 사람끼리 서로 동정하고 도움
- 同床異夢(동상이몽) : 같은 처지와 입장에서 저마다 딴 생각을 함
- 登高自卑(등고자비) : 높은 곳에 오르려면 낮은 곳에서부터 오른다는 뜻으로, 일을 순서대로 하여야 함을 이르는 말
- 燈下不明(등하불명) : 등잔 밑이 어둡다는 뜻으로 가까이 있는 것이 오히려 알아내기 어려움을 이르는 말

- 磨斧爲針(마부위침) : 아무리 이루기 힘든 일이라도 끊임없는 노력과 끈기 있는 인내가 있으면 성공하고야 만다는 뜻
- 馬耳東風(마이동풍) : 남의 말을 귀담아 듣지 않고 흘려 버림
- 萬頃蒼波(만경창파) : 한없이 넓고 푸른 바다
- 明若觀火(명약관화) : 불을 보는 듯이 환하게 분명히 알 수 있음
- 矛盾撞着(모순당착) : 같은 사람의 문장이나 언행이 앞뒤가 서로 어그러져서 모순됨
- 目不忍見(목불인견) : 차마 눈 뜨고 볼 수 없는 참상이나 꼴불견
- 門前成市(문전성시) : 권세를 드날리거나 부자가 되어 집문 앞이 찾아오는 손님들로 가득 차서 시장을 이룬 것 같음

ㅂ

- 拍掌大笑(박장대소) : 손바닥을 치면서 크게 웃음
- 拔本塞源(발본색원) : 폐단의 근원을 아주 뽑아서 없애 버림
- 傍若無人(방약무인) : 언행이 방자하고 제멋대로 행동하는 사람
- 背恩忘德(배은망덕) : 은혜를 잊고 도리어 배반함
- 白骨難忘(백골난망) : 죽어서도 잊지 못할 큰 은혜를 입음
- 百年河淸(백년하청) : 아무리 세월이 가도 일을 해결할 희망이 없음
- 夫唱婦隨(부창부수) : 남편이 창을 하면 아내도 따라 하는 것이 부부 화합의 도리라는 것
- 附和雷同(부화뇌동) : 제 주견이 없이 남이 하는 대로 그저 무턱대고 따라함
- 氷炭之間(빙탄지간) : 얼음과 숯불처럼 서로 화합될 수 없음

- 四面楚歌(사면초가) : 한 사람도 도우려는 자가 없이 고립되어 곤경에 처해 있음
- 事必歸正(사필귀정) : 무슨 일이든지 결국은 옳은 대로 돌아간다는 뜻
- 死後藥方文(사후약방문) : 이미 때가 늦음
- 殺身成人(살신성인) : 절개를 지켜 목숨을 버림
- 三顧草廬(삼고초려) : 유비가 제갈량을 세 번이나 찾아가 군사로 초빙한 데에서 유래한 말로 인재를 얻기 위해 끈기 있게 노력한다는 말
- 三遷之敎(삼천지교) : 맹자의 어머니가 아들의 교육을 위하여 세 번 거처를 옮겼다는 고사에서 유래하는 말로 생활 환경이 교육에 있어 큰 구실을 한다는 말
- 桑田碧海(상전벽해) : 뽕나무밭이 변하여 바다가 된다는 뜻으로 세상일의 변천이 심하여 사물이 바뀜을 비유하는 말
- 塞翁之馬(새옹지마) : 세상일은 복이 될지 화가 될지 예측할 수 없다는 말
- 雪上加霜(설상가상) : 눈 위에 또 서리가 덮인다는 뜻으로 불행이 엎친 데 덮친 격으로 거듭 생김을 이르는 말
- 說往說來(설왕설래) : 서로 변론(辯論)을 주고 받으며 옥신각신함
- 首丘初心(수구초심) : 고향을 그리워하는 마음을 일컫는 말
- 水深可知 人心難知(수심가지 인심난지) : 물의 깊이는 알 수 있으나 사람의 속마음은 헤아리기가 어렵다는 뜻
- 水魚之交(수어지교) : 교분이 매우 깊은 것을 말함[君臣水魚(군신수어)]
- 脣亡齒寒(순망치한) : 입술이 없으면 이가 시린 것처럼 서로 돕던 이가 망하면 다른 한쪽 사람도 함께 위험하다는 말
- 是是非非(시시비비) : 옳고 그름을 가림
- 識字憂患(식자우환) : 아는 것이 탈이라는 말로 학식이 있는 것이 도리어 근심을 사게 됨을 이름
- 十匙一飯(십시일반) : 열 사람이 한 술씩 보태면 한 사람 먹을 분량이 된다는 뜻으로 여러 사람이 힘을 합하면 한 사람을 쉽게 도울 수 있다는 말

- 我田引水(아전인수) : 제 논에 물대기. 자기에게 유리하도록 행동하는 것
- 安貧樂道(안빈낙도) : 빈궁한 가운데 편안하게 생활하여 도(道)를 즐김
- 羊頭狗肉(양두구육) : 양의 머리를 내걸고 개고기를 판다는 뜻으로 겉모양은 훌륭하나 속은 변변치 않음을 이르는 말
- 漁父之利(어부지리) : 도요새가 조개를 쪼아 먹으려다가 둘 다 물리어 서로 다투고 있을 때 어부가 와서 둘을 잡아갔다는 고사에서 나온 말로 둘이 다투는 사이에 제3자가 이득을 보는 것
- 言中有骨(언중유골) : 예사로운 말 속에 깊은 뜻이 있음
- 緣木求魚(연목구어) : 나무에 올라가 물고기를 구하듯 불가능한 일을 하고자 할 때를 비유하는 말
- 烏飛梨落(오비이락) : 까마귀 날자 배 떨어진다는 뜻으로 공교롭게도 어떤 일이 같은 때에 일어나 남의 의심을 받게 됨을 이르는 말
- 傲霜孤節(오상고절) : 서릿발 속에서도 굴하지 않고 외로이 지키는 절개라는 뜻으로 국화를 두고 하는 말

- 牛耳讀經(우이독경) : 쇠 귀에 경 읽기라는 뜻으로 아무리 가르치고 일러 주어도 알아듣지 못함을 이르는 말[牛耳
誦經 何能諦聽(우이송경 하능체청)]
- 有備無患(유비무환) : 어떤 일에 미리 준비가 있으면 걱정이 없다는 말
- 以心傳心(이심전심) : 마음과 마음이 서로 통함
- 李下不整冠(이하부정관) : 자두나무 아래에서는 갓을 고쳐 쓰지 말라는 뜻으로 남에게 의심받을 일을 하지 않도록
주의하라는 말
- 益者三友(익자삼우) : 사귀어 이롭고 보탬이 되는 세 벗으로 정직한 사람, 신의 있는 사람, 학식 있는 사람을 가
리킴
- 一擧兩得(일거양득) : 하나의 행동으로 두 가지의 성과를 거두는 것
- 日就月將(일취월장) : 나날이 다달이 진보함

- 張三李四(장삼이사) : 장씨(張氏)의 삼남(三男)과 이씨(李氏)의 사남(四男)이라는 뜻으로 평범한 사람을 가리키는 말
- 賊反荷杖(적반하장) : 도둑이 도리어 매를 든다는 뜻으로 잘못한 사람이 노리어 잘한 사람을 나무라는 경우에 쓰
는 말
- 轉禍爲福(전화위복) : 화를 바꾸어 복이 되게 한다는 뜻으로 궂은 일을 당하였을 때 그것을 잘 처리하여 좋은 일
이 되게 하는 것
- 切磋琢磨(절차탁마) : 학문과 덕행을 갈고 닦음을 가리키는 말
- 頂門一鍼(정문일침) : 정수리에 침을 놓는다는 뜻으로 따끔한 비판이나 충고를 뜻함
- 井底之蛙(정저지와) : 우물 안 개구리. 견문이 좁고 세상 형편을 모름
- 朝三募四(조삼모사) : 간사한 꾀로 사람을 속여 희롱함. 눈앞에 당장 나타나는 차별만 알고 그 결과가 같음을 모름
- 走馬加鞭(주마가편) : 달리는 말에 채찍을 더한다는 뜻으로 잘하는 사람에게 더 잘하도록 하는 것을 일컬음
- 竹馬故友(죽마고우) : 죽마를 타고 놀던 벗, 즉 어릴 때 같이 놀던 친한 친구
- 地鹿爲馬(지록위마) : 중국 진나라의 조고(趙高)가 이세 황제(二世皇帝)의 권력을 농락하려고 일부러 사슴을 말이라
고 속여 바쳤다는 고사에서 유래한 것으로 윗사람을 농락하여 권세를 마음대로 함을 가리킴
- 進退維谷(진퇴유곡) : 앞으로 나아갈 수도 뒤로 물러설 수도 없이 꼼짝할 수 없는 궁지에 빠짐[進退兩難(진퇴양난)]

ㅊ

- 滄海桑田(창해상전) : 푸른 바다가 변하여 뽕밭으로 된다는 뜻으로 세상일이 덧없이 바뀜을 이르는 말[桑田碧海
(상전벽해)]
- 天高馬肥(천고마비) : 하늘이 높고 말이 살찐다는 뜻으로 가을철을 일컫는 말
- 千慮一得(천려일득) : 아무리 바보같은 사람일지라도 한 가지쯤은 좋은 생각이 있다는 말
- 千慮一失(천려일실) : 여러 번 생각하여 신중하고 조심스럽게 한 일에도 때로는 한 가지 실수가 있음을 이르는 말
- 千載一遇(천재일우) : 천 년에나 한번 만날 수 있는 기회, 즉 좀처럼 얻기 어려운 기회

- 青出於藍(청출어람) : 쪽에서 우러난 푸른 빛이 쪽보다 낫다는 뜻으로 제자가 스승보다 더 뛰어남을 이르는 말
- 草綠同色(초록동색) : 풀과 녹색은 같은 빛임. 같은 처지나 같은 유의 사람들은 그들끼리 함께 행동한다는 말
- 寸鐵殺人(촌철살인) : 조그만 쇠붙이로 사람을 죽인다는 뜻으로 간단한 말이나 문장으로 사물의 가장 요긴한 데를 찔러 듣는 사람을 감동하게 하는 것
- 針小棒大(침소봉대) : 바늘을 몽둥이라고 말하듯 과장해서 말하는 것

ㅌ

- 他山之石(타산지석) : 다른 산에서 나는 하찮은 돌도 자기의 옥(玉)을 가는 데에 도움이 된다는 뜻으로 다른 사람의 하찮은 언행일지라도 자기의 지덕을 연마하는 데에 도움이 된다는 말
- 卓上空論(탁상공론) : 실현성이 없는 허황된 이론
- 吐盡肝膽(토진간담) : 솔직한 심정을 숨김없이 모두 말함

ㅍ

- 破竹之勢(파죽지세) : 대를 쪼개는 것처럼 거침없이 나아가는 세력
- 風樹之嘆(풍수지탄) : 부모가 이미 세상을 떠나 효도할 수 없음을 한탄함
- 風前燈火(풍전등화) : 바람 앞의 등불처럼 매우 위급한 경우에 놓여 있음을 일컫는 말
- 匹夫匹婦(필부필부) : 평범한 남자와 평범한 여자

ㅎ

- 下石上臺(하석상대) : 아랫돌을 빼서 윗돌을 괴고 윗돌을 빼서 아랫돌을 괸다는 뜻으로 임시변통으로 이리저리 둘러 맞춤을 말함
- 夏爐冬扇(하로동선) : 여름의 화로와 겨울의 부채라는 뜻으로 쓸모없는 재능을 말함
- 鶴首苦待(학수고대) : 학의 목처럼 목을 길게 늘여 몹시 기다린다는 뜻
- 漢江投石(한강투석) : 한강에 돌 던지기라는 뜻으로 지나치게 미미하여 전혀 효과가 없음을 비유하는 말
- 虎死留皮(호사유피) : 범이 죽으면 가죽을 남김과 같이 사람도 죽은 뒤 이름을 남겨야 한다는 말[豹死留皮(표사유피)]
- 浩然之氣(호연지기) : 잡다한 일에서 해방된 자유로운 마음. 하늘과 땅 사이에 넘치게 가득찬 넓고도 큰 원기. 공명정대하여 조금도 부끄러울 바 없는 도덕적 용기
- 換骨奪胎(환골탈태) : 얼굴이 이전보다 더 아름다워짐. 선인의 시나 문장을 살리되, 자기 나름의 새로움을 보태어 자기 작품으로 삼는 일
- 會者定離(회자정리) : 만나면 반드시 헤어짐
- 後生可畏(후생가외) : 후진들이 젊고 기력이 있이 두렵게 여겨짐
- 興盡悲來(흥진비래) : 즐거운 일이 다하면 슬픔이 옴, 즉 흥망과 성쇠가 엇바뀜을 일컫는 말

02 한문

1 한문의 기초

(1) 품사

① **명사** … 사람·사물의 이름을 나타내는 품사이다.
　ㄱ **보통 명사** : 사물의 일반적인 이름(山, 水, 天, 地 등)
　ㄴ **고유 명사** : 사람이나 사물의 고유한 이름(孔子, 韓國 등)
　ㄷ **추상 명사** : 추상적인 관념을 나타낸다(仁, 義, 禮, 智, 信, 吉 등).
　ㄹ **수량 명사** : 숫자(一, 二, 五, 十, 百, 千, 萬, 億 등)
　ㅁ **의존 명사** · 반드시 수식어를 가진다(者, 然, 所, 以 등).

② **대명사** … 사람이나 사물의 이름을 대신 나타내는 품사이다.
　ㄱ **인칭 대명사**
　　• 1인칭 : 我, 吾, 子, 余, 己, 小人 등
　　• 2인칭 : 汝, 女, 子, 君 등
　　• 3인칭 : 他, 彼, 此 등
　ㄴ **지시 대명사** : 此, 是, 斯, 彼, 其 등
　ㄷ **의문 대명사** : 誰, 孰, 何, 安 등

③ **동사** … 사람이나 사물의 동작이나 행위를 나타내는 품사이다.
　ㄱ **자동사** : 목적어가 불필요하며 有, 無, 存, 在 등도 포함한다.
　ㄴ **타동사** : 목적어가 필요하다.
　ㄷ **조동사** : 동사 앞에서 동사의 행위를 돕는다.
　　• 부정 : 不, 弗, 末 등
　　• 가능 : 可, 能, 得, 足 등
　　• 사역 : 使, 令, 敎, 遣 등
　　• 욕망 : 欲, 願 등

④ **형용사** … 사람이나 사물의 상태나 성질을 나타내는 품사이다.
　ㄱ **서술 형용사** : 서술어 역할
　ㄴ **수식 형용사** : 명사 수식

⑤ **부사** … 동사나 형용사 및 다른 부사를 한정하는 품사이다.
  ㉠ **정도 부사** : 最, 甚, 宜, 太, 至, 極, 必, 尙, 益 등
  ㉡ **시간 부사** : 方, 始, 且, 旣, 已, 嘗, 會, 將, 遂 등
  ㉢ **의문 부사** : 何, 豈, 安, 焉, 寧, 惡, 奚, 胡 등
  ㉣ **가정 부사** : 若, 雖, 如, 苟, 良 등
  ㉤ **강조 부사** : 且, 尙, 亦 등
  ㉥ **발어 부사** : 夫, 槪, 凡, 蓋 등

⑥ **보조사** … 불완전한 동사·형용사의 뜻을 보충하여 주는 품사이다.
  ㉠ **가능** : 可, 能, 足, 得, 可以, 足以, 得以 등
  ㉡ **부정** : 不, 弗, 未, 非, 徵, 無, 末, 莫 등
  ㉢ **금지** : 勿, 無, 母, 莫, 不 등
  ㉣ **당위** : 可, 當, 宜, 應, 須 등
  ㉤ **피동** : 被, 見, 爲, 所 등
  ㉥ **사동** : 使, 令, 敎, 俾, 遣 등
  ㉦ **원망** : 欲, 幸, 願, 請 등

⑦ **접속사** … 단어와 단어, 문장과 문장을 연결하는 품사이며, 與, 且, 而, 則 등이 있다.

⑧ **감탄사** … 於, 惡, 嗚呼, 於乎, 噫 등이 있다.

⑨ **전치사** … 체언의 앞에 쓰여 문법적 관계를 구체적으로 표시하는 품사이다. 목적어, 보어 앞에 놓여 술어와의 관계를 정확히 하며(於, 干, 乎), 체언 앞에 놓여 부사어가 되게 한다(以, 與, 自, 從, 由, 爲).

⑩ **후치사** … 체언의 뒤에 쓰여 문법적 관계를 나타내는 품사이며 之, 者, 也, 也者, 乎 등이 있다.

⑪ **종결사** … 문장의 끝에 붙어 그 문장의 여러 형태를 나타내는 품사이다.
  ㉠ **단정·서술 종결사** : 也, 矣, 焉 등
  ㉡ **의문 종결사** : 乎, 與, 耶, 諸 등
  ㉢ **한정 종결사** : 耳, 爾, 已, 而已, 而已矣 등
  ㉣ **감탄 종결사** : 乎, 哉, 夫, 矣乎, 也哉 등

(2) 문장

① **문장의 구조**
  ㉠ **기본 구조**
    • **주술 구조** : 주어 + 서술어(형용사, 동사, 명사)
      예 天高(하늘이 높다), 花落(꽃이 진다), 李舜臣名將也(이순신은 명장이다)
    • **주술보 구조** : 주어 + 서술어 + 보어
      예 吾登於南山(내가 남산에 오르다), 君子安仁(군자는 인에 편안하다)

- 주술목 구조 : 주어 + 서술어 + 목적어
  - 예 農夫耕田(농부가 밭을 간다), 余愛蘭(나는 난초를 사랑한다)
- 주술목보 구조 : 주어 + 서술어 + 목적어 + 보어
  - 예 孔子問禮於老子(공자가 노자에게 예를 물었다), 王敎民樂(왕이 백성에게 음악을 가르치다)
- ⓛ **확장 구조** : 기본 구조에 관형어와 부사어가 결합되어 수식하거나 한정하는 구조
  - 주술 구조의 확장
    - 예 淸天至高(맑은 하늘이 지극히 높다), 桃花方落(복숭아꽃이 바야흐로 진다)
  - 주술보 구조의 확장
    - 예 吾登與汝於南山(내가 너와 함께 남산에 오른다)
  - 주술목 구조의 확장
    - 예 男兒須讀五車書(사내아이는 모름지기 다섯 수레의 책을 읽어야 한다)
  - 주술목보 구조의 확장
    - 예 先王親敎農事於庶民(선대의 왕이 농사일을 여러 백성들에게 직접 가르쳤다)

② 문장의 형식

- ㉠ **평서형** : 문장의 각 성분이 어순에 따라 평범하게 진술되고 종결되는 형식으로 긍정의 뜻을 나타냄
  - 예 聖人百世之師也(성인은 백세의 스승이다)
- ㉡ **부정형** : 동작, 상태 등을 부정하는 뜻을 갖는 글의 형식(不, 未, 非, 無, 莫)
  - 단순 부정
    - 예 吾盾之堅莫能陷也(내 방패의 견고함은 뚫을 수 없다)
  - 부분 부정
    - 예 家貧不常得油(집이 가난하여 기름을 항상 얻지는 못했다)
  - 이중 부정(강한 긍정)
    - 예 無不陷也(뚫지 못함이 없다)
- ㉢ **의문형**
  - 의문 대명사가 쓰인 경우 : 誰, 孰, 何, 安, 惡
    - 예 孰爲汝知多乎(누가 너더러 많이 안다고 하더냐?)
  - 의문 부사가 쓰인 경우 : 何, 何以, 如何 등
    - 예 何以附耳相語(왜 귀에 대고 말하는가?)
  - 의문 종결사가 쓰인 경우 : 乎, 耶, 諸, 與, 哉 등
    - 예 若募人者可以保民乎(과인 같은 사람도 가히 백성을 보호할 수 있습니까?)
- ㉣ **반어형** : 어떤 문장을 강조하기 위해 반문의 뜻으로 나타내는 글의 형식
  - 반어 부사가 쓰인 경우 : 何, 安, 豈, 胡, 焉 등
  - 의문 종결사가 쓰인 경우 : 乎, 哉, 與 등
- ㉤ **비교형** : 비교의 뜻을 나타내는 문장 형식
  - 동등 비교 : 如, 若, 於, 似, 猶 등
    - 예 君子之交淡若水(군자의 사귐은 물처럼 담담하다)

- 열등 비교 : 不若, 不如 등
  > **예** 百聞不如一見(백 번 듣는 것이 한 번 보는 것만 못하다)
- 우등 비교 : 於, 于, 乎 등
  > **예** 霜葉紅於二月花(서리 맞은 잎이 이월의 꽃보다 더 붉다)
- 최상급 비교 : 莫若, 莫如 등
  > **예** 知子莫若其父(자식을 알기로는 그 아버지만한 사람이 없다)

㉕ **사동형** : 주체가 남에게 동작을 시키는 뜻을 나타내는 글의 형식
- 사역 보조사가 쓰인 경우 : 使, 令, 敎, 俾 등
  > **예** 天帝使我長百獸(하느님이 나로 하여금 백수의 우두머리가 되게 하였다)
- 사역을 나타내는 동사가 쓰인 경우 : 遣, 命, 召, 說, 勸 등
  > **예** 遣婢買肉而來(하녀를 보내어 고기를 사오게 하였다)
- 문맥상 사동형인 경우
  > **예** 死孔明走生仲達(죽은 공명이 산 중달을 달아나게 하였다)

㉘ **피동형** : 어떤 동작을 당하게 되는 뜻을 표현하는 문장 형식
- 피동 보조사가 쓰인 경우 : 被, 見, 爲 등
  > **예** 匹夫見辱 拔劍而起(필부는 욕을 당하면 칼을 뽑고 일어선다)
- 피동을 나타내는 전치사가 쓰인 경우 : 於, 乎, 于 등
  > **예** 君子役物 小人役於物(군자는 사물을 부리고 소인은 사물에 부림을 당한다)
- 관용구 : 爲~所, 見~於(~에게 ~을 당하다)
  > **예** 吾嘗三仕三見逐於君(내가 일찍이 세 번 벼슬했으나 세 번 임금에게 내쫓겼다)
- 문맥상 피동형인 경우
  > **예** 仁則榮不仁則辱(어질면 영화롭고 어질지 못하면 욕을 당한다)

㉙ **가정형** : 어떤 조건을 설정하고 그 결과를 예상하거나 자신의 의지를 밝히는 문장 형식
- 가정 부사가 쓰인 경우 : 若, 如, 苟, 雖, 使, 設使, 假令 등
  > **예** 春若不耕 秋無所望(봄에 농사짓지 않으면 가을에 바랄 것이 없다)
- 접속사가 쓰인 경우 : 則
  > **예** 欲速則不達(빨리 하려고 하면 이루지 못한다)
- 문맥상 가정형인 경우
  > **예** 朝聞道 夕死可矣(아침에 도를 들으면 저녁에 죽어도 좋다)

㉚ **명령형** : 남에게 금지나 권유의 뜻을 나타내는 문장 형식
- 금지형 : 勿, 毋, 莫, 無, 不 등
  > **예** 疑人莫用 用人勿疑(의심스러운 사람은 쓰지 말고, 쓴 사람은 의심하지 말라)
- 권유형 : 當, 宜, 須, 請, 願 등
  > **예** 入云則入 坐云則坐(들어가라면 들어가고 앉으라면 앉아라)

㉛ **한정형** : 사물의 정도니 범위를 한정하는 뜻을 나타내는 문장 형식
- 한정 부사가 쓰인 경우 : 惟, 唯, 只, 但 등
  > **예** 學者所患惟有立志不誠(학자가 근심할 바는 오직 뜻을 세움이 성실치 못한가에 있을 따름이다)

- 한정 종결사가 쓰인 경우 : 耳, 已, 爾, 而已, 而已矣 등
  - 예 夫子之道忠恕而已矣(부자의 도는 충과 서일 뿐이다)
- ㉢ 감탄형 : 감동이나 영탄을 표시하는 문장 형식
  - 감탄사가 쓰인 경우 : 嗚呼, 於乎, 噫, 干, 惡 등
    - 예 噫天喪予!(아! 하늘이 나를 버리셨도다) 惡是何言也(아! 이게 무슨 말인가!)
  - 감탄 종결사가 쓰인 경우 : 哉, 夫, 乎, 與
    - 예 甚矣吾衰也(심하도다! 나의 노쇠함이) 賢哉回也(어질도다! 안회여)

❷ 한시의 종류

(1) 고체시(古體詩)

당나라 이전에 널리 쓰여졌던 시의 형태로 작법(作法)의 제약이 없이 자유로운 한시의 형태이다.

① 시경(詩經) : 공자가 중국 고대의 민요나 궁중에서 사용하던 노랫말들을 모아 정리해 놓은 책이다. 한 문장 (一句)이 네 자로 구성됨이 기본이나 그 이상으로 된 것도 있었다.

② 초사(楚辭) : 중국 고대 남방 지방에서 널리 쓰여졌던 시의 형태로 기본 형태는 한 문장(一句)이 여섯 자이 나 그 이상이나 이하로도 지어졌다.

③ 고시(古詩) : 근체시(近體詩)가 형성되기 이전까지의 시의 형태로 5언 고시(五言古詩)와 7언 고시(七言古詩) 가 있다. 한 문장(一句)이 다섯 또는 일곱 자로 구성됨이 기본이나 길거나 짧게, 자유롭게 구성할 수 있다. 동일한 글자를 쓰는 것이 허용되었으며 율시와 같은 엄격한 법칙이 없었다.

(2) 근체시(近體詩)

당나라 이후에 널리 쓰여졌던 시의 형태로 작법(作法)이 엄격했던 한시의 형태이다.

① 5언 절구(五言絶句) … 한 문장(一句)이 다섯 자로 구성된 4행으로 지어진 시

② 5언 율시(五言律詩) … 한 문장(一句)이 다섯 자로 구성된 8행으로 지어진 시

③ 5언 배율(五言排律) … 한 문장(一句)이 다섯 자로 구성된 12행으로 지어진 시

④ 7언 절구(七言絶句) … 한 문장(一句)이 일곱 자로 구성된 4행으로 지어진 시

⑤ 7언 율시(七言律詩) … 한 문장(一句)이 일곱 자로 구성된 8행으로 지어진 시

⑥ 7언 배율(七言排律) … 한 문장(一句)이 일곱 자로 구성된 12행으로 지어진 시

≣ 최근 기출문제 분석 ≣

2023. 6. 10. 제1회 지방직

1 ㉠~㉢의 한자 표기로 올바른 것은?

> • 복지부 ㉠장관은 의료시설이 대도시에 편중된 문제에 대해 대책을 마련하라고 지시하였다.
> • 박 주무관은 사유지의 국유지 편입으로 발생한 주민들의 피해를 ㉡보상하는 업무를 맡고 있다.
> • 김 주무관은 이 팀장에게 부서 운영비와 관련된 ㉢결재를 올렸다.

	㉠	㉡	㉢
①	長官	補償	決裁
②	將官	報償	決裁
③	長官	報償	決濟
④	將官	補償	決濟

> **TIP** ㉠의 '장관'은 '국무를 나누어 맡아 처리하는 행정 각부의 우두머리.'이므로 '長官'이라고 적어야 한다. '將官'은 군사를 거느리는 우두머리를 의미한다.
> ㉡의 '보상'은 피해나 손실에 대한 보상을 의미하므로 남에게 끼친 손해를 갚을 때 쓰는 '補償'을 사용하는 것이 적절하다. '報償'은 남에게 진 빚이나 받은 것을 갚을 때 사용한다.
> ㉢의 '결재'는 결정할 권한이 있는 상관이 부하가 제출한 안건을 검토하여 허가하거나 승인한다는 의미이므로 '決裁'를 사용하여야 한다. '決濟'는 '일을 처리하여 끝을 냄' 또는 '증권 또는 대금을 주고받아 매매 당사자 사이의 거래 관계를 끝맺는 일'을 뜻한다.

Answer 1.①

2 어려운 표현을 이해하기 쉬운 표현으로 다듬은 것으로 가장 적절하지 않은 것은?

① 가능성은 상존하고 있다 → 가능성은 늘 있다

② 만 65세 도래자는 → 만 65세가 되는 사람은

③ 소정의 급여를 지급함으로써 → 소액의 급여를 지급함으로써

④ 확인서 발급에 따른 편의성을 제고함 → 확인서 발급에 따른 편의성을 높임

> **TIP** 소정(所定)은 정해진 바를 뜻하므로, '소정의 급여'는 '정해진 바의 급여'라고 다듬는 것이 적절하다.
> ① 상존(常存) : 언제나 존재함, 늘, 항상
> ② 도래(到來) : 어떤 시기나 기회가 옴
> ④ 제고(提高) : 수준이나 정도를 끌어 올림

3 자신의 생각, 물건, 일 등을 낮추어 겸손하게 이르는 말로 가장 옳지 않은 것은?

① 옥고(玉稿)

② 관견(管見)

③ 단견(短見)

④ 졸고(拙稿)

> **TIP** 옥고(玉稿)는 훌륭한 원고, 다른 사람의 원고를 높여 이르는 말이다.
> ② 관견(管見) : 대롱 구멍으로 사물을 본다는 의미로 좁은 소견이나 자기 소견을 겸손하게 이르는 말
> ③ 단견(短見) : 짧은 생각이나 의견, 자기 생각이나 의견을 겸손하게 이르는 말
> ④ 졸고(拙稿) : 내용이 보잘 것 없는 원고, 자신의 원고를 겸손하게 이르는 말

Answer 2.③ 3.①

4 다음 글의 빈칸에 들어갈 사자성어로 적절한 것은?

세상에는 어려운 일들이 많지만 외국 여행 다녀온 사람의 입을 막는 것도 그중 하나이다. 특히 그것이 그 사람의 첫 외국 여행이었다면, 입 막기는 포기하고 미주알고주알 늘어놓는 여행 경험을 들어 주는 편이 정신 건강에 좋다. 그 사람이 별것 아닌 사실을 □□□□하거나 특수한 경험을 지나치게 일반화한들, 그런 수다로 큰 피해를 입는 것도 아니지 않은가?

---

① 刻舟求劍   ② 捲土重來

③ 臥薪嘗膽   ④ 針小棒大

> **TIP** 침소봉대(針小棒大)는 작은 일을 크게 떠벌린다는 의미를 지님. 또는 어떤 일에 대하여 작은 실수를 두고 큰 트집을 잡는 것을 말한다.
> ① 각주구검(刻舟求劍) : 융통성이 없어 현실에 맞지 않는 생각을 고집하는 어리석음을 이르는 말이다.
> ② 권토중래(捲土重來) : 흙먼지를 일으키고 다시 돌아옴, 즉 실패하였지만 좌절치 않고 다시 도전하는 모습을 의미하는 말이다.
> ③ 와신상담(臥薪嘗膽) : 섶(땔감)에 누워 자고 쓸개를 맛본다는 의미로 복수나 어떤 목표를 이루기 위해 고난을 참고 이겨낸다는 말이다.

5 ㉠~㉣의 한자로 적절하지 않은 것은?

예정보다 지연되긴 했으나 열 시쯤에는 마애불에 ㉠도착할 수가 있었다. 맑은 날씨에 빛나는 햇살이 환히 비춰 ㉡불상들은 불그레 물들어 있었다. 만일 신비로운 ㉢경지라는 말을 할 수 있다면 바로 이런 경우가 아닐지 모르겠다. 꼭 보고 싶다는 숙원이 이루어진 기쁨에 가슴이 벅차 왔다. 아마 잊을 수 없는 ㉣추억의 한 토막으로 남을 것 같다.

---

① ㉠ : 到着   ② ㉡ : 佛像

③ ㉢ : 境地   ④ ㉣ : 記憶

> **TIP** ④ 기억(記憶) : 추억(追憶) → 따를 추(追) 생각할 억(憶)
> ① 도착(到着) : 이를 도(到), 붙을 착(着)
> ② 불상(佛像) : 부처 불(佛), 모양 상(像)
> ③ 경지(境地) : 지경 경(境), 땅 지(地)

Answer 4.④ 5.④

6 밑줄 친 단어 중 사람의 몸을 지시하는 말이 포함되지 않은 것은?

① 선생님께서는 슬하에 세 명의 자녀를 두셨다고 한다.

② 그는 수완이 좋아서 사람들에게 인정을 받는다.

③ 여러 팀이 우승을 위해 긴 시간 동안 각축을 벌였다.

④ 사업단의 발족으로 미뤄 뒀던 일들이 진행되기 시작했다.

> **TIP** '각축'은 한자 '角(뿔 각) 逐(쫓을 축)'으로 이루어진 한자어이다. '서로 이기려고 다투며 덤벼드는 것'을 뜻한다. 그러므로 사람의 몸(신체)을 가리키는 말은 포함되어 있지 않다.
> ① '슬하'는 '膝(무릎 슬) 下(아래 하)'로 무릎의 아래라는 의미로, 부모의 보살핌 아래. 즉 부모의 보호를 받는 테두리 안을 의미한다.
> ② '수완'은 '手(손 수) 腕(팔 완)'으로 '일을 꾸미거나 치러 나가는 재간.'또는 '손목의 잘록하게 들어간 부분'을 이르는 한자어이다.
> ④ '발족'은 '發(필 발) 足(발 족)'으로 '어떤 조직체가 새로 만들어져서 일이 시작됨. 또는 그렇게 일을 시작함'을 의미하는 한자어이다.

7 밑줄 친 부분의 한자 표기가 옳지 않은 것은?

① 우리 시대 영웅으로 소방관(消防官)이 있다.

② 과학자(科學者)는 청소년들이 선망하는 직업이다.

③ 그는 인공지능 연구소의 연구원(研究員)이 되었다.

④ 그는 법원의 명령에 따라 변호사(辯護事)로 선임되었다.

> **TIP** '변호사(辯護士)'로 표기해야 한다. '사(士)'는 주로 변리사(辨理士), 세무사(稅務士), 회계사(會計士), 조리사(調理士) 등 전문적인 지식과 자격을 가지고 다른 사람의 업무를 도와주는 성격을 지닐 때 사용한다.
> ① 소방관(消 사라질 소, 防 막을 방, 官 벼슬 관)
> ② 과학자(科 과목 과, 學 배울 학, 者 사람 자)
> ③ 연구원(研 갈 연, 究 연구할 구, 員 인원 원)

Answer   6.③ 7.④

2022. 6. 18. 제2회 지방직

8 밑줄 친 부분에 어울리는 한자 성어로 가장 적절한 것은?

> 추사 김정희의 '세한도'는 글씨를 쓰다 남은 먹을 버리기 아까워 그린 듯이 갈필(渴筆)의 거친 선 몇 개로 이루어져 있다. 정말 큰 기교는 겉으로 보기에는 언제나 서툴러 보이는 법이다. 그러나 대가의 덤덤한 듯, <u>툭 던지는 한마디는 예리한 비수가 되어 독자의 의식을 헤집는다.</u>

① 巧言令色 　　　　　② 寸鐵殺人

③ 言行一致 　　　　　④ 街談巷說

> **TIP** 촌철살인(寸鐵殺人)은 '한 치의 쇠붙이로도 사람을 죽일 수 있다'는 뜻으로 남을 감동하게 하거나 남의 약점을 찌를 수 있음을 이르는 말이다.
> ① 교언영색(巧言令色) : 교묘한 말과 예쁘게 꾸민 얼굴 빛이라는 뜻으로 아첨하는 말과 알랑거리는 태도를 말한다.
> ③ 언행일치(言行一致) : 말과 행동이 하나로 들어맞음. 또는 말한 대로 실천함을 말한다.
> ④ 가담항설(街談巷說) : 길거리나 사람들 사이에 떠도는 이야기, 뜬소문을 말한다.

2022. 6. 18. 제2회 서울특별시

9 〈보기〉의 ㉠~㉣에 들어갈 사자성어로 가장 적절하지 않은 것은?

> ── 보기 ──
> 투자자들은 제각기 제 살 구멍을 찾아 (㉠)을 서두르는 거대한 개미 떼와도 같이 이리저리 쏠리고 있었다. 어린 시절 뛰놀던 동네는 재개발로 인해 (㉡)라 할 만큼 큰 변화가 있었다. 오래 길들인 생활의 터전을 내준 걸 후회했다. 뒤늦게 후회해 봤자 (㉢)이었다. 수사팀은 거기서부터 추리가 막히고 (㉣)에 빠져드는 느낌이었다.

① ㉠ – 자가당착 　　　② ㉡ – 상전벽해

③ ㉢ – 만시지탄 　　　④ ㉣ – 오리무중

> **TIP** 투자자들이 각자 살 구멍을 찾아 서두르는 상황이므로 제각각 살아나갈 방법을 꾀한다는 의미를 지닌 각자도생(各自圖生)이 적절하다. 자가당착(自家撞着)은 말이나 행동이 앞뒤가 맞지 아니하고 모순됨을 이르는 말이다.
> ② 상전벽해(桑田碧海) : 세상의 변천이 심함을 이르는 말이다.
> ③ 만시지탄(晚時之歎) : 기회를 놓쳤음을 안타까워하는 탄식이다.
> ④ 오리무중(五里霧中) : 어떤 일에 대하여 방향이나 갈피를 잡을 수 없음을 이르는 말이다.

Answer 8.② 9.①

10 사자성어의 쓰임이 적절하지 않은 것은?

① 그는 구곡간장(九曲肝腸)이 끊어지는 듯한 슬픔에 빠졌다.

② 학문의 정도를 걷지 않고 곡학아세(曲學阿世)하는 이가 있다.

③ 이유 없이 친절한 사람은 구밀복검(口蜜腹劍)일 수 있으니 조심해야 한다.

④ 신중한 태도로 문제의 본질에 접근하는 당랑거철(螳螂拒轍)의 자세가 필요하다.

> **TIP** 신중한 태도로 문제의 본질에 접근하는 자세를 말하는 한자성어로는 당랑거철(螳螂拒轍)아닌 심사숙고(深思熟考)가 적절하다.
> 심사숙고(深思熟考)는 깊게 생각하고 오랫동안 고민하다. 이는 문제나 상황을 충분히 고민하여 결정을 내리는 태도를 과정을 나타낼 때 쓰인다. 일상에서 중요한 결정을 할 때나 현명한 판단을 내리기 위해 필요한 자세를 심사숙고라고 표현할 수 있다.
> ④ 당랑거철(螳螂拒轍)은 자기(自己)의 힘은 헤아리지 않고 강자(強者)에게 함부로 덤빔을 일컫는다.
> ① 구곡간장(九曲肝腸) : 시름과 한이 가득 찬 마음속을 일컫는 말이다.
> ② 곡학아세(曲學阿世) : 그릇된 학문을 이용해 권력자나 세상에 아첨하는 모습이다.
> ③ 구밀복검(口蜜腹劍) : 겉으로는 꿀맛 같이 절친한 척하지만 내심으로는 음해할 생각이다.

11 한자 표기가 옳지 않은 것은?

① 오늘 협상에서 만족(滿足)할 만한 성과를 거두었다.

② 김 위원의 주장을 듣고 그 의견에 동의하여 재청(再請)했다.

③ 우리 지자체의 해묵은 문제를 해결(解結)할 방안이 생각났다.

④ 다수가 그 의견에 동의하지 않았기에 재론(再論)이 필요하다.

> **TIP** 해결(解結)(×) → 해결(解決)(○)로 적어야 한다. 제기된 문제를 해명하거나 얽힌 일을 잘 처리한다(결정한다)는 의미하므로 '맺을 결'이 아니라 '결정할 결'로 적어야 한다.

Answer 10.④ 11.③

12 고사성어의 쓰임이 가장 옳지 않은 것은?

① 肝膽相照하던 벗이 떠나 마음이 쓸쓸하다.

② 두메 속에 사는 토박이 상놈들이 조 의정 집의 위력을 막을 수는 그야말로 螳螂拒轍이었다.

③ 우리의 거사는 騎虎之勢의 형국이니 목적을 달성할 때까지 버티어야 한다.

④ 부부의 연을 맺어 百年河淸하기 위해서는 끊임없이 노력해야 한다.

> **TIP** ④ 부부의 연을 맺어 百年河淸하기 위해서는 끊임없이 노력해야 한다.(X)
> → 百年河淸(백년하청)은 중국의 황허강이 늘 흐려 맑을 때가 없다는 뜻으로, 아무리 오랜 시일이 지나도 어떤 일이 이루어지기 어려움을 이르는 말이며, 百年偕老(백년해로)는 부부가 되어 한평생을 사이좋게 지내고 즐겁게 함께 늙음을 이르는 말이다.
> ① 肝膽相照(간담상조) : '간과 쓸개를 내놓고 서로에게 내 보인다'는 뜻으로 서로 속마음을 털어놓고 친하게 사귐을 일컫는다.
> ② 螳螂拒轍(당랑거철) : 제 역량을 생각하지 않고, 강한 상대나 되지 않을 일에 덤벼드는 무모한 행동거지를 비유적으로 이르는 말로, 중국 제나라 장공(莊公)이 사냥을 나가는데 사마귀가 앞발을 들고 수레바퀴를 멈추려 했다는 데서 유래한다. 유의어로는 당랑지부(螳螂之斧)가 있다.
> ③ 騎虎之勢(기호지세) : 호랑이를 타고 달리는 형세라는 뜻으로, 이미 시작한 일을 중도에서 그만둘 수 없는 경우를 비유적으로 이르는 말이다.

13 밑줄 친 한자어를 쉬운 표현으로 바꾼 것으로 적절하지 않은 것은?

① 일부인을 찍은 접수증을 발급한다.→ 날짜 도장을 찍은 접수증을 발급한다.

② 굴삭기에는 굴삭 시건장치를 갖춰야 한다.→ 굴삭기에는 굴삭 멈춤장치를 갖춰야 한다.

③ 소작농에게 농지를 불하하였다.→ 소작농에게 농지를 매각하였다.

④ 공무상 지득한 사실을 누설하였다.→ 공무상 알게 된 사실을 누설하였다.

> **TIP** 시건장치(施鍵裝置)는 문 따위를 잠그는 장치를 일컫는다.

14 한자 표기가 옳은 것은?

① 그분은 냉혹한 현실(現室)을 잘 견뎌 냈다.

② 첫 손님을 야박(野薄)하게 대해서는 안 된다.

③ 그에게서 타고난 승부 근성(謹性)이 느껴진다.

④ 그는 평소 희망했던 기관에 채용(債用)되었다.

> **TIP** '야멸차고 인정이 없다'라는 뜻의 '야박'은 '野薄'으로 표기한다.
> ① '현재 실제로 존재하는 사실이나 상태'라는 뜻의 '현실'은 '現實'로 표기한다.
> ③ '뿌리가 깊게 박힌 성질.'을 뜻하는 '근성'은 '根性'으로 표기한다.
> ④ '사람을 골라서 씀.'을 뜻하는 '채용'은 採 캘 채, 用 쓸 용 '採用'으로 표기한다.
> '債用'은 債 빚 채, 用 쓸 용으로 '돈이나 물건 따위를 빌려서 씀'이라는 뜻이다.

Answer 14.②

출제 예상 문제

1 다음 중 괄호 안의 한자가 옳은 것은?

① 정직함이 유능함보다 중요(仲要)하다.

② 대중(對衆) 앞에서 연설하는 것은 쉬운 일이 아니다.

③ 부동산 중개사(重介士) 시험을 보는 사람들이 점점 늘어나고 있다.

④ 집중력(集中力)이 떨어지지 않도록 숙면을 취해야 한다.

TIP ① 중요(重要)하다 : 귀중하고 요긴하다.
② 대중(大衆) : 수많은 사람의 무리
③ 중개사(仲介士) : 다른 사람의 의뢰를 받고 상행위를 대리하거나 매개하여 그에 대한 수수료를 받는 일을 전문으로 하는 사람

2 밑줄 친 한자 성어의 쓰임이 옳지 않은 것은?

① 황제는 <u>논공행상(論功行賞)</u>을 통해 그의 신하를 벌하였다.

② 그들은 산야를 떠돌며 <u>초근목피(草根木皮)</u>로 목숨을 이어 나갔다.

③ 부모를 <u>반포지효(反哺之孝)</u>로 모시는 것은 자식의 마땅한 도리이다.

④ 오늘의 영광은 <u>각고면려(刻苦勉勵)</u>의 결과이다.

TIP 논공행상(論功行賞)은 공로를 논하여 그에 맞는 상을 준다는 의미로 보기의 문장과는 어울리지 않는다.
② 초근목피(草根木皮) : 풀뿌리와 나무껍질이라는 뜻으로 곡식이 없어 산나물 따위로 만든 험한 음식을 이르거나 영양가가 적은 음식을 이르는 말로 쓰인다.
③ 반포지효(反哺之孝) : 까마귀가 다 자란 뒤에 자신의 늙은 부모에게 먹이를 물어다 주는 효성을 나타낸 말로 자식이 자라 부모를 봉양함을 의미한 말이다.
④ 각고면려(刻苦勉勵) : 몸과 마음을 괴롭히고 노력함. 매우 고생하여 힘써 정성을 들임을 의미하는 말이다.

Answer 1.④ 2.①

3 다음 글의 괄호 안에 들어갈 말로 가장 적절한 것은?

베이징이나 시안 등지에서 볼 수 있는 중국의 유적들은 왜 그리도 클까? 이들 유적들은 크기만 한 것이 아니라 비인간적이라 할 만큼 권위적이다. 왜 그런가? 중국은 광대한 나라였다. 그러므로 그 넓은 나라를 효과적으로 통치하기 위해서는 천자로 대표되는 정치적 권위가 절실하게 요구되었다. 이 넓은 나라의 통일성을 유지하기 위해서는 예상되는 지방의 반란에 대비하고 중앙의 권위에 복종하지 않는 지방 세력가들을 다스릴 수 있는 무자비한 권력이 절대로 필요하였다. 그래서 중국의 황제는 천자로 불리었으며, 그 권위에는 누구든지 절대 복종할 것을 요구하였다.

그러므로 중국의 황제는 단순한 세속인이 아니라 일종의 신적인 존재이기도 하였다. 중국 황제의 절대 권위, 이것을 온 천하에 확실하게 보여 주지 않는다면 중국의 중심이 어디에 있는지 모를 것이며, 그러면 그 나라는 다시 분열된 여러 왕국으로 나뉘게 될 것이었다. 이런 이념으로 만들어진 중국의 정치적 유물들은 그 규모가 장대할 뿐 아니라 고도로 권위적인 것이 될 수밖에 없었다.

반면에 우리나라는 그렇게 광대한 나라는 아니었다. 그렇다고 해서 우리나라가 권위를 강조하지 않은 것은 아니었다. 그러한 사실은 조선 시대를 통해서도 잘 드러난다. 그러나 조선 시대의 왕들은 중국의 황제와 같은 권위를 (㉠)할 수는 없었다. 두 나라의 사회 구조, 정치 이념, 자연 환경 등 모든 것이 다르기 때문이었다. 그로 인해 조선의 왕들은 주변의 정치 세력에 대하여 훨씬 더 (㉡)이어야만 하였다. 더욱이 중국은 황토로 이루어진 광대한 평원 위에 도시를 만들 수밖에 없었지만, 우리는 높고 낮은 수많은 산으로 이루어진 지형을 이용하여 왕성을 건설할 수밖에 없었다. 이러한 차이점들이 복합적으로 어울려 양국의 역사와 문화의 성격을 서로 다르게 만들었다. 큰 것이 선천적으로 잘나서도 아니며, 그렇다고 작은 것이 못나서도 아닌 것이다. 한중 양국은 각자의 (㉢)에 따라 오랜 세월에 걸쳐 이처럼 서로 다른 문화를 발전시켜 온 것이다.

	㉠	㉡	㉢
①	강조(强調)	위압적(威壓的)	전망(展望)
②	향유(享有)	정략적(政略的)	능력(能力)
③	구축(構築)	타협적(妥協的)	필요(必要)
④	행사(行使)	당파적(黨派的)	권고(勸告)

Answer　3.③

4 ㉠ ～ ㉣에 들어갈 한자숙어나 고사성어가 바르게 연결된 것은?

- (㉠)이라고, 내가 가지지 못한 것을 보니 욕심이 생긴다.
- 그 교수님의 강의 내용은 작년 것과 (㉡)하다.
- 부정부패를 (㉢)하고서야 나라의 기강이 바로 서는 법이다.
- 공무원은 (㉣)의 자세로 업무를 처리해야 한다.

	㉠	㉡	㉢	㉣
①	見勿生心	大同少異	發本塞源	不偏不黨
②	見勿生心	大同小異	拔本塞源	不便不黨
③	見物生心	大同小異	拔本塞源	不偏不黨
④	見物生心	大同少異	發本塞源	不便不黨

5 다음 중 한자 숙어의 뜻으로 옳지 않은 것은?

① 鼎足之勢 : 두 세력이 맞서 대립한 형세

② 繁文縟禮 : 규칙이나 예절이 지나치게 형식적이어서 번거롭고 까다로움

③ 斯文亂賊 : 교리에 어긋나는 언동으로 유교를 어지럽히는 사람

④ 膠柱鼓瑟 : 고지식하여 융통성이 없음

....

TIP 정족지세는 솥발처럼 셋이 맞서 대립한 형세를 이르는 말이다.
② 번문욕례
③ 사문난적
④ 교주고슬

6 다음 밑줄 친 한자어의 독음이 모두 옳게 찍지어진 것은?

> 아아, 新天地(신천지)가 眼前(안전)에 展開(전개)되도다. 威力(위력)의 時代(시대)가 去(거)하고 道義(도의)의 時代(시대)가 來(내)하도다. 過去(과거) 全世紀(전세기)에 鍊磨長養(연마 장양)된 人道的(인도적) 精神(정신)이 바야흐로 新文明(신문명)의 曙光(서광)을 人類(인류)의 歷史(역사)에 投射(투사)하기 始(시)하도다. 新春(신춘)이 世界(세계)에 來(내)하야 萬物(만물)의 回蘇(회소)를 催促(최촉)하는도다. 凍氷寒雪(동빙 한설)에 呼吸(호흡)을 <u>閉蟄</u>한 것이 彼一時(피 일시)의 勢(세) ㅣ라 하면 和風暖陽(화풍 난양)에 氣脈(기맥)을 <u>振舒</u>함은 此一時(차 일시)의 勢(세) ㅣ니, 天地(천지)의 <u>復運</u>에 際(제)하고 世界(세계)의 變潮(변조)를 乘(승)한 吾人(오인)은 아모 <u>躊躇</u>할 것 업스며, 아모 <u>忌憚</u>할 것 업도다. 我(아)의 固有(고유)한 自由權(자유권)을 護全(호전)하야 生旺(생왕)의 樂(낙)을 飽享(포향)할 것이며, 我(아)의 自足(자족)한 獨創力(독창력)을 發揮(발휘)하야 春滿(춘만)한 大界(대계)에 民族的(민족적) 精華(정화)를 結紐(결뉴)할지로다.

① 폐쇄 – 진서 – 부운 – 주저 – 개탄 　② 폐칩 – 진서 – 복운 – 주저 – 기탄

③ 폐쇄 – 진사 – 복운 – 주착 – 기탄 　④ 폐칩 – 진사 – 부운 – 주저 – 개탄

....

TIP • 閉蟄(폐칩) : 갇혀서 꼼짝 못하고 움츠려 있음
• 振舒(진서) : 위세나 명예를 떨쳐서 폄
• 復運(복운) : 회복되는 운세
• 躊躇(주저) : 머뭇거리며 망설임
• 忌憚(기탄) : 어렵게 여기어 꺼림

Answer　5.①　6.②

7 다음 글의 한시의 내용이 의미하는 것과 같은 한자 성어는?

> 운봉이 반겨 듣고 필연(筆硯)을 내어 주니 좌중(座中)이 다 못하여 글 두 귀(句)를 지었으되, 민정(民情)을 생각하고 본관의 정체(政體)를 생각하여 지었겠다.
> "금준미주(金樽美酒) 천인혈(千人血)이요,
> 옥반가효(玉盤佳肴)는 만성고(萬成膏)라.
> 촉루낙시(燭淚落時) 민루락(民淚落)이요,
> 가성고처(歌聲高處) 원성고(怨聲高)."

① 가렴주구(苛斂誅求)　　　　　　② 혹세무민(惑世誣民)
③ 선우후락(先憂後樂)　　　　　　④ 곡학아세(曲學阿世)

- -

TIP 변사또의 화려한 생일 잔치와 그로 인한 민생의 피폐를 대조해서 변사또의 가렴주구(苛斂誅求 ; 조세 따위를 가혹하게 거두어들여, 백성을 못살게 들볶는다)를 풍자하고 있다.
② **혹세무민** : 세상 사람을 속여 미혹하게 하고 세상을 어지럽힘
③ **선우후락** : 자신보다 세상을 먼저 생각하는 지사(志士)의 마음씨
④ **곡학아세** : 바른 길에서 벗어난 학문으로 시세(時勢)나 권력자에게 아첨하여 인기를 얻으려는 언행을 함

8 밑줄 친 부분과 맥락이 닿는 한자 성어는?

> 석벽에 매달려 백록담을 따라 남쪽으로 내려가다가, 털썩 주저앉아 잠시 동안 휴식을 취하였다. 모두 지쳐서 피곤했지만, 서쪽을 향해 있는 봉우리가 이 산의 정상이었으므로 조심스럽게 조금씩 올라갔다. 그러나 나를 따라오는 사람은 겨우 셋뿐이었다. … (중략) … 멀리 보이는 섬들이 옹기종기, 큰 것은 구름장만 하게 작은 것은 달걀만 하게 보이는 등 풍경이 천태만상이었다. 「맹자」에 "<u>바다를 본 자에게는 바다 이외의 물은 물로 보이지 않으며, 태산에 오르면 천하가 작게 보인다.</u>"라고 했는데, 성현의 역량(力量)을 어찌 우리가 상상이나 할 수 있겠는가?

① 浩然之氣　　　　　　　　② 勞心焦思
③ 乾坤一擲　　　　　　　　④ 焦眉之急

- -

TIP 맹자가 '浩然之氣'를 설명하기 위하여 공자의 말을 인용한 것으로 서문은 최익현의 「유한라산기」에서 발췌한 내용이다.

Answer 7.① 8.①

9 다음 중 한자 성어의 풀이가 잘못된 것은?

① 塞翁之馬 – 인생의 길흉화복은 변화가 많아서 예측하기가 어려움

② 狐假虎威 – 남의 권세에 의지하여 위세를 부림을 이르는 말

③ 亡羊補牢 – 이미 어떤 일을 실패한 뒤에 뉘우쳐도 아무 소용이 없음을 이르는 말

④ 亡羊之歎 – 자식이 객지에서 고향에 계신 어버이를 생각하는 마음

TIP 亡羊之歎(망양지탄)은 방침이 많아서 어찌할 바를 모름을 뜻한다. 유의어로 다기망양(多岐亡羊)이 있다.

  ① 塞翁之馬(새옹지마): 인생의 길흉화복은 항상 바뀌어 미리 헤아릴 수가 없다는 말이다.

  ② 狐假虎威(호가호위): (여우가 범의 위세를 빌려 호기를 부린다는 뜻으로) 남의 권세에 의지하여 위세를 부림을 이르는 말이다.

  ③ 亡羊補牢(망양보뢰): (양 잃고 우리를 고친다는 뜻으로) 이미 일을 그르친 뒤에 뉘우쳐도 소용없음을 이르는 말이다.

Answer   9.④

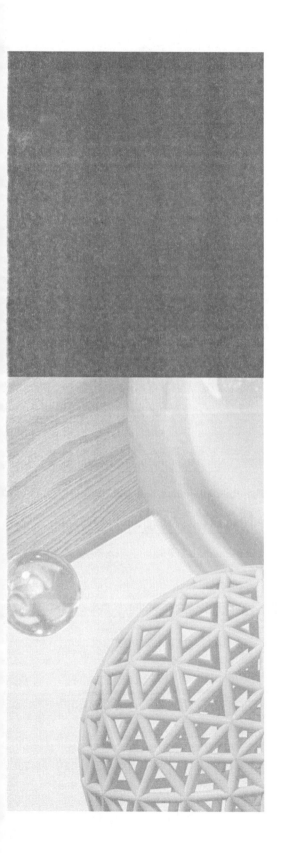

01 어휘

01 단어

❶ 빈칸 채우기

다음 문장의 빈칸에 들어갈 가장 적당한 것은?
이 유형은 문장 전체에 대한 정확한 이해의 선행과 보기로 주어지는 단어들의 뜻을 확실하게 알고 있어야 정답을 찾을 수 있는 문제로, 출제빈도가 높은 어휘문제의 유형이다. 빈칸 문장에서 일부의 보기가 답에서 제외되며, 나머지 문장을 통해서 정답을 도출해 낼 수 있다.

다음 빈칸에 들어갈 단어로 가장 옳은 것은?

> I consider ＿＿＿＿＿ the primary enemy of mankind. The human mind is not only self-destructive but naturally stupid. So man requires various kind of education.

❶ ignorance   ② pessimism

③ distrust   ④ pride

해석「나는 무지가 인류의 근본적인 적이라고 생각한다. 인류는 자기파괴적일 뿐만 아니라, 선천적으로 어리석다. 그래서 인간은 다양한 종류의 교육이 필요하다.」

단어 primary 첫째의, 근본적인 self-destructive 자기파괴적인 not only A but also B A뿐만 아니라 B도 ignorance 무지, 무학, 부지 pessimism 비관(주의), 염세사상 distrust 불신, 의혹, 의심하다

❷ 같은 의미의 단어 찾기

> **다음 밑줄 친 부분과 뜻이 같은 것은?**
> 이 유형은 문장 전체에 대한 정확한 이해와 밑줄 친 단어의 정확한 뜻과 다양한 동의 쓰임을 제대로 알고 있
> 어야 정답을 찾을 수 있는 문제로, 출제빈도가 높은 어휘문제의 유형이다

다음 밑줄 친 부분과 의미가 가장 가까운 것은?

> You can sense it as employers <u>quietly</u> read employee's electronic mail for controlling them.

① silently   ② calmly

③ rapidly   ❹ secretly

해석 「당신은 고용주가 종업원들을 통제하기 위해 은밀하게 전자메일을 읽을 때, 그것을 감지할 수 있을 것이다.」

단어 quietly(= secretly) 은밀하게, 조용하게 control 관리하디, 통제하다

❸ 단어 뜻풀이

> **다음 중 단어의 뜻풀이가 옳지 않은(옳은) 것은?**
> 이 유형은 보기로 단어와 그 단어에 대한 간단한 설명이 영문으로 주어지므로 단어의 뜻을 정확하게 알고 기
> 초적인 독해력을 필요로 하는 문제이다.

다음 중 단어의 뜻풀이가 옳은 것은?

❶ textile — any type of fabric made by weaving or knitting

② contract — the act of communicating with somebody

③ deflect — a fault in something

④ sensible — aware of and able to understand other people and their feelings

해석 「① 짜거나 뜨개질을 해서 만든 섬유의 어떤 형태
       ② 누군가와 연락하는 행동
       ③ 어떤 것에 있어서의 결점
       ④ 다른 사람들과 그들의 감정들을 인지하고 이해할 수 있는 것」

단어 fabric 직물, 천, 구조 weave 천을 짜다, 이야기를 꾸미다 knitting 뜨개질 aware ~한 의식이 있는, ~을 알고
있는 contract 계약, ~친교를 맺다, 병에 걸리다 deflect (탄알 등이) 빗나가다, (생각 등이) 편향하다 sensible
분별 있는

해설 ② contract → contact ③ deflect → defect ④ sensible → sensitive

02 숙어

❶ 빈칸 채우기

다음 문장의 빈칸에 들어갈 가장 적당한 것은?

이 유형은 문장 전체에 대한 정확한 이해의 선행과 보기로 주어지는 숙어가 나타내는 의미를 알고 있어야 정답을 찾을 수 있는 문제이다. 숙어는 여러 영단어들의 조합이므로 그 뜻을 추론하여 그 숙어가 만들어내는 뜻을 잘 이해할 필요가 있다. 또한 기본적인 생활영어의 숙어도 필요하다.

다음 대화에서 밑줄 친 부분에 가장 알맞은 것은?

> A : Can you _____ with this desk? I want to move it.
> B : Sure. Where are you going to put it?

① put up   ② give a ring

③ give a ride   ❹ give me a hand

해석 「A : 이 책상을 옮기려고 하는데 나를 좀 도와 주시겠습니까?
　　　 B : 물론, 도와드리지요. 그것을 어디에 두려고 합니까?」

단어 give … a hand with ~ ~으로 …를 도와주다(= help … with ~)

❷ 같은 의미 찾기

다음 밑줄 친 부분과 뜻이 같은 것은?

이 유형은 문장 전체가 나타내는 바를 바르게 이해하고 밑줄 친 숙어의 뜻을 정확하게 알고 있어야 정답을 찾을 수 있는 문제이다. 출제빈도가 높고, 비교적 난이도가 높은 유형에 속하기 때문에 빈출 숙어를 중심으로 정확한 표현을 익혀놓을 필요가 있다.

다음 밑줄 친 부분과 의미가 가장 가까운 것은?

> The couple seemed to be taking calmly, when <u>out of the blue</u> she slapped him in the face.

❶ all of a sudden   ② in no time

③ long before   ④ in no way

해석 「갑자기 그녀가 그의 얼굴을 때렸을 때, 그 부부는 침착히 얘기하고 있는 것처럼 보였다.」

단어 calmly 온화하게, 침착히 out of the blue 갑자기 all of a sudden 갑자기 in no time 곧 long before 오래 전에 in no way 결코 ~이 아니다

❸ 밑줄 친 부분의 의미 찾기

다음 밑줄 친 부분의 의미가 서로 같지 않은(같은) 것으로 짝지어진 것은?
밑줄 친 부분과 뜻이 같은 것을 찾는 유형에서 확장된 문제인데, 각각 다른 숙어가 포함된 여러 문장들이 보기로 주어지고 그 숙어와 같은 의미를 나타내는 영단어, 또 다른 숙어, 우리말 등이 제시된다. 평소에 같은 의미의 단어와 숙어를 학습해둘 필요가 있다.

다음 밑줄 친 부분의 의미가 서로 같지 않은 것으로 짝지어진 것은?

① He went to Incheon <u>by way</u> of Seoul(= via).

❷ I <u>look forward to</u> seeing you soon(= think).

③ She broke the window <u>on purpose</u>(= intentionally).

④ He <u>gave up</u> smoking(= quit).

해석 「① 그는 서울을 거쳐서 인천으로 갔다.
　　② 나는 당신을 곧 만나기를 학수고대한다.
　　③ 그녀는 고의로 유리창을 깼다.
　　④ 그는 담배를 끊었다.」

단어 by way of ~을 지나서, ~경유로 look forward to ~을 학수고대하다, ~을 기대하다, (기대를 가지고) 기다리다 on purpose 고의로, 일부러 give up 포기하다

해설 ② look forward to -ing와 같은 의미의 단어는 anticipate이다.

④ 문장의 의미 찾기

다음 문장 중 의도하는 바가 나머지와 다른 것은?

이 유형은 같은 의미를 나타내는 여러 숙어와 단어가 포함된 문장이 보기로 제시되고, 밑줄이 표시되는 경우와 그렇지 않을 경우에 어떤 숙어나 단어가 문제의 물음에 해당하는지 판단하는 것이 중요하다.

다음 문장 중 의미가 다른 하나는?

① You have nothing to do with this.

② This is none of your concerns.

③ None of your business.

❹ Mind and do what you are told.

해석 「① 너는 이것과는 전혀 관련이 없다.
　　② 이것은 네 신경 쓸 바가 아니다.
　　③ 네가 관여할 일이 아니다.
　　④ 말을 조심해라.」

해설 have nothing to do with ~와 관련이 없다.

≡ 최근 기출문제 분석 ≡

2024. 3. 23. 국가직 9급

1 밑줄 친 부분에 들어갈 말로 적절한 것은?

> Obviously, no aspect of the language arts stands alone either in learning or in teaching. Listening, speaking, reading, writing, viewing, and visually representing are _____.

① distinct　　　　　　　　　② distorted

③ interrelated　　　　　　　④ independent

> **TIP** obviously 확실히, 분명히　aspect 측면, 관점　representing 묘사하기, 표현하기　distort 왜곡하다
> ① 별개의
> ② 왜곡된
> ③ 서로 관련된
> ④ 독립적인
> 「분명히, 영어 학습의 어떠한 측면도 배움에 있어서든 가르침에 있어서든 분리되어 있지 않다. 듣기, 말하기, 읽기, 쓰기, 보기 그리고 시각적으로 묘사하기는 서로 관련되어 있다.」

2024. 3. 23. 국가직 9급

※ 밑줄 친 부분의 의미와 가장 가까운 것을 고르시오. 【2~5】

2

> The money was so cleverly <u>concealed</u> that we were forced to abandon our search for it.

① spent　　　　　　　　　② hidden

③ invested　　　　　　　④ delivered

> **TIP** cleverly 영리한, 똑똑한　conceal 숨기다　be forced to ~하도록 강요받다　abandon 버리다, 포기하다
> ① 기진한
> ② 숨겨진
> ③ 투자된
> ④ 배달된
> 「그 돈은 너무 교묘하게 <u>숨겨져</u> 있어서 우리는 그것을 찾는 것을 포기할 수밖에 없었다.」

Answer 1.③　2.②

3

To <u>appease</u> critics, the wireless industry has launched a $12 million public-education campaign on the drive-time radio.

① soothe   ② counter

③ enlighten   ④ assimilate

> **TIP** appease 달래다, 진정시키다 critic 비평가, 비판자 launch 시작하다 public-education 공교육 drive-time 출퇴근 시간대 soothe 달래다, 완화시키다 counter 반대하다, 반박하다 enlighten 계몽하다 assimilate 동화되다
> ① 달래다, 완화시키다 ② 반대하다, 맞서다 ③ 계몽하다 ④ 동화시키다
> 「비평가들을 <u>달래기</u> 위해, 그 무선 회사 측은 출퇴근 시간대 라디오 방송에서 1,200만 달러의 공교육 캠페인을 시작했다.」

4

Center officials <u>play down</u> the troubles, saying they are typical of any start-up operation.

① discern   ② dissatisfy

③ underline   ④ underestimate

> **TIP** official 관리자 play down 경시하다 typical 전형적인 operation 운영, 작용
> ① 분별하다, 알아차리다 ② 만족시키지 않다 ③ 밑줄을 긋다 ④ 어림하다, 얕보다
> 「센터 관리자들은 그 문제들이 전형적인 신생 기업의 운영 방식이라고 말하면서 그것들을 <u>경시한다</u>.」

5

She worked diligently and <u>had the guts</u> to go for what she wanted.

① was anxious   ② was fortunate

③ was reputable   ④ was courageous

> **TIP** diligently 근면하게, 부지런하게 have the guts ~할 배짱이 있다
> ① 걱정하다 ② 운이 좋다 ③ 평판이 좋다 ④ 용기 있다
> 「그녀는 열심히 일했으며 그녀가 원하는 것을 추구할 <u>배짱이 있었다</u>.」

Answer   3.①   4.④   5.④

※ 밑줄 친 부분의 의미와 가장 가까운 것을 고르시오. 【6~9】

6

> While Shakespeare's comedies share many similarities, they also differ <u>markedly</u> from one another.

① softly   ② obviously
③ marginally   ④ indiscernibly

> **TIP** comedy 코미디, 희극 markedly 뚜렷이, 현저하게
> ① 부드럽게   ② 명백하게
> ③ 근소하게   ④ 분간하기 어려게
> 「셰익스피어의 희극은 많은 유사점을 공유하지만, 그것들은 또한 서로 현저하게 다르다」

7

> Jane poured out the strong, dark tea and <u>diluted</u> it with milk.

① washed   ② weakened
③ connected   ④ fermented

> **TIP** pour 따르다, 쏟다 dilute 희석시키다
> ① 세척하다   ② 약화시키다   ③ 연결시키다   ④ 발효시키다
> 「Jane은 진한 흑차를 따르고 그것을 우유로 희석시켰다.」

8

> The Prime Minister is believed to have <u>ruled out</u> cuts in child benefit or pensions.

① excluded   ② supported
③ submitted   ④ authorized

> **TIP** rule out 제외하다 pension 연금, 장려금, 수당
> ① 제외하다   ② 지원하다   ③ 제출하다   ④ 승인하다
> 「수상은 육아 수당 또는 연금 삭감을 제외한 것으로 여겨진다.」

Answer 6.② 7.② 8.①

9

> If you <u>let on</u> that we are planning a surprise party, Dad will never stop asking you questions.

① reveal

② observe

③ believe

④ possess

2024. 6. 22. 지방직 9급

10 밑줄 친 부분에 들어갈 말로 가장 적절한 것은?

> Automatic doors in supermarkets _____ the entry and exit of customers with bags or shopping carts.

① ignore

② forgive

③ facilitate

④ exaggerate

2023 국가직 9급

▮11~14▮ 밑줄 친 부분의 의미와 가장 가까운 것을 고르시오.

11

> Jane wanted to have a small wedding rather than a fancy one. Thus, she planned to invite her family and a few of her <u>intimate</u> friends to eat delicious food and have some pleasant moments.

Answer 9.① 10.③ 11.②

① nosy
② close
③ outgoing
④ considerate

> **TIP** rather than 다소 pleasant 즐거운, 기쁜 a few of 몇몇의 thus 따라서
> intimate가 '친밀한, 사적안'이라는 뜻을 가지고 있으므로 형용사로 쓰인 colse와 가장 가깝다.
> ② 가까운　　① 참견하기 좋아하는
> ③ 외향적인　　④ 사려깊은
>
> 「Jane은 화려한 웨딩보다 스몰 웨딩을 하고 싶었다. 그래서, 그녀는 그녀의 가족과 그녀의 <u>친밀한</u> 친구들 몇몇을 맛있는 음식을 먹고 즐거운 순간을 갖자고 초대하기로 계획했다.」

12

The <u>incessant</u> public curiosity and consumer demand due to the health benefits with lesser cost has increased the interest in functional foods.

① rapid
② constant
③ significant
④ intermittent

> **TIP** incessant 끊임없는 due to ~로 인한 health benefits 건강 보험 have an interest in ~에 관심이 있다 functional foods 기능성 식품
> '끊임없는'과 가장 가까운 것은 constant이다.
> ② 지속적인　① 빠른　③ 중요한　④ 간헐적인
>
> 「더 적은 비용의 건강 보험 때문에 끊임없는 대중의 호기심과 소비자의 요구가 기능성 식품에 대한 흥미가 증가하고 있다.」

13

Because of the pandemic, the company had to <u>hold off</u> the plan to provide the workers with various training programs.

① elaborate
② release
③ modify
④ suspend

> **TIP** pandemic 세계적인 유행병 hold off 미루다, 연기하다
> 연기하다, 유예하다의 의미를 가진 suspend가 적절하다.
> ④ 연기하다, 유예하다
> ① 상술하다　② 놓아주다　③ 수정하다
>
> 「전 세계 유형하는 병 때문에, 그 회사는 다양한 훈련 프로그램을 직원들에게 제공하려던 계획을 연기해야만 했다.」

14

The new Regional Governor said he would <u>abide by</u> the decision of the High Court to release the prisoner.

① accept

② report

③ postpone

④ announce

> **TIP** Regional Governor 주지사 abide by 준수하다 High Court 고등법원
> 수용하다는 뜻의 accept가 가깝다.
> ① 받아들이다, 수용하다   ② 보도하다   ③ 연기하다   ④ 발표하다
> 「새 지역 주지사는 고등법원의 죄수 석방 결정을 <u>준수하겠</u>다고 말했다.」

2023 지방직 9급

▌15 ~ 18 ▌ 밑줄 친 부분의 의미와 가장 가까운 것을 고르시오.

15

Further explanations on our project will be given in <u>subsequent</u> presentations.

① required

② following

③ advanced

④ supplementary

> **TIP** further 한층 더한 explanation 설명 subsequent 그 다음의, 차후의
> '따라오는'의 following이 가장 가까운 의미이다.
> ② 따라오는
> ① 요구되는
> ③ 선진의
> ④ 추가의
> 「저희 프로젝트에 대한 그 이상의 설명들은 다음 발표에서 주어지게 될 것입니다.」

16

Folkways are customs that members of a group are expected to follow to show <u>courtesy</u> to others. For example, saying "excuse me" when you sneeze is an American folkway.

① charity

② humility

③ boldness

④ politeness

Answer   14.① 15.② 16.④

17

These children have been <u>brought up</u> on a diet of healthy food.

① raised   ② advised

③ observed   ④ controlled

TIP bring up 양육하다
길러진의 raised가 가장 가까운 의미이다.
① 길러진   ② 조언 받는
③ 관측된   ④ 통제된
「이런 아이들은 건강한 음식의 식단으로 <u>양육된다</u>.」

18

Slavery was not <u>done away with</u> until the nineteenth century in the U.S.

① abolished   ② consented

③ criticized   ④ justified

TIP done away with 폐지되다
밑줄 친 말을 대신할 수 있는 말은 abolished이다.
① 폐지된   ② 합의된
③ 비판 받는   ④ 정당한
「미국에서 노예제도는 19세기까지 <u>폐지되지</u> 않았다.」

19 밑줄 친 부분에 들어갈 말로 가장 적절한 것은?

Voters demanded that there should be greater _____ in the election process so that they could see and understand it clearly.

① deception   ② flexibility

③ competition   ④ transparency

TIP demand 요구하다 election process 선거과정 clearly 분명하게

선거 과정에 있어서 유권자들이 투명성을 요구하고 있기 때문에 transparency가 가장 적절하다.
④ 투명성   ① 속임수   ② 유연성   ③ 경쟁
「유권자들은 그들이 그 선거 과정을 분명하게 보고 이해할 수 있도록 선거 과정에서 더욱 투명함이 있어야 한다고 요구했다.」

▌20 ～ 21▐ 밑줄 친 부분에 들어갈 말로 가장 적절한 것을 고르시오.

20

I am aware that my driver's license will _____ in about two weeks.

① expire   ② expose

③ explore   ④ express

TIP ① 만기가 되다
② 폭로하다
③ 탐구하다
④ 표현하다
「저는 제 운전면허증이 2주 정도 후에 만료된다는 것을 알고 있습니다.」

21

He studied very hard not to _____ his parents because of poor grades.

① back up   ② let down

③ look up to   ④ come down with

Answer 19.④ 20.① 21.②

TIP ② 실망시키다
① 지지하다
③ 존경하다
④ 걸리다
「그는 나쁜 성적 때문에 부모님을 <u>실망시키지</u> 않기 위해 열심히 공부했다.」

2022 지방직 간호8급
┃22 ~ 24┃ 밑줄 친 부분의 의미와 가장 가까운 것을 고르시오.

22

> The reason you can't tickle yourself is that when you move a part of your own body, a part of your brain monitors the movement and <u>anticipates</u> the sensations that it will cause.

① blocks   ② suffers
③ expects   ④ stimulates

TIP tickle 간지럽히다 monitor 감시하다 sensation 감각
③ 예상하다
① 막다
② 고통받다
④ 자극하다
「여러분이 스스로를 간지럽힐 수 없는 이유는 여러분 몸의 한 부분을 움직일 때, 여러분의 뇌의 한 부분은 움직임을 감시하고 그것이 일으킬 감각을 <u>예상하기</u> 때문입니다.」

23

> Perfect privacy is <u>attained</u> when we are completely inaccessible to others.

① rejected   ② achieved
③ imagined   ④ sacrificed

TIP privacy 사생활 inaccessible 접근할 수 없는
② 성취하다
① 거부하다
③ 상상하다
④ 희생하다
「완벽한 사생활은 우리가 다른 사람들이 완전히 접근할 수 없을 때 <u>얻어진다</u>.」

Answer   22.③ 23.②

24

If left untreated, the infection can <u>give rise to</u> many other complications.

① prefer   ② delay

③ cause   ④ eliminate

> **TIP** infection 감염 complication 합병증
> ③ 야기하다
> ① 선호하다
> ② 미루다
> ④ 제거하다
> 「치료하지 않고 방치하면, 감염은 많은 다른 합병증을 <u>일으킬 수</u> 있다.」

2022 국가직 9급
▌25～27▐ 밑줄 친 부분의 의미와 가장 가까운 것을 고르시오.

25

For years, detectives have been trying to <u>unravel</u> the mystery of the sudden disappearance of the twin brothers.

① solve   ② create

③ imitate   ④ publicize

> **TIP** detective 형사 unravel 풀다 disappearance 실종
> ① 해결하다
> ② 창조하다
> ③ 흉내를 내다
> ④ 공표하다
> 「형사들은 몇 년 동안 쌍둥이 형제의 갑작스러운 실종에 대한 수수께끼를 <u>풀려고</u> 노력해 왔다.」

Answer 24.③ 25.①

26

Before the couple experienced parenthood, their four-bedroom house seemed unnecessarily <u>opulent</u>.

① hidden   ② luxurious

③ empty   ④ solid

> **TIP** parenthood 부모로서의 신분 unnecessarily 불필요하게 opulent 호화로운
> ② 호화로운
> ① 숨겨진
> ③ 텅 빈
> ④ 고체의
> 「그 커플이 부모가 되기 전에, 그들의 방 4개짜리 집은 불필요하게 <u>호화로워</u> 보였다.」

27

The boss <u>hit the roof</u> when he saw that we had already spent the entire budget in such a short period of time.

① was very satisfied

② was very surprised

③ became extremely calm

④ became extremely angry

> **TIP** hit the roof 몹시 화를 내다 budget 예산
> ④ 극도로 화가 났다
> ① 매우 만족했다
> ② 매우 놀랐다
> ③ 극도로 침착해졌다
> 「사장은 우리가 그렇게 짧은 기간에 이미 전체 예산을 다 쓴 것을 보고 <u>몹시 화를 냈다</u>.」

Answer   26.②   27.④

출제 예상 문제

1 밑줄 친 부분에 들어갈 말로 가장 적절한 것은?

> The two cultures were so utterly _____ that she found it hard to adapt from one to the other.

① overlapped   ② equivalent

③ associative   ④ disparate

TIP utterly 완전히   adapt 적응하다
④ 이질적인 ① 공통부분이 있는 ② 동등한 ③ 결합의
「두 개의 문화는 서로 완전히 <u>달라서</u> 그녀는 하나의 문화로부터 다른 문화로 적응하는 것이 어렵다는 것을 발견했다.」

2 다음 중 밑줄 친 단어와 뜻이 가장 가까운 것은?

> Parents must not give up on kids who act <u>rebellious</u> or seem socially awkward ; this is a normal stage most youngsters go through and eventually outgrow.

① passive   ② delirious

③ disobedient   ④ sporadic

TIP rebellious 반항적인   awkward 골치 아픈, 다루기 곤란한
③ 반항하는 ① 수동적인 ② 기뻐 날뛰는, 의식이 혼미한 ④ 산발적인
「부모들은 사회적으로 다루기 곤란해 보이거나 <u>반항적으로</u> 행동하는 아이들을 단념해서는 안 된다. 이것은 대부분의 청소년들이 통과하고 나이가 들면 결국에는 그만두게 되는 정상적인 단계이다.」

Answer   1.④ 2.③

3 밑줄 친 부분과 의미가 가장 가까운 것은?

> There are some diseases your doctor will <u>rule out</u> before making a diagnosis.

① trace
② exclude
③ instruct
④ examine

....

TIP disease 질병   rule out 배제하다   diagnosis 진단
② 배제하다   ① 추적하다   ③ 지시하다   ④ 조사하다
「진단하기 전에 당신의 주치의가 <u>배제할</u> 몇 가지 질병이 있습니다.」

4 다음 밑줄 친 부분의 의미와 가장 가까운 것을 고르면?

> Although the work needs to be done more <u>exhaustively</u>, efforts have been made to collect the songs and ballads of the American Revolution.

① precisely
② frantically
③ selectively
④ thoroughly

....

TIP exhaustively 철저하게, 남김없이
④ 철저하게, 완전히
① 정밀하게, 정확하게
② 미친듯이, 미쳐서
③ 선택적으로
「그 일이 더 <u>철저하게</u> 행해질 필요가 있지만, 미국 독립혁명의 노래들과 수집하기 위한 노력들이 있어 왔다.」

Answer   3.② 4.④

|5~6| 밑줄 친 부분의 의미로 가장 적절한 것을 고르시오.

5 The function of the historian is neither to love the past nor to <u>emancipate</u> himself from the past, but to master and understand it as the key to the understanding of the present.

① free   ② please

③ invoke   ④ emulate

TIP function 기능, 역할, 의식 historian 역사가, 역사 저작가 neither nor ~도 ~도 아니다 past 지나간, 과거의 emancipate 해방하다, 석방하다
① 자유로운
② 부디
③ 기원하다, 호소하다
④ 겨루다, 모방하다

「역사가의 일은 과거에만 집착하거나 과거에서부터 벗어나는 것이 아니라, 현재를 이해하기 위한 열쇠로서 과거를 탐구하는 것이다.」

6 A : Why do you have to be so stubborn?
B : I don't know. That's just the way I am.
    I guess <u>I'm just a chip off the old block.</u>

① I'm just like my father

② I'm just in a bad mood

③ I just have confidence in my intuition

④ I just like to have fun with old friends

TIP stubborn 완고한, 완강한, 다루기 힘든 a chip of[off] the old block 아버지를 꼭 닮은 아들
① 나는 나의 아버지를 꼭 닮았다.
② 나는 완전히 기분이 별로다.
③ 나는 나의 직감에 의존한다.
④ 나는 나의 오래된 친구와 함께 즐거운 시간을 보내는 게 좋아.

「A : 왜 너는 그렇게 고집이 세니?
B : 나도 몰라. 그것은 나의 방식일 뿐이야.
   나는 <u>내가 나의 아버지와 성격이 닮았다고 생각해.</u>」

Answer 5.① 6.①

7 빈칸에 들어갈 말로 가장 적절한 것은?

One bacterium that survives keeps replicating because it is not _____ to the drug treatment.

---

① curable   ② susceptible

③ prosperous   ④ reproductive

TIP replicate 모사하다, 복제하다
② 영향을 받기 쉬운, 감염되기 쉬운
① 치료할 수 있는, 고칠 수 있는
③ 번영하는, 순조로운
④ 번식하는, 복제하는
「박테리아가 개체를 유지하기 위해서는 약품에 <u>영향을 받기 쉬우면</u> 안 된다.」

8 다음 빈칸에 들어갈 단어로 가장 알맞은 것은?

Avalanches not only endanger life but they block important avenues of communication and _____ commercial activity.

---

① deplore   ② disguise

③ disrupt   ④ implore

TIP avalanche 눈사태, (질문 등의) 쇄도 endanger 위태롭게 하다, 위험에 빠뜨리다 avenue 가로수 길, 큰 거리, 수단, 방법, 길
③ 찢어발기다, 붕괴시키다, 중단시키다
① (죽음·과실 등을) 비탄하다, 한탄하다, 애도하다
② 변장, 가장, 변장하다, 위장시키다
④ 애원하다, 간청하다, 탄원하다
「눈사태는 생명을 위협할 뿐만 아니라 중요한 통신수단을 막고, 상업활동을 <u>중단시킨다.</u>」

Answer   7.②   8.③

|9~10| 다음 밑줄 친 부분의 의미와 가장 가까운 것을 고르시오.

9 Movie studios often <u>boost</u> a new star with guest appearances on television talk show.

① promote   ② watch

③ denounce   ④ assault

> **TIP** boost(= promote) ~ 에 앉히다, 알리다, 밀어 올리다, 격려하다, 후원하다, 끌어올리다 promote 진전시키다, 조장하다, 승진하다 appearance 출현, 등장
> ① 촉진하다, 홍보하다
> ② 보다, 지켜보다
> ③ 탄핵하다, 고발하다
> ④ 강습하다, 습격하다
> 「영화사들은 종종 텔레비전 토크쇼에 새로운 스타를 게스트로 출연시켜 <u>홍보한다</u>.」

10 In the autumn, the mountain are <u>ablaze</u> with shades of red, yellow, and orange.

① abloom   ② inaccessible

③ feasible   ④ radiant

> **TIP** ablaze(= radiant) 불타는, 밝게 빛나는, 활활 타오르는 shades of 명암(색의 농도), 그늘, 그림자
> ④ 빛나는, 찬란한
> ① 개화하여, 꽃이 피어(= in bloom)
> ② 가까이 하기 어려운
> ③ 실행할 수 있는, 적당한(= suitable)
> 「가을에는 산이 붉고 노랗고 오렌지의 빛깔들로 <u>불타오른다</u>.」

Answer 9.① 10.④

11 밑줄 친 단어와 의미가 가장 가까운 단어를 하나 고르시오.

> With the process of evolution, man <u>broke in</u> some cattle to labor.

① raised   ② beat

③ fed   ④ tamed

....

TIP process 진행, 과정 evolution 전개, 발전, 진전 break in(=tame) 길들이는, 시운전의 cattle 소, 축우

④ 간섭하다, 말참견하다, 방해하다
① 올리다, 끌어올리다, 승진시키다
② 치다, 두드리다, 때리다
③ 먹을 것을 주다, 먹이다

「발전과정에서 인간은 노동력으로 사용할 약간의 소들을 길들였다.」

12 다음 밑줄 친 부분에 주어진 말과 가장 가까운 의미는?

> Many parents in my country <u>bend over backwards</u> to educate their children.

① 앞뒤 분간할 줄 모른다.   ② 역효과를 낸다.

③ 발전은커녕 퇴보한다.   ④ 기를 쓴다.

....

TIP bend over backward(s) 비상한 노력을 하다, 필사적으로 ~하려고 애쓰다(노력하다)

「내 나라에 있는 많은 부모들은 필사적으로 그들의 아이들을 교육시키기 위해서 <u>애쓴다</u>.」

13 다음 밑줄 친 부분과 의미가 같은 것은?

> On the whole, the general led a <u>tranquil</u> life.

① calm   ② logical

③ sensible   ④ self-centered

TIP general 장군, 육군대장 tranquil 조용한
① 조용한
② 논리적인
③ 분별있는
④ 자기 중심의
「전체적으로 그 장군은 <u>조용한</u> 생활을 이끌었다.」

14 다음 밑줄 친 부분과 의미가 가장 가까운 것은?

> Her husband is very <u>competent</u>; he will repair the roof himself.

① capable   ② industrious

③ thrifty   ④ careful

TIP competent 적임의, 유능한(= capable)
① 유능한
② 근면한, 부지런한
③ 검소한, 절약하는
④ 신중한
「그녀의 남편은 매우 <u>유능하다</u>; 그는 혼자 지붕을 고칠 것이다.」

Answer 13.① 14.①

15 다음 문장에서 밑줄 친 부분과 같은 의미로 쓰인 것은?

> All hope <u>deserted</u> him.

① They drove home through the <u>deserted</u>, windy streets.

② She traveled across the Sahara <u>desert</u>.

③ His appetite <u>deserted</u> him.

④ Our modern towns are concrete <u>deserts</u>.

....

TIP desert 사라지다, 버리다, 사막, 불모의, 황량한 deserted 황폐한 appetite 식욕 run away 도망가다

③ 그의 식욕은 사라졌다.
① 그들은 황폐하고 바람부는 거리를 뚫고 집으로 운전했다.
② 그녀는 사하라 사막을 가로질러 여행했다.
④ 우리의 현대 도시들은 콘크리트 지역이다.

「모든 희망이 그에게서 <u>사라졌다</u>.」

02 독해

01 글의 핵심파악

❶ 제목(title) 찾기

> **다음 글의 제목으로 가장 적절한(알맞은) 것은?**
>
> 이 유형은 보통 주제 찾기와 일치하는 문제가 많지만, 제목은 주제보다 상징성이 강하며 간결하고 명료하다. 글의 제목을 찾기 위해서는 무엇보다 글 전체의 내용을 종합적으로 이해할 수 있는 독해능력을 필요로 하지만, 지문의 첫 문장과 마지막 문장만으로 답이 도출되는 경우도 많기 때문에 시간이 없다면 전략적으로 접근하는 것도 하나의 방법이 될 수 있다.

다음 글의 제목으로 가장 적절한 것은?

> Among the first animals to land our planet were the insects. They seemed poorly adapted to their world. Small and fragile, they were ideal victims for any predator. To stay alive, some of them, such as crickets, chose the path of reproduction. They laid so many young that some necessarily survived. Others, such as the bees, chose venom, providing themselves, as time went by, with poisonous stings that made them formidable adversaries. Others, such as the cockroaches, chose the become inedible. A special gland gave their flesh such an unpleasant taste that no one wanted to eat it. Others, such as moths, chose camouflage. Resembling grass or bark, they went unnoticed by an inhospitable nature.

① Natural Enemies of Insects
❷ Insects's Strategies for Survival
③ Importance of Insects in Food Chain
④ Difficulties in Killing Harmful Insects

해석 「지구에 처음 착륙한 동물 중에 하나가 곤충이다. 이 곤충들은 그들의 세계에 순응하기 힘들었던 것으로 보인다. 작고 약했던 그들은 어떤 육식동물들의 이상적인 희생자들이었다. 귀뚜라미와 같은 그들 중의 일부 곤충은 생존하기 위해 번식이라는 길을 택했다. 귀뚜라미들은 아주 많은 새끼들을 낳아서 일부가 생존한다. 벌과 같은 다른 곤충들은 그들 스스로 생산하는 독을 갖게 되었고, 시간이 지나면서 그들을 무서운 곤충으로 만들어준 독침을 갖게 되었다. 바퀴벌레와 같은 다른 곤충들은 식용에 적합지 않음을 보여주었다. 특별한 땀샘은 어느 누구도 그것을 먹기를 원치 않은 불쾌한 맛과 같은 그들의 냄새를 주었다. 나방 같은 곤충은 위장에 능하다. 잔디나 나무껍질과 닮아 그들은 불친절한 자연에 의해 알아채지지 않는다.」

단어 adapt to (환경 등에) 순응하다, ~에 적응하다 fragile 체질이 허약한 predator 약탈자, 육식동물 cricket 귀뚜라미 reproduction 재생, 복사, 재현 venom 독액, 독, 독물 poisonous 유독한, 유해한 sting 찌르다 formidable 무서운, 만만찮은, 굉장한 adversary 적, 상대, 대항자 cockroach 바퀴(벌레) inedible 식용에 적합하지 않은 camouflage 위장, 속임, 변장 inhospitable 불친절한, 황량한

해설 이 문제는 귀뚜라미, 벌, 나방 등 각 곤충들이 어떠한 방법으로 생존해 나가고 있는지를 설명한 글이다.

❷ 주제(topic) 찾기

다음 글의 주제로 가장 적절한(알맞은) 것은?
주제는 글의 중심생각으로 이 유형은 그것을 묻는 문제이다. 주제는 보통 주제문에 분명하게 드러나므로 전체 글을 이해하여 주제문을 찾는 것이 중요하다. 하지만, 제목을 묻는 문제처럼 첫 문장과 마지막 문장과 같은 중요한 문장 위주로 읽는 것도 전략이 될 수 있다. 90% 이상의 영어 지문은 첫 문장에 주제가 나오기 때문이다.

다음 글의 주제로 가장 알맞은 것은?

The Western people eat with utensils to show a high degree of prestige and sophistication ; the Chinese eat with sticks to show their cleverness of dealing with those sticks, the Saudi people eat with their hands. They say, "Why should we eat with utensils or sticks that are used by other people? They may not be as clean as our hands." They also say that they know whether their hands are clean or not and that nobody else uses them.

❶ 식사법이 다른 이유
② 식사습관의 중요성
③ 주방기구의 발전
④ 식사법의 변천과정

해석 「서양 사람들은 높은 품위와 세련미를 나타내기 위해 도구를 가지고 음식을 먹는다 ; 중국 사람들은 총명함을 나타내기 위해 젓가락을 가지고 음식을 먹는다. (반면에) 사우디 사람들은 손으로 음식을 먹는다. 그들은 "왜 우리가 다른 사람들이 사용한 도구나 젓가락을 가지고 음식을 먹어야 하는가? 그것은 우리 손만큼 깨끗하지 못할지도 모른다."고 말한다. 그들은 또한 자기들의 손이 깨끗한지 아닌지를 알고 있으며, 아무도 그 밖의 용도로 사용하지 않는다고 말한다.」

단어 utensil 기구, 도구, 부엌세간 prestige 명성, 위신, 품위 sophistication 세련, 지적, 교양 cleverness 영리함, 재치 있음, 교묘함

해설 이 문제에는 eat with(~으로 먹다)가 반복되고 있으며 the Western people, the Chinese, the Saudi people의 예가 제시되고 있다.

❸ 요지(main idea) 찾기

다음 글에서 필자가 말하고자 하는 요지는?

> I would certainly sooner live in a monotonous community than in a world of universal war, but I would sooner be dead than live in either of them. My heart is in the world of today, with its varieties and contrasts, its blue and green faces, and my hope is that, through courageous tolerance, the world of today may be preserved.

① Preference for a monotonous life

❷ Preservation of world peace

③ Varieties and contrasts of the world

④ The necessity of courageous tolerance

해석 「나는 확실히 세계적인 전쟁이 벌어지는 세상에 사느니 차라리 단조로운 공동체사회 속에 살고자 한다. 그러나, 그들 중 어느 한 쪽에 사느니 차라리 죽는 게 훨씬 더 낫다. 내 마음은 다양성과 상반된 것으로 가득찬, 우울하면서도 활기찬 측면을 지닌 오늘날의 세상에 머물고 있다. 그리고 내가 바라는 것은 용기있는 관용을 통해서, 현재의 세계가 유지되는 것이다.」
① 단조로운 생활을 좋아함
② 세계 평화의 유지
③ 세계의 다양함과 상반됨
④ 대담한 관용의 필요성

단어 would sooner A than B B하느니 차라리 A하는 게 훨씬 더 낫다   monotonous 단조로운, 지루한, 무미건조한   variety 다양(성), 변화, 차이, 불일치   contrast 대조, 대비   blue 우울한, 기운없는, 푸른, 학식있는   green 활기있는, 원기왕성한, 미숙한, 안색이 창백한   courageous 용기있는, 용감한, 대담한   tolerance 인내(심), 관용, 관대, 아량   preference for ~을 선호함(좋아함)   preservation 보존, 유지, 보호

❹ 문단요약

다음 글의 요지를 한 문장으로 요약할 때 빈칸에 알맞은 것은?
이 유형은 글의 요지를 파악하는 능력과 쓰기 능력을 간접적으로 평가하는 문제이므로 글의 요지와 관계되는 핵심어구 위주로 파악하여 하나의 압축된 문장으로 바꾸어 표현할 수 있어야 한다.

다음 글의 요지로 가장 알맞은 것은?

Research in learning suggests that getting good grades depends more on effective study skills than on a high IQ. Whereas students with high grades prepare for exams in advance, reviewing their notes periodically, students with poor grades wait until the last minute and then cram. Unfortunately, cramming does not produce the desired results. Students with high grades organize their time, planning when they will complete their assignments, while students with low grades ignore schedules and hope they will finish their work on time. Unfortunately, time usually runs out, and they don't get the work done.

① 학교에서 직업교육을 강화해야 한다.
② 사람은 능력에 따라 대접받아야 한다.
❸ 좋은 공부습관이 좋은 결과를 낳는다.
④ 공부를 잘 한다고 반드시 성공하는 것은 아니다.

> **해석** 「학습에 대한 연구에서 보여주는 것은 좋은 점수를 얻는다는 것이 높은 지능지수보다는 효과적인 공부방식에 더 의존한다는 점이다. 높은 점수를 가진 학생들은 정기적으로 자신들이 필기한 것들을 복습하면서, 미리 시험에 대한 준비를 하는 반면, 낮은 점수를 가진 학생들은 마지막 순간까지 기다리다가는 벼락치기 공부를 한다. 불행스럽게도, 벼락치기 공부는 바람직한 결과를 낳지 않는다. 높은 점수를 가진 학생들은 자신들의 시간을 관리하여 그들이 언제 자신들의 할당된 바를 완성시킬지를 계획한다. 반면에, 낮은 점수를 가진 학생들은 계획들을 무시하면서도 자신들의 일이 정각에 끝마쳐지기를 바란다. 불행히도, 시간이란 대개의 경우 모자란 것이고, 그 결과 그들은 그 일을 끝마치도록 다하지 못하는 것이다.」

> **단어** IQ 지능지수(Intelligence Quotient) in advance 미리, 앞서서(= beforehand) review 복습하다, 검토하다 cram 주입식의 공부를 하다, 포식하다, 게걸스럽게 먹다 desired result 바람직한 결과 organize 구성하다, 계통을 세우다, 정리하다, 계획하다 assignment 배당, 할당, 숙제 run out 뛰어나가다, 흘러나오다, 만기가 되다

> **해설** 일관성이 있는 글의 구성의 특징은 주제(topic)가 있고, 그를 뒷받침하는 소재(supporting sentences)들이 있다. 위의 글에서는 처음에 주어진 문장(Research in learning suggests that getting good grades depends more on effective study skills than on a high IQ)이 주제이다. Whereas 이하는 높은 점수의 학생들과 낮은 점수의 학생들을 비교하며 언급함으로써 이를 뒷받침해 주는 역할을 하는 부분이다.

02 문맥 속 어구파악

❶ 지시어 추론

다음 글에서 밑줄 친 대명사(this, that, it, etc.) 또는 (고유)명사가 구체적으로 가리키는 것으로 가장 알맞은 것은?
이 유형은 대명사나 (고유)명사가 가리키고 있는 대상을 추론하는 문제로, 기본적인 독해능력과 함께 여러 폭 넓은 단어 학습을 필요로 하는 파트이다.

다음 밑줄 친 It이 구체적으로 가리키는 것을 고르면?

> <u>It</u> is the study of relationships among plants and animals and their environment. It includes the study of the biological processes and the needs of plants and animals, as well as the effects that plants, animals and the environment have on each other.

① genetics   ❷ ecology
③ biology   ④ zoology

해석 「이것은 식물들과 동물들, 그리고 그들의 환경 사이의 관계에 대한 학문이다. 이것은 식물들과 동물들, 그리고 그 환경이 서로에게 미치는 영향들 뿐만 아니라 식물들과 동물들의 생물학적 과정과 필요한 요소에 대한 연구를 포함한다.」

단어 relationship 관계, 친척관계 environment 환경, 주위(의 상황) include 포함하다 biological 생물학적인 effect 효과, 영향, 결과 genetics 유전학 ecology 생태학 biology 생물학 zoology 동물학

❷ 어구의 의미파악

> **다음 글에서 밑줄 친 부분의 의미로 가장 적절한(알맞은) 것은?**
> 이 유형은 주어지는 글에서 쓰이고 있는 어구의 이면적인 의미를 간파해내야 하는 문제로, 주어지는 글의 전체적인 흐름과 전반적인 분위기를 파악하여 이중적 의미를 찾아내는 것이 중요하며 다양한 의미로 쓰이는 어휘와 표현들을 잘 익힐 필요가 있다.

다음 글에서 밑줄 친 a snow job의 의미로 가장 적절한 것은?

The salesman tried to convince a group of investors that the properties he was selling would soon be worth much more money than he was asking. However, no one bought anything from him because they felt he was giving them <u>a snow job</u>. No one was deceived by his insincerity and exaggerated claims about the worth of the properties.

① 수입한 사치품   ❷ 과장된 거짓말
③ 적절한 수익성   ④ 위협적인 강매

해석 「그 외판원은 많은 투자자들에게 그가 팔고 있는 상품들이 곧 그가 요구하는 돈보다 더 많은 자산가치가 있게 될 것이라는 점을 확신시키려고 노력하였다. 하지만 그들은 그가 그들에게 과장된 거짓말을 하고 있다고 느꼈기 때문에 그에게서 아무것도 사지 않았다. 아무도 그 상품들의 가치에 관한 그의 불성실과 과장된 주장에 의해 속지 않았다.」

단어 salesman 점원, 판매원, 외판원 convince 확신시키다, 납득시키다 investor 투자가 property 재산, 자산, 소유물, 상품 money 돈, 화폐, 자산, 재산 snow job 과장되고 교묘한 거짓말, 권유ㆍ설득하는 말, 감언이설 deceive 속이다, 기만하다 insincerity 불성실, 위선 exaggerated 과장된, 허풍을 떠는, 지나친 claim 주장, 요구, 청구, 권리, 자격

❸ 말의 의도파악

Dick이 밑줄 친 부분과 같이 말한 의도는?

Dick was seven years old, and his sister, Catherine, was five. One day their mother took Dick into the kitchen. She gave him a nice cake and a knife and said to him, "Now here's a knife, Dick. Cut this cake in half and give one of the pieces to your sister, but remember to do it like a gentleman." "Like a gentleman?," Dick asked. "How do gentlemen do it?" "They always give the bigger piece to the other person", answered his mother at once. "Oh", said Dick. He thought about this for a few seconds. Then he took the cake to his sister and said to her, "Cut this cake in half, Catherine."

① 이 케이크를 똑같이 나누자.
② 이 케이크를 네 마음대로 잘라라.
③ 내가 이 케이크를 자르겠다.
❹ 케이크를 잘라서 내게 큰 조각을 다오.

해석 「Dick은 7살이었고, 그의 누이동생 Catherine은 5살이었다. 어느날 그들의 어머니가 Dick을 부엌으로 데리고 갔다. 그녀는 그에게 맛있는 케이크와 칼을 주면서 말했다. "Dick, 여기 칼이 있다. 이 케이크를 반으로 잘라서 누이동생에게 그 조각 중의 하나를 주어라. 하지만 신사처럼 주는 것을 기억하여라." "신사처럼이요?"라고 Dick이 물었다. "신사들은 그것을 어떻게 주나요?" "그들은 항상 다른 사람에게 더 큰 조각을 준단다."라고 그의 어머니가 즉시 대답했다. "오"라고 Dick은 말했다. 그는 잠시 이것에 관해 생각했다. 그리고 나서 그는 그의 누이동생에게 케이크를 가져가서 말했다. "이 케이크를 반으로 잘라, Catherine."」

단어 in half 절반으로 for a few seconds 잠시동안

해설 Dick은 어머니가 그에게 기대한 행동을 누이동생 Catherine이 자신에게 해주기[신사처럼 주기(케이크를 반으로 잘랐을 때 항상 다른 사람에게 더 큰 조각을 주기)]를 기대하고 있다.

03 문맥의 이해

1 내용일치 여부의 판단

다음 글의 내용과 일치하지 않는(일치하는) 것은?

이 유형은 글의 세부적인 내용파악을 주로 요구하는 문제로, 주어지는 글보다 질문과 보기의 내용을 먼저 본 후에 질문에 해당하는 부분을 집중적으로 살펴야 한다. 이때 중요한 것은 반드시 주어지는 글에 담긴 사실적인 내용을 근거로 판단해야 한다는 것이다. 또한, 선지가 영어로 되어 있기 때문에 기본적인 독해력이 선행되어야 한다.

다음 글의 내용과 일치하지 않는 것은?

From the day the first motor car appeared on the streets it had to me appeared to be a necessity. It was this knowledge and assurance that led me to build to the one end — a car that would meet the wants of the multitudes.

All my efforts were then and still are turned to the production of one car — one model. And year following year, the pressure was, and still is, to improve and refine and make better, with an increasing reduction in price.

① The writer asserts that cars should satisfy the wants of the multitudes.
② The writer did all his might to produce one car — one model.
❸ The writer devoted himself to the reduction of price in producing a car.
④ The writer emphasizes the improvement of a car despite a reduction in price.

> **해석** 「최초의 자동차가 거리에 출현했던 날로부터 그것은 나에게 필수품인 것처럼 생각되어 왔었다. 그것은 내가 그 하나의 목적 – 대중들의 욕구에 부응할 차 – 을 만들도록 이끈 지식과 확신이었다.
>
> 나의 모든 노력들은 그때나 지금까지 하나의 모델 – 하나의 자동차 생산에 착수하는 데 있다. 그리고 한해 한해가 지날수록, 가격이 내려가는 속에서 성능의 향상과 세련되고 더 좋은 차를 만들어야 하는 압력이 예전이나 지금도 계속되고 있다.」
>
> ① 글쓴이는 차들이 대중들의 욕구를 만족시켜야 한다고 주장한다.
> ② 글쓴이는 한 가지 모델의 하나의 차를 생산하는 데 그의 모든 힘을 썼다.
> ③ 글쓴이는 차를 생산하는 데 있어서 가격의 절감에 몰두하였다.
> ④ 글쓴이는 가격인하에도 불구하고 차의 성능 향상을 강조한다.

> **단어** necessity 필요(불가결한 것), 필수품 assurance 확신, 보증 end 끝, 목적, 목표 multitude 다수, 군중, 대중 turn to ~(쪽)으로 향하다 year following year 해마다 improve 개량하다, 개선하다, 향상시키다 refine 순화하다, 정제하다, 정련하다, 세련되게 하다 reduction 축소, 감소, 절감 assert 단언하다, 주장하다 might 힘 devote oneself to ~에 몰두하다, 전념하다, 헌신하다 emphasize 강조하다

❷ 무관한 문장 고르기

다음 글의 흐름으로 보아 가장 관계가 먼 문장은?

Different regions of the brain have different jobs. ① If there is any damage to the part of the brain known as Broca's area, a person will have trouble pronouncing words. ② Similarly, if there is damage to the part of the brain called Wernicke's area, a person will have problems remembering certain words. ❸ There is much that scientists still do not know about the human brain. ④ The part of the brain called the cerebellum is concerned with controlling bodily position and motion.

해석 「뇌의 갖가지의 영역들은 각기 다른 일(기능)들이 있다. Broca의 영역으로 알려진 뇌의 부위에 어떤 손상이 있으면 단어를 발음하는 데에 문제가 생길 것이다. 마찬가지로 Wernicke의 영역이라 불리는 뇌의 부위에 손상이 있으면 어떤 단어를 기억하는 데에 문제가 생길 것이다. (과학자들이 인간의 뇌에 대해 여전히 잘 모르고 있는 부분이 많다) 소뇌라 불리는 부분은 신체의 자세와 동작에 관계한다.」

단어 region 지역, 영역   pronounce 발음하다, 선언하다   cerebellum 소뇌   bodily 신체(육체)의   motion 동작, 운동

해설 ①②④ 모두 주제문 Different regions of the brain have different jobs를 뒷받침하는 뇌의 각각의 영역들의 기능을 설명하고 있다.

❸ 주어진 문장 넣기

> **다음 글의 흐름을 보아, 주어진 문장이 들어가기에 가장 적절한(알맞은) 것은?**
>
> 이 유형은 주어지는 문장이 제자리에 들어가 더 논리적이고 일관성 있는 글이 되는 문제로, 문장과 문장 사이의 관계 추론능력을 필요로 한다. 보통은 지시사, 연결사, 반복어, 대명사나 부정관사 및 정관사가 결정적인 단서가 될 때가 매우 많다. 따라서 학습하는 과정에서 조금 전에 언급한 단서들이 구체적으로 어떻게 적용이 되었는지 연습할 필요가 있다. 난도가 높은 유형에 속하는 문제이기 때문에 고득점을 받고자 한다면 꼭 정복해야 하는 유형이다.

다음 주어진 문장이 들어갈 가장 적절한 곳은?

This is not true.

Many people think the Canary Islands were named for the canary birds that live there. ❶ The word canary comes from the Latin word canis, meaning dog. ② Early explorers of the island found many wild dogs there. ③ They named the islands "Canario," meaning "Isle of Dogs." ④ So the Canary Islands were not named for the canary birds, but the birds were named for the islands!

해석 「이것은 사실이 아니다.」

「많은 사람들은 카나리아 제도가 거기에 사는 카나리아(새)의 이름을 따서 명명되었다고 생각한다. canary라는 단어는 개를 뜻하는 라틴말 canis에서 유래한다. 그 섬의 초기 탐험가들은 그 곳에서 많은 들개들을 발견하였다. 그들은 "개들의 섬"을 의미하는 "Canario" 섬이라고 이름을 지었다. 그래서 카나리아 제도는 카나리아의 이름을 따서 이름지어진 것이 아니라, 그 새들이 그 섬의 이름을 따서 지어진 것이다!」

단어 name for ~의 이름을 따서 이름을 짓다, 명명하다 come from ~에서 유래하다, 비롯하다 explorer 탐험가 isle (작은) 섬

해설 지시어는 문장 간의 연결고리 역할을 하므로 이 문제는 주어진 문장에서 지시대명사 This가 의미하는 것에 주의해야 한다.

다음 (주어진 문장에 이어질) 글의 순서로 가장 적절한(알맞은) 것은?
이 유형은 배열순서가 뒤바뀐 여러 문장들을 연결사와 지시어 등에 유의하여 문장과 문장 사이의 논리적 관계를 정확하게 파악하여 논리적으로 재배열하는 문제로, 기준이 되는 문장이 제시되기도 한다. 앞서 삽입 유형에서 언급했던 지시사, 연결사, 반복어, 대명사, 관사가 순서 맞추기 유형에서도 동일하게 적용된다. 마찬가지로 난도가 높은 유형에 속하며, 고득점으로 가기 위해서는 꼭 정복해야 하는 유형이다.

다음 주어진 문장에 이어질 글의 순서로 가장 적절한 것은?

Free trade makes possible higher standards of living all over the globe.

(A) Free trade also makes the world economy more efficient, by allowing nations to capitalize on their strength.

(B) The case for free trade rests largely on this principle : as long as trade is voluntary, both partners benefit.

(C) The buyer of a shirt, for example, values the shirt more than the money spent, while the seller values the money more.

❶ (A) − (B) − (C)
② (B) − (A) − (C)
③ (B) − (C) − (A)
④ (C) − (A) − (B)

해석 「자유무역은 전세계의 더 높은 생활수준을 가능하게 한다(자유무역을 한다면 전세계의 생활수준은 더 높이 향상될 수 있을 것이다).」
「(A) 자유무역은 또한 국가들이 자신들의 힘을 이용할 수 있도록 하기 때문에 세계경제를 더욱 효과적이 되게 한다.
(B) 자유무역을 하는 경우에는 다음의 원칙에 주로 의존한다. 즉, 무역이 자발적으로 이루어지는 동안은 양쪽 상대국이 이익을 얻는다는 것이다.
(C) 셔츠 하나를 예로 들어보면, 구매하는 쪽은 쓰여진 돈보다도 더 그 셔츠가 중요한 것이며, 반면 판매하는 쪽은 그보다는 돈이 더 중요한 것이다.」

단어 free trade 자유무역, 자유거래 make possible 가능하게 하다 all over the globe 전세계에서 efficient 능률적인, 효과있는 capitalize 자본화하다, 이용하다 rest on ~에 의지하다 principle 원리, 원칙

⑤ 전후관계추론

다음 글의 바로 앞에 올 수 있는 내용으로 가장 적절한 것은?

> People who must endure loud environments may risk more than their ears. Studies show they can suffer elevated levels of cholesterol and more stomach ulcers, high blood pressure and more heartbeat abnormalities than people who live and work in quieter environments. Loud noise triggers the body's 'fight or flight' response — a rise in the level of adrenalin, and a subsequent increase in blood pressure and contraction of muscles.

① 환경정책의 필요성
② 환경과 심장박동의 관계
❸ 소음이 귀에 미치는 영향
④ 소음이 유발시키는 질병의 종류

해석 「소란한 환경을 견뎌야 하는 사람들은 자신들의 귀보다 더 위험할 수 있다. 연구에 의하면 그들은 더 조용한 환경에서 살며 일하는 사람들보다 높은 콜레스테롤 수준과 더 많은 위궤양, 고혈압, 그리고 더 많은 심장박동 이상을 보인다. 소란한 잡음은 신체의 '공격 · 도피반응' – 아드레날린 수치의 상승과 그에 이어지는 혈압의 증가, 근육의 수축 – 을 하도록 야기시키는 것이다.」

단어 endure 참다, 인내하다 risk 위험하다, 위험에 처하다 suffer ~을 받다, 당하다 elevated 높아진, 높은 level of cholesterol 콜레스테롤 수준 stomach ulcer 위궤양 abnormality 이상(異常) trigger 일으키다, 유발하다, 자극시키다 fight or flight response(reaction) 공격 · 도피반응(스트레스에 대한 교감신경의 반응) adrenalin 아드레날린 subsequent 다음의, 그 후의, 버금가는, 이어서 일어나는 contraction 수축

04 글의 감상

① 글의 어조(tone)·분위기(mood) 파악

다음 글에 나타나있는 어조·분위기로 가장 적절한(알맞은) 것은?
이 유형은 글 속에 명시적이거나 암시적으로 나타나있는 여러 정황들을 종합적으로 감상하는 능력을 요구하는 문제로, 글의 전체적인 분위기를 잘 드러내는 어휘들, 특히 형용사와 부사에 주목하여야 하며, 평소 글의 어조·분위기를 나타내는 단어를 잘 알아두어야 한다.

다음 글의 어조로 가장 알맞은 것은?

> The boss was disturbed when he saw his employees loafing. "Look," he said, "everytime I come in there I see things I'd rather not see. Now, I'm a fair man, and if there are things that bother you, tell me. I'm putting up a suggestion box and I urge you to use it so that I'll never see what I just saw!"
> At the end of the day, when the boss opened the box, there was only one little piece of paper in it. It read : "Don't wear rubber-soled shoes!"

① upset   ② instructive
❸ humorous   ④ critical

해석 「사장은 직원이 빈둥거리는 것을 보았을 때 혼란스러웠다. "여러분, 내가 여기에 올 때마다, 보고 싶지 않은 것을 보는데, 난 공정한 사람이니 여러분을 괴롭히는 것이 있으면 말하십시오. 의견함을 설치할 테니까, 내가 방금 보았던 것을 다시는 보지 않도록 의견함을 사용해 주기 바랍니다!" 그날 퇴근할 무렵, 사장이 의견함을 열었을 때, 그 안에는 작은 종이 한 장만 있었다. 거기에는 "고무구두창을 댄 신발을 신지 마세요!"라고 쓰여 있었다.」

단어 disturb 혼란시키다, 괴롭히다, 방해하다, 어지럽히다 loaf 빈둥거리다, 놀고 지내다 fair 공정한, 올바른 suggestion box 의견함, 제안함 urge 강력히 권하다, 설득하다, 주장하다, 강조하다 rubber-soled 고무구두창을 댄 upset 화가 난, 뒤엎다, 당황하게 하다 instructive 교훈적인, 교육적인, 유익한 humorous 익살스런, 해학적인, 재미있는 critical 비판적인, 평론의, 위기의

❷ 글의 심경 · 태도 파악

다음 글에 나타나있는 필자의 심경 · 태도로 가장 적절한(알맞은) 것은?

이 유형은 글의 어조 · 분위기를 감상하는 문제와 같이 글의 종합적인 이해 · 감상능력을 요구하는 문제로, 어떤 일련의 사건들을 통해 드러나는 등장인물의 성격과 태도를 판단할 수 있으며, 평소 글의 심경 · 태도를 나타내는 단어를 잘 알아두면 유용하다. 앞서 나온 어조 유형과는 달리 심경/태도를 묻는 유형에서는 결정적인 한두 문장으로 답이 도출되는 경우가 많기 때문에 절대 틀려서는 안되는 유형이다.

다음 글에서 주인공이 처한 상황으로 가장 적절한 것은?

> The taxi driver looked at his watch and grumbled that there was no time to lose. I had allowed one hour to catch my plane. We watched the flashing lights of the police car ahead. We could see that a truck had been involved in the accident and knew it would take some time to move the vehicles to the side of the road. It did fifteen minutes. Then, as we neared the airport, we were faced with another traffic jam due to a series of rear-end collisions.

① 지루하다.　　　　　　　　　　❷ 다급하다.

③ 부끄럽다.　　　　　　　　　　④ 후련하다.

해석 「택시기사는 시계를 보았고 지체할 시간이 없다고 불평했다. 내가 비행기를 탈 때까지 한 시간 정도의 여유가 있었다. 우리는 경찰차의 불빛이 앞에서 번쩍이는 것을 지켜봤다. 우리는 어떤 트럭이 사고에 관련되어 있었고 갓길로 차량을 옮기는 데 다소 시간이 걸린다는 것을 알았다. 과연 그랬다. 15분이 걸렸다. 그리고 나서 공항에 가까이 도착하자, 우리는 연속된 추돌사고 때문에 또 다른 교통혼잡에 직면했다.」

단어 grumble 불평하다, 투덜대다, 푸념하다, 툴툴대다　flash 번쩍이다, 빛나다　be involved in ~에 관련되다 vehicle 탈 것, 차량　near ~에 가까이 가다, 접근하다　be faced with ~에 직면하다　traffic jam 교통혼잡 due to ~ 때문에, ~로 인하여(because of)　a series of 일련의, 연속된　rear-end (차량) 후미　collision 충돌, 대립, 격돌, 불일치

해설 교통혼잡으로 비행기 시간에 늦을까봐 다급해 하는 주인공의 상황이 나타나 있다.

최근 기출문제 분석

2024. 3. 23. 국가직 9급

1 Northeastern Wildlife Exposition에 관한 다음 글의 내용과 일치하는 것은?

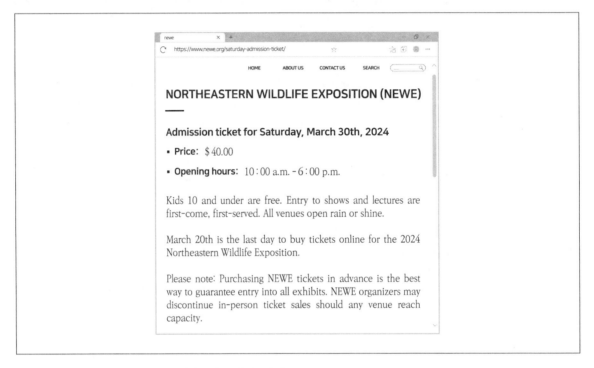

① 10세 어린이는 입장료 40불을 지불해야 한다.

② 공연과 강연의 입장은 선착순이다.

③ 비가 올 경우에는 행사장을 닫는다.

④ 입장권은 온라인으로만 구매할 수 있다.

> **TIP** wildlife exposition 야생동물 박람회 admission ticket 입장권 entry 입장 lecture 강연 first-come first-served 선착순 venue 행사장 rain or shine 날씨에 상관없이 purchase 구매하다 in advance 미리, 앞서서 guarantee 보장하다 exhibit 전시회 organizer 주최자 discontinue 중단하다 in-person 있는 그대로의, 실황의 reach ~에 이르다, 다다르다 capacity 수용력
> ① 10세 이하 어린이는 무료이다.
> ③ 날씨에 상관없이 운영된다.
> ④ 입장권은 현장에서도 판매한다.

Answer   1.②

「북동부 야생동물 박람회(NEWE)
　2024년 3월 30일 토요일 입장권
　• 가격 : 40달러
　• 개장 시간 : 오전 10:00 – 오후 6:00
　10세 이하 어린이는 무료입니다. 공연과 강연 입장은 선착순입니다. 모든 공연장은 날씨에 상관없이 운영됩니다.
　3월 20일은 2024 북동부 야생동물 박람회의 온라인 입장권 구매 마지막 날입니다.
　참고: NEWE 입장권을 미리 구매하는 것이 모든 전시회 입장을 확실히 할 수 있는 가장 좋은 방법입니다. NEWE 주최
　자는 행사장이 수용 인원에 도달할 경우 현장 입장권 판매를 중단할 수 있습니다.」

2024. 3. 23. 국가직 9급

2 다음 글의 내용과 일치하지 않는 것은?

> The tragedies of the Greek dramatist Sophocles have come to be regarded as the high point of classical Greek drama. Sadly, only seven of the 123 tragedies he wrote have survived, but of these perhaps the finest is *Oedipus the King*. The play was one of three written by Sophocles about Oedipus, the mythical king of Thebes (the others being *Antigone* and *Oedipus at Colonus*), known collectively as the Theban plays. Sophocles conceived each of these as a separate entity, and they were written and produced several years apart and out of chronological order. *Oedipus the King* follows the established formal structure and it is regarded as the best example of classical Athenian tragedy.

① A total of 123 tragedies were written by Sophocles.
② *Antigone* is also about the king Oedipus.
③ The Theban plays were created in time order.
④ *Oedipus the King* represents the classical Athenian tragedy.

> **TIP** tragedy 비극　Greek 그리스의　regard A as B A를 B로 여기다, 간주하다　perhaps 아마도　finest 가장 좋은　play 희곡, 연극　mythical 신화 속에 나오는　collectively 집합적으로, 모두　conceive 구상하다, 상상하다　separate 별개의, 분리된　entity 독립체　apart 떨어져, 간격으로　chronological order 연대순　established 기존의　formal 공식적인　structure 구조　Athenian 아테네의　time order 시간 순서　represent 대표하다
> ③ 지문에서는 테베의 희곡들은 연대순을 벗어나 집필 및 제작되었다고 언급된다.
>
> ① Sophocles는 총 123편의 비극을 썼다.
> ② 〈안티고네〉도 Oedipus 왕에 대한 내용이다.
> ③ 테베 희곡들은 시대순으로 창작되었다.
> ④ 〈오이디푸스 왕〉은 고전 아테네 비극을 대표한다.
> 「그리스 극작가 소포클레스의 비극은 그리스 고전 드라마의 정점으로 여겨져 왔다. 안타깝게도 그가 쓴 123편의 비극 중 단 7편만이 남아있지만, 그중에서도 가장 훌륭한 작품은 〈오이디푸스 왕〉일 것이다. 이 희곡은 소포클레스가 테베의 신화 속 왕인 오이디푸스에 대해 쓴 세 편의 희곡 중 하나이며(다른 두 편은 〈안티고네〉와 〈콜로노스의 오이디푸스〉이다), 총칭하여 테베의 희곡들로 알려져 있다. 소포클레스는 이 희곡 각각을 별개의 작품으로 구상했으며, 그 작품들은 몇 년 간격으로 연대순을 벗어나 집필 및 제작되었다. 〈오이디푸스 왕〉은 정해진 형식적 구조를 따르고 있으며 아테네 고전 비극의 가장 좋은 예로 꼽힌다.」

Answer　2.③

3 다음 글의 주제로 적절한 것은?

It seems incredible that one man could be responsible for opening our eyes to an entire culture, but until British archaeologist Arthur Evans successfully excavated the ruins of the palace of Knossos on the island of Crete, the great Minoan culture of the Mediterranean was more legend than fact. Indeed its most famed resident was a creature of mythology: the half-man, half-bull Minotaur, said to have lived under the palace of mythical King Minos. But as Evans proved, this realm was no myth. In a series of excavations in the early years of the 20th century, Evans found a trove of artifacts from the Minoan age, which reached its height from 1900 to 1450 B.C.: jewelry, carvings, pottery, altars shaped like bull's horns, and wall paintings showing Minoan life.

① King Minos' successful excavations

② Appreciating artifacts from the Minoan age

③ Magnificence of the palace on the island of Crete

④ Bringing the Minoan culture to the realm of reality

> **TIP** incredible 믿을 수 없는 responsible 책임지는 entire 전체의, 전반적인 archaeologist 고고학자 excavate 발굴하다 ruins 유적, 유물 palace 궁전 Mediterranean 지중해 amed 유명한 resident 거주자 creature 생물 mythology 신화 half-man, half-bull 반인반수 prove 증명하다, 입증하다 excavation 발굴 a trove of 소중한, 귀중한 artifact 인공물
>
> ④ 지문에서는 Arthur Evans가 유적을 발굴하기 전까지 미노스 문명은 전설에 가까웠지만, 유적 발굴로 인해 현실로 증명되었다는 이야기를 하고 있으므로 주제로 ④가 가장 적절하다.
> ① 미노스 왕의 성공적인 발굴
> ② 미노스 문명 시대의 유물 감상하기
> ③ 크레타섬 궁전의 장엄함
> ④ 미노스 문명을 현실의 영역으로 가져오기
>
> 「한 사람이 어떤 문화 전체에 우리의 눈을 뜨게 해줄 수 있다는 것은 믿을 수 없겠지만, 영국의 고고학자 Arthur Evans가 크레타섬의 크노소스 궁전의 유적을 성공적으로 발굴하기 전까지 지중해의 위대한 미노스 문명은 사실보다는 전설에 가까웠다. 실제로 그 문명에서 가장 유명한 것은 신화 속에 나오는 미노스 왕의 궁전 아래에 살았다고 전해지는 반인반수의 미노타우로스라는 신화 속 생물이었다. 하지만 Evans가 증명했듯이, 이 왕국은 신화가 아니었다. 20세기 초 일련의 발굴 작업을 통해, Evans는 보석, 조각, 도기, 황소 뿔 모양의 제단, 미노스 문명의 삶을 보여 주는 벽화 등 기원전 1900년부터 1450년까지 전성기를 누렸던 미노스 시대의 유물들을 발견했다.」

Answer 3.④

4 다음 글의 제목으로 적절한 것은?

Currency debasement of a good money by a bad money version occurred via coins of a high percentage of precious metal, reissued at lower percentages of gold or silver diluted with a lower value metal. This adulteration drove out the good coin for the bad coin. No one spent the good coin, they kept it, hence the good coin was driven out of circulation and into a hoard. Meanwhile the issuer, normally a king who had lost his treasure on interminable warfare and other such dissolute living, was behind the move. They collected all the good old coins they could, melted them down and reissued them at lower purity and pocketed the balance. It was often illegal to keep the old stuff back but people did, while the king replenished his treasury, at least for a time.

① How Bad Money Replaces Good
② Elements of Good Coins
③ Why Not Melt Coins?
④ What Is Bad Money?

TIP currency 통화 debasement 저하 occur 나타나다 via ~ 을 통해서, ~을 경유해서 precious 귀중한 reissue 재발행하다 dilute 희석하다, 묽게 하다 adulteration 불순물 섞기 drive out 몰아내다 hence 그래서 out of circulation 유통되지 않는

① 지문은 귀금속 비율이 높은 좋은 동전이 어떻게 나쁜 동전으로 바뀌게 되는지에 대해 이야기하고 있다. 따라서 제목으로 적절한 것은 ①이다.

① 어떻게 나쁜 화폐가 좋은 화폐을 대체하는가
② 좋은 동전의 요소
③ 왜 동전을 녹이지 않는가?
④ 나쁜 화폐란 무엇인가?

「나쁜 화폐의 형태로 인한 좋은 화폐의 통화 가치 저하는 귀금속 비율이 높은 동전을 더 낮은 가치의 금속으로 희석된 금이나 은을 더 낮은 비율로 재발행된 방식으로 나타났다. 이러한 불순물 섞기는 나쁜 동전을 위해 좋은 동전을 몰아냈다. 아무도 좋은 동전을 사용하지 않고 보관했기 때문에 좋은 동전은 유통에서 배제되었고 비축되었다. 한편 끊임없이 계속되는 전쟁과 그 밖의 이와 같은 방탕한 생활로 보물을 잃은, 보통의 경우 왕이었던 발행자가 그 배후에 있었다. 그들은 가능한 한 모든 좋은 오래된 동전을 모아서 녹이고 더 낮은 순도로 재발행하여 잔액을 챙겼다. 왕이 적어도 잠깐 그의 보물을 다시 채우는 동안, 오래된 것을 계속 가지고 있는 것이 종종 불법이었음에도 사람들은 그렇게 했다.」

Answer 4.①

5 다음 글의 흐름상 어색한 문장은?

In spite of all evidence to the contrary, there are people who seriously believe that NASA's Apollo space program never really landed men on the moon. These people claim that the moon landings were nothing more than a huge conspiracy, perpetuated by a government desperately in competition with the Russians and fearful of losing face. ①These conspiracy theorists claim that the United States knew it couldn't compete with the Russians in the space race and was therefore forced to fake a series of successful moon landings. ② Advocates of a conspiracy cite several pieces of what they consider evidence. ③Crucial to their case is the claim that astronauts never could have safely passed through the Van Allen belt, a region of radiation trapped in Earth's magnetic field. ④They also point to the fact that the metal coverings of the spaceship were designed to block radiation. If the astronauts had truly gone through the belt, say conspiracy theorists, they would have died.

TIP in spite of ~에도 불구하고 evidence 증거 to the contrary 반대되는 seriously 진지하게, 심각하게 land 착륙하다, 착륙시키다 claim 주장하다 nothing more than ~에 지나지 않는, ~에 불과한 huge 거대한 conspiracy 음모론, 음모 perpetuate 영속시키다 desperately 필사적으로 fearful 두려운 lose face 체면을 잃다 radiation 방사선, 복사에너지

④ 지문은 미국의 달 착륙이 조작이라고 믿는 사람들의 주장이다. ④는 그들의 주장으로 들어가기에 어색한 내용이다.

「반대되는 모든 증거에도 불구하고 NASA의 아폴로 우주 프로그램이 실제로 사람을 달에 착륙시킨 적이 없다고 진지하게 믿는 사람들이 있다. 이들은 달 착륙이 러시아와의 필사적인 경쟁을 하고 있고 체면을 잃을까 두려워한 정부가 영속시킨 거대한 음모에 지나지 않는다고 주장한다. ① 이러한 음모론자들은 미국이 우주 경쟁에서 러시아와 경쟁할 수 없다는 것을 알았고, 따라서 일련의 성공적인 달 착륙을 조작할 수밖에 없었다고 주장한다. ② 음모론 옹호자들은 그들이 증거로 간주하는 몇 가지 부분들을 인용한다. ③ 그들의 논거에 결정적인 것은 우주 비행사들이 지구 자기장에 갇힌 방사능 지역인 밴 앨런 벨트를 결코 안전하게 통과할 수 없었을 것이라는 주장이다. ④ 그들은 또한 그 우주선의 금속 덮개가 방사선을 차단하도록 설계되었다는 사실도 지적한다. 음모론자들은 우주 비행사들이 정말 이 벨트를 통과했다면 사망했을 것이라고 말한다.」

Answer 5.④

6 주어진 문장이 들어갈 위치로 적절한 것은?

Tribal oral history and archaeological evidence suggest that sometime between 1500 and 1700 a mudslide destroyed part of the village, covering several longhouses and sealing in their contents.

From the village of Ozette on the westernmost point of Washington's Olympic Peninsula, members of the Makah tribe hunted whales. (①) They smoked their catch on racks and in smokehouses and traded with neighboring groups from around the Puget Sound and nearby Vancouver Island. (②) Ozette was one of five main villages inhabited by the Makah, an Indigenous people who have been based in the region for millennia. (③) Thousands of artifacts that would not otherwise have survived, including baskets, clothing, sleeping mats, and whaling tools, were preserved under the mud. (④) In 1970, a storm caused coastal erosion that revealed the remains of these longhouses and artifacts.

> **TIP** tribal 부족의 oral 말로 하는, 구전의 archaeological 고고학적인 mudslide 진흙 사태 destroy 파괴하다 longhouse 전통가옥 seal in ~을 빠져 나가지 못하게 하다 content 내용 peninsula 반도 tribe 부족 rack 선반, 받침대 smokehouse 훈제실 trade 거래하다 neighboring 인근의, 이웃의 nearby 근처에 inhabit 거주하다 indigenous 토착의, 고유의 be based in ~에 터를 잡다 region 지역, 영역 millennia (millennium의 복수형) 수천 년 otherwise 그렇지 않으면 whaling 고래잡이 preserve 보존하다 coastal 해안의 erosion 침식 reveal 드러내다, 밝히다 remains 유물, 유적
>
> 「워싱턴주 올림픽 반도의 가장 서쪽 지점에 있는 Ozette 마을에서 Makah족의 구성원들이 고래를 사냥했다. 그들은 포획물을 선반 위와 훈제실에서 훈제하여 Puget Sound만 주변 및 Vancouver섬 인근의 이웃 부족들과 거래했다. Ozette는 그 지역에 수천 년간 터를 잡고 살아온 원주민인 Makah족이 거주하던 다섯 개의 주요 마을 중 하나였다. 부족의 구전 역사와 고고학적 증거에 따르면, 1500년에서 1700년 사이 어느 때에 진흙 사태가 마을 일부를 파괴하면서, 여러 채의 전통 가옥들을 덮어 그 안에 든 것들이 빠져나가지 못하게 했다고 한다. 그렇지 않았으면 살아남지 못했을, 바구니, 의복, 요, 포경 도구를 포함한 수천 개의 유물이 진흙 아래에 보존되어 있었다. 1970년, 한 폭풍으로 인해 해안 침식이 일어났고, 그것이 이 전통 가옥들과 유물들의 잔해를 드러냈다.」

7 주어진 글 다음에 이어질 글의 순서로 적절한 것은?

Interest in movie and sports stars goes beyond their performances on the screen and in the arena.

(A) The doings of skilled baseball, football, and basketball players out of uniform similarly attract public attention.

(B) Newspaper columns, specialized magazines, television programs, and Web sites record the personal lives of celebrated Hollywood actors, sometimes accurately.

(C) Both industries actively promote such attention, which expands audiences and thus increases revenues. But a fundamental difference divides them: What sports stars do for a living is authentic in a way that what movie stars do is not.

① (A) − (C) − (B)

② (B) − (A) − (C)

③ (B) − (C) − (A)

④ (C) − (A) − (B)

TIP go beyond 뛰어넘다 performance 성과, 실적 arena 경기장 skilled 노련한, 숙련된 attract 매혹시키다 attention 관심, 주의 specialized 전문화된 record 기록하다 celebrated 유명한 accurately 정확하게 promote 장려하다 expand 확장하다, 늘리다 revenue 수익 fundamental 근본적인 divide 나누다, 구분하다 do for a living 생계를 유지하다 authentic 진짜인, 진정한

「영화와 스포츠 스타에 대한 관심은 극장과 경기장에서의 그들의 활약을 넘어선다.
(B) 신문 칼럼, 전문 잡지, 텔레비전 프로그램, 웹 사이트는 유명 할리우드 배우의 사생활을 때로는 정확하게 기록한다.
(A) 유니폼을 입지 않은(=평상시 모습의) 뛰어난 야구, 축구, 농구 선수의 행동도 마찬가지로 대중의 관심을 끈다.
(C) 두 업계 모두 이러한 관심을 적극적으로 장려하는데, 이는 관중을 늘리고 따라서 수익을 증가시킨다. 하지만 그들을 구분하는 근본적인 차이가 있는데, 그것은 스포츠 스타가 생계를 위해 하는 일이 영화 스타가 하는 일과는 다르게 진정성이 있다는 것이다.」

Answer 7.②

※ 밑줄 친 부분에 들어갈 말로 적절한 것을 고르시오. 【8~9】

8

> _____. Nearly every major politician hires media consultants and political experts to provide advice on how to appeal to the public. Virtually every major business and special-interest group has hired a lobbyist to take its concerns to Congress or to state and local governments. In nearly every community, activists try to persuade their fellow citizens on important policy issues. The workplace, too, has always been fertile ground for office politics and persuasion. One study estimates that general managers spend upwards of 80% of their time in verbal communication—most of it with the intent of persuading their fellow employees. With the advent of the photocopying machine, a whole new medium for office persuasion was invented—the photocopied memo. The Pentagon alone copies an average of 350,000 pages a day, the equivalent of 1,000 novels.

① Business people should have good persuasion skills

② Persuasion shows up in almost every walk of life

③ You will encounter countless billboards and posters

④ Mass media campaigns are useful for the government

TIP nearly 거의   major 주된, 주요한   politician 정치가   consultant 상담사, 컨설턴트   expert 전문가   provide 제공하다   appeal 호소하다   virtually 사실상   special-interest group 특수 이익 단체   hire 고용하다   concern 관심, 관심사   persuade 설득하다   fellow 동료   policy 정책   fertile 비옥한   persuasion 설득   estimate 추정하다, 추산하다   upwards 위쪽으로, 이상   verbal 언어적인, 말로 하는   intent 의도, 목적   advent 출현, 도래   photocopy 복사하다

① 기업인은 좋은 설득 기술을 가져야 한다.
② 설득은 거의 각계각층에서 나타난다.
③ 당신은 수많은 광고판과 포스터를 접하게 된다.
④ 대중 매체 캠페인은 정부에게 유용하다.

「설득은 거의 각계각층에서 나타난다. 거의 모든 주요 정치인들은 대중에게 어필하는 방법에 대한 조언을 제공하는 미디어 컨설턴트와 정치 전문가를 고용한다. 사실상 모든 주요 기업 및 특수 이익 단체는 자신들의 관심사를 의회나 주 정부 또는 지방 정부에 전달하기 위해 로비스트들을 고용해 왔다. 거의 모든 지역사회에서, 활동가들은 중요한 정책 문제에 대해 동료 시민들을 설득하기 위해 노력한다. 직장 역시, 언제나 사무실 내 정치와 설득 활동을 위한 비옥한 터전이 되어 왔다. 한 연구에 따르면 일반 관리자들은 업무 시간의 80% 이상을 언어적 의사소통에 소비하며, 이 중 대부분은 동료 직원을 설득하기 위한 목적으로 사용한다고 추정한다. 복사기의 등장과 함께, 전 직원의 설득을 위한 완전히 새로운 매체, 즉 복사 메모가 발명되었다. 펜타곤에서만 하루 평균 350,000페이지를 복사하는데, 이는 소설 1,000권에 해당하는 분량이다.」

9

> It is important to note that for adults, social interaction mainly occurs through the medium of language. Few native-speaker adults are willing to devote time to interacting with someone who does not speak the language, with the result that the adult foreigner will have little opportunity to engage in meaningful and extended language exchanges. In contrast, the young child is often readily accepted by other children, and even adults. For young children, language is not as essential to social interaction. So-called 'parallel play', for example, is common among young children. They can be content just to sit in each other's company speaking only occasionally and playing on their own. Adults rarely find themselves in situations where _____.

① language does not play a crucial role in social interaction

② their opinions are readily accepted by their colleagues

③ they are asked to speak another language

④ communication skills are highly required

TIP note 주목하다 interaction 상호작용 mainly 주로 occur 나타나다 medium 매체, 매개 be willing to ~ 기꺼이 ~하다 devote A to B A를 B하는 데 몰두하다 interact with ~와 상호작용하다 opportunity 기회 engage in ~에 참여하다 meaningful 의미 있는 extended 폭넓은, 확장된exchange 교환 in contrast 이와는 반대로 readily 쉽게, 즉시 accept 받아들이다 essential 필수적인 so-called 소위 parallel 평행 content 만족한 company 함께 있음 occasionally 가끔 rarely 거의 ~ 않는 situation 상황 play a role 역할을 하다 crucial 결정적인 colleague 동료 highly 아주, 매우 require 요구하다

① 사회적 상호 작용에서 언어가 중요한 역할을 하지 않는
② 그들의 의견이 동료들에게 쉽게 받아들여지는
③ 다른 언어를 사용하도록 요청받는
④ 의사소통 능력이 매우 요구되는

「성인에게는 사회적 상호 작용이 주로 언어라는 매개를 통해 이루어진다는 점에 주목하는 것이 중요하다. 특정 언어를 모국어를 사용하는 성인 중 그 언어를 사용하지 않는 사람과 교류하는 데 기꺼이 시간을 할애하려는 사람은 거의 없으며, 그 결과 성인 외국인은 의미 있으면서 폭넓은 언어 교환을 할 기회가 거의 없을 것이다. 반대로, 어린아이는 다른 아이들에게, 심지어 어른들에게도 쉽게 받아들여진다. 어린아이에게 언어는 사회적 상호 작용만큼 필수적이지는 않다. 예를 들어, 소위 '평행 놀이'는 어린아이들 사이에서 흔하다. 아이들은 서로의 사이에 앉아서 가끔씩 말을 하고 혼자 노는 것만으로도 만족할 수 있다. 성인들은 <u>사회적 상호 작용에서 언어가 중요한 역할을 하지 않는</u> 상황에 놓이는 경우가 거의 없다.」

Answer 9.①

10 다음 이메일의 내용과 일치하지 않는 것은?

✎   **Send**   Preview   Save

To	reserve@metropolitan.com
From	BruceTaylor@westcity.com
Date	June 22, 2024
Subject	Venue facilities

📎   [My PC]   [Browse]

[Times New ▼] [10pt ▼]   G G *G* G̲ G   ≣ ≣ ≣ ≣

Dear Sir,

I am writing to ask for information about Metropolitan Conference Center. We are looking for a venue for a three-day conference in September this year. We need to have enough room for over 200 delegates in your main conference room, and we would also like three small conference rooms for meetings. Each conference room needs wi-fi as well. We need to have coffee available mid-morning and mid-afternoon, and we would also like to book your restaurant for lunch on all three days.

In addition, could you please let me know if there are any local hotels with discount rates for Metropolitan clients or large groups? We will need accommodations for over 100 delegates each night.

I look forward to hearing from you.

Best regards,

Bruce Taylor, Event Manager

---

① 주 회의실은 200명 이상의 대표자를 수용할 수 있어야 한다.

② wi-fi가 있는 작은 회의실 3개가 필요하다.

③ 3일간의 저녁 식사를 위한 식당 예약이 필요하다.

④ 매일 밤 100명 이상의 대표자를 위한 숙박시설이 필요하다.

> **TIP** venue 개최지 delegate 대표자 book 예약하다 accommodation 숙박시설
> ③ 3일간의 점심 식사를 위한 식당을 예약하고 싶다고 언급하고 있다.

Answer   10.③

「안녕하세요.

Metropolitan Conference Center에 대한 정보를 요청하기 위해 메일을 보냅니다.

저희는 올해 9월에 3일 동안 콘퍼런스를 개최할 장소를 찾고 있습니다. 귀사의 주 회의실에 200명 이상의 대표자를 수용할 수 있는 충분한 공간이 필요하며, 회의를 위한 소회의실 3개도 필요합니다. 각 회의실에는 wi-fi도 필요합니다. 오전 중간쯤과 오후 중간쯤에 이용할 수 있는 커피가 필요하며, 3일 동안 귀사의 식당에 점심 식사 예약을 하고 싶습니다.

더불어, Metropolitan 고객이나 대규모 단체를 위한 할인 요금이 적용되는 현지 호텔이 있는지 알려 주시겠어요? 매일 밤 100명 이상의 대표자가 묵을 수 있는 숙소가 필요합니다.

귀사의 답장을 기다리겠습니다.

진심을 담아,

행사 매니저 Bruce Taylor 드림」

2024. 6. 22. 지방직 9급

11 다음 글의 내용과 일치하지 않는 것은?

According to the historians, neckties date back to 1660. In that year, a group of soldiers from Croatia visited Paris. These soldiers were war heroes whom King Louis XIV admired very much. Impressed with the colored scarves that they wore around their necks, the king decided to honor the Croats by creating a military regiment called the Royal Cravattes. The word cravat comes from the word Croat. All the soldiers in this regiment wore colorful scarves or cravats around their necks. This new style of neckwear traveled to England. Soon all upper class men were wearing cravats. Some cravats were quite extreme. At times, they were so high that a man could not move his head without turning his whole body. The cravats were made of many different materials from plaid to lace, which made them suitable for any occasion.

① A group of Croatian soldiers visited Paris in 1660.

② The Royal Cravattes was created in honor of the Croatian soldiers wearing scarves.

③ Some cravats were too uncomfortable for a man to move his head freely.

④ The materials used to make the cravats were limited.

> **TIP** date back to (시기 따위가) ~까지 거슬러 올라가다 admire 존경하다 impressed 감명을 받은 scarves 스카프들(scarf의 복수) regiment 연대, 다수 upper class 상류층 plaid 격자무늬의 suitable 적당한, 어울리는 occasion (특정한) 때, 경우
>
> ④ 마지막 문장에서 크라바트가 'many different materials(매우 다양한 재료들)'로 제작되었다고 언급하고 있으므로 재료가 제한적이었다는 설명은 지문과 일치하지 않는다.
> ① 크로아티아 군인들이 1660년에 파리를 방문했다.
> ② Royal Cravattes는 스카프를 착용한 크로아티아 군인들을 기리기 위해 만들어졌다.
> ③ 일부 크라바트는 남자가 머리를 자유롭게 움직이기에는 너무 불편했다.

Answer   11.④

④ 크라바트를 만드는 데 사용된 재료는 제한적이었습니다.

「역사가들에 따르면, 넥타이의 역사는 1660년으로 거슬러 올라간다. 그해 크로아티아에서 온 한 무리의 군인들이 파리를 방문했다. 이 군인들은 루이 14세가 매우 존경했던 전쟁 영웅들이었다. 그들이 목에 두른 색색의 스카프에 감명을 받은 왕은 Royal Cravattes라는 군사 연대를 만들어 크로아티아 군인들을 기리기로 결정했다. 'cravat(크라바트 : 넥타이처럼 매는 남성용 스카프)'라는 단어는 'Croat(크로아티아인)'라는 단어에서 유래했다. 이 연대의 모든 병사들은 목에 화려한 스카프나 크라바트를 두르고 다녔다. 이 새로운 스타일의 넥웨어는 영국으로 전파되었다. 곧 모든 상류층 남성들이 크라바트를 착용하게 되었다. 일부 크라바트는 매우 극단적이었다. 때로는 그것들이 너무 높아서 남자가 온몸을 돌리지 않고는 머리를 움직일 수 없을 정도였다. 크라바트는 격자무늬부터 레이스까지 매우 다양한 재료로 제작되어 어떤 상황에도 어울렸다.」

2024. 6. 22. 지방직 9급

12 다음 글의 주제로 적절한 것은?

In recent years Latin America has made huge strides in exploiting its incredible wind, solar, geothermal and biofuel energy resources. Latin America's electricity sector has already begun to gradually decrease its dependence on oil. Latin America is expected to almost double its electricity output between 2015 and 2040. Practically none of Latin America's new large-scale power plants will be oil-fueled, which opens up the field for different technologies. Countries in Central America and the Caribbean, which traditionally imported oil, were the first to move away from oil-based power plants, after suffering a decade of high and volatile prices at the start of the century.

① booming oil industry in Latin America
② declining electricity business in Latin America
③ advancement of renewable energy in Latin America
④ aggressive exploitation of oil-based resources in Latin America

TIP huge 거대한 stride 활보하다, 진전하다 exploit 활용하다 geothermal 지열 decrease 줄다, 감소하다 dependence 의존 practically 실제적으로 power plant 발전소 import 수입하다 decade 10년간 volatile 변덕스러운
지문은 최근 라틴 아메리카가 풍력, 태양열, 지열 및 바이오 연료 에너지와 같은 재생 에너지 분야에서 큰 발전을 이루어 전력생산에 대한 석유 의존도를 크게 줄였다는 내용을 언급하고 있으므로, 주제로 가장 적절한 것은 ③이다.
① 라틴 아메리카의 석유 산업 호황
② 라틴 아메리카의 전력 사업 쇠퇴
③ 라틴 아메리카의 재생 에너지 발전
④ 라틴 아메리카의 석유 기반 자원에 대한 공격적인 개발

「최근 몇 년 동안 라틴 아메리카는 풍력, 태양열, 지열 및 바이오 연료 에너지 자원을 활용하는 데 큰 진전을 이루었다. 라틴 아메리카의 전력 부문은 이미 석유에 대한 의존도를 점차 낮추기 시작했다. 라틴 아메리카는 2015년에서 2040년 사이에 전력 생산량을 거의 두 배로 늘릴 것으로 예상된다. 실제로 라틴 아메리카의 신규 대규모 발전소 중 석유를 연료로 사용하는 발전소는 거의 없을 것이며, 이는 다양한 기술을 위한 장을 열어줄 것이다. 전통적으로 석유를 수입했던 중앙아메리카와 카리브해의 국가들은 21세기 초 10년간의 높고 변동성이 큰 유가를 겪은 후 가장 먼저 석유 기반 발전소로부터 탈피했다.」

Answer 12.③

13 다음 글의 제목으로 적절한 것은?

Every organization has resources that it can use to perform its mission. How well your organization does its job is partly a function of how many of those resources you have, but mostly it is a function of how well you use the resources you have, such as people and money. You as the organization's leader can always make the use of those resources more efficient and effective, provided that you have control of the organization's personnel and agenda, a condition that does not occur automatically. By managing your people and your money carefully, by treating the most important things as the most important, by making good decisions, and by solving the problems that you encounter, you can get the most out of what you have available to you.

① Exchanging Resources in an Organization
② Leaders' Ability to Set up External Control
③ Making the Most of the Resources: A Leader's Way
④ Technical Capacity of an Organization : A Barrier to Its Success

> **TIP** organization 조직 resource 자원 perform 수행하다 mostly 대개는 efficient 능률적인 effective 효과적인 personnel 전직원, 인원 agenda 안건 occur 생기다 encounter 직면한, 부딪힌
> 지문은 조직 내에서 주어진 자원을 효과적이고 효율적으로 활용하는 것에 있어 리더의 역할과 방식이 중요함을 강조하는 내용이다. 따라서 글의 제목으로 가장 적절한 것은 ③이다.
>
> ① 조직 내 자원 교환하기
> ② 외부 통제를 설정하는 리더의 능력
> ③ 자원을 최대한 활용하기 : 리더의 방식
> ④ 조직의 기술적 역량 : 성공의 장벽
>
> 「모든 조직에는 임무를 수행하는 데 사용할 수 있는 자원이 있다. 당신의 조직이 업무를 얼마나 잘 수행하는지는, 부분적으로는 당신이 그 자원을 얼마나 많이 보유하고 있는지에 따라 결정되지만, 대개는 당신이 보유한 사람이나 돈 같은 자원을 당신이 얼마나 잘 활용하느냐에 따라 결정된다. 조직의 리더로서 당신이 조직의 인력과 안건에 대한 통제권을 가지고 있다면, 언제든지 그 자원들을 더 효율적이고 효과적으로 사용할 수 있지만, 이는 자동으로 생기는 조건이 아니다. 당신의 인력과 자금을 신중하게 관리하고, 가장 중요한 것을 가장 중요한 것으로 처리하고, 좋은 결정을 내리고, 당신이 직면한 문제를 해결함으로써, 당신은 당신에게 주어진 것을 최대한 활용할 수 있다.」

Answer 13.③

14 다음 글의 흐름상 어색한 문장은?

Critical thinking sounds like an unemotional process but it can engage emotions and even passionate responses. In particular, we may not like evidence that contradicts our own opinions or beliefs. ①If the evidence points in a direction that is challenging, that can rouse unexpected feelings of anger, frustration or anxiety. ②The academic world traditionally likes to consider itself as logical and free of emotions, so if feelings do emerge, this can be especially difficult. ③For example, looking at the same information from several points of view is not important. ④Being able to manage your emotions under such circumstances is a useful skill. If you can remain calm, and present your reasons logically, you will be better able to argue your point of view in a convincing way.

TIP critical 비판적인 unemotional 감정적이 아닌 engage 끌어들이다 passionate 열렬한 contradict 반대하다 rouse 일으키다 unexpected 예기치 않은 frustration 좌절 anxiety 걱정, 불안 emerge 나오다, 나타나다 circumstance 상황 remain 유지하다 present 제공하다 logically 논리적으로 argue 주장하다 convincing 설득력 있는

③ 지문은 비판적 사고와 감정에 대한 이야기를 하고 있다.

「비판적 사고는 감정적이지 않은 과정처럼 들리지만, 감정 그리고 심지어는 열렬한 반응을 끌어들일 수 있다. 특히, 우리는 자신의 의견이나 신념과 모순되는 증거를 싫어할지도 모른다. 증거가 도전적인 방향을 가리키면, 그것은 예상치 못한 분노, 좌절 또는 불안을 일으킬 수 있다. 학계는 전통적으로 스스로 논리적이며 감정으로부터 자유롭다고 간주하기를 좋아하기 때문에, 감정이 드러날 경우 이는 특히 힘들어질 수 있다. 예를 들어, 같은 정보를 여러 관점에서 바라보는 것은 중요하지 않다. 이러한 상황에서 당신의 감정을 관리할 수 있는 것은 유용한 기술이다. 침착함을 유지하고 근거를 논리적으로 제시할 수 있다면, 당신은 자신의 관점을 설득력 있는 방법으로 더 잘 주장할 수 있을 것이다.」

Answer 14.③

15 주어진 글 다음에 이어질 글의 순서로 적절한 것은?

Computer assisted language learning (CALL) is both exciting and frustrating as a field of research and practice.

(A) Yet the technology changes so rapidly that CALL knowledge and skills must be constantly renewed to stay apace of the field.

(B) It is exciting because it is complex, dynamic and quickly changing—and it is frustrating for the same reasons.

(C) Technology adds dimensions to the domain of language learning, requiring new knowledge and skills for those who wish to apply it into their professional practice.

① (A) — (C) — (B)

② (B) — (A) — (C)

③ (B) — (C) — (A)

④ (C) — (B) — (A)

> **TIP** assist 돕다, 조력하다 exciting 흥분시키는 frustrating 좌절감을 주는 practice 실습 dimension 차원 domain 영역 require 요구하다 apply 적용하다 rapidly 빠르게, 재빨리 constantly 끊임없이 renew 갱신시키다 apace 뒤떨어지지 않게
>
> 「컴퓨터 보조 언어 학습(CALL)은 연구와 실습의 한 분야로서 흥미롭기도 하고 좌절감을 주기도 하다.
> (B) 그것은 복잡하고 역동적이며 빠르게 변화하기 때문에 흥미로우며, 같은 이유로 좌절감을 준다.
> (C) 기술은 언어 학습 영역에 차원들을 더해서, 그것을 자신들의 전문적인 실무에 적용하고자 하는 사람들에게 새로운 지식과 기술을 요구한다.
> (A) 그러나 기술은 너무 빠르게 변화해서 CALL 지식과 기술은 그 분야에 뒤떨어지지 않기 위해 끊임없이 갱신되어야 한다.」

Answer 15.③

16 주어진 문장이 들어갈 위치로 적절한 것은?

> But she quickly popped her head out again.

The little mermaid swam right up to the small window of the cabin, and every time a wave lifted her up, she could see a crowd of well-dressed people through the clear glass. Among them was a young prince, the handsomest person there, with large dark eyes. (①) It was his birthday, and that's why there was so much excitement. (②) When the young prince came out on the deck, where the sailors were dancing, more than a hundred rockets went up into the sky and broke into a glitter, making the sky as bright as day. (③) The little mermaid was so startled that she dove down under the water. (④) And look! It was just as if all the stars up in heaven were falling down on her. Never had she seen such fireworks.

TIP mermaid 인어 The little mermaid 인어공주(동화) cabin 오두막, 선실 crowd 군중 well-dressed 잘 차려입은 excitement 흥분, 격앙 deck 갑판 sailor 선원 glitter 반짝임 startle 깜짝 놀라다 firework 불꽃놀이

「인어공주는 선실의 작은 창문 바로 앞까지 헤엄쳐 올라왔고, 파도가 그녀를 들어 올릴 때마다, 그녀는 투명한 유리를 통해 잘 차려입은 사람들의 무리를 볼 수 있었다. 그들 중에는 크고 짙은 눈을 가진, 그곳에서 가장 잘생긴 사람인 젊은 왕자가 있었다. 그날은 그의 생일이었고, 그것이 바로 그토록 격앙된 이유였다. 그 젊은 왕자가 선원들이 춤을 추고 있는 갑판으로 나왔을 때, 100개 이상의 폭죽이 하늘로 올라갔다가 반짝이가 되어 하늘을 낮처럼 밝게 만들었다. 인어공주는 깜짝 놀라서 물속으로 들어갔다. <u>그러나 그녀는 재빨리 다시 고개를 밖으로 내밀었다.</u> 그리고 보라! 마치 하늘에 있는 모든 별들이 그녀 위로 떨어지는 것 같았다. 그녀는 그런 불꽃놀이를 본 적이 없었다.」

※ 밑줄 친 부분에 들어갈 말로 적절한 것을 고르시오. 【17~18】

17

Javelin Research noticed that not all Millennials are currently in the same stage of life. While all Millennials were born around the turn of the century, some of them are still in early adulthood, wrestling with new careers and settling down. On the other hand, the older Millennials have a home and are building a family. You can imagine how having a child might change your interests and priorities, so for marketing purposes, it's useful to split this generation into Gen Y.1 and Gen Y.2. Not only are the two groups culturally different, but they're in vastly different phases of their financial life. The younger group is financial beginners, just starting to show their buying power. The latter group has a credit history, may have their first mortgage and is raising young children. The _____ in priorities and needs between Gen Y.1 and Gen Y.2 is vast.

① contrast
② reduction
③ repetition
④ ability

> **TIP** notice 주목하다 currently 현재, 지금 adulthood 성인, 성년 wrestle 맞서 싸우다, 씨름하다 settling down 정착 priority 우선순위 split 쪼개다, 분할하다 vastly 대단히, 엄청나게 buying power 구매력 mortgage 대출, 담보대출 vast 거대한
>
> ① 차이
> ② 감소
> ③ 반복
> ④ 능력
>
> 「Javelin Research는 모든 밀레니얼 세대가 현재 같은 삶의 단계에 있는 것은 아니라는 사실에 주목했다. 모든 밀레니얼 세대가 세기가 바뀔 무렵에 태어났지만, 그중 일부는 아직 성인 초기에서 새로운 직업과 정착 문제로 씨름하고 있다. 반면, 나이가 더 많은 밀레니얼 세대는 집이 있고 가정을 꾸리고 있다. 아이가 생기면 관심사와 우선순위가 어떻게 달라질지 상상할 수 있으므로, 마케팅 목적을 위해 이 세대를 Y.1 세대와 Y.2 세대로 나누는 것이 유용하다. 두 집단은 문화적으로 다를 뿐만 아니라, 크게 다른 재정적 삶의 단계에 있기도 하다. 더 어린 집단은 이제 막 구매력을 발휘하기 시작한 금융 초보자들이다. 후자의 집단은 신용 기록이 있고, 첫 담보대출을 받았을 수도 있으며, 어린 자녀들을 양육하고 있다. Y.1 세대와 Y.2 세대 간 우선순위와 요구의 <u>차이</u>는 매우 크다.」

Answer 17.①

18

Cost pressures in liberalized markets have different effects on existing and future hydropower schemes. Because of the cost structure, existing hydropower plants will always be able to earn a profit. Because the planning and construction of future hydropower schemes is not a short-term process, it is not a popular investment, in spite of low electricity generation costs. Most private investors would prefer to finance _____, leading to the paradoxical situation that although an existing hydropower plant seems to be a cash cow, nobody wants to invest in a new one. Where public shareholders/owners (states, cities, municipalities) are involved, the situation looks very different because they can see the importance of the security of supply and also appreciate long-term investments.

① more short-term technologies
② all high technology industries
③ the promotion of the public interest
④ the enhancement of electricity supply

> **TIP** pressure 압력 liberalize 자유화하다 existing 현재의 hydropower 수력 발전 scheme 계획 structure 구조 earn 벌다 short-term 단기의 investment 투자 electricity generation 발전(發電) private 사적인, 민간의 prefer 선호하다 paradoxical 역설적인 shareholder 주주 municipality 지자체 security 안전성 supply 공급 long-term 장기의 appreciate 평가하다
>
> ① 더 단기적인 기술
> ② 모든 첨단 기술 산업
> ③ 공공 이익의 증진
> ④ 전력 공급의 향상
>
> 「자유화된 시장에서의 비용 압력은 기존 및 미래의 수력 발전 계획에 서로 다른 영향을 미친다. 비용 구조 때문에 기존 수력발전소는 항상 수익을 낼 수 있다. 미래 수력 발전 계획에 대한 계획안과 건설은 단기적인 과정이 아니기 때문에, 낮은 발전 비용에도 불구하고 대중적인 투자는 아니다. 대부분의 민간 투자자들은 더 단기적인 기술에 자금을 조달하는 것을 선호하는데, 이는 기존 수력발전소가 캐시카우(고수익 사업)처럼 보이는데도 불구하고 아무도 새로운 곳에 투자하지 않으려는 역설적인 상황으로 이어진다. 공공 주주/소유주(주, 시, 지자체)가 참여하는 경우, 그 상황은 매우 다르게 보이는데, 그들은 공급 안정성의 중요성을 인식하고 장기적인 투자도 중요하게 평가하기 때문이다.」

Answer   18.①

19 다음 글의 내용과 일치하는 것은?

Around 1700 there were, by some accounts, more than 2,000 London coffeehouses, occupying more premises and paying more rent than any other trade. They came to be known as penny universities, because for that price one could purchase a cup of coffee and sit for hours listening to extraordinary conversations. Each coffeehouse specialized in a different type of clientele. In one, physicians could be consulted. Others served Protestants, Puritans, Catholics, Jews, literati, merchants, traders, Whigs, Tories, army officers, actors, lawyers, or clergy. The coffeehouses provided England's first egalitarian meeting place, where a man chatted with his tablemates whether he knew them or not.

① The number of coffeehouses was smaller than that of any other business.

② Customers were not allowed to stay for more than an hour in a coffeehouse.

③ Religious people didn't get together in a coffeehouse to chat.

④ One could converse even with unknown tablemates in a coffeehouse.

> **TIP** by some accounts 어떤 점에서는 premises 부지, 구내 occupy 점유하다 be known as ~로 알려지다 extraordinary 기상천외한, 비범한 physician 의사 Protestant 개신교 Catholic 청교도 Jew 유대인 literati 지식인들 merchant 상인 Whig 휘그당원 Tories 토리당원 clergy 성직자들 egalitarian 평등주의 the number of ~의 수 religious 종교적인 get together 모이다 converse 대화를 나누다
>
> ④ 커피하우스에서는 누구든 테이블의 모르는 사람들과도 대화할 수 있었다.
> ① 커피하우스의 수는 어떤 다른 사업들의 수보다 작았다.
> ② 손님들은 커피하우스에서 한 시간 이상은 머무르지 못하게 돼있었다.
> ③ 종교적인 사람들은 커피하우스에서 이야기를 나누기 위해 모이지 못했다.
>
> 「1700년경에 어떤 점에서는 2000개 이상의 런던의 커피하우스가 있었고, 다른 어떤 무역보다 더 많은 부지를 점유하고 더 많은 임대료를 지불했다. 커피 한 잔을 지불한 값으로 수시간을 앉아 비범한 대화를 들을 수 있었기 때문에, 그들은 페니 대학으로 알려지게 되었다. 각 커피하우스들은 다른 종류의 고객으로 전문화했다. 한 곳에서는 의사들에게 상담을 받을 수 있었다. 다른 곳에서는 개신교, 청교도, 가톨릭교도, 유대인, 지식인들, 상인, 무역업자, 휘그당원, 토리당원, 육군 장교, 배우, 변호사 또는 성직자를 대접했다. 커피하우스들은 영국 최초의 평등적인 만남 장소를 제공했고, 그 장소는 한 남자가 테이블에 있는 자들을 알든지 모르든지 상관없이 이야기를 나누었다.」

Answer 19.④

20 다음 글의 내용과 일치하지 않는 것은?

Are you getting enough choline? Chances are, this nutrient isn't even on your radar. It's time choline gets the attention it deserves. A shocking 90 percent of Americans aren't getting enough choline, according to a recent study. Choline is essential to health at all ages and stages, and is especially critical for brain development. Why aren't we getting enough? Choline is found in many different foods but in small amounts. Plus, the foods that are rich in choline aren't the most popular: think liver, egg yolks and lima beans. Taylor Wallace, who worked on a recent analysis of choline intake in the United States, says, "There isn't enough awareness about choline even among health-care professionals because our government hasn't reviewed the data or set policies around choline since the late '90s."

① A majority of Americans are not getting enough choline.

② Choline is an essential nutrient required for brain development.

③ Foods such as liver and lima beans are good sources of choline.

④ The importance of choline has been stressed since the late '90s in the U.S.

TIP chances are 아마도 nutrient 영양분 radar 레이더 deserve ～할 가치가 있다 according to ～에 따르면 recent 최근의 essential 필수적인 especially 특히 critical 중요한 liver 간 lima bean 강낭콩(리마콩) work on ～에 착수하다 intake 섭취량 analysis 분석연구 awareness 인식 review 검토하다 policy 정책 required 요구되는 be stressed 강조하다

90년대 말부터 미국 정부가 콜린에 대해 충분히 검토하거나 정책을 세우지 않았기 때문에 ④의 강조되어 왔다는 내용은 일치하지 않다.

④ 콜린의 중요성은 미국에서 90년대 말부터 강조되어 왔다.
① 대다수의 미국인들은 충분한 콜린을 얻지 못하고 있다.
② 콜린은 뇌 발달에 필요로 한 필수 영양소이다.
③ 간과 강낭콩은 콜린의 좋은 공급원이다.

「당신은 충분한 콜린을 받고 있는가? 아마도 이 영양소는 당신의 레이더에도 없을 것이다. 이제 콜린이 당연히 가치가 있다고 관심을 받을 때이다. 최근 연구에 따르면 미국인들의 충격적인 퍼센트인 90%가 충분한 콜린을 얻지 못하고 있다. 콜린은 모든 연령과 단계에서 필수적이고 특히 뇌의 발달에 아주 중요하다. 왜 우리는 충분히 얻지 못하고 있는 것일까? 콜린은 작은 양이지만 많은 다양한 음식에서 발견된다. 게다가, 콜린이 풍부한 음식(간, 달걀노른자, 강낭콩)은 가장 인기가 없다. 미국에서 최근 콜린 섭취량 분석에 참여했던 Taylor Wallace는 "의료 전문가들 사이에서조차 콜린에 대한 충분한 인식이 없는데, 우리 정부가 지난 90년대 말 이후로 콜린에 관한 데이터를 검토하거나 정책을 세우지 않았기 때문입니다."라고 말했다.」

Answer 20.④

2023 국가직 9급

21 다음 글의 제목으로 알맞은 것은?

> The feeling of being loved and the biological response it stimulates is triggered by nonverbal cues: the tone in a voice, the expression on a face, or the touch that feels just right. Nonverbal cues—rather than spoken words—make us feel that the person we are with is interested in, understands, and values us. When we're with them, we feel safe. We even see the power of nonverbal cues in the wild. After evading the chase of predators, animals often nuzzle each other as a means of stress relief. This bodily contact provides reassurance of safety and relieves stress.

① How Do Wild Animals Think and Feel?
② Communicating Effectively Is the Secret to Success
③ Nonverbal Communication Speaks Louder than Words
④ Verbal Cues : The Primary Tools for Expressing Feelings

TIP biological 생물학적인 stimulate 자극하다 nonverbal 비언어의 cue 신호 be interested in ~에 관심이 있다 evade 모면하다 predator 포식자 nuzzle 코(입)를 비비다 means 수단 reassurance 안심시키다 relieve 완화하다
위의 지문은 비언어적 소통이 소리로 나타내는 말보다 우리에게 더 강한 안심과 스트레스 해소를 느끼게 해준다고 말하고 있다. 따라서 ③이 제목으로 가장 알맞다.

③ 비언어적 소통은 말보다 더 큰소리로 말한다.
① 야생동물들은 어떻게 생각하고 느낄까?
② 효과적으로 소통하는 것은 성공의 비결이다.
④ 언어적 신호들 : 감정을 표현하기 위한 주요한 도구

「사랑을 받는다는 기분과 그것이 자극하는 생물학적 반응은 목소리 어조나 얼굴에 드러나는 표정, 딱 맞는 느낌과 같은 무언의 신호들로 인해 트리거 된다. 구사되는 말보다는 비언어적 신호들은 우리가 관심 있고 이해하고 우리를 가치있게 해주는 사람이라고 느끼게 해준다. 우리가 그들과 함께할 때, 우리는 안전하게 느낀다. 우리는 심지어 야생에서도 비언어적 신호의 힘을 본다. 포식자의 추격을 모면한 후에, 동물들은 스트레스를 해소하기 위한 수단으로서 자주 서로의 주둥이나 코를 비빈다. 이 신체적 접촉은 안전에 대한 확신을 주고 스트레스를 완화시켜준다.」

22 다음 글의 주제로 알맞은 것은?

> There are times, like holidays and birthdays, when toys and gifts accumulate in a child's life. You can use these times to teach a healthy nondependency on things. Don't surround your child with toys. Instead, arrange them in baskets, have one basket out at a time, and rotate baskets occasionally. If a cherished object is put away for a time, bringing it out creates a delightful remembering and freshness of outlook. Suppose your child asks for a toy that has been put away for a while. You can direct attention toward an object or experience that is already in the environment. If you lose or break a possession, try to model a good attitude ("I appreciated it while I had it!") so that your child can begin to develop an attitude of nonattachment. If a toy of hers is broken or lost, help her to say, "I had fun with that."

① building a healthy attitude toward possessions

② learning the value of sharing toys with others

③ teaching how to arrange toys in an orderly manner

④ accepting responsibility for behaving in undesirable ways

TIP accumulate 모으다 dependency 의존 at a time 한 번에 rotate 회전시키다 occasionally 가끔 cherished object 애장품 put away 치우다 outlook 관점, 전망 suppose 가정하다 environment 환경 posession 소유물 model 모범이 되다 appreciate 고마워하다 so that~ ~하기 위하여 attachment 애착 orrange 정리하다 in an orderly manner 질서 정연하게 responsibility 책임 undesirable 바람직하지 않은

위의 지문은 자녀에게 건강하지 못한 소요와 애착 대신에 절적한 태도를 가르치고 도와주는 방법을 제시하고 있다. 따라서 ①이 주제로 알맞다.

① 소유를 대하여 건강한 태도 구축하기.

② 다른 사람들과 장난감을 공유함의 가치를 배우기.

③ 장난감들을 질서 정연하게 정리하는 방법을 가르치기.

④ 바람직하지 않은 방식으로 행동한 것에 대한 책임을 수용하기.

「어린 시절에 장난감과 선물이 쌓이는 명절이나 생일 같은 때가 있다. 당신은 물건들에 건강한 비의존을 가르치기 위해 이런 시간들을 사용할 수 있다. 당신의 자녀를 장난감들로 둘러싸이도록 두지 마라. 대신에, 그것을을 바구니에 정리하고, 한 번에 한 바구니를 갖도록 하고, 가끔씩 바구니를 돌려쓰게 해라. 만약 애장품을 잠시 치워둔다면, 그것을 다시 가져오는 일이 즐거운 추억과 신선한 관점을 만들어낸다. 당신의 자녀가 잠시 치워두었던 장난감을 요청한다고 해보자. 당신은 주변 환경에 이미 존재하는 물체나 경험으로 아이의 관심을 겨냥한다. 만약 당신이 물건 하나를 잃어버리거나 부순다면, 당신의 자녀가 비애착의 태도를 개발하기 시작할 수 있도록 훌륭한 태도의 모델이 되도록 노력해라.("나는 내가 그것을 가지고 있던 동안 정말 감사했어!"). 만약 그녀의 것들 중 장난감 하나가 망가지거나 잃었을 때, 그녀가 "나는 그것을 가지고 재있게 놀았었지."라고 말하도록 도움을 줘라.」

Answer   22.①

23 다음 글의 요지로 알맞은 것은?

> Many parents have been misguided by the "self-esteem movement," which has told them that the way to build their children's self-esteem is to tell them how good they are at things. Unfortunately, trying to convince your children of their competence will likely fail because life has a way of telling them unequivocally how capable or incapable they really are through success and failure. Research has shown that how you praise your children has a powerful influence on their development. Some researchers found that children who were praised for their intelligence, as compared to their effort, became overly focused on results. Following a failure, these same children persisted less, showed less enjoyment, attributed their failure to a lack of ability, and performed poorly in future achievement efforts. Praising children for intelligence made them fear difficulty because they began to equate failure with stupidity.

① Frequent praises increase self-esteem of children.

② Compliments on intelligence bring about negative effect.

③ A child should overcome fear of failure through success.

④ Parents should focus on the outcome rather than the process.

TIP misguide 잘못 안내하다 self-esteem 자존감 convince 확신시키다 competence 능력 likely ~할 것 같은 unequivocally 모호하지 않게 capable ~을 잘 할 수 있는 have an influence on ~에 영향을 미치다 intelligence 지능 compare to ~에 비교하여 overly 너무, 몹시 focuse on ~에 집중하다 persist 지속하다 attribute 탓하다 perform 수행하다 achievement 성취 equate with ~와 동일시하다

위의 지문은 자녀들의 자존감을 높이기 위해 부모들이 자주 하는 지능에 대한 칭찬들이 오히려 아이들을 실패에 취약하게 만든다는 내용이므로 ②가 이 글의 요지로 알맞다.

② 지능에 대한 칭찬은 부정적인 효과를 유발한다.
① 빈번한 칭찬들이 아이들의 자존감을 높인다.
③ 아이는 성공을 통하여 실패의 두려움을 극복해야 한다.
④ 부모들은 과정보다는 결과에 초점을 맞춰야 한다.

「많은 부모들이 '자존감 운동'으로 인해 잘못 안내되어오고 있는데 그것은 그 부모들에게 자녀들의 자존감을 세우는 방법은 자녀들에게 그들이 뭐든지 얼마나 잘하는지 말해주는 것이라고 말하고 있다. 불행하게도 당신의 자녀에게 그들의 능력을 확신시켜주려고 애쓰는 것은 실패하기 쉬울 것이다. 왜냐하면 삶은 성공과 실패를 통해 자녀들이 정말로 얼마나 해낼 수 있는지나 없는지를 그들에게 정확하게 말해주는 방식을 갖고 있다. 연구는 당신이 자녀들을 어떻게 칭찬하는지가 그들의 발달에 강력한 영향을 준다는 것을 보여주고 있다. 어떤 연구가들은 그들의 노력에 비교했을 때 그들의 지능에 대해 칭찬 받은 어린이들이 심하게 결과에 주목하게 된다는 것을 발견했다. 그러고 나서 그 아이들이 실패한 후에, 더 적게 지속하고, 덜 즐김을 보여주며, 그들의 실패를 능력 부족을 탓했고, 미래성취 노력에서 형편없게 수행했다. 아이들을 지능 때문에 칭찬하는 것은 그들이 어려움을 두려워하게 만들었다. 왜냐하면 그들이 실패를 어리석음과 동일시하기 시작했기 때문이다.」

Answer 23.②

24 밑줄 친 부분에 들어갈 말로 알맞은 것은?

> In recent years, the increased popularity of online marketing and social media sharing has boosted the need for advertising standardization for global brands. Most big marketing and advertising campaigns include a large online presence. Connected consumers can now zip easily across borders via the internet and social media, making it difficult for advertisers to roll out adapted campaigns in a controlled, orderly fashion. As a result, most global consumer brands coordinate their digital sites internationally. For example, Coca-Cola web and social media sites around the world, from Australia and Argentina to France, Romania, and Russia, are surprisingly _____. All feature splashes of familiar Coke red, iconic Coke bottle shapes, and Coca-Cola's music and "Taste the Feeling" themes.

① experimental   ② uniform

③ localized   ④ diverse

TIP boost 가속화하다 standardization 표준화 zip 잠그다 roll out (캠페인을) 시작하다, 출시하다 adapted 개조된, 적당한 as a result 결과적으로 coordinate 조정하다 internationally 국제적으로 feature 특정화하다

밑줄 앞부분을 보면 대부분의 글로벌 브랜드들이 소셜 사이트를 국제적으로 조정하고 있기 때문에 'uniform'이 들어가야 한다.

② 균일한
① 실험적인
③ 토착화된
④ 다양한

「최근 몇 년 동안, 온라인 마케팅과 SNS의 높아진 인기는 세계적 브랜들에 대한 광고 표준화의 필요성을 가속화시키고 있다. 대부분의 대형 마케팅과 광고 캠페인은 거대한 온라인의 실재를 내포한다. 접속한 소비자들은 이제 인터넷과 소셜미디어를 통해 국경을 쉽게 건너 넘어갈 수 있고, 광고주들이 자신들이 통제하던 적당한 캠페인을 시작하기를 어렵게 만든다. 결과적으로 대부분의 글로벌 소비자 브랜드들은 그들의 디지털 사이트들을 국제적으로 조정시킨다. 예를 들어, 호주와 아르헨티나에서부터 프랑스, 루마니아, 러시아까지의 전 세계에 있는 코카콜라 웹과 소셜미디어 사이트는 놀랍게도 균일화된다. 모든 것을 친숙한 빨간 코카, 아이코닉한 코카 병 모양, 코카콜라의 음악 그리고 "감각을 맛 보라"라는 테마를 특징으로 삼는다.」

Answer 24.②

25 다음 글의 흐름상 어색한 문장은?

In our monthly surveys of 5,000 American workers and 500 U.S. employers, a huge shift to hybrid work is abundantly clear for office and knowledge workers. ①<u>An emerging norm is three days a week in the office and two at home, cutting days on site by 30% or more.</u> You might think this cutback would bring a huge drop in the demand for office space. ②<u>But our survey data suggests cuts in office space of 1% to 2% on average, implying big reductions in density not space.</u> We can understand why. High density at the office is uncomfortable and many workers dislike crowds around their desks. ③<u>Most employees want to work from home on Mondays and Fridays.</u> Discomfort with density extends to lobbies, kitchens, and especially elevators. ④<u>The only sure-fire way to reduce density is to cut days on site without cutting square footage as much.</u> Discomfort with density is here to stay according to our survey evidence.

TIP survey 설문조사 employer 고용주 employee 고용자, 피고용인 abundantly 아주 분명하게 emerging 최근에 생겨난 norm 규범, 기준 cutback 삭감 on average 평균적으로 imply 암시하다 reduction 삭감, 축소 density 밀도 extend to ~까지 미치다 as much 그것과 동일한(것) according to ~에 따르면 evidence 증거

위의 글은 근로자들이 북적이는 사무실에서 불편함을 느끼고, 공간이 더 필요하게 되었을 때, 하이브리드식의 근로의 필요를 설문조사 결과를 근거로 보여주고 있다. 하지만 ③은 고용주의 입장을 맥락 없이 넣었기 때문에 흐름상 어색한 문장으로 보인다.

「미국의 5,000명의 근로자와 500명의 고용주들을 대상으로 한 우리의 월간 설문조사에서 사무직, 지식인 근로자들에게 하이브리드 근로로의 거대한 변화가 아주 분명하게 보인다. 새로운 규준은 일주일에 사무실에서 3일, 집에서 2일 일하면 30%나 그 이상 근무일이 절감된다. 당신은 이 삭감이 커다란 추락이 사무실 공간에 대한 수요에 가져올 거라고 생각할지도 모른다. 그러나 우리의 설문조사 데이터는 밀도가 낮아진 공간에서 큰 절감을 암시하며, 사무실 공간 안에서 평균적으로 1%에서 2%의 절감을 제안한다. 우리는 그 이유를 알 수 있다. 사무실에서의 높은 밀도는 불편하고 많은 근로자들이 그들 책상 주변이 붐비는 것을 좋아하지 않는다. <u>대부분의 고용주들은 월요일에서 금요일까지 집에서 일하는 것을 원한다.</u> 밀도로 인한 불편함은 로비, 부엌, 특히 엘리베이터로까지 미친다. 평방 넓이를 줄이지 않고도 밀도를 줄이는 유일하고 확실한 방법은 그것과 동일한 만큼 일하는 날을 줄이는 것이다. 우리의 설문조사의 증거에 따르면 밀도로 인한 불편함은 여전히 존재하고 있다.」

Answer 25.③

26 주어진 문장이 들어갈 위치로 알맞은 것은?

They installed video cameras at places known for illegal crossings, and put live video feeds from the cameras on a Web site.

Immigration reform is a political minefield. (①) About the only aspect of immigration policy that commands broad political support is the resolve to secure the U.S. border with Mexico to limit the flow of illegal immigrants. (②) Texas sheriffs recently developed a novel use of the Internet to help them keep watch on the border. (③) Citizens who want to help monitor the border can go online and serve as "virtual Texas deputies." (④) If they see anyone trying to cross the border, they send a report to the sheriff's office, which follows up, sometimes with the help of the U.S. Border Patrol.

TIP install 설치하다 known for ~로 알려진 illegal 불법적인 crossing 교차지점 immigration 이민, 이주 political 정치적인 minefield 지뢰밭 aspect 양상, 측면 resolve 결단 secure 단속하다, 확보하다 reform 개혁 sheriff 보안관 novel 새로운 virtua 사실상의 deputyl 부보안관 follow up 추적하다 patrol 순찰대
국경 감시를 하기 위해 새로운 인터넷 사용법을 개발을 했다고 하므로 구체적인 방법을 보여주는 주어진 문장이 들어갈 위치로 ③이 적절하다.

「이민 개혁은 정치적 지뢰밭이다. 폭넓은 정치적 지지를 명령하는 이민 정책의 유일한 양상은 불법 이민자들의 흘러들어옴을 제한하기 위해 멕시코와 맞닿은 미국 국경을 단속하기 위한 결단이다. 텍사스 보안관들은 최근에 그들이 국경을 계속 감시하는 것을 돕기 위하여 새로운 인터넷 사용법을 개발했다. 그들은 동영상 카메라를 불법적 교차지점으로 알려진 장소에 설치하고, 카메라로부터 라이브 동영상 피드를 웹사이트에 올린다. 국격을 계속 관찰하는 것을 돕기 원하는 시민들은 "실질적인 텍사스 부보안관들"로서 온라인으로 가서 봉사할 수 있다. 만약 그들이 국경을 넘으려고 하는 누군가를 본다면, 그들은 보안사무국에 보고를 보내고서 가끔은 미국 국경 순찰대들의 도움으로 추격을 한다.」

Answer 26.③

27 주어진 글 다음에 이어질 글의 순서로 알맞은 것은?

> All civilizations rely on government administration. Perhaps no civilization better exemplifies this than ancient Rome.

> (A) To rule an area that large, the Romans, based in what is now central Italy, needed an effective system of government administration.
> (B) Actually, the word "civilization" itself comes from the Latin word civis, meaning "citizen."
> (C) Latin was the language of ancient Rome, whose territory stretched from the Mediterranean basin all the way to parts of Great Britain in the north and the Black Sea to the east.

① (A) — (B) — (C)　　　　② (B) — (A) — (C)

③ (B) — (C) — (A)　　　　④ (C) — (A) — (B)

> **TIP** civilization 문명　rely on ～에 기대다　administraion 행정, 집행　exemplify 예, 전형적인 예가 되다　ancient 고대의　territory 영역　all the way 완전히　Mediterranean 지중해의　basin 유역, 분지　all the way 완전히　Black Sea 흑해
> 주어진 글은 고대 로마를 언급하며 가장 적절한 예시임을 말했다. 따라서 고대 로마의 언어였던 라틴어의 어원을 살피는 (B)가 따라오는 것이 글의 순서로 알맞다. (C)에서 영역 확장, (A)에서는 시스템의 필요를 차례로 정리했을 때 글의 맥락이 맞는다.
> 「모든 문명은 정부 국정에 달려있다. 아마도 고대 로마 보다 이 점을 예시로 더 잘 보여줄 문명이 없을 것이다.」
> 「(B) 사실 "문명"이라는 단어 자체가 시민을 의미하는 civis라는 라틴어 단어에서 왔다.
> (C) 라틴어는 고대 로마의 언어였고, 고대 로마의 영토는 지중해 유역에서부터 북쪽으로는 영국의 부분들과 동쪽으로는 흑해까지 완전히 뻗어있었다.
> (A) 그렇게 큰 지역을 통치하는 현재 이탈리아 중앙에 있던 로마인들은 효과적인 정부 행정시스템이 필요했다.」

Answer　27.③

28 밑줄 친 부분에 들어갈 말로 알맞은 것은?

Over the last fifty years, all major subdisciplines in psychology have become more and more isolated from each other as training becomes increasingly specialized and narrow in focus. As some psychologists have long argued, if the field of psychology is to mature and advance scientifically, its disparate parts (for example, neuroscience, developmental, cognitive, personality, and social) must become whole and integrated again. Science advances when distinct topics become theoretically and empirically integrated under simplifying theoretical frameworks. Psychology of science will encourage collaboration among psychologists from various sub-areas, helping the field achieve coherence rather than continued fragmentation. In this way, psychology of science might act as a template for psychology as a whole by integrating under one discipline all of the major fractions/factions within the field. It would be no small feat and of no small import if the psychology of science could become a model for the parent discipline on how to combine resources and study science _____.

① from a unified perspective
② in dynamic aspects
③ throughout history
④ with accurate evidence

TIP sub 보조적, 하위의 discipline 훈련법, 규율 psychology 심리학 isolated 고립된 specialize 특정화하다 mature 자라다 advance 진보하다 disparate 이질적인 neuroscience 신경과학 developmental 발달 cognitive 인지 integrated 통합적인 distinct 별개의, 다른 theoretically 이론적으로 empirically 경험적으로 simplify 간단하게 하다 framework 틀, 체제 encourage 격려하다 collaboration 협력 achieve 달성하다 coherence 일관성 fragmentation 분열, 단편형성 template 본보기 as a whole 전체로서 fraction 부분 faction 파벌 combine 통합하다

마지막 문장에서는 과학 심리학이 할 수 있는 역할을 이야기하고 있는데, 밑줄 친 부분은 그것이 적용되는 범위가 올 수 있는 자리이다. 전체 맥락에서 심리학의 여러 부분의 통합을 강조하고 있으므로 ①이 적절하다.

① 통합된 관점에서부터
② 역동적인 면에서
③ 역사를 통틀어
④ 정확한 증거로

「지난 50년 동안, 훈련이 점차적으로 특정화되고 초점이 좁아지면서, 심리학에서 모든 주요 보조적 수련법들이 서로에게서 점점 더 고립 되어왔다. 일부 심리학자들이 오래 논쟁해왔듯이, 만약 심리학 분야가 과학적으로 발달하고 진보하는 것 이라면, 심리학의 이질적인 부분들 (예를 들어, 신경과학, 발달, 인지, 성격, 사회)은 온전하고 통합적으로 되어야만 한다. 이론적인 틀을 단순화시키는 한해서 별개의 주제들이 이론적으로 경험적으로 통합될 때 과학은 진보한다. 과학 심리학은 다양한 하위 영역에서부터 그 분야가 계속되는 분열보다는 일관성을 달성하길 도우며, 심리학자들의 협력을 독려할 것이다. 이런 식으로, 과학의 심리학은 그 분야 내의 모든 주요 분파/파벌을 하나의 학문 아래로 통합함으로써 전체적으로 심리학에 본보기로 작용할지도 모른다. 만약 통합된 관점에서 자원을 결합하고 과학을 연구하는 방법에 관하여 모체가 되는 훈련법을 위해 과학 심리학이 모델이 될 수 있다면, 심리학 분야는 작은 업적이나 별거아닌 그 중요성이 별거 아니게 되지는 않을 것이다.」

Answer 28.①

29 다음 글의 제목으로 가장 적절한 것은?

Well-known author Daniel Goleman has dedicated his life to the science of human relationships. In his book *Social Intelligence* he discusses results from neuro-sociology to explain how sociable our brains are. According to Goleman, we are drawn to other people's brains whenever we engage with another person. The human need for meaningful connectivity with others, in order to deepen our relationships, is what we all crave, and yet there are countless articles and studies suggesting that we are lonelier than we ever have been and loneliness is now a world health epidemic. Specifically, in Australia, according to a national Lifeline survey, more than 80 % of those surveyed believe our society is becoming a lonelier place. Yet, our brains crave human interaction.

① Lonely People

② Sociable Brains

③ Need for Mental Health Survey

④ Dangers of Human Connectivity

TIP dedicate 바치다 neuro-sociology be drawn to ~에 끌리다, 마음이 가다 engage 관계를 맺다 connectivity 연결 in order to ~하기 위하여 deepen 깊어지다 crave 갈망하다 countless 셀 수 없는 epidemic 유행병, 급속한 확산 specifically 특히 interaction 상호작용

외로운 사람들에 대한 조사 결과를 길게 서술하고 있지만, 주요 주제는 Daniel Goleman의 연구와 책에서 다룬 사교를 원하는 뇌에 대한 이야기이다.

② 사교적인 뇌
① 외로운 사람들
③ 정신 건강 조사의 필요
④ 인간의 연결성의 위험들

「잘 알려진 작가 Daniel Goleman은 그의 삶을 인간관계의 과학에 바쳐왔다. 그의 책 Social Intelligence에서 그는 우리의 뇌가 얼마나 사교적인지 설명하기 위해 신경-사회학의 결과를 논의한다. Goleman에 따르면 우리는 우리가 또 다른 사람과 관계를 맺을 때마다, 다른 사람들의 뇌에 끌린다고 한다. 우리의 관계들을 깊이 있게 하기 위해 인간은 다른 사람들과 의미 있는 연결성의 욕구는 우리가 갈망하는 것이지만, 그럼에도 불구하고 우리는 어느 때보다 더 외롭고 그 외로움은 지금도 세계적 건강 전염병으로 시사하는 셀 수 없이 많은 기사들과 연구가 있습니다. 국가 Lifeline 조사에 따르면, 특히 호주에서 조사 대상자의 80% 이상이 우리 사회가 더 외로운 곳이 되어가고 있다고 믿는다. 하지만, 우리의 뇌는 인간의 상호작용을 갈망한다.」

Answer 29.②

30 다음 글의 주제로 가장 적절한 것은?

Certainly some people are born with advantages (e.g., physical size for jockeys, height for basketball players, an "ear" for music for musicians). Yet only dedication to mindful, deliberate practice over many years can turn those advantages into talents and those talents into successes. Through the same kind of dedicated practice, people who are not born with such advantages can develop talents that nature put a little farther from their reach. For example, even though you may feel that you weren't born with a talent for math, you can significantly increase your mathematical abilities through mindful, deliberate practice. Or, if you consider yourself "naturally" shy, putting in the time and effort to develop your social skills can enable you to interact with people at social occasions with energy, grace, and ease.

① advantages some people have over others

② importance of constant efforts to cultivate talents

③ difficulties shy people have in social interactions

④ need to understand one's own strengths and weaknesses

TIP advantage 장점 jockey 기수 dedication 전념 mindful ~을 염두에 두는 deliberate 고의의, 의도적인 significantly 상당히, 의미 있게 mathematical 수학적 consider 여기다 enable 가능하게 하다 interact 소통하다 cultivate 일구다 타고난 재능도 미처 깨닫지 못한 재능도 지속적인 노력으로 일구어 낼 수 있다는 주제를 잘 나타낸 ②가 가장 적절하다.

② 재능을 일구기 위한 지속적인 노력의 중요함
① 어떤 사람들이 다른 사람들보다 가지고 있는 장점들
③ 수줍음을 타는 사람들이 사회적 소통에서 갖는 어려움들
④ 자신만의 강점과 약점을 이해할 필요성

「확실히 어떤 사람들은 예를 들어 기수에겐 신체적 사이즈, 농구선수에게는 신장, 음악가에게는 음악을 들을 "귀" 같은 타고난 장점을 가지고 태어납니다. 하지만 수년에 걸친 마음을 담은 의도적 훈련만이 그런 장점을 재능으로 바꾸고 그 재능을 성공으로 바꿀 수 있다. 같은 종류의 의도적 훈련을 통해 그러한 재능을 가지고 태어나지 못한 사람들도 자연이 그들이 닿지 않는 곳에 멀리 두었던 재능을 개발할 수 있다. 예를 들어, 비록 당신이 수학에 재능을 갖고 태어나지 못했다고 느낄지라도, 염두에 두고 의도적 훈련을 통해 당신의 수학적 능력을 상당히 높일 수 있다. 아니면, 만약 당신이 스스로를 "타고나길" 수줍음이 있다고 여긴다면, 당신의 사회적 스킬을 개발하기 위해 시간과 노력을 쏟는 것이 당신을 사회적인 행사에서 에너지, 우아함, 편안함으로 사람들과 교류할 수 있게 해줄 것이다.」

Answer 30.②

31 다음 글의 요지로 가장 적절한 것은?

> Dr. Roossinck and her colleagues found by chance that a virus increased resistance to drought on a plant that is widely used in botanical experiments. Their further experiments with a related virus showed that was true of 15 other plant species, too. Dr. Roossinck is now doing experiments to study another type of virus that increases heat tolerance in a range of plants. She hopes to extend her research to have a deeper understanding of the advantages that different sorts of viruses give to their hosts. That would help to support a view which is held by an increasing number of biologists, that many creatures rely on symbiosis, rather than being self-sufficient.

① Viruses demonstrate self-sufficiency of biological beings.
② Biologists should do everything to keep plants virus-free.
③ The principle of symbiosis cannot be applied to infected plants.
④ Viruses sometimes do their hosts good, rather than harming them.

TIP colleague 동료 by chance 우연히 resistance to ~에 대한 저항 drought 가뭄 botanical 식물의 species 종 tolerance 내성 in a range of ~의 범위 내에서 extend 확장하다 a number of 많은 rely on ~에 의존하다 symbiosis 공생 self-sufficient 자급자족할 수 있는 demonstrate 입증하다, 보여주다 infected 감염된

위의 글은 바이러스가 무조건 나쁘다기보다는 여러 가능성을 가진 좋은 존재임을 보여주고 있다. 따라서 ④가 요지로 가장 적절하다.

④ 바이러스는 때때로 그들의 숙주들에게 해를 끼치기보다는 좋게 만든다.
① 바이러스들은 생물학적 존재들의 자급자족을 보여준다.
② 생물학자들은 식물들에 바이러스가 계속 없게끔 하기 위해 모든 것을 해야 한다.
③ 공생의 원리는 감염된 식물에는 적용할 수 없다.

「Roossinck 박사와 그녀의 동료들은 우연히 바이러스가 식물 실험에서 널리 이용되는 식물에서 가뭄에 대한 저항성을 높였다는 것을 발견했다. 그들의 바이러스에 관한 더 이상의 실험은 다른 15가지 식물 종에서도 사실임을 보여주었다. Roossinck 박사는 지금 식물 범위 내에서 열에 대한 내성을 증가시키는 또 다른 종류의 바이러스를 연구하기 위해 실험을 하고 있는 중이다. 그녀는 그녀의 연구가 다른 종류의 바이러스가 그들의 숙주에 주는 장점을 더 깊이 있는 이해를 갖도록 확장되길 바란다. 그것은 많은 생물들이 자급자족하기보다는 공생에 의존한다는 많은 늘어나는 식물학자들에 의해 발견될 견해를 지지하는 데 도움이 될 것이다.」

Answer 31.④

32 다음 글의 내용과 일치하지 않는 것은?

The traditional way of making maple syrup is interesting. A sugar maple tree produces a watery sap each spring, when there is still lots of snow on the ground. To take the sap out of the sugar maple tree, a farmer makes a slit in the bark with a special knife, and puts a "tap" on the tree. Then the farmer hangs a bucket from the tap, and the sap drips into it. That sap is collected and boiled until a sweet syrup remains—forty gallons of sugar maple tree "water" make one gallon of syrup. That's a lot of buckets, a lot of steam, and a lot of work. Even so, most of maple syrup producers are family farmers who collect the buckets by hand and boil the sap into syrup themselves.

① 사탕단풍나무에서는 매년 봄에 수액이 생긴다.
② 사탕단풍나무의 수액을 얻기 위해 나무껍질에 틈새를 만든다.
③ 단풍나무시럽 1갤론을 만들려면 수액 40갤론이 필요하다.
④ 단풍나무시럽을 만들기 위해 기계로 수액 통을 수거한다.

> **TIP** sugat maple tree 설탕단풍나무 sap 수액 bark 나무껍질 slit 구멍 even so 그렇다 해도
> 위의 문장에서 손으로 직접 수액이 담긴 양동이를 모아 시럽으로 졸이는 가족 농부들에 대해 언급했기 때문에 ④ 기계로 수액 통을 수거한다는 내용은 본문과 일치하지 않는다.
>
> 「메이플 시럽을 만드는 전통적인 방법은 흥미롭다. 사과단풍나무는 물기가 가득한 수액을 매 봄마다 생산하는데, 땅에 아직 많은 눈이 있는 때에도 그렇다. 설탕단풍나무에서 수액을 꺼내기 위해서 농부는 나무껍질에 특별한 칼을 가지고 틈새를 만들고, 나무에 "수도꼭지"를 넣는다. 그런 다음 그 농부는 수도꼭지에 양동이를 걸면 수액은 그 안으로 떨어진다. 그 수액은 수거되어 달콤한 시럽이 남을 때까지 졸여진다—40갤런의 설탕단풍나무 "수액"이 시럽 1갤런을 만든다. 많은 양동이에 김도 많고, 노동도 많다. 그렇다 해도, 대부분의 메이플 시럽 생산자들은 손으로 직접 양동이를 수거하고 수액을 시럽으로 졸이는 가족 농부들이다.」

33 다음 글의 흐름상 어색한 문장은?

I once took a course in short-story writing and during that course a renowned editor of a leading magazine talked to our class. ① He said he could pick up any one of the dozens of stories that came to his desk every day and after reading a few paragraphs he could feel whether or not the author liked people. ② "If the author doesn't like people," he said, "people won't like his or her stories." ③ The editor kept stressing the importance of being interested in people during his talk on fiction writing. ④ Thurston, a great magician, said that every time he went on stage he said to himself, "I am grateful because I'm successful." At the end of the talk, he concluded, "Let me tell you again. You have to be interested in people if you want to be a successful writer of stories."

TIP renowned paragraph 단락, 절 keep ~ing ~하는 것을 계속하다 stress 강조하다 conclude 끝 맺다, 결론을 내리다
본문은 사람에 관심과 애정이 있는 작가가 성공한 작가가 된다는 내용인데, ④는 성공했기 때문에 감사하다고 말하는 마술가의 이야기를 전달하고 있기 때문에 글의 흐름상 어색한 문장이다.

「한번은 내가 단편 글쓰기 강좌를 들었고, 그 강좌 동안에 한 유명 잡지사의 명성 있는 편집자가 우리 반에서 수업을 했다. 그는 매일 그의 책상으로 찾아오는 많은 이야기들 중 어떤 하나를 고를 수 있었고 몇 단락을 읽은 후에 그 작가가 사람들을 좋아하는지 아닌지를 느낄 수 있었다고 말했다. "만약 작가가 사람들을 좋아하지 않는다면, 사람들은 그나 그녀의 이야기를 좋아하지 않을 겁니다."라고 말했다. 그 편집자는 소설 쓰기에 대한 이야기를 하는 동안 사람들에게 관심을 갖는 것의 중요성을 계속 강조했다. <u>훌륭한 마술사 Thurston은 그가 무대로 갈 때마다 자신에게 "내가 성공적이기 때문에 나는 감사하다."라고 말했다.</u> 그 이야기의 끝에 그 편집자는 "내가 다시 한번 당신들에게 말하겠다. 만약 당신들이 이야기에서 성공적인 작가가 되고 싶다면 당신은 반드시 사람들에게 관심이 있어야 합니다."라고 끝을 맺었다.」

Answer 33.④

34 주어진 글 다음에 이어질 글의 순서로 가장 적절한 것은?

> Just a few years ago, every conversation about artificial intelligence (AI) seemed to end with an apocalyptic prediction.

> (A) More recently, however, things have begun to change. AI has gone from being a scary black box to something people can use for a variety of use cases.
>
> (B) In 2014, an expert in the field said that, with AI, we are summoning the demon, while a Nobel Prize winning physicist said that AI could spell the end of the human race.
>
> (C) This shift is because these technologies are finally being explored at scale in the industry, particularly for market opportunities.

① (A) − (B) − (C)

② (B) − (A) − (C)

③ (B) − (C) − (A)

④ (C) − (A) − (B)

TIP artificial 인공적인 intelligence 지능 apocalyptic 종말론적인 prediction 예견 summon 불러오다 physicist 물리학자 variety 다양성 shift 변화 scale 규모 particularly 특히 opportunity 기회

AI에 대하여 부정적인 견해로 시작하여 전문가들의 비관론이 이어지고 최근에 이르러 다른 시각으로 AI를 사용하기 시작하여 큰 규모의 시장에서 AI의 더 다양한 사용을 위한 탐구가 이뤄지고 있다.

「단지 몇 년 전, 모든 인공지능(A.I)에 대한 모든 대화가 종말론적인 예견으로 끝이 나는 듯 보였다.」

「(B) 2014년에 그 분야의 한 전문가가 AI로 우리는 악마를 불러오고 있다고 말하는 한편 노벨상을 수상한 한 물리학자는 AI가 인류의 종말을 초래할 수 있다고 말했다.

(A) 하지만 더 최근에는 상황들이 변하기 시작했다. AI는 사람들이 무서운 블랙박스에서 사람들이 다양한 용도로 사용할 수 있는 것으로 바뀌었다.

(C) 이러한 변화는 이런 기술들이 특히 시장에서의 기회를 위해 산업에서 대규모로 탐구 되어오고 있기 때문이다.」

Answer 34.②

출제 예상 문제

1 다음 글의 내용과 일치하지 않는 것은?

The practice of yoga can massage the lymph system. Lymph is the body's dirty dishwater ; a network of lymphatic vessels over the entire body, in parallel with the blood supply, carrying a fluid composed of infection-fighting white blood cells and the waste products of cellular activity. Exercise in general activates the flow of lymph through the body, speeding up the filtering process ; but yoga in particular promotes the draining of the lymph. Certain yoga poses stretch muscles that from animal studies are known to stimulate the lymph system. Also yoga has so many benefits for the professional athletes. For example sports stars from basketball legend Kareem Abdul-Jabbar to Yankee pitcher Orlando Hernandez are devotees.

① The sensible practice of yoga can aggravate the lymph system.

② Lymph is the network of lymphatic vessels over the entire body.

③ Lymph carries a fluid composed of infection-fighting white blood cells.

④ Many sports stars are devotees of yoga.

TIP lymphatic 림프의, 림프액을 분비하는 vessel (동물의) 혈관, (식물의) 물관 devotee 추종자, 애호가

① 요가의 합리적인 실천은 림프계를 악화시킬 수 있다.
② 림프는 몸 전체에 흐르는 림프관의 혈관망이다.
③ 림프는 감염물질과 싸우는 백혈구로 구성된 유동체를 이동시킨다.
④ 많은 스포츠 선수들은 요가의 열성적인 애호가이다.

「요가운동은 림프계를 마사지할 수 있다. 림프는 몸속의 하수도이다 ; 온 몸에 퍼져 있는 림프관의 혈관망은 혈액을 공급하고, 감염물질과 싸우는 백혈구로 구성된 유동체와 세포활동으로 인하여 생긴 부산물을 이동시킨다. 운동은 일반적으로 몸 전체의 림프의 흐름을 활성화시켜 여과과정을 빠르게 만든다 ; 그러나 요가는 특히 림프의 배출을 촉진시킨다. 어떤 요가 자세는 근육을 이완시키는 것으로 동물연구에서 림프계를 자극한다고 알려져 있다. 또한 요가는 전문적인 운동선수들에게 매우 많은 혜택을 가져다준다. 예를 들면 농구의 전설인 카림 압둘-자바와 뉴욕 양키즈 투수인 올란도 에르난데스와 같은 스포츠 스타들도 열성적인 요가 애호가이다.」

Answer   1.①

2 다음 글의 제목으로 가장 적절한 것은?

The fact that people are no longer tied to specific places for functions such as working or studying means that there is a huge drop in demand for traditional, private, enclosed spaces such as offices or classrooms, and simultaneously a huge rise in demand for semi-public spaces that can be informally appropriated to ad-hoc workspaces.

This shift, he thinks, amounts to the biggest change in architecture in this century. In the 20th century, architecture was about specialized structures offices for working, cafeterias for eating, and so forth. This was necessary because workers needed to be near things such as landline phones, fax machines and filing cabinets, and because the economics of building materials favored repetitive and simple structures, such as grid patterns for cubicles.

The new architecture, says Mr. Mitchell, will make spaces intentionally multifunctional. This means that 21st-century aesthetics will probably be the exact opposite of the sci-fi chic that 20th-century futurists once imagined. Architects are instead thinking about light, air, trees and gardens, all in the service of human connections.

① The Fate of Office Buildings   ② The Workers' Needs

③ A New Trend in Architecture   ④ The Merits of the 20th Century Architecture

....

TIP specific 특정의 semi-public 반공공의 enclosed 둘러싸인, 폐쇄된 informally 비공식적으로 ad-hoc 임시방편으로 appropriate to ~에 사용하다, 충당하다 shift 변화, 변천, 방향을 바꾸다 amount to ~에 해당하다, 결국 ~이 되다 architecture 건축, 건축양식 and so forth ~ 등, ~ 따위 landline phone 지상에서 전용선으로 연결되는 일반 전화 repetitive 반복적인, 되풀이하는 grid 격자, 격자눈금 cubicle 칸막이식의 공간 intentionally 의도적으로 multifunctional 다기능의 aesthetics 미학 opposite 반대편의, 정반대의 sci-fi 공상과학의 chic 스타일, 우아한 in the service of ~에 복무하여

③ 건축의 새로운 경향   ① 오피스빌딩의 운명
② 근로자들이 필요로 하는 것   ④ 20세기 건축의 장점

「사람들이 더 이상 일이나 공부를 위한 특정한 장소에 얽매이지 않는다는 사실은 사무실, 교실처럼 전통적이고 개인적이며 폐쇄된 공간의 엄청난 수요 감소를 의미하며, 동시에 임시적인 작업공간으로 비공식적으로 사용할 수 있는 반 공공장소의 수요 증가를 의미하는 것이다.

이런 변화는 결국 현재 세기 건축의 가장 큰 변화에 해당한다. 20세기만 해도 건축은 일을 하기 위한 장소, 밥을 먹기 위한 식당 및 그 밖의 것을 위한 것이었다. 그럴 수밖에 없었던 이유는 근로자들이 유선전화, 팩스, 문서보관 캐비닛과 같은 것들 가까이에 있을 필요가 있었고, 게다가 건축자재의 경제성이 칸막이식의 공간을 위한 격자모양의 반복되는 단순 구조물을 선호했었기 때문이었다.

미첼은 새로운 건축양식은 계획적으로 다목적의 공간을 만들 것이라고 말한다. 이것은 21세기의 미학이 아마도 20세기 때 상상했었던 공상과학 스타일과는 정반대일 것이라는 사실을 의미한다. 대신에 건축은 빛과 공기, 나무와 정원, 인간관계에 도움이 되는 모든 것들을 생각하고 있다.」

Answer   2.③

3 다음 글의 주제로 가장 적합한 것은?

Many women have prolonged difficulties achieving good sleep. As mothers, students, caretakers, and professionals, many of us lead hectic lives, filled with both obvious and subtle stressors that are on our minds as we attempt to settle into sleep. The sheer numbers of over-the-counter and prescription sleep aids give you an idea of how widespread insomnia is today. But the problem with these sleep aids is that even though they induce drowsiness, they do not promote real sleep—deep, lasting, and refreshing. And some of these agents, if taken over the course of months may lead to dependency or stop working altogether. Don't be surprised if your physician is not inclined to prescribe them.

① Women, as opposed to men, suffer from insomnia.

② There are many different kinds of pills for insomnia, but their safety isn't guaranteed.

③ Many women suffer from insomnia, but they need prescription to purchase sleep aids that help alleviate their symptom.

④ Many women suffer from insomnia, but doctors will never prescribe sleep aids for them.

TIP prolonged 오래 끄는, 장기의 achieve 이루다, 달성하다 caretaker 관리인, 대행인 hectic 몹시 바쁜 subtle 미세한, 치밀한 stressor 스트레스 요인 attempt 기도하다, 시도하다 settle 해결하다, 진정시키다 over-the-counter 약사의 처방 없이 팔 수 있는 prescription 처방 promote 촉진하다, 진행시키다 aid 거들다, 원조 insomnia 불면증 induce 권유하다, 야기하다 drowsiness 졸음 dependency 의존 altogether 전적으로, 완전히 inclined 싫어하는

① 남성들과 반대로 여성들은 불면증으로 고생한다.
② 불면증 치료를 위한 많은 종류의 약이 있어도 안전에 대하여는 보장 못한다.
③ 많은 여성들이 불면증으로 고생하지만 증상을 호전시키는데 도움이 되는 수면보조제를 구입하기에는 처방이 필요하다.
④ 많은 여성들이 불면증으로 고생하지만 의사들은 결코 수면보조제를 처방하지 않는다.

「많은 여성들이 숙면을 이루는 데 장기적인 어려움을 겪고 있다. 엄마, 학생, 관리자 그리고 전문가 등 많은 여성들이 수면을 취하려고 시도하면 정신을 괴롭히는 명백하고 치밀한 스트레스 요인들로 가득 찬 채 바쁜 삶을 살고 있다. 의사의 처방 없이 팔 수 있는 것과 처방이 필요한 수면보조제의 수로 오늘날 불면증이 얼마나 광범위하게 퍼져 있는지 당신은 생각할 수 있다. 그러나 이러한 수면보조제들은 졸음을 유발하지만, 깊고, 지속적이며, 상쾌한 진정한 숙면을 진행시키지는 못한다. 그리고 수면보조제를 몇 달간 복용하게 된다면 수면보조제에 대한 의존을 높이거나 혹은 완전히 효과가 없을 것이다. 만약 당신의 의사가 수면보조제에 대한 처방을 싫어하지 않는다고 해도 놀라지 마라.」

Answer 3.②

4 다음 글의 내용에 가장 가까운 것은?

To act well, a person needs to determine which action-guiding statements are true, or likely to be true, and which false, or likely to be false. For it seems reasonable to suppose that a person who is acting in accordance with true statements, and not false ones likely to be true, has more chance of reaching acceptable goals.

① It can be unreliable to act in accordance with statements which are likely to be true.

② Acceptable results will be guaranteed to a person acting on the ground of true statements.

③ It is equally dangerous to act on the statements that are true and on those that are likely to be true.

④ Action is one thing, and statements another; the two have no mutual dependency.

TIP determine 알아내다, 밝혀내다   statement 성명서, 진술서

① 사실일 수도 있는 지침에 따라서 행동하는 것은 믿을 수 없는 것일 수 있다.
② 용인될 수 있는 결과는 사실인 지침에 기초해 행동하는 사람에게 보장될 것이다.
③ 사실인 지침과 사실일 수도 있는 지침에 따라 행동하는 것은 똑같이 위험하다.
④ 행동과 지침은 다른 것이다. 둘은 상호 의존적이지 않다.

「잘 행동하기 위해서 사람은 행동지침서가 사실인지, 사실일 가능성이 있는지, 그리고 거짓인지, 거짓일 가능성이 있는지 결정할 필요가 있다. 왜냐하면 사실일 수도 있는 거짓된 지침이 아니라 사실인 지침에 따라서 행동하는 사람이 사회적으로 용인되는 목표에 도달할 더 많은 가능성을 가진다고 생각하는 것이 합리적이기 때문이다.」

Answer   4.①

5 다음 밑줄 친 부분의 설명으로 가장 적절한 문장은?

You'll never get a fair distribution of goods, or a satisfactory organization of human life, until you abolish private property altogether. So long as it exists, the vast majority of the human race, or <u>the morally superior part of it</u>, will inevitably go on laboring under the burden of poverty, hardship, and worry.

(A) Private property assumes that there's nothing wrong with your being rich, when your neighbors all around you are poor. (B) When everyone's entitled to get as much for himself as he can, all available property is bound to fall into the hands of a small minority. (C) This means that everyone else is poor. (D) And wealth will tend to vary in inverse proportion to merit, since the rich will be totally useless greedy characters, while the poor will be simple, honest people whose daily work is profitable to the community.

① (A) ② (B)
③ (C) ④ (D)

TIP distribution 분배, 분포 abolish 폐지하다 property 재산, 소유물 vast 방대한, 막대한 inevitably 필연적이다시피 laboring 노동에 종사하는 burden 부담, 짐 assume 추정하다 inverse 반대의 proportion 부분, 비율 merit 가치, 훌륭함 greedy 탐욕스러운

「당신은 사유재산을 완전히 없애버리기 전까지는 재화의 공평한 분배를 받지 못할 것이며 또한 인간으로서의 삶의 만족스러운 체계를 얻을 수 없을 것이다. 사유재산 제도가 존재하는 한 수많은 인류, 혹은 그중에서도 도덕적으로 성숙한 자들은 가난, 역경, 그리고 걱정 속에서 필히 지속적으로 노역을 하게 될 것이다.
(A) 사유 재산은 이웃 사람들이 모두 가난하다고 해도 당신이 부자라는 사실에는 전혀 문제가 없다고 믿는 것이다.
(B) 모든 사람들에게 가능한 한 스스로 많은 것을 얻을 자격이 주어졌을 때 거의 모든 재산은 반드시 소수의 손으로 들어가기 마련이다.
(C) 이것은 다른 모든 사람들이 가난하다는 것을 의미한다.
(D) 그리고 부자들은 대부분 쓸모없고 탐욕스런 인물이고, 반면에 가난한 이들은 소박하고 정직한 사람들로 이들의 일상적인 노동은 사회에 유익한 것이기 때문에 부가 사회에 대한 기여와는 서로 반비례하는 경향이 있을 것이다.」

Answer 5.④

6 글의 요지를 가장 잘 나타낸 속담 또는 격언은?

> The benefits of exercise extend far beyond physical health improvement. Many people work out as much for mental and spiritual well-being as for staying fit. Can being physically active make you happy? Can it help you deal with life stress? Can it lead to a more spiritual and religious life? For many, the answer is yes. Exercise, such as walking, increases blood flow to the brain. A study of people over 60 found that walking 45 minutes a day at 6 km/h enhanced the participants' thinking skills. They started at 15 minutes of walking and gradually increased exercise time and speed. The result was that the participants were found mentally sharper with this walking program.

① Practice makes perfect.

② A sound mind in a sound body.

③ Experience is the best teacher.

④ Time and tide wait for no man.

....

TIP extend 확장하다, 연장하다, 포괄하다 enhance 향상시키다, 높이다 participant 참가자 gradually 서서히 sharp 날카로운, 예리한, 날렵한, 영리한

② 건강한 육체에 건강한 정신
① 연습하면 완벽을 이룰 수 있다.
③ 경험이야말로 최고의 선생님이다.
④ 세월은 누구도 기다려주지 않는다.

「운동의 이점은 신체적인 건강 증진보다 훨씬 더 많은 것을 포괄한다. 많은 사람들은 건강을 유지하기 위한 것일 뿐만 아니라 정신적이고 영적인 건강을 위해서도 운동을 한다. 신체적으로 건강한 것이 행복하게 해줄 수 있는가? 삶의 스트레스를 해결할 수 있게 도와주는가? 더 영적이고 신앙적인 삶으로 이어질 수 있는가? 많은 이들에게 대답은 '그렇다'이다. 걷기와 같은 운동은 뇌로 들어가는 혈액의 흐름을 높여준다. 60세 이상의 사람들을 대상으로 한 여구에서 하루에 시속 6킬로미터로 45분을 걷는 것이 참가자의 사고 능력을 높여주는 것으로 나타났다. 이들은 15분간 걷기에서 시작해 점차 운동 시간과 속도를 높였다. 결과는 참가들이 이런 걷기 프로그램으로 인해 정신적으로 더욱 영리해졌다는 것이다.」

7 다음 글에서 전체적인 흐름과 관계없는 문장은?

Some students make the mistake of thinking that mathematics consists solely of solving problems by means of and rules. ① To become successful problem solvers, however, they have to appreciate the theory, recognizing the logical structure and reasoning behind the mathematical methods. ② To do so requires a precision of understanding the exact meaning of a mathematical statement and of expressing thoughts with accuracy and clarity. ③ However, this precision cannot be achieved without real appreciation of the subtleties of language. ④ In fact, anyone can advance much beyond mere problem solving tasks without manipulating mathematical formulas and rules. That is, superior ability in the use of language is a prerequisite to become successful problem solvers.

TIP mathematics 수학 formulas 공식 appreciate 인식하다 logical 타당한, 사리에 맞는, 논리적인 structure 구조, 건물, 조직, 구조물 precision 정확성, 정밀성, 신중함 subtleties of language 언어의 중요한 세부요소들 mere 겨우, 한낱 ~에 불과한 manipulating 조정하다 superior 우수한, 우월한, 우세한 prerequisite 전제 조건

「몇몇 학생들은 수학은 공식들과 법칙들을 사용하여 오로지 문제를 푸는 것으로 구성되어 있다고 생각하는 실수를 범한다. 하지만 성공적으로 문제를 푸는 사람이 되기 위해서는 이론을 정확하게 인식해야만 하며, 논리적 구조와 수학적 방식들 뒤에 가려져 있는 추론을 인식해야 한다. 그러나 이러한 정확성은 언어의 미묘함에 대한 진정한 인식 없이는 얻어질 수 없다. 사실, 누구나 문제를 푸는 것을 넘어 수학적 공식이나 규칙을 능숙하게 다루지 않고서도 많은 진보를 할 수 있다. 즉, 언어 사용에서의 탁월한 능력은 문제를 성공적으로 푸는 사람이 되기 위한 전제조건이다.」

8 다음 글을 읽고 아래 문장의 빈칸에 들어갈 가장 적절한 것은?

> Euthanasia generally refers to mercy killing, the voluntary ending of the life of someone who is terminally or hopelessly ill. Euthanasia has become a legal, medical and ethical issue over which opinion is divided. Euthanasia can be either active or passive. Active euthanasia means that a physician or other medical personnel takes a deliberate action that will induce death. Passive euthanasia means letting a patient die for lack of treatment or suspending treatment that has begun. A good deal of the controversy about mercy killing stems from the decision-making process. Who decides if a patient is to die? This issue had not been established legally in the United States. The matter is left to state law, which usually allows the physician in charge to suggest the option of death to a patient's relatives, especially if the patient is brain-dead.

> The article suggests that euthanasia should be _____.

① primarily an ethical issue

② decided by physicians

③ determined by the federal government

④ a controversial issue not to be easily resolved

TIP euthanasia 안락사 mercy 자비, 고마운 일 terminally 종말의, 말단의, 정기적으로 hopelessly 절망하여, 절망적으로 deliberate 고의의, 계획적인 controversy 논쟁, 논쟁적인

① 주로 윤리적 문제인
② 의사에 의해 결정되는
③ 연방정부에 의해 결정되는
④ 쉽게 해결될 수 없는 논쟁적 문제인

「안락사는 일반적으로 시한부이거나 가망이 없는 아픈 누군가의 삶을 자발적으로 마치는 존엄사를 일컫는다. 안락사는 법적, 의학적, 윤리적으로 의견들이 나뉘지는 이슈가 되어왔다. 안락사는 적극적이거나 소극적일 수 있다. 적극적인 안락사는 죽음으로 유도할 신체적 또는 다른 의료진이 의도적인 조치를 취하는 것을 의미한다. 소극적인 안락사는 치료를 하지 않고, 시작했던 치료를 중지함으로써 환자가 죽음에 이르도록 내버려두는 것을 의미한다. 안락사에 관한 상당한 논란은 의견 결정 과정으로부터 기인한다. 환자가 죽을지를 누가 결정하는가? 미국에서 이 문제는 합법적으로 규명되지 않았다. 주법에 이 사안은 남겨졌는데 그것은 종종 담당한 의사들이 환자의 가족들에게 특히 그 환자가 뇌사 상태라면 죽음의 선택을 제의하는 것을 허가한다.」

「기사는 안락사가 쉽게 해결될 수 없는 논쟁의 여지가 있는 문제라고 시사한다.」

Answer 8.④

9 다음 글의 빈칸에 가장 알맞은 것은?

Thank you for inviting me to speak to you today. I'd like to take this opportunity to tell you about our Silver Service activities and why we believe it is important for everyone to be involved in helping the elderly in our community. Did you know that one in every six people over the age of 60 in this community needs some kind of help in his or her home? Those of us who have experience in this kind of work know that our small "investments" in time and effort are nothing compared to the kind of satisfaction and fulfillment we get in return.

The speech is delivered by a _____.

---

① salesperson   ② fund-raiser

③ pediatrician   ④ social worker

TIP elderly 나이가 지긋한, 시대에 뒤진 effort 노력, 분투 compare 비교하다, 비유하다 pediatrician 소아과 의사 social worker 사회사업가, 사회복지사 fulfillment 수행, 실천 salesperson 판매원, 외판원 fund-raiser 기금조달자

「오늘 제가 연설을 할 수 있도록 초대해 주신 여러분께 감사드립니다. 저는 이 기회를 통해 노인 서비스 활동과 모든 이가 우리 지역의 나이가 지긋한 노인들을 돕는 데 참여하는 것이 왜 중요한지에 대하여 말할 것입니다. 이 지역의 60세 이상의 노인들의 1/6이 가정에서 도움을 필요로 한다는 사실을 알고 있나요? 이런 종류의 일을 겪어본 우리는 시간과 노력에 있어 우리의 작은 투자가 우리가 대가로 받는 만족과 성취에 비하면 아무것도 아닌 것을 알고 있습니다.」

「연설은 사회복지사에 의해 전달된다.」

10 다음 제시된 편지의 내용과 일치하지 않는 것은?

International Import Company
100 East Houston St.
New York, NY 10053
U. S. A.

Farmers Fruit Ltd.

Aghia Paraskevi 19081
Athens, Greece

Dear Sirs,
In reply to your letter dated May 3rd, we thank you for allowing us a special discount. This makes it possible for us to place an order and to expect quite good sales.
We have pleasure of enclosing our Order No. 813/BS, and would ask you to return the duplicate to us, duly signed, as an acknowledgement.

Yours faithfully,
Paul Hogan

Enc. Order No. 813/BS

---

① Order No. 813/BS is being enclosed.
② Paul Hogan is turning the order down.
③ Paul Hogan works for a company in New York.
④ The special discount makes possible an order for products.

TIP allow 허락하다, 인정하다   duplicate 중복되다, 복제   acknowledgement 답례

② Paul Hogan은 주문서를 돌려보냈다.
① 주문번호 813/BS를 동봉하였다.
③ Paul Hogan은 뉴욕의 한 회사에서 근무하고 있다.
④ 특별할인은 제품의 주문을 가능하게 만들었다.
「미국 뉴욕 NY 10053번지 100 East Houston거리의 국제 수입업체
그리스 아테네 Aghia Paraskevi 19081번지 Farmers Fruit업체
친애하는 선생님께
지난 5월 3일 선생님의 서신에 대한 답변으로 우리는 우리에게 특별할인을 허락해 준것에 대하여 감사를 드립니다. 이로 인하여 우리는 주문을 할 수 있었고 아주 좋은 매출을 기대할 수 있게 되었습니다.
우리는 813/BS주문을 만족스럽게 여기고 주문의 의미로 정식으로 서명한 주문서 복사본을 보내주시기를 부탁드립니다.
이만 줄이겠습니다.
Paul Hogan
동봉 주문번호 813/BS」

Answer   10.②

11 다음 제시된 글의 내용과 일치하지 않는 것은?

> Fortunately, psychologists believe that books can serve as therapeutic tools — or at least as effective adjuncts to professional therapy — to help children come to terms with their parents' divorce. According to educator-counselor Joanne Bernstein, stories that confront life's problems with candor and credibility may provide insights, promote self-examination, and lead to changes in attitude and behavior. One way stories accomplish this is through identification. Reading about the grief and anxiety of others, she explains, can arouse sudden awareness as problems that have not been consciously or completely recognized are allowed to surface. Introduced to characters who share their difficulties, children may feel less alienated and thus freer to discuss and resolve their own plight.

① Children come to terms with their plight by reading.

② Stories are likely to alienate children from their parents.

③ Books are helpful for children whose parents are divorced.

④ Children identify themselves with characters while reading.

TIP fortunately 다행히, 운이 좋게 therapeutic 치료상의, 건강 유지에 도움이 되는 adjunct 부속물, 보좌 therapy 치료, 요법 divorce 이혼, 분열 educator-counselor 교육상담자 confront 직면하다, 맞서다 candor 정직, 순수 credibility 진실성, 신용 grief 큰 슬픔, 비탄, 재난 awareness 알아채고 있음, 인식 consciously 의식적으로 discuss 논의하다, 토의하다 plight 곤경, 궁지

「다행히, 심리학자들은 책이 어린이들이 부모의 이혼을 타협하는 데 도움이 되는 치료적 도구로서 – 또는 적어도 전문적인 치료에 대하여 효과적인 부속물로서 – 역할을 할 수 있다고 믿는다. 교육상담자 Joanne Bernstein에 따르면, 정직과 진실이 필요한 삶의 문제를 직면하는 이야기는 통찰력을 주고, 자기분석을 향상시키고, 태도와 행동의 변화로 이어질지도 모른다. 다른 이들의 슬픔과 걱정에 대한 책을 읽은 것은 의식적으로 또는 완전하게 인식되지 못했던 문제점들을 드러나게 하기 때문에 갑작스런 자각을 자극할 수 있다고 설명한다. 그들의 어려움을 함께 하는 등장인물을 경험하게 하기 때문에 어린이들은 소원함을 덜 느끼고 더 자유롭게 자신만의 곤경을 논의하고 해결할 수 있다고 느끼게 될 지도 모른다.」

Answer 11.②

12 다음 글의 요지로 가장 적절한 것은?

More and more people are turning away from their doctors and, instead, going to individuals who have no medical training and who sell unproven treatments. They go to quacks to get everything from treatments for colds to cures for cancer. And they are putting themselves in dangerous situations. Many people don't realize how unsafe it is to use unproven treatments. First of all, the treatments usually don't work. They may be harmless, but, if someone uses these products instead of proven treatments, he or she may be harmed. Why? Because during the time the person is using the product, his or her illness may be getting worse. This can even cause the person to die.

① Better train should be given to medical students.

② Alternative medical treatments can be a great help.

③ Don't let yourself become a victim of health fraud.

④ In any case, it is alright to hold off going to a doctor for several days.

TIP quack 돌팔이 의사, 엉터리 치료를 하다 alternative 양자택일, 대안 victim 희생자, 피해자

③ 의료사기의 피해자가 되는 것을 스스로 방지하자.
① 의대생들에게 더 많은 훈련을 시켜야 한다.
② 의학적 치료의 대안이 몹시 필요할 수 있다.
④ 어쨌든, 그것은 며칠동안 의사에게 가는 것을 피하게 하는 것이 확실하다.

「점점 더 많은 사람들이 의사를 외면하는 대신, 의학에 관한 훈련을 하지 않고 검증되지 않은 치료를 행하는 사람들에게 가고 있다. 그들은 감기부터 암까지 모든 것을 치료받기 위해 돌팔이 의사에게로 간다. 그리고 그들은 위험한 상황에 처하게 된다. 많은 사람들은 검증되지 않은 치료가 얼마나 위험한지를 실감하지 못한다. 무엇보다도 그 치료는 언제나 효과가 없다. 그 치료법들이 해롭지 않을지 몰라도 누군가가 검증된 치료 대신 이런 방법을 사용한다면 그 사람은 해를 입게 될지도 모른다. 왜? 왜냐하면 그 사람이 그런 방법을 사용하는 동안 그 사람의 병이 더욱 악화될지도 모르기 때문이다. 이것은 심지어 그 사람을 죽게 만드는 원인이 될 수도 있다.」

13 다음 글의 제목으로 가장 적절한 것은?

Dogs have long had special standing in the medical world. Trained to see for the blind, hear for the deaf and move for the immobilized, dogs have become indispensable companions for people with disabilities. However, dogs appear to be far more than four-legged health care workers. One Japanese study found pet owners made 30 percent fewer visits to doctors. A Melbourne study of 6,000 people showed that owners of dogs and other pets had lower cholesterol, blood pressure and heart attack risk compared with people who didn't have pets. Obviously, the better health of pet owners could be explained by a variety of factors, but many experts believe companion animals improve health at least in part by lowering stress.

① The friendliness of dogs
② The healing power of dogs
③ Dogs as health care workers
④ Japanese dogs for the disabled

TIP deaf 귀머거리, 청각장애인 immobilize 지체부자유자 indispensable 없어서는 안 될, 피할 수 없는 companion 친구, 동료 disability 장애, 핸디캡 obviously 명백하게, 분명히 variety 변화, 종류

② 견공들의 치유력
① 견공들과의 우정
③ 건강지킴이로써의 견공들
④ 무능한 일본의 견공들

「견공들은 의료계에서 오랫동안 특별한 위치를 가지고 있다. 시각장애인을 위해 보고, 청각장애인을 위해 듣고, 지체부자유자를 위해 움직이도록 훈련받기 때문에 견공들은 장애를 가지고 있는 사람들에게는 없어서는 안 될 친구가 되었다. 그러나, 견공은 네발 달린 건강지킴이 그 이상인 것처럼 보여 진다. 일본의 한 연구에서 애완동물을 소유한 사람은 30% 적게 병원을 찾는다는 것이 보고 되었다. 6,000명을 대상으로 한 멜버른의 한 연구에서는 견공과 다른 애완동물을 가진 사람들이 그렇지 않은 사람들에 비하여 콜레스테롤수치, 혈압 그리고 심장마비 위험이 더 낮은 것으로 보고되었다. 명백하게, 애완동물을 소유한 사람들의 건강상태가 더 좋은 것을 다양한 원인들을 통해 설명할 수 있으나 많은 전문가들은 친구로서의 동물들이 부분적으로는 적어도 스트레스를 낮춰줌으로써 건강을 회복시킨다고 믿고 있다.」

Answer 13.②

14 다음 글의 요지를 한 문장으로 요약할 때, 빈칸에 가장 알맞은 것은?

What is the purpose of education? It is to prepare the individual for the society in which he must live and to give him the power to change the society. We should not overemphasize the value of the first part. It should be one of the functions of education to preserve for the society all the values essential to it, but it is more important one to cut out the decayed values which would be harmful to a new society. Thus the school should be the inspiration to social change.

Education should play the role in _____ rather than in _____.

① changing the society — preserving its tradition
② preserving its tradition   changing the society
③ reforming itself — developing the society
④ developing the society — reforming itself

TIP purpose 목적 overemphasize 지나치게 강조하다 prepare 준비하다, 채비하다 individual 개인의, 독특한 preserve 보전하다 essential 근본적인, 필수의 decay 썩다, 부패 harmful 해로운 thus 그래서 inspiration 영감 reform 개혁하다 A rather than B B이기보다는 A

「교육의 목적은 무엇인가? 그것은 각 개인이 사회를 살아갈 수 있도록 준비시키고 사회를 변화시키는 힘을 그에게 주는 것이다. 우리는 첫 번째 부분의 가치를 지나치게 강조하지 말아야 한다. 사회의 모든 근본적인 가치를 보전하는 것은 교육의 기능 중 하나이지만 새로운 세계에 해로운 부패한 가치를 잘라내는 것은 더 중요한 것이다. 그래서 학교는 사회변화의 영감을 주어야 한다.」

「교육은 전통을 보전하기보다는 오히려 사회를 변화시키는 역할을 해야 한다.」

Answer 14.①

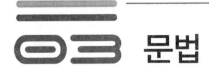
문법

01 문장의 형식과 종류

보통 수험생들은 보어가 들어가는 2형식과 5형식, 문장이 긴 4형식 5형식 문형을 어려워한다. 따라서 2,4,5 형식 동사를 위주로 꼼꼼하게 학습할 필요가 있음을 염두에 두자.

1 동사의 종류

문장을 구성하는 기본요소는 주어(S), 동사(V), 목적어(O), 보어(C)이고 동사의 종류에 따라 문장형식이 결정된다. 동사는 목적어의 유무에 따라서 자동사와 타동사로 구분된다. 즉 목적어를 필요로 하는 동사는 타동사, 필요로 하지 않는 동사는 자동사라고 한다. 또한, 보어의 유무에 따라서 완전동사와 불완전 동사로 구분되는데, 즉 보어를 필요로 하는 동사는 불완전 동사, 보어를 필요로 하지 않는 동사는 완전동사라고 한다.

(1) 완전자동사
1형식 문장(S + V)에 쓰이는 동사로, 보어나 목적어를 필요로 하지 않는다.

(2) 불완전자동사
2형식 문장(S + V + C)에 쓰이는 동사로, 반드시 보어가 필요하다.

(3) 완전타동사
3형식 문장(S + V + O)에 쓰이는 동사로, 하나의 목적어를 가진다.

(4) 수여동사
4형식 문장(S + V + I.O + D.O)에 쓰이는 동사로, 두 개의 목적어(직접목적어와 간접목적어)를 가진다.

(5) 불완전타동사

5형식 문장(S + V + O + O.C)에 쓰이는 동사로, 목적어와 목적보어를 가진다.

❷ 문장의 형식

(1) 1형식[S + V(완전자동사)]

① S + V … 1형식의 기본적인 문장으로 동사를 수식하는 부사구를 동반할 수 있다.

> 예 The front door opened very slowly. 현관문이 매우 천천히 열렸다.

② There(Here) V + S + 부사구

> 예 There is a book on the table. 탁자 위에 책이 있다.

> **TIP** 뜻에 주의해야 할 완전자동사
>
> matter(중요하다), do(충분하다), work(작동, 작용하다), last(지속되다), pay(이익이 되다), count(중요하다) 등
> 이 있다.]

③ 전치사와 함께 쓰이는 자동사

   ㉠ account for(설명하다, ~의 원인이 되다, 책임지다)

   ㉡ agree to 계획, 제안(~에 동의하다)

   ㉢ agree with 사람(~와 동감이다)

   ㉣ apologize to(~에게 변명하다)

   ㉤ complain of/about(~에 대해 불평하다)

   ㉥ conform to(~을 따르다)

   ㉦ consist in(~에 있다)

   ㉧ consist of(~로 구성되다)

   ㉨ graduate from(~을 졸업하다)

   ㉩ object to(~에 반대하다)

   ㉪ result in(그 결과 ~이 되다)

   ㉫ result from(~로 부터 초래되다)

   ㉬ strive for(~을 위해 노력하다)

   ㉭ talk to/with(~와 대화하다)

(2) 2형식[S + V(불완전자동사) + C]

① S + V + C … 2형식의 기본적인 문장이다.

> 예 He is a doctor. 그는 의사이다.

② **주격보어의 종류** … 주격보어로는 명사(상당어구), 형용사(상당어구)가 쓰이며 명사는 주어와 동인물, 형용사는 주어의 상태나 속성을 나타낸다.

   ㉠ **명사**

     예 I'm a singer in a rock'n roll band. 나는 락밴드의 가수이다.

   ㉡ **형용사**

     예 He is very handsome. 그는 매우 잘생겼다.

③ **불완전자동사의 유형**

   ㉠ **be동사**

     예 we are happy. 우리는 행복하다.

   ㉡ **'~이 되다, 변하다'의 뜻을 가지는 동사** : become, grow, go, get, fall, come, run, turn, wear 등이 있다.

     예 It is getting colder. 점점 추워지고 있다.

   ㉢ **지속의 뜻을 가지는 동사** : continue, hold, keep, lie, remain, stand 등이 있다.

     예 She kept silent all the time. 그녀는 종일 침묵을 지켰다.

   ㉣ **감각동사** : 반드시 형용사가 보어로 위치하며 feel, smell, sound, taste, look 등이 있다.

     예 That sounds good. 그거 좋군요.

(3) 3형식[S + V(완전타동사) + O]

① S + V + O … 3형식의 기본적인 문장이다.

   예 I shot the sheriff. 나는 보안관을 쏘았다.

② **목적어의 종류(Ⅰ)**

   ㉠ **명사(절), 대명사**

     예 She always wears a ring. 그녀는 항상 반지를 끼고 있다.

       I didn't know that he was a singer. 나는 그가 가수였다는 것을 알지 못했다.

       I couldn't do anything. 나는 아무것도 할 수가 없었다.

   ㉡ **부정사**

     • 부정사만 목적어로 취하는 동사는 주로 미래지향적이며 긍정적인 의미의 동사가 많다.

     • wish, hope, want, decide, care, choose, determine, pretend, refuse 등이 있다.

     예 Everybody wishes to succeed in life. 누구나 인생에서 성공하기를 원한다.

   ㉢ **동명사**

     • 동명사만 목적어로 취하는 동사는 주로 미래지향적이며 부정적인 의미의 동사가 많다.

     • mind, enjoy, give up, avoid, finish, escape, admit, deny, consider, practise, risk, miss, postpone, resist, excuse 등이 있다.

     예 She really enjoys singing and dancing. 그녀는 노래 부르기와 춤추기를 정말 즐긴다.

② 부정사, 동명사 모두 목적어로 취하면서 의미 차이가 없는 경우 : begin, start, continue, intend, attempt

⑪ 부정사, 동명사 모두 목적어로 취하면서 의미 차이가 있는 경우

┌ remember to V : ~할 것을 기억하다
└ remember Ving : ~한 것을 기억하다

┌ forget to V : ~할 것을 잊다
└ forget Ving : ~한 것을 잊다

┌ regret to V : 유감이다
└ regret Ving : 후회한다

┌ try to V : 노력한다
└ try ving : 시도한다

┌ stop to V : ~하기 위해서 멈추다
└ stop Ving : ~하는 것을 그만두다

③ 자동사로 오인하기 쉬운 타동사

㉠ 타동사의 목적어가 항상 "을/를"로 해석되지는 않는다.

㉡ 타동사 다음에는 전치사를 쓰면 안 된다.

- attend on/to → attend
- enter into → enter
- inhabit in → inhabit
- marry with → marry
- oppose to → oppose
- reach in → reach
- resemble with → resemble

(4) 4형식[S + V(수여동사) + I.O + D.O]

① S + V + I.O(간접목적어) + D.O(직접목적어) … 4형식의 기본적인 문장으로 직접목적어는 주로 사물이, 간접목적어는 사람이 온다.

예 He gave me some money. 그는 나에게 약간의 돈을 주었다.

② 4형식 → 3형식 … 4형식의 간접목적어에 전치사를 붙여 3형식으로 만든다.

㉠ 전치사 to를 쓰는 경우 : give, lend, send, loan, post, accord, award, owe, bring, hand, pay, teach, tell 등 대부분의 동사가 이에 해당한다.

예 Please hand me the book. 나에게 그 책을 건네주세요.
→ Please hand the book to me.

㉡ 전치사 for를 쓰는 경우 : make, buy, get, find, choose, build, prepare, reach, order, sing, cash 등이 있다.

예 He made me a doll. 그는 나에게 인형을 만들어 주었다.
→ He made a doll for me.

ⓒ 전치사 of를 쓰는 경우 : ask, require, demand, beg 등이 있다.

　　예 He asked me many questions. 그는 나에게 많은 질문을 했다.

　　　→He asked many questions of me.

　　　　📢TIP 이중목적어를 취하는 동사

　　　　　　envy, forgive, save, spare, kiss, cost, pardon, forget 등의 동사는 간접목적어에 전치사를 붙여 3형식으로 만들 수 없다.

　　　　　　I envy you your success(○). → I envy your success to you(×).

(5) 5형식[S + V(불완전타동사) + O + O.C]

① S + V + O + O.C … 5형식의 기본적인 문장이다.

　　예 I found the cage empty. 나는 그 새장이 비어있는 것을 발견했다.

② 목적보어의 종류 … 목적보어는 목적어와 동격이거나 목적어의 상태, 행동 등을 설명해 준다.

　ⓐ 명사, 대명사 : 목적어와 동격이다.

　　예 They call Chaucer the Father of English poetry. Chaucer는 영시의 아버지라 불린다.

　ⓑ 형용사 : 목적어의 상태를 나타낸다.

　　예 The news made us happy. 그 소식은 우리를 행복하게 했다.

　ⓒ 부정사, 분사 : 목적어의 행동을 나타낸다.

　　예 She want him to come early. 그녀는 그가 일찍 오기를 바란다.

　　　He kept me waiting long. 그는 나를 오래 기다리게 했다.

③ 지각동사 · 사역동사의 목적보어

　ⓐ 지각동사(see, hear, feel, notice, watch, look at, observe, listen to 등)와 사역동사(have, make, let 등)는 5형식 문장에서 원형부정사를 목적보어로 취한다.

　　예 I saw him cross the street. 나는 그가 길을 건너는 것을 보았다.

　　　I make her clean my room. 나는 그녀가 내 방을 치우게 하였다.

　ⓑ 지각동사 · 사역동사의 목적보어로 쓰이는 원형부정사는 수동문에서 to부정사의 형태를 취한다.

　　예 He was seen to cross the street. 그가 길을 건너는 것이 보였다.

　　　She was made to clean my room. 그녀가 내 방을 치웠다.

　ⓒ 진행 · 능동의 뜻일 때는 현재분사를, 수동의 뜻일 때는 과거분사를 목적보어로 취한다.

　　예 I heard him singing in the dark. 나는 그가 어둠 속에서 노래하고 있는 것을 들었다.

　　　She had her watch mended. 그녀는 시계를 수리시켰다.

④ 준 사역 동사의 목적보어 … 다음에 나오는 준 사역 동사는 부정사를 목적보어로 취한다.

expect, with, desire, want, would like, intend, mean, advise, ask, beg, entreat, require, urge, persuade, command, order, cause compel, force, oblige, motivate, enable, encourage, get, allow, permit, leave, forbid

　예 I wish you to go at once. 나는 네가 당장 가주기를 바란다.

　　I persuaded him to study hard. 나는 그를 설득해서 열심히 공부하게 했다.

02 동사의 시제와 일치

[12시제 명칭과 해석]

구분	현재	과거	미래
기본시제	현재(한다)	과거(했다)	미래(할 것이다)
진행형	현재진행(하고 있다)	과거진행(하고 있었다)	미래진행(하고 있을 것이다)
완료형	현재완료(해왔다)	과거완료(해왔었다)	미래완료(해올 것이다)
완료진행형	현재완료진행 (해오고 있는 중이다)	과거완료진행 (해오고 있는 중이었다)	미래완료진행 (해오고 있는 중일 것이다)

[12시제 형태]

구분	현재	과거	미래
기본시제	I study	I studied	I will study
진형형	I am studying	I was studying	I will be studying
완료형	I have studied	I had studied	I will have studied
완료진행형	I have been studying	I had been studying	I will have been studying

❶ 기본 시제

(1) 현재시제

① 용법

　㉠ 현재의 상태나 동작을 나타낸다.

　　예 She lives in Busan. 그녀는 부산에 산다.

　㉡ 현재의 규칙적인 습관을 나타낸다. 흔히 always, usually, seldom 등의 빈도부사와 결합하여 쓴다.

　　예 I always wake up at 6:00 in the morning. 나는 항상 아침 6시에 일어난다.

　㉢ 일반적인 사실, 불변의 진리, 속담을 나타낸다.

　　예 The earth moves round the sun. 지구는 태양 주위를 돈다.

　㉣ 미래의 대용 : 왕래 · 발착 · 개시 · 종료동사가 미래를 나타내는 부사(구)와 함께 쓰일 때(go, come, start, arrive, leave, get, return, begin, finish 등)

　　예 We leave here tomorrow. 우리는 내일 여기를 떠난다(확정).
　　　 We will leave here soon. 우리는 곧 여기를 떠날 것이다(불확정).

(2) 과거시제

① 과거의 행위, 상태, 습관을 나타낸다.

> ☞ What did you do last night? 어젯밤에 뭐했니?

② 과거의 경험을 나타내며 현재완료로 고쳐 쓸 수도 있다.

> ☞ Did you ever see such a pretty girl? 저렇게 예쁜 소녀를 본 적이 있니?
>
> = Have you ever seen such a pretty girl?

③ 역사적 사실은 항상 과거로 나타내며, 시제일치의 영향을 받지 않는다.

> ☞ He said that Columbus discovered America in 1492.
>
> 그는 콜럼버스가 1492년에 미국 대륙을 발견했다고 말했다.

④ **과거완료의 대용** … before, after 등의 시간을 나타내는 접속사와 함께 쓰여 전후관계가 명백할 때에는 과거완료 대신에 과거시제를 쓸 수도 있다.

> ☞ He read many books after he entered the school(entered = had entered).
>
> 그는 학교에 들어간 후 많은 책을 읽었다.

(3) 미래시제

① 단순미래와 의지미래

  ㉠ 단순미래 : 미래에 자연히 일어날 사실을 나타낸다. 현대 영어에서는 주어의 인칭에 관계없이 'will + 동사원형'으로 쓴다.

> ☞ I will(shall) be seventeen next year. 나는 내년에 열일곱 살이 될 것이다.

[단순미래의 형태]

인칭	평서문	의문문
1인칭	I will	Shall I?
2인칭	You will	Will you?
3인칭	He will	Will he?

  ㉡ 의지미래 : 말하는 사람이나 듣는 사람의 의지를 표현한다. 의지의 주체가 문장의 주어일 때 will로 주어의 의지를 나타내며, 주어가 1인칭인 평서문과 2인칭인 의문문 외에는 언제나 'shall + 동사원형'으로 쓰인다.

> ☞ You shall have money. 너는 돈을 갖게 될 것이다.
>
> = I will let you have money.
>
> Will you marry her? 그녀와 결혼할 작정이니?
>
> = Do you intend to marry her?

[의지미래의 형태]

인칭	주어의 의지	말하는 사람의 의지	상대방의 의지
1인칭	I will	I will	Shall I?
2인칭	You will	You shall	Will you?
3인칭	He will	He shall	Shall he?

② be going to … 앞으로의 예정, 의지, 확실성을 나타낸다.

　🔳 She is going to have a baby in April. 그녀는 4월에 출산할 것이다.

③ 왕래나 움직임을 나타내는 동사의 현재진행형 … 가까운 미래에 일어날 일을 나타낸다.

　🔳 My brother is coming to stay in this city. 내 동생이 이 도시에 머물러 올 것이다.

④ 미래를 나타내는 관용적 표현

　㉠ be about to do : 막 ~하려던 참이다. 아주 가까운 미래를 나타내므로 시간을 가리키는 부사가 필요없다.

　　🔳 I am about to go out. 막 나가려던 참이다.

　㉡ be to do : ~할 예정이다. 공식적인 예정이나 계획을 나타낸다.

　　🔳 The meeting is to be held this afternoon. 모임은 오늘 오후에 열릴 예정이다.

　㉢ be supposed to do : ~하기로 되어 있다. 미래대용으로 쓰인다.

　　🔳 He is supposed to call her at 10. 그는 그녀에게 10시에 전화하기로 되어 있다.

❷ 완료시제

(1) 현재완료(have / has + 과거분사)

① **완료** … 과거에 시작된 동작이 현재에 완료됨을 나타낸다. 주로 just, yet, now, already, today 등의 부사와 함께 쓰인다.

　🔳 He has already arrived here. 그는 여기에 이미 도착했다.

② **결과** … 과거에 끝난 동작의 결과가 현재에도 영향을 미침을 나타낸다.

　🔳 She has gone to Busan. 그녀는 부산에 가버렸다(그래서 지금 여기에 없다).

③ **계속** … 과거에서 현재까지의 상태 및 동작의 계속을 나타낸다. 주로 since, for, always, all one's life 등의 부사(구)와 함께 쓰인다.

　🔳 I have studied English for 5 hours. 나는 5시간째 영어공부를 하고 있다.

④ **경험** … 과거에서 현재까지의 경험을 나타낸다. 주로 ever, never, often, before, once 등의 부사와 함께 쓰인다.

　🔳 Have you ever been to New York? 당신은 뉴욕에 가본 적이 있습니까?

have been과 have gone

　　㉠ have been to : ~에 다녀온 적이 있다(경험).

　　　I have been to Busan. 부산에 다녀온 적이 있다.

　　㉡ have been in : ~에 있은 적이 있다(경험).

　　　I have been in Busan. 부산에 있은 적이 있다.

　　㉢ have gone to : ~에 가버렸다(결과). 주어가 3인칭일 때만 쓸 수 있다.

　　　He has gone to Busan. 그는 부산에 가버렸다.

⑤ **특별용법**

　㉠ since가 '시간표시'의 접속사(또는 전치사)로 쓰이는 경우 주절의 시제는 현재완료형 또는 현재완료 진행형을 쓰며, since가 이끄는 부사절의 동사는 보통 과거형을 쓴다.

　　예 Three years have passed since you returned from England.

　　　당신이 영국에서 돌아온 이래로 3년이 지났다.

　　　TIP 과거와 현재완료의 차이

　　　과거 : 과거의 사실에만 관심을 둠

　　　현재완료 : 과거에 발생한 일이 현재와 관련을 맺고 있음을 표시

　㉡ when, if, after, till, as soon as 등의 접속사로 시작되는 부사절에서는 현재완료가 미래완료의 대용을 한다.

　　예 I will read that book when I have read this. 이것을 다 읽으면 저 책을 읽겠다.

　　　TIP 현재완료시제를 쓸 수 없는 경우

　　　현재완료시제는 기준시점이 현재이므로 의문사 when이나 분명한 과거를 뜻하는 부사(구)와 함께 쓸 수 없다.

　　　• I have bought the pen yesterday(×).

　　　　→I bought the pen yesterday(○). 나는 어제 그 펜을 샀다.

(2) 과거완료(had + 과거분사)

① **완료** … 과거 이전의 동작이 과거의 한 시점에 완료됨을 나타낸다.

　예 I had just written my answer when the bell rang. 종이 쳤을 때 나는 막 답을 쓴 뒤였다.

② **결과** … 과거의 어느 한 시점 이전의 동작의 결과를 나타낸다.

　예 Father had gone to America when I came home.

　　내가 집으로 돌아왔을 때는 아버지가 미국에 가고 계시지 않았다.

③ **계속** … 과거 이전부터의 상태나 동작이 과거의 어느 한 시점까지 계속됨을 나타낸다.

　예 He had loved his wife until he died. 그는 죽을 때까지 그의 아내를 사랑해 왔었다.

④ **경험** … 과거 이전부터 과거의 한 시점에 이르기까지의 경험을 나타낸다.

　예 That was the first time we had ever eaten Japanese food.

　　우리가 일식을 먹어보기는 그것이 처음이었다.

(3) 미래완료(will + have + 과거분사)

① **완료** … 미래의 어느 한 시점까지 이르는 동안에 완료된 동작을 나타낸다.

> 예 He will have arrived in New York by this time tomorrow.
> 그는 내일 이 시간까지는 뉴욕에 도착할 것이다.

② **결과** … 미래의 어느 한 시점 이전에 끝난 동작의 결과를 나타낸다.

> 예 By the end of this year he will have forgotten it.
> 올해 말이면 그것을 잊을 것이다.

③ **계속** … 미래의 어느 한 시점에 이르기까지 계속된 동작이나 상태를 나타낸다.

> 예 She will have been in hospital for two weeks by next Saturday.
> 다음 토요일이면 그녀는 2주일 동안 입원한 셈이 된다.

④ **경험** … 미래의 어느 한 시점에 이르기까지의 경험을 나타낸다.

> 예 If I visit Moscow again, I will have been there twice.
> 내가 모스크바를 다시 방문한다면, 나는 두 번째로 그 곳에 있게 될 것이다.

❸ 진행시제

(1) 현재진행시제(am / are / is + -ing)

① 현재 진행 중인 동작을 나타낸다.

> 예 He is learning English. 그는 영어를 배우고 있다.

② 미래를 뜻하는 부사(구)와 함께 쓰여 가까운 미래의 예정을 나타낸다.

> 예 They are getting married in September. 그들은 12월에 결혼할 예정이다.

③ 습관적 행위를 나타낸다.

> 예 I am always forgetting names. 나는 항상 이름을 잊어버린다.

(2) 과거진행시제(was / were + -ing)

① 과거의 어느 한 시점에서 진행 중인 동작을 나타낸다.

> 예 It was snowing outside when I awoke. 내가 깨어났을 때 밖에서 눈이 내리고 있었다.

② 과거의 어느 한 시점에서 가까운 미래에의 예정을 나타낸다.

> 예 We were coming back the next week. 우리는 그 다음 주에 돌아올 예정이었다.

(3) 미래진행시제(will / shall + be + -ing)

미래의 어느 한 시점에서 진행 중인 동작을 나타낸다.

> 예 About this time tomorrow she will be reading my letter.
> 내일 이 시간쯤이면 그녀는 내 편지를 읽고 있을 것이다.

(4) 완료진행시제

완료진행시제는 기준시점 이전부터 기준시점(현재, 과거, 미래)까지 어떤 동작이 계속 진행 중임을 강조해서 나타낸다. 완료시제의 용법 중 '계속'의 뜻으로만 쓰인다.

① **현재완료진행**(have / has been + -ing) … (현재까지) 계속 ~하고 있다.

> 예 She has been waiting for you since you left there.
> 그녀는 당신이 그 곳을 떠난 이래로 당신을 계속 기다리고 있다.

② **과거완료진행**(had been + -ing) … (어느 한 시점과 시점까지) 계속 ~했다.

> 예 Her eyes were red ; she had evidently been crying.
> 그녀의 눈이 빨갛다 ; 그녀는 분명히 계속 울었다.

③ **미래완료진행**(will / shall have been + -ing) … (미래의 어느 한 시점까지) 계속 ~할 것이다.

> 예 It will have been raining for ten days by tomorrow.
> 내일부터 10일 동안 비가 계속 내릴 것이다.

(5) 진행형을 쓸 수 없는 동사

① **상태 · 소유 · 감정 · 인식의 동사** … be, seem, resemble, have, belong, like, love, want, know, believe, remember 등

> 예 I'm not knowing him(×).
> → I don't know him(○). 나는 그를 잘 모른다.

② **지각동사 중 무의지동사** … see, hear, sound, smell, taste 등이며 단 의지적 행위를 나타낼 때에는 진행시제를 쓸 수 있다.

> 예 She is smelling a rose. 그녀는 장미냄새를 맡고 있다.

❹ 시제의 일치

(1) 시제일치의 원칙

① **시제일치의 일반원칙** … 주절의 시제가 현재, 현재완료, 미래이면 종속절의 동사는 모든 시제를 쓸 수 있고, 주절의 시제가 과거이면 종속절의 동사는 과거·과거완료만 쓸 수 있다.

② **주절의 시제변화에 따른 종속절의 시제변화** … 주절의 시제가 현재에서 과거로 바뀌면 종속절의 시제변화는 아래와 같다.

ㄱ **종속절의 시제가 현재일 때** : 과거시제로 바뀐다.

예 I think it is too late. 나는 너무 늦다고 생각한다.

→I thought it was too late. 나는 너무 늦다고 생각했다.

ㄴ **종속절의 시제가 과거일 때** : 과거완료시제로 바뀐다.

예 I think it was too late. 나는 너무 늦었다고 생각한다.

→I thought it had been too late. 나는 너무 늦었다고 생각했다.

ㄷ **종속절에 조동사가 있을 때** : 조동사를 과거형으로 바꾼다.

예 I think it will be too late. 나는 너무 늦을 것이라고 생각한다.

→I thought it would be too late. 나는 너무 늦을 것이라고 생각했다.

(2) 시제일치의 예외

① **불변의 진리** … 항상 현재형으로 쓴다.

예 Columbus believed that the earth is round. 콜럼버스는 지구가 둥글다고 믿었다.

② **현재에도 지속되는 습관, 변함없는 사실** … 항상 현재형으로 쓴다.

예 She said that she takes a walk in the park every morning.
그녀는 매일 아침 공원을 산책한다고 말했다.

③ **역사적인 사실** … 항상 과거형으로 쓴다.

예 We learned that Columbus discovered America in 1492.
우리는 콜럼버스가 1492년에 미국을 발견했다고 배웠다.

④ **than, as 뒤에 오는 절** … 주절의 시제와 관련이 없다.

예 He did not run so fast as he usually does. 그는 보통 때처럼 빨리 달리지 못했다.

⑤ **가정법** … 시제가 변하지 않는다.

예 He said to me, "I wish I were rich."

= He told me that he wished he were rich. 그는 나에게 그가 부자였으면 좋겠다고 말했다.

03 조동사

❶ be, have, do

(1) be : 진행형, 수동태에서
예 He is playing computer games.(현재진행)

She was told that she won the first prize.(수동태)

(2) have : 완료형을 만들 때
예 We have lived there.(현재완료)

(3) do : 의문문, 부정문, 강조, 도치, 대동사
예 Do I know you?(의문문)

She did leave on Saturday.(강조)

Never did I see such a fool.(도치)

He works harder than I do.(대동사)

❷ can, could의 용법

(1) 능력, 가능(= be able to, ~ 할 수 있다)
예 He can stand on his hand. 그는 물구나무를 설 수 있다.

= He is able to stand on his hand.

(2) 허가(= may, ~ 해도 좋다)
의문문에서 could를 쓰면 can보다 더 정중하고 완곡한 표현이 된다.

예 Could I speak to you a minute? 잠깐만 이야기할 수 있을까요?

(3) 의심, 부정
의문문에서는 강한 의심, 부정문에서는 강한 부정의 추측을 나타내기도 한다.

예 Can the news be true? No, it can't be true.

그 뉴스가 사실일 수 있습니까? 아니오. 그것이 사실일 리가 없습니다.

TIP can과 관련된 관용적 표현

　　ⓐ cannot help -ing : ～하지 않을 수 없다(= cannot but + 동사원형).
　　　I cannot help falling in love with you. 나는 당신과 사랑에 빠지지 않을 수 없다.
　　　= I cannot but fall in love with you.
　　ⓑ as ～ as can be : 더할 나위 없이 ～하다.
　　　I am as happy as can be. 나는 더할 나위 없이 행복하다.
　　ⓒ as ～ as one can : 가능한 한 ～(= as ～ as possible)
　　　He ate as much as he could. 그는 가능한 한 많이 먹었다.
　　　= He ate as much as possible.
　　ⓓ cannot ～ too : 아무리 ～해도 지나치지 않다.
　　　You cannot praise him too much. 너는 그를 아무리 많이 칭찬해도 지나치지 않다
　　　= You cannot praise him enough.
　　　= You cannot overpraise him.
　　　= It is impossible to overpraise him.
　　ⓔ cannot so much as ～ : ～조차 하지 못한다.
　　　He cannot so much as write his own name. 그는 자신의 이름조차 쓰지 못한다.

❸ may, might의 용법

(1) 허가(= can, ～ 해도 된다)
예 A : May I smoke here? 제가 여기서 담배를 피워도 될까요?
　 B : Yes, you may. / No, you must(can) not. 예, 피워도 됩니다. / 아니오, 피우면 안됩니다.

(2) 추측(～ 일지도 모른다, might는 더 완곡한 표현)
예 I might lose my job. 나는 직장을 잃을지도 모른다.

(3) 기원(부디 ～ 하소서!)
예 May you succeed!
　 = I wish you succeed! 부디 성공하기를!

TIP may와 관련된 관용적 표현

　　ⓐ may well ～ : ～하는 것도 당연하다(= have good reason to do, It is natural that S + should + V).
　　　You may well be angry. 네가 화를 내는 것도 당연하다.
　　ⓑ may as well ～ : ～하는 편이 낫다, ～해도 좋다(had better보다 완곡한 표현).
　　　You may as well begin at once. 즉시 시작하는 편이 낫다.
　　ⓒ may(might) as well A as B : B하느니 차라리 A하는 편이 낫다.
　　　You might as well expect a river to flow backward as hope to move me.
　　　내 마음이 움직이기를 바라느니 차라리 강물이 거꾸로 흐르기를 바라는 것이 더 낫다.
　　ⓓ so that + S + may(can, will) ～ : ～할 수 있도록
　　　Come home early so that we may eat dinner together.
　　　함께 저녁식사를 할 수 있도록 일찍 집에 오너라.

❹ must의 용법

(1) 명령 · 의무 · 필요
'~해야만 한다[= have(has / had) to do]'의 뜻으로, 과거 · 미래 · 완료시제에서는 have(had) to를 쓴다.

예 You must be here by 6 o'clock at the latest. 당신은 늦어도 6시까지 여기로 와야 한다.

I had to pay the money(과거). 나는 돈을 지불해야만 했다.

I shall have to work tomorrow afternoon, although it's Saturday(미래).

토요일임에도 불구하고 나는 내일 오후까지 일해야 한다.

> **TIP 부정의 형태**
> ㉠ must not[= be not allowed(obliged) to do] : ~해서는 안된다(금지).
>   May I go? No, you must(may) not.
> ㉡ need not(= don't have to do) : ~할 필요가 없다(불필요).
>   Must I go? No, you need not.
> ㉢ 불허가의 표시에는 must not이 보통이지만, may not을 쓰면 공손한 표현이 된다.

(2) 추측
'~임에 틀림없다(부정은 cannot be)'의 뜻으로, 추측의 뜻을 나타낼 때는 have to를 쓰지 않고 must를 써야 한다(과거시제라도 had to를 쓰지 않음).

예 There's the doorbell. It must be Thomas. 초인종이 울렸다. Thomas임에 틀림없다.

I told him that it must be true. 나는 틀림없이 사실이었다고 그에게 말했다.

(3) 필연(반드시 ~ 하다)
예 All men must die. 모든 사람은 반드시 죽는다.

❺ should, ought to의 용법

(1) 의무 · 당연
should와 ought to는 의무 · 당연을 나타내는 비슷한 뜻의 조동사이다.

예 You should pay your debts. 너는 빚을 갚아야 한다.

= You ought to pay your debts.

(2) 판단 · 감정

판단, 비판, 감정을 표시하는 주절에 이어지는 that절에서는 should를 쓴다.

① **이성적 판단의 형용사** … It is necessary(natural, important, essential, proper, reasonable, etc) + that + S + (should) + 동사원형 ~.

> 예 It is important that you (should) arrive here on time.
> 네가 제 시각에 이 곳에 도착하는 것이 중요하다.

② **감성적 판단의 형용사** … It is strange(surprising, amazing, a pity, no wonder, wonderful, etc) + that + S + (should) + 동사원형 ~.

> 예 It is strange that he (should) say so. 그가 그렇게 말하다니 이상하다.

(3) 명령, 요구, 주장, 제안 등의 동사 + that + S + (should) + 동사원형

명령, 요구, 주장, 제안, 희망 등의 동사(명사) 다음에 오는 that절에는 should를 쓰기도 하고 생략하여 동사원형만 쓰기도 한다[S + order(command, suggest, propose, insist, recommend) + that + S + (should) + 동사원형].

예 Mother insist that we (should) start early. 어머니는 우리가 일찍 출발할 것을 주장하셨다.

❻ will, would의 특수용법

(1) 현재의 습성, 경향
예 Children will be noisy. 아이들은 시끄럽다.

(2) 과거의 불규칙적 습관
예 He would go for a long walk. 그는 오랫동안 산책하곤 했다.

(3) 현재의 거절, 고집
예 He will have his way in everything. 그는 모든 일을 마음대로 한다.

(4) 과거의 거절, 고집
예 He would not come to the party after all my invitation.
그는 나의 초대에도 그 파티에 오려고 하지 않았다.

(5) 희망, 욕구
예 He who would search for pearls, must dive deep. 진주를 찾으려는 사람은 물속 깊이 잠수해야 한다.

❼ used to, need의 용법

(1) 'used to + 동사원형'의 용법

① 과거의 규칙적 · 반복적 습관 … ~하곤 했다.

　　例 I used to get up early. 나는 예전에 일찍 일어났었다.

② 과거의 일정기간이 계속된 상태 … 이전에는 ~이었다(현재는 그렇지 않음).

　　例 There used to be a tall tree in front of my house.

　　　나의 집 앞에는 키가 큰 나무 한 그루가 있었다(현재는 없다).

　　　　　🔊**TIP** 참고
　　　　　　• be used to (동)명사 : ~에 익숙해지다
　　　　　　• be used to v : ~하는 데 사용되다

(2) need의 용법

① 긍정문 … 본동사로 쓰인다.

　　例 The boy needs to go there(need는 일반동사). 그 소년은 거기에 갈 필요가 있다.

② 부정문, 의문문 … 조동사로 쓰인다.

　　㉠ need not : ~할 필요가 없다(= don't have to do).

　　　　例 The boy need not go there. 그 소년은 거기에 갈 필요가 없다.

　　㉡ need not have p.p. : ~할 필요가 없었는데(실제로는 했음).

　　　　例 I need not have waited for Mary. 나는 Mary를 기다릴 필요가 없었는데.

　　㉢ Need + S + 동사원형 : ~할 필요가 있느냐?

　　　　例 Need he go now? 그가 지금 갈 필요가 있느냐?

❽ had better, had(would) rather의 용법

(1) had better do(~ 하는 편이 좋다)

① had better는 조동사의 역할을 하므로 그 다음에 오는 동사의 형태는 반드시 동사원형이어야 한다.

② 부정형 … had better not do

(2) had(would) rather do(차라리 ~ 하는 편이 좋다, 차라리 ~ 하고 싶다)

① had(would) rather는 조동사의 역할을 하므로 그 다음에 오는 동사의 형태는 반드시 동사원형이어야 한다.

② 부정형 … had(would) rather not do

📢**TIP** 조동사 + have + p.p.의 용법

    ㉠ cannot have + p.p. : ~했을 리가 없다(과거의 일에 대한 강한 부정).

        He cannot have said such a thing. 그가 그렇게 말했을리가 없다.

        = It is impossible that he said such a thing.

    ㉡ must have + p.p. : ~했음에 틀림없다(과거의 일에 대한 확실한 추측).

        She must have been beautiful when she was young.

        그녀는 젊었을 때 미인이었음이 틀림없다.

        = It is certain(evident, obvious) that she was beautiful when she was young.

        = I am sure that she was beautiful when she was young.

    ㉢ may have + p.p. : ~했을지도 모른다(과거의 일에 대한 불확실한 추측).

        I suspect he may have been aware of the secret.

        나는 그가 비밀을 알고 있었는지도 모른다고 의심한다.

        = It is probable that he was aware of the secret.

    ㉣ should(ought to) have + p.p. : ~했어야 했는데(하지 않았다, 과거에 하지 못한 일에 대한 유감·후회).

        You should(ought to) have followed his advice.

        너는 그의 충고를 따랐어야 했는데.

        = It is a pity that you did not follow his advice.

    ㉤ need not have + p.p. : ~할 필요가 없었는데(해버렸다, 과거에 행한 일에 대한 유감·후회).

        He need not have hurried. 그는 서두를 필요가 없었는데.

        = It was not necessary for him to hurry, but he hurried.

04 수동태

❶ 수동태로의 전환

(1) 능동태와 수동태

① **능동태** … 동작(행위)의 주체가 주어로 오는 것

② **수동태** … 동작의 영향을 받거나 당하는 대상이 주어로 오는 것

(2) 3형식의 전환

① 주어는 'by + 목적격'으로, 목적어는 주어로, 동사는 be + p.p.로 바뀐다.

    예 He broke this window. 그는 이 창문을 깨뜨렸다.

      →This window was broken by him.

② 목적어가 that절일 때의 수동태

일반주어 + think/believe/suppose/expect/say/know + that + S + V.

= It + be + thought/believed/supposed/expected/said/known + that + S + V

= S + be + thought/believed/supposed/expected/said/known + to + V

예 I believe that he is innocent. 나는 그가 무죄라고 믿는다.

= It is believed that he is innocent.

= He is believed to be innocent.

(3) 4형식의 전환

일반적으로 간접목적어(사람)를 주어로 쓰고, 직접목적어(사물)가 주어 자리에 올 때에는 간접목적어 앞에 전치사(to, for of 등)를 붙인다. 이 때 전치사 to는 생략 가능하다.

예 She gave me another chance. 그녀는 나에게 다른 기회를 주었다.

→ I was given another chance by her(간접목적어가 주어).

→ Another chance was given (to) me by her(직접목적어가 주어).

My mother bought me these books. 나의 어머니가 나에게 이 책들을 사주었다.

→ These books was bought for me by my mother(직접목적어가 주어).

He asked me a question. 그는 나에게 질문을 하였다.

→ I was asked a question by him(간접목적어가 주어).

→ A question was asked of me by him(직접목적어가 주어).

TIP 수동태를 만들 수 없는 경우

㉠ 목적어를 갖지 않는 1·2형식 문장은 수동태를 만들 수 없다.

㉡ 목적어를 갖는 타동사 중에서도 상태를 나타내는 동사(have, resemble, lack, fit 등)는 수동태를 만들 수 없다.

She resembles her mother(○). 그녀는 엄마를 닮았다.

→ Her mother is resembled by her(×).

㉢ 4형식 문장에서 buy, make, bring, read, sing, write, get, pass 등은 간접목적어를 주어로 한 수동태를 만들 수 없다.

He made me a doll. 그는 나에게 인형을 만들어 주었다.

→ A doll was made for me by him(○).

→ I was made a doll by him(×).

(4) 5형식의 전환

목적어가 주어로, 목적보어가 주격보어로 된다.

예 She always makes me happy. 그녀는 항상 나를 행복하게 한다.

→ I am always made happy by her.

❷ 의문문과 명령문의 수동태

(1) 의문문의 수동태

① 일반의문문 ··· 먼저 평서문으로 전환해서 수동태로 고친 후, 주어와 동사를 도치시켜 의문문을 만든다.

예 Did he write this letter? 그가 이 편지를 썼습니까?

→He wrote this letter.

→This letter was written by him.

→Was this letter written by him?

② 의문사가 있는 의문문 ··· 의문사가 있는 의문문의 수동태는 의문사를 문두에 두어야 한다.

    ㉠ 의문사가 주어일 때

      예 Who invented the telephone?

        →The telephone was invented by whom.

        →By whom was the telephone invented? 전화는 누구에 의해 발명되었느냐?

    ㉡ 의문사가 목적어일 때

      예 What did he make?

        →He made what.

        →What was made by him? 무엇이 그에 의해 만들어졌느냐?

    ㉢ 의문부사가 있을 때

      예 When did you finish it?

        →When you finished it.

        →When it was finished (by you).

        →When was it finished (by you)? 언제 그것이 끝나겠느냐?

(2) 명령문의 수동태

사역동사 let을 써서 바꾼다.

① 긍정명령문 ··· let + O + be + p.p.

    예 Play that music. 그 음악을 틀어라.

      →Let that music be played.

② 부정명령문 ··· Don't let + O + be + p.p. = Let + O + not + be + p.p.

    예 Don't forget your umbrella. 우산을 잊지 말아라.

      →Don't let your umbrella be forgotten.

      →Let your umbrella not be forgotten.

❸ 진행형과 완료형의 수동태

(1) 진행형의 수동태(be + being + p.p.)
예 Tom is painting this house.
→This house is being painted by Tom.(현재진행 수동태) 이 집은 Tom에 의해 페인트칠이 되었다.
Oceanographers were monitoring the surviving whales.
→The surviving whales were being monitored by oceanographers.(과거진행 수동태)
생존한 고래들이 해양학자들에 의해 추적 관찰되고 있었다.

(2) 완료형의 수동태(have + been + p.p.)
예 Your words have kept me awake.
→I have been kept awake by your words.(현재완료 수동태) 나는 너의 말에 의해 눈뜨게 되었다.
He notified the police that his store had been robbed.(과거완료 수동태)
그가 그의 가게에 강도가 들었다고 경찰에 신고했다.

> TIP have(get) + O + p.p.
> ㉠ 사역의 의미(이익의 뜻 내포)
>   I had(got) my watch mended. 나는 내 시계를 수리하도록 시켰다.
> ㉡ 수동의 의미(피해의 뜻 내포)
>   I had(got) my watch stolen. 나는 내 시계를 도둑맞았다.

(3) 조동사의 수동태(can/will/should) + be + p.p)
예 I can be arrested if I do it again. 다시 이 일을 저지를 경우 나는 체포 당할 수 있습니다.

❹ 주의해야 할 수동태

(1) 사역동사와 지각동사의 수동태
① 5형식 문장에서 사역동사와 지각동사의 목적보어로 쓰인 원형부정사는 수동태로 전환할 때 앞에 to를 붙여
준다.
예 I saw them cross the road.
→They were seen to cross the road by me. 그들이 길을 건너는 것이 나에게 보였다.
We made him finish the work.
→He was made to finish the work (by us). (우리는) 그가 일을 끝내게 시켰다.
② 사역동사 let의 수동태 … 사역동사 let이 쓰인 문장의 수동태는 allowed, permitted 등의 유사한 뜻을 가
진 단어로 대체한다.
예 Her mother let her go out.
→She was allowed to go out by her mother. 그녀는 외출하도록 그녀의 어머니에게 허락받았다.

(2) by 이외의 전치사를 쓰는 수동태

① 기쁨, 슬픔, 놀람 등의 감정을 나타내는 동사 … 주로 수동태로 표현되며, 전치사는 at, with 등을 쓴다.

   ㉠ be surprised(astonished, frightened) at : ~에 놀라다

   예 The news surprised me.

   →I was surprised at the new. 나는 그 소식에 깜짝 놀랐다.

   ㉡ be pleased(delighted, satisfied, disappointed) with : ~에 기뻐하다(기뻐하다, 만족하다, 실망하다)

   예 The result pleased me.

   →I was pleased with the result. 나는 결과에 기뻤다.

   TIP 그 외의 관용적인 표현

   ㉠ be married to : ~와 결혼하다

   ㉡ be interested in : ~에 관심이 있다

   ㉢ be caught in : ~을 만나다

   ㉣ be absorbed in : ~에 몰두하다

   ㉤ be robbed of : ~을 빼앗기다, 강탈당하다(사람주어)

   ㉥ be dressed in : ~한 옷을 입고 있다

   ㉦ be ashamed of : ~을 부끄럽게 여기다

   ㉧ be convinced of : ~을 확신하다

   ㉨ be covered with : ~으로 덮이다

   ㉩ be tired with : ~에 지치다

   ㉪ be tired of : ~에 싫증나다

   ㉫ be made of : ~으로 만들어지다(물리적)

   ㉬ be made from : ~으로 만들어지다(화학적)

   ㉭ be known + 전치사

   • be known to : ~에게 알려지다(대상)

   • be known by : ~을 보면 안다(판단의 근거)

   • be known for : ~때문에 알려지다(이유)

   • be known as : ~으로서 알려지다(자격 · 신분)

(3) 주어가 'no + 명사'인 문장의 수동태

not(never) ~ by any의 형태로 쓴다.

예 No scientist understood his idea. 그의 생각은 어느 과학자에게도 이해받지 못했다.

   →His idea was not understood by any scientist(○).

   →His idea was understood by no scientist(×).

(4) 타동사구의 수동태

'자동사 + (부사) + 전치사'나 '타동사 + 목적어 + 전치사'를 하나의 타동사로 취급한다.

① 자동사 + (부사) + 전치사

    ㉠ send for : ~을 부르러 보내다

    ㉡ look for : ~을 찾다(= search)

    ㉢ account for : ~을 설명하다(= explain)

    ㉣ ask for : ~을 요구하다(= demand)

    ㉤ laugh at : ~을 비웃다, 조롱하다(= ridicule)

    ㉥ add to : ~을 증가시키다(= increase)

    ㉦ look up to : ~을 존경하다(= respect)

    ㉧ look down on : ~을 경멸하다(= despise)

    ㉨ put up with : ~을 참다(= bear, endure)

    ㉩ do away with : ~을 폐지하다(= abolish)

    ㉪ speak well of : ~을 칭찬하다(= praise)

    ㉫ speak ill of : ~을 욕하다, 비난하다(= blame)

    예 We cannot put up with these things.

      →These things cannot be put up with (by us). 이것들은 참을 수 없게 한다.

② 타동사 + 목적어 + 전치사

    ㉠ take care of : ~을 보살피다.

    ㉡ pay attention to : ~에 주의를 기울이다.

    ㉢ take notice of : ~을 주목하다.

    ㉣ make use of : ~을 이용하다.

    ㉤ get rid of : ~을 제거하다.

    ㉥ take advantage of : ~을 이용하다.

    예 She took good care of the children.

      →The children was taken good care of by her. 아이들은 그녀에 의해 잘 보살펴졌다.

      →Good care was taken of the children by her(타동사구 부분의 목적어를 주어로 활용할 수도 있다).

05 부정사와 동명사

❶ 부정사

(1) 부정사의 용법

① 부정사의 명사적 용법

ㄱ) **주어 역할** : 문장의 균형상 가주어 it을 문장의 처음에 쓰고 부정사는 문장 끝에 두기도 한다.

> 예 To tell the truth is difficult. 진실을 말하는 것은 어렵다.
>
> It is sad to lose a friend(It : 가주어, to lose ~ : 진주어). 친구를 잃는 것은 슬픈 일이다.

ㄴ) **보어 역할** : be동사의 주격보어로 쓰여 '~하는 것이다'의 뜻을 나타낸다.

> 예 To teach is to learn. 가르치는 것이 배우는 것이다.

ㄷ) **목적어 역할** : 타동사의 목적어로 쓰인다. 특히 5형식 문장에서 believe, find, make, think 등의 동사가 부정사를 목적어로 취할 때에는 목적어 자리에 가목적어 it을 쓰고, 진목적어인 부정사는 문장 뒤에 둔다.

> 예 I promised Mary to attend the meeting. 나는 Mary에게 그 모임에 나가겠다고 약속했다.
>
> I made it clear to give up the plan(it : 가목적어, to give up ~ : 진목적어).
>
> 나는 그 계획을 포기할 것을 명백하게 밝혔다.

② 부정사의 형용사적 용법

ㄱ) **한정적 용법** : 명사를 수식해 줄 때 한정적 용법이라고 한다.

> 예 She was the only one to survive the crash. 그녀는 충돌사고에서의 유일한 생존자였다.
>
> He has nothing to complain about. 그는 아무런 불평이 없다.
>
> He had the courage to admit his mistakes. 그는 자기의 실수를 인정할 용기가 있었다.
>
> = He had the courage of admitting his mistake.

ㄴ) **서술적 용법** : 부정사가 보어로 쓰인다.

- seem(appear, happen, prove) + to부정사

> 예 She seems to be clever. 그녀는 총명한 것 같다.
>
> = It seems that she is clever.

- be동사 + to부정사의 용법 : 예정[~할 것이다(= be going to)], 의무[~해야 한다(= should)], 가능[~할 수 있다(= be able to)], 운명[~할 운명이다(= be destined to)], 의도(~할 의도이다)

> 예 If you are to be a doctor, you should study hard.
>
> 만약 네가 의사가 되고자 한다면, 너는 열심히 공부해야 한다.
>
> President is to visit Japan in August. 대통령은 8월에 일본을 방문할 것이다.
>
> You are to eat all your meal. 당신은 당신의 식사를 모두 먹어야 한다.

Her ring was nowhere to be seen. 그녀의 반지는 어디에서도 볼 수 없었다.

They were never to meet again. 그들은 결코 다시 만나지 못할 운명이다.

③ to부정사의 부사적 용법…동사·형용사·부사를 수식하여 다음의 의미를 나타낸다.

　㉠ 목적 : '~하기 위하여(= in order to do, so as to do)'의 뜻으로 쓰인다.

　　예 To stop the car, the policeman blew his whistle. 차를 세우기 위해 경찰관은 호각을 불었다.

　㉡ 감정의 원인 : '~하니, ~해서, ~하다니, ~하는 것을 보니(판단의 근거)'의 뜻으로 쓰이며, 감정 및 판단을 나타내는 어구와 함께 쓰인다.

　　예 I am sorry to trouble you. 불편을 끼쳐서 죄송합니다.

　㉢ 조건 : '만약 ~한다면'의 뜻으로 쓰인다.

　　예 I should be happy to be of service to you. 당신에게 도움이 된다면 기쁘겠습니다.

　㉣ 결과 : '(그 결과) ~하다'의 뜻으로 쓰이며 'live, awake, grow (up), never, only + to부정사'의 형태로 주로 쓰인다.

　　예 He grew up to be a wise judge. 그는 자라서 훌륭한 판사가 되었다.

　　　= He grew up, and became a wise judge.

　㉤ 형용사 및 부사 수식 : '~하기에'의 뜻으로 쓰이며, 앞에 오는 형용사 및 부사(easy, difficult, enough, too, etc)를 직접 수식한다.

　　예 His name is easy to remember. 그의 이름은 기억하기에 쉽다.

　• A enough to do : ~할 만큼 (충분히) A하다(= so A as to do, so A that + 주어 + can ~).

　　예 You are old enough to understand my advice.

　　　당신은 나의 충고를 이해할 만큼 충분히 나이가 들었다.

　　　= You are so old as to understand my advice.

　　　= You are so old that you can understand my advice.

　• too A to do : 너무 A하여 ~할 수 없다(= so A that + 주어 + cannot ~).

　　예 The grass was too wet to sit on. 그 잔디는 너무 젖어서 앉을 수 없었다.

　　　= The grass was so wet that we couldn't sit on it.

(2) 부정사의 의미상 주어

① 의미상 주어를 따로 표시하지 않는 경우…부정사의 의미상 주어는 원칙적으로 'for + 목적격'의 형태로 표시되지만, 다음의 경우에는 그 형태를 따로 표시하지 않는다.

　㉠ 문장의 주어나 목적어와 일치하는 경우

　　예 She promised me to come early[She(주어)가 come의 의미상 주어와 일치].

　　　그녀는 일찍 오겠다고 나와 약속했다.

　　　He told me to write a letter[me(목적어)가 write의 의미상 주어와 일치].

　　　그는 나에게 편지를 쓰라고 말했다.

　㉡ 일반인인 경우

　　예 It always pays (for people) to help the poor. 가난한 사람들을 도우면 반드시 보답받는다.

© 독립부정사인 경우

    🔊 **TIP** 독립부정사

      관용적 표현으로 문장 전체를 수식한다.

      ㉠ to begin(start) with : 우선

      ㉡ so to speak : 소위

      ㉢ strange to say : 이상한 얘기지만

      ㉣ to be frank(honest) : 솔직히 말해서

      ㉤ to make matters worse : 설상가상으로

      ㉥ to make matters better : 금상첨화로

      ㉦ to cut(make) a long story short : 요약하자면

② 의미상 주어의 형태

  ㉠ for + 목적격 : It is + 행위판단의 형용사(easy, difficult, natural, important, necessary, etc) + for 목적격 + to부정사

    예 It is natural for children to be noisy. 어린이들이 시끄러운 것은 당연하다.

  ㉡ of + 목적격 : It is + 성격판단의 형용사(kind, nice, generous, wise, foolish, stupid, careless, etc) + of 목적격 + to부정사

    예 It is generous of her to help the poor. 가난한 이들을 돕다니 그녀는 관대하다.

(3) 부정사의 시제

① 단순부정사 … 'to + 동사원형'의 형태로 표현한다.

  ㉠ 본동사의 시제와 일치하는 경우

    예 He seems to be rich. 그는 부자처럼 보인다.

      = It seems that he is rich.

  ㉡ 본동사의 시제보다 미래인 경우 : 본동사가 희망동사(hope, wish, want, expect, promise, intend, etc) 나 remember, forget 등일 경우 단순부정사가 오면 미래를 의미한다.

    예 Please remember to post the letter. 편지 부칠 것을 기억하세요.

      = Please remember that you should post the letter.

② 완료부정사 … 'to + have p.p.'의 형태로 표현한다.

  ㉠ 본동사의 시제보다 한 시제 더 과거인 경우

    예 He seems to have been rich. 그는 부자였던 것처럼 보인다.

      = It seems that he was(has been) rich.

  ㉡ 희망동사의 과거형 + 완료부정사 : 과거에 이루지 못한 소망을 나타내며, '~하려고 했는데 (하지 못했다)' 로 해석한다.

    예 I intended to have married her. 나는 그녀와 결혼하려고 작정했지만 그렇게 하지 못했다.

      = I intended to marry her, but I couldn't.

(4) 원형부정사

원형부정사는 to가 생략되고 동사원형만 쓰인 것이다.

① **조동사 + 원형부정사** … 원칙적으로 조동사 뒤에는 원형부정사가 쓰인다.

> 📢**TIP** **원형부정사의 관용적 표현**
> ㉠ do nothing but + 동사원형 : ∼하기만 하다.
> ㉡ cannot but + 동사원형 : ∼하지 않을 수 없다(= cannot help + −ing).
> ㉢ had better + (not) + 동사원형 : ∼하는 것이(하지 않는 것이) 좋겠다.

② **지각동사 + 목적어 + 원형부정사 ∼ (5형식)** … '(목적어)가 ∼하는 것을 보다, 듣다, 느끼다'의 뜻으로 see, watch, look at, notice, hear, listen to, feel 등의 동사가 이에 해당한다.

> 예 She felt her heart beat hard. 그녀는 심장이 몹시 뛰는 것을 느꼈다.

③ **사역동사 + 목적어 + 원형부정사 ∼ (5형식)**

㉠ '(목적어)가 ∼하도록 시키다, 돕다'의 뜻으로 make, have, bid, let, help 등의 동사가 이에 해당한다.

> 예 Mother will not let me go out. 어머니는 내가 외출하지 못하게 하신다.

㉡ help는 뒤에 to부정사가 올 수도 있다.

> 예 They helped me (to) paint the wall. 그들은 내가 그 벽에 페인트를 칠하는 것을 도왔다.

(5) 기타 용법

① **부정사의 부정** … 'not, never + 부정사'의 형태로 표현한다.

> 예 Tom worked hard not to fail again. Tom은 다시 실패하지 않기 위해 열심히 노력했다.

② **대부정사** … 동사원형이 생략되고 to만 쓰인 부정사로, 앞에 나온 동사(구)가 부정사에서 반복될 때 쓰인다.

> 예 A : Are you and Mary going to get married? 너와 Mary는 결혼할거니?
> B : We hope to(= We hope to get married). 우리는 그러고(결혼하고) 싶어.

③ **수동태 부정사**(to be + p.p.) … 부정사의 의미상 주어가 수동의 뜻을 나타낼 때 쓴다.

> 예 There is not a moment to be lost. 한순간도 허비할 시간이 없다.
> = There is not a moment for us to lose.

❷ 동명사

(1) 동명사의 용법
'동사원형 + -ing'를 이용해 명사형으로 만든 것으로 동사의 성격을 지닌 채 명사의 역할(주어·보어·목적어)을 한다.

① **주어 역할**··· 긴 동명사구가 주어일 때 가주어 It을 문두에 쓰고 동명사구는 문장 끝에 두기도 한다.

> 예 Finishing the work in a day or two is difficult. 하루나 이틀 안에 그 일을 끝내기는 힘들다.
>
> = It is difficult finishing the work in a day or two(it : 가주어, finishing ~ : 진주어).

② **보어 역할**

> 예 My hobby is collecting stamps. 내 취미는 우표수집이다.

③ **목적어 역할**

> ㉠ 타동사의 목적어 : 5형식 문장에서는 가목적어 it을 쓰고, 동명사구는 문장의 끝에 두기도 한다.
>
> > 예 He suggested eating dinner at the airport. 그는 공항에서 저녁을 먹자고 제안했다.
> >
> > I found it unpleasant walking in the rain(it : 가목적어, walking ~ : 진목적어).
> >
> > 나는 빗속을 걷는 것이 유쾌하지 않다는 것을 깨달았다.
>
> ㉡ 전치사의 목적어
>
> > 예 He gets his living by teaching music. 그는 음악을 가르쳐서 생활비를 번다.
> >
> > > 📢 TIP **동명사의 부정**
> > >
> > > 동명사 앞에 not이나 never을 써서 부정의 뜻을 나타낸다.
> > >
> > > I regret not having seen the movie. 나는 그 영화를 보지 않았던 것을 후회한다.

(2) 동명사의 의미상 주어

① **의미상 주어를 따로 표시하지 않는 경우**··· 문장의 주어 또는 목적어와 일치하거나 일반인이 주어일 때 의미상 주어를 생략한다.

> ㉠ 문장의 주어 또는 목적어와 일치하는 경우
>
> > 예 I've just finished reading that book(주어와 일치). 나는 막 그 책을 다 읽었다.
> >
> > He will probably punish me for behaving so rudely(목적어와 일치).
> >
> > 내가 무례하게 행동한 것에 대해 그는 아마 나를 나무랄 것이다.
>
> ㉡ 일반인인 경우
>
> > 예 Teaching is learning(일반인이 주어). 가르치는 것이 배우는 것이다.

② **의미상 주어의 형태**

> ㉠ 소유격 + 동명사 : 의미상 주어가 문장의 주어나 목적어와 일치하지 않을 때 동명사 앞에 소유격을 써서 나타낸다. 구어체에서는 목적격을 쓰기도 한다.
>
> > 예 There is no hope of his coming. 그가 오리라고는 전혀 기대할 수 없다.

ⓒ 그대로 쓰는 경우 : 의미상 주어가 소유격을 쓸 수 없는 무생물명사나 this, that, all, both, oneself, A and B 등의 어구일 때에는 그대로 쓴다.

 예 I can't understand the train being so late. 나는 그 기차가 그렇게 늦었는지 이해할 수 없다.

(3) 동명사의 시제와 수동태

① 단순동명사 … 본동사와 동일시제 또는 미래시제일 때 사용한다.

 예 He is proud of being rich. 그는 부유한 것을 자랑한다.
    = He is proud that he is rich.

② 완료동명사 … having + p.p.의 형태를 취하며, 본동사의 시제보다 하나 앞선 시제를 나타낸다.

 예 He denies having told a lie. 그는 거짓말했던 것을 부인한다.
    = He denies that he told a lie.

③ 수동태 동명사 … 동명사의 의미상 주어가 수동의 뜻을 나타낼 때 being + p.p., having been + p.p.의 형태로 쓴다.

 예 I don't like being asked to make a speech(단순시제). 나는 연설청탁받는 것을 싫어한다.
    He complained of having been underpaid(완료시제). 그는 급료를 불충분하게 받았던 것을 불평하였다.

TIP 동명사의 관용적 표현

㉠ It is no use + 동명사 : ～해봐야 소용없다(= It is useless to부정사).
   It is no use pretending that you are not afraid.
   당신이 무서워하지 않는 척 해봐야 소용없다.
㉡ There is no + 동명사 : ～하는 것은 불가능하다(= It is impossible to부정사).
   There is no accounting for tastes. 기호를 설명하는 것은 불가능하다.
㉢ cannot help + 동명사 : ～하지 않을 수 없다(= cannot out + 동사원형).
   I cannot help laughing at the sight. 나는 그 광경에 웃지 않을 수 없다.
㉣ feel like + 동명사 : ～하고 싶다(= feel inclined to부정사, be in a mood to부정사).
   She felt like crying when she realized her mistake.
   그녀가 그녀의 실수를 깨달았을 때, 그녀는 울고 싶었다.
㉤ of one's own + 동명사 : 자신이 ～한(= p.p. + by oneself)
   This is a picture of his own painting. 이것은 그 자신이 그린 그림이다.
㉥ be on the point(verge, blink) of + 동명사 : 막 ～하려 하다(= be about to부정사).
   He was on the point of breathing his last.
   그는 막 마지막 숨을 거두려 하고 있었다.
㉦ make a point of + 동명사 : ～하는 것을 규칙으로 하다(= be in the habit of + 동명사).
   He makes a point of attending such a meeting.
   그는 그러한 모임에 참석하는 것을 규칙으로 한다.
㉧ be accustomed to + 동명사 : ～하는 버릇(습관)이 있다(= be used to + 동명사).
   My grandfather was accustomed to rising at dawn.
   나의 할아버지는 새벽에 일어나는 습관이 있었다.

㉜ on(upon) + 동명사 : ~하자마자 곧(= as soon as + S + V)

On hearing the news, he turned pale. 그 뉴스를 듣자마자 그는 창백해졌다.

㉜ look forward to + 동명사 : ~하기를 기대하다(= expect to부정사)

He looked forward to seeing her at the Christmas party.

그는 크리스마스 파티에서 그녀를 보기를 기대하였다.

❸ 부정사와 동명사의 비교

(1) 부정사만을 목적어로 취하는 동사(주로 미래지향적이면서 긍정적인 의미를 갖는 동사들이 주요하다)

ask, choose, decide, demand, expect, hope, order, plan, pretend, promise, refuse, tell, want, wish 등이 있다.

예 She pretended to asleep. 그녀는 자는 체했다.

(2) 동명사반을 복석어로 쥐하는 동사(주로 과거지향적이면서 부정적인 의미를 갖는 동사들이 주요하다)

admit, avoid, consider, deny, enjoy, escape, finish, give up, keep, mind, miss, postpone, practice, stop 등이 있다.

예 I'd like to avoid meeting her now. 나는 지금 그녀와 만나는 것을 피하고 싶다.

(3) 부정사와 동명사 둘 다를 목적어로 취하는 동사

begin, cease, start, continue, fear, decline, intend, mean 등이 있다.

예 Do you still intend to go(going) there? 너는 여전히 그 곳에 갈 작정이니?

(4) 부정사와 동명사 둘 다를 목적어로 취하지만 의미가 변하는 동사

① remember(forget) + to부정사 / 동명사 ⋯ ~할 것을 기억하다[잊어버리다(미래)] / ~했던 것을 기억하다[잊어버리다(과거)].

예 I remember to see her. 나는 그녀를 볼 것을 기억한다.

I remember seeing her. 나는 그녀를 보았던 것을 기억한다.

② regret + to부정사 / 동명사 ⋯ ~하려고 하니 유감스럽다 / ~했던 것을 후회하다.

예 I regret to tell her that Tom stole her ring.

나는 Tom이 그녀의 반지를 훔쳤다고 그녀에게 말하려고 하니 유감스럽다.

I regret telling her that Tom stole her ring.

나는 Tom이 그녀의 반지를 훔쳤다고 그녀에게 말했던 것을 후회한다.

③ need(want) + to부정사 / 동명사 ⋯ ~할 필요가 있다(능동) / ~될 필요가 있다(수동).

예 We need to check this page again. 우리는 이 페이지를 재검토할 필요가 있다.

= This page needs checking again. 이 페이지는 재검토될 필요가 있다.

④ try + to부정사 / 동명사 … ~하려고 시도하다, 노력하다, 애쓰다 / ~을 시험삼아 (실제로) 해보다.

　예 She tried to write in fountain pen. 그녀는 만년필로 써보려고 노력했다.

　　She tried writing in fountain pen. 그녀는 만년필로 써보았다.

⑤ mean + to부정사 / 동명사 … ~할 작정이다(= intend to do) / ~라는 것을 의미하다.

　예 She means to stay at a hotel. 그녀는 호텔에 머무를 작정이다.

　　She means staying at a hotel. 그녀가 호텔에 머무른다는 것을 의미한다.

⑥ like(hate) + to부정사 / 동명사 … ~하고 싶다[하기 싫다(구체적 행동)] / ~을 좋아하다[싫어하다(일반적 상황)].

　예 I hate to lie. 나는 거짓말하기 싫다.

　　I hate lying. 나는 거짓말하는 것이 싫다.

⑦ stop + to부정사 / 동명사 … ~하기 위해 멈추다(부사구) / ~하기를 그만두다(목적어).

　예 He stopped to smoke(1형식). 그는 담배를 피우려고 걸음을 멈췄다.

　　He stopped smoking(3형식). 그는 담배를 끊었다.

06 분사

❶ 분사의 용법

'동사원형 + −ing(현재분사)'와 '동사원형 + −ed(과거분사)'를 이용해 형용사형으로 만든 것으로 형용사의 역할을 한다.

(1) 명사 앞에서 수식하는 분사
분사가 단독으로 사용될 때 명사 앞에서 수식한다.

① 현재분사 … 진행(자동사의 현재분사), 능동(타동사의 현재분사)의 뜻

　예 A sleeping baby = A baby who is sleeping 잠자는 아기

　　A rolling stone gathers no moss. 구르는 돌은 이끼가 끼지 않는다.

② 과거분사 … 완료(자동사의 과거분사), 수동(타동사의 과거분사)의 뜻

　예 fallen leaves = leaves which are fallen(which have fallen) 떨어진 나뭇잎

　　Two wounded soldiers were sent to the hospital. 두 명의 부상병이 병원으로 이송되었다.

(2) 명사 뒤에서 수식하는 분사

① 분사가 보어나 목적어 또는 부사적 수식어(구)와 함께 구를 이룰 때 명사 뒤에서 수식한다.

> 예 Who is the boy reading a letter written in English?
> 영어로 쓰여진 편지를 읽은 소년은 누구인가?

② 분사가 단독으로 사용될지라도 대명사를 수식할 때에는 뒤에서 수식한다.

> 예 Those killed were innumerable. 전사한 사람들이 무수히 많았다.

> **TIP 현재분사와 동명사의 구별**
> –ing형이 명사를 수식할 때 현재 진행 중인 동작을 나타내면 현재분사, 용도를 나타내면 동명사이다.
> • a dancing girl (현재분사)춤추는 소녀
> • a dancing room＝a room for dancing(동명사) 무도장

(3) 보어 역할의 분사

2형식에서의 주격보어와 5형식에서의 목적격 보어로 쓰이는 분사

> 예 He stood looking at the picture. 그는 그 사진을 보면서 서 있었다.
> The mystery remained unsettled. 미스테리는 풀리지 않고 남겨졌다.
> He kept me waiting for two hours. 그는 나를 두 시간 동안 기다리게 하였다.
> I don't like to see you disappointed. 나는 네가 실망하는 것을 보고 싶지 않다.

❷ 분사구문

(1) 분사구문

부사절에서 접속사(의미를 명확하게 하고자 할 때는 접속사를 생략하지 않는다), 주어(주절의 주어와 다를 때는 생략하지 않고 일반인 주어나 예측 가능한 주어일 때는 주절의 주어와 다를지라도 생략할 수 있다)를 생략하고 동사를 분사로 바꾸어 구로 줄인 것을 분사구문이라고 하는데 현재분사가 이끄는 분사구문은 능동의 뜻을, 과거분사가 이끄는 분사구문은 수동의 뜻을 가진다.

① **시간** … '~할 '의 뜻으로 쓰인다(＝when, while, as, after ＋ S ＋ V).

> 예 Thinking of my home, I felt sad. 집 생각을 할 때면, 나는 슬퍼진다.
> ＝When I think of my home, I felt sad.

> **TIP 접속사 + 분사구문**
> 주로 시간과 양보의 부사절에서 분사구문의 의미를 명확히 하기 위하여 접속사를 남겨두기도 한다.
> While swimming in the river, he was drowned.
> 강에서 헤엄치는 동안 그는 익사했다.
> ＝While he was swimming in the river, he was drowned.

② 이유 · 원인 … '~하기 때문에, ~이므로'의 뜻으로 쓰인다(= as, because, since + S + V).

> 예 Tired with working, I sat down to take a rest. 일에 지쳤기 때문에, 나는 앉아서 휴식을 취했다.
>> = As I was tired with working, I sat down to take a rest.

③ 조건 … '~한다면'의 뜻으로 쓰인다(= If + S + V).

> 예 Once seen, it can never been forgotten. 그것은 한번 보면 잊을 수 없다.
>> = If it is once seen, it can never been forgotten.

④ 양보 … '비록 ~ 한다 할지라도'의 뜻으로 쓰인다(= though, although + S + V).

> 예 Admitting the result, I can't believe him. 그 결과를 인정한다고 할지라도 나는 그를 믿을 수 없다.
>> = Although I admit the result, I can't believe him.

⑤ 부대상황

  ㉠ 연속동작 : 그리고 ~하다(= and + 동사).

> 예 A fire broke out near my house, destroying some five houses.
> 우리 집 근처에서 화재가 발생해서 다섯 집 정도를 태웠다.
>> = A fire broke out near my house, and destroyed some five houses.

  ㉡ 동시동작 : ~하면서(= as, while)

> 예 Smiling brightly, she extended her hand. 그녀는 밝게 웃으면서, 손을 내밀었다.
>> = While she smiled brightly, she extended her hand.

> 📣 **TIP** 분사구문의 부정
> 분사 앞에 not, never 등을 쓴다.
> Not knowing what to do, he asked me for help.
> 무엇을 해야 할지 몰랐기 때문에 그는 나에게 도움을 청했다.
> = As he did not know what to do, he asked me for help.

(2) 독립분사구문

① 독립분사구문 … 주절의 주어와 분사구문의 의미상 주어가 다른 경우를 독립분사구문이라고 하고, 분사 앞에 의미상 주어를 주격으로 표시한다.

> 예 It being fine, we went for a walk. 날씨가 맑았으므로, 우리는 산책했다.
>> = As it was fine, we went for a walk.

② 비인칭 독립분사구문 … 분사구문의 의미상 주어가 일반인(we, you, they, people, etc)일 경우 주어를 생략하고 관용적으로 쓰인다.

  ㉠ generally speaking : 일반적으로 말하면(= If we speak generally)

  ㉡ strictly speaking : 엄격히 말한다면(= If we speak strictly)

  ㉢ roughly speaking : 대충 말한다면(= If we speak roughly)

  ㉣ frankly speaking : 솔직히 말한다면(= If we speak frankly)

  ㉤ talking of ~ : ~으로 말할 것 같으면, 이야기가 났으니 말인데

ⓗ judging from ~ : ~으로 판단하건대

ⓢ compared with ~ : ~와 비교해 보면

ⓞ taking ~ into consideration : 모든 것을 고려해 볼 때(considering ~ : ~을 고려해 보니, 생각해 보면, ~으로서는)

ⓩ providing that : 만약 ~이면(= provided that)

ⓒ supposing that : 만약에 ~하면(= supposed that)

ⓚ granting that : 가령 ~라고 치고, 만약 ~이면(= granted that)

ⓣ seeing that : ~인 점에서 보면, ~라는 점에 비추어(= now that)

ⓟ concerning ~ : ~에 대하여

ⓗ notwithstanding ~ : ~에도 불구하고

③ with + 독립분사구문 ··· 'with + 목적어 + 분사 · 형용사 · 부사(구)'의 형태로, 부대상황을 나타내는 독립분사구문에 with를 함께 써서 묘사적 표현을 강조하며, 해석은 ~하면서, ~한채, ~해서로 해석된다.

🔲 He stood there, with his eyes closed. 그는 그 곳에 서서 눈을 감고 있었다.

　　■ He stood there, his eyes (being) closed (by him).

　　= He stood there, and his eyes were closed (by him).

(3) 분사구문의 시제

① 단순분사구문 ··· '동사원형 + -ing'로 주절의 시제와 일치한다.

🔲 Opening the window, I felt fresh. 창문을 연 후에 나는 상쾌함을 느꼈다.

　　= After I opened the window, I felt fresh.

② 완료분사구문 ··· 'Having + p.p.'로 주절의 시제보다 한 시제 앞서거나 완료를 나타낸다.

🔲 Having finished my work, I went to bed. 나는 내 일을 끝낸 후에 자러 갔다.

　　= After I had finished my work, I went to bed.

> **TIP** 분사구문에서 분사의 생략
>
> Being + p.p., Having been + p.p.의 수동형식인 분사구문의 경우 being과 having been이 생략되는 경우가 많다.
>
> (Being) Taken by surprise, he gave up the contest.
>
> 그는 불시에 기습을 당했으므로 그 시합을 포기했다.
>
> = As he was taken by surprise, he gave up the contest.

07 관계사

❶ 관계대명사의 종류와 격

관계대명사는 문장과 문장을 연결하는 접속사의 역할과 대명사의 역할을 동시에 한다. 관계대명사가 이끄는 절은 선행사(관계대명사 앞에 오는 명사)를 수식하는 형용사절이다.

[관계대명사의 종류에 따른 격]

선행사	주격	소유격	목적격
사람	who	whose	whom
동물, 사물	which	whose, of which	which
사람, 동물, 사물	that	없음	that

❷ 관계대명사 who, which, that, what

(1) 관계대명사 who
관계대명사 who는 선행사가 사람일 때 쓴다.
① who(주격) … 자신이 이끄는 절에서 주어 역할을 하며, 동사의 형태는 선행사의 인칭과 수, 주절의 시제에 좌우된다.
  예 I know the boy who did it. 나는 그 일을 했던 소년을 안다.
    →I know the boy. + He did it.
② whose(소유격) … 명사와 결합하여 형용사절을 이끈다.
  예 A child whose parents are dead is called an orphan. 부모가 돌아가신 아이는 고아라 불린다.
    →A child is called an orphan. + His parents are dead.
③ whom(목적격) … 자신이 이끄는 절에서 타동사와 전치사의 목적어로 쓰인다.
  예 She is the girl whom I am fond of. 그녀는 내가 좋아하는 소녀이다.
    →She is the girl. + I am fond of her(전치사의 목적어).

(2) 관계대명사 which

관계대명사 which는 선행사가 사물·동물일 때 쓴다.

① which(주격)

> 예 The road which leads to the station is narrow. 역에 이르는 길은 폭이 좁다.
>
> →The road is narrow. + The road leads to the station.

② of which(= whose, 소유격)

> 예 This is the car of which the engine(the engine of which) is of the latest type.
>
> 이것은 엔진이 최신형인 차이다.
>
> = This is the car whose engine is of the latest type.
>
> →This is the car. + Its engine is of the latest type.

③ which(목적격)

> 예 This is the book which I bought yesterday. 이것은 내가 어제 산 책이다.
>
> →This is the book. + I bought it yesterday(타동사의 목적어).

(3) 관계대명사 that

① 관계대명사 that은 who 또는 which를 대신하여 선행사에 관계없이 두루 쓸 수 있다.

> 예 I know the boy that broke the window. 나는 그 창문을 깨뜨렸던 소년을 안다.

> **TIP** 관계대명사 that을 쓸 수 없는 경우
>
> ㉠ 전치사 + that : 관계대명사 that은 전치사의 목적격으로 쓸 수 없으므로 그 전치사는 문미에 둔다.
>
> This is the book that I spoke of(○). 이것이 내가 말했던 책이다.
>
> →This is the book of that I spoke(×).
>
> ㉡ 계속적 용법 : 관계대명사 that은 한정적 용법으로만 쓰인다. 즉, 콤마(,) 다음에 쓸 수 없다.
>
> I met the man, who did not tell me the truth(○).
>
> 나는 그 사람을 만났다. 그러나 그는 나에게 진실을 말하지 않았다.
>
> I met the man, that did not tell me the truth(×).

② 관계대명사 that만을 쓸 수 있는 경우

㉠ 선행사가 최상급, 서수사, the only, the very, the last, the same, every, no 등에 의해 수식될 때

> 예 He is the fastest runner that I have ever seen. 그는 내가 본 가장 빠른 주자이다.

㉡ 선행사가 '사람 + 동물(사물)'일 때

> 예 He spoke of the men and the things that he had seen.
>
> 그는 그가 보았었던 사람들과 일들에 대해서 말했다.

㉢ 선행사가 부정대명사 또는 부정형용사(-thing, -body -one, none, little, few, much, all, any, some, etc)일 때

> 예 I'll give you everything that you want. 나는 당신이 원하는 모든 것을 당신에게 줄 것이다.

(4) 관계대명사 what

① 관계대명사 what은 선행사가 포함된 관계대명사로 명사절을 이끌어 문장 속에서 주어, 목적어, 보어의 역할을 한다. 이때 what은 the thing which 등으로 바꿔 쓸 수 있다.

　　㉠ 주어 역할
　　　　예 What(The thing which, That which) cannot be cured must be endured.
　　　　　　고칠 수 없는 것은 견뎌내어야만 한다.

　　㉡ 목적어 역할
　　　　예 Don't put off until tomorrow what you can do today. 오늘 할 수 있는 일을 내일로 미루지 말아라.

　　㉢ 보어 역할
　　　　예 Manners are what makes men different from animals. 예절은 사람을 동물과 다르게 만드는 것이다.

② 관용적 표현

　　㉠ what is better : 더욱 더 좋은 것은, 금상첨화로
　　　　예 This book is instructive and, what is better, interesting.
　　　　　　이 책은 교육적인 데다가 금상첨화로 재미있기도 하다.

　　㉡ what is worse : 더욱 더 나쁜 것은, 설상가상으로
　　　　예 It is blowing very hard and, what is worse, it begin to snow hard.
　　　　　　바람이 매우 세차게 불고 있는데, 설상가상으로 눈이 심하게 내리기 시작한다.

　　㉢ what is more : 게다가

　　㉣ what is called : 소위, 이른바[= what we(you, they) call]
　　　　예 He is what is called a self-made man. 그는 이른바 자수성가한 사람이다.

　　㉤ A is to B what C is to D : A와 B의 관계는 C와 D의 관계와 같다.
　　　　예 Reading is to the mind what food is to the body.
　　　　　　독서와 정신의 관계는 음식과 육체의 관계와 같다.
　　　　　　= Reading is to the mind as food is to the body.
　　　　　　= What food is to the body, reading is to the mind.
　　　　　　= Just as food is to the body, so is reading to the mind.

　　㉥ What + S + be : S의 인격 · 상태

　　㉦ What + S + have : S의 재산 · 소유물
　　　　예 She is charmed by what he is, not by what he has.
　　　　　　그녀는 그의 재산이 아니라 그의 인격에 반했다.

❸ 관계대명사의 한정적 · 계속적 용법

(1) 한정적 용법
선행사를 수식하는 형용사절을 이끌어 수식을 받는 선행사의 뜻을 분명히 해주며 뒤에서부터 해석한다.

예 He smiled at the girl who nodded to him. 그는 그에게 목례를 한 소녀에게 미소지었다.

(2) 계속적 용법
관계대명사 앞에 'comma(,)'를 붙이며 관계대명사절이 선행사를 보충 설명한다. 문맥에 따라 '접속사(and, but, for, though, etc) + 대명사'로 바꾸어 쓸 수 있다.

예 He smiled at the girl, who nodded to him. 그는 소녀에게 미소지었고, 그녀는 그에게 목례를 하였다.
= He smiled at the girl, and she nodded to him.

(3) which의 계속적 용법
계속적 용법으로 쓰인 which는 형용사, 구, 절, 또는 앞문장 전체를 선행사로 받을 수 있다.

예 Tom is healthy, which I am not. Tom은 건강하지만 나는 그렇지 못하다.
= Tom is healthy, but I am not healthy(형용사가 선행사).

❹ 관계대명사의 생략

(1) 목적격 관계대명사의 생략
한정적 용법(관계대명사 앞에 콤마가 없는 경우)으로 쓰인 관계대명사가 타동사 또는 전치사의 목적격으로 쓰일 때는 생략할 수 있다.

① 관계대명사가 타동사의 목적어로 쓰일 때

예 Roses are the flowers (which) I like most. 장미는 내가 제일 좋아하는 꽃이다.
→Roses are flowers. + I like roses most(타동사의 목적어).

② 관계대명사가 전치사의 목적어로 쓰일 때

예 Things (which) we are familiar with are apt to escape our notice.
우리에게 익숙한 것들은 우리의 주의를 벗어나기 쉽다.
→Things are apt to escape our notice. + We are familiar with things(전치사의 목적어).

TIP 관계대명사를 생략할 수 없는 경우

목적격 관계대명사라 할지라도 다음의 경우 생략할 수 없다.

ⓐ 계속적 용법으로 쓰였을 때

I bowed to the gentleman, whom I knew well(whom = for him).

나는 그 신사에게 인사를 했는데, 나는 그를 잘 알고 있었기 때문이다.

ⓑ '전치사 + 목적격 관계대명사'가 함께 쓰였을 때

I remember the day on which he went to the front.

나는 그가 전선에 간 날을 기억하고 있다.

ⓒ of which가 어느 부분을 나타낼 때

I bought ten pencils, the half of which I gave my brother.

나는 연필 열 자루를 사서, 내 동생에게 그 중의 반을 주었다.

(2) 주격 관계대명사의 생략

주격 관계대명사는 생략할 수 없는 것이 원칙이지만, 다음의 경우에는 생략해도 된다.

① 관계대명사가 보어로 쓰일 때

ⓐ 주격보어로 쓰일 때

예 He is not the man (that) he was. 그는 예전의 그가 아니다.

ⓑ 목적격보어로 쓰일 때

예 I'm not a fool (that) you think me (to be). 나는 당신이 생각하는 그런 바보가 아니다.

② 관계대명사 다음에 'there + be동사'가 이어질 때

예 He is one of the greatest scholars (that) there are in the world.

그는 세계적인 대학자 중의 하나이다.

③ There is ~, It is ~로 시작되는 구문에서 쓰인 주격 관계대명사

예 There is a man (who) wants to see you. 당신을 만나려는 사람이 있다.

It was he (that) met her yesterday(It ~ that 강조구문).

어제 그녀를 만난 사람은 바로 그였다.

④ '주격 관계대명사 + be동사'의 경우 둘 다를 함께 생략한다.

예 The cap (which is) on the table belongs to Inho. 탁자 위의 모자는 인호의 것이다.

⑤ 유사관계대명사

접속사인 as, but, than 등이 관계대명사와 같은 역할을 하는 경우 유사관계대명사라고 한다.

(1) 유사관계대명사 as

① **제한적 용법** … the same, such, as ~ 가 붙은 선행사 뒤에서 상관적으로 쓰인다.

> 예 This is the same watch as I lost(유사물). 이것은 내가 잃어버린 것과 같은 시계이다.
> This is the very same watch that I lost(동일물). 이것은 내가 잃어버린 바로 그 시계이다.
> This book is written in such easy English as I can read(as : 관계대명사).
> 이 책은 내가 읽을 수 있는 그런 쉬운 영어로 쓰여져 있다.
> This book is written in such easy English that I can read it(that : 접속사).
> 이 책은 매우 쉬운 영어로 쓰여져 있어서 내가 읽을 수 있다.

② **계속적 용법** … 문장 전체를 선행사로 할 때도 있다.

> 예 As is usual with him, he was late for school. 그에게는 흔한데, 그는 학교에 늦었다.

(2) 유사관계대명사 but

부정어구가 붙은 선행사 뒤에 쓰여 이중부정(강한 긍정)의 뜻을 지닌다(= who ~ not, which ~ not, that ~ not).

> 예 There is no rule but has some exceptions. 예외 없는 규칙은 없다.
> = There is no rule that has not exceptions.
> = Every rule has exceptions.

(3) 유사관계대명사 than

비교급이 붙은 선행사 뒤에 쓰인다.

> 예 Children should not have more money than is needed.
> 아이들은 필요한 돈보다 더 많은 돈을 가지지 않아야 한다.

⑥ 관계형용사와 관계부사

(1) 관계형용사
which, what 등이 다음에 오는 명사를 수식하여 관계형용사(접속사 + 형용사)의 역할을 한다.

① what + 명사 = all the + 명사 + that ~

> 例 I have sold what few things I had left. 나는 몇 개 안되지만 내가 남겨 두었던 물건 전부를 팔았다.
>
> = I have sold all the few things (that) I had left.

② which + 명사 = 접속사 + 지시형용사 + 명사 … 관계형용사 which는 계속적 용법으로만 쓰인다.

> 例 He spoke to me in French, which language I could not understand.
>
> 그는 나에게 불어로 말했는데, 나는 그 언어를 이해할 수가 없었다.
>
> = He spoke to me in French, but I could not understand that language.

(2) 관계부사
관계부사는 '접속사 + 부사'의 역할을 하여 선행사를 수식하며, '전치사 + 관계대명사'로 바꿔 쓸 수 있다.

① where(= on, at, in which) … 선행사가 장소를 나타낼 때 쓰이며, 종종 상황이나 입장을 나타낼 때에도 쓰인다.

> 例 This is the house where he lived. 이 곳이 그가 살았던 집이다.
>
> = This is the house in which he lived.

② when(= on, at, in which) … 선행사가 시간을 나타낼 때 쓰인다.

> 例 I know the time when he will arrive. 나는 그가 도착할 시간을 안다.
>
> = I know the time on which he will arrive.

③ why(= for which) … 선행사가 이유를 나타낼 때 쓰인다.

> 例 That is the reason why I was late. 그것이 내가 늦었던 이유이다.
>
> = That is the reason for which I was late.

④ how(= in which) … 선행사가 방법을 나타낼 때 쓰이며, 보통 the way와 how 중 하나를 생략해야 한다.

> 例 I don't like (the way) how he talks. 나는 그가 이야기하는 방법을 좋아하지 않는다.
>
> = I don't like the way in which he talks.

> 📢 **TIP 관계부사의 계속적 용법**
>
> 관계부사 중 when, where는 계속적 용법으로 쓸 수 있다.
>
> Wait till nine, when the meeting will start.
>
> 9시까지 기다려라. 그러면 모임을 시작할 것이다.
>
> = Wait till nine, and then the meeting will start.
>
> We went to Seoul, where we stayed for a week.
>
> 우리는 서울에 가서, 거기서 1주일간 머물렀다.
>
> = We went to Seoul, and we stayed there for a week.

❼ 복합관계사

(1) 복합관계대명사
복합관계대명사는 '관계대명사 + ever'의 형태로서 '선행사 + 관계대명사'의 역할을 하며, 명사절이나 양보의 부사절을 이끈다.

① 명사절을 이끌 때

   ⊙ whatever, whichever = anything that

      예 I will accept whatever you suggest. 나는 네가 제안하는 것은 무엇이든지 받아들이겠다.

        = I will accept anything that you suggest.

   ⓛ whoever = anyone who

      예 Whoever comes first may take it. 누구든 가장 먼저 오는 사람이 그것을 가져도 좋다.

        = Anyone who comes first may take it.

   ⓒ whosever = anyone whose

      예 Whosever horse comes in first wins the prize. 누구의 말이든 먼저 들어오는 말이 상을 탄다.

        = Anyone whose horse comes in first wins the prize.

   ⓔ whomever = anyone whom

      예 She invited whomever she met. 그녀는 그녀가 만나는 사람은 누구든지 초대하였다.

        = She invited anyone whom she met.

② 양보의 부사절을 이끌 때 … 'no matter + 관계대명사'로 바꿔 쓸 수 있다.

   ⊙ whoever = no matter who : 누가 ~하더라도

      예 Whoever may object, I will not give up. 누가 반대하더라도 나는 포기하지 않을 것이다.

        = No matter who may object, I will not give up.

   ⓛ whatever = no matter what : 무엇이(을) ~하더라도

      예 Whatever may happen, I am ready. 어떤 일이 일어나더라도 나는 준비되어 있다.

        = No matter what may happen, I am ready.

   ⓒ whichever = no matter which : 어느 것을 ~하더라도

      예 Whichever you may choose, you will be pleased. 어느 것을 고르든 마음에 드실 겁니다.

        = No matter which you choose, you will be pleased.

(2) 복합관계형용사
복합관계형용사는 '관계형용사 + ever'의 형태로 명사절이나 양보의 부사절을 이끈다.

① 명사절을 이끌 때 … whatever, whichever = any(all the) + 명사 + that ~

   예 Take whatever ring you like best. 당신이 가장 좋아하는 어떤 반지라도 가져라.

      = Take any ring that you like best.

② 양보의 부사절을 이끌 때

　㉠ whatever + 명사 = no matter what + 명사

　　📖 Whatever results follow, I will go. 어떠한 결과가 되든 나는 가겠다.
　　　= No matter what results follow, I will go.

　㉡ whichever + 명사 = no matter which + 명사

　　📖 Whichever reasons you may give, you are wrong.
　　　당신이 어떤 이유들을 제시하든 당신은 잘못하고 있다.
　　　= No matter which reasons you may give, you are wrong.

(3) 복합관계부사

복합관계부사는 '관계부사 + ever'의 형태로 '선행사 + 관계부사'의 역할을 하며, 장소 · 시간의 부사절이나 양보의 부사절을 이끈다.

① 장소, 시간의 부사절을 이끌 때

　㉠ whenever = at(in, on) any time when

　　📖 You may come whenever it is convenient to you. 편리할 때면 언제든지 와도 좋다.
　　　= You may come at any time when it is convenient to you.

　㉡ wherever = at(in, on) any place where

　　📖 She will be liked wherever she appears. 그녀는 어디에 나오든지 사랑받을 것이다.
　　　= She will be liked at any place where she appears.

② 양보의 부사절을 이끌 때 … 주로 may를 동반한다.

　㉠ whenever = no matter when

　　📖 Whenever you may call on him, you'll find him reading something.
　　　당신이 언제 그를 찾아가더라도 당신은 그가 어떤 것을 읽고 있는 것을 발견할 것이다.
　　　= No matter when you may call on him, you'll find him reading something.

　㉡ wherever = no matter where

　　📖 Wherever you may go, you will not be welcomed.
　　　너는 어디에 가더라도 환영받지 못할 것이다.
　　　= No matter where you may go, you will not be welcomed.

　㉢ however = no matter how

　　📖 However cold it may be, he will come. 날씨가 아무리 춥더라도 그는 올 것이다.
　　　= No matter how cold it may be, he will come.

08 가정법

① 가정법 과거, 과거완료

(1) 가정법 과거
'If + 주어 + 동사의 과거형(were) ~, 주어 + would(should, could, might) + 동사원형'의 형식이다. 현재의 사실에 반대되는 일을 가정하는 것으로, if절에서는 주어의 인칭·수에 관계없이 be동사는 were를 쓰고, 현재형으로 해석한다.

예 If I were a bird, I could fly to you. 내가 새라면, 당신에게 날아갈 수 있을텐데.

= As I am not a bird, I can't fly to you(직설법 현재).

(2) 가정법 과거완료
'If + 주어 + had + p.p. ~, 주어 + would(should, could, might) + have + p.p.'의 형식이다. 과거의 사실에 반대되는 일을 가정하는 것으로, 해석은 과거형으로 한다.

예 If you had done it at once, you could have saved him.

내가 그것을 즉시 했었더라면, 그를 구할 수 있었을텐데.

= As you didn't do it at once, you could not save him(직설법 과거).

> **TIP 혼합가정법**
> 과거의 사실이 현재에까지 영향을 미치고 있는 경우 현재에 영향을 미치는 과거의 사실과 반대되는 일을 가정하는 것으로 'If + 주어 + had p.p.~(가정법 과거완료), 주어 + would(should, could, might) + 동사원형(가정법 과거)'의 형식으로 나타낸다.
> If he had not helped her then, she would not be here now.
> 그가 그때 그녀를 도와주지 않았다면, 그녀는 지금 여기에 없을텐데.
> = As he helped her then, she is here now.
> = She is here now because he helped her then.

❷ 가정법 현재, 미래

(1) 가정법 현재

'If + 주어 + 동사원형(현재형) ~, 주어 + will(shall, can, may) + 동사원형'의 형식이다. 현재 또는 가까운 미래의 불확실한 일을 가정하여 상상한다. 현대 영어에서는 if절의 동사를 주로 현재형으로 쓰며, 거의 직설법으로 취급된다.

예 If he be(is) healthy, I will employ him. 그가 건강하다면, 나는 그를 고용할 것이다.

(2) 가정법 미래

① If + 주어 + should + 동사원형, 주어 + will[would, shall(should), can(could), may (might)] + 동사원형 … 비교적 실현가능성이 없는 미래의 일에 대한 가정이다.

예 If I should fail, I will(would) try again. 내가 실패한다면, 다시 시도할 것이다.

② If + 주어 + were to + 동사원형, 주어 + would(should, could, might) + 동사원형 … 절대적으로 실현 불가능한 미래의 일에 대한 가정이다.

예 If I were to be born again, I would be a doctor. 내가 다시 태어난다면, 나는 의사가 되겠다.

> **TIP 가정법을 직설법으로 전환하는 방법**
> ㉠ 접속사 If를 as로 바꾼다.
> ㉡ 가정법 과거는 현재시제로, 가정법 과거완료는 과거시제로 고친다.
> ㉢ 긍정은 부정으로, 부정은 긍정으로 바꾼다.
>
> If I had money, I could buy it(가정법 과거).
> 돈이 있다면, 그것을 살 텐데.
> = As I don't have money, I can't buy it(직설법 현재).
> = I don't have money, so I can't buy it.
> If I had been there, I could have seen it(가정법 과거완료).
> 거기에 있었다면 그것을 볼 수 있었을 텐데.
> = As I was not there, I couldn't see it(직설법 과거).
> = I was not there, so I couldn't see it.

③ 주의해야 할 가정법

(1) I wish 가정법

① I wish + 가정법 과거 … ~하면 좋을 텐데(아니라서 유감스럽다). 현재사실에 반대되는 소망이다(wish를 뒤따르는 절의 시제는 wish와 같은 시제).

② I wish + 가정법 과거완료 … ~했으면 좋았을 텐데(아니라서 유감스럽다). 과거사실에 반대되는 소망이다(wish를 뒤따르는 절의 시제는 wish보다 한 시제 앞선다).

예 I wish I were rich. 부자라면 좋을 텐데(아니라서 유감스럽다).

= I am sorry (that) I am not rich.

I wish I had been rich. 부자였다면 좋을 텐데(아니라서 유감스럽다).

= I am sorry (that) I was not rich.

I wished I were rich. 부자였다면 좋았을 텐데(아니라서 유감스러웠다).

= I was sorry (that) I was not rich.

I wished I had been rich. 부자였었다면 좋았을 텐데(아니라서 유감스러웠다).

= I was sorry (that) I had been rich.

TIP I wish 가정법을 직설법으로 전환

㉠ I wish를 I am sorry로, I wished는 I was sorry로 바꾼다.

㉡ wish 뒤의 절에서 과거는 현재시제로, 과거완료는 과거시제로 고친다. wished 뒤의 절에서는 시제를 그대로 둔다.

㉢ 긍정은 부정으로, 부정은 긍정으로 바꾼다.

I wish it were true.

그것이 사실이라면 좋을 텐데(아니라서 유감스럽다).

= I am sorry (that) it is not true.

= It is a pity that it is not true.

I wish it had been true.

그것이 사실이었다면 좋을 텐데(아니라서 유감스럽다).

= I am sorry (that) it was not true.

= It is a pity that it was not true.

I wished it were true.

그것이 사실이었다면 좋았을 텐데(아니라서 유감스러웠다).

= I was sorry (that) it was not true.

= It was a pity that it was not true.

I wished it had been true.

그것이 사실이었었다면 좋았을 텐데(아니라서 유감스러웠다).

= I was sorry (that) it had been true.

= It was a pity that it had not been true.

(2) as if 가정법

'마치 ~처럼'의 뜻으로 쓰인다.

① as if + 가정법 과거 ··· 마치 ~인 것처럼. 현재의 사실에 대한 반대 · 의심이다(주절과 종속절이 같은 시제).

② as if + 가정법 과거완료 ··· 마치 ~였던 것처럼. 과거의 사실에 대한 반대 · 의심이다(종속절이 주절보다 한 시제 앞섬).

> 예 He looks as if he were sick(in fact he is not sick).
> 그는 마치 아픈 것처럼 보인다(현재사실의 반대).
> He looks as if he had been sick(in fact he was not sick).
> 그는 마치 아팠던 것처럼 보인다(과거사실의 반대).
> He looked as if he were sick(in fact he was not sick).
> 그는 마치 아픈 것처럼 보였다(과거사실의 반대).
> He looked as if he had been sick(in fact he had not been sick).
> 그는 마치 아팠던 것처럼 보였다(과거 이전 사실의 반대).

(3) if only + 가정법 과거(과거완료)

'~한다면(했다면) 얼마나 좋을(좋았을)까'의 뜻으로 쓰인다.

> 예 If only I were married to her! 그녀와 결혼한다면 얼마나 좋을까!
> If only I had been married to her! 그녀와 결혼했다면 얼마나 좋았을까!

④ if절 대용어구 & if의 생략

(1) 주어

> 예 An wise man would not do such a thing. 현명한 사람이라면 그런 일을 하지 않을텐데.
> = If he were an wise man, he would not do such a thing.

(2) without[= but(except) for]

① ~가 없다면 ··· If it were not for ~ = Were it not for ~ = If there were no ~ (가정법 과거)

> 예 Without air and water, we could not live. 공기와 불이 없다면, 우리는 살 수 없을텐데.
> = If it were not for air and water, we could not live.

② ~가 없었다면 ··· If it had not been for ~ = Had it not been for ~ = If there had not been ~ (가정법 과거완료)

> 예 Without air and water, we could not have lived. 물과 공기가 없었다면, 우리는 살 수 없었을텐데.
> = If it had not been for air and water, we could not have lived.

(3) to부정사

예 To try again, you would succeed. 한 번 더 시도한다면 당신은 성공할텐데.

= If you tried again, you would succeed.

(4) 직설법 + otherwise(or, or else)

'그렇지 않다면, 그렇지 않았더라면'의 뜻으로 쓰인다.

예 I am busy now, otherwise I would go with you. 내가 지금 바쁘지 않다면 너와 함께 갈텐데.

= If I were not busy, I would go with you.

(5) if의 생략

조건절의 if는 생략할 수 있으며, 이때 주어와 동사의 어순은 도치된다.

예 If I should fail, I would not try again. 만일 실패한다면 나는 다시는 시도하지 않을 것이다.

= Should I fail, I would not try again.

09 관사와 명사 · 대명사

❶ 관사

(1) 부정관사 a / an

셀수 있는 명사 앞에서 "one(하나)", "any(어떤)"이라는 의미로 쓰인다. 명사의 발음이 모음인지 자음인지에 따라서 a(자음일 경우), an(모음일 경우)를 사용한다.

예 I bought an apple and a banana.

나는 사과와 바나나를 샀다.

(2) 정관사 the

앞에 언급한 명사를 반복하거나, 말하는 당사자 간에 이미 알고 있는 특정한 명사 앞, 또는 최상급이나 서수 앞에서 쓰인다.

예 Please open the window. 창문을 열어라.

❷ 명사

(1) 명사의 종류

① 보통명사

㉠ a(the) + 단수보통명사 : 복수보통명사로 종족 전체를 나타내는 뜻으로 쓰인다.

  예 A dog is a faithful animal(구어체). 개는 충실한 동물이다.
  = The dog is a faithful animal(문어체).
  = Dogs are faithful animals(구어체).

㉡ 관사 없이 쓰인 보통명사 : 사물 본래의 목적을 표시한다.

  예 go to sea(선원이 되다), in hospital(입원 중), at table(식사중)

> 📢**TIP** 명사의 전용
> the + 보통명사 → 추상명사
> The pen is mightier than the sword. 문(文)은 무(武)보다 강하다.

② 집합명사

㉠ family형 집합명사 : 집합체를 하나의 단위로 볼 때는 단수 취급, 집합체의 구성원을 말할 때는 복수 취급(군집명사)한다. family(가족), public(대중), committee(위원회), class(계층), crew(승무원) 등이 있다.

  예 My family is a large one. 우리 가족은 대가족이다.
  My family are all very well. 우리 가족들은 모두 잘 지내고 있다.

㉡ police형 집합명사 : the를 붙여 항상 복수 취급한다. police(경찰), clergy(성직자), gentry(신사계급), nobility(귀족계급) 등 사회적 계층이나 신분을 뜻하는 명사를 말한다.

  예 The police are on the murderer's track. 경찰들은 살인범의 흔적을 좇고 있다.

㉢ cattle형 집합명사 : 관사를 붙일 수 없으며 복수 취급한다. people(사람들), poultry(가금), vermin(해충) 등이 있다.

  예 There are many people in the theater. 그 극장에 많은 사람들이 있다.

㉣ 부분을 나타내는 집합명사 : 뒤에 오는 명사에 따라 단·복수가 결정된다. part, rest, portion, half, the bulk, the majority, most 등이 있다.

  예 Half of the apple is rotten. 그 사과의 반쪽이 썩었다.
  Half of the apples are rotten. 그 사과들의 절반이 썩었다.

> 📢**TIP** people이 '국민, 민족'의 뜻일 경우 단수 취급한다.
> ㉠ many peoples : 많은 민족들
> ㉡ many people : 많은 사람들

③ 추상명사
… 성질, 상태, 동작 등과 같이 형태가 없는 것을 나타낸다. 관사를 붙일 수 없으며 복수형도 없다. happiness, beauty, peace, success, truth, knowledge, learning, discovery, shopping 등이 있다.

> **TIP** 명사의 전용
>
> a(an) + 추상명사, 복수형 추상명사 → 보통명사
>
> She is a failure as an actress, but a success as a mother.
>
> 그녀는 배우로서는 실패자이지만 어머니로서는 성공한 사람이다.

ㄱ **of + 추상명사** : 형용사(구)로서 앞의 명사를 수식한다.

　예 This is a matter of importance. 이것은 중요한 문제이다.

　　= This is an important matter.

ㄴ **all + 추상명사 = 추상명사 itself = very + 형용사**

　예 Mary is all beauty. Mary는 대단히 아름답다.

　　= Mary is beauty itself.

　　= Mary is very beautiful.

ㄷ **전치사(with, by, in, on 등) + 추상명사 = 부사(구)**

　예 I met him by accident. 나는 우연히 그를 만났다.

　　= I met him accidently.

ㄹ **have + the 추상명사 + to + 동사원형** : 대단히 ~하게도 …하다.

　예 She had the kindness to help me. 그녀는 대단히 친절하게도 나를 도와주었다.

　　= She was kind enough to help me.

　　= She was so kind as to help me.

　　= She was so kind that she helped me.

　　= She kindly helped me.

　　= It was kind of her to help me.

ㅁ **추상명사가 집합명사로 쓰일 때는 복수 취급을 하기도 한다.**

　예 Youth(= young people) should respect age(= aged people). 젊은이들은 노인들을 존경해야 한다.

ㅂ **추상명사의 가산법(수량표시)** : 보통 a piece of, a little, some, much, a lot of, lots of 등에 의해서 표시된다.

　예 a piece of advice 충고 한 마디, a stroke of good luck 한 차례의 행운

④ **물질명사** … 일정한 형체가 없이 양으로 표시되는 물질을 나타내는 명칭이다. 관사를 붙일 수 없고, 복수형으로 만들 수 없으며 항상 단수 취급한다. gold, iron, stone, cheese, meat, furniture, money 등이 있다.

ㄱ **정관사의 사용** : 물질명사가 수식어의 한정을 받을 때에는 정관사 the를 붙인다.

　예 The water in this pond is clear. 이 연못의 물은 깨끗하다.

ㄴ **집합적 물질명사** : 물건의 집합체이지만 양으로 다루므로 항상 단수 취급한다. furniture(가구), clothing(의류), baggage(짐), machinery(기계류), produce(제품) 등이 있다.

　예 She bought two pieces of furniture. 그녀는 가구 두 점을 샀다.

ㄷ **물질명사의 가산법(수량표시)** : 물질명사를 셀 때에는 단위를 표시하는 말을 사용하여 단·복수를 나타낸다.

　예 a spoon(ful) of sugar 설탕 한 숟가락, a cake of soap 비누 한 개

ⓔ 물질명사의 양의 적고 많음을 나타낼 때 : (a) little, some, much, lots of, a lot of, plenty of 등을 쓴다.

　　🔲 There is much beef in the refrigerator. 냉장고에 많은 쇠고기가 있다.

⑤ **고유명사** … 사람, 사물 및 장소의 이름을 나타내는 명칭으로, 유일무이하게 존재하는 것이다. 항상 대문자로 시작하고 대부분 관사를 붙일 수 없으며 복수형도 없다. David Bowie, Central Park, the Korea Herald, July 등이 있다.

[가산명사와 불가산명사]

구분		개념
가산명사 (셀 수 있는 명사)	보통명사	같은 종류의 사람 및 사물에 붙인 이름
	집합명사	사람 또는 사물의 집합을 나타내는 이름
불가산명사 (셀 수 없는 명사)	고유명사	특정한 사람 또는 사물의 고유한 이름
	물질명사	일정한 형체가 없는 원료, 재료 등에 붙인 이름

　　　🔊 **혼동하기 쉬운 가산명사와 불가산명사**
　　　　㉠ a poem 시, poetry (총칭적) 시
　　　　㉡ a country 국가, country 시골
　　　　㉢ a right 권리, right 정의
　　　　㉣ a pig 돼지, pork 돼지고기
　　　　㉤ a cow 소, beef 쇠고기
　　　　㉥ a meal 식사, food 음식

(2) 명사의 수

① 명사의 복수형 만들기

　㉠ 규칙변화
　　• 일반적으로는 어미에 −s를 붙인다.
　　　🔲 cats, desks, days, deaths 등
　　• 어미가 s, x, sh, ch, z로 끝나면 −es를 붙인다. 단, ch의 발음이 [k]인 경우에는 −s를 붙인다.
　　　🔲 buses, boxes, dishes, inches, stomachs, monarchs 등
　　• '자음 + y'는 y를 i로 고치고 −es를 붙인다.
　　　🔲 cities, ladies, armies 등
　　• '자음 + o'는 −es를 붙인다(예외 : pianos, photos, solos, autos 등).
　　　🔲 potatoes, heroes, echoes 등
　　• 어미가 f, fe로 끝나면 f를 v로 고치고 −es를 붙인다
　　　🔲 lives, leaves, wolves 등
　　　　예외 : roofs, chiefs, handkerchiefs, griefs, gulfs, safes(금고) 등

TIP 불규칙변화

  ㉠ 모음이 변하는 경우 : man → men, foot → feet, tooth → teeth, mouse → mice, ox → oxen

  ㉡ 단수, 복수가 같은 경우 : sheep, deer, salmon, corps, series, species, Chinese, Swiss 등

  ㉢ 외래어의 복수형

- −um, −on → −a : medium → media, phenomenon → phenomena
- −us → −i : stimulus → stimuli, focus → foci, fungus → fungi
- −sis → −ses : oasis → oases, crisis → crises, thesis → theses, analysis → analyses, basis → bases

    ⓛ **복합명사의 복수형**

- 중요한 말이나 명사에 −s를 붙인다.

    예 step-mother → step-mothers(계모), passer-by → passers-by(통행인)

- 중요한 말이나 명사가 없는 경우 끝에 −s나 −es를 붙인다.

    예 forget-me-not → forget-me-nots(물망초), have-not → have-nots(무산자),

- 'man, woman + 명사'는 둘 다 복수형으로 고친다.

    예 man-servant(하인) → men-servants, woman-doctor(여의사) → women-doctors

② **절대 · 상호 · 분화복수**

  ㉠ 절대복수 : 항상 복수형으로 쓰이는 명사이다.

- 짝을 이루는 의류, 도구 : 복수 취급한다(수를 셀 때는 a pair of, two pairs of ~ 를 씀).

    예 trousers(바지), braces(멜빵바지), glasses(안경), scissors(가위), 등

- 학문, 학과명(−ics로 끝나는 것), 게임명, 병명 : 단수 취급한다.

    예 statistics(통계학), billiards(당구), measles(홍역) 등

- 기타 : 복수 취급한다(예외 : news, series, customs는 단수 취급).

    예 goods(상품), riches(재산), belongs(소유물), savings(저금)

  ㉡ 상호복수 : 상호 간에 같은 종류의 것을 교환하거나 상호작용을 할 때 쓰는 복수이다.

    예 shake hands with(악수를 하다), change cars(차를 갈아타다)

  ㉢ 분화복수 : 복수가 되면서 본래의 의미가 없어지거나, 본래의 의미 외에 또 다른 의미가 생겨나는 복수이다.

    예 letter(문자) / letters(문자들, 문학), arm(팔) / arms(팔들, 무기), good(선) / goods(상품), pain(고통) / pains(고생, 수고), force(힘) / forces(군대)

TIP 복수형을 쓰지 않는 경우

  ㉠ '수사 + 복수명사'가 다른 명사를 수식할 경우 복수형에서 s를 뺀다.

    a ten-dollar bill, three-act drama, a five-year plan

  ㉡ 시간, 거리, 가격, 중량을 한 단위로 취급할 때는 형태가 복수일지라도 단수 취급을 한다.

    Ten dollars a day is a good pay.

    하루에 10달러는 높은 급료이다.

(3) 명사의 소유격

① 원칙 … 명사가 생물인 경우에는 's를 붙이고, 무생물인 경우에는 'of + 명사'로 표시하며, 복수명사(-s)인 경우에는 '만 붙이는 것을 원칙으로 한다.

> **TIP 무생물의 소유격**
> ㉠ 일반적으로 'of + 명사'를 쓴다.
> the legs of the table(○) 다리가 네 개인 책상
> → the table's legs(×)
> ㉡ 의인화된 경우 's를 붙인다.
> heaven's will 하늘의 의지, fortune's smile 운명의 미소
> ㉢ 시간, 거리, 가격, 중량 등을 나타내는 명사는 of를 쓰지 않고 -'s를 붙인다.
> ten mile's distance 10마일의 거리, a pound's weight 1파운드의 무게

② 독립소유격 … 소유격 뒤에 올 명사가 예측 가능할 때 생략한다.

　㉠ 같은 명사의 반복을 피하기 위해 생략한다.

　　예 My car is faster than Tom's (car). 내 차는 Tom의 것보다 빠르다.

　㉡ 장소 또는 건물 등을 나타내는 명사 house, shop, office, restaurant, hospital 등은 생략한다.

　　예 I am going to the dentist's (clinic). 나는 치과에 갈 예정이다.

③ 이중소유격 … a, an, this, that, these, those, some, any, no, another 등과 함께 쓰이는 소유격은 반드시 이중소유격(a + 명사 + of + 소유대명사)의 형태로 해야 한다.

　예 He is an old friend of mine(○). 그는 나의 오랜 친구이다.

　　→He is a my old friend(×).

　　→He is an old my friend(×).

④ 명사 + of + 명사(목적격) … '명사 + 명사'의 형태로 변환시킬 수 있다.

　예 a rod of iron = an iron rod 쇠막대기

⑤ 명사(A) + of + a(n) + 명사(B) … 'B와 같은 A'의 뜻으로 해석된다.

　예 a wife of an angel 천사같은 아내

　　= an angelic wife

❸ 대명사

(1) 인칭대명사 it의 용법

① 특정한 단어, 구절을 받을 때 … 이미 한 번 언급된 사물·무생물·성별불명의 유아 등이나 구절을 가리킬 때 it을 쓴다.

　예 Where is my pen? I left it on the table(it = my pen).
　　내 펜이 어디에 있니? 나는 그것을 책상 위에 두고 갔어.

② **비인칭주어** … 날씨, 시간, 거리, 계절, 명암 등과 같은 자연현상이나 측정치를 나타내는 비인칭주어로 쓰일 때의 it은 해석하지 않는다.

   📑 It is cold outside. 밖은 춥다. It is two o'clock. 2시이다.

③ **가주어** … to부정사나 that절이 문장의 주어로 쓰이는 경우 이를 뒤로 보내고 대신 가주어 it을 문장의 주어로 세울 수 있다.

   📑 It is impossible to start at once(to start 이하가 진주어). 즉시 출발하는 것은 불가능하다.

④ **가목적어** … 5형식의 문장에서 목적어로 to부정사나 that절이 올 때 반드시 가목적어 it을 쓰고 to부정사나 that절을 문장의 뒤로 보낸다.

   📑 I think it wrong to tell a lie(to tell 이하가 진목적어). 나는 거짓말하는 것을 나쁘다고 생각한다.

⑤ **강조용법** … 문장 내에서 특정한 어구[주어, 목적어, 부사(구 · 절) 등]를 강조하려 할 때 It is ~ that 구문을 쓴다.

   📑 I met him in the park yesterday. 나는 어제 그를 공원에서 만났다.
     →It was I that(who) met him in the park yesterday(주어 강조).
     어제 공원에서 그를 만난 사람은 나였다.
     →It was him that(whom) I met in the park yesterday(목적어 강조).
     어제 공원에서 내가 만난 사람은 그였다.
     →It was in the park that(where) I met him yesterday(부사구 강조).
     내가 어제 그를 만난 곳은 공원이었다.
     →It was yesterday that(when) I met him in the park(부사 강조).
     내가 공원에서 그를 만난 때는 어제였다.

(2) 지시대명사

① this와 that

   ㉠ this(these)는 '이것'을, that(those)은 '저것'을 가리키는 대표적인 지시대명사이다.

   ㉡ this와 that이 동시에 쓰일 경우 this는 후자, that은 전자를 가리킨다.

     📑 I can speak English and Japanese ; this is easier to learn than that(this = Japanese, that = English). 나는 영어와 일어를 할 줄 안다. 후자가 전자보다 배우기 쉽다.

② this의 용법

   ㉠ this는 사물뿐만 아니라 사람을 가리키는 주격 인칭대명사로도 쓰인다.

     📑 This is Mrs. Jones. 이쪽은 Jones 부인입니다.

   ㉡ this는 다음에 이어질 문장의 내용을 지칭할 수 있다.

     📑 I can say this. He will never betray you.
      나는 이 말을 할 수 있습니다. 그는 결코 당신을 배신하지 않을 것입니다.

③ that의 용법

  ㉠ those는 주격 관계대명사 who와 함께 쓰여 '~하는 사람들'의 의미를 나타낸다.
    📖 Heaven helps those who help themselves. 하늘은 스스로 돕는 자를 돕는다.
  ㉡ 동일한 명사의 반복을 피하기 위해 that(= the + 명사)을 쓴다. 복수형 명사일 때에는 those를 쓴다.
    📖 His dress is that of a gentleman, but his speech and behaviors are those of a clown(that = the dress, those = the speech and behaviors).
      그의 옷은 신사의 것이지만 말투나 행동거지는 촌뜨기의 것이다.

(3) such의 용법

앞에 나온 명사 혹은 앞문장 전체를 받을 때 such를 쓴다.
📖 If you are a gentleman, you should behave as such. 만약 당신이 신사라면, 당신은 신사로서 행동해야 한다.

(4) so의 용법

① so는 동사 believe, expect, guess, hope, think, say, speak, suppose, do 등의 뒤에 와서 앞문장 전체 혹은 일부를 대신한다.
  📖 A : Is he a liar? 그는 거짓말쟁이니?
    B : I think so. / I don't think so. 나는 그렇게(거짓말쟁이라고) 생각해 / 나는 그렇게 생각하지 않아.

② 동의 · 확인의 so … ~도 그렇다.
  ㉠ 긍정문에 대한 동의(= 주어 + 동사 + too)
    • A와 B의 주어가 다른 경우 : So + (조)동사 + 주어
    • A와 B의 주어가 같은 경우 : So + 주어 + (조)동사
    📖 A : I like watermelons. 나(A)는 수박을 좋아해.
      B : So do I(= I like them, too). 나(B)도 그래(좋아해).
        So you do. 너(A)는 정말 그래(좋아해).
  ㉡ 부정문에 대한 동의 : Neither + (조)동사 + 주어[= 주어 + (조)동사 + either]
    📖 A : I don't like watermelons. 나(A)는 수박을 좋아하지 않아.
      B : Neither do I(= I don't like them, either). 나(B)도 그래(좋아하지 않아).

(5) 부정대명사

① all과 each의 용법
  ㉠ all의 용법 : '모든 사람(전원) · 것(전부)'을 의미한다.
    • all이 사람을 나타내면 복수, 사물을 나타내면 단수로 취급한다.
    📖 All were dead at the battle. 모두가 전쟁에서 죽었다.
      All that glitters is not gold. 반짝이는 모든 것이 다 금은 아니다.

- all과 인칭대명사 : all of + 인칭대명사 = 인칭대명사 + all(동격대명사)

  예 All of us have to go. 우리들 전원은 가야 한다.

    = We all have to go.

  ㉡ each의 용법 : '각자, 각각'을 의미하는 each는 부정어를 수반하는 동사와 함께 쓰이지 않으며 'each of (the) + 복수명사 + 단수동사 = 복수명사 + each(동격대명사) + 복수동사 = each(형용사) + 단수명사 + 단수동사'의 형태로 단수 취급한다.

    예 Each of the boys has his duty. 그 소년들은 각자 그의 의무를 가지고 있다.

      = The boys each have their duty.

      = Each boy has his duty.

② both와 either의 용법

  ㉠ both의 용법 : '둘(두 사람 또는 두 개의 사물) 모두'를 의미하는 both는 'both of the + 복수명사 + 복수동사 = 복수명사 + both(동격대명사)'의 형태로 복수로 취급한다.

    예 Both of the questions were difficult. 질문은 둘 다 어려웠다.

  ㉡ either의 용법 : '둘(두 사람 또는 두 개의 사물) 중 어느 한쪽'을 의미하는 either는 원칙적으로 단수 취급하지만 'either of (the) + 복수명사 + 단수동사(원칙) / 복수동사(구어)'의 형태로 쓰이기도 한다.

    예 Either of them is(are) good enough. 그 둘 중 어느 쪽도 좋다.

③ none과 neither의 용법

  ㉠ none의 용법 : no one(아무도 ~않다)을 의미하며 셋 이상의 부정에 사용한다.

    • 'none of the + 복수명사 + 단수동사 / 복수동사'의 형태로 단·복수를 함께 사용한다.

      예 None of them goes out. 그들 모두가 외출하지 않는다.

        None of them go out. 그들 중 아무도 외출하지 않는다.

    • 'none of the + 물질·추상명사 + 단수동사'의 형태로 단수로만 취급하기도 한다. neither은 모두 단수 취급을 한다.

      예 None of the money is hers. 그 돈은 한 푼도 그녀의 것이 아니다.

  ㉡ neither의 용법 : both의 부정에 사용되며 '둘 중 어느 쪽도 ~않다[= not ~ either of (the) + 복수명사]'를 의미하는 neither는 원칙적으로 단수 취급하지만, 'neither of (the) + 복수명사 + 단수동사(원칙) / 복수동사(구어) = neither + 단수명사 + 단수동사'의 형태로 쓰이기도 한다.

    예 Neither of his parents is(are) alive. 그의 부모님들 중 한 분도 살아계시지 않다.

④ some과 any의 용법 … '약간'을 의미하는 some과 any는 불특정한 수 또는 양을 나타내는 대명사로 'some /any of the + 단수명사 + 단수동사, some /any of the + 복수명사 + 복수동사'의 형태로 쓰인다.

  ㉠ some의 용법 : 긍정문, 평서문의 대명사로 쓰인다.

    예 Some of the fruit is rotten. 그 과일 중 몇 개는 썩었다.

  ㉡ any의 용법 : 부정문, 의문문, 조건문의 대명사로 쓰인다.

    예 Any of the rumors are not true. 그 소문들 중 몇몇은 사실이 아니었다.

⑤ some-, any-, every-, no-와 결합된 대명사 -body, -one, -thing은 단수로 취급한다(no-와 -one은 no one의 형태로 결합).

　　예 Someone has left his bag. 누군가 가방을 두고 갔다.

⑥ another와 other의 용법

　　㉠ another의 용법 : 불특정한 '(또 하나의) 다른 사람·것'을 의미하며, 단수로만 쓰인다.

　　　• 하나 더(= one more)

　　　　예 He finished the beer and ordered another(= one more beer).

　　　　　그는 맥주를 다 마시고 하나 더 주문했다.

　　　• 다른(= different)

　　　　예 I don't like this tie. Show me another(= different tie).

　　　　　나는 이 넥타이가 마음에 안들어요. 다른 것을 보여주세요.

　　㉡ other의 용법

　　　•'(나머지) 다른 사람·것'을 의미하며, 정관사 the와 함께 쓰이면 특정한 것을 나타내고, the 없이 무관사로 쓰이면 불특정한 것을 나타낸다.

　　　• 복수형은 others이다.

> **TIP** another와 other의 주요 용법
>
> ㉠ A is one thing, B is another : A와 B는 별개이다(다르다).
> To say is one thing, to do is another. 말하는 것과 행하는 것은 별개이다.
>
> ㉡ some + 복수명사, others ~ : (불특정 다수 중) 일부는 ~, 또 일부는 ~
> Some people like winter, others like summer.
> 어떤 사람들은 겨울을 좋아하고 또 어떤 사람들은 여름을 좋아한다.
>
> ㉢ some + 복수명사, the others ~ : (특정 다수 중) 일부는 ~, 나머지는 ~
> Some of the flowers are red, but the others are yellow.
> 몇몇 꽃들은 빨갛지만 나머지들은 노랗다.
>
> ㉣ one, the others ~ : (특정 다수 중) 하나는 ~, 나머지는 ~
> I keep three dogs ; one is black and the others are white.
> 나는 개를 세 마리 키운다. 하나는 까맣고 나머지들은 하얗다.
>
> ㉤ one, the other ~ : (둘 중) 하나는 ~, 나머지 하나는 ~
> There are two flowers in the vase ; one is rose, the other is tulip.
> 꽃병에 두 송이의 꽃이 있다. 하나는 장미이고 하나는 튤립이다.
>
> ㉥ one, another, the other ~ : (셋을 열거할 때) 하나는 ~, 또 하나는 ~, 나머지 하나는 ~
> One is eight years, another is ten, the other is twelve.
> 하나는 여덟 살이고, 또 하나는 열 살이고, 나머지 하나는 열두 살이다.
>
> ㉦ one, another, a third ~ : (셋 이상을 열거할 때) 하나는 ~, 또 하나는 ~, 세 번째는 ~
> One man was killed, another was wounded, and a third was safe.
> 하나는 죽고 또 하나는 다치고 세 번째 사람은 무사하였다.

⑦ one의 용법

    ㉠ 수의 개념을 지니는 부정대명사 one의 복수형은 some이다.

        예 There are some apples. You may take one. 사과가 몇 개 있다. 네가 하나를 가져가도 된다.

    ㉡ 형용사의 수식을 받는 단수보통명사를 대신해 쓰이며, 이때 복수형은 ones이다.

        예 His novel is a successful one(one = novel). 그의 소설은 성공적이다.

    ㉢ a + 단수보통명사 = one, the + 단수보통명사 = it

        예 I bought a camera, but I lost it(it = the camera). 나는 카메라를 샀는데, 그것을 잃어버렸다.

(6) 재귀대명사

① **강조용법** … 주어 · 목적어 · 보어의 뒤에 와서 동격으로 그 뜻을 강조하는 경우 생략해도 문장이 성립한다.

  예 You must do it yourself. 너는 네 스스로 그것을 해야 한다.

② **재귀용법** … 문장의 주어와 동일인물이 타동사의 목적어로 쓰이는 경우로 자동사의 의미로 해석될 때가 많다.

  예 enjoy oneself 즐기다, avail oneself of ~을 이용하다, pride oneself on ~을 자랑스럽게 여기다(= take pride in), repeat oneself 되풀이하다

③ **전치사 + 재귀대명사**(관용적 표현) … 재귀대명사가 전치사의 목적어로 쓰이는 경우에 해당한다.

  예 for oneself 자기 힘으로, 남의 도움 없이(= without other's help), by oneself 혼자서, 홀로(= alone), beside oneself 제 정신이 아닌(= insane)

(7) 의문대명사

① **의문대명사의 용법**

    ㉠ who : 사람의 이름, 혈연관계 등을 물을 때 사용한다.

        예 A : Who is he? 그는 누구니?

            B : He is Jinho, my brother. 그는 내 동생 진호야.

    ㉡ what : 사람의 직업, 신분 및 사물을 물을 때 사용한다.

        예 A : What is he? 그는 뭐하는 사람이니?

            B : He is an English teacher. 그는 영어 선생님이야.

    ㉢ which : 사람이나 사물에 대한 선택을 요구할 때 사용한다.

        예 Which do you like better, this or that? 이것과 저것 중 어떤 것이 더 좋으니?

② **의문사가 문두로 나가는 경우** … 간접의문문에서 주절의 동사가 think, suppose, imagine, believe, guess 등일 때 의문사가 문두로 나간다(yes나 no로 대답이 불가능).

  예 A : Do you know what we should do? 우리가 무엇을 해야 할지 알겠니?

      B : Yes, I do. I think we should tell him the truth. 응. 내 생각에는 그에게 사실을 말해줘야 해.

      A : What you guess we should do? 우리가 무엇을 해야 할 것 같니?

      B : I guess we'd better tell him the truth. 내 생각에는 그에게 사실을 말해 주는 것이 낫겠어.

10 형용사와 부사

❶ 형용사

(1) 형용사의 용법과 위치

① 형용사의 용법

⊙ 한정적 용법

- 명사의 앞·뒤에서 직접 명사를 수식한다.

  예 I saw a beautiful girl. 나는 아름다운 소녀를 보았다.

- 한정적 용법으로만 쓰이는 형용사: wooden, only, former, latter, live, elder, main 등

  예 This is a wooden box. 이것은 나무(로 만들어진) 상자이다.

⊙ 서술적 용법

- 2형식 문장에서 주격보어나 5형식 문장에서 목적격보어로 쓰여 명사를 간접적으로 수식한다.

  예 The girl is beautiful. 그 소녀는 아름답다.

  I think him handsome. 나는 그가 잘생겼다고 생각한다.

- 서술적 용법으로만 쓰이는 형용사: absent, alive, alike, alone, awake, asleep, aware, afraid 등

  예 I am afraid of snakes. 나는 뱀을 무서워한다.

> **TIP** 한정적·서술적 용법에 따라 뜻이 달라지는 형용사
> present(현재의 / 참석한), late(故 / 늦은), ill(나쁜 / 아픈), able(유능한 / 할 수 있는), certain(어떤 / 확실한), right(오른쪽의 / 옳은)
> the late Dr. Brown 故 브라운 박사
> She was late. 그녀는 늦었다.

② 형용사의 위치

⊙ 형용사가 한정적 용법으로 쓰일 때 보통 형용사가 명사의 앞에서 수식(전치수식)한다.

⊙ 형용사는 원칙적으로 명사의 앞에서 전치수식하지만, 다음의 경우 형용사가 명사의 뒤에 위치한다(후치수식).

- 여러 개의 형용사가 겹칠 때

  예 She is a lady kind, beautiful, and rich. 그녀는 친절하고 아름답고 부유한 아가씨이다.

- 다른 수식어구를 동반하여 길어질 때

  예 This is a loss too heavy for me to bear. 이것은 내가 견디기에는 너무 큰 손실이다.

- -thing, -body, -one 등으로 끝나는 부정대명사를 수식할 때

  예 Is there anything strange about him? 그에게 뭔가 이상한 점이 있나요?

- -ble, -able 등으로 끝나는 형용사가 최상급이나 all, every 등이 붙은 명사를 수식할 때

  예 Please send me all tickets available. 구할 수 있는 모든 표를 보내주세요.

ⓒ all, both, double, such, half 등의 형용사는 맨 먼저 나온다.
ⓔ 그 밖의 형용사의 어순

관사 등	서수	기수	성질	대소	상태, 색깔	신구, 재료	소속	명사
those	first	three	brave			young	American	soldiers
her		two	nice	little	black		Swiss	watches
고정적			강조, 관용, 결합성의 관계에 따라 다소 유동적					

③ 주의해야 할 형용사 every … all과 each와의 구별이 중요하다.
   ⓐ every는 '모든'을 뜻하면서 셋 이상의 전체를 포괄하는 점에서 all과 같으나 둘 이상의 개개의 것을 가리키는 each와 다르다.
   ⓑ every는 'every + 단수명사 + 단수동사'의 형태로 단수명사를 수식하는 점에서 each와 같으나(each + 단수명사 + 단수동사), 복수명사를 수식하는 all과 다르다(all + 복수명사 + 복수동사).
   ⓒ every는 형용사로만 쓰이나 all과 each는 형용사 외에 대명사로도 쓰인다.
   ⓓ 매(每) ~마다 : every + 기수 + 복수명사 = every + 서수 + 단수명사
   예 The Olympic Games are held every four years(every fourth year).
      올림픽 경기는 4년마다 개최된다.

(2) 수량형용사와 수사

① 수량형용사
   ⓐ many와 much : many는 수를, much는 양·정도를 나타낸다.
   • many : many는 가산명사와 결합하며, 'many a / an + 단수명사 + 단수동사 = many + 복수명사 + 복수동사'의 형태로 쓰인다.
      예 Many boys are present at the party. 많은 소년들이 그 파티에 참석했다.
         = Many a boy is present at the party.
   • much : 'much + 불가산명사 + 단수동사'의 형태로 쓰인다.
      예 Much snow has fallen this winter. 많은 눈이 이번 겨울에 내렸다.
   ⓑ few와 little : few는 수를, little은 양이나 정도를 나타내며 a few (= several), a little(= some)은 '약간 있는', few(= not many), little(= not much)은 '거의 없는'의 뜻이다.
   • (a) few + 복수(가산)명사 + 복수동사
      예 She has a few friends. 그녀는 친구가 약간 있다.
         She has few friends. 그녀는 친구가 거의 없다.
   • (a) little + 불가산명사 + 단수동사
      예 I have a little time to study. 나는 공부할 시간이 약간 있다.
         I have little time to study. 나는 공부할 시간이 거의 없다.

ⓒ 막연한 수량형용사 : dozens of(수십의), hundreds of(수백의), thousands of(수천의), millions of(수백만의), billions of(수십억의) 등은 막연한 불특정다수의 수를 나타낸다(dozen, hundred, thousand, million, billion 등 수량을 나타내는 명사가 수사와 함께 다른 명사를 직접적으로 수식하는 형용사의 역할을 할 때는 단수형태를 유지해야 하며 복수형태를 취할 수 없음).

　　　예 dozens of pear 수십 개의 배

② 수사

　ⓐ 수사와 명사의 결합

　　• '수사 + 명사'의 표현방법 : 무관사 + 명사 + 기수 = the + 서수 + 명사

　　• 수사 + 명사(A) + 명사(B) : '수사 + 명사(A)'가 명사(B)를 수식하는 형용사의 역할을 할 경우에는 일반적으로 수사와 명사(A) 사이에 Hypen(-)을 넣으며 명사(A)는 단수로 나타낸다.

　　• 기수로 표시된 수량을 나타내는 복수형 단위명사가 한 단위를 나타내면 단수로 취급한다.

　ⓑ 수사 읽기

　　• 세기 : 서수로 읽는다.

　　　예 This armor is 15th century. 이 갑옷은 15세기의 것이다.

　　　　　→15th century : the fifteenth (century)

　　• 연도 : 두 자리씩 나누어 읽는다.

　　　예 Between 1898 and 1906, Peary tried five times to reach the North Pole.
　　　　1898 ~ 1906년 사이에 Peary는 북극(점)에 도달하기 위해서 다섯 번 시도하였다.

　　　　　→1898 : eighteen ninety-eight, →1906 : nineteen O-six

　　• 전화번호 : 한 자리씩 끊어 읽으며, 국번 다음에 comma(,)를 넣는다.

　　　예 123 - 0456 : one two three, O four five six

　　• 분수 : 분자는 기수로, 분모는 서수로 읽으며 분자가 복수일 때는 분모에 -s를 붙인다.

　　　예 1 / 3 : a third, 2 / 5 : two fifths

　　　📢TIP 주의해야 할 수사 읽기

　　　　　ⓐ 제2차 세계대전 : World War Two, the Second World War

　　　　　ⓑ 엘리자베스 2세 : Elizabeth the Second

　　　　　ⓒ 7쪽 : page seven, the seventh page

　　　　　ⓓ -5℃ : five degrees below zero Centigrade

　　　　　ⓔ 18℃ : eighteen degrees Centigrade

　　　　　ⓕ 제3장 : chapter three, the third chapter

(3) 주의해야 할 형용사

① 명사 + -ly = 형용사 ⋯ neighborly(친절한), worldly(세속적인), shapely(몸매 좋은) 등

② 형용사 + -ly = 형용사 ⋯ kindly(상냥한, 친절한) 등

③ 현재분사 · 과거분사 → 형용사

   ⊙ 감정을 나타내는 타동사의 현재분사(-ing)가 형용사의 역할을 하는 경우 사물·동물과 함께 쓰이며, 그 과거분사(-ed)가 형용사의 역할을 하는 경우 사람과 함께 쓰인다.

   ⓛ boring / bored, depressing /depressed, embarrassing / embarrassed, frightening / frightened, exciting / excited, satisfying / satisfied 등

④ 주어를 제한하는 형용사

   ⊙ 사람을 주어로 할 수 없는 형용사 : convenient, difficult, easy, possible, probable, improbable, necessary, tough, painful, dangerous, useful, delightful, natural, hard, regrettable, useless 등

     예 It is necessary for you to help me. 너는 나를 도울 필요가 있다.

   ⓛ 사람만을 주어로 하는 형용사 : happy, anxious, afraid, proud, surprised, willing, thankful, excited, sorry, angry, sure, pleased 등의 형용사는 무생물이 주어가 될 수 없다.

     예 I was afraid that he would attack me. 그가 나를 공격할 것이 두려웠다.

       TIP 사람이 주어가 될 수 있는 경우

          주어가 to부정사의 의미상의 목적어일 경우에는 사람이 주어가 될 수 있다.

          It is hard to please him. 그를 만족시키기는 어렵다.

          = He is hard to please(주어 He는 to please의 의미상 목적어임).

⑤ be worth −ing = be worthy of −ing = be worthy to be p.p. = be worthwhile to do(doing) ~할 가치가 있다.

     예 These books are worth reading carefully. 이 책들은 신중하게 읽을 가치가 있다.

     = These books are worthy of careful reading.

     = These books are worthy to be read carefully.

     = These books are worthwhile to read(reading) carefully.

❷ 부사

(1) 부사의 용법과 위치

① 동사를 수식할 때 … '동사 + (목적어) + 부사'의 어순을 취한다.

     예 He speaks English well. 그는 영어를 잘한다.

       TIP '타동사 + 부사'의 2어동사에서 목적어의 위치

          ⊙ 목적어가 명사일 때 : 부사의 앞·뒤 어디에나 올 수 있다.

          Put the light out. 불을 꺼라.

          = Put out the light.

          ⓛ 목적어가 대명사일 때 : 반드시 동사와 부사의 사이에 와야 한다.

          Give it up(○). 그것을 포기해라.

          → Give up it(×).

② 형용사나 다른 부사(구, 절)를 수식할 때 … 수식하는 단어의 앞에 놓인다.

　　📖 I am very tired(형용사 수식). 나는 무척 피곤하다.

　　　She works very hard(부사 수식). 그녀는 매우 열심히 일한다.

　　　I did it simply because I felt it to be my duty(부사절 수식).
　　　나는 단지 그것이 내 의무였기 때문에 했다.

③ 명사나 대명사를 수식할 때 … 'even(only) + (대)명사'의 형태를 취한다.

　　📖 Even a child can do it(명사 수식). 심지어 어린이조차도 그것을 할 수 있다.

　　　Only he can solve the problem(대명사 수식). 오직 그만이 문제를 해결할 수 있다.

④ 문장 전체를 수식할 때 … 주로 문장의 처음에 놓인다.

　　📖 Happily he did not die. 다행히도 그는 죽지 않았다.

　　　He did not die happily(동사 die 수식). 그는 행복하게 죽지 않았다.

⑤ 주의해야 할 부사의 위치

　　㉠ 부사의 어순 : 부사가 여러 개일 때는 장소(방향→위치)→방법(양태)→시간의 순이고, 시간·장소의 부사는 작은 단위→큰 단위의 순이다.

　　　　📖 He will come here at six tomorrow. 그는 내일 6시에 여기 올 것이다.

　　㉡ 빈도부사의 위치 : always, usually, sometimes, often, seldom, rarely, never, hardly 등 'How often ~?'에 대한 대답이 되는 부사를 말한다. be동사 뒤, 조동사 뒤, 일반동사 앞, used to do와 함께 쓰이면 used의 앞·뒤에 위치한다.

　　㉢ 시간을 나타내는 부사 : yesterday, today, tomorrow 등은 항상 문두(강조) 또는 문미(일반)에 위치한다.

　　㉣ enough의 위치 : 부사로 쓰일 때는 수식하는 단어의 뒤에 놓이며, 형용사로 쓰여 명사를 수식할 때는 주로 명사의 앞에 온다.

(2) 주의해야 할 부사의 용법

① too와 either … '또한, 역시'의 뜻이다.

　　㉠ too : 긍정문에서 쓰인다(too가 '너무나'의 의미로 형용사·부사를 수식할 때에는 형용사·부사 앞에서 수식함).

　　　　📖 I like eggs, too. 나도 역시 달걀을 좋아한다.

　　㉡ either : 부정문에서 쓰인다.

　　　　📖 I don't like eggs, either. 나도 역시 달걀을 좋아하지 않는다.

② very와 much

　　㉠ very : 형용사·부사의 원급과 현재분사를 수식한다.

　　　　📖 He asked me a very puzzling question. 그는 나에게 매우 난처한 질문을 하였다.

　　㉡ much : 형용사·부사의 비교급·최상급과 과거분사를 수식한다.

　　　　📖 He is much taller than I. 그는 나보다 키가 훨씬 더 크다.

③ ago, before, since

   ⊙ ago : (지금부터) ~전에, 현재가 기준, 과거형에 쓰인다.

     예 I saw her a few days ago. 나는 몇 년 전에 그녀를 보았다.

   ⓛ before : (그때부터) ~전에, 과거가 기준, 과거 · 현재완료 · 과거완료형에 쓰인다.

     예 I have seen her before. 나는 이전부터 그녀를 봐왔다.

   ⓒ since : 과거를 기준으로 하여 현재까지를 나타내고, 주로 현재완료형에 쓰인다.

     예 I have not seen him since. 나는 (그때) 이후로 그를 만나지 못했다.

④ already, yet, still

   ⊙ already : 긍정문에서 '이미, 벌써'의 뜻으로 동작의 완료를 나타낸다.

     예 I have already read the book. 나는 그 책을 벌써 읽었다.

   ⓛ yet : 부정문에서 부정어의 뒤에서 '아직 ~않다', 의문문에서 '벌써', 긍정문에서 '여전히, 아직도'의 뜻으로 쓰인다.

     예 I haven't yet read the book. 나는 아직 그 책을 읽지 않았다.

       Have you read the book yet? 당신은 벌써 그 책을 읽었습니까?

   ⓒ still : '여전히, 아직도'의 뜻으로 쓰이며, 그 위치에 따라 '가만히'의 뜻으로 쓰이기도 한다.

     예 I still read the book. 나는 여전히 그 책을 읽는다.

       I stood still. 나는 가만히 서 있었다.

⑤ 부정을 나타내는 부사

   ⊙ 준부정의 부사 never, hardly, scarcely, rarely, seldom 등은 다른 부정어와 함께 사용할 수 없다.

     예 I can hardly believe it. 나는 그것을 거의 믿을 수가 없다.

   ⓛ 강조하기 위해 준부정의 부사를 문두에 위치시키며 '주어 + 동사'의 어순이 도치되어 '(조)동사 + 주어 + (일반동사의 원형)'의 어순이 된다.

     예 Hardly can I believe it. 나는 거의 그것을 믿을 수 없다.

11 비교

❶ 원급에 의한 비교

(1) 동등비교와 열등비교

① 동등비교 … as A as B는 'B만큼 A한'의 뜻이다.

> 예 I am as tall as she (is tall). 나는 그녀만큼 키가 크다.
> →I am as tall as her(×).
>
> > 📢 TIP **직유의 표현** … B처럼 매우 A한
> >
> > I am as busy as a bee. 나는 꿀벌처럼 매우 바쁘다.

② 열등비교 … not so(as) A as B는 'B만큼 A하지 못한'의 뜻이다.

> 예 He is not so tall as I. 그는 나만큼 키가 크지 않다.
> = I am taller than he.

(2) 배수사 + as A as B

'B의 몇 배만큼 A한'의 뜻으로 쓰인다.

예 The area of China is forty times as large as that of Korea. 중국의 면적은 한국 면적의 40배이다.
= The area of China is forty times larger than that of Korea.

(3) as A as possible

'가능한 한 A하게'의 뜻으로 쓰이며, as A as + S + can의 구문과 바꿔쓸 수 있다.

예 Go home as quickly as possible. 가능한 한 빨리 집에 가거라.
= Go home as quickly as you can.

(4) as A as (A) can be

'더할 나위 없이 ~한, 매우 ~한'의 뜻으로 쓰인다.

예 He is as poor as (poor) can be. 그는 더할 나위 없이 가난하다.

(5) 최상급의 뜻을 가지는 원급비교

① as A as any + 명사 … 어떤 ~에도 못지않게 A한

> 예 She is as wise as any girl in her class. 그녀는 자기 반의 어느 소녀 못지않게 현명하다.

② as A as ever + 동사 … 누구 못지않게 A한, 전례 없이 A한

   예 He was as honest a merchant as ever engaged in business.

     그는 지금까지 사업에 종사했던 어느 상인 못지않게 정직한 상인이었다.

③ 부정주어 + so A as B … B만큼 A한 것은 없다.

   예 Nothing is so precious as time. 시간만큼 귀중한 것은 없다.

> 📢 **TIP** 원급을 이용한 관용표현
> ㉠ not so much as A as B = rather B than A = more B than A : A라기보다는 B이다.
>   He is not so much as a novelist as a poet. 그는 소설가라기보다는 시인이다.
>   = He is rather a poet than a novelist.
>   = He is more a poet than a novelist.
> ㉡ A as well as B = not only B but (also) A : B뿐만 아니라 A도
>   He is handsome as well as tall. 그는 키가 클 뿐만 아니라 잘생기기도 했다.
>   = He is not only tall but (also) handsome.
> ㉢ may as well A as B : B하기보다는 A하는 편이 낫다.
>   You may as well go at once as stay. 너는 머물기보다는 지금 당장 가는 편이 낫다.
> ㉣ as good as = almost : ~와 같은, ~나 마찬가지인
>   The wounded man was as good as dead. 그 부상자는 거의 죽은 것이나 마찬가지였다.
>   = The wounded man was almost dead.
> ㉤ A is as B as C : A는 C하기도 한 만큼 B하기도 하다.
>   Gold is as expensive as useful. 금은 유용하기도 한 만큼 비싸기도 하다.

② 비교급에 의한 비교

(1) 우등비교와 열등비교

① 우등비교 … '비교급 + than ~'은 '~보다 더 …한'의 뜻이다.

   예 I am younger than he. 나는 그보다 어리다.

> 📢 **TIP** 동일인물 · 사물의 성질 · 상태 비교
> -er을 쓰지 않고, 'more + 원급 + than'을 쓴다. 여기서 more는 rather의 뜻이다.
> He is more clever than wise.
> 그는 현명하다기보다는 영리하다.

② 열등비교 … 'less + 원급 + than ~'은 '~만큼 …하지 못한'의 뜻이다[= not so(as) + 형용사 + as].

   예 I am less clever than she. 나는 그녀만큼 똑똑하지 못하다.

     = I am not so clever as she.

③ 차이의 비교 … '비교급 + than + by + 숫자'의 형태로 차이를 비교한다.

   예 She is younger than I by three years. 그녀는 나보다 세 살 더 어리다.

     = She is three years younger than I.

     = I am three years older than she.

     = I am three years senior to her.

(2) 비교급의 강조

비교급 앞에 much, far, even, still, a lot 등을 써서 '훨씬'의 뜻을 나타낸다.
예 She is much smarter than he. 그녀는 그보다 훨씬 더 총명하다.

(3) the + 비교급

비교급 표현임에도 불구하고 다음의 경우에는 비교급 앞에 the를 붙인다.

① 비교급 다음에 of the two, for, because 등이 오면 앞에 the를 붙인다.
예 He is the taller of the two. 그가 두 명 중에 더 크다.
   I like him all the better for his faults.
   나는 그가 결점이 있기 때문에 그를 더욱 더 좋아한다.
   He studied the harder, because his teacher praised him.
   선생님이 그를 칭찬했기 때문에 그는 더욱 열심히 공부했다.

② 절대비교급 … 비교의 특정상대가 없을 때 비교급 앞에 the를 붙인다.
예 the younger generation 젊은 세대

③ The + 비교급 ~, the + 비교급~ … '~하면 할수록 그만큼 더 ~하다'의 관용적인 의미로 쓰인다.
예 The more I know her, the more I like her. 그녀를 알면 알수록 그녀가 더 좋아진다.

(4) 최상급의 뜻을 가지는 비교급 표현

'부정주어 + 비교급 + than ~'을 사용하여 '~보다 …한 것은 없다'를 나타낸다. '긍정주어 + 비교급 + than any other + 단수명사[all other + 복수명사, anyone(anything) else]'의 구문으로 바꿔 쓸 수 있다.
예 No one is taller than Tom in his class. 그의 반에서 Tom보다 키가 큰 사람은 아무도 없다.
   = Tom is taller than any other student in his class.
   = Tom is taller than all other students in his class.
   = Tom is taller than anyone else in his class.
   = Tom is the tallest student in his class.

(5) 비교급을 이용한 관용표현

① much more와 much less
   ㉠ much(still) more : ~은 말할 것도 없이(긍정적인 의미)
      예 He is good at French, much more English. 그는 영어는 말할 필요도 없고 불어도 잘한다.

ⓛ much(still) less : ~은 말할 것도 없이(부정적인 의미)

　　예 He cannot speak English, still less French. 그는 영어는 말할 필요도 없고, 불어도 못한다.

② no more than과 not more than

　ⓖ no more than : 겨우, 단지(= only)

　　예 I have no more than five dollars. 나는 겨우 5달러밖에 없다.

　ⓛ not more than : 기껏해야(= at most)

　　예 I have not more than five dollars. 나는 기껏해야 5달러 가지고 있다.

③ no less than과 not less than

　ⓖ no less than : ~만큼이나[= as many(much) as]

　　예 He has no less than a thousand dollars. 그는 1,000달러씩이나 가지고 있다.

　ⓛ not less than : 적어도(= at least)

　　예 He has not less than a thousand dollars. 그는 적어도 1,000달러는 가지고 있다.

④ no less ~ than과 not less ~ than

　ⓖ no less A than B : B만큼 A한[= as (much) A as B]

　　예 She is no less beautiful than her sister. 그녀는 언니만큼 예쁘다.

　　　= She is as beautiful as her sister.

　ⓛ not less A than B : B 못지않게 A한

　　예 She is not less beautiful than her sister. 그녀는 언니 못지않게 예쁘다.

　　　= She is perhaps more beautiful than her sister.

⑤ A is no more B than C is D … A가 B가 아닌 것은 마치 C가 D가 아닌 것과 같다[= A is not B any more than C is D, A is not B just as C is D(B = D일 때 보통 D는 생략)].

　예 A bat is no more a bird than a rat is (a bird). 박쥐가 새가 아닌 것은 쥐가 새가 아닌 것과 같다.

　　= A bat is not a bird any more than a rat is (a bird).

　　= A bat is not a bird just as a rat is (a bird).

TIP 기타 비교급을 이용한 중요 관용표현

　　ⓖ not more A than B : B 이상은 A 아니다.

　　ⓛ no better than ~ : ~나 다를 바 없는(= as good as)

　　ⓒ no less 명사 than ~ : 다름아닌, 바로(= none other than ~)

　　ⓔ little more than ~ : ~내외, ~정도

　　ⓜ little better than ~ : ~나 마찬가지의, ~나 다름없는

　　ⓗ nothing more than ~ : ~에 지나지 않는, ~나 다름없는

　　ⓢ none the less : 그럼에도 불구하고

❸ 최상급에 의한 비교

(1) 최상급의 형식

최상급은 셋 이상의 것 중에서 '가장 ~한'의 뜻을 나타내며 형용사의 최상급 앞에는 반드시 the를 붙인다.

例 Health is the most precious (thing) of all. 건강은 모든 것 중에서 가장 귀중한 것이다.

> 📢TIP **최상급을 이용한 관용표현**
> ㉠ at one's best : 전성기에
> ㉡ at (the) most : 많아야
> ㉢ at last : 드디어, 마침내
> ㉣ at least : 적어도
> ㉤ at best : 기껏, 아무리 잘 보아도
> ㉥ at (the) latest : 늦어도
> ㉦ for the most part : 대부분
> ㉧ had best ~ : ~하는 것이 가장 낫다(had better ~ : ~하는 것이 더 낫다).
> ㉨ try one's hardest : 열심히 해보다
> ㉩ make the best(most) of : ~을 가장 잘 이용하다.
> ㉪ do one's best : 최선을 다하다.
> ㉫ not in the least : 조금도 ~않다.

(2) 최상급의 강조

최상급 앞에 much, far, by far, far and away, out and away, the very 등을 써서 '단연'의 뜻을 나타낸다.

例 He is the very best student in his class. 그는 그의 학급에서 단연 최우수학생이다.

(3) 최상급 앞에 the를 쓰지 않는 경우

① 동일인, 동일물 자체를 비교할 때

例 The river is deepest at this point. 그 강은 이 지점이 가장 깊다.

② 부사의 최상급일 때

例 Which season do you like best? 어느 계절을 가장 좋아하세요?

③ 절대최상급 표현일 때 … 비교대상을 명확히 나타내지 않고 그 정도가 막연히 아주 높다는 것을 표현할 때 'a most + 원급 + 단수명사', 'most + 원급 + 복수명사'의 절대최상급 구문을 이용한다(이때 most는 very의 의미).

例 He is a most wonderful gentleman. 그는 매우 멋진 신사분이다.
= He is a very wonderful gentleman.

④ most가 '매우(= very)'의 뜻일 때

例 You are most kind to me. 너는 나에게 매우 친절하다.

⑤ 명사나 대명사의 소유격과 함께 쓰일 때

　예 It is my greatest pleasure to sing. 노래하는 것은 나의 가장 큰 기쁨이다.

(4) 최상급을 이용한 양보의 표현

'아무리 ~라도'의 뜻으로, 이 때 최상급 앞에 even을 써서 강조할 수 있다.

예 (Even) The wisest man cannot know everything. 아무리 현명한 사람이라도 모든 것을 다 알 수는 없다.

　= However wise a man may be, he cannot know everything.

(5) The last + 명사

'결코 ~하지 않을'의 뜻으로 쓰인다.

예 He is the last man to tell a lie. 그는 결코 거짓말을 하지 않을 사람이다.

　= He is the most unlikely man to tell a lie.

12　접속사와 전치사

❶ 접속사

(1) 등위접속사

① 등위접속사 … 단어 · 구 · 절을 어느 한쪽에 종속되지 않고 대등하게 연결해 주는 접속사이다.

　㉠ and : '~와, 그리고, (명령문, 명사구 다음) 그러면'의 뜻으로 쓰인다.

　　예 Another step, and you are a dead man! 한 발만 더 내디디면 당신은 죽은 목숨이다!

　㉡ or : '또는(선택), 즉, 말하자면, (명령문, 명사구 다음) 그렇지 않으면'의 뜻으로 쓰인다.

　　예 Will you have coffee or tea? 커피를 마시겠습니까? 아니면 차를 마시겠습니까?

　　　Hurry up, or you will miss the train. 서둘러라. 그렇지 않으면 기차를 놓칠 것이다.

　㉢ but

　　• '그러나(대조, 상반되는 내용의 연결)'의 뜻으로 쓰인다.

　　예 He tried hard, but failed. 그는 열심히 노력했지만, 실패하였다.

　　• not A but B : A가 아니라 B, A하지 않고 B하다.

　　예 I did not go, but stayed at home. 나는 가지 않고 집에 있었다.

　㉣ for : '~이니까, ~을 보니(앞의 내용에 대한 이유의 부연설명)'의 뜻으로 쓰인다.

　　예 We can't go, for it's raining hard. 비가 심하게 와서 갈 수 없겠다.

② 대등절의 평행구조

　　㉠ **평행구조** : 문장에서 등위접속사는 동일한 성분의 구나 절을 연결해야 하고, 이를 평행구조를 이룬다고 말한다.

　　㉡ **A and(but, or) B일 때** : A가 명사, 형용사, 부사, 부정사, 동명사, 절이면 B도 명사적 어구, 형용사적 어구, 부사적 어구, 부정사, 동명사, 절이어야 한다.

　　　　예 She is kind and beautiful(형용사끼리 연결). 그녀는 친절하고 아름답다.
　　　　He look on me questioningly and distrustfully(부사끼리 연결).
　　　　그가 나를 미심쩍고 의심스럽게 본다.

(2) 상관접속사

① **상관접속사** … 양쪽이 상관관계를 갖고 서로 짝을 이루게 연결시키는 접속사로 다음 A와 B는 같은 문법구조를 가진 동일성분이어야 한다.

　　㉠ **both A and B** : 'A와 B 둘 다'의 뜻으로 쓰인다.

　　　　예 Both brother and sister are dead. 오누이가 다 죽었다.

　　㉡ **not only A but also B(= B as well as A)** : 'A뿐만 아니라 B도'의 뜻으로 쓰인다.

　　　　예 Not only you but also he is in danger. 너뿐만 아니라 그도 위험하다.
　　　　= He as well as you is in danger.

　　㉢ **either A or B** : 'A 또는 B 둘 중에 하나'의 뜻으로 쓰인다.

　　　　예 He must be either mad or drunk. 그는 제 정신이 아니거나 취했음에 틀림없다.

　　㉣ **neither A nor B** : 'A 또는 B 둘 중에 어느 것도 (아니다)'의 뜻으로 쓰인다.

　　　　예 She had neither money nor food. 그녀는 돈도 먹을 것도 없었다.

② **주어와 동사의 일치**

　　㉠ **both A and B** : 복수 취급한다.

　　　　예 Both you and I are drunk(복수 취급). 너와 나 모두 취했다.

　　㉡ **not only A but also B(= B as well as A)** : B에 동사의 수를 일치시킨다.

　　　　예 Not only you but also I am drunk(후자에 일치). 너뿐만 아니라 나도 취했다.
　　　　= I as well as you am drunk(전자에 일치).

　　㉢ **either A or B** : B에 동사의 수를 일치시킨다.

　　　　예 Either you or I am drunk(후자에 일치). 너와 나 둘 중에 하나는 취했다.

　　㉣ **neither A nor B** : B에 동사의 수를 일치시킨다.

　　　　예 Neither you nor I am drunk(후자에 일치). 너도 나도 취하지 않았다.

(3) 종속접속사

① 명사절을 이끄는 종속접속사 … 명사절은 문장 속에서 주어, 보어, 목적어 및 명사와 동격으로 쓰인다.

    ㉠ that : '~하는 것'의 뜻으로 주어, 보어, 목적어, 동격으로 쓰인다.

        예 That he stole the watch is true(주어로 쓰임). 그가 시계를 훔쳤다는 것은 사실이다.

        The fact is that he stole the watch(보어로 쓰임). 사실은 그가 시계를 훔쳤다.

        I know that he stole the watch(목적어로 쓰임). 나는 그가 시계를 훔쳤다는 것을 알고 있다.

        There is no proof that he stole the watch(동격으로 쓰임).
        그가 시계를 훔쳤다는 증거는 없다.

> **TIP** 명사절을 이끄는 종속접속사 that의 생략
> ㉠ that절이 동사의 목적어 또는 형용사의 보어가 되는 경우 that은 생략해도 된다.
> ㉡ that절이 주어인 경우 또는 주격보어인 경우 that은 생략할 수 없다.
> ㉢ that절로 된 명사절이 둘 이상일 때 처음에 나오는 that절의 that은 생략할 수 있으나, 그 다음에 나오는 that절의 that은 생략할 수 없다.

    ㉡ whether와 if : '~인지(아닌지)'의 뜻으로 쓰인다. whether가 이끄는 명사절은 문장에서 주어, 보어, 목적어로 쓰일 수 있으나 if절은 타동사의 목적어로만 쓰인다.

        예 Whether he will come is still uncertain(주어 – if로 바꿔 쓸 수 없음).
        그가 올지는 여전히 불확실하다.

        The question is whether I should pay or not(보어 – if로 바꿔 쓸 수 없음).
        문제는 내가 돈을 지불하느냐 마느냐이다.

        I don't know whether(if) I can do it(타동사의 목적어 – if로 바꿔 쓸 수 있음).
        내가 그것을 할 수 있을지 모르겠다.

② 시간의 부사절을 이끄는 종속접속사

    ㉠ while : ~하는 동안

        예 Make hay while the sun shines. 해가 빛나는 동안 건초를 말려라.

    ㉡ before : ~전에

        예 I want to take a trip around the world before I die.
        나는 죽기 전에 세계일주여행을 하고 싶다.

    ㉢ after : ~후에

        예 I'll go to bed after I finish studying. 나는 공부를 마친 후에 자러갈 것이다.

    ㉣ when, as : ~할 때

        예 The event occurred when I was out on a trip.
        그 사건은 내가 여행으로 집에 없을 때 일어났다.

        He was trembling as he spoke. 그는 이야기할 때 떨고 있었다.

    ㉤ whenever : ~할 때마다

        예 Whenever she drinks, she weeps. 그녀는 술 마실 때마다 운다.

ⓗ since : '~한 이래'의 의미로 주로 '현재완료 + since + S + 동사의 과거형 ~[~한 이래 (현재까지) 계속
…하다]'의 형태로 쓰인다.

　예 He has been ill since he had the accident. 그는 그 사고를 당한 이래로 계속 아팠다.

ⓢ not ~ until … : '…할 때까지 ~하지 않다, …하고 나서야 비로소 ~하다'의 의미로 It is not until …
that ~ (= ~ only after …) 구문으로 바꿔쓸 수 있다.

　예 He did not come until it grew dark. 그는 어두워진 후에야 왔다.

　　= It was not until it grew dark that he came.

　　= Not until it grew dark did he come.

ⓞ as soon as + S + 동사의 과거형 ~, S + 동사의 과거형 ~ : '~하자마자 …했다'의 의미로 다음 구문과
바꿔쓸 수 있다.

　• The moment(Immediately) + S + 동사의 과거형 ~, S + 동사의 과거형

　• No sooner + had + S + p.p. + than + S + 동사의 과거형

　• Hardly(Scarcely) + had + S + p.p. + when(before) + S + 동사의 과거형

　　예 As soon as he saw me, he ran away. 그는 나를 보자마자 도망쳤다.

　　　= The moment(Immediately) he saw me, he ran away.

　　　= No sooner had he seen me than he ran away.

　　　= Hardly(Scarcely) had he seen me when(before) he ran away.

③ 원인·이유의 부사절을 이끄는 종속접속사

　㉠ since, as, now(seeing) that ~ : '~이므로'의 뜻으로 쓰이며, 간접적이거나 가벼운 이유를 나타낸다.

　　예 Since it was Sunday, she woke up late in the morning. 일요일이었기에 그녀는 아침 늦게 일어났다.
　　　As he often lies, I don't like him. 그가 종종 거짓말을 했기 때문에 나는 그를 좋아하지 않는다.
　　　Now (that) he is absent, you go there instead. 그가 부재중이므로 당신이 대신 거기에 간다.

　㉡ because : '~이기 때문에'의 뜻으로 쓰이며, 강한 인과관계를 표시한다.

　　예 Don't despise a man because he is poorly dressed. 초라하게 차려입었다고 사람을 무시하지 마라.

④ 목적·결과의 부사절을 이끄는 종속접속사

　㉠ 목적의 부사절을 이끄는 종속접속사

　　• 긍정의 목적 : (so) that : may(can, will) ~(= in order that)의 구문을 사용하며 '~하기 위해, ~하도록(긍정)'
의 뜻으로 쓰인다.

　　　예 I stood up so that I might see better. 나는 더 잘 보기 위해 일어났다.

　　　　= I stood up in order that I might see better.

　　　　= I stood up in order to see better.

　　• 부정의 목적 : lest … (should) ~(= for fear that … should ~ = so that … not ~)의 구문을 사용하며 '~하지
않기 위해, ~하지 않도록(부정)'의 뜻으로 쓰인다.

　　　예 He worked hard lest he should fail. 그는 실패하지 않도록 열심히 일했다.

　　　　= He worked hard so that he would not fail.

　　　　= He worked hard in case he should fail.

　　　　= He worked hard for fear that he should fail.

ⓛ 결과의 부사절을 이끄는 종속접속사
- so (that)은 '그래서'의 뜻으로 쓰이며, 이때 so 앞에 반드시 comma(,)가 있어야 한다.
- so(such) : that ~의 구문을 사용하며 '너무 …해서 (그 결과) ~하다'의 뜻으로 쓰인다.
  예 He is so kind a man that everyone likes him[so + 형용사 + (a / an) + 명사].
    그는 너무 친절해서 모든 사람들이 좋아한다.
    = He is such a kind man that everyone likes him[such + (a / an) + 형용사 + 명사].

⑤ 조건 · 양보 · 양태의 부사절을 이끄는 종속접속사
ㄱ 조건의 부사절을 이끄는 종속접속사
- if : '만약 ~라면'의 뜻으로 쓰이며 실현가능성이 있는 현실적 · 긍정적 조건절을 만든다.
  예 We can go if we have the money. 만약 우리가 돈을 가지고 있다면 우리는 갈 수 있다.
- unless : '만약 ~가 아니라면(= if ~ not)'의 뜻이며 부정적 조건절을 만든다.
  예 I shall be disappointed unless you come. 만약 당신이 오지 않는다면 나는 실망할 것이다.
- 조건을 나타내는 어구 : provided (that), providing, suppose, supposing (that) 등이 있다.
  예 I will come provided (that) I am well enough. 건강이 괜찮으면 오겠습니다.
ㄴ 양보의 부사절을 이끄는 종속접속사
- whether ~ or not : ~이든 아니든
  예 Whether it rains or not, I will go. 비가 내리든 내리지 않든 나는 갈 것이다.
- though, although, even if : 비록 ~라 할지라도
  예 Even if I am old, I can still fight. 내가 비록 늙었다 할지라도 나는 여전히 싸울 수 있다.
- 형용사 · 부사 · (관사 없는) 명사 + as + S + V ~(= as + S + V + 형용사 · 부사 · 명사) : 비록 ~라 할지라도, ~이지만
  예 Pretty as the roses are, they have many thorns. 장미꽃들은 예쁘지만, 그것들은 가시가 많다.
- 동사원형 + as + S + may, might, will, would(= as + S + may, might, will, would + 동사원형) : 비록 ~라 하더라도, ~이지만
  예 Laugh as we would, he maintained the story was true.
    우리가 웃었지만 그는 그 이야기가 사실이라고 주장하였다.
- no matter + 의문사(what, who, when, where, which, how) + S + V : 비록 (무엇이, 누가, 언제, 어디에서, 어느 것이, 어떻게) ~할지라도, 아무리 ~해도
  예 No matter what I say or how I say it, he always thinks I'm wrong.
    내가 아무리 무슨 말을 하거나 그것을 어떻게 말해도, 그는 항상 내가 틀렸다고 생각한다.
ㄷ 양태의 부사절을 이끄는 종속접속사 : (just) as를 사용하며 '~하는 대로, ~하듯이'의 뜻으로 쓰인다.
  예 Everything happened just as I had said. 모든 일이 내가 말해 왔던 대로 일어났다.

② 전치사

(1) 시간을 나타내는 전치사

① 특정한 때를 나타내는 전치사

    ㉠ at : (시각, 정오, 밤)에

        예 at ten, at noon, at night

    ㉡ on : (날짜, 요일)에

        예 on July 4, on Sunday

    ㉢ in : (월, 계절, 연도, 세기, 아침, 오후, 저녁)에

        예 in May, in winter, in 2001, in the 21th century, in the morning(afternoon, evening)

② 기간을 나타내는 전치사

    ㉠ 'for + 숫자'로 표시되는 기간 : ~동안에

        예 He was in hospital for six months. 그는 여섯 달 동안 병원에 있었다.

    ㉡ during + 특정기간 : ~동안에

        예 He was in hospital during the summer. 그는 여름 동안 병원에 있었다.

    ㉢ through + 특정기간 : (처음부터 끝까지) ~내내(기간의 전부)

        예 He worked all through the afternoon. 그는 오후 내내 일하였다.

③ 시간의 추이를 나타내는 전치사

    ㉠ in : ~안에(시간의 경과)

        예 I will be back in an hour. 나는 1시간 후에 돌아올 것이다.

    ㉡ within : ~이내에(시간의 범위)

        예 I will be back within an hour. 나는 1시간 이내에 돌아올 것이다.

    ㉢ after : ~후에(시간의 경과)

        예 I will be back after an hour. 나는 1시간 후에 돌아올 것이다.

④ '~까지는'의 뜻을 가지는 전치사

    ㉠ until : ~까지(동작 · 상태의 계속)

        예 I will wait until seven. 나는 7시까지 기다릴 것이다.

    ㉡ by : ~까지는(동작의 완료)

        예 I will come by seven. 나는 7시까지 돌아올 것이다.

    ㉢ since : ~이래(현재까지 계속)

        예 It has been raining since last night. 어젯밤 이래 계속 비가 내리고 있다.

⑤ 예외적으로 on을 사용하는 경우 ··· 특정한 날의 아침, 점심, 저녁, 밤 등이거나 수식어가 붙으면 on을 쓴다.

    예 on the evening of August 27th, on Friday morning, on a rainy(clear, gloomy) night

(2) 장소를 나타내는 전치사

① 상하를 나타내는 전치사

㉠ on과 beneath

- on : (표면에 접촉하여) ~위에

  예 There is a picture on the wall. 벽에 그림이 하나 있다.

- beneath : (표면에 접촉하여) ~아래에

  예 The earth is beneath my feet. 지구는 내 발 아래에 있다.

㉡ over와 under

- over : (표면에서 떨어져 바로) ~위에

  예 There is a bridge over the river. 강 위에 다리가 하나 있다.

- under : (표면에서 떨어져 바로) ~아래에

  예 There is a cat under the table. 탁자 아래에 고양이가 한 마리 있다.

㉢ above와 below

- abovc : (표면에서 멀리 떨어져) ~위에

  예 The sun has risen above the horizon. 태양이 수평선 위에 떴다.

- below : (표면에서 멀리 떨어져) ~아래에

  예 The moon has sunk below the horizon. 달이 수평선 아래로 졌다.

㉣ up과 down

- up : (방향성을 포함하여) ~위로

  예 I climbed up a ladder. 나는 사닥다리 위로 올라갔다.

- down : (방향성을 포함하여) ~아래로

  예 Tears were rolling down his cheeks. 눈물이 그의 볼 아래로 흘러내리고 있었다.

② 방향을 나타내는 전치사

㉠ to, for, toward(s)

- to : ~으로(도착지점으로)

  예 He went to the bank. 그는 은행에 갔다.

- for : ~을 향해(방향, 목표)

  예 He left for New York. 그는 뉴욕으로 떠났다.

- toward(s) : ~쪽으로(막연한 방향)

  예 He walked towards the church. 그는 교회쪽으로 걸었다.

㉡ in, into, out of

- in : ~안에[정지상태(= inside of)]

  예 There was no one in this building. 이 건물 안에는 아무도 없었다.

- into : (밖에서) ~안으로(운동방향)

  예 A car fell into the river. 자동차가 강물에 빠졌다.

· out of : (안에서) ~밖으로(운동방향)

   예 He ran out of the house. 그는 그 집에서 도망쳤다.

③ 앞뒤를 나타내는 전치사

   ㉠ before : ~앞에(위치)

      예 The family name comes before the first name in Korea. 한국에서는 성이 이름 앞에 온다.

   ㉡ in front of : ~의 앞에, 정면에(장소)

      예 There are a lot of sunflowers in front of the cafe. 그 카페 앞에는 해바라기가 많이 있다.

   ㉢ behind : ~뒤에(장소)

      예 The man hid behind the tree. 그 남자는 나무 뒤에 숨었다.

   ㉣ opposite : ~의 맞은편에(위치)

      예 She sat opposite me at the party. 모임에서 그녀는 내 맞은편에 앉았다.

   ㉤ after : ~을 뒤쫓아(운동상태), ~다음에(전후순서)

      예 Come after me. 나를 따라와.

        B comes after A in the alphabet. B는 알파벳에서 A 다음에 온다.

≣ 최근 기출문제 분석 ≣

2024. 3. 23. 국가직 9급

1 밑줄 친 부분 중 어법상 옳지 않은 것은?

①Despite the belief that the quality of older houses is superior to ②those of modern houses, the foundations of most pre-20th-century houses are dramatically shallow ③compared to today's, and have only stood the test of time due to the flexibility of ④their timber framework or the lime mortar between bricks and stones.

> **TIP** despite ~에도 불구하고 belief 믿음 quality 품질 superior to ~보나 너 우월한 foundation 기초, 토대 dramatically 극적으로 shallow 얕은 stand 견디다, 이겨내다 due to ~ 때문에 flexibility 유연성 timber 목재 framework 골조 lime 석회 mortar 모르타르, 회반죽 brick 벽돌
>
> ② superior to의 비교 대상이 '현대 주택의 품질'이므로 those → that으로 고쳐야 한다.
>
> 「옛날 주택의 품질이 현대 주택의 품질보다 뛰어나다는 믿음에도 불구하고, 대부분의 20세기 이전 주택의 기초는 오늘날 주택의 토대에 비해 극히 얕으며, 그것의(옛날 주택) 목재 골조 또는 벽돌과 석조 사이 석회 모르타르 덕분에 시간의 시험을 견뎌왔을 뿐이다.」

2024. 3. 23. 국가직 9급

2 밑줄 친 부분이 어법상 옳지 않은 것은?

① They are not interested in reading poetry, <u>still more</u> in writing.

② <u>Once confirmed</u>, the order will be sent for delivery to your address.

③ <u>Provided that</u> the ferry leaves on time, we should arrive at the harbor by morning.

④ Foreign journalists hope to cover as <u>much news</u> as possible during their short stay in the capital.

> **TIP** confirm 확증하다 provided that 만약 ~라면 harbor 항구 cover 취재하다, 보도하다 capital 수도
>
> ① '~은 말할 것도 없이'라는 뜻의 비교급 관용 구문이다. 긍정문에서는 much(still) more, 부정문에서는 much(still) less를 사용하므로, still more → still less로 고쳐야 옳다.
>
> ① 그들은 시를 쓰는 것은 말할 것도 없고 읽는 것에도 관심이 없다.
>
> ② 주문이 확인되면 귀하의 주소로 배달될 예정입니다.
>
> ③ 여객선이 정시에 출발한다면, 우리는 아침에 항구에 도착할 것이다.
>
> ④ 외신 기자들은 수도에 머무는 짧은 시간 동안 가능한 한 많은 뉴스를 취재하기를 바란다.

Answer 1.② 2.①

3 우리말을 영어로 바르게 옮긴 것은?

① 지원자 수가 증가하고 있어서 우리는 기쁘다.

→We are glad that the number of applicants is increasing.

② 나는 2년 전에 그에게서 마지막 이메일을 받았다.

→I've received the last e-mail from him two years ago.

③ 어젯밤에 그가 잔 침대는 꽤 편안했다.

→The bed which he slept last night was quite comfortable.

④ 그들은 영상으로 새해 인사를 교환했다.

→They exchanged New Year's greetings each other on screen.

> **TIP** applicant 지원자 comfortable 편안한 exchange 교환하다 greeting 인사
> ② two years ago에서 볼 때 과거이므로 I've→I로 고쳐야 한다.
> ③ 관계대명사 which 뒤에 1형식의 완전한 절이 이어지고 있으므로 which를 관계부사 where로 고치거나, which 앞에 전치사 in을 더해 '전치사+관계대명사'로 고쳐야 한다.
> ④ 'exchange A with B'는 'A를 B와 교환하다'라는 뜻이다. 따라서 each other 앞에 전치사 with가 들어가야 한다.

4 밑줄 친 부분 중 어법상 옳지 않은 것은?

> One of the many ①virtues of the book you are reading ②is that it provides an entry point into Maps of Meaning, ③which is a highly complex work ④because of the author was working out his approach to psychology as he wrote it.

> **TIP** virtue 미덕, 장점 provide 주다, 제공하다 entry point 진입점 approach 접근법 psychology 심리학
> ④ 전치사 because of 뒤에는 명사(구)가 와야 하는데, 여기서는 절이 오고 있으므로 because of → because로 고쳐야 한다.
> 「당신이 지금 읽고 있는 그 책의 많은 장점 중 하나는, 저자가 집필하면서 심리학에 대한 자신의 접근법을 정리하고 있었기에 매우 복잡한 작품인 〈Maps of Meaning〉으로의 진입점을 제공한다는 것이다.」

Answer 3.① 4.④

2024. 6. 22. 지방직 9급

5 밑줄 친 부분이 어법상 옳지 않은 것은?

① You must plan <u>not to spend</u> too much on the project.

② My dog <u>disappeared</u> last month and hasn't been seen since.

③ I'm sad that the people <u>who</u> daughter I look after are moving away.

④ I bought a book on my trip, and it was <u>twice as expensive as</u> it was at home.

> **TIP** ③ 관계대명사 who 뒤에는 불완전한 절이 와야 하는데, 여기서는 완전한 절이 이어지고 있으므로 who → whose로 고쳐야 한다.
> ① 프로젝트에 너무 많은 돈을 쓰지 않도록 계획해야 한다.
> ② 지난달에 내 개가 사라졌고 그 이후로 보이지 않는다.
> ③ 내가 돌보는 딸을 가진 사람들이 이사를 가게 돼 유감이다.
> ④ 나는 여행 중에 책 한 권을 샀는데, 그것은 고향에서보다 두 배나 비쌌다.

2024. 6. 22. 지방직 9급

6 우리말을 영어로 잘못 옮긴 것은?

① 그는 이곳에서 일하는 것이 흥미롭다는 것을 알았다.

→ He found it exciting to work here.

② 그녀는 나에게 일찍 떠날 것이라고 언급했다.

→ She mentioned me that she would be leaving early.

③ 나는 그가 오는 것을 원하지 않았다.

→ I didn't want him to come.

④ 좀 더 능숙하고 경험 많은 선생님이었다면 그를 달리 대했을 것이다.

→ A more skillful and experienced teacher would have treated him otherwise.

> **TIP** ② mention은 4형식으로 쓸 수 없는 3형식 동사이므로 간접목적어 me 앞에 전치사 to를 써서 to me로 고쳐야 한다.

Answer 5.③ 6.②

7 밑줄 친 부분 중 어법상 옳지 않은 것은?

While advances in transplant technology have made ①it possible to extend the life of individuals with end-stage organ disease, it is argued ②that the biomedical view of organ transplantation as a bounded event, which ends once a heart or kidney is successfully replaced, ③conceal the complex and dynamic process that more ④accurately represents the experience of receiving an organ.

TIP transplant technology 이식 기술 extend 연장하다 end-staged 말기의 organ 장기, 조직 biomedical 생물의학의 bounded 경계가 있는 kidney 신장 replace 교체하다 conceal 감추다 process 과정 accurately 정확하게 represent 대표하다 receive 받다

③ 생략된 주어가 the biomedical view of argan transplation이기 때문에 수동태 is concealed가 적합하다.
① it은 가목적어로 사용되었다.
② 접속사 that으로 is argued의 목적절을 이끌고 있다.
④ 뒤에 있는 동사 represents를 꾸며주는 부사로 사용되기 때문에 부사형 accurately는 어법상 옳다.

「이식 기술에서의 진보가 말기 장기질환을 가진 사람들의 삶의 연장을 가능하게 한 반면에, 심장이나 신장이 성공적으로 교체되면 끝나는 제한된 일로 장기 이식을 보는 생물 의학적 관점은 장기를 받는 경험을 더 정확하게 나타내는 복잡함과 역동적인 과정을 은닉하고 있다는 주장이 되고 있다.」

8 어법상 옳지 않은 것은?

① All assignments are expected to be turned in on time.
② Hardly had I closed my eyes when I began to think of her.
③ The broker recommended that she buy the stocks immediately.
④ A woman with the tip of a pencil stuck in her head has finally had it remove.

TIP assignment 과제 expect 기대하다, 요구하다 turn in 제출하다, 안쪽으로 향하다 on time 제 시간에 hardly 거의 ~않는 think of ~를 생각하다 broker 중개인 recommend 추천하다 stock 주식 immediately 즉시
5형식에서 동사가 사역 동사이고, 목적어가 연필이기 때문에 목적격 보어 자리에는 수동의 의미로 과거분사 removed가 적절하다.
④ 머리에 연필심이 꽂힌 여자가 드디어 연필을 제거했다.
① 모든 과제들이 제시간에 제출되기로 요구되고 있다.
② 내가 그녀를 생각하기 시작했을 때 나는 거의 내 눈을 감지 못하고 있었다.
③ 중개인은 그녀가 즉시 주식을 사야 한다고 추천했다.

Answer 7.③ 8.④

9 우리말을 영어로 잘못 옮긴 것은?

① 내 고양이 나이는 그의 고양이 나이의 세 배이다.

→ My cat is three times as old as his.

② 우리는 그 일을 이번 달 말까지 끝내야 한다.

→ We have to finish the work until the end of this month.

③ 그녀는 이틀에 한 번 머리를 감는다.

→ She washes her hair every other day.

④ 너는 비가 올 경우에 대비하여 우산을 갖고 가는 게 낫겠다.

→ You had better take an umbrella in case it rains.

TIP every other day 이틀에 한 번 had better ~하는 것이 좋다 in case ~하는 경우에
기한이 정해져 있는 일에서는 until보다 by가 적합하다.

10 밑줄 친 부분 중 어법상 옳지 않은 것은?

One reason for upsets in sports—①in which the team ②predicted to win and supposedly superior to their opponents surprisingly loses the contest—is ③what the superior team may not have perceived their opponents as ④threatening to their continued success.

TIP predict 예측하다 supposedly 추정상 superior to ~보다 우월한 oppponent 상대팀, 적 may have p.p ~했을지도 모른다 perceive 인식하다 threaten 위협하다

위 글의 주어는 One reason for upsets in sports – in which the team predicted to win and supposedly superior to their opponents surprisingly loses the contest이고, 동사는 is이다. ③의 what 뒤 문장은 완전한 문장으로 관계대명사 what은 적합하지 않고 주어+동사는 이끄는 보어 자리에 온 접속사 that이 옳다. 따라서 어법상 옳지 않은 것은 ③이다.

「팀이 승리할 것으로 예측하고 상대보다 우월하다고 추정하는 팀이 대회에서 놀랍게도 패배하는 스포츠에서 이변의 한 가지 이유는 자신들의 연승에 상대방팀을 위협으로 인식하지 못했을지도 모른다는 점이다.」

Answer 9.② 10.③

11 밑줄 친 부분이 어법상 옳지 않은 것은?

① I should have gone this morning, but I was feeling a bit ill.

② These days we do not save as much money as we used to.

③ The rescue squad was happy to discover an alive man.

④ The picture was looked at carefully by the art critic.

> **TIP** used to ～하곤 했다. rescue squad 구조대 critic 비평가, 평론가
> ③ 구조대는 생존자 발견하고 기뻤다.
> 주어가 구조대이고 그들이 발견한 것은 살아 활동한다는 의미보다 생존한 사람이 목적어로 오는 것이 적절하다. an alive man → a survivor
> ① 나는 오늘 아침에 갔어야 했지만, 나는 약간 아팠다.
> should have p.p ～했어야 했다.
> ② 요즘에 우리는 우리가 전에 했던 만큼 많은 돈을 절약하지 못한다.
> as 원급 as 뒤에 주어+동사, used to 뒤에는 save가 생략되어 있다.
> ④ 그 사진은 예술 평론가가 주의 깊게 살펴보았다.
> 수동태 문장으로 be p.p at까지 정확하게 다 갖춰진 문장이다.

12 우리말을 영어로 잘못 옮긴 것은?

① 우리는 그의 연설에 감동하게 되었다.
→We were made touching with his speech.

② 비용은 차치하고 그 계획은 훌륭한 것이었다.
→Apart from its cost, the plan was a good one.

③ 그들은 뜨거운 차를 마시는 동안에 일몰을 보았다.
→They watched the sunset while drinking hot tea.

④ 과거 경력 덕분에 그는 그 프로젝트에 적합하였다.
→His past experience made him suited for the project.

> **TIP** apart from ～는 차치하고 suit for ～에 적합하다
> ①은 His speech made us touched. 문장을 수동태로 만든 문장이다. 목적어 us, 목적격 보어로는 과거분사 touched이고 현재분사인 touching은 옳지 않다.

Answer 11.③ 12.①

▌13 ~ 14 ▌ 우리말을 영어로 잘못 옮긴 것을 고르시오.

13 ① 그는 지금 자신에게 화가 나 있다.

→ He is angry with himself now.

② 나는 말하던 것을 멈추고 주위를 둘러보았다.

→ I stopped to talk and looked around.

③ 그는 그가 듣고 있는 것을 거의 믿을 수 없었다.

→ He could hardly believe what he was hearing.

④ 많은 다른 선택권이 있었다.

→ There were a number of different options.

> **TIP** ② stop + to 부정사는 '~하기 위해 멈추다'라는 의미로 우리말과는 맞지 않는다. '~하는 것을 멈추다'는 stop + −ing로 표현한다.
> ① himself는 주어 자신을 의미하기 때문에 적절하다.
> ③ hardly는 부정의 의미로 적절히 사용되었다.
> ④ a number of + 복수명사, 주어 options에 대한 동사 were, 모두 알맞게 사용되었다.

14 ① 나는 그를 전에 어디에서도 본 기억이 없다.

→ I don't remember seeing him anywhere before.

② 나는 이 음악을 들을 때마다 나의 어머니가 항상 생각난다.

→ Whenever I listen to this music, I always think of my mother.

③ 다행히 그녀는 지난 밤 트럭에 치이는 것을 모면했다.

→ Luckily, she escaped from running over by a truck last night.

④ 나의 어머니는 종종 영화를 보는 중에 잠이 드신다.

→ My mother often falls asleep while watching a movie.

> **TIP** ③ 차에 치이는 수동의 의미이기 때문에 running over를 being run over로 바꿔야 한다.
> ① remember + −ing는 '(과거에) −한 것을 기억하다'는 의미로 적절하게 사용되었다
> ② whenever는 '~할 때마다'라는 의미의 복합 관계부사로 적절하게 사용되었다.
> ④ 부사절과 주절의 주어가 같으므로, 주어를 생각한 접속사 +−ing의 형태는 적절하다.

Answer 13.② 14.③

┃15～16┃ 어법상 옳지 않은 것을 고르시오.

15 ① He is the person I need to talk to about my daughter.

② My final exams are starting next week, so I've got to study hard.

③ This story was about the incidents that were happened in the 1920s.

④ I was just going to clean the office, but someone had already done it.

> **TIP** ③ 이 이야기는 1920년대에 일어났던 사건들에 관한 것이었다.
> happen은 자동사로서 수동태 문장이 될 수 없다. 따라서 that were happened → that happened가 되어야 한다.
> ① 그는 내가 내 딸에 대해 이야기해야 할 사람이다.
> I 앞에 목적격 관계대명사가 생략된 올바른 문장이다.
> ② 다음 주에 기말고사가 시작되니까 열심히 공부해야겠어.
> 미래를 나타내는 부사구에서 현재진행은 미래를 나타낼 수 있다.
> ④ 방금 사무실 청소하려고 했는데, 누군가가 이미 청소해 놓은 상태였다.
> 누군가가 청소한 시점은 주어 I가 청소하려고 했던 시점보다 이전인 대과거이다. 따라서 had already done은 올바른 문장이다.

16 ① The speaker said a few thing that was interesting.

② We saw John coming back with a drink in his hand.

③ This book is one of the best novels I have ever read.

④ We were absolutely amazed at the response to our appeal.

> **TIP** ① 그 연사는 흥미로운 몇 가지를 말했다.
> a few는 셀 수 있는 복수명사 앞에 쓰이므로 뒤에 나오는 명사는 복수명사 things가 되어야 하고, was → were가 되어야 한다.
> ② 우리는 존이 음료수를 들고 돌아오는 것을 보았다.
> saw는 지각동사로, 목적격 보어 자리에 –ing가 올 수 있다.
> ③ 이 책은 내가 읽어본 최고의 소설 중 하나이다.
> novels 뒤에 목적격 관계대명사 that이 생략된 문장이다.
> ④ 우리는 우리의 호소에 대한 반응에 굉장히 놀랐다.
> 주어 we가 놀랐다는 수동의 의미이므로, 과거분사 amazed는 알맞게 사용되었다.

Answer 15.③ 16.①

2022 국가직 9급

17 어법상 옳은 것은?

① A horse should be fed according to its individual needs and the nature of its work.

② My hat was blown off by the wind while walking down a narrow street.

③ She has known primarily as a political cartoonist throughout her career.

④ Even young children like to be complimented for a job done good.

TIP ① 말은 개인의 필요와 일의 성질에 따라 먹이를 주어야 한다.
② 좁은 길을 걷다가 나의 모자가 바람에 날아갔다.
   주절의 주어와 종속절의 주어가 다르기 때문에, 'while I walked~'로 고쳐야 한다.
③ 그녀는 자신의 경력 내내 주로 정치 만화가로 알려져 왔다.
   그녀가 ~로서 알려진 것이기 때문에 수동태가 되어야 한다. 따라서 'has been known'으로 고쳐야 한다.
④ 심지어 어린 아이들도 잘한 일에 대해 칭찬받는 것을 좋아한다.
   과거분사 done을 수식해야 하므로 형용사 good → 부사 well이 되어야 한다.

2022 국가직 9급

18 밑줄 친 부분 중 어법상 옳지 않은 것은?

To find a good starting point, one must return to the year 1800 during ① <u>which</u> the first modern electric battery was developed. Italian Alessandro Volta found that a combination of silver, copper, and zinc ② <u>were</u> ideal for producing an electrical current. The enhanced design, ③ <u>called</u> a Voltaic pile, was made by stacking some discs made from these metals between discs made of cardboard soaked in sea water. There was ④ <u>such</u> talk about Volta's work that he was requested to conduct a demonstration before the Emperor Napoleon himself.

TIP copper 구리 zinc 아연 electrical current 전류 enhance 향상시키다 stack 쌓아올리다 request 요구하다
demonstration 시연
② that절의 주어가 combination으로 3인칭 단수이기 때문에 동사는 were가 아닌 was가 되어야 한다.

「좋은 출발점을 찾기 위해서는 최초의 현대식 전기 배터리가 개발되었던 1800년으로 돌아가야 한다. 이탈리아의 알레산드로 볼타는 은, 구리, 아연의 조합이 전류를 만드는 데 이상적이라는 것을 발견했다. 볼타 전퇴라고 불리는 이 강화된 디자인은 바닷물에 적신 판지로 만들어진 원반 사이에 이 금속들로 만들어진 원반들을 쌓아올림으로써 만들어졌다. 볼타의 성과에 대한 이야기가 많아서 그는 나폴레옹 황제 앞에서 직접 시연을 하라는 요청을 받았다.」

Answer 17.① 18.②

출제 예상 문제

1 우리말을 영어로 잘못 옮긴 것은?

① 오늘 밤 나는 영화 보러 가기보다는 집에서 쉬고 싶다.

→I'd rather relax at home than going to the movies tonight.

② 경찰은 집안 문제에 대해서는 개입하기를 무척 꺼린다.

→The police are very unwilling to interfere in family problems.

③ 네가 통제하지 못하는 과거의 일을 걱정해봐야 소용없다.

→It's no use worrying about past events over which you have no control.

④ 내가 자주 열쇠를 엉뚱한 곳에 두어서 내 비서가 나를 위해 여분의 열쇠를 갖고 다닌다.

→I misplace my keys so often that my secretary carries spare ones for me.

TIP ① rather ～ than은 평행구조를 이뤄야 하므로 going을 go로 고친다.

2 어법상 옳은 것은?

① That place is fantastic whether you like swimming or to walk.

② She suggested going out for dinner after the meeting.

③ The dancer that I told you about her is coming to town.

④ If she took the medicine last night, she would have been better today.

TIP ② 그녀는 미팅 후에 저녁 먹으러 가길 제안했다.
　　① 당신이 수영하는 것을 좋아하든 걷는 것을 좋아하든 그 장소는 환상적이다.
　　　　and, or, but 등은 전후가 같은 형식으로 연결된다. to walk → walking
　　③ 내가 당신에게 말한 그 댄서는 시내로 오고 있는 중이다.
　　　　관계사 that 뒤에는 불완전한 문장이 오는 것이 어법상 옳다. 따라서 her를 삭제하거나 The dancer about whom I told you
　　　　으로 써야 한다.
　　④ 만약 그녀가 어제 약을 먹었다면, 그녀는 오늘 좀 더 나을 것이다.
　　　　혼합가정법 형태는 If S had+p.p. ～, S would+V이다. took → had taken

Answer 1.① 2.②

3 밑줄 친 부분 중 어법상 가장 옳지 않은 것은?

> He acknowledged that ① the number of Koreans were forced ② into labor ③ under harsh conditions in some of the locations ④ during the 1940's.

TIP acknowledge 인정하다 harsh 가혹한, 냉혹한

① 복수명사(Koreans)+복수동사(were)의 형태이므로 the number를 a number로 고쳐야 한다.

「그는 1940년대 동안 몇몇 지역에서 많은 한국인들이 가혹한 상황하에서 강제노동에 동원되었음을 인정했다.」

4 다음 대화에서 어법상 가장 옳지 않은 것은?

> Ann : Your hair ① looks nice.
> Tori : I ② had it cut by the tall hairdresser in the new hair salon next to the cafeteria.
> Ann : Not that place where I ③ got my head to stick in the drier?
> Tori : ④ Must be, I suppose. Yes, that one.
> Ann : Huh, and they still let them open.

TIP ③ got my head to stick → got my head stuck

「Ann : 너 머리 멋지다.
Tori : 저 카페 옆에 있는 새로운 미용실에서 키가 큰 미용사한테 머리를 잘랐어.
Ann : 드라이어로 내 머리를 망하게 했었던 거기 말이야?
Tori : 아마도 그럴 거야. 그래, 거기야.
Ann : 허, 거기가 아직 영업 중이구나.」

Answer 3.① 4.③

03. 문법 **351**

5 어법상 옳은 것은?

① While worked at a hospital, she saw her first air show.

② However weary you may be, you must do the project.

③ One of the exciting games I saw were the World Cup final in 2010.

④ It was the main entrance for that she was looking.

TIP ② 아무리 피곤해도 그 프로젝트를 해야 한다.
　　① 그녀는 병원에서 일하면서, 그녀는 생애 첫 에어쇼를 보았다.
　　　while 다음에 she was가 생략되었다. worked → working
　　③ 내가 본 흥미진진한 경기 중 하나는 2010년 월드컵 결승전이었다.
　　　One of 복수명사 뒤에는 단수동사를 쓴다. were → was
　　④ 그것은 그녀가 찾고 있던 정문이었다.
　　　전치사 뒤에는 관계 대명사 that이 올 수 없다. that → which로 고쳐야 한다.

6 밑줄 친 부분 중 어법상 옳은 것은?

Compared to newspapers, magazines are not necessarily up-to-the-minute, since they do not appear every day, but weekly, monthly, or even less frequently. Even externally they are different from newspapers, mainly because magazines ① resemble like a book. The paper is thicker, photos are more colorful, and most of the articles are relatively long. The reader experiences much more background information and greater detail. There are also weekly news magazines, ② which reports on a number of topics, but most of the magazines are specialized to attract various consumers. For example, there are ③ women's magazines cover fashion, cosmetics, and recipes as well as youth magazines about celebrities. Other magazines are directed toward, for example, computer users, sports fans, ④ those interested in the arts, and many other small groups.

TIP ④ not necessarily 반드시 ~은 아닌
　　① resemble like a book → resemble a book
　　② 선행사가 magazines가 복수이므로 reports → report
　　③ cover → covering

「신문과 비교해볼 때, 잡지는 매일 나오는 것이 아니라 매주나 매달 또는 그보다 더 드물게 나오기 때문에 반드시 최신판은 아니니다. 대게 외면조차도 잡지는 책과 닮았기 때문에 그것들은 신문과는 다르다. 종이는 더 두껍고, 사진은 보다 화려하고, 대부분의 기사들은 비교적 길다. 독자들은 훨씬 많은 배경정보들과 더 많은 세부사항들을 경험하게 된다. 주간 뉴스 잡지는 많은 주제를 보도하지만, 대부분의 잡지들은 다양한 소비자들의 마음을 끌기 위해 특화되어있다. 예를 들면 여성 잡지들은 패션, 화장품, 그리고 요리법을 다루고 청춘 잡지들은 유명 인사들을 다룬다. 다른 잡지들은 컴퓨터 사용자들, 스포츠팬들, 예술에 관심 있는 사람들, 그리고 많은 다른 소그룹을 겨냥한다.」

7 밑줄 친 부분에 들어갈 가장 적절한 것은?

> A tenth of the automobiles in this district alone _____ stolen last year.

① was

② had been

③ were

④ have been

···

TIP automobile 자동차 district (특정한) 지구(지역)

③ 주어인 automobiles가 복수이고 과거 시제의 수동형이 되어야 하므로 were가 옳다.

「이 지역에 있는 자동차의 10분의 1이 지난 해 도난당했다.」

8 밑줄 친 부분 중 어법상 옳지 않은 것은?

> ① <u>In the mid 1990s</u>, ② <u>it was estimated</u> that 9 million Americans ③ <u>were planning</u> a summer vacation alone. Since then, the number of solo travelers ④ <u>have increased</u>.

···

TIP estimate 추정하다, 평가하다 Since then 그때 이래, 그때부터

④ the number는 단수로 취급되므로 have가 아닌 has를 사용해야 한다.

「1990년대 중반, 9백만명의 미국인 등이 홀로 여름휴가를 계획했던 것으로 추정되었다. 그때부터 점점 혼자 여행하는 사람들의 수가 증가하고 있다.」

Answer 7.③ 8.④

9 다음 문장의 밑줄 친 부분 중에서 어법상 가장 어색한 것은?

① <u>Written</u> in the 1910s, the nature writer Ernest N. Seton estimated ② <u>that</u> by the end of the 18th century the ③ <u>original population</u> of buffalo in North America ④ <u>had been</u> 75 million.

TIP estimate 추정하다 population 인구, (어떤 지역 내) 개체군(수) buffalo 물소, 아메리카 들소
① 주절의 주어와의 관계가 능동의 관계(주어가 글을 쓴 것)이므로 Writting이다.

「1910년대에 글을 썼던 자연주의 작가 Ernest N. Seton은 18세기 말 무렵의 북아메리카 들소의 개체수가 7천 5백만 마리가 있었을 것이라고 추정했다.」

10 다음 문장의 밑줄 친 부분 중 어법상 가장 어색한 것은?

Pro-life and pro-choice forces ① <u>are bracing for</u> ② <u>competing</u> observances on Jan. 22, the twelfth anniversary of the Supreme Court decision that ③ <u>was struck down</u> ④ <u>most</u> legal restrictions on abortion.

TIP pro-life 임신중절 합법화 반대의 pro-choice 임신중절 합법화 지지의 force 세력, 권력, 힘, 폭력 brace for (곤란 등에) 대비하다 competing 경쟁하는, 경합하는, 겨루는 observance(s) 행사, 의식 anniversary 기념일 Supreme Court 최고법원, 대법원 decision 결정, 판결 strike down 때려눕히다, 죽이다 legal 법률의, 합법의, 적법의 restriction 제한, 한정, 구속 abortion 낙태, 유산
③ that은 주격 관계대명사이고 선행사는 the Supreme Court decision이다. 대법원의 결정은 낙태에 대한 법적인 제재를 철폐시킨 것이므로 was struck down을 struck down으로 고쳐야 한다.

「임신중절 합법화에 반대하는 세력과 찬성(지지)하는 세력이 낙태에 대한 대부분의 법률적인 제재를 철폐시켰던 대법원의 판결이 내려진 지 12번째 기념일인 1월 22일에 서로 맞서는 행사들을 준비하고 있다.」

Answer 9.① 10.③

11 다음 밑줄 친 부분 중 어법에 맞지 않는 것은?

> He has rejected an offer ① by the cabinet that ② it should resign to ③ deflect criticism directed at him, but ④ has called for a referendum on his rule, saying he would resign if the voters do not support him.

12 다음 우리 글을 영어로 옮긴 것 중 옳은 것은?

> 떠날 때 문을 잠그시오.

① Please lock the door when you leave.

② Please lock the door when you will leave.

③ Please lock the door when you would leave.

④ Please lock the door when you shall leave.

13 다음 문장 중 틀린 부분은?

① How does the ② author's mother say ③ will serve ④ as mutual correctives for the Indian people?

14 다음 빈칸에 알맞은 것은?

One would not wish to stay in such a desolate place even for a day, _____ would one be willing to stay all one's life.

① still more
② even though
③ as if
④ still less

Answer 13.① 14.④

15 빈칸에 들어갈 적합한 것은?

> If you had not helped me, I _____ alive now.

① should not have been

② should not be

③ will not be

④ shall not be

TIP **혼합가정법** … if절에 가정법 과거완료, 주절에 가정법 과거를 써서 과거의 사실이 현재에까지 영향을 미치고 있음을 표현한다.
　ⓐ If I had taken your advice then, I would be happier now.
　　(만일 내가 그때 네 충고를 들었더라면, 나는 지금 더 행복할텐데.)
　　= As I did not take your advice then, I am not happier now.
　ⓑ If it had not rained last night, the road would not be so muddy today.
　　(어젯밤에 비가 오지 않았더라면, 오늘 땅이 이렇게 질지는 않을텐데.)
　　= As it rained last night, the road is so muddy today.
　「만일 당신이 나를 돕지 않았었다면, 지금 나는 살아있지 못했을 것이다.」

Answer 　15.①

훈 생활영어

01 전화

- This is Mary speaking. I'd like to speak to Mr. Jones.
  Mary입니다. Jones 씨 좀 부탁드립니다.
- Who's speaking(calling), please? 누구십니까?
- Whom do you wish to talk to? 누구를 바꿔 드릴까요?
  = Who would you like to speak to, sir?
- Hold the line a moment, please. I'll connect you with Mr. Smith.
  잠시 기다리세요. Smith 씨에게 연결해 드리겠습니다.
- The party is on the line. Please go ahead. 연결됐습니다. 말씀하세요.
- What number are you calling? 몇 번에 거셨습니까?
- The line is busy. He's on another phone. 통화중입니다.
- The lines are crossed. 혼선입니다.
- A phone for you, Tom. Tom, 전화 왔어요.
- Please speak a little louder. 좀더 크게 말씀해 주세요.
- Who shall I say is calling, please? 누구라고 전해 드릴까요?
- May I take your message? 전할 말씀이 있나요?
  = Would you like to leave a message.
- May I leave a message, please? 메시지를 남겨 주시겠어요?
- Guess who this is. Guess who? 누구인지 알아 맞춰보시겠어요?
- You have the wrong number. 전화를 잘못 거셨습니다.
- There is no one here by that name. 그런 분은 안계십니다.
- What is she calling for? 그녀가 무엇 때문에 전화를 했지요?
- May I use your phone? 전화를 좀 빌려 쓸 수 있을까요?
- Give me a call(ring, phone, buzz). 나에게 전화하세요.

02 길안내

- Excuse me, but could you tell me the way to the station?
  실례지만, 역으로 가는 길을 가르쳐 주시겠습니까?
- Pardon me, but is this the (right) way to the station?
  실례지만, 이 길이 역으로 가는 (바른) 길입니까?
- Where am I(we)? 여기가 어디입니까?
- I'm sorry, but I can't help you(I don't know this area).
  죄송합니다만, 저도 길을 모릅니다.
- (I'm sorry, but) I'm a stranger here myself. (죄송합니다만) 저도 처음(초행길)입니다.
- Turn to the left. 왼쪽으로 가세요.
- Go straight on. 곧장 가세요.
- Walk until you come to the crossing. 교차로가 나올 때까지 계속 걸어가십시오.
- Take the left road. 왼쪽 도로로 가세요.
- Are there any landmarks?
  길을 찾는 데 도움이 되는 어떤 두드러진 건물 같은 것은 없습니까?
- How far is it from here to the station? 이 곳에서 역까지 얼마나 멉니까?
- I'll take you there. 제가 당신을 그 곳에 데려다 드리겠습니다.
- You can't miss it. You'll never miss it. 틀림없이 찾을 것입니다.

03 시간

- What time is it? 몇 시입니까?
  = What is the time?
  = Do you have the time?
  = What time do you have?
  = Could you tell me the time?
  = What time does your watch say?
- Do you have time? 시간 있습니까?
- What is the date? 몇 일입니까?
- What day is it today? 오늘이 무슨 요일입니까?

04 소개 · 인사 · 안부

(1) 소개
- May I introduce my friend Mary to you? 내 친구 Mary를 소개해 드릴까요?
- Let me introduce myself. May I introduce myself to you? 제 소개를 하겠습니다.
- Miss. Lee, this is Mr. Brown. Lee양, 이 분은 Brown 씨입니다.
- I've been wanting to see you for a long time. 오래 전부터 뵙고 싶었습니다.

(2) 인사

① 처음 만났을 때
- How do you do? 처음 뵙겠습니다.
- I'm glad to meet you. 만나서 반가워요.
  = I'm very pleased(delighted) to meet you.
  = It's a pleasure to know you.

② 아는 사이일 때
How are you getting along? 안녕, 잘 있었니? 어떻게 지내니?
= How are you (doing)?
= How are things with you?
= How is it going?
= What happened?
= What's up?

③ 오랜만에 만났을 때
- How have you been? 그간 잘 있었니?
- I haven't seen you for ages(a long time). 정말 오랜만이야.
- Pretty good. It's been a long time, hasn't it? 그래, 오랜만이다, 그렇지 않니?
- I've been fine. It's ages since we met. 잘 지냈어. 우리가 만난 지 꽤 오래됐지.

④ 작별인사
㉠ 작별할 때
- I'd better be going. 이제 가봐야 되겠습니다.
  = I really must be going now.
  = I'm afraid I must go now.
  = I really should be on my way.
  = It's time to say good-bye.
  = I must be off now.

- So soon? Why don't you stay a little longer?
  이렇게 빨리요? 좀더 있다가 가시지요?
  ㉡ 작별의 아쉬움을 나타낼 때
  - It's really a shame that you have to leave. 떠나셔야 한다니 정말 유감입니다.
  - It's too bad that you have to go. 가셔야 한다니 정말 유감입니다.

(3) 안부

- Remember me to Jane. Jane에게 안부 전해 주세요.
  = Give my regards to Jane.
  = Say hello to Jane.
  = Please send my best wishes to Jane.
- Sure, I will. 예, 꼭 그러겠습니다.
  = Certainly.

05 제안 · 권유 · 초대

(1) 제안

① 제안할 때
  - Let's have a party, shall we? 파티를 열자.
  - Why don't we go to see a movie? 영화 보러 가는 게 어때요?

② 제안을 수락할 때
  - (That's a) Good idea. 좋은 생각이에요.
  - That sounds great, Why not? 좋은 생각(제안)이야.

③ 제안을 거절할 때
  - I'm afraid not. 안되겠는데요.
  - I'm afraid I have something to do that afternoon.
    그 날 오후에는 할 일이 있어서 안되겠는데요.
  - I'd rather we didn't, if you don't mind. 괜찮다면, 그러지 말았으면 합니다만.

(2) 권유

① 권유할 때

• Won't you come and see me next Sunday?
  다음주 일요일에 놀러오지 않으시렵니까?

• How about going to the movies this evening?
  오늘 저녁에 영화 구경가는 것이 어떨까요?

• Would you like to go out this evening?
  오늘 저녁에 외출하지 않으시렵니까?

• I would like to have dinner with you this evening. Can you make it?
  오늘 저녁에 당신과 저녁식사를 같이 하고 싶습니다. 가능하십니까(괜찮으십니까)?

② 권유에 응할 때

• Yes, I'd like to. Yes, I'd love to. 예, 좋습니다.

• Thank you, I shall be very glad to. 감사합니다. 기꺼이 그렇게 하지요.

• That's very kind of you to say so. 그렇게 말씀해 주시니 매우 친절하십니다.

③ 권유를 거절할 때

• I should like to come, but I have something else to do.
  꼭 가고 싶지만 다른 할 일이 있어서요.

• I'm sorry to say, but I have a previous appointment.
  죄송하지만, 선약이 있어서요.

(3) 초대

① 초대할 때

• How about going out tonight? 오늘밤 외출하시겠어요?

• Would you like to come to the party tonight? 오늘밤 파티에 오시겠어요?

② 초대에 응할 때

• That's a nice idea. 그것 좋은 생각이군요.

• Yes. I'd like that. Fine with me. 감사합니다. 그러고 싶어요.

③ 초대를 거절할 때

• I'd love to but I'm afraid I can't. 그러고 싶지만 안될 것 같군요.

• Sorry. I'm afraid I can't make it. Maybe another time.
  죄송합니다만 그럴 수 없을 것 같군요. 다음 기회에 부탁드려요.

(4) 파티가 끝난 후 귀가할 때

• I must be going(leaving) now. I must say good-bye now. 이제 가야 할 시간입니다.

• Did you have a good time? Did you enjoy yourself? 즐거우셨어요?

• I sure did. Yes, really(certainly). 아주 즐거웠습니다.

06 부탁·요청

• Would you please open the window? 창문을 열어 주시겠습니까?

• All right. Certainly, with pleasure. 예, 알았습니다. 예, 그렇게 하죠.

• Would you mind opening the window? 창문을 열어 주시지 않겠습니까?

• (Would you mind ~?의 긍정의 대답으로) No, I wouldn't. 아니, 그렇게 하죠.

  = No, not at all.

  = No, of course not.

  = Certainly not.

  = Sure(ly).

• (Would you mind ~?의 부정의 대답으로) Yes. I will. 예, 안되겠습니다.

• May I ask a favor of you? 부탁을 하나 드려도 될까요?

• What is it? 무슨 일이죠?

• Sure, (if I can). 물론입니다. 부탁을 들어드리겠습니다.

  = By all means.

  = With great pleasure.

  = I'll do my best for you.

• Well, that depends (on what it is). 글쎄요, (무슨 일인지) 들어보고 해드리죠.

• I'm sorry to trouble you, but would you please carry this baggage for me?
  폐를 끼쳐 죄송하지만, 저를 위해 이 짐 좀 날라다 주시겠습니까?

최근 기출문제 분석

2024. 3. 23. 국가직 9급

※ 밑줄 친 부분에 들어갈 말로 적절한 것을 고르시오. 【1~3】

1

Brian
Hi, can I get some information on your city tour?
11:21

Ace Tour
Thank you for contacting us. Do you have any specific questions?
11:22

Brian
_____
_____
11:22

Ace Tour
It'll take you to all the major points of interest in the city.
11:23

Brian
How much is it?
11:24

Ace Tour
It's 50 dollars per person for a four-hour tour.
11:24

Brian
OK. Can I book four tickets for Friday afternoon?
11:25

Ace Tour
Certainly. I will send you the payment information shortly.
11:25

Answer 1.②

① How long is the tour?

② What does the city tour include?

③ Do you have a list of tour packages?

④ Can you recommend a good tour guide book?

> **TIP** specific 구체적인   take 데리고 가다, 가지고 가다   major 주된, 주요한   payment 결제   recommend 추천하다
>
> ① 그 투어는 시간이 얼마나 걸리나요?
> ② 그 도시 투어에 무엇이 포함되나요?
> ③ 투어 패키지들의 목록이 있으신가요?
> ④ 좋은 투어 안내 책자를 추천해 주실 수 있나요?
>
> 「Brian : 안녕하세요. 그곳의 도시 투어에 관한 정보 좀 얻을 수 있을까요?
> Ace Tour : 연락해 주셔서 감사합니다. 구체적으로 궁금한 점이 있으신가요?
> Brian : 그 도시 투어에 무엇이 포함되나요?
> Ace Tour : 도시의 모든 주요 명소로 안내해 드립니다.
> Brian : 얼마인가요?
> Ace Tour : 4시간 투어에 1인당 50달러입니다.
> Brian : 알겠습니다. 금요일 오후로 티켓 4장을 예약할 수 있나요?
> Ace Tour : 물론입니다. 곧 결제 정보를 보내 드리겠습니다.」

2

> A : Thank you. We appreciate your order.
> B : You are welcome. Could you send the goods by air freight? We need them fast.
> A : Sure. We'll send them to your department right away.
> B : Okay. I hope we can get the goods early next week.
> A : If everything goes as planned, you'll get them by Monday.
> B : Monday sounds good.
> A : Please pay within 2 weeks. Air freight costs will be added on the invoice.
> B : _____
> A : I am afraid the free delivery service is no longer available.

① I see. When will we be getting the invoice from you?

② Our department may not be able to pay within two weeks.

③ Can we send the payment to your business account on Monday?

④ Wait a minute. I thought the delivery costs were at your expense.

Answer   2.④

① 알겠습니다. 송장을 언제 받을 수 있을까요?
② 우리 부서에서 2주 이내에 결제하지 못할 수도 있습니다.
③ 월요일에 그쪽 법인 계좌로 결제 금액을 송금해도 될까요?
④ 잠깐만요. 운송비는 그쪽에서 부담하는 줄 알았는데요.

「A : 감사합니다. 주문해 주셔서 감사합니다.
 B : 별말씀을요. 항공 화물로 상품을 보내 주실 수 있나요? 빨리 필요해서요.
 A : 물론입니다. 바로 부서로 보내 드리겠습니다.
 B : 알겠습니다. 다음 주 초에 상품을 받을 수 있으면 좋겠네요.
 A : 모든 것이 일정대로 진행된다면, 월요일까지는 받으실 수 있을 겁니다.
 B : 월요일 좋네요.
 A : 2주 이내에 결제 부탁드립니다. 항공 화물 운송비는 송장에 추가될 것입니다.
 B : 잠깐만요, 운송비는 그쪽에서 부담하시는 줄 알았는데요.
 A : 죄송합니다만, 무료 운송 서비스는 더 이상 제공되지 않습니다.」

3

A : Have you found your phone?
B : Unfortunately, no. I'm still looking for it.
A : Have you contacted the subway's lost and found office?
B : _____.
A : If I were you, I would do that first.
B : Yeah, you are right. I'll check with the lost and found before buying a new phone.

① I went there to ask about the phone
② I stopped by the office this morning
③ I haven't done that yet, actually
④ I tried searching everywhere

① 휴대전화에 대해 문의하러 그곳에 갔어요.
② 오늘 아침에 사무실에 들렀어요.
③ 사실 아직 안 해봤어요.
④ 모든 곳을 다 찾아봤어요.

「A : 휴대전화를 찾으셨나요?

Answer 3.③

B : 아쉽게도 못 찾았어요. 아직 찾고 있어요.

A : 지하철 분실물 센터에 연락해 보셨나요?

B : 사실 아직 안 해봤어요.

A : 저라면 제일 먼저 해보겠어요.

B : 네, 맞아요. 새 휴대전화를 사기 전에 분실물 센터에 문의해 볼게요.」

2024. 6. 22. 지방직 9급

※ 밑줄 친 부분에 들어갈 말로 가장 적절한 것을 고르시오. 【4~6】

4

A : Charles, I think we need more chairs for our upcoming event.

B : Really? I thought we already had enough chairs.

A : My manager told me that more than 350 people are coming.

B : _____

A : I agree. I am also a bit surprised.

B : Looks like I'll have to order more then. Thanks.

① I wonder if the manager is going to attend the event.

② I thought more than 350 people would be coming.

③ That's actually not a large number.

④ That's a lot more than I expected.

> **TIP** upcoming 다가오는, 곧 있을 a bit 약간, 조금
> ① 그 매니저가 행사에 참석하는지 궁금하네요.
> ② 저는 350명 이상이 올 거라고 생각했어요.
> ③ 사실 많은 인원은 아니네요.
> ④ 제가 예상한 것보다 훨씬 많네요.
>
> 「A : Charles, 다가오는 행사를 위한 의자가 더 필요한 것 같아요.
> B : 정말요? 의자는 이미 충분한 줄 알았는데요.
> A : 제 매니저가 350명 이상이 온다고 했어요.
> B : 제가 예상한 것보다 훨씬 많네요.
> A : 그러게요. 저도 조금 놀랐어요.
> B : 그러면 더 주문해야 할 것 같네요. 고마워요.」

Answer 4.④

5

> A : Can I get the document you referred to at the meeting yesterday?
> B : Sure. What's the title of the document?
> A : I can't remember its title, but it was about the community festival.
> B : Oh, I know what you're talking about.
> A : Great. Can you send it to me via email?
> B : I don't have it with me. Mr. Park is in charge of the project, so he should have it.
> A : _____
> B : Good luck. Hope you get the document you want.

① Can you check if he is in the office?

② Mr. Park has sent the email to you again.

③ Are you coming to the community festival?

④ Thank you for letting me know. I'll contact him.

> **TIP** document 문서   refer to 언급하다. 인용하다   via ~을 통하여, ~을 매개로 하여   in charge ~을 맡은, 담당인
>
> ① 그가 사무실에 있는지 확인해 주실 수 있나요?
> ② Park 씨가 당신에게 다시 이메일을 보냈어요.
> ③ 당신은 주민 축제에 오시나요?
> ④ 알려 주셔서 감사합니다. 그에게 연락해 볼게요.
>
> 「A : 어제 회의에서 언급하신 문서를 받을 수 있나요?
> B : 네, 문서 제목이 뭔가요?
> A : 제목은 기억나지 않지만, 주민 축제에 관한 것이었어요.
> B : 아, 뭐 말씀하시는 건지 알겠어요.
> A : 좋아요. 그것을 저에게 이메일로 보내주실 수 있나요?
> B : 제가 가지고 있지 않네요. Park 씨가 그 프로젝트를 담당하고 있으니까, 그분이 가지고 있을 거예요.
> A : 알려 주셔서 감사합니다, 그에게 연락해 볼게요.
> B : 행운을 빌어요. 원하시는 문서를 받으시길 바랄게요.」

Answer 5.④

6

A : Hello, can I ask you a question about the presentation next Tuesday?
B : Do you mean the presentation about promoting the volunteer program?
A : Yes. Where is the presentation going to be?
B : Let me check. It is room 201.
A : I see. Can I use my laptop in the room?
B : Sure. We have a PC in the room, but you can use yours if you want.
A : _____
B : We can meet in the room two hours before the presentation. Would that work for you?
A : Yes. Thank you very much!

① A computer technician was here an hour ago.

② When can I have a rehearsal for my presentation?

③ Should we recruit more volunteers for our program?

④ I don't feel comfortable leaving my laptop in the room.

TIP promote 촉진하다, 홍보하다

① 컴퓨터 기술자가 한 시간 전에 여기에 왔어요.
② 발표 리허설은 언제 할 수 있을까요?
③ 우리 프로그램을 위한 자원봉사자를 더 모집해야 할까요?
④ 제 노트북을 강의실에 두고 가기가 마음이 편치 않아요.

「A : 안녕하세요. 다음 주 화요일에 있을 발표에 대해 질문해도 될까요?
 B : 자원봉사 프로그램 홍보에 관한 발표를 말씀하시나요?
 A : 네. 발표를 어디서 하나요?
 B : 확인해 볼게요. 201호실이네요.
 A : 알았습니다. 강의실에서 제 노트북을 사용해도 되나요?
 B : 네. 강의실에 컴퓨터가 있지만, 원하시면 당신 것을 사용해도 돼요.
 A : 발표 리허설은 언제 할 수 있을까요?
 B : 저희는 발표 2시간 전에 강의실에서 만날 수 있어요. 괜찮으실까요?
 A : 네. 정말 감사합니다!」

Answer 6.②

│7～8│ 밑줄 친 부분에 들어갈 말로 알맞은 것을 고르시오.

7

> A : I got this new skin cream from a drugstore yesterday. It is supposed to remove all wrinkles and make your skin look much younger.
>
> B : _____
>
> A : Why don't you believe it? I've read in a few blogs that the cream really works.
>
> B : I assume that the cream is good for your skin, but I don't think that it is possible to get rid of wrinkles or magically look younger by using a cream.
>
> A : You are so pessimistic.
>
> B : No, I'm just being realistic. I think you are being gullible.

① I don't buy it.

② It's too pricey.

③ I can't help you out.

④ Believe it or not, it's true.

> **TIP** be supposed to ~하기로 되어있다 remove 제거하다 assume 가정하다 get rid of ~을 제거하다 by -ing ~을 함으로써 pessimistic 비관적인 realistic 현실적인 gullible 잘 속아 넘어가는
>
> ① 믿기 어려운데.
> ② 그것은 너무 비싸다.
> ③ 내가 너를 도울 수가 없어.
> ④ 믿거나 말거나 사실이다.
>
> 「A : 나는 어제 드럭 스토어에서 이 새로운 피부크림을 샀어. 그것은 모든 주름을 제거하고 너의 피부를 훨씬 더 어리게 보이도록 만든다고 했어.
> B : 믿기 어려운데.
> A : 그냥 믿어보지 그래? 내가 그 크림이 정말 효과가 있다는 것을 몇 블로그에서 읽어봤어.
> B : 나는 그 크림이 네 피부에 좋을 거라고는 생각하지만 그 크림을 사용해서 모든 주름을 제거하거나 마법처럼 더 어려 보이는 것이 가능하다고 생각하지 않아.
> A : 너는 정말 비관주의적이다.
> B : 아니, 나는 그냥 현실적으로 구는 거야. 내 생각에 네가 잘 속아 넘어가는것 같아.」

Answer 7.①

8

> A : I'd like to go sightseeing downtown. Where do you think I should go?
> B : I strongly suggest you visit the national art gallery.
> A : Oh, that's a great idea. What else should I check out?
> B : _____
> A : I don't have time for that. I need to meet a client at three.
> B : Oh, I see. Why don't you visit the national park, then?
> A : That sounds good. Thank you!

① This is the map that your client needs. Here you go.

② A guided tour to the river park. It takes all afternoon.

③ You should check it out as soon as possible.

④ The checkout time is three o'clock.

> **TIP** go sightseeing 구경하러 가다 strongly 강력히 client 고객 as soon as possible 가능한한 빨리
> A가 방문할 만한 다른 곳을 추천받고 싶어 했으므로 장소 추천을 해주는 B가 알맞은 문장이다.
>
> ② 강변 공원으로 가는 가이드 투어. 오후 전부가 소요된다.
> ① 이것은 네 고객이 원하는 지도야. 여기 가져가.
> ③ 너는 가능한한 빨리 확인해야 해.
> ④ 체크아웃 시간이 3시 정각이야.
>
> 「A : 시내를 구경하러 가고 싶어. 너는 내가 어디로 가면 좋다고 생각하니?
> B : 나는 네가 국립 미술관을 방문해 보는 것을 꼭 권해.
> A : 오, 좋은 생각이네. 내가 확인해 볼 다른 곳은?
> B : 강변 공원으로 가는 가이드 투어. 오후 전부가 소요된다.
> A : 나 그럴만한 시간은 없어. 나는 3시에 고객을 만나야 해.
> B : 아, 알겠어. 그러면, 국립공원을 가보는 것은 어때?
> A : 좋다. 고마워!」

Answer 8.②

9 두 사람의 대화 중 자연스럽지 않은 것은?

① A : He's finally in a hit movie!

B : Well, he's got it made.

② A : I'm getting a little tired now.

B : Let's call it a day.

③ A : The kids are going to a birthday party.

B : So, it was a piece of cake.

④ A : I wonder why he went home early yesterday.

B : I think he was under the weather.

TIP get it made (일이) 잘 풀리다 Let's call it a day 오늘은 이만 under the weather 몸이 좋지 않은
A는 미래형으로 말하고 있지만, B는 그것에 대해 과거형으로 대답하고 있으므로 대화가 자연스럽지 않다.

③ A : 애들이 생일파티가 갈 거래.
　 B : 그럼 정말 쉬웠지.
① A : 그가 결국 히트친 영화에 나왔어.
　 B : 음, 그가 잘 풀리고 있지.
② A : 지금 나 좀 피곤해지고 있어.
　 B : 오늘은 이만.
④ A : 나는 그가 왜 어제 일찍 집에 갔는지 궁금해.
　 B : 나는 그가 몸이 안 좋았다고 생각해.

Answer　9.③

┃10 ~ 11 ┃ 밑줄 친 부분에 들어갈 말로 가장 적절한 것을 고르시오.

10

> A : Pardon me, but could you give me a hand, please?
> B : _____
> A : I'm trying to find the Personnel Department. I have an appointment at 10.
> B : It's on the third floor.
> A : How can I get up there?
> B : Take the elevator around the corner.

① We have no idea how to handle this situation.

② Would you mind telling us who is in charge?

③ Yes. I could use some help around here.

④ Sure. Can I help you with anything?

TIP give a hand 도움을 주다 Personnel Department 인사부 have an appointment 약속이 있다 handle 다루다 situation 상황 mind 꺼리다 in charge 책임이 있는

④ 물론이죠. 제가 뭐라도 도와드릴까요?
① 저희는 이 상황을 어떻게 처리해야 할지 모르겠습니다.
② 누가 책임을 맡고 있는지 말씀해 주시면 안 되겠습니까?
③ 네. 여기서 제가 도움을 좀 받을 수 있습니다.

「A : 실례합니다만. 저를 좀 도와주시겠어요?
B : 물론이죠. 제가 뭐라도 도와드릴까요?
A : 제가 인사부를 찾으려고 하고 있어요. 10시에 약속이 있습니다.
B : 그곳은 3층에 있습니다.
A : 제가 거기에 어떻게 갈 수 있지요?
B : 저 모퉁이 근처의 엘리베이터를 타시면 됩니다.」

Answer   10.④

11

A : You were the last one who left the office, weren't you?

B : Yes. Is there any problem?

A : I found the office lights and air conditioners on this morning.

B : Really? Oh, no. Maybe I forgot to turn them off last night.

A : Probably they were on all night.

B : _____

① Don't worry. This machine is working fine.

② That's right. Everyone likes to work with you.

③ I'm sorry. I promise I'll be more careful from now on.

④ Too bad. You must be tired because you get off work too late.

TIP forget to ~하는 것을 잊다 from now on 이제부터

마지막으로 사무실을 떠나면서 조명과 에어컨을 끄지 않은 것에 대해 지적을 받고 있는 상황이므로, 사과하고 있는 ③이 가장 적절하다.

③ 죄송합니다. 제가 이제부터 더 조심할 것을 약속드립니다.
① 걱정하지 마세요. 이 기계는 잘 작동하고 있습니다.
② 맞아요. 모두가 당신과 일하는 것을 좋아합니다.
④ 안됐네요. 당신이 너무 늦게 사무실을 떠나니 피곤하게 분명합니다.

「A : 당신이 사무실을 떠났던 마지막 사람이었어요. 그렇지 않나요?
 B : 네. 어떤 문제라도 있나요?
 A : 사무실 조명과 에어컨이 켜져 있는 것을 오늘 아침에 발견했어요.
 B : 정말요? 이런. 아마도 제가 어젯밤에 그것들을 끄는 것을 잊은 것 같습니다.
 A : 그것들은 아마 밤새 작동했을 거예요.
 B : 죄송합니다. 제가 이제부터 더 조심할 것을 약속드립니다.」

12 두 사람의 대화 중 자연스럽지 않은 것은?

① A : How would you like your hair done?

　B : I'm a little tired of my hair color. I'd like to dye it.

② A : What can we do to slow down global warming?

　B : First of all, we can use more public transportation.

③ A : Anna, is that you? Long time no see! How long has it been?

　B : It took me about an hour and a half by car.

④ A : I'm worried about Paul. He looks unhappy. What should I do?

　B : If I were you, I'd wait until he talks about his troubles.

TIP be tired of ~에 싫증이 나다　dye 염색하다　slow down 속도를 낮추다, 진정하다　first of all 무엇보다도　public transportation 대중교통

A는 오래만에 만나 Anna를 반가워하며 얼마 만에 만나게 된 것인지 묻고 있지만, B의 대답은 그곳에 이르는데 소요된 시간을 말해주고 있어 자연스럽지 않은 문장이다.

③ A : Anna, 너 맞니? 정말 오랜만이다! 얼마나 오래된 거야?
　B : 대략 차로 한 시간 반이 걸렸어.
① A : 당신은 어떤 머리 스타일을 원하시나요?
　B : 나는 내 머리 색에 약간 싫증이 났어요. 염색하고 싶습니다.
② A : 우리가 지구온난화를 늦추기 위해 무엇을 할 수 있을까?
　B : 무엇보다도 우리는 대중교통을 더 많이 이용해야 합니다.
④ A : 나는 폴이 걱정돼. 그는 불행해 보여. 내가 무엇을 해야 하지?
　B : 내가 너라면, 나는 그가 그 문제에 대해 말할 때까지 기다릴 거야.

Answer　12.③

13 두 사람의 대화 중 가장 어색한 것은?

① A : Do you mind if I borrow your book?

　 B : Of course not. Here you are.

② A : Mary is the winner of the cooking contest.

　 B : Great! She must be excited.

③ A : What's wrong? You look unhappy.

　 B : I'm worried about my father. He is very sick.

④ A : It's too hot. Let's dive into the water.

　 B : Long time no see. How have you been?

> **TIP** ④ A : 너무 더워. 물속으로 뛰어들자.
> 　 B : 오랜만이야. 어떻게 지냈어?
> ① A : 책 좀 빌려도 될까?
> 　 B : 물론이지. 여기 있어.
> ② A : 메리가 요리 경연 대회의 우승자야.
> 　 B : 훌륭해! 그녀는 정말 신이 나겠다.
> ③ A : 왜 그래? 기분이 안 좋아 보여.
> 　 B : 아버지가 걱정돼. 그는 매우 편찮으셔.

Answer　13.④

14 밑줄 친 부분에 들어갈 말로 가장 적절한 것은?

A : You are not in a good mood.

B : I didn't win the English speech contest yesterday.

A : Oh, dear. Sorry to hear that.

B : I spent so much time and energy on the contest.

A : Come on. Remember you gave it a wonderful try. _____

B : I guess you're right. Thanks.

① I don't have a good memory.

② You won the contest.

③ That's what matters.

④ May I help you?

TIP ③ 그게 중요한 거야.
① 나는 기억력이 좋지 않다.
② 네가 대회에서 우승했어.
④ 무엇을 도와드릴까요?

「A : 너 기분이 좋지 않구나.
 B : 어제 영어 말하기 대회에서 우승하지 못했어.
 A : 이런. 안됐구나.
 B : 나는 대회에 많은 시간과 에너지를 썼어.
 A : 그러지 마. 멋진 시도를 했다는 것을 기억해. <u>그게 중요한 거야.</u>
 B : 네 말이 맞는 것 같아. 고마워.」

Answer 14.③

┃15 ~ 16┃ 밑줄 친 부분에 들어갈 말로 가장 적절한 것을 고르시오.

15

A : I heard that the university cafeteria changed their menu.

B : Yeah, I just checked it out.

A : And they got a new caterer.

B : Yes. Sam's Catering.

A : _____?

B : There are more dessert choices. Also, some sandwich choices were removed.

① What is your favorite dessert

② Do you know where their office is

③ Do you need my help with the menu

④ What's the difference from the last menu

TIP ④ 지난번 메뉴와 다른 점은 뭐야?
① 네가 가장 좋아하는 디저트는 뭐야?
② 그들의 사무실이 어디 있는지 알아?
③ 메뉴에 내 도움이 필요해?

「A : 대학 구내식당에서 메뉴를 바꿨다고 들었어.
B : 응. 방금 확인했어.
A : 그리고 새로운 음식 공급업체를 구했어.
B : 응. Sam's Catering이야.
A : 지난번 메뉴와 다른 점은 뭐야?
B : 디저트 종류가 더 많아. 또한, 몇몇 샌드위치는 없어졌어.」

Answer 15.④

16

> A : Hi there. May I help you?
>
> B : Yes, I'm looking for a sweater.
>
> A : Well, this one is the latest style from the fall collection. What do you think?
>
> B : It's gorgeous. How much is it?
>
> A : Let me check the price for you. It's $120.
>
> B : _____.
>
> A : Then how about this sweater? It's from the last season, but it's on sale for $50.
>
> B : Perfect! Let me try it on.

① I also need a pair of pants to go with it

② That jacket is the perfect gift for me

③ It's a little out of my price range

④ We are open until 7 p.m. on Saturdays

TIP ③ 제 가격대를 조금 벗어났어요.
① 그것과 어울리는 바지 한 벌도 필요해요.
② 그 재킷은 나에게 완벽한 선물이예요.
④ 토요일은 오후 7시까지 영업합니다.

「A : 안녕하세요. 무엇을 도와드릴까요?
 B : 네, 스웨터를 찾고 있어요.
 A : 음, 이건 가을 컬렉션의 최신 스타일이에요. 어때요?
 B : 정말 멋져요. 얼마인가요?
 A : 가격을 확인해 드릴게요. 120달러입니다.
 B : 제 가격대를 조금 벗어났어요.
 A : 그럼 이 스웨터는 어때요? 지난 시즌 제품인데, 50달러로 세일 중입니다.
 B : 완벽해요! 한번 입어볼게요.」

Answer　16.③

출제 예상 문제

1 밑줄 친 부분에 들어갈 말로 가장 적절한 것은?

A : Would you like to get some coffee?

B : That's a good idea.

A : Should we buy Americano or Cafe-Latte?

B : It doesn't matter to me. _____

A : I think I'll get Americano.

B : Sounds great to me.

---

① Not really.

② Suit yourself.

③ Come see for yourself.

④ Maybe just a handful or so.

TIP handful 줌, 움큼

② 네 맘대로 해.

① 그렇지도 않아.

③ 네가 직접 보러 와라.

④ 아마 겨우 한 움큼 정도

「A : 커피 마시는 것 어때요?

 B : 그거 괜찮은데요.

 A : 아메리카노하고 카페라떼 중 어떤 것 드실래요?

 B : 나는 상관없어요. <u>당신 맘대로 하세요.</u>

 A : 내 생각엔 아메리카노가 좋겠어요.

 B : 저도 좋습니다.」

Answer 1.②

2 대화의 흐름상 밑줄 친 부분에 들어갈 가장 적절한 표현은?

> A : I got my paycheck today, and I didn't get the raise I expected to get.
> B : There is probably a good reason.
> C : You should _____ right away and talk to the boss about it.
> A : I don't know. He might still be mad about the finance report last week.

① take the bull by the horns

② let sleeping dogs lie

③ give him the cold shoulder

④ throw in the towel

TIP paycheck 급여
   ① 용감히 난국에 맞서다. 정면대응하다.
   ② 긁어 부스럼 만들지 마라.
   ③ 쌀쌀맞게 대하다.
   ④ 항복하다. 포기하다.

「A : 오늘 월급 받았는데, 내가 기대했던 것만큼 인상되지 않았어.
 B : 아마도 이유가 있겠지.
 C : <u>정면대응</u>을 하려 당장 사장님에게 가서 그것에 대하여 말을 하렴.
 A : 몰라. 사장님이 지난주 회계보고서에 대하여 아직까지 화가 나 있는 것일 수도 몰라.」

Answer　2.①

3 다음 대화문 중 어색한 것은?

① A : I don't want to go alone.

B : Do you want me to come along?

② A : I feel a little tired.

B : I think you need to take a break.

③ A : I can't take it anymore.

B : Calm down.

④ A : I'll keep my fingers crossed for you.

B : When did you hurt your fingers?

TIP ④ A : 행운을 빌게.

B : 언제 손가락을 다쳤니?

① A : 혼자 가기 싫어.

B : 내가 같이 가 줄까?

② A : 조금 피곤해.

B : 내 생각엔 넌 좀 쉬어야 할 것 같아.

③ A : 난 더 이상 참을 수 없어.

B : 진정해.

4 두 사람의 대화 중 가장 어색한 것은?

① A : Would you like to go to dinner with me this week?

B : OK. But what's the occasion?

② A : Why don't we go to a basketball game sometime?

B : Sure. Just tell me when.

③ A : What do you do in your spare time?

B : I just relax at home. Sometimes I watch TV.

④ A : Could I help you with anything?

B : Yes, I would like to. That would be nice.

Answer 3.④ 4.④

TIP ④ A : 내가 뭘 좀 도와 줄 수 있을까요?

　　B : 그래요. 내가 그러고 싶어요. 그거 좋지요.

① A : 이번 주에 나랑 같이 저녁 먹으러 갈래요?

　　B : 네. 그런데 어쩐 일이세요?

② A : 우리 가끔 농구 게임하러 갈까?

　　B : 그래. 언제인지 말만해 줘.

③ A : 당신은 남는 시간에 뭐하세요?

　　B : 난 그냥 집에서 쉬어요. 가끔씩 TV 보고요.

5 밑줄 친 부분에 들어갈 말로 가장 적절한 것은?

> John : Excuse me. Can you tell me where Namdaemun Market is?
>
> Mira : Sure. Go straight ahead and turn right at the taxi stop over there.
>
> John : Oh, I see. Is that where the market is?
>
> Mira : _____

① That's right. You have to take a bus over there to the market.

② You can usually get good deals at traditional markets.

③ I don't really know. Please ask a taxi driver.

④ Not exactly. You need to go down two more blocks.

- -

TIP ④ 정확하진 않아요. 당신은 2블록 더 내려가야 돼요.

① 맞아요. 저기 시장가는 버스를 타셔야 합니다.

② 일반적으로 전통 시장에서 좋은 거래를 할 수 있습니다.

③ 잘 모르겠어요. 택시 기사님께 여쭤보세요.

「John : 실례합니다. 남대문 시장이 어디에 있는지 알려줄 수 있나요?

Mira : 네. 앞쪽으로 쭉 가다 저기에 있는 택시 정류소에서 오른쪽으로 도세요.

John : 아, 알겠습니다. 저기가 시장이 있는 곳인가요?

Mira : 정확하진 않아요. 당신은 2블록 더 내려가야 돼요.」

6 밑줄 친 부분에 가장 적절한 것은?

A : Did you see Steve this morning?

B : Yes. But why does he _____?

A : I don't have the slightest idea.

B : I thought he'd be happy.

A : Me too. Especially since he got promoted to sales manager last week.

B : He may have some problem with his girlfriend.

---

① have such a long face

② step into my shoes

③ jump on the bandwagon

④ play a good hand

....

TIP ① 우울한 얼굴을 하다.
② 내 입장이 돼 봐.
③ 우세한 편에 붙다.
④ 멋진 수를 쓰다.

「A : 오늘 아침에 Steve 봤어?
B : 응. 그런데 왜인지 표정이 안 좋던데?
A : 나는 전혀 모르겠어.
B : 나는 그가 행복할거라 생각했는데.
A : 나도 마찬가지야. 특히 지난주에 영업부장으로 승진도 했잖아.
B : 어쩌면 여자 친구와 문제가 있을지도 몰라.」

Answer 6.①

7 밑줄 친 부분에 가장 적절한 것은?

A : Excuse me. I'm looking for Nambu Bus Terminal.
B : Ah, it's right over there.
A : Where? _____
B : Okay. Just walk down the street, and then turn right at the first intersection. The terminal's on your left. You can't miss it.

---

① Could you be more specific?

② Do you think I am punctual?

③ Will you run right into it?

④ How long will it take from here by car?

....

TIP intersection 교차로 specific 구체적인, 명확한 punctual 시간을 지키는(엄수하는)

① 좀 더 구체적으로 말씀해주실 수 있나요?

② 제가 시간을 엄수했나요?

③ 바로 그곳으로 갈 건가요?

④ 차로 여기서 얼마나 걸릴까요?

「A : 실례합니다. 제가 남부터미널을 찾고 있는데요.
B : 아, 바로 저기예요.
A : 어디라고요? 좀 더 구체적으로 말씀해주실 수 있나요?
B : 네. 그냥 길 아래로 걸어가다가, 첫 번째 교차로에서 오른쪽으로 꺾으세요. 터미널은 왼쪽에 있어요. 분명히 찾을 수 있을 거예요.」

Answer 7.①

8 대화의 빈칸에 들어갈 말로 가장 적절한 것을 고르면?

A : Are you ready to go to the party, Amy?

B : I don't know whether I can go. I'm feeling a little sick, and my dress is really not that nice. Maybe you should just go without me.

A : Come on, Amy. Stop _____. I know you too well. You're not sick. What is the real root of the problem?

---

① shaking a leg

② hitting the ceiling

③ holding your horses

④ beating around the bush

....

TIP ④ 돌려 말하기
① 다리 흔들기
② 봉창 두드리기
③ 말꼬리 잡기

「A : 파티에 갈 준비가 다 되었니, 에이미?
B : 내가 갈 수 있을지 잘 모르겠어. 난 조금 아픈 것 같고, 내 드레스는 정말 좋지 않아. 넌 어쩌면 나 없이 가야할지도 몰라.
A : 에이미, 돌려 말하지 마. 난 너를 잘 알아. 넌 아픈 게 아니야. 진짜 문제가 뭐야?」

Answer 8.④

9 다음 대화에서 밑줄 친 곳에 들어갈 알맞은 문장은?

A : Hello. This is the long distance operator.

B : Hello, operator. I'd like to make a person-to-person call to Mr. James at the Royal Hotel in Seoul.

A : Do you know the number of the Hotel?

B : No, I don't. _____

A : Just a moment, please. The number is 385 − 2824.

---

① Would you find out for me?

② Would you hold the line, please?

③ May I take a message?

④ What about you?

....

TIP person-to-person call 지명통화

① 좀 알아봐 주시겠어요?

② 잠시만 기다려 주시겠습니까?

③ 메시지를 받아도 될까요?

④ 당신은요?

「A : 여보세요. 장거리 전화교환원입니다.

B : 여보세요, 교환원. 서울 로얄호텔에 있는 James 씨와 지명통화를 하고 싶은데요.

A : 호텔 전화번호를 아세요?

B : 아니요. 좀 알아봐 주시겠어요?

A : 잠깐만 기다리세요. 385 − 2824번입니다.」

Answer 9.①

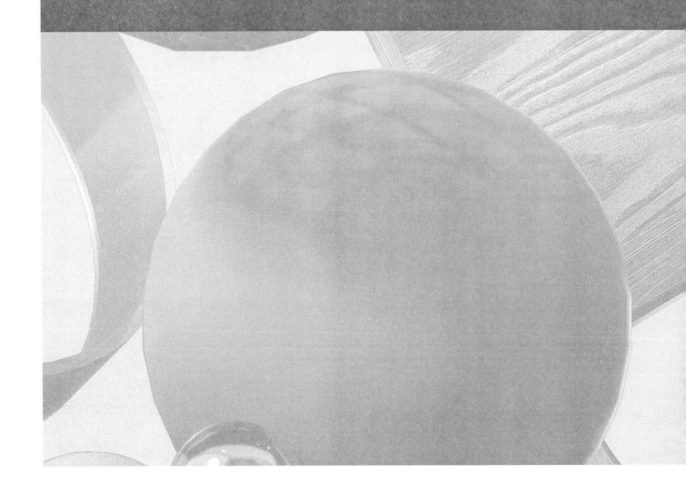

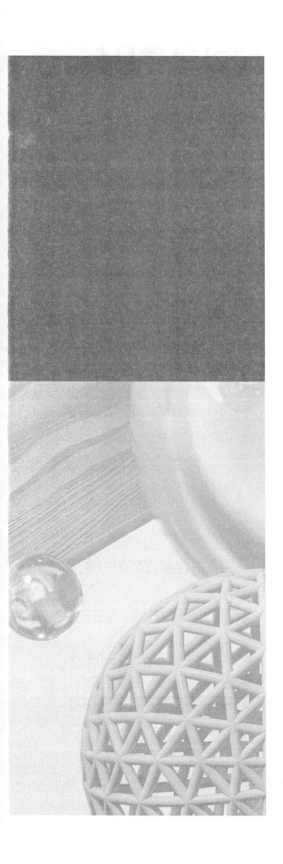

01 선사시대의 문화와 국가의 형성

01 선사시대의 전개

❶ 선사시대의 세계

(1) 신석기문화
농경과 목축의 시작으로 식량 생산 등의 경제활동을 전개하여 인류의 생활모습·양식이 크게 변화하였다.

(2) 청동기문명의 발생
기원전 3000년경을 전후하여 4대 문명이 형성되었는데 청동기시대에는 관개농업이 발달하고, 청동기가 사용되었으며, 도시가 출현하고, 문자를 사용하고, 국가가 형성되었다.

❷ 우리나라의 선사시대

(1) 우리 민족의 기원
우리 조상들은 만주와 한반도를 중심으로 동북아시아에 넓게 분포하였으며 신석기시대부터 청동기시대를 거쳐 민족의 기틀이 형성되었다.

(2) 구석기시대

① **생활** … 주먹도끼·찍개·팔매돌 등은 사냥도구이고, 긁개·밀개 등은 대표적인 조리도구이며, 뗀석기와 동물의 뼈나 뿔로 만든 뼈도구를 사용하여 채집과 사냥을 하면서 생활하였다.

② **주거** … 동굴이나 바위 그늘에서 살거나 강가에 막집을 짓고 살았는데 후기의 막집에는 기둥자리, 담자리, 불땐 자리가 남아 있고 집터의 규모는 작은 것은 3~4명, 큰 것은 10명이 살 수 있을 정도의 크기였다.

③ **사회** … 무리생활을 했으며 평등한 공동체적 생활을 하였다.

④ **종교, 예술** … 풍성한 사냥감을 얻기 위한 주술적 의미로서 석회암이나 동물의 뼈 또는 뿔 등에 고래와 물고기를 새긴 조각품을 만들었다.

(3) 신석기시대

① **경제** … 활이나 창을 이용한 사냥과 작살, 돌이나 뼈로 만든 낚시 등을 이용한 고기잡이를 하였으며, 또한 가락바퀴나 뼈바늘이 출토되는 것으로 의복이나 그물을 제작하였다.

② **토기** … 이른 민무늬토기, 덧무늬토기, 눌러찍기토기 등이 발견되며 빗살무늬토기는 밑모양이 뾰족하며 크기가 다양하고, 전국 각지에 널리 분포되어 있다.

③ **주거** … 바닥이 원형 또는 둥근 네모꼴인 움집에서 4 ~ 5명 정도의 가족이 거주하였다. 남쪽으로 출입문을 내었으며, 화덕이나 출입문 옆에는 저장구덩을 만들어 식량이나 도구를 저장하였다.

④ **사회** … 혈연을 바탕으로 한 씨족이 족외혼을 통해 부족을 형성하였고, 평등한 사회였다.

⑤ **원시신앙의 출현**

  ㉠ **애니미즘** : 자연현상, 자연물에 영혼이 있다고 믿어 재난을 피하거나 풍요를 기원하는 것으로 태양과 물에 대한 숭배가 대표적이다.

  ㉡ **영혼, 조상숭배** : 사람이 죽어도 영혼은 없어지지 않는다는 믿음을 말한다.

  ㉢ **샤머니즘** : 인간과 영혼 또는 하늘을 연결시켜 주는 존재인 무당과 그 주술을 믿는 것이다.

  ㉣ **토테미즘** : 자기 부족의 기원을 특정 동물과 연결시켜 그것을 숭배하는 믿음이다.

02 국가의 형성

❶ 고조선과 청동기문화

(1) 청동기의 보급

① **사회 변화** … 생산경제의 발달, 청동기 제작과 관련된 전문 장인의 출현, 사유재산제도와 계급이 발생하게 되었다.

② **유물**

  ㉠ **석기** : 반달돌칼, 바퀴날도끼, 홈자귀

  ㉡ **청동기** : 비파형 동검과 화살촉 등의 무기류, 거친무늬거울

  ㉢ **토기** : 미송리식 토기, 민무늬토기, 붉은간토기

  ㉣ **무덤** : 고인돌, 돌널무덤, 돌무지무덤

(2) 철기의 사용

① **철기문화의 보급** … 철제 농기구의 사용으로 농업이 발달하여 경제 기반이 확대되었으며, 철제 무기와 철제 연모의 사용으로 청동기는 의식용 도구로 변하였다.

② **유물** … 명도전, 오수전, 반량전을 통하여 중국과 활발한 교류를 했음을 알 수 있으며 경남 창원 다호리 유적에서 나온 붓을 통해 한자를 사용했음을 알 수 있다.

③ **청동기의 독자적 발전** … 비파형 동검은 세형 동검으로, 거친무늬거울은 잔무늬거울로 형태가 변하였으며 거푸집도 전국의 여러 유적에서 발견되고 있다.

(3) 청동기 · 철기시대의 생활

① **경제생활의 발전** … 조, 보리, 콩, 수수 등 밭농사 중심이었지만 일부 저습지에서 벼농사가 시작되었다. 또한 사냥이나 고기잡이도 여전히 하고 있었지만 농경의 발달로 점차 그 비중이 줄어들었고 돼지, 소, 말 등 가축의 사육이 증가되었다.

② **주거생활의 변화**
   ㉠ **집터 유적** : 대체로 앞쪽에는 시냇물이 흐르고 뒤쪽에는 북서풍을 막아 주는 나지막한 야산이 있는 곳에 우물을 중심으로 자리잡고 있다.
   ㉡ **정착생활의 규모의 확대** : 집터는 넓은 지역에 많은 수가 밀집되어 취락형태를 이루고 있으며, 이는 농경의 발달과 인구의 증가로 정착생활의 규모가 점차 확대되었음을 보여 주는 것이다.

③ **사회생활의 변화** … 여성은 가사노동, 남성은 농경 · 전쟁에 종사하였다. 생산력의 증가에 따른 잉여생산물은 빈부의 격차와 계급의 분화를 촉진하였고 이는 무덤의 크기와 껴묻거리의 내용에 반영되었다.

④ **고인돌의 출현** … 고인돌은 청동기시대의 계급사회의 발생을 보여주는 대표적인 무덤으로 북방식 고인돌이 전형적인 형태이며 우리나라 전역에 걸쳐 분포되어 있는데 당시 지배층이 가진 정치권력과 경제력을 잘 반영해 주고 있다.

⑤ **군장의 출현** … 정치, 경제력이 우세한 부족이 선민사상을 가지고 주변의 약한 부족을 통합하거나 정복하고 공납을 요구하였으며 군장이 출현하게 되었다.

(4) 청동기 · 철기시대의 예술

청동으로 만든 도구의 모양이나 장식에는 미의식과 생활모습이 표현되었고, 흙으로 빚은 사람이나 짐승모양의 토우는 본래의 용도 외에도 풍요를 기원하는 주술적 의미를 가지고 있다. 울주반구대 바위그림을 통해 사냥과 고기잡이의 성공과 풍성한 수확을 기원하였음을, 고령 양전동 알터 바위그림을 통해 태양 숭배와 풍요를 기원하였음을 알 수 있다.

(5) 단군과 고조선

① **고조선의 건국** ··· 족장사회에서 가장 먼저 국가로 발전한 고조선은 단군왕검이 건국하였다(B.C. 2333).

② **고조선의 발전** ··· 초기에는 요령지방, 후기에는 대동강 유역의 왕검성 중심으로 독자적인 문화를 이룩하면서 발전하였다. 부왕, 준왕 같은 강력한 왕이 등장하여 왕위를 세습하였고 상(相), 대부(大夫), 장군 등의 관직을 두었으며 요서지방을 경계로 하여 연(燕)과 대립하였다.

(6) 위만의 집권

① **위만 조선의 성립 및 발전** ··· 준왕을 축출하고 중국 유이민 집단인 위만이 왕이 되었으며 지리적인 이점을 이용한 중계무역의 이득을 독점하기 위해 한과 대립하였다.

② **고조선의 멸망** ··· 위만 조선에 위협을 느낀 한의 무제는 대규모 침략을 강행하였으나 고조선은 한의 군대에 맞서 완강하게 대항하여 장기간의 전쟁으로 지배층의 내분이 일어나 왕검성이 함락되어 멸망하였다(B.C. 108). 고조선이 멸망하자 한은 고조선의 일부 지역에 군현을 설치하여 지배하고자 하였으나 고구려의 공격으로 소멸되었다.

(7) 고조선의 사회

① **8조법과 고조선의 사회상** ··· 권력과 경제력의 차이 및 사유 재산의 발생은 형벌과 노비가 생겨나게 하였다.

> **TIP 고조선 8조법**
> ㉠ 중국 후한의 〈한서지리지〉에 8조법 중 3개 조항만 전해짐
> ㉡ 내용
> • 사람을 죽인 자는 즉시 사형에 처한다.
> • 사람에게 상해를 입힌 자는 곡물로써 배상하게 한다.
> • 남의 물건을 훔친 자는 노비로 삼되, 자속하려는 자는 50만전을 내야 한다.

② **한 군현의 엄한 율령 시행** ··· 한 군현의 설치 후 억압과 수탈을 당하던 토착민들은 이를 피하여 이주하거나 단결하여 한 군현에 대항하였다. 이에 한 군현은 엄한 율령을 시행하여 자신들의 생명과 재산을 보호하려 하였으며 법 조항도 60여 조로 증가시켜 풍속도 각박해져 갔다.

❷ 여러 나라의 성장

(1) 부여

① **정치**

　⊙ 왕 아래에는 가축의 이름을 딴 마가, 우가, 저가, 구가와 대사자, 사자 등의 관리가 있었다.

　ⓛ 가(加)는 저마다 따로 행정구획인 사출도를 다스리고 있어서 왕이 직접 통치하는 중앙과 합쳐 5부를 이루었다.

　ⓒ 왕의 권력이 미약하여 제가들이 왕을 추대·교체하기도 하였고, 수해나 한해로 농사가 잘 되지 않으면 그 책임을 왕에게 묻기도 하였다. 그러나 왕이 나온 대표 부족의 세력은 매우 강해서 궁궐, 성책, 감옥, 창고 등의 시설을 갖추고 있었다.

② **법률**(부여의 4조목)

　⊙ 살인자는 사형에 처하고, 그 가족은 데려다 노비로 삼는다.

　ⓛ 절도죄를 지은 자는 12배의 배상을 물린다.

　ⓒ 간음한 자는 사형에 처한다.

　ⓔ 부인이 투기가 심하면 사형에 처하되, 그 시체는 산 위에 버린다. 단, 그 여자의 집에서 시체를 가져가려면 소·말을 바쳐야 한다.

③ **풍습**

　⊙ 순장 : 왕이 죽으면 많은 사람들을 껴묻거리와 함께 묻는 순장의 풍습이 있었다.

　ⓛ 흰 옷을 좋아했고, 형사취수와 일부다처제 풍습이 있었다.

　ⓒ 은력(殷曆)을 사용하였다.

　ⓔ 제천행사 : 12월에 하늘에 제사를 지내고 노래와 춤을 즐기는 영고를 열었다.

　ⓜ 우제점복 : 소를 죽여 그 굽으로 길흉을 점치기도 하였다.

(2) 고구려

① **정치** ··· 왕 아래 상가, 고추가 등의 대가들이 있었으며, 대가들은 독립적인 세력을 유지하였다. 이들은 각기 사자, 조의, 선인 등의 관리를 거느리고 있었다.

② **풍속**

　⊙ 서옥제 : 혼인을 정한 뒤 신부집의 뒤꼍에 조그만 집을 짓고 거기서 자식을 낳고 장성하면 아내를 데리고 신랑집으로 돌아가는 제도이다.

　ⓛ 제천행사 : 10월에는 추수감사제인 동맹을 성대하게 열었다.

　ⓒ 조상신 제사 : 건국 시조인 주몽과 그 어머니 유화부인을 조상신으로 섬겨 제사를 지냈다.

(3) 옥저와 동예

① **옥저** … 비옥한 토지를 바탕으로 농사를 지었고 어물과 소금 등 해산물이 풍부하였으며, 민며느리제와 골장제(가족공동무덤)가 유행하였다.

② **동예**

　　㉠ **경제** … 단궁(활)과 과하마(조랑말), 반어피(바다표범의 가죽) 등이 유명하였다.

　　㉡ **풍속** … 무천이라는 제천행사를 10월에 열었으며 족외혼을 엄격하게 지켰다. 또한 각 부족의 영역을 함부로 침범하지 못하게 하고 만약 침범하면 노비와 소, 말로 변상하게 하였다(책화).

(4) 삼한

① **진(辰)의 성장과 발전** … 고조선 남쪽지역에는 일찍부터 진이 성장하고 있었는데, 고조선 사회의 변동에 따라 대거 남하해 온 유이민에 의하여 새로운 문화가 보급되어 토착문화와 융합되면서 진이 발전하여 마한, 변한, 진한의 연맹체들이 나타나게 되었다.

② **삼한의 제정 분리** … 정치적 지배자 외에 제사장인 천군이 있었다. 그리고 신성지역으로 소도가 있었는데, 이곳에서 천군은 농경과 종교에 대한 의례를 주관하였다.

③ **삼한의 경제 · 사회상**

　　㉠ 두레조직을 통하여 여러 가지 공동작업을 하였다.

　　㉡ **제천행사** : 5월의 수릿날과 10월에 계절제를 열어 하늘에 제사를 지냈다.

　　㉢ **변한의 철 생산** : 철이 많이 생산되어 낙랑, 왜 등에 수출하였고 교역에서 화폐처럼 사용하기도 하였다. 마산의 성산동 등지에서 발견된 야철지는 제철이 성하였음을 보여준다.

≡ 최근 기출문제 분석 ≡

2024. 6. 22. 지방직 9급

1 신석기시대에 대한 설명으로 옳지 않은 것은?

① 가락바퀴와 뼈바늘로 옷이나 그물을 만들었다.
② 군장이 죽으면 그의 권력을 상징하는 고인돌을 만들었다.
③ 동물 뼈나 조개껍데기로 된 목걸이나 팔찌를 만들어 착용하였다.
④ 일부 지역에서는 농경이 시작되어 조, 피, 수수 등을 재배하였다.

> **TIP** 신석기 시대에는 정착생활이 이루어지면서 농경(조, 피, 수수)와 목축이 시작되었다. 도구로는 간석기가 사용되었으며, 빗살무늬토기, 가락바퀴, 뼈바늘 등의 유물이 출토되어 농경 및 의복생활을 했음을 알 수 있다. 또한 동물 뼈나 조개껍데기로 된 목걸이나 팔찌를 만들어 착용했다. 한편 토테미즘, 애니미즘, 샤머니즘, 영혼 및 조상 숭배 사상 등 원시 신앙이 출현하였다.
> ② 청동기 시대

2023 국가직 9급

2 다음 유물이 사용된 시대에 대한 설명으로 옳은 것은?

> 미송리식 토기, 팽이형 토기, 붉은 간 토기

① 비파형 동검이 사용되었다.
② 오수전 등의 화폐가 사용되었다.
③ 아슐리안형 주먹도끼가 사용되었다.
④ 철이 많이 생산되어 낙랑과 왜에 수출되었다.

> **TIP** 모두 청동기 시대에 사용되었다. 비파형 동검은 청동기 시대에 제작된 것으로 만주로부터 한반도 전역에 이르는 넓은 지역에서 출토되었다.
> ②④ 철기
> ③ 구석기

Answer 1.② 2.①

3 밑줄 친 '주먹도끼'가 사용된 시대에 대한 설명으로 옳은 것은?

> 이 유적은 경기도 연천군 한탄강 언저리에 넓게 위치하고 있다. 이곳에서 아슐리안 계통의 <u>주먹도끼</u>가 다량으로 출토되어 더욱 많은 관심이 집중되었다. 이곳에서 발견된 <u>주먹도끼</u>는 그 존재 유무로 유럽과 동아시아 문화가 나뉘어진다고 한 모비우스의 학설을 무너뜨리는 결정적 증거가 되었다.

① 동굴이나 바위 그늘, 강가의 막집 등에서 살았다.
② 내부에 화덕이 있는 움집이 일반적인 주거 형태였다.
③ 토기를 만들어 음식을 조리하거나 식량을 저장하였다.
④ 구릉에 마을을 형성하고 그 주변에 도랑을 파고 목책을 둘렀다.

> **TIP** 연천은 대표적인 구석기 유적지로 해당 지역에서 출토된 주먹도끼는 구석기 시대 유물이다.
> ②③ 신석기 시대
> ④ 청동기 시대

4 다음에 해당하는 나라에 대한 설명으로 옳은 것은?

> ○ 천군이 있어 소도라 불리는 신성한 지역을 다스렸다.
> ○ 씨를 뿌리고 난 5월과 농사를 마친 10월에는 하늘에 제사를 지냈다.

① 도읍을 국내성으로 옮겼다.
② 과하마라는 특산물이 있었다.
③ 영고라는 제천 행사가 있었다.
④ 신지, 읍차 등으로 불리는 지배자들이 다스렸다.

> **TIP** 제시문의 국가는 삼한이다. 삼한의 정치는 신지, 읍차와 같은 군장이 통치하고, 종교적 지배자인 천군은 소도를 통치하는 제정분리 사회의 특징을 지니고 있었다. 또한 5월과 10월에 농경사회의 특징을 반영한 제천 행사의 풍습이 있었다.
> ① 고구려 유리왕
> ② 동예의 특산물
> ③ 부여의 제천행사

Answer 3.① 4.④

5 다음 풍습이 있었던 나라에 대한 설명으로 옳은 것은?

> • 가족이 죽으면 시체를 가매장하였다가 나중에 그 뼈를 추려서 가족 공동 무덤인 커다란 목곽에 안치
> 하였다.
> • 목곽 입구에는 죽은 자가 먹을 양식으로 쌀을 담은 항아리를 매달아 놓기도 하였다.
>
> － 「삼국지」 위서 동이전 －

① 민며느리제라는 혼인 풍습이 있었다.

② 제가가 별도로 사출도를 다스렸다.

③ 소도라는 신성 구역이 존재하였다.

④ 무천이라는 제천행사를 열었다.

> **TIP** 제시문의 국가는 옥저다. 옥저는 동예와 같이 읍군, 삼로라는 군장이 통치하는 군장국가였고, 풍습으로는 가족공동묘와 민
> 며느리제가 있었다. 민며느리제는 어린 신부가 신랑과 혼인하여 노동력을 제공하고, 일정 기간 성장한 이후 신랑 쪽에서
> 예물을 가져와 혼인하는 제도로, 일종의 매매혼 제도이다.
> ② 부여 ③ 삼한 ④ 동예

6 다음에 해당하는 나라에 대한 설명으로 옳은 것은?

> • 은력(殷曆) 정월에 지내는 제천행사는 나라에서 여는 대회로 날마다 먹고 마시고 노래하고 춤추는데,
> 이를 영고라 하였다. 이때 형옥을 중단하고 죄수를 풀어주었다.
> • 국내에 있을 때의 의복은 흰색을 숭상하며, 흰 베로 만든 큰 소매 달린 도포와 바지를 입고 가죽신을
> 신는다. 외국에 나갈 때는 비단옷·수 놓은 옷·모직옷을 즐겨입는다.
>
> － 「삼국지」 위서 동이전 －

① 사람이 죽으면 뼈만 추려 가족 공동 무덤인 목곽에 안치하였다.

② 읍군이나 삼로라고 불린 군장이 자기 영역을 다스렸다.

③ 가축 이름을 딴 마가, 우가, 저가, 구가 등이 있었다.

④ 천신을 섬기는 제사장인 천군이 있었다.

Answer 5.① 6.③

① 옥저의 가족공동묘
② 옥저와 동예의 군장세력
④ 삼한의 종교적 지도자로 제정분리 사회 특징

2021 서울시 9급
7 〈보기〉에서 설명하는 시대의 문화유산으로 옳은 것은?

─────── 〈보기〉 ───────

• 주로 움집에서 거주하였다.
• 유적은 주로 큰 강이나 해안 지역에서 발견된다.
• 농경 생활을 시작하였고, 조·피 등을 재배하였다.

① 고인돌   ② 세형동검
③ 거친무늬 거울   ④ 빗살무늬 토기

①③ 청동기 ② 철기

Answer 7.④

출제 예상 문제

1 밑줄 친 '이 시대'의 사회 모습으로 옳은 것은?

> <u>이 시대</u>의 황해도 봉산 지탑리와 평양 남경 유적에서 탄화된 좁쌀이 발견되는 것으로 보아 잡곡류 경작이 이루어졌음을 알 수 있다. 농경의 발달로 수렵과 어로가 경제 생활에서 차지하는 비중이 줄어들기 시작하였지만, 여전히 식량을 얻는 중요한 수단이었다. 한편 가락바퀴나 뼈바늘을 이용하여 옷이나 그물을 만드는 등 원시적인 수공업 생산이 이루어지기 시작하였다.

① 생산물의 분배 과정에서 사유 재산 제도가 등장하였다.
② 마을 주변에 방어 및 의례 목적으로 환호(도랑)를 두르기도 하였다.
③ 흑요석의 출토 사례로 보아 원거리 교류나 교역이 있었음을 알 수 있다.
④ 집자리는 주거용 외에 창고, 작업장, 집회소, 공공 의식 장소 등도 확인되었다.

TIP 밑줄 친 '이 시대'는 신석기 시대이다.
①②④ 청동기

2 고조선의 세력 범위가 요동반도에서 한반도에 걸쳐 있었음을 알게 해 주는 유물을 모두 고르면?

> ㉠ 조개 껍데기 가면 　　㉡ 거친무늬 거울
> ㉢ 비파형 동검 　　㉣ 미송리식 토기

① ㉠㉡ 　　② ㉡㉢
③ ㉠㉡㉢ 　　④ ㉡㉢㉣

TIP 요령지방에서 출토된 비파형동검을 조형으로 한 세형동검이 B.C. 3C 초부터 대동강 일대에서 나타나는 사실로서 알 수 있으며, 고인돌과 비파형동검, 미송리식 토기 등이 대표적인 고조선의 유물에 해당한다.

Answer 1.③　2.④

3 고조선 성립의 역사적 사실 중 밑줄 친 부분이 나타내는 사회상은?

옛날 환인(桓因)의 아들 환웅(桓雄)이 천하에 자주 뜻을 두어 인간세상을 구하고자 하였다. 이에 천부인 3개와 3천의 무리를 이끌고 태백산 신단수(神壇樹) 밑에 내려왔는데 이곳을 신시(神市)라 하였다. <u>풍백(風伯), 우사(雨師), 운사(雲師)</u>으로 하여금 곡(穀), 명(命), 병(病), 형(形), 선(善), 악(惡) 등 무릇 인간의 360여 가지 일을 주관하게 하였다. 이로써 인간세상을 교화시키고 인간을 널리 이롭게 하였다. 이때 곰과 호랑이가 사람이 되기를 원하므로 환웅이 쑥과 마늘을 주고 "이것을 먹으면서 100일간 햇빛을 보지 않는다면 곧 사람이 될 것이다"라고 하였다. 곰은 금기를 지켜 삼칠일(三七日) 만에 여자로 태어났고 환웅과 혼인하여 아들을 낳았는데, 이가 곧 단군 왕검(檀君 王儉)이다.

---

① 선민사상을 나타낸다.

② 농경 중시 사회를 나타낸다.

③ 토템사상을 나타낸다.

④ 제정일치 사회를 나타낸다.

....

TIP 풍백(風伯), 우사(雨師), 운사(雲師)는 농경을 주관하는 날씨를 상징하며, 농경 중시 사회를 나타낸다.

※ **단군 신화로 알 수 있는 사회상**

ㄱ 환인(桓因)의 아들 환웅(桓雄) : 하늘의 자손을 내세워 우월성을 강조하고 지배를 정당화하는 선민사상을 나타낸다.

ㄴ 풍백(風伯), 우사(雨師), 운사(雲師) : 농경을 주관하는 날씨를 상징하며, 농경 중시 사회를 나타낸다.

ㄷ 인간세상을 교화시키고 인간을 널리 이롭게 하였다 : 홍익인간의 통치 이념을 나타낸다.

ㄹ 곰은 금기를 지켜 삼칠일(三七日) 만에 여자로 태어났고 환웅과 혼인하여 : 동물을 숭배하는 토템사상과 곰을 숭배하는 부족과 환웅 부족의 연합(족외혼)을 나타낸다.

ㅁ 단군 왕검(檀君 王儉) : 단군은 제사장, 왕검은 군장(정치적 지배자)로 제정일치 사회를 나타낸다.

4 신석기 시대에 대한 설명으로 옳지 않은 것은?

① 토기를 사용하여 음식을 조리하고 저장하게 되었다.

② 움집생활을 하였으며 중앙에 화로를 두었다.

③ 주식으로 쌀을 먹었다.

④ 조, 피, 수수 등의 잡곡류의 경작과 개, 돼지 등을 목축하였다.

....

TIP 신석기 시대의 유적지인 황해도 봉산 지탑리와 평양 남경의 유적에서 탄화된 좁쌀이 발견된 것으로 보아 잡곡류를 경작하였다는 것을 알 수 있다.

Answer 3.② 4.③

5 다음과 같은 사상이 등장한 시기의 사회의 모습은?

> • 영혼이나 하늘을 인간과 연결시켜주는 무당과 그 주술을 믿었다.
> • 사람이 죽어도 영혼은 사라지지 않는다고 믿었다.

① 무리를 이끄는 지도자는 권력을 가지고 있었다.
② 가락바퀴를 이용하여 의복을 제작하였다.
③ 동굴이나 강가에 막집을 짓고 살았다.
④ 벼농사가 일반적으로 행해졌다.

TIP 제시된 사상은 영혼불멸사상과 샤머니즘으로 신석기시대의 신앙의 형태이다.
①④ 청동기 ③ 구석기

6 밑줄 친 '이 나라'에 대한 설명으로 옳은 것은?

> • 이 나라에는 왕 아래 가축의 이름을 딴 마가, 우가, 저가, 구가가 있었고 저마다 사출도를 다스리고 있었다.
> • 이 나라에는 수해나 한해로 농사가 잘되지 않으면 그 책임을 왕에게 묻기도 하였다.

① 철을 생산하여 왜와 교역하였다.
② 과하마, 단궁, 반어피와 특산물을 생산하였다.
③ 제천행사로 12월에 영고가 있었다.
④ 엄격한 족외혼의 풍습이 있었다.

TIP 밑줄 친 '이 나라'는 5부족 연맹체로 구성된 연맹왕국 부여이다. 부여는 12월에 영고라는 제천행사를 지냈다.
① 변한 ②④ 동예

Answer 5.② 6.③

7 위만 조선이 한나라의 침입으로 왕검성이 함락되어 멸망하게 된 직접적인 원인으로 옳은 것은?

① 독자적인 문화를 발전시키지 못하였다.

② 철기 문화를 수용하지 못하여 군사력이 약하였다.

③ 상업과 무역이 발달하지 못하여 폐쇄적인 자급자족의 경제였다.

④ 예와 진의 무역을 막고 중계무역의 이득을 독점하였다.

TIP 위만 조선…본격적으로 철기문화를 수용하고 철기의 사용에 따른 무기생산과 농업이 발달하여 이에 따른 상업과 무역이 융성하였다. 중앙정치조직을 갖추고 우세한 무력을 기반으로 영토를 확장했으며 지리적 이점을 이용하여 예와 진이 직접 중국과 교역하는 것을 막고 중계무역의 이득을 독점하려 하였다. 이에 한나라의 무제는 대규모 공격을 감행하였는데 장기간의 전쟁으로 인한 고조선 지배층의 내분이 원인이 되어 B.C. 108년에 왕검성이 함락되면서 멸망하였다.

8 다음 풍습이 있었던 나라의 특징으로 옳은 것은?

> 이 나라에는 여자가 10살이 되기 전에 혼인을 약속하는 풍습이 있었다. 신랑 집에서는 어린 신부를 맞이하여 어른이 되면 아내로 삼고 친정으로 되돌려 보낸다. 이후 친정에서 돈을 요구하면 신랑 집에서 돈을 지불한 뒤 신부를 다시 데려온다.

① 천군이 소도를 통치하였다.

② 목지국의 지배자가 영역을 통치하였다.

③ 벼농사가 발달하여 5월, 10월에 계절제를 지냈다.

④ 읍군, 삼로라는 군장세력이 존재하였다.

TIP 옥저의 민며느리제 풍습에 관한 설명이다.
①②③ 삼한

9 다음 중 구석기시대에 관한 설명으로 옳지 않은 것은?

① 농경, 목축이 시작되었다.
② 평등한 공동체적 생활을 하였다.
③ 뗀석기와 골각기를 사용하였다.
④ 주술적인 조각품을 남겼다.

TIP 농경과 목축이 시작된 시기는 신석기시대이다.

10 다음 중 씨족을 통해 부족을 형성하여 살았던 사람들의 생활상을 잘 재현한 것은?

① 가락바퀴나 뼈바늘로 그물을 손질하는 사람들
② 반달돌칼로 추수하는 사람들
③ 민무늬토기에 음식을 담는 사람들
④ 무리를 이루어 큰 사냥감을 찾아다니며 생활하는 사람들

TIP 씨족을 통한 부족을 이뤘던 시기는 신석기시대이다.
②③ 청동기시대
④ 구석기시대

11 다음과 같은 생활모습을 지녔던 사회에 대해 역사적 탐구를 하고자 할 때, 가장 거리가 먼 조사활동은?

- 매년 5월 씨뿌리기가 끝날 때와 10월에 농사가 끝날 때면 제사를 올리고 음주가무를 즐겼다.
- 철을 생산하여 낙랑 및 왜와 교역하였고, 시장에서 물건을 살 때 화폐처럼 사용하였다.

① 삼국지 동이전의 내용을 분석한다.
② 낙동강 유역의 철 산지를 알아본다.
③ 서남해안의 해류와 고대 항로를 조사한다.
④ 돌무지 덧널무덤의 분포를 조사한다.

TIP 제시된 내용은 삼한의 사회에 대한 설명이다. 돌무지 덧널무덤은 신라에서 주로 만든 무덤으로 삼한 사회에 대한 역사적 탐구에는 적절하지 않다.

Answer 9.① 10.① 11.④

12 철기문화의 전래에 관한 설명으로 옳지 않은 것은?

① 새로운 무덤 형태인 독무덤이 출현하였다.

② 한자가 전래되었다.

③ 청동기는 의기화되었다.

④ 지배와 피지배 관계가 형성되었다.

··

TIP 계급이 발생하고 사유재산제도가 생긴 것은 청동기 시대이다.

13 유적지에서 반달돌칼, 비파형 동검, 바퀴날도끼, 토기 파편, 탄화된 볍씨 등이 발견되었다. 당시의 사회 모습으로 옳지 않은 것은?

① 촌락은 배산임수형태를 가지고 있었다.

② 일부 저습지에서 벼농사가 이루어졌다.

③ 금속제 무기를 사용한 정복활동이 활발하였다.

④ 주로 해안이나 강가에서 농경 생활을 하였다.

··

TIP 반달돌칼, 바퀴날도끼, 토기 파편, 탄화된 볍씨 등은 청동기시대의 유물이다. 당시의 집자리 유적은 주로 구릉지나 산간지방에서 발견된다.

14 다음과 같은 현상을 바탕으로 일어난 역사적 사실은?

> 이 시기에는 고인돌이 많이 만들어졌다. 무게가 수십 톤 이상인 덮개돌을 채석하여 운반하고 무덤을 설치하기까지는 많은 인력이 필요하다. 따라서 이와 같은 무덤을 만들 수 있는 강한 세력이 나타났음을 알 수 있다.

① 제정분리의 심화

② 선민사상의 대두

③ 보편종교의 탄생

④ 성 역할의 분리

··

TIP 청동기시대에는 고인돌 무덤을 만들 수 있을 정도로 상당한 정치력과 경제력을 갖춘 지배자가 나타났다. 이는 사유재산제도와 계급이 발생하면서 나타났으며, 부족 내에서 족장세력이 성장하여 세력이 약한 다른 부족을 통합하면서 국가가 성립되기 시작하였다. 정치·경제적 영향력이 강한 부족에서는 스스로 하늘의 자손이라 칭하는 선민사상이 나타나게 되었다.

Answer 12.④ 13.④ 14.②

02 통치구조와 정치활동

01 고대의 정치

① 고대국가의 성립

(1) 초기의 고구려

① **성장** : 졸본성에서 주변 소국을 통합하여 성장하였으며, 국내성으로 도읍을 옮겼다.

② **지배체제의 정비**

    ㉠ **태조왕(1세기 후반)** : 옥저와 동예를 복속하고, 독점적으로 왕위를 세습하였으며 통합된 여러 집단들은 5부 체제로 발전하였다.

    ㉡ **고국천왕(2세기 후반)** : 부족적인 전통의 5부가 행정적 성격의 5부로 개편되었고 왕위가 형제상속에서 부자상속으로 바뀌었으며, 족장들이 중앙귀족으로 편입하는 등 중앙집권화와 왕권 강화가 진전되었다.

(2) 초기의 백제

① **건국(B.C. 18)** : 한강 유역의 토착민과 고구려 계통의 북방 유이민의 결합으로 성립되었는데, 우수한 철기문화를 보유한 유이민 집단이 지배층을 형성하였다.

② **고이왕(3세기 중엽)** : 한강 유역을 완전히 장악하고, 중국의 문물을 수용하였다. 율령을 반포하였으며 관등제를 정비하고 관복제를 도입하는 등 지배체제를 정비하였다.

(3) 초기의 신라

① **건국(B.C. 57)** : 경주의 토착집단과 유이민집단의 결합으로 건국되었다.

② **발전** : 박·석·김의 3성이 번갈아 왕위를 차지하다가 주요 집단들이 독자적인 세력 기반을 유지하면서 유력 집단의 우두머리는 왕(이사금)으로 추대되었다.

③ **지배체제의 정비(내물왕, 4세기)** : 활발한 정복활동을 통해 낙동강 유역으로 영역을 확장하고 김씨가 왕위를 세습하였으며 마립간의 칭호를 사용하였다.

(4) 초기의 가야

① **위치** : 낙동강 하류의 변한지역에서는 철기문화를 토대로 한 정치집단들이 등장하였다.

② **전기 가야연맹**(금관가야 중심) : 김해를 주축으로 하여 경남해안지대에 소국연맹체를 형성하였는데 농경문화의 발달과 철의 생산(중계무역 발달)으로 경제적인 발전을 이루었다. 그러나 백제와 신라의 팽창으로 세력이 약화되어(4세기 초) 고구려군의 가야지방 원정으로 몰락하게 되었다. 이에 따라 중심세력이 해체되어 낙동강 서쪽 연안으로 축소되었다.

❷ 삼국의 발전과 통치체제

(1) 삼국의 정치적 발전

① **고구려** … 4세기 미천왕 때 서안평을 점령하고 낙랑군을 축출하여 압록강 중류를 벗어나 남쪽으로 진출할 수 있는 발판을 마련하였고, 고국원왕 때는 전연과 백제의 침략으로 국가적 위기를 맞기도 하였다. 4세기 후반 소수림왕 때에는 불교의 수용, 태학의 설립, 율령의 반포로 중앙집권국가로의 체제를 강화하였다.

② **백제** … 4세기 후반 근초고왕은 마한의 대부분을 정복하였으며, 황해도 지역을 두고 고구려와 대결하기도 하였다. 또한 낙동강 유역의 가야에 지배권을 행사하였고, 중국의 요서지방과 산동지방, 일본의 규슈지방까지 진출하였으며 왕위의 부자상속이 시작되었다.

③ **신라**
  ㉠ **지증왕**(6세기 초) : 국호(사로국→신라)와 왕의 칭호(마립간→왕)를 변경하고, 수도와 지방의 행정구역을 정리하였으며 대외적으로 우산국(울릉도)을 복속시켰다.
  ㉡ **법흥왕**(6세기 중엽) : 병부의 설치, 율령의 반포, 공복의 제정 등으로 통치질서를 확립하였다. 또한 골품제도를 정비하고, 새로운 세력을 포섭하고자 불교를 공인하였다. 독자적 연호인 건원을 사용하여 자주국가로서의 위상을 높였고 금관가야를 정복하여 영토를 확장시켜 중앙집권체제를 완비하였다.

(2) 삼국 간의 항쟁

① 고구려의 대제국 건설
  ㉠ **광개토대왕**(5세기) : 영락이라는 연호를 사용하였고 만주지방에 대한 대규모 정복 사업(중국의 후연과 대립)을 단행하였으며, 백제를 압박하여(관미성 전투, 위례성 포위하여 백제 아신왕의 항복을 받아냄) 한강 이남으로 축출하였다. 또한 신라에 침입한 왜를 격퇴함으로써 한반도 남부에까지 영향력을 확대하였다.
  ㉡ **장수왕**(5세기) : 남북조의 교류 및 평양 천도(427)를 단행하여 백제의 수도인 한성을 함락하였다. 죽령 ~ 남양만 이북을 확보(광개토대왕비와 중원고구려비 건립)하여 한강 유역으로 진출하였는데 만주와 한반도에 걸친 광대한 영토를 차지하여 중국과 대등한 지위의 대제국을 건설하였다.

② 백제의 중흥
  ㉠ 5세기 후반 문주왕은 고구려의 남하정책으로 대외팽창이 위축되고 무역활동이 침체되어 서울을 웅진으로 천도하게 되고, 동성왕은 신라와 동맹을 강화하여 고구려에 대항, 무령왕은 지방의 22담로에 왕족을 파견하여 지방통제를 강화하는 등 체제를 정비하고자 하였다.
  ㉡ 성왕(6세기 중반) : 사비로 천도하고, 남부여로 국호를 개칭하고 중앙은 22부, 수도는 5부, 지방은 5방으로 정비하였다. 불교를 진흥시키고, 일본에 전파하였으며, 중국의 남조와 교류하였다.

③ 신라의 발전(진흥왕, 6세기)
  ㉠ 체제 정비 : 화랑도를 국가적 조직으로 개편하고, 불교를 통해 사상적 통합을 꾀하였다.
  ㉡ 영토 확장 : 한강 유역을 장악하여 경제적 기반을 강화하고 전략적 거점을 확보할 수 있었고 중국 교섭의 발판이 되었다. 북으로는 함경도, 남으로는 대가야를 정복하였다(단양 적성비, 4개의 순수비(창녕 신라 진흥왕 척경비, 북한산 순수비, 황초령비, 마운령비).

(3) 삼국의 통치체제

① 통치조직의 정비 … 삼국의 초기에는 부족 단위 각 부의 귀족들이 독자적으로 관리를 거느리는 방식으로 귀족회의에서 국가의 중요한 일을 결정하였는데 후에는 왕을 중심으로 한 통치체제로 왕의 권한이 강화되었고, 관등제와 행정구역이 정비되어 각 부의 귀족들은 왕권 아래 복속되고, 부족적 성격이 행정적 성격으로 개편되었다.

② 관등조직 및 중앙관제

구분	관등	수상	중앙관서	귀족합의제
고구려	10여 관등	대대로(막리지)	–	제가회의
백제	16관등	상좌평	6좌평, 22부(시비천도 이후)	정사암회의
신라	17관등	상대등	병부, 집사부	화백회의

③ 지방제도
  ㉠ 지방조직

구분	수도	지방(장관)	특수행정구역
고구려	5부	5부(욕살)	3경(평양성, 국내성, 한성)
백제	5부	5방(방령)	22담로(지방 요지)
신라	5부	6주(군주)	2소경[중원경(충주), 동원경(강릉)]

  ㉡ 지방제도의 정비 : 최상급 지방행정단위로 부와 방 또는 주를 두고 지방장관을 파견하였고, 그 아래의 성이나 군에도 지방관을 파견하여 지방민을 직접 지배하였으나, 말단 행정단위인 촌에는 지방관을 파견하지 않고 토착세력을 촌주로 삼았다. 그러나 대부분의 지역은 중앙정부의 지배가 강력히 미치지 못하여 지방세력가들이 지배하게 되었다.

④ **군사조직** … 지방행정조직이 그대로 군사조직이기도 하여 각 지방의 지방관은 곧 군대의 지휘관(백제의 방령, 신라의 군주)이었다.

③ 대외항쟁과 신라의 삼국통일

(1) 고구려와 수 · 당의 전쟁

① **수와의 전쟁** … 고구려가 요서지방을 선제공격하자 수의 문제와 양제는 고구려를 침입해왔는데 을지문덕이 살수에서 큰 승리를 거두었다(612).

② **당과의 전쟁** … 당 태종은 요동의 여러 성을 공격하고 전략상 가장 중요한 안시성을 공격하였으나 고구려에 의해 패하였다(645).

(2) 백제와 고구려의 멸망

① **백제의 멸망** … 정치질서의 문란과 지배층의 향락으로 국방이 소홀해진 백제는 황산벌에서 신라에게 패하면서 결국 사비성이 함락되고 말았다. 왕자 풍을 중심으로 복신과 흑치상지, 도침 등은 주류성과 임존성을 거점으로 하여 사비성과 웅진성을 공격하였으나 나 · 당연합군에 의하여 진압되었다.

③ **고구려의 멸망** … 지배층의 분열과 국력의 약화로 정치가 불안정한 틈을 탄 나 · 당연합군의 침입으로 평양성이 함락되었다(668). 안승과 검모장, 고연무 등은 한성과 오골성을 근거지로 평양성을 탈환하였으나 결국 실패하였다.

(3) 신라의 삼국통일

① **과정** … 당은 한반도에 웅진도독부(공주), 안동도호부(평양), 계림도독부(경주)를 설치하여 한반도를 지배하려 하였으나 신라 · 고구려 · 백제 유민의 연합으로 당 주둔군을 공격하여 매소성과 기벌포싸움에서 승리를 거두게 되고 당군을 축출하여 삼국통일을 이룩하였다(676).

② **삼국통일의 의의와 한계** … 당의 축출로 자주적 성격을 인정할 수 있으며 고구려와 백제 문화의 전통을 수용하여 민족문화 발전의 토대를 마련하였다는 점에서 큰 의의가 있으나, 외세의 협조를 받았다는 점과 대동강에서 원산만 이남에 국한된 불완전한 통일이라는 점에서 한계성을 가진다.

④ 남북국시대의 정치 변화

(1) 통일신라의 발전

① 왕권의 전제화

    ㉠ **무열왕** : 통일과정에서 왕권을 강화하였으며 이후 직계자손이 왕위를 계승하게 되었다.

    ㉡ **유교정치이념의 수용** : 통일을 전후하여 유교정치이념이 도입되었고, 중앙집권적 관료정치의 발달로 왕권이 강화되어 갔다.

    ㉢ **집사부 시중의 기능 강화** : 상대등의 세력을 억제하였고 왕권의 전제화가 이루어졌다.

    ㉣ **신문왕** : 관료전의 지급, 녹읍의 폐지, 국학을 설립하여 유교정치이념을 확립시켰다. 또한 김흠돌의 난을 계기로 진골귀족을 숙청하고 지방행정체제인 9주 5소경을 확립하였다.

② **정치세력의 변동** ··· 6두품은 학문적 식견을 바탕으로 왕의 정치적 조언자로 활동하거나 행정실무를 총괄하였다. 이들은 전제왕권을 뒷받침하고, 학문·종교분야에서 활약하였다.

③ **전제왕권의 동요** ··· 8세기 후반부터 진골귀족세력의 반발로 녹읍제가 부활하고, 사원의 면세전이 증가되어 국가재정의 악화를 가져왔다. 귀족들의 특권적 지위 고수 및 향락과 사치가 계속되자 농민의 부담은 가중되었다.

(2) 발해의 건국과 발전

① **건국** ··· 고구려 출신의 대조영이 길림성에 건국하였으며 지배층은 고구려인, 피지배층은 말갈인으로 구성되었다. 일본에 보낸 국서에 고려 또는 고려국왕이라는 칭호를 사용하였고, 고구려 문화와 유사성이 있다는 점에서 고구려 계승의식이 나타나고 있다.

② 발해의 발전

    ㉠ **영토 확장(무왕)** : 동북방의 여러 세력을 복속시켜 북만주 일대를 장악하였고, 당의 산둥반도를 공격하고, 돌궐·일본과 연결하여 당과 신라에 대항하였다.

    ㉡ **체제 정비(문왕)** : 당과 친선관계를 맺고 문물을 수입하였는데 중경에서 상경으로 천도하였고, 신라와의 대립관계를 해소하려 상설교통로를 개설하였으며 천통(고왕), 인안(무왕), 대흥(문왕), 건흥(선왕) 등 독자적인 연호를 사용하였다.

    ㉢ **중흥기(선왕)** : 요동지방으로 진출하였으며 남쪽으로는 신라와 국경을 접할 정도로 넓은 영토를 차지하고, 지방제도를 완비하였다. 당에게서 '해동성국'이라는 칭호를 받았다.

    ㉣ **멸망** : 거란의 세력 확대와 귀족들의 권력투쟁으로 국력이 쇠퇴하고 거란에 의해 멸망하였다.

(3) 남북국의 통치체제

① 통일신라

    ㉠ **중앙정치체제** : 전제왕권의 강화를 위해 집사부 시중의 지위 강화 및 집사부 아래에 위화부와 13부를 두고 행정업무를 분담하였으며 관리들의 비리와 부정 방지를 위한 감찰기관인 사정부를 설치하였다.

    ㉡ **유교정치이념의 수용** : 국학을 설립하였다.

    ㉢ **지방행정조직의 정비**(신문왕) : 9주 5소경으로 정비하여 중앙집권체제를 강화하고, 지방관의 감찰을 위하여 외사정을 파견하고 상수리제도를 실시하였으며, 향·부곡이라 불리는 특수행정구역을 설치하였다.

    ㉣ **군사조직의 정비**

      • 9서당 : 옷소매의 색깔로 표시하였는데 부속민에 대한 회유와 견제의 양면적 성격이 있다.

      • 10정 : 9주에 각 1정의 부대를 배치하였으나 한산주에는 2정(남현정, 골내근정)을 두었다.

② 발해

    ㉠ **중앙정치체계** : 당의 제도를 수용하였으나 명칭과 운영은 독자성을 유지하였다.

      • 3성

      －정당성 : 대내상이 국정을 총괄하고, 그 밑에 좌사정(충, 인, 의부), 우사정(지, 예, 신부)을 두었다.

      －선조성 : 조서를 심의하였다.

      －중대성 : 왕명출납을 담당하였다.

      • 6부 : 충부, 인부, 의부, 자부, 예부, 신부

      • 중정대(감찰), 문적원(서적 관리), 주자감(중앙의 최고교육기관)

    ㉡ **지방제도** : 5경 15부 62주로 조직되었고, 촌락은 주로 말갈인 촌장이 지배하였다.

    ㉢ **군사조직** : 중앙군(10위), 지방군

(4) 신라 말기의 정치 변동과 호족세력의 성장

① **전제왕권의 몰락** … 진골귀족들의 반란과 왕위쟁탈전이 심화되고 집사부 시중보다 상대등의 권력이 더 커졌으며 지방민란의 발생으로 중앙의 지방통제력이 더욱 약화되었다.

② **농민의 동요** … 과중한 수취체제와 자연재해는 농민의 몰락을 가져오고, 농민은 신라 정부에 저항하게 되었다.

③ **호족세력의 등장** … 지방의 행정·군사권과 경제적 지배력을 가진 호족세력은 성주나 장군을 자처하며 반독립적인 세력으로 성장하였다.

④ **개혁정치** … 6두품 출신의 유학생과 선종의 승려가 중심이 되어 골품제 사회를 비판하고 새로운 정치이념을 제시하였다. 지방의 호족세력과 연계하여 사회 개혁을 추구하였다.

02 중세의 정치

1 중세사회의 성립과 전개

(1) 고려의 성립과 민족의 재통일

① **고려의 건국** … 왕건은 송악의 호족으로서 처음에는 궁예 휘하로 들어가 한강 유역과 나주지방을 점령하여 후백제를 견제하였는데 궁예의 실정을 계기로 정권을 장악하게 되었으며, 고구려의 후계자임을 강조하여 국호를 고려라 하고 송악에 도읍을 세웠다.

② **민족의 재통일** … 중국의 혼란기를 틈타 외세의 간섭 없이 통일이 성취되었다.

(2) 태조의 정책

① **취민유도(取民有度) 정책** … 조세경감, 노비해방 및 빈민구제기관인 흑창을 설치하였다.

② **통치기반 강화**
  ㉠ **관제 정비** : 태봉의 관제를 중심으로 신라와 중국의 제도를 참고하여 정치제도를 만들고, 개국공신과 호족을 관리로 등용하였다.
  ㉡ **호족 통합** : 호족과 정략결혼을 하였으며 그들의 향촌지배권을 인정하고, 공신들에게는 역분전을 지급하였다.
  ㉢ **호족 견제** : 사심관제도(우대)와 기인제도(감시)를 실시하였다.
  ㉣ **통치 규범** : 정계, 계백료서를 지어 관리들이 지켜야 할 규범을 제시하였고, 후손들이 지켜야 할 교훈이 담긴 훈요 10조를 남겼다(숭불정책, 연등회 및 팔관회 중시 등).

③ **북진정책** … 고구려를 계승하였음을 강조하여 국호를 고려라 하고 국가의 자주성을 강조하기 위해 천수(天授)라는 연호를 사용하였다. 북진정책의 전진 기지로 서경을 중시하고, 북방 영토를 청천강 ~ 영흥만 이남까지 확장하였다.

(3) 광종의 개혁정치

왕권의 안정과 중앙집권체제를 확립하기 위하여 노비안검법, 과거제도 실시(쌍기의 건의), 공복제도, 불교 장려(귀법사 창건), 제위보의 설치, 독자적인 연호 사용(광덕, 준풍) 및 송과의 문화적·경제적 목적에서 외교관계를 수립하였으나, 군사적으로는 중립적 자세를 취하였다.

(4) 유교적 정치질서의 강화

① **최승로의 시무 28조** … 유교정치이념을 강조하고 지방관의 파견과 문벌귀족 중심의 정치를 이루게 되었다.

② **성종의 중앙집권화** … 6두품 출신의 유학자를 등용, 12목에 지방관 파견, 향리제도 실시, 국자감과 향교의 설치 및 과거제도를 실시하고, 중앙통치기구는 당, 태봉, 신라, 송의 관제를 따랐다.

② 통치체제의 정비

(1) 중앙의 통치조직

① 정치조직(2성 6부)

　㉠ **2성**

　　• 중서문하성 : 중서성과 문하성의 통합기구로 문하시중이 국정을 총괄하였다.

　　–재신 : 2품 이상의 고관으로 백관을 통솔하고 국가의 중요정책을 심의·결정하였다.

　　–낭사 : 3품 이하의 관리로 정책을 건의하거나, 정책 집행의 잘못을 비판하는 일을 담당하였다.

　　• 상서성 : 실제 정무를 나누어 담당하는 6부를 두고 정책의 집행을 담당하였다.

　㉡ **중추원(추부)** : 군사기밀을 담당하는 2품 이상의 추밀과 왕명 출납을 담당하는 3품의 승선으로 구성되었다.

　㉢ **삼사** : 화폐와 곡식의 출납에 대한 회계업무만을 담당하였다.

　㉣ **어사대** : 풍속을 교정하고 관리들의 비리를 감찰하는 감찰기구이다.

　㉤ **6부** : 상서성에 소속되어 실제 정무를 분담하던 관청으로 각 부의 장관은 상서, 차관은 시랑이었다.

② 귀족 중심의 정치

　㉠ **귀족합좌 회의기구**(중서문하성의 재신, 중추원의 추밀)

　　• 도병마사 : 재신과 추밀이 함께 모여 회의로 국가의 중요한 일을 결정하는 곳이다. 국방문제를 담당하는 임시기구였으나, 도평의사사(도당)로 개편되면서 구성원이 확대되고 국정 전반에 걸친 중요사항을 담당하는 최고 정무기구로 발전하였다.

　　• 식목도감 : 임시기구로서 재신과 추밀이 함께 모여 국내 정치에 관한 법의 제정 및 각종 시행규정을 다루던 회의기구였다.

　㉡ **대간(대성)제도** : 어사대의 관원과 중서문하성의 낭관으로 구성되었다. 비록 직위는 낮았지만 왕, 고위관리들의 활동을 지원하거나 제약하여 정치 운영의 견제와 균형을 이루었다.

　　• 서경권 : 관리의 임명과 법령의 개정이나 폐지 등에 동의하는 권리

　　• 간쟁 : 왕의 잘못을 말로 직언하는 것

　　• 봉박 : 잘못된 왕명을 시행하지 않고 글로 써서 되돌려 보내는 것

(2) 지방행정조직의 정비

① 정비과정
　　㉠ 초기 : 호족세력의 자치로 이루어졌다.
　　㉡ 성종 : 12목을 설치하여 지방관을 파견하였다.
　　㉢ 현종 : 4도호부 8목으로 개편되어 지방행정의 중심이 되었고, 그 후 전국을 5도와 양계, 경기로 나눈 다
　　　음 그 안에 3경 · 4도호부 · 8목을 비롯하여 군 · 현 · 진을 설치하였다.

② 지방조직
　　㉠ 5도(일반행정구역) : 상설 행정기관이 없는 일반 행정 단위로서 안찰사를 파견하여 도내의 지방을 순찰
　　　하게 하였다. 도에는 주와 군(지사) · 현(현령)이 설치되고, 주현에는 지방관을 파견하였지만 속현에는
　　　지방관을 파견하지 않았다.
　　㉡ 양계(군사행정구역) : 북방의 국경지대에는 동계와 북계의 양계를 설치하여 병마사를 파견하고, 국방상의
　　　요충지에 군사특수지역인 진을 설치하였다.
　　㉢ 8목 4도호부 : 행정과 군사적 방비의 중심적인 역할을 맡은 곳이다.
　　㉣ 특수행정구역
　　　• 3경 : 풍수설과 관련하여 개경(개성), 서경(평양), 동경(경주, 숙종 이후 남경)에 설치하였다.
　　　• 향 · 소 · 부곡 : 특수행정구역으로 일반 양인보다 더 많은 조세, 역을 부담하였다.
　　㉤ 지방행정 : 실제적인 행정사무는 향리가 실질적으로 처리하여 지방관보다 영향력이 컸다(속현, 향, 소,
　　　부곡 등).

(3) 군역제도와 군사조직

① 중앙군
　　㉠ 2군 6위 : 국왕의 친위부대인 2군과 수도 경비와 국경 방어를 담당하는 6위로 구성되었다.
　　㉡ 직업군인 : 군적에 올라 군인전을 지급받고 군역을 세습하였으며, 군공을 세워 신분을 상승시킬 수 있는
　　　중류층이었다. 이들은 상장군, 대장군 등의 무관이 지휘하였다.

② 지방군
　　㉠ 주진군(양계) : 상비군으로 좌군, 우군, 초군으로 구성되어 국경을 수비하는 의무를 지녔다.
　　㉡ 주현군(5도) : 지방관의 지휘를 받아 치안과 지방방위 · 노역에 동원되었고 농민으로 구성하였다.

(4) 관리임용제도

① 과거제도(법적으로 양인 이상이면 응시가 가능)
　　㉠ 제술과 : 문학적 재능과 정책을 시험하는 것이다.
　　㉡ 명경과 : 유교경전에 대한 이해능력을 시험하는 것이다.
　　㉢ 잡과 : 기술관을 선발하는 것으로 백정이나 농민이 응시하였다.

ⓔ 한계와 의의 : 능력 중심의 인재 등용과 유교적 관료정치의 토대 마련의 계기가 되었으나 과거출신자보다 음서출신자가 더 높이 출세할 수 밖에 없었고, 무과는 거의 실시하지 않았다

② **음서제도** … 공신과 종실의 자손 외에 5품 이상 고관의 자손은 과거를 거치지 않고 관직에 진출할 수 있는 제도이다.

❸ 문벌귀족사회의 성립과 동요

(1) 문벌귀족사회의 성립

① 지방호족 출신이 중앙관료화된 것으로, 신라 6두품 계통의 유학자들이 과거를 통해 관직에 진출하여 성립되었으며, 대대로 고위관리가 되어 중앙정치에 참여하게 되고, 과거와 음서를 통해 관직을 독점하였다.

② 문벌귀족사회의 모순
　ⓐ **문벌귀족의 특권** : 정치적으로 과거와 음서제를 통해 고위 관직을 독점하였으며 경제적으로 과전, 공음전, 사전 등의 토지 겸병이 이루어지고, 사회적으로 왕실 및 귀족들 간의 중첩된 혼인관계를 이루었다.
　ⓑ **측근세력의 대두** : 과거를 통해 진출한 지방 출신의 관리들이 국왕을 보좌하면서 문벌귀족과 대립하였다.
　ⓒ **이자겸의 난, 묘청의 서경천도운동** : 문벌귀족과 측근세력의 대립으로 발생한 사건들이다.

(2) 이자겸의 난과 서경천도운동

① **이자겸의 난**(인종, 1126) … 문종 ~ 인종까지 경원 이씨가 80여년간 권력을 독점하였다. 이자겸 정권은 여진(금)의 사대관계 요구에 굴복하여 사대관계를 유지하였으나, 인종의 척준경 회유로 이자겸의 왕위찬탈반란은 실패로 돌아가게 되었다. 이는 귀족사회의 동요와 묘청의 서경천도운동의 계기가 되었다.

② **묘청의 서경천도운동**(1135) … 묘청이 풍수지리설을 근거로 서경(평양) 천도, 칭제건원, 금국정벌을 주장하며 대위국을 세웠으나 문벌귀족의 반대에 부딪혔으며, 김부식이 이끄는 관군에 의해 진압되고 말았다.

(3) 무신정권의 성립

① **무신정변**(1170) … 숭문천무정책으로 인한 무신을 천시하는 풍조와 의종의 실정이 원인이 되어 문신 중심의 귀족사회에서 관료체제로 전환되는 계기가 되었으며, 전시과 체제가 붕괴되고 무신에 의해 토지의 독점이 이루어져 사전과 농장이 확대되었다.

② **사회의 동요** … 무신정권에 대한 반발로 김보당의 난과 조위총의 난이 일어났으며, 신분해방운동으로 농민의 난(김사미 · 효심의 난), 천민의 난(망이 · 망소이의 난)이 일어났다.

③ 최씨 정권

　　㉠ 최씨 정권의 기반
　　　• 정치적 : 교정도감(최충헌–봉사10조)과 정방 · 삼별초(최우), 서방(최우)을 중심으로 전개되었다.
　　　• 경제적 : 광대한 농장을 소유하였다.
　　　• 군사적 : 사병을 보유하고 도방을 설치하여 신변을 경호하였다.
　　㉡ 한계 : 정치적으로 안정되었지만 국가통치질서는 오히려 악화되었다.

④ 대외관계의 변화

(1) 거란의 침입과 격퇴

① 고려의 대외정책 … 친송배요정책으로 송과는 친선관계를 유지했으나 거란은 배척하였다.

② 거란의 침입과 격퇴
　　㉠ 1차 침입 : 서희의 담판으로 강동 6주를 확보하였으며, 거란과 교류관계를 맺었다.
　　㉡ 2차 침입 : 고려의 계속되는 친송정책과 강조의 정변을 구실로 침입하여 개경이 함락되었고, 현종의 입
　　　조(入朝)를 조건으로 퇴군하였다.
　　㉢ 3차 침입 : 현종의 입조(入朝)를 거부하여 다시 침입하였으나 강감찬이 귀주대첩으로 큰 승리를 거두어
　　　양국은 강화를 맺었다.
　　㉣ 결과 및 영향 : 고려, 송, 거란 사이의 세력 균형이 유지되고, 고려는 나성과 천리장성(압록강 ~ 도련포)
　　　을 축조하여 수비를 강화하였다.

(2) 여진 정벌과 9성 개척

기병을 보강한 윤관의 별무반이 여진을 토벌하여 동북 9성을 축조하였으나 고려를 침략하지 않고 조공을 바치겠
다는 조건을 수락하면서 여진에게 9성을 돌려주었다. 그러나 여진은 더욱 강해져 거란을 멸한 뒤 고려에 대해
군신관계를 요구하였고, 당시의 집권자 이자겸은 현실적인 어려움으로 금의 요구를 받아들였다.

(3) 몽고와의 전쟁

① 몽고와의 전쟁
　　㉠ 원인 : 몽고의 과중한 공물 요구와, 몽고의 사신 저고여가 피살되는 사건이 일어났다.
　　㉡ 몽고의 침입
　　　• 제1차 침입(1231) : 몽고 사신의 피살을 구실로 몽고군이 침입하였고 박서가 항전하였으나, 강화가 체결되고
　　　철수되었다.
　　　• 제2차 침입(1232) : 최우는 강화로 천도하였고, 용인의 김윤후가 몽고의 장군 살리타를 죽이고 몽고 군대는 쫓
　　　겨갔다(처인성전투).

- 제3차 ~ 제8차 침입 : 농민, 노비, 천민들의 활약으로 몽고를 끈질기게 막아냈다.
  © 결과 : 전 국토가 황폐화되고 민생이 도탄에 빠졌으며 대장경(초판)과 황룡사의 9층탑이 소실되었다.
② **삼별초의 항쟁**(1270 ~ 1273) … 몽고와의 굴욕적인 강화를 맺는 데 반발하여 진도로 옮겨 저항하였고, 여 · 몽연합군의 공격으로 진도가 함락되자 다시 제주도로 가서 김통정의 지휘 아래에 계속 항쟁하였으나 여 · 몽연합군에 의해 진압되었다.

(4) 홍건적과 왜구의 침입

① **홍건적의 격퇴** … 제1차 침입은 모거경 등 4만군이 서경을 침입하였으나 이승경, 이방실 등이 격퇴하였으며, 제2차 침입은 사유 등 10만군이 개경을 함락하였으나 정세운, 안우, 이방실 등이 격퇴하였다.

② **왜구의 침략** … 왜구의 잦은 침입에 따른 사회의 불안정은 시급히 해결해야 할 국가적 과제였다. 왜구를 격퇴하고 이 문제를 해결하는 과정에서 신흥무인세력이 성장하였다(이성계 황산대첩).

⑤ 고려후기의 정치 변동

(1) 원(몽고)의 내정 간섭

① 정치적 간섭
  ○ 일본 원정 : 두 차례의 원정에 인적 · 물적 자원이 수탈되었으나 실패하였다.
  © 영토의 상실과 수복
  • 쌍성총관부 : 원은 화주(영흥)에 설치하여 철령 이북 땅을 직속령으로 편입하였는데, 공민왕(1356) 때 유인우가 무력으로 탈환하였다.
  • 동녕부 : 자비령 이북 땅을 차지하여 서경에 두었는데, 충렬왕(1290) 때 고려의 간청으로 반환되었다.
  • 탐라총관부 : 삼별초의 항쟁을 평정한 후 일본 정벌 준비를 위해 제주도에 설치하고(1273) 목마장을 두었다. 충렬왕 27년(1301)에 고려에 반환하였다.
  © 관제의 개편 : 관제를 격하시키고(3성→첨의부, 6부→4사) 고려를 부마국 지위의 왕실호칭을 사용하게 하였다.
  ② 원의 내정 간섭
  • 다루가치 : 1차 침입 때 설치했던 몽고의 군정지방관으로 공물의 징수 · 감독 등 내정간섭을 하였다.
  • 정동행성 : 일본 원정준비기구로 설치된 정동행중서성이 내정간섭기구로 남았다. 고려 · 원의 연락기구였다.
  • 이문소 : 정동행성에 설립된 사법기구로 고려인을 취조 · 탄압하였다.
  • 응방 : 원에 매를 생포하여 조달하는 기구였으나 여러 특권을 행사해 폐해가 심하였다.
② **사회 · 경제적 수탈** … 금 · 은 · 베 · 인삼 · 약재 · 매 등의 막대한 공물의 부담을 가졌으며, 몽고어 · 몽고식 의복과 머리가 유행하고, 몽고식 성명을 사용하는 등 풍속이 변질되었다.

(2) 공민왕의 개혁정치

① **반원자주정책** … 친원세력의 숙청, 정동행성 이문소를 폐지, 몽고식 관제의 폐지, 원의 연호·몽고풍을 금지, 쌍성총관부를 공격하여 철령 이북의 땅을 수복하고 요동지방을 공격하여 요양을 점령하였다.

② **왕권강화책** … 정방 폐지, 성균관을 통한 유학교육 강화 및 과거제도 정비를 하고, 신돈을 등용하여 전민변정도감을 설치한 개혁으로 권문세족들의 경제기반을 약화시키고 국가재정수입의 기반을 확대하였다.

③ **개혁의 실패원인** … 개혁추진세력인 신진사대부 세력이 아직 결집되지 못한 상태에서 권문세족의 강력한 반발을 효과적으로 제어하지 못하였고, 원나라의 간섭 등으로 인해 실패하고 말았다.

(3) 신진사대부의 성장

① 학문적 실력을 바탕으로 과거를 통하여 중앙에 진출한 지방의 중소지주층과 지방향리 출신이 많았다. 성리학을 수용하였으며, 불교의 폐단을 비판하였고 권문세족의 비리와 불법을 견제하였다. 신흥무인세력과 손을 잡으면서 사회의 불안과 국가적인 시련을 해결하고자 하였다.

② **한계** … 권문세족의 인사권 독점으로 관직의 진출이 제한되었고, 과전과 녹봉도 제대로 받지 못하는 등 경제적 기반이 미약하다는 한계를 가졌다.

(4) 고려의 멸망

우왕 말에 명은 쌍성총관부가 있던 땅에 철령위를 설치하여 명의 땅으로 편입하겠다고 통보하였다. 이에 최영은 요동정벌론을, 이성계는 4불가론을 주장하여 대립하였는데, 최영의 주장에 따라 요동정벌군이 파견되었으나 위화도 회군으로 이성계가 장악하였다. 결국 급진 개혁파(혁명파)는 정치적 실권을 장악하고 온건 개혁파를 제거한 후 도평의사사를 장악하여 공양왕의 왕위를 물려받아 조선을 건국하였다.

03 근세의 정치

❶ 근세사회의 성립과 전개

(1) 국왕 중심의 통치체제정비와 유교정치의 실현

① **태조** … 국호를 '조선'이라 하고 수도를 한양으로 천도하였으며, 3대 정책으로 숭유억불정책, 중농억상정책, 사대교린정책을 실시하였다.

② **태종** … 왕권 확립을 위해 개국공신세력을 견제하고 숙청하였으며 6조직계제를 실시, 사간원을 독립시켜 대신들을 견제하였고, 신문고의 설치, 양전사업의 실시 및 호패법을 시행하고 사원전의 몰수, 노비 해방, 사병을 폐지하였다.

③ **세종** … 집현전을 설치, 한글 창제 및 6조직계제를 폐지하고 의정부서사제(재상합의제)로 정책을 심의하였으며, 국가행사를 오례에 따라 거행하였다.

(2) 문물제도의 정비

① **세조** … 왕권의 재확립과 집권체제의 강화를 위하여 6조직계제를 실시하고 집현전과 경연을 폐지하였으며, 경국대전의 편찬에 착수하였다.

② **성종** … 홍문관의 설치, 경연의 활성화 및 경국대전의 완성·반포를 통하여 조선의 기본통치방향과 이념을 제시하였다.

❷ 통치체제의 정비

(1) 중앙정치체제

① **양반관료체제의 확립** … 경국대전으로 법제화하고 문·무반이 정치와 행정을 담당하게 하였으며, 18품계로 나누어 당상관(관서의 책임자)과 당하관(실무 담당)으로 구분하였다.

② **의정부와 6조**
  ㉠ **의정부** : 최고 관부로서 재상의 합의로 국정을 총괄하였다.
  ㉡ **6조** : 직능에 따라 행정을 분담하였다.
  • 이조 : 문관의 인사(전랑이 담당), 공훈, 상벌을 담당하였다.
  • 호조 : 호구, 조세, 회계, 어염, 광산, 조운을 담당하였다.
  • 예조 : 외교, 교육, 문과과거, 제사, 의식 등을 담당하였다.
  • 병조 : 국방, 통신(봉수), 무과과거, 무관의 인사 등을 담당하였다.
  • 형조 : 형률, 노비에 대한 사항을 담당하였다.
  • 공조 : 토목, 건축, 수공업, 도량형, 파발에 대한 사항을 담당하였다.

③ **언론학술기구** … 삼사로 정사를 비판하고 관리들의 부정을 방지하였다.
  ㉠ **사간원(간쟁)·사헌부(감찰)** : 서경권을 행사하였다(관리 임명에 동의권 행사).
  ㉡ **홍문관** : 학문적으로 정책 결정을 자문하는 기구이다.

④ **왕권강화기구** … 왕명을 출납하는 승정원과 큰 죄인을 다스리는 국왕 직속인 의금부, 서울의 행정과 치안을 담당하는 한성부가 있다.

⑤ **그 밖의 기구** … 역사서의 편찬과 보관을 담당하는 춘추관, 최고 교육기관인 성균관 등이 있다.

(2) 지방행정조직

① **지방조직** … 전국을 8도로 나누고, 하부에 부·목·군·현을 설치하였다.

　ㄱ **관찰사(감사)** : 8도의 지방장관으로서 행정, 군사, 감찰, 사법권을 행사하였다. 수령에 대한 행정을 감찰하는 역할을 담당하였다.

　ㄴ **수령** : 부, 목, 군, 현에 임명되어 관내 주민을 다스리는 지방관으로서 행정, 사법, 군사권을 행사하였다 (수령7사).

　ㄷ **향리** : 6방에 배속되어 향역을 세습하면서 수령을 보좌하였다(아전).

② **향촌사회**

　ㄱ **면·리·통** : 향민 중에서 책임자를 선임하여, 수령의 명령을 받아 인구 파악과 부역 징발을 주로 담당하게 하였다.

　ㄴ **양반 중심의 향촌사회질서 확립**

　　• 경재소 : 유향소와 정부간 연락을 통해 유향소를 통제하여 중앙집권을 효율적으로 강화하였다.

　　• 유향소(향청) : 향촌양반의 자치조직으로 좌수와 별감을 선출하고, 향규를 제정하며, 향회를 통한 여론의 수렴과 백성에 대한 교화를 담당하였다.

(3) 군역제도와 군사조직

① **군역제도**

　ㄱ **양인개병제** : 양인(현직 관료와 학생을 제외한 16세 이상 60세 이하의 남자)의 신분이면 누구나 병역의 의무를 지는 제도이다.

　ㄴ **보법** : 정군(현역 군인)과 보인(정군의 비용 부담)으로 나눈다.

　ㄷ **노비** : 권리가 없으므로 군역이 면제되고, 특수군(잡색군)으로 편제되었다.

② **군사조직**

　ㄱ **중앙군(5위)** : 궁궐과 서울을 수비하며 정군을 중심으로 갑사(시험을 거친 직업군인)나 특수병으로 지휘 책임을 문관관료가 맡았다.

　ㄴ **지방군** : 병영(병마절도사)과 수영(수군절도사)으로 조직하였다.

　ㄷ **잡색군** : 서리, 잡학인, 신량역천인(신분은 양인이나 천한 일에 종사), 노비 등으로 조직된 일종의 예비군으로 유사시에 향토 방위를 담당한다(농민은 제외).

③ **교통·통신체계의 정비**

　ㄱ **봉수제(통신)** : 군사적 목적으로 설치하였으며, 불과 연기를 이용하여 급한 소식을 알렸다.

　ㄴ **역참** : 물자 수송과 통신을 위해 설치되어 국방과 중앙집권적 행정 운영이 한층 쉬워졌다.

(4) 관리등용제도

① **과거** … 문과는 예조에서 담당하였으며 무과는 병조에서 담당하고 28명을 선발하였다. 또한 잡과는 해당 관청에서 역과, 율과, 의과, 음양과의 기술관을 선발하였다.

② **취재** … 재주가 부족하거나 나이가 많아 과거 응시가 어려운 사람이 특별채용시험을 거쳐 하급 실무직에 임명되는 제도이다.

③ **음서와 천거** … 과거를 거치지 않고 고관의 추천을 받아 간단한 시험을 치른 후 관직에 등용되거나 음서를 통하여 관리로 등용되는 제도이다. 그러나 천거는 기존의 관리들을 대상으로 하였으며, 음서도 고려시대에 비하여 크게 줄어들었고 문과에 합격하지 않으면 고관으로 승진하기 어려웠다.

④ **인사관리제도의 정비**
  ㉠ 상피제 : 권력의 집중과 부정을 방지하였다.
  ㉡ 서경제 : 사헌부와 사간원에서 관리 임명 시 심사하여 동의하는 절차로서 5품 이하 관리 임명에 적용하는 것이다.
  ㉢ 근무성적평가 : 하급관리의 근무성적평가는 승진 및 좌천의 자료가 되었다.

❸ 사림의 대두와 붕당정치

(1) 훈구와 사림

① **훈구세력** … 조선 초기 문물제도의 정비에 기여하였으며 고위관직을 독점 및 세습하고, 왕실과의 혼인으로 성장하였다.

② **사림세력** … 여말 온건파 사대부의 후예로서 길재와 김종직에 의해 영남과 기호지방에서 성장한 세력으로 대부분이 향촌의 중소지주이다.

(2) 사림의 정치적 성장

① **사화의 발생**
  ㉠ 무오사화(1498) · 갑자사화(1504) : 연산군의 폭정으로 발생하였으며 영남 사림은 몰락하게 되었다.
  ㉡ 조광조의 개혁정치 : 현량과의 실시로 사림을 등용하여 급진적 개혁을 추진하였다. 위훈삭제사건으로 훈구세력을 약화시켰으며, 공납의 폐단을 시정, 불교와 도교행사를 폐지, 소학교육을 장려, 향약을 보급하였다. 그러나 훈구세력의 반발을 샀으며 기묘사화(1519)로 조광조는 실각되고 말았다.
  ㉢ 을사사화(명종, 1545) : 중종이 다시 사림을 등용하였으나 명종 때 외척 다툼으로 을사사화가 일어나고 사림은 축출되었다.

② **결과** … 사림은 정치적으로 위축되었으나 중소지주를 기반으로 서원과 향약을 통해 향촌에서 세력을 회복하게 되었다.

(3) 붕당의 출현(사림의 정계 주도)

① **동인과 서인** … 척신정치의 잔재를 청산하기 위한 방법을 둘러싸고 대립행태가 나타났다.
- ㉠ 동인 : 신진사림 출신으로서 정치 개혁에 적극적이며 수기(修己)와 지배자의 도덕적 자기 절제를 강조하고 이황, 조식, 서경덕의 학문을 계승하였다.
- ㉡ 서인 : 기성사림 출신으로서 정치 개혁에 소극적이며 치인(治人)에 중점을 두고 제도 개혁을 통한 부국안민에 힘을 썼고 이이, 성혼의 문인들을 중심으로 구성되었다.

② **붕당의 성격과 전개** … 정파적 성격과 학파적 성격을 지닌 붕당은 초기에는 강력한 왕권으로의 형성이 불가능하였으나, 중기에 이르러 왕권이 약화되고 사림정치가 전개되면서 붕당이 형성되었다.

(4) 붕당정치의 전개

① 동인의 분당은 정여립의 모반사건을 계기로 세자책봉문제를 둘러싸고 시작되었다. 남인은 온건파로 초기에 정국을 주도하였으며 북인은 급진파로 임진왜란이 끝난 뒤부터 광해군 때까지 정권을 장악하였다.

② **광해군의 개혁정치** … 명과 후금 사이의 중립외교를 펼쳤으며, 전후복구사업을 추진하였으나 무리한 전후복구사업으로 민심을 잃은 광해군과 북인세력은 서인이 주도한 인조반정으로 몰락하였다.

③ 주로 서인이 집권하여 남인 일부가 연합하고, 상호비판 공존체제가 수립되었던 것이 서인과 남인의 경신환국으로 정치 공존이 붕괴되었다.

(5) 붕당정치의 성격

비변사를 통한 여론 수렴이 이루어졌으며, 3사의 언관과 이조전랑의 정치적 비중이 증대되었고 재야의 여론이 수렴되어 재야의 공론주도자인 산림이 출현하였고, 서원과 향교를 통한 수렴이 이루어졌다. 그러나 국가의 이익보다는 당파의 이익을 앞세워 국가 발전에 지장을 주기도 하였고, 현실문제보다는 의리와 명분에 치중하였으며 지배층의 의견만을 정치에 반영하였다.

❹ 조선 초기의 대외관계

(1) 명과의 관계
명과의 관계에서는 사대외교를, 중국 이외의 주변 민족에게는 교린정책을 기본으로 하였다.

(2) 여진과의 관계

① **대여진정책** … 회유책으로 귀순을 장려하였고, 북평관을 세워 국경무역과 조공무역을 허락하였으며 강경책으로 본거지를 토벌하고 국경지방에 자치적 방어체제를 구축하여 진·보를 설치하였다.

② 북방개척

  ㉠ **4군 6진** : 최윤덕, 김종서 등은 압록강에서 두만강에 이르는 4군 6진을 설치하였다.

  ㉡ **사민정책** : 삼남지방의 주민을 강제로 이주시켜 북방 개척과 국토의 균형 있는 발전을 꾀하였다.

  ㉢ **토관제도** : 토착인을 하급관리로 등용하는 것이다.

(3) 일본 및 동남아시아와의 관계

① 대일관계

  ㉠ **왜구의 토벌** : 수군을 강화하고 화약무기를 개발해 오던 조선은 왜구가 무역을 요구해오자 제한된 무역을 허용하였으나 왜구의 계속된 약탈로 이종무가 쓰시마섬을 토벌하였다(세종).

  ㉡ **교린정책** : 3포(부산포, 제포, 염포)를 개항하여, 계해약조를 맺고 조공무역을 허용하였다.

② **동남아시아와의 교역** … 조공, 진상의 형식으로 물자 교류를 하고 특히 불경, 유교경전, 범종, 부채 등을 류큐(오키나와)에 전해주어 류큐의 문화 발전에 기여하였다.

❺ 양 난의 극복과 대청관계

(1) 왜군의 침략

① 조선의 정세

  ㉠ **왜구 약탈** : 3포왜란(임신약조) → 사량진왜변(정미약조) → 을묘왜변(교역 중단)

  ㉡ **국방대책** : 3포왜란 이후 군사문제를 전담하는 비변사가 설치되었다.

  ㉢ **16세기 말** : 사회적 혼란이 가중되면서 국방력이 약화되어 방군수포현상이 나타났다

② **임진왜란(1592)** … 왜군 20만이 기습하고 정발과 송상현이 분전한 부산진과 동래성의 함락과 신립의 패배로 국왕은 의주로 피난하였다. 왜군은 평양, 함경도까지 침입하였고 명에 파병을 요청하였다.

(2) 수군과 의병의 승리

① 수군의 승리

  ㉠ **이순신(전라좌수사)의 활약** : 판옥선과 거북선을 축조하고, 수군을 훈련시켰다.

  ㉡ **남해의 재해권 장악** : 옥포(거제도)에서 첫 승리를 거두고, 사천(삼천포, 거북선을 이용한 최초의 해전), 당포(충무), 당항포(고성), 한산도대첩(학익진 전법) 등지에서 승리를 거두어 남해의 제해권을 장악하였고 전라도지방을 보존하였다.

② 의병의 항쟁

  ㉠ **의병의 봉기** : 농민이 주축이 되어 전직관리, 사림, 승려가 주도한 자발적인 부대였다.

ⓛ 전술 : 향토지리와 조건에 맞는 전술을 사용하였다. 매복, 기습작전을 통해 아군의 적은 희생으로 적에게 큰 타격을 주었다.

ⓒ 의병장 : 곽재우(의령), 조헌(금산), 고경명(담양), 정문부(길주), 서산대사 휴정(평양, 개성, 한성 등), 사명당 유정(전후 일본에서 포로 송환) 등이 활약하였다.

ⓔ 전세 : 관군이 편입되어 대일항전이 조직화되고 전력도 강화되었다.

(3) 전란의 극복과 영향

① 전란의 극복

ⓐ 조·명연합군의 활약 : 평양성을 탈환하고 행주산성(권율) 등지에서 큰 승리를 거두었다.

ⓛ 조선의 군사력 강화 : 훈련도감과 속오군을 조직하였고 화포 개량과 조총을 제작하였다.

ⓒ 휴전회담 : 왜군은 명에게 휴전을 제의하였으나, 무리한 조건으로 3년만에 결렬되었다.

ⓔ 정유재란 : 왜군은 조선을 재침하였으나 이순신에게 명량·노량해전에서 패배하였다.

② 왜란의 영향

ⓐ 국내적 영향 : 인구와 농토가 격감되어 농촌의 황폐화, 민란의 발생 및 공명첩의 대량 발급으로 인한 신분제의 동요, 납속의 실시, 토지대장과 호적의 소실, 경복궁, 불국사, 서적, 실록 등의 문화재가 소실·약탈당했으며, 일본을 통하여 조총, 담배, 고추, 호박 등이 전래되었다.

ⓛ 국제적 영향 : 일본은 문화재를 약탈하고, 성리학자와 도공을 납치하여 일본 문화가 발전하는 계기가 되었으나 명은 여진족의 급성장으로 인하여 쇠퇴하였다.

(4) 광해군의 중립외교

① 내정개혁 … 양안(토지대장)과 호적을 재작성하여 국가재정기반을 확보하고, 산업을 진흥하였으며 동의보감(허준)을 편찬하고 소실된 사고를 5대 사고로 재정비하였다.

② 대외정책 … 임진왜란 동안 조선과 명이 약화된 틈을 타 여진이 후금을 건국하였다(1616). 후금은 명에 대하여 전쟁을 포고하고, 명은 조선에 원군을 요청하였으나, 조선은 명의 원군 요청을 적절히 거절하면서 후금과 친선정책을 꾀하는 중립적인 정책을 취하였다. 광해군의 중립외교는 국내에 전쟁의 화가 미치지 않아 왜란 후의 복구사업에 크게 기여하였다.

(5) 호란의 발발과 전개

① 정묘호란(1627) … 명의 모문룡 군대의 가도 주둔과 이괄의 난 이후 이괄의 잔당이 후금에 건너가 조선 정벌을 요구한 것으로 발생하였으며, 후금의 침입에 정봉수, 이립 등이 의병으로 활약하였다. 후금의 제의로 쉽게 화의(정묘조약)가 이루어져 후금의 군대는 철수하였다.

② 병자호란(1636) … 후금의 군신관계 요구에 조선이 거부한 것이 발단이 되어 발생하였으며, 삼전도에서 항복하고 청과 군신관계를 맺게 되었으며 소현세자와 봉림대군이 인질로 끌려갔다.

(6) 북벌운동의 전개

① 서인세력(송시열, 송준길, 이완 등)은 군대를 양성하는 등의 계획을 세웠으나 실천하지 못하였다.

② **효종의 북벌계획** … 이완을 훈련대장으로 임명하고 군비를 확충하였으나 효종의 죽음으로 북벌계획은 중단되었다.

04 정치상황의 변동

❶ 통치체제의 변화

(1) 정치구조의 변화

① **비변사의 기능 강화** … 중종 초 여진족과 왜구에 대비하기 위해 설치한 임시기구였으나, 임진왜란을 계기로 문무고관의 합의기구로 확대되었다. 군사뿐만 아니라 외교, 재정, 사회, 인사 등 거의 모든 정무를 총괄하였으며, 왕권의 약화, 의정부 및 6조 기능의 약화를 초래하였다.

② **정치 운영의 변질** … 3사는 공론을 반영하기보다 각 붕당의 이해관계를 대변하기에 급급하고 이조·병조의 전랑 역시 상대 붕당을 견제하는 기능으로 변질되어 붕당 간의 대립을 격화시켰다.

(2) 군사제도의 변화

① **중앙군**(5군영)
  ㉠ **훈련도감** : 삼수병(포수·사수·살수)으로 구성되었으며, 직업적 상비군이었다.
  ㉡ **어영청** : 효종 때 북벌운동의 중추기관이 되었다. 기·보병으로 구성되며, 지방에서 교대로 번상하였다.
  ㉢ **총융청** : 북한산성 등 경기 일대의 방어를 위해 속오군으로 편성되었다.
  ㉣ **수어청** : 정묘호란 후 인조 때 설치되어 남한산성을 개축하고 이를 중심으로 남방을 방어하기 위해 설치되었다.
  ㉤ **금위영** : 숙종 때 수도방위를 위해 설치되었다. 기·보병 중심의 선발 군사들로 지방에서 교대로 번상케 하였다.

② **지방군**(속오군)
  ㉠ **지방군제의 변천**
    • 진관체제 : 세조 이후 실시된 체제로 외적의 침입에 효과가 없었다.

- 제승방략체제(16세기) : 유사시에 필요한 방어처에 각 지역의 병력을 동원하여 중앙에서 파견되는 장수가 지휘하게 하는 방어체제이다.
- 속오군체제 : 진관을 복구하고 속오법에 따라 군대를 정비하였다.
ⓒ 속오군 : 양천혼성군(양반, 농민, 노비)으로서, 농한기에 훈련하고 유사시에 동원되었다.

(3) 수취제도의 개편

① **전세제도의 개편** … 전세를 풍흉에 관계없이 1결당 미곡 4두로 고정시키는 영정법은 전세율이 다소 낮아졌으나 농민의 대다수인 전호들에게는 도움이 되지 못하였고, 전세 외에 여러 가지 세가 추가로 징수되어 조세의 부담은 증가하였다.

② **공납제도의 개편** … 방납의 폐단으로 토지의 결수에 따라 미, 포, 전을 납입하는 대동법을 시행하였는데 그 결과 농민의 부담은 감소하였으나 지주에게 부과된 대동세가 소작농에게 전가되는 경우가 있었으며, 조세의 금납화 촉진, 국가재정의 회복 및 상공업의 발달과 상업도시의 발전을 가져왔다. 그러나 진상·별공은 여전히 존속하였다.

③ **군역제도의 개편** … 균역법(군포 2필에서 1필로 내게 함)의 실시로 일시적으로 농민부담은 경감되었으나, 폐단의 발생으로 인하여 전국적인 저항을 불러왔다.

❷ 정쟁의 격화와 탕평정치

(1) 탕평론의 대두

공리공론보다 집권욕에만 집착하여 균형관계가 깨져서 정쟁이 끊이지 않고 사회가 분열되었으며, 이에 강력한 왕권을 토대로 세력 균형을 유지하려는 탕평론이 제기되었다. 숙종은 공평한 인사 관리를 통해 정치집단 간의 세력 균형을 추구하려 하였으나 명목상의 탕평책에 불과하여 편당적인 인사 관리로 빈번한 환국이 발생하였다.

(2) 영조의 탕평정치

① 탕평파를 육성하고, 붕당의 근거지인 서원을 정리하였으며, 이조전랑의 후임자 천거제도를 폐지하였다. 그 결과 정치권력은 국왕과 탕평파 대신에게 집중되었다. 또한 균역법의 시행, 군영의 정비, 악형의 폐지 및 사형수에 대한 삼심제 채택, 속대전을 편찬하였다.
② 한계 … 왕권으로 붕당 사이의 다툼을 일시적으로 억제하기는 하였으나 소론 강경파의 변란(이인좌의 난, 나주괘서사건) 획책으로 노론이 권력을 독점하게 되었다.

(3) 정조의 탕평정치

① **정치세력의 재편** … 탕평책을 추진하여 벽파를 물리치고 시파를 고루 기용하여 왕권의 강화를 꾀하였다. 또한 영조 때의 척신과 환관 등을 제거하고, 노론과 소론 일부, 남인을 중용하였다.

② **왕권 강화 정책** … 규장각의 육성, 초계문신제의 시행, 장용영의 설치, 수원 육성, 수령의 권한 강화, 서얼과 노비의 차별 완화, 금난전권의 폐지(신해통공), 대전통편, 동문휘고, 탁지지 등의 편찬을 하였다.

❸ 정치질서의 변화

(1) 세도정치의 전개(19세기)

정조가 죽은 후 정치세력 간의 균형이 다시 깨지고 몇몇 유력가문 출신의 인물들에게 집중되었다. 순조 때에는 정순왕후가 수렴청정을 하면서 노론 벽파가 정권을 잡았으나, 정순왕후가 죽자 순조의 장인인 김조순을 중심으로 안동 김씨의 세도정치가 시작되었으며 헌종, 철종 때까지 풍양조씨, 안동 김씨의 세도정치가 이어졌다.

(2) 세도정치의 폐단

① 수령직의 매관매직으로 탐관오리의 수탈이 극심해지고 삼정(전정, 군정, 환곡)이 문란해졌으며, 그 결과 농촌경제는 피폐해지고, 상품화폐경제는 둔화되었다. 그 결과 홍경래의 난, 임술농민봉기가 발생하기도 하였다.

② **세도정치의 한계** … 고증학에 치중되어 개혁의지를 상실하였고 지방의 사정을 이해하지 못했다.

❹ 대외관계의 변화

(1) 청과의 관계

① **북벌정책** … 17세기 중엽, 효종 때 추진한 것으로 청의 국력 신장으로 실현가능성이 부족하여 정권 유지의 수단이 되기도 하였으나 양난 이후의 민심 수습과 국방력 강화에 기여하였다.

② **북학론의 대두** … 청의 국력 신장과 문물 융성에 자극을 받아 18세기 말 북학파 실학자들은 청의 문물 도입을 주장을 하였으며 사신들은 천리경, 자명종, 화포, 만국지도, 천주실의 등의 신문물과 서적을 소개하였다.

(2) 일본과의 관계

① 대일외교관계

  ㉠ **기유약조**(1609) : 임진왜란 이후 도쿠가와 막부의 요청으로 부산포에 왜관을 설치하고, 대일무역이 행해졌다.

  ㉡ **조선통신사 파견** : 17세기 초 이후부터 200여년간 12회에 걸쳐 파견하였다. 외교사절의 역할뿐만 아니라 조선의 선진학문과 기술을 일본에 전파하였다.

② **울릉도와 독도** … 안용복이 일본으로 건너가(숙종) 일본 막부에게 울릉도와 독도가 조선 영토임을 확인받고 돌아왔다. 그 후 조선 정부는 울릉도의 주민 이주를 장려하였고, 울릉도에 군을 설치하고 관리를 파견하여 독도까지 관할하였다.

≡ 최근 기출문제 분석 ≡

2024. 3. 23. 국가직 9급

1 밑줄 친 '이 나라'에 대한 설명으로 옳은 것은?

> 5세기 후반 가야의 주도 세력으로 성장한 <u>이</u> 나라는 낙동강 유역이라는 지리적 이점과 풍부한 철을 활용하여 후기 가야 연맹의 맹주가 되었다.

① 진흥왕에 의해 멸망하였다.

② 사비로 천도하고 국호를 남부여로 하였다.

③ 지방 행정 구역을 5경 15부 62주로 나누었다.

④ 평양으로 수도를 옮기고 남진 정책을 추진하였다.

> **TIP** 제시문의 이 나라는 대가야이다. 전기 가야 연맹은 김해의 금관가야였으나 고구려의 남하로 인하여 금관가야의 세력이 약화되고, 고령을 중심으로 한 대가야가 후기 가야연맹의 중심국가가 되었다. 이후 금관가야는 신라의 법흥왕에 의해 복속되었고, 대가야는 신라 진흥왕에 의해 복속되었다.
> ② 백제 성왕 ③ 발해 선왕 ④ 고구려 장수왕

2024. 3. 23. 국가직 9급

2 위화도 회군 이후에 있었던 사실로 옳지 않은 것은?

① 과전법이 실시되었다.

② 정몽주가 살해되었다.

③ 한양으로 도읍을 이전하였다.

④ 황산 대첩에서 왜구를 토벌하였다.

> **TIP** 위화도 회군(1388)은 고려 말 이성계가 요동 정벌 과정에서 압록강 인근에서 회군을 하여 최영을 제거하고 고려 실권을 장악하게 된 사건이다. 고려의 실권을 장악한 이성계는 정도전을 중심으로 하는 혁명파 사대부들과 함께 과전법을 실시하는 등 조선 건국의 기초를 마련하였다. 이 과정에서 고려 멸망과 토지 개혁 등을 반대한 온건파 사대부의 중심인물인 정몽주가 살해되었다.
> ④ 황산대첩(1380) : 고려 말 지리산 일대 남원 부근에서 노략질을 일삼던 왜구를 이성계가 격퇴한 사건

Answer 1.① 2.④

2024. 3. 23. 국가직 9급

3 밑줄 친 '왕'의 재위 기간에 편찬된 서적으로 옳은 것은?

> • 왕은 집현전을 계승한 홍문관을 설치하고 중단되었던 경연을 다시 열었다.
> • 왕은 훈구 세력을 견제하기 위해 사림 세력을 등용하였다.

① 대전통편

② 동사강목

③ 동국여지승람

④ 훈민정음운해

> **TIP** 홍문관을 설치하여 삼사 체제를 완성하고, 경연 시행, 사림 세력을 등용한 인물은 조선 성종이다.
> 동국여지승람은 조선 성종 때 간행된 관찬지리지이다.
> ①, ②: 정조 ④ 영조

2024. 3. 23. 국가직 9급

4 밑줄 친 '반란'에 대한 설명으로 옳은 것만을 모두 고르면?

> 웅천주 도독 헌창이 반란을 일으켜, 무진주·완산주·청주·사벌주 네 주의 도독과 국원경·서원경·금관경의 사신 및 여러 군현의 수령들을 위협하여 자신의 아래에 예속시키려 하였다.

> ㉠ 천민이 중심이 된 신분 해방 운동 성격을 가졌다.
> ㉡ 반란 세력은 국호를 '장안', 연호를 '경운'이라 하였다.
> ㉢ 주동자의 아버지가 왕이 되지 못한 것에 대한 불만으로 일어났다.
> ㉣ 무열왕 직계가 단절되고 내물왕계가 다시 왕위를 차지하는 결과를 가져왔다.

① ㉠, ㉡   ② ㉠, ㉣

③ ㉡, ㉢   ④ ㉢, ㉣

> **TIP** 제시문은 신라 헌덕왕 대 발생한 김헌창의 난(822)이다. 웅천주 도독이던 김헌창은 태종 무열왕계 직계 후손인 자신의 아버지 김주원이 귀족 간 권력 쟁탈 과정에서 왕위에 오르지 못한 것에 대하여 불만을 품고 난을 일으켰다. 국호를 '장안', 연호를 '경운'이라 하였고, 반란은 실패하였으나 그 이후에도 신라의 정치적 불안적은 지속되었다.
> ㉣ 김지정의 난(780. 혜공왕)

Answer 3.③ 4.③

2024. 3. 23. 국가직 9급

5 다음 사건 이후에 있었던 사실로 옳은 것은?

> 홍서봉 등이 한(汗)의 글을 받아 되돌아왔는데, 그 글에, "대청국의 황제는 조선의 관리와 백성들에게 알린다. 짐이 이번에 정벌하러 온 것은 원래 죽이기를 좋아하고 얻기를 탐해서가 아니다. 본래는 늘 서로 화친하려고 했는데, 그대 나라의 군신이 먼저 불화의 단서를 야기시켰다."라고 하였다.

① 삼전도비가 세워졌다.

② 이괄이 난을 일으켰다.

③ 인조가 강화도로 피난하였다.

④ 정봉수가 용골산성에서 항전하였다.

> **TIP** 제시문은 조선 인조 대 발생한 청의 침입으로 발생한 병자호란(1636)이다. 병자호란의 결과 남한산성으로 피신한 인조는 청 황제에게 항복을 하고 삼전도비를 세웠다.
> ② 이괄의 난(1624) : 인소반성 이후 논공행상에 불만을 품은 이괄이 난을 일으킨 사건
> ③, ④ 정묘호란(1627)

2024. 3. 23. 국가직 9급

6 (가)~(라)를 시기순으로 바르게 나열한 것은?

> (가) 13도 창의군이 결성되었다.
> (나) 지방군은 10정으로 조직하였다.
> (다) 친위 부대인 장용영을 설치하였다.
> (라) 중앙군은 2군 6위제로 운영하였다.

① (나)→(라)→(가)→(다) ② (나)→(라)→(다)→(가)

③ (라)→(나)→(가)→(다) ④ (라)→(나)→(다)→(가)

> **TIP** (나) 9서당 10정 : 통일신라
> (라) 2군 6위 : 고려
> (다) 장용영 : 조선 정조
> (가) 13도 창의군 : 정미의병(1907)

Answer 5.① 6.②

7 조선 세조 대에 있었던 사실로 옳은 것만을 모두 고르면?

> ⊙ 사병을 혁파하였다.
> ⓒ 집현전을 폐지하였다.
> ⓒ 『경국대전』을 완성하였다.
> ⓔ 6조 직계제를 시행하였다.

① ⊙, ⓒ   ② ⊙, ⓔ

③ ⓒ, ⓒ   ④ ⓒ, ⓔ

> **TIP** 계유정난(1453)은 단종 원년 수양대군이 김종서, 황보인 등을 제거하고 정권을 장악한 사건이다. 이 사건을 계기로 조카인 단종을 몰아내고 수양대군이 왕위에 집권하였다. 집권 후 세조는 왕권 강화를 위하여 6조 직계제를 시행하고, 집현전을 폐지하여 경연을 제한하였다. 한편 통치질서 확립을 위하여 〈경국대전〉 편찬을 시작하였다.
> ⊙ 조선 태종
> ⓒ 조선 성종

8 (개)의 재위 기간에 있었던 사실로 옳은 것은?

> 강조의 군사들이 궁문으로 마구 들어오자, 목종이 모면할 수 없음을 깨닫고 태후와 함께 목 놓아 울며 법왕사로 옮겼다. 잠시 후 황보유의 등이 ___(개)___ 을/를 받들어 왕위에 올렸다. 강조가 목종을 폐위하여 양국공으로 삼고, 군사를 보내 김치양 부자와 유행간 등 7인을 죽였다.

① 윤관이 별무반 편성을 건의하였다.

② 외적이 침입하여 국왕이 복주(안동)로 피난하였다.

③ 서희의 외교 담판으로 강동 6주 지역을 획득하였다.

④ 불교 경전을 집대성한 초조대장경 조판이 시작되었다.

> **TIP** 제시문은 고려시대 강조의 정변(1009)으로 강조가 목종을 폐위시키고 현종을 옹립한 사건이다. 당시 대외적으로 거란이 침략하는 등의 불안정한 상황이 지속되자 초조대장경을 조판하기 시작하여 불교의 힘으로 외적의 침략을 극복하고자 하였다. 몽골의 침입 과정에서 초조대장경은 소실되었고, 이후 팔만대장경(재조대장경)이 조판되었다.
> ① 별무반(1104) : 고려 숙종 대 여진정벌을 위해 조직되었다.
> ② 고려 후기 공민왕이 홍건적의 침입으로 안동(복주)로 피난하였다.
> ③ 서희 외교담판(993) : 고려 성종 대 거란의 침입과정에서 서희의 활약으로 강동 6주를 확보하였다.

Answer 7.④ 8.④

2024. 6. 22. 지방직 9급

9 다음과 같은 법이 있었던 국가에 대한 설명으로 옳지 않은 것은?

> • 사람을 죽이면 즉시 사형에 처한다.
> • 남에게 상처를 입히면 곡식으로 배상한다.
> • 남의 물건을 훔친 자는 그 집의 노비로 삼는데, 스스로 죄를 면제받고자 하는 자는 50만을 내야 한다.

① 동맹이라는 제천 행사가 있었다.
② 상, 대부, 장군 등의 관직을 두었다.
③ 위만이 준왕을 몰아내고 왕이 되었다.
④ 중국의 한과 한반도 남부 사이에서 중계무역을 하였다.

> **TIP** 제시문은 고조선의 8조법의 일부로 고조선이 계급사회, 사유재산제, 농경사회였음을 알 수 있다. 고조선은 기원전 3세기경 부왕, 준왕 등이 왕위를 세습하고 왕 아래에는 상, 대부, 장군의 관직이 있었다. 이후 중국 진한교체기에 한반도로 들어온 위만이 준왕을 몰아내고 왕이 되었으며, 위만조선은 중국의 한나라와 한반도 남부 사이에서 중계무역을 통해 번성하였다. 이후 한 무제가 고조선을 침략하고 장기적인 저항과 내분 등으로 인하여 고조선은 멸망하였다.
> ① 고구려

2024. 6. 22. 지방직 9급

10 (가) 국가에 대한 설명으로 옳은 것은?

> (가) 의 호암사에는 정사암이란 바위가 있다. 나라에서 장차 재상을 의논할 때에 뽑을 후보 서너 명의 이름을 써서 상자에 넣고 봉해서 바위 위에 두었다. 얼마 후에 열어 보고 이름 위에 도장이 찍힌 자국이 있는 사람을 재상으로 삼았다. 이런 까닭에 정사암이라 했다.
>
> — 『삼국유사』 —

① 6좌평과 16관등제를 마련하였다.
② 태학이라는 교육기관을 설립하였다.
③ 인안이라는 독자적인 연호를 사용하였다.
④ 골품에 따라 관등이나 관직 승진에 제한이 있었다.

> **TIP** 제시문은 백제의 귀족회의체인 정사암 회의에 관한 내용이다. 고구려에는 제가회의, 신라에는 화백회의라는 귀족합의체가 있었다.
> 6좌평과 16관등제는 백제의 관제이다.
> ② 고구려 소수림왕 ③ 발해 무왕 ④ 신라

Answer 9.① 10.①

11 (가)에 해당하는 기구로 옳은 것은?

> 비로소 [(가)] 을 설치했다. 판사 최무선의 말을 따른 것이다. 이때에 원나라의 염초 장인 이원이 최무선과 같은 동네 사람이었다. 최무선이 몰래 그 기술을 물어서 집의 하인들에게 은밀하게 배워서 시험하게 하고 조정에 건의했다.
>
> —『고려사절요』—

① 교정도감　　　　　　　　　　　　② 대장도감

③ 식목도감　　　　　　　　　　　　④ 화통도감

> **TIP** 제시문은 고려 말 우왕 대 최무선의 건의에 따라 화약제조를 위해 설치된 화통도감(1377)이다. 고려 말기에는 왜구의 침략이 지속적으로 이어지는 가운데 이들을 막기 위하여 화약 및 화포 제조의 필요성이 제기되었고 그 결과 화통도감이 설치되었다.
> ① 교정도감: 고려 무신정권기 최충헌이 설치한 기구로 국정을 총괄하는 최고 기구였다.
> ② 대장도감: 고려시대 몽골의 침입을 막고자 재조대장경을 편찬하기 위하여 설치한 기구이다.
> ③ 식목도감: 대내적 격식 등을 규정하기 위하여 설치한 귀족 합의 기구이다.

12 다음 상소문이 올라간 국왕 대에 있었던 사실로 옳은 것은?

> 불교는 몸을 닦는 근본이며 유교는 나라를 다스리는 근원입니다. 몸을 닦는 것은 내생을 위한 것이며 나라를 다스리는 일은 곧 오늘의 할 일입니다. 오늘은 극히 가깝고 내생은 지극히 먼 것이니, 가까운 것을 버리고 먼 것을 구하는 일이 그릇된 일이 아니겠습니까.

① 개경에 나성을 쌓았다.

② 전시과 제도를 처음 실시하였다.

③ 전국의 주요 지역에 12목을 설치하였다.

④ 「노비안검법」을 실시하여 호족 세력을 약화시켰다.

> **TIP** 제시문은 고려 성종 대 최승로가 주장한 〈시무 28조〉이다. 최승로는 〈시무 28조〉를 통해 유교정치이념을 지향하고, 고려 건국 초부터 강력한 영향력을 행사하던 지방 호족에 대한 중앙 통제력을 강화하기 위하여 지방관 파견을 주장하였다. 그 결과 전국에 12목이 설치되고 지방관이 파견되었다.
> ① 거란의 침입을 막기 위하여 나성이 축조된 것은 고려 현종 대이다.
> ② 고려 경종 대 전시과 제도가 처음으로 시행되었다.
> ④ 고려 광종 대 시행된 제도이다.

Answer 11.④ 12.③

2024. 6. 22. 지방직 9급

13 밑줄 친 '왕'의 재위 기간에 있었던 사실로 옳은 것은?

> 당초에 강홍립 등이 압록강을 건너게 된 것은 <u>왕</u>이 명 조정의 지원군 요청을 거부하기 어려워 출사시킨 것이었다. 우리나라는 애초부터 그들을 원수로 대하지 않아 싸울 뜻이 없었다. 그래서 왕이 강홍립에게 비밀리에 명령을 내려 오랑캐와 몰래 통하게 하였던 것이다.

① 전국에 「대동법」을 실시하였다.
② 허준이 『동의보감』을 편찬하였다.
③ 자의 대비의 복상 문제로 예송이 일어났다.
④ 청과 국경을 정하기 위해 백두산정계비를 세웠다.

> **TIP** 제시문은 조선 광해군 대 명의 요청으로 파견된 강홍립 부대에 관한 내용이다. 임진왜란 이후 집권한 광해군은 명청교체기에서 중립외교 정책을 실시하였고, 전란으로 인하여 황폐하된 국토와 민생 불안정을 해소하기 위하여 이원익의 건의로 경기도에 한히여 대동법을 시행하였다. 그러나 양반 시수층의 반대로 선국적으로 확대되는데 있어 많은 시간이 소요되었고 숙종 대에 이르러 전국적으로 실시되었다. 또한 허준이 〈동의보감〉을 완성하는 등의 업적을 남기기도 하였다.
> ①, ④ 대동법이 전국적으로 시행된 것과 백두산 정계비 건립은 모두 조선 숙종 대이다.
> ③ 자의대비 복상문제로 예송논쟁이 발생한 시기(기해예송)은 조선 현종 대이다.

2023 국가직 9급

14 밑줄 친 '왕'에 대한 설명으로 옳은 것은?

> 16년 겨울 10월, <u>왕</u>이 질양(質陽)으로 사냥을 갔다가 길에 앉아 우는 자를 보았다. 왕이 말하기를 "아! 내가 백성의 부모가 되어 백성들이 이 지경에 이르게 하였으니 나의 죄로다." … (중략) … 그리고 관리들에게 명하여 매년 봄 3월부터 가을 7월까지 관청의 곡식을 내어 백성들의 식구 수에 따라 차등 있게 빌려주었다가, 10월에 이르러 상환하게 하는 것을 법규로 정하였다.
>
> – 「삼국사기」 –

① 낙랑군을 축출하였다.
② 「진대법」을 시행하였다.
③ 백제의 침입으로 전사하였다.
④ 영락이라는 독자적인 연호를 사용하였다.

> **TIP** 진대법을 시행한 고구려 고국천왕에 관한 내용이다. 진대법은 빈민구제를 위한 제도로 봄에 곡식을 빌려주어 가을에 상환하는 춘대추납제로 운영하였다.
> ① 고구려 미천왕
> ③ 고구려 고국원왕
> ④ 고구려 광개토대왕

Answer 13.② 14.②

15 (가)에 대한 설명으로 옳은 것은?

> 신돈이 [(가)]을/를 설치하자고 요청하자, … (중략) … 이제 도감이 설치되었다. … (중략) … 명령이
> 나가자 권세가 중에 전민을 빼앗은 자들이 그 주인에게 많이 돌려주었으며, 전국에서 기뻐하였다.
>
> ─「고려사」─

① 시전의 물가를 감독하는 임무를 담당하였다.

② 국가재정의 출납과 회계 업무를 총괄하였다.

③ 불법적으로 점유된 토지와 노비를 조사하였다.

④ 부족한 녹봉을 보충하고자 관료에게 녹과전을 지급하였다.

> **TIP** (가)는 고려 말 공민왕 때 설치한 전민변정도감이다. 공민왕은 신돈을 등용하고 전민변정도감을 설치하여 친원파를 숙청하고
> 왕권 강화를 시도하였다. 전민변정도감은 불법적으로 빼앗긴 토지와 노비를 원주인에게 돌려주는 정책을 시행하여 친원파
> 권문세족의 경제적 기반과 군사적 기반을 약화시키는 역할을 하였다.
> ① 경시서(고려 문종)
> ③ 삼사(고려 성종)
> ④ 녹과전(고려 고종)

16 밑줄 친 '이곳'에 대한 설명으로 옳은 것은?

> • 장수왕은 남진정책의 일환으로 수도를 <u>이곳</u>으로 천도하였다.
> • 묘청은 <u>이곳</u>으로 수도를 옮길 것을 주장하였다.

① 쌍성총관부가 설치되었다.

② 망이 · 망소이가 반란을 일으켰다.

③ 제너럴 셔먼호 사건이 발생하였다.

④ 1923년 조선 형평사가 결성되었다.

> **TIP** 밑줄 친 '이곳'은 평양이다. 장수왕은 남하정책 추진을 위하여 수도를 국내성에서 평양으로 천도하였고, 묘청은 고려의 수도
> 였던 개경에서 서경(평양)으로 천도할 것을 주장하였다. 제너럴 셔먼호 사건(1866)은 미국 상선인 제너럴 셔먼호가 대동강
> 을 따라 평양으로 가 통상을 요구하다 거절당하자 횡포를 부렸고, 이에 평안도 관찰사인 박규수가 관민을 동원하여 제너럴
> 셔먼호에 불을 지른 사건이다.
> ① 함경남도 영흥(화주)
> ② 충청남도 공주
> ④ 경상남도 진주

Answer 15.③ 16.③

2023 국가직 9급

17 다음 사건을 시기순으로 바르게 나열한 것은?

> ㈎ 신라의 우산국 복속 ㈐ 고구려의 서안평 점령
>
> ㈏ 백제의 대야성 점령 ㈑ 신라의 금관가야 병합

① ㈎→㈐→㈏→㈑

② ㈎→㈑→㈐→㈏

③ ㈐→㈎→㈑→㈏

④ ㈐→㈏→㈎→㈑

> **TIP** ㈐ 고구려 서안평 점령(311) → ㈎ 신라의 우산국 복속(512) → ㈑ 신라의 금관가야 병합(532) → ㈏ 백제의 대야성 점령(642)

2023 국가직 9급

18 다음 전투 이후에 일어난 사건으로 옳은 것만을 모두 고르면?

> 이근행이 군사 20만 명의 대군을 이끌고 매소성(買肖城)에 머물렀다. 우리 군사가 공격하여 달아나게 하고 전마 30,380필을 얻었는데, 남겨놓은 병장기도 그 정도 되었다.
>
> ― 「삼국사기」 ―

> ㉠ 웅진도독부가 설치되었다.
> ㉡ 김흠돌이 반란을 일으켰다.
> ㉢ 교육 기관인 국학이 설립되었다.
> ㉣ 복신과 도침이 부여풍과 함께 백제 부흥 운동을 일으켰다.

① ㉠㉡

② ㉠㉣

③ ㉡㉢

④ ㉢㉣

> **TIP** 신라 문무왕 때 발생한 매소성 전투(675)이다. 신라는 삼국 통일 과정에서 나당연합군을 결성했지만 통일 이후 당나라의 한반도 지배 야욕이 노골화되기 시작하자 매소성, 기벌포 전투에서 당나라를 제압하고 나당전쟁에서 승리하였다.
> ㉡㉢ 모두 신라 신문왕 대의 일로 김흠돌의 반란을 계기로 신문왕은 왕권을 강화하는 계기를 마련하였다. 진골귀족의 영향력을 약화시키기 위하여 6두품을 기용하고, 관료전 지급 및 녹읍 폐지, 국학을 설치하였다.
> ㉠ 웅진도독부는 나당연합군의 공격으로 백제 직후 설치되었다(660).
> ㉣ 백제 부흥 운동은 백제 멸망 직후 전개되었다(660～663).

Answer 17.③ 18.③

19 (나) 시기에 일어난 사실로 옳은 것은?

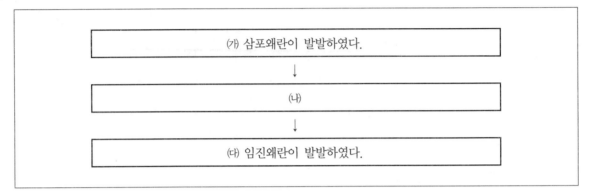

① 을사사화가 일어났다.
② 「경국대전」이 반포되었다.
③ 「향약집성방」이 편찬되었다.
④ 금속활자인 갑인자가 주조되었다.

> **TIP** 삼포왜란(1510)은 조선 중종 때 부산포, 내이포, 염포에서 발생한 일본 거류민의 폭동사건이다. 임진왜란(1592)은 조선 선조 때 발발하였다.
> ① 을사사화(1545) : 조선 명종 즉위년
> ② 「경국대전」 반포(1484) : 조선 성종
> ③ 「향약집성방」 편찬(1433) : 조선 세종
> ④ 갑인자 주조(1434) : 조선 세종

20 군사 조직에 대한 설명으로 옳은 것은?

> 고려 정부는 몽골과 강화를 맺고 개경으로 환도하였다. 대몽 항전에 적극적이었던 ⎡ (가) ⎦ 은/는 개경 환도를 반대하고 반란을 일으켰다. 이어 진도로 근거지를 옮기면서 항쟁을 전개하였다.

① 포수, 사수, 살수의 삼수병으로 편제되었다.
② 윤관의 건의로 편성된 기병 중심의 부대였다.
③ 도적을 잡기 위해 설치한 야별초에서 시작되었다.
④ 양계 지방에서 국경 지역 방어를 맡았던 상비적인 전투부대였다.

Answer 19.① 20.③

TIP (개는 삼별초이다. 최씨 무신집권기 최우는 도적을 잡기 위해 야별초를 설치하였고, 이후 야별초의 수가 증가하면서 좌별초와 우별초로 나뉘어졌다. 또한 몽골에 포로로 잡혀가 도망 온 자들을 중심으로 신의군을 편성하였는데, 이를 좌별초, 우별초와 함께 삼별초라 하였다. 최씨 무신정권의 강력한 군사적 기반이자 이후 대몽항쟁의 상징이 되기도 하였다.
① 조선시대 훈련도감
② 고려시대 별무반
④ 고려시대 주진군

2023 지방직 9급

21 (개), (내)에 들어갈 왕의 업적으로 옳은 것은?

> 삼국의 역사서로는 고구려에 「유기」가 있었는데, 영양왕 때 이문진이 이를 간추려 「신집」 5권을 편찬하였다. 백제에서는 [(개)] 시기에 고흥이 「서기」를, 신라에서는 [(내)] 시기에 거칠부가 「국사」를 편찬하였다.

① (개) – 국호를 남부여로 바꾸었다.

② (개) – 동진으로부터 불교를 받아들여 공인하였다.

③ (내) – 화랑도를 국가적 조직으로 개편하였다.

④ (내) – 병부를 처음으로 설치하여 군권을 장악하였다.

TIP (개는 근초고왕, (내는 진흥왕이다. 근초고왕은 집권 후 마한의 대부분을 정복하고, 고구려와 대결, 낙동강 유역의 가야에 지배권을 행사하였다. 뿐만 아니라 중국의 요서 및 산동, 일본의 규슈까지 진출하면서 대내외적으로 영토를 확장하였다. 진흥왕 역시 화랑도를 국가적 조직으로 개편하며 대외 영토 확장을 시도하였다. 한강유역을 차지하고 남으로는 대가야를 정복, 북으로는 함경도 지역까지 영토를 확장하였다.
① 백제 성왕
② 백제 침류왕
④ 신라 법흥왕

22 (가) 시기에 있었던 사실로 옳지 않은 것은?

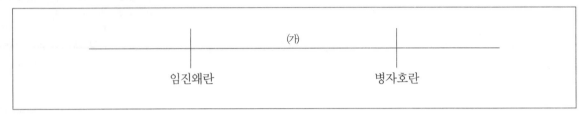

① 인조반정이 발생하였다.

② 영창 대군이 사망하였다.

③ 강홍립이 후금에 항복하였다.

④ 청에 인질로 끌려갔던 봉림 대군이 귀국하였다.

> **TIP** (가)는 임진왜란(1592년)과 병자호란(1636) 사이다. 인조반정은 1623년의 사건으로 서인이 주도하여 광해군을 몰아내고 인조
> 가 왕위에 즉위했다. 영창대군의 사망은 1614년 사건으로 광해군 대의 사건으로 서인 세력은 광해군 축출의 명분 중 하나
> 로 삼았다. 강홍립이 후금에 항복한 것은 광해군 대의 사실로 광해군의 중립외교 일환이다.
> ④ 봉림대군이 청에 인질로 끌려가 귀국한 것은 병자호란 이후다.

23 조선시대 붕당의 상황에 대한 설명으로 옳지 않은 것은?

① 선조 대 – 사림이 동인과 서인으로 분열하였다.

② 광해군 대 – 북인이 집권하였다.

③ 인조 대 – 남인이 정권을 독점하였다.

④ 숙종 대 – 서인이 노론과 소론으로 갈라졌다.

> **TIP** ③ 인조 대에는 인조반정을 주도한 세력이 서인이었기 때문에 서인이 정권의 중심세력이 되었다.
> ① 척신정치 청산을 놓고 개혁에 적극적인 동인과 소극적인 서인세력으로 분화하는 것은 선조 대이다.
> ② 광해군 대에는 임진왜란 당시 의병장을 많이 배출한 북인이 집권하였다.
> ④ 숙종 대에는 3차례 환국 중 마지막 환국인 경신환국을 계기로 서인이 남인과의 대결에서 승리하며 노론과 소론으로 분
> 화하였다.

Answer 22.④ 23.③

24 (가), (나) 인물에 대한 설명으로 옳은 것은?

> 위화도 회군 후 신진 사대부는 사회 개혁을 둘러싸고 급진 개혁파와 온건 개혁파로 나뉘었다. 훗날 '동방 이학(理學)의 조(祖)'라고 불린 [(가)] 을/를 중심으로 한 다수의 온건 개혁파는 고려 왕조를 유지하려 하였다. 반면 [(나)] 은/는 「불씨잡변」을 통해 불교를 비판하고 성리학을 새로운 통치이념으로 제시하였다.

① (가)는 「조선경국전」을 편찬하였다.　　② (가)는 과전법 실시를 주장하였다.

③ (나)는 「고려국사」를 편찬하였다.　　④ (나)는 만권당에서 원의 학자들과 교류하였다.

> **TIP** (가)는 정몽주, (나)는 정도전이다. 정몽주와 정도전은 고려 말 신진사대부 출신으로, 고려 사회 개혁을 두고 정몽주 중심의 온건 개혁파와 정도전 중심의 급진 개혁파로 나뉘어 대립하였다. 이후 신흥 무인 출신인 이성계는 정도전을 중심으로 하는 급진 개혁파와 함께 조선 왕조를 개창하였다.
> ③ 「고려국사」는 조선 건국의 정당성을 위해 정도전이 편찬하였다.
> ① 「조선경국전」을 편찬을 편찬한 인물은 정도전이다.
> ② 과전법은 고려 말 시행된 토지 개혁 정책으로 정도전을 중심으로 한 급진 개혁파가 주장하였다.
> ④ 만권당에서 원의 학자들과 교류한 인물은 이제현이다.

25 밑줄 친 '왕'의 재위 기간에 있었던 사실로 옳은 것은?

> 왕이 명정전에 나아가 양역의 변통에 대해 대신들에게 말하기를 "호포나 결포나 모두 구애되는 사단은 있기 마련이다. 이제 납부할 포를 한 필로 감하고자 하니 한 필을 감하고 난 후 부족해질 재정을 보충할 대책을 강구하도록 하라."라고 하였다.

① 초계문신제를 실시하였다.

② 「속대전」, 「속오례의」 등을 편찬하였다.

③ 삼정이정청을 설치하여 농민의 부담을 완화하려 하였다.

④ 청과 조선 사이의 국경을 확정하고자 백두산정계비를 세웠다.

> **TIP** 밑줄 친 '왕'은 조선 영조이다. 양난 이후 조선의 수취 체제에 대한 변화가 나타났는데 영정법, 대동법, 균역법 등이 시행되었고, 그 중 균역법은 영조 대 시행되었다. 균역법은 기존에 2필을 징수하던 군포를 1필로 경감해 준 제도로, 부족분은 선무군관포, 결작 등으로 보충하였다. 또한 영조는 탕평파를 육성하고 산림의 공론 축소, 서원 정리 등을 통해 탕평책을 시행하였으며 「속대전」, 「속오례의」 등을 편찬하였다.
> ① 정조 ③ 철종 ④ 숙종

Answer 24.③ 25.②

22022 지방직 8급

26 다음 사건을 시기순으로 바르게 나열한 것은?

(가) 임진왜란	(나) 병자호란
(다) 삼포왜란	(라) 정묘호란

① (가)→(다)→(나)→(라)　　　② (가)→(다)→(라)→(나)

③ (다)→(가)→(나)→(라)　　　④ (다)→(가)→(라)→(나)

> **TIP** (다) 삼포왜란(1510) → (가) 임진왜란(1592) → (라) 정묘호란(1627) → (나) 병자호란(1636)

2022 국가직 9급

27 (가) 왕에 대한 설명으로 옳은 것은?

당 현종 개원 7년에 대조영이 죽으니, 그 나라에서 사사로이 시호를 올려 고왕(高王)이라 하였다. 아들 ▢(가)▢ 이/가 뒤이어 왕위에 올라 영토를 크게 개척하니, 동북의 모든 오랑캐가 겁을 먹고 그를 섬겼으며, 또 연호를 인안(仁安)으로 고쳤다.

－「신당서」－

① 수도를 상경성으로 옮겼다.

② '해동성국'이라고 불릴 만큼 전성기를 이루었다.

③ 장문휴를 시켜 당의 등주(산둥성)를 공격하였다.

④ 고구려 유민과 말갈족을 이끌고 동모산에 도읍을 정하였다.

> **TIP** (가)는 발해 무왕이다. 무왕은 장문휴로 하여금 당의 등주를 공격하는 등 당과 대립하였으며, 인안이라는 독자적인 연호를 사용하였다. 또한 당과의 대립 관계 속에서 일본에 외교 사절을 보내 통교하였으며, 당시 일본에 보낸 국서에 발해가 고구려를 계승하였음을 밝히기도 하였다.
> ① 발해 문왕
> ② 발해 선왕
> ④ 발해 고왕(대조영)

Answer　26.④　27.③

2022 국가직 9급

28 조선 시대의 관청에 대한 설명으로 옳은 것은?

① 사간원 – 교지를 작성하였다.

② 한성부 – 시정기를 편찬하였다.

③ 춘추관 – 외교문서를 작성하였다.

④ 승정원 – 국왕의 명령을 출납하였다.

> **TIP** 승정원은 왕명 출납을 담당하던 기구이다. 승정원의 고려의 중추원의 기능을 계승하였다.
> ① 사간원은 사헌부, 홍문관과 더불어 삼사를 구성하는 기구로 간쟁과 봉박 기능을 담당하였다. 사헌부는 관리 감찰, 홍문관은 경연을 담당했으며, 교지를 작성한 기관은 예문관이다.
> ② 한성부는 수도 한양의 행정과 치안을 담당하는 곳이다. 시정기는 춘추관에서 편찬한 것으로, 관청들의 업무를 기록하였고 사초와 함께 조선왕조실록 편찬의 자료로 활용되었다.
> ③ 춘추관은 역사서를 편찬하고 보관하던 곳이다. 외교 문서는 승문원에서 작성하였다.

2022 국가직 9급

29 밑줄 친 '사건'의 명칭은?

> 중종에 의해 등용된 조광조는 현량과를 통해 사림을 대거 등용하였다. 그는 3사의 언관직을 통해 개혁을 추진해 나갔고, 위훈삭제를 주장하기도 하였다. 이러한 움직임은 반발을 불러일으켰으며, 중종도 급진적인 개혁 조치에 부담을 느껴 조광조 등을 제거하였다. 이 <u>사건</u>으로 사림은 큰 피해를 입었다.

① 갑자사화　　　　　　　　　　② 기묘사화

③ 무오사화　　　　　　　　　　④ 을사사화

> **TIP** 밑줄 친 '사건'은 조선 중종 대 발생한 기묘사화(1519)이다. 당시 기득권 세력이었던 훈구파를 견제하기 위해 등용된 조광조는 현량과 실시를 건의하고 전국에 서원과 향약을 보급하는 등 사림 세력의 중앙 진출을 위한 정책을 제시하였다. 또한 소격서를 폐지하고 위훈삭제사건을 주장하여 급진적인 개혁 정책을 건의하였지만 훈구파의 반대와 개혁에 대한 부담을 느낀 중종이 조광조를 비롯한 사림 세력을 제거하였다.
> ①③ 무오사화(1498), 갑자사화(1504)는 모두 연산군 대 발생한 사건이다. 무오사화는 김종직의 조의제문을 김일손이 사초에 실으면서 문제가 되었고, 갑자사화는 폐비 윤씨의 복위 문제를 둘러싸고 발생한 사건이다.
> ④ 을사사화(1545)는 명종 대 발생한 사건으로 왕실 외척인 대윤과 소윤의 권력 다툼 과정에서 발생한 사건이다.

Answer 28.④ 29.②

출제 예상 문제

1 고구려와 신라의 관계를 다음과 같이 알려주고 있는 삼국시대의 금석문은?

> • 고구려의 군대가 신라 영토에 주둔했던 것으로 이해할 수 있는 기록이 보인다.
> • 고구려가 신라의 왕을 호칭할 때 '동이 매금(東夷 寐錦)'이라고 부르고 있다.
> • 고구려가 신라의 왕과 신하들에게 의복을 하사하는 의식을 거행한 것으로 보인다.

① 광개토왕비
② 집안고구려비
③ 중원고구려비
④ 영일냉수리비

TIP 중원고구려비 … 충청북도 충주시에 있는 고구려의 고비(古碑)로서 현재 국보 제205로 지정되어 있다. 이 비는 고구려 비(碑) 중 한반도에서 발견된 유일한 예로 고구려가 당시 신라를 「동이(東夷)」라고 칭하면서 신라왕에게 종주국으로서 의복을 하사했다는 내용이 실려 있는데 이는 「삼국사기(三國史記)」를 비롯한 여러 문헌에는 실려 있지 않은 사실이다. 또한 '신라토내당주(新羅土內幢主)'라는 직명으로 미루어 신라 영토 안에 고구려 군대가 주둔하였음을 확인할 수 있는 등의 내용이 담겨 있어 고구려사를 연구하는 데 많은 영향을 주었다.

Answer 1.③

2 (개)~(대)는 고려시대 대외관계와 관련된 자료이다. 이를 시기 순으로 바르게 나열한 것은?

> (개) 윤관이 "신이 여진에게 패한 이유는 여진군은 기병인데 우리는 보병이라 대적할 수 없었기 때문입니다."라고 아뢰었다.
>
> (내) 서희가 소손녕에게 "우리나라는 고구려의 옛 땅이오. 그러므로 국호를 고려라 하고 평양에 도읍하였으니, 만일 영토의 경계로 따진다면, 그대 나라의 동경이 모두 우리 경내에 있거늘 어찌 침식이라 하리요."라고 주장하였다.
>
> (대) 유승단이 "성곽을 버리며 종사를 버리고, 바다 가운데 있는 섬에 숨어 엎드려 구차히 세월을 보내면서, 변두리의 백성으로 하여금 장정은 칼날과 화살 끝에 다 없어지게 하고, 노약자들은 노예가 되게 함은 국가를 위한 좋은 계책이 아닙니다."라고 반대하였다.

① (개)→(내)→(대)　　　　　② (내)→(개)→(대)

③ (내)→(대)→(개)　　　　　④ (대)→(내)→(개)

··

TIP (내) 서희(942~998)는 거란의 침입(993) 때 활약했던 인물이다.
　　(개) 윤관(?~1111)은 1107년 20만 대군을 이끌고 여진을 정복하고 고려의 동북 9성을 설치하여 고려의 영토를 확장시킨 인물이다.
　　(대) 유승단(1168~1232)은 1232년 최우가 재추회의를 소집하여 강화도로 천도를 논의할 때 반대했던 인물이다.

3 고려의 대외관계에 대한 설명으로 옳지 않은 것은?

① 송과는 문화적·경제적으로 밀접한 유대를 맺었다.

② 거란의 침입에 대비하여 광군을 조직하기도 하였다.

③ 송의 판본은 고려의 목판인쇄 발달에 영향을 주었다.

④ 고려는 송의 군사적 제의에 응하여 거란을 협공하였다.

··

TIP 송은 고려에 대하여 정치·군사적 목적을 고려는 송에 대하여 경제·문화적 외교 목적을 갖고 있었다. 즉, 송의 국자감에 유학생을 파견한다든가 의술 및 약재 수입, 불경·경서·사서 등의 서적 구입에 대외관계를 구축하는 등 경제·문화 관계는 유지하였으나 군사적으로 송을 지원하지는 않았다.

Answer　2.② 3.④

4 다음 여러 왕들의 정책들과 정치적 목적이 가장 유사한 것은?

> ⊙ 신라 신문왕 : 문무 관리에게 관료전을 지급하고 녹읍을 폐지하였다.
> ⓒ 고려 광종 : 과거 제도를 시행하고 관리의 공복을 제정하였다.
> ⓒ 조선 태종 : 6조 직계제를 확립하고 사병을 혁파하였다.

① 집사부 시중보다 상대등의 권력을 강화하였다.
② 향약과 사창제를 실시하고 서원을 설립하였다.
③ 장용영을 설치하고 규장각을 확대 개편하였다.
④ 중방을 실질적인 최고 권력 기관으로 만들었다.

TIP ⊙ 신문왕은 왕권 강화의 차원으로 녹읍제를 폐지하고 관료전의 지급을 실시하였다.
ⓒ 광종은 신진관료 양성을 통한 왕권의 강화를 목적으로 하여 무력이 아닌 유교적 학식을 바탕으로 정치적 식견과 능력을 갖춘 관료층의 형성을 위해 과거제도를 실시하였으며 공복을 제정하여 관료제도의 질서를 통한 왕권의 확립을 꾀하였다.
ⓒ 태종은 국정운영체제를 도평의사사에서 의정부서사제로, 다시 이를 6조직계제로 고쳐 왕권을 강화하였으며, 사원의 토지와 노비를 몰수하여 전제개혁을 마무리하고, 개인의 사병을 혁파하고 노비변정도감이라는 임시관청을 통해 수십만의 노비를 해방시키는 등 국가 재정과 국방을 강화하기 위한 노력을 하였다.

5 밑줄 친 '왕'의 시기에 해당하는 내용으로 옳은 것은?

> 북방의 흑수 말갈이 당나라와 공모해 압박해오자 이 왕은 자신의 아우인 대문예 등에게 군대를 이끌고 흑수 말갈을 치게 하였다. … (중략) … 이후 이 왕은 장문휴로 하여금 당나라의 등주를 공격해 자사 위준을 죽였다.

① 돌궐, 일본과 친선관계를 맺었다.　　　　② 대흥이라는 독자적인 연호를 사용하였다.
③ 수도를 상경으로 천도하였다.　　　　　④ 중국으로부터 해동성국이라 불리었다.

TIP 밑줄 친 '왕'은 발해의 무왕이다. 무왕은 당과 신라를 견제하기 위하여 돌궐, 일본과 친선관계를 맺었고, 당시 일본에 보낸 국서에 발해가 고구려를 계승했음을 밝혔다. 인안이라는 독자적 연호를 사용하였다.
②③ 발해 문왕　④ 발해 선왕

Answer 4.③ 5.①

6 영조 집권 초기에 일어난 다음 사건과 관련된 설명으로 옳지 않은 것은?

> 충청도에서 정부군과 반란군이 대규모 전투를 벌였으며 전라도에서도 반군이 조직되었다. 반란에 참가한 주동자들은 비록 정쟁에 패하고 관직에서 소외되었지만, 서울과 지방의 명문 사대부 가문 출신이었다. 반군은 청주성을 함락하고 안성과 죽산으로 향하였다.

① 주요 원인 중의 하나는 경종의 사인에 대한 의혹이다.
② 반란군이 한양을 점령하고 왕이 피난길에 올랐다.
③ 탕평책을 추진하는데 더욱 명분을 제공하였다.
④ 소론 및 남인 강경파가 주동이 되어 일으킨 것이다.

TIP 이인좌의 난(영조 4년, 1728년) … 경종이 영조 임금에게 독살되었다는 경종 독살설을 주장하며 소론과 남인의 일부가 영조의 왕통을 부정하여 반전을 시도한 것이다. 영조의 즉위와 함께 실각 당하였던 노론이 다시 집권하고 소론 내신들이 저형을 당하자 이에 불만을 품은 이인좌 등이 소론·남인세력과 중소상인, 노비를 규합하여 청주에서 대규모 반란을 일으켜 한성을 점령하려고 북진하다가 안성과 죽산전투에서 오명환이 지휘한 관군에게 패하여 그 목적이 좌절되었다.

7 다음 시기의 내용으로 옳지 않은 것은?

> 나라가 세워진 지 40년이 지났지만 신하들의 예복은 통일되지 않았다. 이전의 신라, 태봉의 관복을 입고 입궐하는 신하들이 많았고, 중국계 일부는 그들의 전통 복식으로 입궐하였다. 이에 왕은 등급에 따라 관복의 색을 정하여 입게 하는 공복 제도를 정비하였다.

① 과거제 시행
② 봉사10조 건의
③ 노비안검법 시행
④ 귀법사 창건

TIP 제시문은 고려 광종 때 시행된 백관의 공복 제도이다. 광종은 호족을 억압하고 왕권 강화를 위해 과거제와 노비안검법을 시행하였다. 또한 불교를 장려하고 균여를 중심으로 귀법사를 창건하였다.
② 고려 무신 최충헌

Answer 6.② 7.②

8 위훈삭제(僞勳削除)를 주장한 인물은?

① 조광조   ② 정약용
③ 정도전   ④ 성삼문

TIP 위훈삭제는 중종 14년(1519) 중종반정 때 임명된 공신 가운데 자격이 없다고 평가된 자들의 공신 시호를 박탈, 토지와 노비를 몰수한 사건이다. 조광조를 중심으로 사림파가 주장하였다. 위훈삭제는 기묘사화의 발생 원인이 되기도 하였다.

> 조광조가 아뢰기를, "정국공신은 이미 10년이 지난 오래된 일이지마 허위가 많았습니다. … 사람은 다 부귀를 꾀하는 마음이 있는데 이익의 근원이 크게 열렸으니, 이때에 그 근원을 분명히 끊지 않으면 누구인들 부귀를 꾀하려는 마음을 갖지 않겠습니까? 지금 신속히 고치지 않으면 뒤에는 개정할 수 있는 날이 없을 것입니다."라고 하였다.

② **정약용** : 조선 후기 학자로 유형원과 이익 등의 실학을 계승하고 집대성하였다. 신유사옥 때 전라남도 강진으로 귀양 갔다가 19년 만에 풀려났다. 「목민심서」, 「흠흠신서」, 「경세유표」 등의 저서가 있다.
③ **정도전** : 고려 말기, 조선 전기의 문인·학자로 태조 이성계를 도와 조선을 건국하였다. 1398년 1차 왕자의 난에서 정적인 이방원에게 살해되면서 생을 마감했다. 「조선경국전」, 불교를 비판한 「불씨잡변」 등의 저서가 있다.
④ **성삼문** : 조선 초기의 문신으로 세종대왕을 보필하며 신숙주, 박팽년 등과 함께 한글 음운 연구에 중요한 역할을 수행하였다. 단종의 복위를 추진하다 실패한 사육신(死六臣)의 한 사람으로, 성삼문은 형장으로 끌려갈 때에 단종에 대한 애끓는 충성심을 충의가(忠義歌)로 읊었다고 한다. 「성근보집」, 신숙주, 하위지 등과 함께 「예기대문언독」을 펴내기도 했다.

9 다음 정책을 시행한 왕의 업적으로 옳은 것은?

> 6조는 저마다 직무를 먼저 의정부에 품의하고, 의정부는 가부를 헤아린 뒤에 전지를 받아 6조에 내려보내 시행한다. 만약 타당하지 않으면 의정부가 맡아 심의 논박하고 다시 시행하도록 한다.

① 호패법 시행
② 사병 혁파
③ 농사직설 편찬
④ 금양잡록 편찬

TIP 제시문은 세종 대 시행된 의정부서사제이다. 농사직설은 우리나라 환경과 토질에 맞는 농법을 소개한 농서로 세종 대에 편찬되었다.
①② 조선 태종
④ 조선 성종

Answer   8.①   9.③

10 다음 아래 각 시기의 사건에 대한 설명으로 옳은 것은?

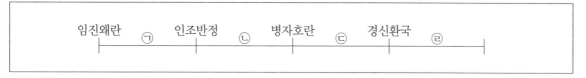

① ㉠ 시기에 북인정권이 외교정책을 추진했다.
② ㉡ 시기에 송시열이 북벌론을 주장하였다.
③ ㉢ 시기에는 예송논쟁이 펼쳐졌다.
④ ㉣ 시기에 남인이 집권하게 되었다.

TIP ② ㉢시기에 북벌론이 주장되었다.
③ ㉡시기에 예송논쟁이 있었다.
④ ㉣시기에 서인이 집권하였다.

11 발해를 우리 민족사의 일부로 포함시키고자 할 때 그 증거로 제시할 수 있는 내용으로 옳은 것은?

㉠ 발해의 왕이 일본에 보낸 외교문서에서 '고(구)려국왕'을 자처하였다.
㉡ 발해 피지배층은 말갈족이었다.
㉢ 발해 건국주체세력은 고구려 지배계층이었던 대씨, 고씨가 주류를 이루었다.
㉣ 수도상경에 주작 대로를 만들었다.

① ㉠㉣   ② ㉠㉢
③ ㉠㉡   ④ ㉠㉣

TIP 발해가 건국된 지역은 고구려 부흥운동이 활발하게 일어난 요동지역이었다. 발해의 지배층 대부분은 고구려 유민이었으며 발해의 문화는 고구려적 요소를 많이 포함하고 있었다.

Answer 10.① 11.②

12 삼국통일 후에 신라가 다음과 같은 정책을 실시하게 된 궁극적인 목적으로 옳은 것은?

- 문무왕은 고구려, 백제인에게도 관직을 내렸다.
- 옛 고구려, 백제 유민을 포섭하려 노력했다.
- 고구려인으로 이루어진 황금서당이 조직되었다.
- 말갈인으로 이루어진 흑금서당이 조직되었다.

---

① 민족융합정책
② 전제왕권강화
③ 농민생활안정
④ 지방행정조직의 정비

TIP 삼국통일 이후 신라의 9서당은 중앙군사조직에 신라인뿐만 아니라 고구려·백제인·말갈인 등 다른 국민까지 포함시켜 조직함으로써 다른 국민에 대한 우환을 경감시키고 중앙병력을 강화할 수 있었다. 그러나 가장 궁극적인 목적은 민족융합에 있었다고 할 수 있다.

13 다음 중 원간섭기 때의 설명으로 옳지 않은 것은?

① 왕권이 원에 의해 유지되면서 통치 질서가 무너져 제기능을 수행하기 어려워졌다.
② 충선왕은 사림원을 통해 개혁정치를 실시하면서, 우선적으로 충렬왕의 측근세력을 제거하고 관제를 바꾸었다.
③ 공민왕 때에는 정치도감을 통해 개혁정치가 이루어지면서 대토지 겸병 등의 폐단이 줄어들었다.
④ 고려는 일년에 한 번 몽고에게 공물의 부담이 있었다.

TIP **공민왕의 개혁정치** … 공민왕은 반원자주정책과 왕권 강화를 위하여 개혁정치를 펼쳤다. 친원세력을 숙청하고 정동행성을 폐지하였으며 관제를 복구하였다. 몽고풍을 금지하고 쌍성총관부를 수복하고 요동을 공격하였다. 그리고 정방을 폐지하고 전민변정도감을 설치하였으며 성균관을 설치하여 유학을 발달시키고 신진사대부를 등용하였다.
③ 정치도감을 통한 개혁정치는 충목왕이었다.

14 다음 사건이 일어난 순서대로 나열한 것은?

> ⊙ 세조를 비방한 조의제문을 사초에 기록한 것을 트집잡아 훈구파가 연산군을 충동질하여 사림파를 제거하였다.
>
> ⓛ 연산군의 생모 윤씨의 폐출사건을 들추어서 사림파를 제거하였다.
>
> ⓒ 조광조 등이 현량과를 실시하여 사림을 등용하여 급진적 개혁을 추진하자 이에 대한 훈구세력의 반발로 조광조는 실각되고 말았다.
>
> ⓔ 인종의 외척인 윤임과 명종의 외척인 윤형원의 왕위계승 문제가 발단이 되었는데, 왕실 외척인 척신들이 윤임을 몰아내고 정국을 주도하여 사림의 세력이 크게 위축되었다.

① ㉠→㉡→㉢→㉣

② ㉠→㉢→㉡→㉣

③ ㉡→㉣→㉠→㉢

④ ㉠→㉣→㉡→㉢

....

TIP ㉠ 무오사화(1498년, 연산군 4) → ㉡ 갑자사화(1504년, 연산군 10) → ㉢ 기묘사화(1519년, 중종 14) → ㉣ 을사사화(1545년, 명종 즉위년)

03 경제구조와 경제활동

01 고대의 경제

❶ 삼국의 경제생활

(1) 삼국의 경제정책

① **정복활동과 경제정책** ··· 정복지역의 지배자를 내세워 공물을 징수하였고 전쟁포로들은 귀족이나 병사에게 노비로 지급하였다.

② **수취체제의 정비** ··· 노동력의 크기로 호를 나누어 곡물·포·특산물 등을 징수하고 15세 이상 남자의 노동력을 징발하였다.

③ **농민경제의 안정책** ··· 철제 농기구를 보급하고, 우경이나 황무지의 개간을 권장하였으며, 저수지를 축조하였다.

④ **수공업** ··· 노비들이 무기나 장신구를 생산하였으며, 수공업 생산을 담당하는 관청을 설치하였다.

⑤ **상업** ··· 도시에 시장이 형성되었으며, 시장을 감독하는 관청을 설치하였다.

⑥ **국제무역** ··· 왕실과 귀족의 수요품을 중심으로 공무역의 형태로 이루어졌다. 고구려는 남북조와 북방민족을 대상으로 하였으며 백제는 남중국, 왜와 무역하였고 신라는 한강 확보 이전에는 고구려, 백제와 교류하였으나 한강 확보 이후에는 당항성을 통하여 중국과 직접 교역하였다.

(2) 경제생활

① **귀족의 경제생활** ··· 자신이 소유한 토지와 노비, 국가에서 지급받은 녹읍과 식읍을 바탕으로 생활하였으며, 귀족은 농민의 지배가 가능하였고, 기와집, 창고, 마구간, 우물, 주방을 설치하여 생활하였다.

② **농민의 경제생활** ··· 자기 소유의 토지(민전)나 남의 토지를 빌려 경작하였으며, 우경이 확대되었다. 그러나 수취의 과중한 부담으로 생활개선을 위해 농사기술을 개발하고 경작지를 개간하였다.

❷ 남북국시대의 경제적 변화

(1) 통일신라의 경제정책

① 수취체제의 변화

    ㉠ 조세 : 생산량의 10분의 1 정도를 수취하였다.

    ㉡ 공물 : 촌락 단위로 그 지역의 특산물을 징수하였다.

    ㉢ 역 : 군역과 요역으로 이루어져 있었으며, 16 ~ 60세의 남자를 대상으로 하였다.

② 민정문서

    ㉠ 작성 : 정부가 농민에 대한 조세와 요역 부과 자료의 목적으로 작성한 것으로 추정되며, 자연촌 단위로 매년 변동사항을 조사하여 3년마다 촌주가 작성하였다. 토지의 귀속관계에 따라 연수유전답, 촌주위답, 관모전답, 내시령답, 마전 등으로 분류되어 있다.

    ㉡ 인구조사 : 남녀별, 연령별로 6등급으로 조사하였다. 양인과 노비, 남자와 여자로 나누어 기재되어 있다.

    ㉢ 호구조사 : 9등급으로 구분하었다.

③ 토지제도의 변화

    ㉠ 관료전 지급(신문왕) : 식읍을 제한하고, 녹읍을 폐지하였으며 관료전을 지급하였다.

    ㉡ 정전 지급(성덕왕) : 왕토사상에 의거 백성에게 정전을 지급하고, 구휼정책을 강화하였다.

    ㉢ 녹읍 부활(경덕왕) : 녹읍제가 부활되고 관료전이 폐지되었다.

(2) 통일신라의 경제

① 경제 발달

    ㉠ 경제력의 성장

      • 중앙 : 동시(지증왕) 외에 서시와 남시(효소왕)가 설치되었다.

      • 지방 : 지방의 중심지나 교통의 요지에서 물물교환이 이루어졌다.

    ㉡ 무역의 발달

      • 대당 무역 : 나 · 당전쟁 이후 8세기 초(성덕왕)에 양국관계가 재개되면서 공무역과 사무역이 발달하였다. 수출품은 명주와 베, 해표피, 삼, 금 · 은세공품 등이었고 수입품은 비단과 책 및 귀족들이 필요로 하는 사치품이었다.

      • 대일 무역 : 초기에는 무역을 제한하였으나, 8세기 이후에는 무역이 활발하였다.

      • 국제무역 : 이슬람 상인이 울산을 내왕하였다.

      • 청해진 설치 : 장보고가 해적을 소탕하였고 남해와 황해의 해상무역권을 장악하여 당, 일본과의 무역을 독점하였다.

② 귀족의 경제생활
    ㉠ **귀족의 경제적 기반** : 녹읍과 식읍을 통해 농민을 지배하여 조세와 공물을 징수하고 노동력을 동원하였으며, 국가에서 지급한 것 외에도 세습토지, 노비, 목장, 섬을 소유하기도 하였다.
    ㉡ **귀족의 일상생활** : 사치품(비단, 양탄자, 유리그릇, 귀금속)을 사용하였으며 경주 근처의 호화주택과 별장을 소유하였다(안압지, 포석정 등).

③ 농민의 경제생활
    ㉠ **수취의 부담** : 전세는 생산량의 10분의 1 정도를 징수하였으나, 삼베 · 명주실 · 과실류를 바쳤고, 부역이 많아 농사에 지장을 초래하였다.
    ㉡ **농토의 상실** : 8세기 후반 귀족이나 호족의 토지 소유 확대로 토지를 빼앗겨 남의 토지를 빌려 경작하거나 노비로 자신을 팔거나, 유랑민이나 도적이 되기도 하였다.
    ㉢ **향 · 부곡민** : 농민보다 많은 부담을 가졌다.
    ㉣ **노비** : 왕실, 관청, 귀족, 사원(절) 등에 소속되어 물품을 제작하거나, 일용 잡무 및 경작에 동원되었다.

(3) 발해의 경제 발달

① 수취제도
    ㉠ **조세** : 조 · 콩 · 보리 등의 곡물을 징수하였다.
    ㉡ **공물** : 베 · 명주 · 가죽 등 특산물을 징수하였다.
    ㉢ **부역** : 궁궐 · 관청 등의 건축에 농민이 동원되었다.

② **귀족경제의 발달** … 대토지를 소유하였으며, 당으로부터 비단과 서적을 수입하였다.

③ **농업** … 밭농사가 중심이 되었으며 일부지역에서 철제 농기구를 사용하고, 수리시설을 확충하여 논농사를 하기도 하였다.

④ **목축 · 수렵 · 어업** … 돼지 · 말 · 소 · 양을 사육하고, 모피 · 녹용 · 사향을 생산 및 수출하였으며 고기잡이도구를 개량하고, 숭어, 문어, 대게, 고래 등을 잡았다.

⑤ **수공업** … 금속가공업(철, 구리, 금, 은), 직물업(삼베, 명주, 비단), 도자기업 등이 발달하였다.

⑥ **상업** … 도시와 교통요충지에 상업이 발달하고, 현물과 화폐를 주로 사용하였으며, 외국 화폐가 유통되기도 하였다.

⑦ **무역** … 당, 신라, 거란, 일본 등과 무역하였다.
    ㉠ **대당 무역** : 산둥반도의 덩저우에 발해관을 설치하였으며, 수출품은 토산품과 수공업품(모피, 인삼, 불상, 자기), 수입품은 귀족들의 수요품인 비단, 책 등이었다.
    ㉡ **대일 무역** : 일본과의 외교관계를 중시하여 활발한 무역활동을 전개하였다.
    ㉢ **신라와의 관계** : 필요에 따라 사신이 교환되고 소극적인 경제, 문화 교류를 하였다.

02 중세의 경제

❶ 경제 정책

(1) 전시과 제도

① **전시과 제도의 특징** … 토지소유권은 국유를 원칙으로 하나 사유지가 인정되었다. 수조권에 따라 공·사전을 구분하여 수조권이 국가에 있으면 공전, 개인·사원에 속해 있으면 사전이라 하였으며, 경작권은 농민과 외거노비에게 있었다. 관직 복무와 직역에 대한 대가로 지급되었기 때문에 세습이 허용되지 않았다.

② **토지제도의 정비과정**

　㉠ **역분전(태조)** : 후삼국 통일과정에서 공을 세운 사람들에게 충성도와 인품에 따라 경기지방에 한하여 지급하였다.

　㉡ **시정전시과(경종)** : 관직의 높고 낮음과 함께 인품을 반영하여 역분전의 성격을 벗어나지 못하였고 전국적 규모로 정비되었다.

　㉢ **개정전시과(목종)** : 관직만을 고려하여 지급하는 기준안을 마련하고, 지급량도 재조정하였으며, 문관이 우대되었고 군인전도 전시과에 규정하였다.

　㉣ **경정전시과(문종)** : 현직 관리에게만 지급하고, 무신에 대한 차별대우가 시정되었다.

　㉤ **녹과전(원종)** : 무신정변으로 전시과 체제가 완전히 붕괴되면서 관리의 생계 보장을 위해 지급하였다.

　㉥ **과전법(공양왕)** : 권문세족의 토지를 몰수하여 공전에 편입하고 경기도에 한해 과전을 지급하였다. 이로써 신진사대부의 경제적 토대가 마련되었다.

　㉦ **공음전** : 5품 이상의 고위 관리에게 지급한 토지로, 자손에게 세습이 가능하였으며, 귀족 경제의 특징이 반영되었다.

(2) 토지의 소유

고려는 국가에 봉사하는 대가로 관료에게 전지와 시지를 차등있게 나누어 주는 전시과와 개인 소유의 토지인 민전을 근간으로 운영하였다.

❷ 경제활동

(1) 귀족의 경제생활

대대로 상속받은 토지와 노비, 과전과 녹봉 등이 기반이 되었으며 노비에게 경작시키거나 소작을 주어 생산량의 2분의 1을 징수하고, 외거노비에게 신공으로 매년 베나 곡식을 징수하였다.

(2) 농민의 경제생활

민전을 경작하거나, 국유지나 공유지 또는 다른 사람의 토지를 경작하여 품팔이를 하거나, 가내 수공업에 종사하였다. 삼경법이 일반화되었고 시비법의 발달, 윤작의 보급 및 이앙법이 남부지방에서 유행하였다.

(3) 수공업자의 활동

① **관청수공업** ··· 공장안에 등록된 수공업자와 농민 부역으로 운영되었으며, 주로 무기, 가구, 세공품, 견직물, 마구류 등을 제조하였다.

② **소(所)수공업** ··· 금, 은, 철, 구리, 실, 각종 옷감, 종이, 먹, 차, 생강 등을 생산하여 공물로 납부하였다.

③ **사원수공업** ··· 베, 모시, 기와, 술, 소금 등을 생산하였다.

④ **민간수공업** ··· 농촌의 가내수공업이 중심이 되었으며(삼베, 모시, 명주 생산), 후기에는 관청수공업에서 제조하던 물품(놋그릇, 도자기 등)을 생산하였다.

(4) 상업활동

① **도시의 상업활동** ··· 개경, 서경(평양), 동경(경주) 등 대도시에 서적점, 약점, 주점, 다점 등의 관영상점이 설치되었고 비정기 시장도 활성화되었으며 물가조절 기구인 경사서가 설치되었다.

② **지방의 상업활동** ··· 관아 근처에서 쌀이나 베를 교환할 수 있는 시장이 열렸으며 행상들의 활동도 두드러졌다.

③ **사원의 상업활동** ··· 소유하고 있는 토지에서 생산한 곡물과 승려나 노비들이 만든 수공업품을 민간에 판매하였다.

④ **고려 후기의 상업활동** ··· 벽란도가 교통로와 산업의 중심지로 발달하였고, 국가의 재정수입을 늘리기 위하여 소금의 전매제가 실시되었으며, 관청·관리 등은 농민에게 물품을 강매하거나, 조세를 대납하게 하였다.

(5) 화폐 주조와 고리대의 유행

① **화폐 주조 및 고리대의 성행** ··· 자급자족적 경제구조로 유통이 부진하였고 곡식이나 삼베가 유통의 매개가 되었으며, 장생고라는 서민금융기관을 통해 사원과 귀족들은 폭리를 취하여 부를 확대하였는데, 이로 인하여 농민은 토지를 상실하거나 노비가 되기도 하였다.

② **보(寶)** ··· 일정한 기금을 조성하여 그 이자를 공적인 사업의 경비로 충당하는 것을 말한다.
　　㉠ **학보(태조)** : 학교 재단
　　㉡ **광학보(정종)** : 승려를 위한 장학재단
　　㉢ **경보(정종)** : 불경 간행
　　㉣ **팔관보(문종)** : 팔관회 경비
　　㉤ **제위보(광종)** : 빈민 구제
　　㉥ **금종보** : 현화사 범종주조 기금

(6) 무역활동

① 공무역을 중심으로 발전하였으며, 벽란도가 국제무역항으로 번성하게 되었다.

② 고려는 문화적·경제적 목적으로, 송은 정치적·군사적 목적으로 친선관계를 유지하였으며 거란, 여진과는 은과 농기구, 식량을 교역하였다. 일본과는 11세기 후반부터 김해에서 내왕하면서 수은·유황 등을 가지고 와서 식량·인삼·서적 등과 바꾸어 갔으며, 아라비아(대식국)는 송을 거쳐 고려에 들어와 수은·향료·산호 등을 판매하였다. 또한 이 시기에 고려의 이름이 서방에 알려졌다.

③ 원 간섭기의 무역 … 공무역이 행해지는 한편 사무역이 다시 활발해졌고, 상인들이 독자적으로 원과 교역하면서 금, 은, 소, 말 등이 지나치게 유출되어 사회적으로 물의가 일어날 정도였다.

03 근세의 경제

① 경제정책

(1) 과전법의 시행과 변화

① **과전법의 시행** … 국가의 재정기반과 신진사대부세력의 경제기반을 확보하기 위해 시행되었는데, 경기지방의 토지에 한정되었고 과전을 받은 사람이 죽거나 반역을 한 경우에는 국가에 반환되었으며 토지의 일부는 수신전, 휼양전, 공신전 형태로 세습이 가능하였다.

② **과전법의 변화** … 토지가 세습되자 신진관리에게 나누어 줄 토지가 부족하게 되었다.
  ㉠ **직전법**(세조) : 현직 관리에게만 수조권을 지급하였고 수신전과 휼양전을 폐지하였다.
  ㉡ **관수관급제**(성종) : 관청에서 수조권을 행사하고, 관리에게 지급하여 국가의 지배권이 강화하였다.
  ㉢ **직전법의 폐지**(16세기 중엽) : 수조권 지급제도가 없어졌다.

③ **지주제의 확산** … 직전법이 소멸되면서 고위층 양반들이나 지방 토호들은 토지 소유를 늘리기 시작하여 지주전호제가 일반화되고 병작반수제가 생겼다.

(2) 수취체제의 확립

① **조세** … 토지 소유자의 부담이었으나 지주들은 소작농에게 대신 납부하도록 강요하는 경우가 많았다.

   ⊙ **과전법** : 수확량의 10분의 1을 징수하고, 매년 풍흉에 따라 납부액을 조정하였다.

   ⓒ **전분6등법 · 연분9등법**(세종) : 1결당 최고 20두에서 최하 4두를 징수하였다.

     • 전분6등법

     –토지를 비옥한 정도에 따라 6등급으로 나누고 그에 따라 1결의 면적을 달리하였다.

     –모든 토지는 20년마다 측량하여 대장을 만들어 호조, 각도, 각 고을에 보관하였다.

     • 연분9등법

     –한 해의 풍흉에 따라 9등급으로 구분하였다.

     –작황의 풍흉에 따라 1결당 최고 20두에서 최하 4두까지 차등을 두었다.

   ⓒ **조세 운송** : 군현에서 거둔 조세는 조창(수운창 · 해운창)을 거쳐 경창(용산 · 서강)으로 운송하였으며, 평안도와 함경도의 조세는 군사비와 사신접대비로 사용하였다.

② **공납** … 중앙관청에서 각 지역의 토산물을 조사해서 군현에 물품과 액수를 할당하여 징수하는 것으로, 납부 기준에 맞는 품질과 수량을 맞추기 어려워 농민들의 부담이 컸다.

③ **역** … 16세 이상의 정남에게 의무가 있다.

   ⊙ **군역** : 정군은 일정 기간 군사복무를 위하여 교대로 근무했으며, 보인은 정군이 복무하는 데에 드는 비용을 보조하였다. 양반, 서리, 향리는 군역이 면제되었다.

   ⓒ **요역** : 가호를 기준으로 정남의 수를 고려하여 뽑았으며, 각종 공사에 동원되었다. 토지 8결당 1인이 동원되었고, 1년에 6일 이내로 동원할 수 있는 날을 제한하였으나 임의로 징발하는 경우도 많았다.

④ **국가재정** … 세입은 조세, 공물, 역 이외에 염전, 광산, 산림, 어장, 상인, 수공업자의 세금으로 마련하였으며, 세출은 군량미나 구휼미로 비축하고 왕실경비, 공공행사비, 관리의 녹봉, 군량미, 빈민구제비, 의료비 등으로 지출하였다.

❷ 양반과 평민의 경제활동

(1) 양반 지주의 생활

농장은 노비의 경작과 주변 농민들의 병작반수의 소작으로 행해졌으며, 노비는 재산의 한 형태로 구매, 소유 노비의 출산 및 혼인으로 확보되었고, 외거노비는 주인의 땅을 경작 및 관리하고 신공을 납부하였다.

(2) 농민생활의 변화

① 농업기술의 발달

   ⊙ **밭농사** : 조 · 보리 · 콩의 2년 3작이 널리 행해졌다.

      ⓛ **논농사** : 남부지방에 모내기 보급과 벼와 보리의 이모작으로 생산량이 증가되었다.

      ⓒ **시비법** : 밑거름과 덧거름을 주어 휴경제도가 거의 사라졌다.

      ⓔ **농기구** : 쟁기, 낫, 호미 등의 농기구도 개량되었다.

      ⓜ **수리시설의 확충**

② **상품 재배** ⋯ 목화 재배가 확대되어 의생활이 개선되었고, 약초와 과수 재배가 확대되었다.

(3) 수공업 생산활동

① **관영수공업** ⋯ 관장은 국역으로 의류, 활자, 화약, 무기, 문방구, 그릇 등을 제작하여 공급하였고, 국역기간이 끝나면 자유로이 필수품을 제작하여 판매할 수 있었다.

② **민영수공업** ⋯ 농기구 등 물품을 제작하거나, 양반의 사치품을 생산하는 일을 맡았다.

③ **가내수공업** ⋯ 자급자족 형태로 생활필수품을 생산하였다.

(4) 상업활농

① **시전 상인** ⋯ 왕실이나 관청에 물품을 공급하는 특정 상품의 독점판매권(금난전권)을 획득하였으며, 육의전(시전 중 명주, 종이, 어물, 모시, 삼베, 무명을 파는 점포)이 번성하였다. 또한 경시서를 설치하여 불법적인 상행위를 통제하였고 도량형을 검사하고 물가를 조절하였다.

② **장시** ⋯ 서울 근교와 지방에서 농업생산력 발달에 힘입어 정기 시장으로 정착되었으며, 보부상이 판매와 유통을 주도하였다.

③ **화폐** ⋯ 저화(태종, 조선 최초의 지폐)와 조선통보(세종)를 발행하였으나 유통이 부진하였다. 농민에겐 쌀과 무명이 화폐역할을 하였다.

④ **대외무역** ⋯ 명과는 공무역과 사무역을 허용하였으며, 여진과는 국경지역의 무역소를 통해 교역하였고 일본과는 동래에 설치한 왜관을 통해 무역하였다.

(5) 수취제도의 문란

① **공납의 폐단 발생** ⋯ 중앙관청의 서리들이 공물을 대신 납부하고 수수료를 징수하는 것을 방납이라 하는데, 방납이 증가할수록 농민의 부담이 증가되었다. 이에 이이 · 유성룡은 공물을 쌀로 걷는 수미법을 주장하였다.

② **군역의 변질**

      ⓐ **군역의 요역화** : 농민 대신에 군인을 각종 토목공사에 동원하게 되어 군역을 기피하게 되었다.

      ⓒ **대립제** : 보인들에게서 받은 조역가로 사람을 사서 군역을 대신시키는 현상이다.

      ⓔ **군적수포제** : 장정에게 군포를 받아 그 수입으로 군대를 양성하는 직업군인제로서 군대의 질이 떨어지고, 모병제화되었으며 농민의 부담이 가중되는 결과를 낳았다.

③ 환곡 … 농민에게 곡물을 빌려 주고 10분의 1 정도의 이자를 거두는 제도로서, 지방 수령과 향리들이 정한 이자보다 많이 징수하는 폐단을 낳았다.

04 경제상황의 변동

❶ 수취체제의 개편

(1) 영정법의 실시(1635)

① **배경** … 15세기의 전분 6등급과 연분 9등급은 매우 번잡하여 제대로 운영되지 않았고, 16세기에는 아예 무시된 채 최저율의 세액이 적용되게 되었다.

② **내용** … 풍흉에 관계 없이 전세로 토지 1결당 미곡 4두를 징수하였다.

③ **결과** … 전세율은 이전보다 감소하였으나 여러 명목의 비용을 함께 징수하여 농민의 부담은 다시 증가하였으며 또한 지주전호제하의 전호들에겐 적용되지 않았다.

(2) 공납의 전세화

① 방납의 폐단을 시정하고 농민의 토지 이탈을 방지하기 위해서 대동법을 실시하였다. 과세기준이 종전의 가호에서 토지의 결 수로 바뀌어 농민의 부담이 감소하였다.

② **영향** … 공인의 등장, 농민부담의 경감, 장시와 상공업의 발달, 상업도시의 성장, 상품·화폐경제의 성장, 봉건적 양반사회의 붕괴 등에 영향을 미쳤으나 현물 징수는 여전히 존속하였다.

③ **의의** … 종래의 현물 징수가 미곡, 포목, 전화 등으로 대체됨으로써 조세의 금납화 및 공납의 전세화가 이루어졌다.

(3) 균역법의 시행

① **균역법의 실시** … 농민 1인당 1년에 군포 1필을 부담하였으며 지주에게는 결작으로 1결당 미곡 2두를 징수하였다. 일부 상류층에게 선무군관이라는 칭호를 주고 군포 1필을 징수하였으며 어장세, 선박세 등 잡세 수입으로 부족분을 보충하였다.

② **결과** … 농민의 부담은 일시적으로 경감하였지만 농민에게 결작의 부담이 강요되었고 군적의 문란으로 농민의 부담이 다시 가중되었다.

② 서민경제의 발전

(1) 양반 지주의 경영 변화

상품화폐경제의 발달로 소작인의 소작권을 인정하고 소작료 인하 및 소작료를 일정액으로 정하는 추세가 등장하게 되었으며, 토지 매입 및 고리대로 부를 축적하거나 경제 변동에 적응하지 못한 양반이 등장하게 되었다.

(2) 농민경제의 변화

① **모내기법의 확대** … 이모작으로 인해 광작이 성행하였고, 농민의 일부는 부농으로 성장하였다.

② **상품작물의 재배** … 장시가 증가하여 상품의 유통(쌀, 면화, 채소, 담배, 약초 등)이 활발해졌다.

③ **소작권의 변화** … 소작료가 타조법에서 도조법으로 변화하였고, 곡물이나 화폐로 지불하였다.

④ **몰락 농민의 증가** … 부세의 부담, 고리채의 이용, 관혼상제의 비용 부담 등으로 소작지를 잃은 농민은 도시에서 상공업에 종사하거나, 광산이나 포구의 임노동자로 전환되었다.

(3) 민영수공업의 발달

① **민영수공업** … 관영수공업이 쇠퇴하고 민영수공업이 증가하였다.

② **농촌수공업** … 전문적으로 수공업제품을 생산하는 농가가 등장하여 옷감과 그릇을 생산하였다.

③ **수공업 형태의 변화** … 상인이나 공인으로부터 자금이나 원료를 미리 받고 제품을 생산하는 선대제수공업이나 독자적으로 제품을 생산하고 판매하는 독립수공업의 형태로 변화하였다.

(4) 민영 광산의 증가

① **광산 개발의 증가** … 민영수공업의 발달로 광물의 수요 증가, 대청 무역으로 은의 수요 증가, 상업자본의 채굴과 금광 투자가 증가하고, 잠채가 성행하였다.

② **조선 후기의 광업** … 덕대가 상인 물주로부터 자본을 조달받아 채굴업자와 채굴노동자, 제련노동자 등을 고용하여 분업에 토대를 둔 협업으로 운영하였다.

③ 상품화폐경제의 발달

(1) 사상의 대두

① **상품화폐경제의 발달** … 농민의 계층 분화로 도시유입인구가 증가되어 상업활동은 더욱 활발해졌으며 이는 공인과 사상이 주도하였다.

② **사상의 성장** … 초기의 사상은 농촌에서 도시로 유입된 인구의 일부가 상업으로 생계를 유지하여 시전에서 물건을 떼어다 파는 중도아(中都兒)가 되었다가, 17세기 후반에는 시전상인과 공인이 상업활동에서 활기를 띠자 난전이라 불리는 사상들도 성장하였고 시전과 대립하였다. 이후 18세기 말, 정부는 육의전을 제외한 나머지 시전의 금난전권을 폐지하였다.

(2) 장시의 발달

① 15세기 말 개설되기 시작한 장시는 18세기 중엽 전국에 1,000여개 소가 개설되었으며, 보통 5일마다 열렸는데 일부 장시는 상설 시장이 되기도 하였으며, 인근의 장시와 연계하여 하나의 지역적 시장권을 형성하였다.

② **보부상의 활동** … 농촌의 장시를 하나의 유통망으로 연결하여 생산자와 소비자를 이어주는 데 큰 역할을 하였고, 자신들의 이익을 지키기 위하여 보부상단 조합을 결성하였다.

(3) 포구에서의 상업활동

① **포구의 성장**
   ㉠ **수로 운송** : 도로와 수레가 발달하지 못하여 육로보다 수로를 이용하였다.
   ㉡ **포구의 역할 변화** : 세곡과 소작료 운송기지에서 상업의 중심지로 성장하였다.
   ㉢ **선상, 객주, 여각** : 포구를 거점으로 상행위를 하는 상인이 등장했다.

② **상업활동**
   ㉠ **선상** : 선박을 이용하여 포구에서 물품을 유통하였다.
   ㉡ **경강상인** : 대표적인 선상으로 한강을 근거지로 소금, 어물과 같은 물품의 운송과 판매를 장악하여 부를 축적하였고, 선박의 건조 등 생산분야에까지 진출하였다.
   ㉢ **객주, 여각** : 선상의 상품매매를 중개하거나, 운송 · 보관 · 숙박 · 금융 등의 영업을 하였다.

(4) 중계무역의 발달

① **대청 무역** … 7세기 중엽부터 활기를 띠었으며, 공무역에는 중강개시, 회령개시, 경원개시 등이 있고, 사무역에는 중강후시, 책문후시, 회동관후시, 단련사후시 등이 있었다. 주로 수입품은 비단, 약재, 문방구 등이며 수출품은 은, 종이, 무명, 인삼 등이었다.

② **대일 무역** … 왜관개시를 통한 공무역이 활발하게 이루어졌고 조공무역이 이루어졌다. 조선은 수입한 물품들을 일본에게 넘겨 주는 중계무역을 하고 일본으로부터 은, 구리, 황, 후추 등을 수입하였다.

③ **상인들의 무역활동** … 의주의 만상, 동래의 내상, 개성의 송상 등이 있다.

(5) 화폐 유통

① **화폐의 보급** … 인조 때 동전이 주조되어 개성을 중심으로 유통되다가 효종 때 널리 유통되었다. 18세기 후반에는 세금과 소작료도 동전으로 대납이 가능해졌다.

② **동전 부족(전황)** … 지주, 대상인이 화폐를 고리대나 재산 축적에 이용하자 전황이 생겨 이익은 폐전론을 주장하기도 하였다.

③ **신용화폐의 등장** … 상품화폐경제의 진전과 상업자본의 성장으로 대규모 상거래에 환·어음 등의 신용화폐를 이용하였다.

최근 기출문제 분석

2024. 3. 23. 국가직 9급

1 고려의 경제 상황에 대한 설명으로 옳은 것은?

① 진대법이라는 구휼 제도를 시행하였다.

② 건원중보가 발행되었으나 널리 이용되지 못하였다.

③ 광산 경영 방식에서 덕대제가 유행하기 시작하였다.

④ 전통적 농업 기술을 정리한 『농사직설』이 편찬되었다.

> **TIP** 건원중보는 고려 성종 때 발행된 화폐지만 고려에서는 화폐가 널리 유통되지 못하였다.
> ① 진대법 : 고구려 고국천왕 대 시행된 구휼제도
> ③ 덕대제 : 조선 후기 민영 광산 발달과 관련된 제도
> ④ 『농사직설』 : 조선 세종 때 편찬

2024. 6. 22. 지방직 9급

2 (가)~(라)를 시기 순으로 바르게 나열한 것은?

> (가) 지주에게 결작이라 하여 토지 1결당 미곡 2두씩을 부담시켰다.
> (나) 전세를 풍흉에 관계없이 토지 1결당 미곡 4~6두로 고정시켰다.
> (다) 조세는 토지 1결당 수확량 300두의 10분의 1 수취를 원칙으로 삼았다.
> (라) 조세를 토지 비옥도와 풍흉의 정도에 따라 1결당 최고 20두에서 최하 4두로 하였다.

① (다)→(라)→(가)→(나)   ② (다)→(라)→(나)→(가)

③ (라)→(다)→(가)→(나)   ④ (라)→(다)→(나)→(가)

> **TIP** (다) 과전법(고려 공양왕. 1391)
> (라) 공법(조선 세종. 1444)
> (나) 영정법(조선 인조. 1635)
> (가) 균역법(조선 영조. 1750)

Answer 1.② 2.②

2024. 6. 22. 지방직 9급

3 다음과 같이 주장한 인물에 대한 설명으로 옳은 것은?

> 이용할 줄 모르니 생산할 줄 모르고, 생산할 줄 모르니 백성은 나날이 궁핍해지는 것이다. 비유하건대, 대체로 재물은 우물과 같다. 퍼내면 가득 차고, 버려두면 말라 버린다. 그러므로 비단을 입지 않아서 나라에 비단 짜는 사람이 없게 되면, 여공이 쇠퇴한다. 쭈그러진 그릇을 싫어하지 않고 기교를 숭상하지 않아서 공장이 숙련되지 못하면 기예가 망하게 된다.

① 청과의 통상과 수레의 이용을 주장하였다.
② 양명학을 연구하여 강화학파를 형성하였다.
③ 토지의 매매를 제한하는 한전론을 주장하였다.
④ 지전설을 주장하여 중국 중심의 세계관을 비판하였다.

> **TIP** 제시문은 조선 후기 상공업 중심의 개혁론을 주장한 이용후생학파(중상학파) 실학자 박제가의 주장이다. 박제가는 〈북학의〉를 서술하여 청의 문물을 적극적으로 수용하고 청과의 통상 강화, 수레와 선박의 이용 등을 강조하였다. 또한 소비 진작을 통해 생산을 늘려나갈 것을 주장하였다.
> ② 정제두 ③ 이익 ④ 홍대용

2023 국가직 9급

4 (가)에 대한 설명으로 옳지 않은 것은?

> 임진왜란 이후에 우의정 유성룡도 역시 미곡을 거두는 것이 편리하다고 주장하였으나, 일이 성취되지 못하였다. 1608년에 이르러 좌의정 이원익의 건의로 [(가)]을/를 비로소 시행하여, 민결(民結)에서 미곡을 거두어 서울로 옮기게 하였다.
>
> — 「만기요람」 —

① 장시의 확대에 기여하였다.
② 지주에게 결작을 부과하였다.
③ 공납의 폐단을 막기 위해 실시하였다.
④ 공인에게 비용을 지급하고 필요 물품을 조달하였다.

> **TIP** (가)는 대동법이다. 임진왜란 이후 국토가 황폐화되고, 백성들의 수가 감소하면서 수취체제의 혼란과 백성들의 부담이 가중되었고, 특히 토산물 납부(공납)에 대한 부담은 더하였다. 공납의 폐단이 더해지자 이를 막고 백성들에 대한 부담을 줄이고자 대동법이 시행되었다. 대동법은 기존의 토산물 대신 곡식과 포, 화폐 등으로 대납할 수 있게 하고, 어용상인인 공인이 출현하여 토산물을 납품하게 하였다. 특히 화폐 납이 가능해지며 상품화폐 경제가 발달하여 장시의 확대에도 기여하였다.
> ② 지주에게 결작(토지 1결당 2두)를 부과한 제도는 균역법이다.

Answer 3.① 4.②

5 다음 정책을 추진한 통일 신라 시대의 국왕은?

> • 관료전을 폐지하고 녹읍을 부활하였다.
> • 국학을 태학감으로 고치고 유교 경전을 가르쳤다.

① 경덕왕   ② 원성왕

③ 문무왕   ④ 진성여왕

> **TIP** 제시문의 왕은 신라 경덕왕이다. 신라의 삼국통일 이후 신문왕 대에는 중앙집권체제를 강화하면서 녹읍 폐지, 관료전 지급 등을 통해 왕권을 강화하였다. 하지만 경덕왕 때는 귀족의 권한이 강화되면서 녹읍을 부활시키고, 국학을 태학감으로 고쳐 유교 경전을 교육하였다.

6 다음 제도에 대한 설명으로 옳지 않은 것은?

> 국가는 문무 관리로부터 군인, 한인에 이르기까지 18등급으로 나누어 곡물을 수취할 수 있는 전지와 땔감을 얻을 수 있는 시지를 주었다.

① 경종, 목종, 문종 대를 거치면서 제도가 정비되었다.

② 관원들과 향리 등에게 전지의 소유권을 지급하였다.

③ 군인전은 군역이 세습됨에 따라 자손에게 세습되었다.

④ 관리들에게 줄 토지가 부족해지면서 전지의 지급량이 점차 축소되었다.

> **TIP** 제시문은 고려 시대에 시행된 전시과 체제로, 관직이나 직역에 대한 반대 급부로 전지(농지)와 시지(임야)의 수조권을 지급 하는 제도이다. 전시과는 시정전시과(경종), 개정전시과(목종), 경정전시과(문종)를 거치면서 정비되었으며, 직업군인에게는 군역의 대가로 군인전을 지급하고 군역 세습 시 군인전은 자손에게 세습되었다. 최초에는 관품과 인품을 기준으로 차등 있 게 지급(시정전시과) 하였으나, 개정전시과에서는 인품이 사라지고 관직을 기준으로 지급하였다. 이후 경정전시과에서는 현 직 관리 위주로 지급하며 지급량을 축소하였다.
> ② 전시과는 전지와 시지에 대한 수조권을 지급하였다.

Answer   5.①   6.②

7 다음 주장을 한 실학자가 쓴 책은?

토지를 겸병하는 자라고 해서 어찌 진정으로 빈민을 못살게 굴고 나라의 정치를 해치려고 했겠습니까? 근본을 다스리고자 하는 자라면 역시 부호를 심하게 책망할 것이 아니라 관련 법제가 세워지지 않은 것을 걱정해야 할 것입니다. … (중략) … 진실로 토지의 소유를 제한하는 법령을 세워, "어느 해 어느 달 이후로는 제한된 면적을 초과해 소유한 자는 더는 토지를 점하지 못한다. 이 법령이 시행되기 이전부터 소유한 것에 대해서는 아무리 광대한 면적이라 해도 불문에 부친다. 자손에게 분급해 주는 것은 허락한다. 만약에 사실대로 고하지 않고 숨기거나 법령을 공포한 이후에 제한을 넘어 더 점한 자는 백성이 적발하면 백성에게 주고, 관(官)에서 적발하면 몰수한다."라고 하면, 수십 년이 못 가서 전국의 토지 소유는 균등하게 될 것입니다.

---

① 반계수록   ② 성호사설

③ 열하일기   ④ 목민심서

> **TIP** 제시문은 양반 지주 세력의 토지 겸병의 문제를 지적하고 토지 소유 상한선을 정해야 한다고 주장한 박지원의 '한전론'이다. 박지원은 조선 후기의 대표적인 실학자로 「열하일기」, 「과농소초」, 「연암집」, 「호질」, 「허생전」 등 많은 저서를 남겼으며, 그중 「열하일기」는 청의 문물을 견학한 후에 작성한 기록이다. 한편 조선 후기 '한전론'을 주장한 실학자는 박지원 뿐만 아니라 이익도 있었는데, 이익은 영업전을 설정하여 '한전론'을 주장했다.
> ① 유형원 ② 이익 ④ 정약용

출제 예상 문제

1 (개) 시기에 볼 수 있는 장면으로 적절한 것은?

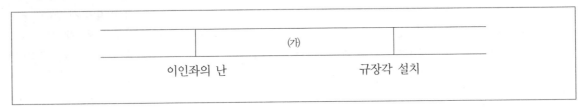

① 당백전으로 물건을 사는 농민
② 금난전권 폐지를 반기는 상인
③ 전(錢)으로 결작을 납부하는 지주
④ 경기도에 대동법 실시를 명하는 국왕

TIP 이인좌의 난은 1728년에 일어났고 규장각은 1776년에 설치되었다.
　　③ 균역법은 영조 26년(1750)에 실시한 부세제도로 종래까지 군포 2필씩 징수하던 것을 1필로 감하고 그 세수의 감액분을 결미(結米)·결전(結錢), 어(漁)·염(鹽)·선세(船稅), 병무군관포, 은·여결세, 이획 등으로 충당하였다.
　　① 당백전은 1866년(고종 3) 11월에 주조되어 약 6개월여 동안 유통되었던 화폐이다.
　　② 금난전권은 1791년 폐지(금지)되었다.
　　④ 대동법은 1608년(광해군 즉위년) 경기도에 처음 실시되었다.

Answer 1.③

2 신문왕(687) 때 지급된 관료전에 대한 설명으로 옳은 것은?

① 세습이 가능한 공음전이 있었다.

② 관리에서 토지 소유권을 지급하였다.

③ 관리의 힘이 강해지고 왕권이 약화되었다.

④ 관료전을 지급받은 관리들은 농민의 노동력을 징발할 수 없었다.

....

TIP ③④ 관료전은 토지로부터 조세만 수취하고 사람들을 지배할 권한이 없었기 때문에 관리의 힘은 약해지고 왕권은 강화되었다. 관리는 관직에서 물러나면 관료전을 반납해야 한다.
① 공음전은 고려 시대에 지급되었다.
② 관리에게 토지의 수조권을 지급하는 것이다.

3 다음에서 설명하는 제도가 시행되었던 왕대의 상황에 대한 설명으로 옳은 것은?

> 양인들의 군역에 대한 절목 등을 검토하고 유생의 의견을 들었으며, 개선 방향에 관한 면밀한 검토를 거친 후 담당 관청을 설치하고 본격적으로 시행하였다. 핵심 내용은 1년에 백성이 부담하는 군포 2필을 1필로 줄이는 것이었다.

① 증보문헌비고가 편찬, 간행되었다.

② 노론의 핵심 인물이 대거 처형당하였다.

③ 통공정책을 써서 금난전권을 폐지하였다.

④ 청계천을 준설하여 도시를 재정비하고자 하였다.

....

TIP 서문은 영조시대 백성에게 큰 부담이 된 군포제도를 개혁한 균역법에 대한 설명이다. 이 시대에는 도성의 중앙을 흐르는 청계천을 준설하는 준천사업을 추진하였고 1730년을 전후하여 서울인구가 급증하고 겨울용 땔감의 사용량이 증가하면서 서울 주변 산이 헐벗게 되고 이로 인하여 청계천에 토사가 퇴적되어 청계천이 범람하는 사건이 발생하였다.

Answer 2.④ 3.④

4 고려시대의 경제 활동에 대한 설명으로 옳지 않은 것은?

① 전기에는 관청 수공업과 소 수공업 중심으로 발달하였다.

② 상업은 촌락을 중심으로 발달하였다.

③ 대외 무역에서 가장 큰 비중을 차지한 것은 송과의 무역이었다.

④ 사원에서는 베, 모시, 기와, 술, 소금 등의 품질 좋은 제품을 생산하였다.

TIP 고려시대에는 상품화폐경제가 발달하지 못하였고 상업은 촌락이 아니라 도시를 중심으로 발달하였다.

5 다음과 같은 문화 활동을 전후한 시기의 농업 기술 발달에 관한 내용으로 옳은 것을 모두 고르면?

> • 서예에서 간결한 구양순체 대신에 우아한 송설체가 유행하였다.
> • 고려 태조에서 숙종 대까지의 역대 임금의 치적을 정리한 「사략」이 편찬되었다.

> ㉠ 2년 3작의 윤작법이 점차 보급되었다.
> ㉡ 원의 「농상집요」가 소개되었다.
> ㉢ 우경에 의한 심경법이 확대되었다.
> ㉣ 상품 작물이 광범위하게 재배되었다.

① ㉠㉡

② ㉡㉢

③ ㉠㉡㉢

④ ㉡㉢㉣

TIP 구양순체는 고려 전기의 유행서체이며 송설체가 유행한 시기는 고려 후기에 해당한다. 또한 13세기 후반 성리학의 수용으로 대의명분과 정통의식을 고수하는 성리학과 사관이 도입되었는데 이제현의 「사략」은 이 시기의 대표적인 역사서이다. 따라서 고려 후기의 농업 기술 발달에 관한 내용을 선택하여야 하며 상품작물이 광범위하게 재배된 것은 조선 후기의 특징에 해당하므로 제외하여야 한다.
　※ **고려 후기의 농업 발달**
　　㉠ 밭농사에 2년 3작의 윤작법이 보급되었다.
　　㉡ 원의 사농사에서 편찬한 화북지방의 농법 「농상집요」를 전통적인 것을 보다 더 발전시키려는 노력의 일단으로 소개 보급하였다.
　　㉢ 소를 이용한 심경법이 널리 보급되었다.

Answer 4.② 5.③

6 보기의 세 사람이 공통적으로 주장한 내용으로 옳은 것은?

• 유형원   • 이익   • 정약용

① 자영농을 육성하여 민생을 안정시키자고 주장하였다.

② 상공업의 진흥과 기술혁신을 주장하였다.

③ 개화기의 개화사상가들에 의해 계승되었다.

④ 농업부문에서 도시제도의 개혁보다는 생산력 증대를 중요시하였다.

TIP 중농학파(경세치용)
ㄱ 농촌 거주의 남인학자들에 의해 발달
ㄴ 국가제도의 개편으로 유교적 이상국가의 건설을 주장
ㄷ 토지제도의 개혁을 강조하여 자영농의 육성과 농촌경제의 안정을 도모
ㄹ 대원군의 개혁성지, 한말의 애국계몽사상, 일제시대의 국학자들에게 영향

7 조선시대 토지제도에 대한 설명이다. 변천순서로 옳은 것은?

ㄱ 국가의 재정기반과 신진사대부세력의 경제기반을 확보하기 위해 시행되었다.
ㄴ 현직관리에게만 수조권을 지급하였다.
ㄷ 관청에서 수조권을 행사하여 백성에게 조를 받아, 관리에게 지급하였다.
ㄹ 국가가 관리에게 현물을 지급하는 급료제도이다.

① ㄱ – ㄴ – ㄷ – ㄹ

② ㄴ – ㄱ – ㄷ – ㄹ

③ ㄷ – ㄴ – ㄱ – ㄹ

④ ㄹ – ㄴ – ㄷ – ㄱ

TIP 과전법 → 직전법 → 관수관급제 → 직전법의 폐지와 지주제의 확산 등으로 이루어졌다.

Answer 6.① 7.①

8 조선 후기 수취체제 개편과 관련하여 옳지 않은 것은?

① 공물 대신 1결당 미곡 12두를 수취하였다.

② 조세의 화폐납이 가능해지며 상품화폐경제가 발달하였다.

③ 결작이라 하여 1결당 미곡 2두를 수취하는 제도가 시행되었다.

④ 토지 비옥도와 풍흉에 따라 1결당 미곡 최대 20두를 수취하였다.

TIP 임진왜란 이후 국토의 황폐화, 인구 감소 등의 문제가 확대되자 조세 부담을 경감하고 민생 안정을 위해 영정법, 대동법, 균역법 등으로 수취체제를 개편하였다. 영정법은 풍흉에 관계없이 결당 미곡 4두를 수취하고, 대동법은 방납의 폐단을 개선하기 위해 공물 대신 결당 미곡 12두 또는 포, 전으로 납부하게 하였다. 균역법은 군포 2필을 1필로 경감하면서 부족분을 결작, 선무군관포 등으로 충당하였다.
④ 조선 전기 공법체제(전분 6등, 연분 9등법)이다.

9 다음 중 민정문서(신라장적)에 대한 설명으로 옳은 것은?

① 천민 집단과 노비의 노동력은 기록하지 않았다.

② 소백 산맥 동쪽에 있는 중원경과 그 주변 촌락의 기록이다.

③ 인구를 연령별로 6등급으로 나누어 작성하였다.

④ 5년마다 촌락의 노동력과 생산력을 지방관이 작성하였다.

TIP 민정문서는 연령과 성별에 따라 6등급으로, 호는 인구수에 따라 9등급으로 나누어 기록하였다.

Answer 8.④ 9.③

10 다음 제도가 시행된 시기에 해당하는 내용으로 옳은 것은?

> 신라 마지막 왕인 경순왕 김부가 항복한 이후, 왕은 그를 경주 사심관으로 임명하였다. 공신이나 고관을 자기 출신 지역의 사심관으로 임명하게 하여 지방호족을 통합하기 위한 목적으로 시행되었다.

① 역분전을 지급하였다

② 전지와 시지를 지급하였다.

③ 현직 관리만을 대상으로 지급하였다.

④ 수신전, 휼양전 명목으로 세습 가능하였다.

TIP 제시문은 고려 태조 대 시행된 사심관 제도이다. 태조는 후삼국의 재통일과 고려 건국에 공을 세운 신하들에게 역분전을 지급하였다. 이는 이후 전시과 체제의 토대가 되었다.
② 전시과 체제 ③ 경정전시과 ④ 과전법 시행 이후

11 다음은 통일신라 때의 토지 제도에 대한 설명이다. 이에 관한 설명으로 옳은 것은?

> 통일 후에는 문무 관료들에게 토지를 나누어 주고, 녹읍을 폐지하는 대신 해마다 곡식을 나누어 주었다.

① 농민 경제가 점차 안정되었다.

② 귀족들의 농민 지배가 더욱 강화되었다.

③ 귀족들의 기반이 더욱 강화되었다.

④ 귀족에 대한 국왕의 권한이 점차 강화되었다.

TIP 제시된 내용은 관료전을 지급하는 대신 녹읍을 폐지한 조치에 대한 설명이다. 녹읍은 토지세와 공물은 물론 농민의 노동력까지 동원할 수 있었으나 관료전은 토지세만 수취할 수 있었다.

Answer 10.① 11.④

12 다음 중 통일신라의 무역활동과 관계 없는 것은?

① 한강 진출로 당항성을 확보하여 중국과의 연결을 단축시켰다.

② 산둥반도와 양쯔강 하류에 신라인 거주지가 생기게 되었다.

③ 통일 직후부터 일본과의 교류가 활발해졌다.

④ 장보고가 청해진을 설치하고 남해와 황해의 해상무역권을 장악하였다.

TIP 일본과의 무역은 통일 직후에는 일본이 신라를 견제하고, 신라도 일본의 여·제 유민을 경계하여 경제교류가 활발하지 못하였으나 8세기 이후 정치의 안정과 일본의 선진문화에 대한 욕구로 교류가 활발해졌다.

13 고대 여러 나라의 무역활동에 관한 설명으로 옳지 않은 것은?

① 고구려 – 중국의 남북조 및 유목민인 북방 민족과 무역하였다.

② 백제 – 남중국 및 왜와 무역을 하였다.

③ 발해 – 당과 평화관계가 성립되어 무역이 활발하게 이루어졌다.

④ 통일신라 – 삼국통일 직후 당, 일본과 활발하게 교류하였다.

TIP 통일 이후 일본과의 교류를 제한하여 무역이 활발하지 못하였으며, 8세기 이후부터 다시 교역이 이루어졌다.

14 삼국시대의 수공업 생산에 대한 설명으로 옳은 것은?

① 국가가 관청을 두고 기술자를 배치하여 물품을 생산하였다.

② 도자기가 생산되어 중국에 수출하였다.

③ 수공업의 발달은 상품경제의 성장을 촉진하였다.

④ 노예들은 큰 작업장에 모여 공동으로 생산활동을 하였다.

TIP 초기에는 기술이 뛰어난 노비에게 국가가 필요로 하는 물품을 생산하게 하였으나, 국가체제가 정비되면서 수공업 제품을 생산하는 관청을 두고 수공업자를 배치하여 물품을 생산하였다.

Answer 12.③ 13.④ 14.①

15 다음에서 발해의 경제생활에 대한 내용으로 옳은 것을 모두 고르면?

> ㉠ 밭농사보다 벼농사가 주로 행하였다.
> ㉡ 제철업이 발달하여 금속가공업이 성행하였다.
> ㉢ 어업이 발달하여 먼 바다에 나가 고래를 잡기도 하였다.
> ㉣ 가축의 사육으로 모피, 녹용, 사향 등이 생산되었다.

① ㉠㉡   ② ㉠㉢
③ ㉠㉣   ④ ㉡㉢㉣

TIP ㉠ 발해의 농업은 기후가 찬 관계로 콩, 조 등의 곡물 생산이 중심을 이루었고 밭농사가 중심이 되었다.

Answer   15.④

04 사회구조와 사회생활

01 고대의 사회

❶ 신분제 사회의 성립

(1) 삼국시대의 계층구조
왕족을 비롯한 귀족 · 평민 · 천민으로 구분되며, 지배층은 특권을 유지하기 위하여 율령을 제정하고, 신분은 능력보다는 그가 속한 친족의 사회적 위치에 따라 결정되었다.

(2) 귀족 · 평민 · 천민의 구분
① **귀족** ··· 왕족을 비롯한 옛 부족장 세력이 중앙의 귀족으로 재편성되어 정치권력과 사회 · 경제적 특권을 향유하였다.
② **평민** ··· 대부분 농민으로서 신분적으로 자유민이었으나, 조세를 납부하고 징발되었다.
③ **천민** ··· 노비들은 왕실과 귀족 및 관청에 예속되어 신분이 자유롭지 못하였다.

❷ 삼국사회의 풍습

(1) 고구려
① **형법** ··· 반역 및 반란죄는 화형에 처한 뒤 다시 목을 베었고, 그 가족들은 노비로 삼았다. 적에게 항복한 자나 전쟁 패배자는 사형에 처했으며, 도둑질한 자는 12배를 배상하도록 하였다.
② **풍습** ··· 형사취수제, 서옥제가 있었고 자유로운 교제를 통해 결혼하였다.

(2) 백제
① **형법** ··· 반역이나 전쟁의 패배자는 사형에 처하고, 도둑질한 자는 귀양을 보내고 2배를 배상하게 하였으며, 뇌물을 받거나 횡령을 한 관리는 3배를 배상하고 종신토록 금고형에 처하였다.

② **귀족사회** … 왕족인 부여씨와 8성의 귀족으로 구성되었다.

(3) 신라

① **화백회의** … 여러 부족의 대표들이 함께 모여 정치를 운영하던 것이 기원이 되어 국왕 추대 및 폐위에 영향력을 행사하면서 왕권을 견제 및 귀족들의 단결을 굳게 하였다.

② **골품제도** … 관등 승진의 상한선이 골품에 따라 정해져 있어 개인의 사회활동과 정치활동의 범위를 제한하는 역할을 하였다.

③ **화랑도**
  ㉠ **구성** : 귀족의 자제 중에서 선발된 화랑을 지도자로 삼고, 귀족은 물론 평민까지 망라한 많은 낭도들이 그를 따랐다.
  ㉡ **국가조직으로 발전** : 진흥왕 때 국가적 차원에서 그 활동을 장려하여 조직이 확대되었고, 원광은 세속 5계를 가르쳤으며, 화랑도 활동을 통해 국가가 필요로 하는 인재가 양성되었다.

❸ 남북국시대의 사회

(1) 통일신라와 발해의 사회

① **통일 후 신라 사회의 변화**
  ㉠ **신라의 민족통합책** : 백제와 고구려 옛 지배층에게 신라 관등을 부여하였고, 백제와 고구려 유민들을 9서당에 편성시켰다.
  ㉡ **통일신라의 사회모습** : 전제왕권이 강화되었고 6두품이 학문적 식격과 실무 능력을 바탕으로 국왕을 보좌하였다.

② **발해의 사회구조** … 지배층은 고구려계가 대부분이었으며, 피지배층은 대부분이 말갈인으로 구성되었다.

(2) 통일신라 말의 사회모순

① **호족의 등장** … 지방의 유력자들을 중심으로 무장조직이 결성되었고, 이들을 아우른 큰 세력가들이 호족으로 등장하였다.

② **빈농의 몰락** … 토지를 상실한 농민들은 소작농이나 유랑민, 화전민이 되었다.

③ **농민봉기** … 국가의 강압적인 조세 징수에 대하여 전국 각지에서 농민봉기가 일어나게 되었다.

02 중세의 사회

① 고려의 신분제도

(1) 귀족

① **귀족의 특징** … 음서나 공음전의 혜택을 받으며 고위 관직을 차지하여 문벌귀족을 형성하였으며, 가문을 통해 특권을 유지하고, 왕실 등과 중첩된 혼인관계를 맺었다.

② **귀족층의 변화** … 무신정변을 계기로 종래의 문벌귀족들이 도태되면서 무신들이 권력을 장악하게 되었으나 고려 후기에는 무신정권이 붕괴되면서 등장한 권문세족이 최고권력층으로서 정계 요직을 장악하였다.

③ **신진사대부** … 경제력을 토대로 과거를 통해 관계에 진출한 향리출신자들이다.

(2) 중류

중앙관청의 서리, 궁중 실무관리인 남반, 지방행정의 실무를 담당하는 향리, 하급 장교 등이 해당되며, 통치체제의 하부구조를 맡아 중간 역할을 담당하였다.

(3) 양민

① **양민** … 일반 농민인 백정, 상인, 수공업자를 말한다.

② **백정** … 자기 소유의 민전을 경작하거나 다른 사람의 토지를 빌려 경작하였다.

③ **특수집단민**
　　㉠ 향·부곡 : 농업에 종사하였다.
　　㉡ 소 : 수공업과 광업에 종사하였다.
　　㉢ 역과 진의 주민 : 육로교통과 수로교통에 종사하였다.

(4) 천민

① **공노비** … 공공기관에 속하는 노비이다.

② **사노비** … 개인이나 사원에 예속된 노비이다.

③ **노비의 처지** … 매매·증여·상속의 대상이며, 부모 중 한 쪽이 노비이면 자식도 노비가 될 수밖에 없었다.

② 백성들의 생활모습

(1) 농민의 공동조직

① **공동조직** ··· 일상의례와 공동노동 등을 통해 공동체의식을 함양하였다.

② **향도** ··· 불교의 신앙조직으로, 매향활동을 하는 무리들을 말한다.

(2) 사회시책과 사회제도

① **사회시책** ··· 농번기에 잡역을 면제하여 농업에 전념할 수 있도록 배려하였고, 재해 시 조세와 부역을 감면해 주었다. 또한 법정 이자율을 정하여 고리대 때문에 농민이 몰락하는 것을 방지하였다. 황무지나 진전을 개간할 경우 일정 기간 면세해 주었다.

② **사회제도**
- ㉠ **의창** : 흉년에 빈민을 구제하는 춘대추납제도이다.
- ㉡ **상평창** : 물가조절기관으로 개경과 서경 및 각 12목에 설치하였다.
- ㉢ **의료기관** : 동·서대비원, 혜민국을 설치하였다.
- ㉣ **구제도감, 구급도감** : 재해 발생 시 백성을 구제하였다.
- ㉤ **제위보** : 기금을 조성하여 이자로 빈민을 구제하였다.

(3) 법률과 풍속 및 가정생활

① **법률과 풍속** ··· 중국의 당률을 참작한 71개조의 법률이 시행되었으나 대부분은 관습법을 따랐고, 장례와 제사에 대하여 정부는 유교적 의례를 권장하였으나 민간에서는 토착신앙과 융합된 불교의 전통의식과 도교의 풍습을 따랐다.

② **혼인과 여성의 지위** ··· 일부일처제가 원칙이었으며 왕실에서는 근친혼이 성행하였고, 부모의 유산은 자녀에게 골고루 분배되었으며 아들이 없을 경우 딸이 제사를 받들었다.

③ 고려 후기의 사회 변화

(1) 무신집권기 하층민의 봉기

수탈에 대한 소극적 저항에서 대규모 봉기로 발전하였으며, 만적의 난, 공주 명학소의 망이·망소이의 난, 운문·초전의 김사미와 효심의 난 등이 대표적이다.

(2) 몽고의 침입과 백성의 생활

최씨무신정권은 강화도로 서울을 옮기고 장기항전 태세를 갖추었으며, 지방의 주현민은 산성이나 섬으로 들어가 전쟁에 대비하였으나 몽고군들의 살육으로 막대한 희생을 당하였다.

(3) 원 간섭기의 사회 변화

① 신흥귀족층의 등장 … 원 간섭기 이후 전공을 세우거나 몽고귀족과의 혼인을 통해서 출세한 친원세력이 권문세족으로 성장하였다.

② 원의 공녀 요구 … 결혼도감을 통해 공녀로 공출되었고 이는 고려와 원 사이의 심각한 사회문제로 대두되었다.

③ 왜구의 출몰(14세기 중반) … 원의 간섭하에서 국방력을 제대로 갖추기 어려웠던 고려는 초기에 효과적으로 왜구의 침입을 격퇴하지 못하였으며, 이들을 소탕하는 과정에서 신흥무인세력이 성장하였다.

03 근세의 사회

❶ 양반관료 중심의 사회

(1) 양반

① 문무양반만 사족으로 인정하였으며 현직 향리층, 중앙관청의 서리, 기술관, 군교, 역리 등은 하급 지배신분인 중인으로 격하시켰다.

② 과거, 음서, 천거 등을 통해 고위 관직을 독점하였으며 각종 국역이 면제되고, 법률과 제도로써 신분적 특권이 보장되었다.

(2) 중인

좁은 의미로는 기술관, 넓은 의미로는 양반과 상민의 중간계층을 의미하며 전문기술이나 행정실무를 담당하였다.

(3) 상민

평민, 양인으로도 불리며 백성의 대부분을 차지하는 농민, 수공업자, 상인을 말한다. 과거응시자격은 있으나 과거 준비에는 많은 시간과 비용이 들었으므로 상민이 과거에 응시하는 것은 사실상 어려웠다.

(4) 천민

천민의 대부분은 비자유민으로, 재산으로 취급되어 매매·상속·증여의 대상이 되었다.

② 사회정책과 사회시설

(1) 사회정책 및 사회제도

① **목적** … 성리학적 명분론에 입각한 사회신분질서의 유지와 농민의 생활을 안정시켜 농본정책을 실시하는 데 그 목적이 있다.

② **사회시책** … 지주의 토지 겸병을 억제하고, 농번기에 잡역의 동원을 금지시켰으며, 재해시에는 조세를 감경해 주기도 하였다.

③ **환곡제 실시** … 춘궁기에 양식과 종자를 빌려 준 뒤에 추수기에 회수하는 제도로 의창과 상평창을 실시하여 농민을 구휼하였다.

④ **사창제** … 향촌의 농민생활을 안정시켜 양반 중심의 향촌질서가 유지되었다.

⑤ **의료시설** … 혜민국, 동·서대비원, 제생원, 동·서활인서 등이 있었다.

(2) 법률제도

① **형법** … 대명률에 의거하여 당률의 5형 형벌을 기본으로 하였고, 반역죄와 강상죄와 같은 중죄에는 연좌제가 적용되었다.

② **민법** … 지방관이 관습법에 따라 처리하였다.

③ **상속** … 종법에 따라 처리하였으며, 제사와 노비의 상속을 중요시하였다.

④ **사법기관**
　㉠ **중앙** : 사헌부·의금부·형조(관리의 잘못이나 중대사건을 재판), 한성부(수도의 치안), 장례원(노비에 관련된 문제)이 있다.
　㉡ **지방** : 관찰사와 수령이 사법권을 행사하였다.

❸ 향촌사회의 조직과 운영

(1) 향촌사회의 모습

① **향촌의 편제** … 행정구역상 군현의 단위인 향에는 중앙에서 지방관을 파견하였으며, 촌에는 면·리가 설치되었으나 지방관은 파견되지 않았다.

② **향촌자치**

　　㉠ **유향소** : 수령을 보좌하고 향리를 감찰하는 향촌사회의 풍속교정기구이다.

　　㉡ **경재소** : 중앙정부가 현직 관료로 하여금 연고지의 유향소를 통제하게 하는 제도이다.

　　㉢ **유향소의 변화** : 경재소가 혁파되면서 향소·향청으로 명칭이 변경되었고, 향안을 작성, 향규를 제정하였다.

③ **향약의 보급** … 면리제와 병행된 향약조직이 형성되었고, 중종 때 조광조에 의하여 처음 시행되었으며, 군현 내에서 지방 사족의 지배력 유지수단이 되었다.

(2) 촌락의 구성과 운영

① **촌락** … 농민생활 및 향촌구성의 기본 단위로서 동과 리(里)로 편제되었으며 면리제와 오가작통법을 실시하였다.

② **촌락의 신분 분화**

　　㉠ **반촌** : 주로 양반들이 거주하였으며, 18세기 이후에 동성 촌락으로 발전하였다.

　　㉡ **민촌** : 평민과 천민으로 구성되었고 지주의 소작농으로 생활하였다.

③ **촌락공동체**

　　㉠ **사족** : 동계·동약을 조직하여 촌락민을 신분적, 사회·경제적으로 지배하였다.

　　㉡ **일반 백성** : 두레·향도 등 농민조직을 형성하였다.

④ **촌락의 풍습**

　　㉠ **석전(돌팔매놀이)** : 상무정신 함양 목적, 국법으로는 금지하였으나 민간에서 계속 전승되었다.

　　㉡ **향도계·동린계** : 남녀노소를 불문하고 며칠 동안 술과 노래를 즐기는 일종의 마을 축제였는데, 점차 장례를 도와주는 기능으로 전환되었다.

❹ 성리학적 사회질서의 강화

(1) 예학과 족보의 보급

① **예학** … 성리학적 도덕윤리를 강조하고, 신분질서의 안정을 추구하였다.

　⊙ **기능** : 가부장적 종법질서를 구현하여 성리학 중심의 사회질서 유지에 기여하였다.

　ⓛ **역할** : 사림은 향촌사회에 대한 지배력 강화, 정쟁의 구실로 이용, 양반 사대부의 신분적 우월성 강조, 가족과 친족공동체의 유대를 통해서 문벌을 형성하였다.

② **보학** … 가족의 내력을 기록하고 암기하는 것으로 종족의 종적인 내력과 횡적인 종족관계를 확인시켜 준다.

(2) 서원과 향약

① **서원**

　⊙ **목적** : 성리학을 연구하고 선현의 제사를 지내며 교육을 하는 데 그 목적이 있다.

　ⓛ **기능** : 유교를 보급하고 향촌 사림을 결집시켰으며, 지방유학자들의 위상을 높이고 선현을 봉사하는 사묘의 기능이 있었다.

② **향약**

　⊙ **역할** : 풍속의 교화, 향촌사회의 질서 유지, 치안을 담당하고 농민에 대한 유교적 교화 및 주자가례의 대중화에 기여하였다.

　ⓛ **문제점** : 토호와 향반 등 지방 유력자들의 주민 수탈 위협의 수단이 되었고, 향약 간부들의 갈등을 가져와 풍속과 질서를 해치기도 하였다.

04 사회의 변동

❶ 사회구조의 변동

(1) 신분제의 동요

① **조선의 신분제** … 법제적으로 양천제를 운영하였으나 실제로는 양반, 중인, 상민, 노비의 네 계층으로 분화되어 있었다.

② **양반층의 분화** … 권력을 장악한 일부의 양반을 제외한 다수의 양반(향반, 잔반)이 몰락하였다.

③ **신분별 구성비의 변화** … 양반의 수는 증가하고, 상민과 노비의 수는 감소하였다.

(2) **중간계층의 신분상승운동**

① **서얼** … 임진왜란 이후 납속책과 공명첩을 통해 관직에 진출하였고, 집단상소를 통한 청요직에의 진출을 요구하였으며, 정조 때 규장각 검서관으로 진출하기도 하였다.

② **중인** … 신분 상승을 위한 소청운동을 전개하였다. 역관들은 청과의 외교업무에 종사하면서 서학 등 외래 문물의 수용을 주도하고 성리학적 가치 체계에 도전하는 새로운 사회의 수립을 추구하였다.

(3) **노비의 해방**

① **노비 신분의 변화** … 군공과 납속 등을 통한 신분 상승의 움직임이 있었고, 국가에서는 공노비를 입역노비에서 신공을 바치는 납공노비로 전환시켰다.

② **공노비 해방** … 노비의 도망과 합법적인 신분 상승으로 순조 때 중앙관서의 노비를 해방시켰다.

③ **노비제의 혁파** … 노비의 신분 상승 및 도망이 일상화되고, 국가에서도 양인 확보를 통한 조세 확충이 필요하여 영조 대 노비종모법이 확정되었다. 이후 고종 대 노비세습제 철폐(1886), 갑오개혁에서 노비제 철폐(1894)로 이어졌다.

(4) **가족제도의 변화와 혼인**

① **가족제도의 변화**

　㉠ 조선 중기 : 혼인 후 남자가 여자 집에서 생활하는 경우가 있었으며 아들과 딸이 부모의 재산을 똑같이 상속받는 경우가 많았다.

　㉡ 17세기 이후 : 성리학적 의식과 예절의 발달로 부계 중심의 가족제도가 확립되었다. 제사는 반드시 장자가 지내야 한다는 의식이 확산되었고, 재산 상속에서도 큰 아들이 우대를 받았다.

　㉢ 조선 후기 : 부계 중심의 가족제도가 더욱 강화되었으며, 양자 입양이 일반화되었다.

② **가족윤리** … 효와 정절을 강조하였고, 과부의 재가는 금지되었으며, 효자와 열녀를 표창하였다.

③ **혼인풍습** … 일부일처를 기본으로 남자의 축첩이 허용되었고, 서얼의 차별이 있었다.

❷ **향촌질서의 변화**

(1) **양반의 향촌지배 약화**

① **양반층의 동향** … 족보의 제작 및 청금록과 향안 작성으로 향약 및 향촌자치기구의 주도권을 장악하였다.

② **향촌지배력의 변화** … 부농층은 관권과 결탁하여 향안에 참여하고 향회를 장악하고자 하였으며 향회는 수령의 조세징수자문기구로 전락하였다.

(2) 부농층의 대두

경제적 능력으로 납속이나 향직의 매매를 통해 신분 상승을 이루고 향임을 담당하여 양반의 역할을 대체하였으며, 향임직에 진출하지 못한 곳에서도 수령이나 기존의 향촌세력과 타협하여 상당한 지위를 확보하였다.

❸ 농민층의 변화

(1) 농민층의 분화

① **농민의 사회적 현실** … 농민들은 자급자족적인 생활을 하였으나 양 난 이후 국가의 재정 파탄과 기강 해이로 인한 수취의 증가는 농민의 생활을 어렵게 하였고, 대동법과 균역법이 효과를 거두지 못하자 농민의 불만은 커져 갔다.

② **농민층의 분화** … 부농으로 성장하거나, 상공업으로 생활을 영위하거나, 도시나 광산의 임노동자가 되기도 했다.

(2) 지주와 임노동자

① **지주** … 광작을 하는 대지주가 등장하였으며, 재력을 바탕으로 공명첩을 사거나 족보를 위조하여 양반의 신분을 획득한 부농층이 나타났다.

② **임노동자** … 토지에서 밀려난 다수의 농민은 임노동자로 전락하였다.

❹ 사회 변혁의 움직임

(1) 사회불안의 심화

정치기강이 문란해지고 재난과 질병이 거듭되어 굶주려 떠도는 백성이 속출하였으나 지배층의 수탈은 점점 심해지면서 농민의식이 향상되어 곳곳에서 적극적인 항거운동이 발생하였다.

(2) 예언사상의 대두

비기·도참을 이용한 말세의 도래, 왕조의 교체 및 변란의 예고 등 낭설이 횡행하였으며, 현세의 어려움을 미륵신앙에서 해결하려는 움직임과 미륵불을 자처하며 서민을 현혹하는 무리가 등장하였다.

(3) 천주교의 전파

① 17세기에 중국을 방문한 우리나라 사신들에 의해 서학으로 소개되었다.

② **초기 활동** … 18세기 후반 남인계열의 실학자들이 신앙생활을 하게 되었으며, 이승훈이 베이징에서 영세를 받고 돌아온 이후 신앙활동이 더욱 활발해졌다.

③ **천주교 신앙의 전개와 박해**

    ㉠ **초기** : 제사 거부, 양반 중심의 신분질서 부정, 국왕에 대한 권위 도전을 이유로 사교로 규정하였다.

    ㉡ **정조 때** : 진산 양반 교인인 윤지충이 모친상을 당했음에도 신주를 모시지 않고, 제사를 지내지 않은 일에 대하여 천주교도 탄압이 발생하였다(1791, 신해박해, 진산사건).

    ㉢ **순조 때** : 벽파의 집권으로 대탄압을 받았으며 실학자와 양반계층이 교회를 떠나게 되었다(1801, 신유박해).

    ㉣ **세도정치기** : 탄압의 완화로 백성들에게 전파, 조선 교구가 설정되었다.

(4) 동학의 발생

① **창시** … 1860년 경주의 몰락 양반 최제우가 창시하였다.

② **교리와 사상** … 신분 차별과 노비제도의 타파, 여성과 어린이의 인격 존중을 추구하였다. 유불선을 바탕으로 주문과 부적 등 민간신앙의 요소들이 결합되었고 사회모순의 극복 및 일본과 서양국가의 침략을 막아내자고 주장하였다.

③ **정부의 탄압** … 혹세무민을 이유로 최제우를 처형하였다.

(5) 농민의 항거

① **배경** … 사회 불안이 고조되자 유교적 왕도정치가 점점 퇴색되었고 탐관오리의 부정, 삼정의 문란, 극도에 달한 수령의 부정은 중앙권력과 연결되어 갈수록 심해져 갔다.

② **홍경래의 난** : 몰락한 양반 홍경래의 지휘 아래 영세농민과 중소상인, 광산노동자들이 합세하여 일으킨 봉기였으나 5개월 만에 평정되었다.

③ **임술농민봉기**(1862) : 진주를 중심으로 확산되었다. 탐관오리와 토호의 탐학에 저항하였으며 한때 진주성을 점령하기도 하였다.

최근 기출문제 분석

2024. 6. 22. 지방직 9급

1 (가)~(라)의 사건을 시기 순으로 바르게 나열한 것은?

> (가) 남쪽 지방에서 반란군이 봉기하였다. 가장 심한 자들은 운문을 거점으로 한 김사미와 초전의 효심이었다. 이들은 유랑민을 불러 모아 주현을 습격하여 노략질하였다.
>
> (나) 진주의 난민들이 소동을 일으킨 것은 오로지 전 우병사 백낙신이 탐욕을 부려 수탈하였기 때문입니다. … (중략) … 이에 민심이 들끓고 노여움이 일제히 폭발해서 전에 듣지 못하던 변란으로 나타난 것입니다.
>
> (다) 여러 주·군에서 공물과 조세를 보내지 않아 나라의 씀씀이가 궁핍하게 되었으므로 왕이 사자를 보내 독촉하였다. 이로 인해 도적들이 곳곳에서 벌떼처럼 일어났다. 원종과 애노 등이 사벌주를 근거지로 반란을 일으켰다.
>
> (라) 평서 대원수는 급히 격문을 띄우노라. … (중략) … 조정에서는 서쪽 땅을 더러운 흙처럼 버렸다. 심지어 권세 있는 집의 노비들도 서쪽 사람을 보면 반드시 평안도 놈이라 일컫는다. 서쪽 땅에 있는 자로서 어찌 억울하고 원통하지 않겠는가.

① (가) → (다) → (나) → (라)

② (가) → (다) → (라) → (나)

③ (다) → (가) → (나) → (라)

④ (다) → (가) → (라) → (나)

TIP (가) 김사미와 효심의 난(고려 명종, 1193) : 무신정변 이후 무신들의 토지겸병과 지방관의 수탈 등이 원인이 되어 발생한 민란이다.
(나) 진주민란(임술농민봉기, 1862) : 조선 철종 대 지방관을 비롯한 지배층의 수탈이 원인이 되어 발생한 민란이다.
(다) 원종과 애노의 난(889) : 신라 말기 진성여왕 대에 지배층의 수탈이 가중되는 상황에서 자연재해 마저 빈번하자 이에 저항하여 발생한 난이다.
(라) 홍경래의 난(1811) : 조선 순조 대 서북민들에 대한 차별에 반대하며 발생하였다.

Answer 1.④

2 (가), (나)에 들어갈 말을 바르게 연결한 것은?

> 조선시대 과거 제도에는 문과 · 무과 · 잡과가 있었는데, 이 가운데 문과를 가장 중시하였다. 「경국대전」에 따르면 문과 시험 업무는 ___(가)___ 에서 주관하고, 정기 시험인 식년시는 ___(나)___ 마다 실시하는 것이 원칙이었다.

	(가)	(나)
①	이조	2년
②	이조	3년
③	예조	2년
④	예조	3년

> **TIP** 조선시대 과거제는 예조에서 주관하였고 정기시험인 식년시는 3년마다 실시하였다. 정기시험 외에 부정기 시험인 별시인 증광시와 알성시도 있었다.

3 고려시대 향리에 대한 설명으로 옳은 것만을 모두 고르면?

> ㉠ 부호장 이하의 향리는 사심관의 감독을 받았다.
> ㉡ 상층 향리는 과거로 중앙 관직에 진출할 수 있었다.
> ㉢ 일부 향리의 자제들은 기인으로 선발되어 개경으로 보내졌다.
> ㉣ 속현의 행정 실무는 향리가 담당하였다.

① ㉠   ② ㉠㉡
③ ㉡㉢㉣   ④ ㉠㉡㉢㉣

> **TIP** 보기에 제시된 내용 모두 옳은 설명이다.
> ㉠ 사심관은 고려시대 향직을 통괄한 지방관이다. 부호장 이하의 향리는 사심관의 감독을 받았다.
> ㉡ 상층 향리는 과거를 통하여 중악 관직에 진출할 수 있었다.
> ㉢ 태조 왕건은 지방 호족의 자제들을 볼모로 중앙에 머물게 하는 기인 제도를 실시함으로써 호족 세력을 견제하였다.
> ㉣ 고려시대 때는 조선과 달리 지방관이 파견되지 않은 속현이 많아 행정 실무는 향리가 담당하였다.

Answer 2.④ 3.④

출제 예상 문제

1 다음과 같은 풍속이 행해진 국가의 사회모습에 대한 설명으로 옳지 않은 것은?

> 그 풍속에 혼인을 할 때 구두로 이미 정해지면 여자의 집에는 대옥(大屋) 뒤에 소옥(小屋)을 만드는데, 이를 서옥(婿屋)이라고 한다. 저녁에 사위가 여자의 집에 이르러 문밖에서 자신의 이름을 말하고 꿇어 앉아 절하면서 여자와 동숙하게 해줄 것을 애걸한다. 이렇게 두세 차례 하면 여자의 부모가 듣고는 소옥에 나아가 자게 한다. 그리고 옆에는 전백(錢帛)을 놓아둔다.
>
> － 「삼국지」 동이전 －

① 고국천왕 사후, 왕비인 우씨와 왕의 동생인 산상왕과의 결합은 취수혼의 실례를 보여준다.

② 계루부 고씨의 왕위계승권이 확립된 이후 연나부 명림씨 출신의 왕비를 맞이하는 관례가 있었다.

③ 관나부인(貫那夫人)이 왕비를 모함하여 죽이려다가 도리어 자기가 질투죄로 사형을 받았다.

④ 김흠운의 딸을 왕비로 맞이하는 과정은 국왕이 중국식 혼인 제도를 수용했다는 사실을 알려주고 있다.

TIP ④ 신라와 관련된 내용이다.
①②③ 고구려와 관련된 내용으로 위의 제시문(고구려의 데릴사위제)에 나와 있는 국가의 사회 모습과 일치한다.

Answer 1.④

2 다음 글을 남긴 국왕의 재위 기간에 일어난 사실로 옳은 것은?

> 보잘 것 없는 나, 소자가 어린 나이로 어렵고 큰 유업을 계승하여 지금 12년이나 되었다. 그러나 나는 덕이 부족하여 위로는 천명(天命)을 두려워하지 못하고 아래로는 민심에 답하지 못하였으므로, 밤낮으로 잊지 못하고 근심하며 두렵게 여기면서 혹시라도 선대왕께서 물려주신 소중한 유업이 잘못되지 않을까 걱정하였다. 그런데 지난번 가산(嘉山)의 토적(土賊)이 변란을 일으켜 청천강 이북의 수많은 생령이 도탄에 빠지고 어육(魚肉)이 되었으니 나의 죄이다.
>
> —「비변사등록」—

① 최제우가 동학을 창도하였다.
② 공노비 6만 6천여 명을 양인으로 해방시켰다.
③ 미국 상선 제너럴셔면호가 격침되었다.
④ 삼정 문제를 해결하기 위해 삼정이정청을 설치하였다.

TIP 위의 글은 1811년(순조 12) 12월부터 이듬해 4월까지 약 5개월 동안 일어난 홍경래의 난에 대한 내용으로 순조는 1801년(순조 1)에 궁방과 관아에 예속되어 있던 공노비를 혁파하였다.

3 다음의 자료에 나타난 나라에 대한 설명으로 옳은 것은?

> 큰 산과 깊은 골짜기가 많고 평원과 연못이 없어서 계곡을 따라 살며 골짜기 물을 식수로 마셨다. 좋은 밭이 없어서 힘들여 일구어도 배를 채우기는 부족하였다.
>
> —「삼국지」동이전 —

① 국동대혈에서 제사를 지내는 의례가 있었다.
② 가족 공동의 무덤인 목곽에 쌀을 부장하였다.
③ 특산물로는 단궁 · 과하마 · 반어피 등이 유명하였다.
④ 남의 물건을 훔쳤을 때에는 50만 전을 배상토록 하였다.

TIP ① 고구려 ② 옥저 ③ 동예 ④ 고조선

Answer 2.② 3.①

4 조선 전기의 상업 활동에 대한 설명으로 옳은 것은?

① 공인(貢人)의 활동이 활발해졌다.

② 시전이 도성 내 특정 상품 판매의 독점권을 보장받기도 하였다.

③ 개성의 손상, 의주의 만상은 대외 무역을 통해 대상인으로 성장하였다.

④ 경강상인들은 경강을 중심으로 매점 활동을 통해 부유한 상업 자본가로 성장하였다.

TIP ①③④ 조선 후기의 상업 활동에 대한 설명이다.

※ 조선 전기의 상업 활동
  ㉠ 통제 경제와 시장 경제를 혼합한 형태로 장시의 전국적 확산과 대외무역에서 사무역이 발달하였다.
  ㉡ 지주제의 발달, 군역의 포납화, 농민층의 분화와 상인 증가, 방납의 성행 등으로 장시와 장문이 발달하게 되었다.
  ㉢ 시정세, 궁중과 부중의 관수품조달 등의 국역을 담당하는 대가로 90여 종의 전문적인 특정 상품에 대한 독점적 특권을 차지한 어용상인인 시전이 발달하였다.
  ㉣ 5일마다 열리는 장시에서 농산물, 수공업제품, 수산물, 약제 같은 것을 종·횡적으로 유통시키는 보부상이 등장하였다.

5 다음의 내용과 관련있는 것은?

> 향촌의 덕망있는 인사들로 구성되어 지방민의 자치를 허용하고 자율적인 규약을 만들었고, 중집권과 지방자치는 효율적으로 운영하였다.

㉠ 승정원	㉡ 유향소
㉢ 홍문관	㉣ 경재소

① ㉠㉡   ② ㉡㉣

③ ㉠㉢   ④ ㉠㉣

TIP ㉡ **유향소** : 수령을 보좌하고 향리를 감찰하며, 향촌사회의 풍속을 교정하기 위한 기구이다.
  ㉣ **경재소** : 중앙정부가 현직 관료로 하여금 연고지의 유향소를 통제하게 하는 제도로서, 중앙과 지방의 연락업무를 맡거나 수령을 견제하는 역할을 하였다.

Answer 4.② 5.②

6 다음에 해당하는 세력에 대한 설명으로 옳은 것은?

> 경제력을 토대로 과거를 통해 관계에 진출한 향리출신자들이다. 이들은 사전의 폐단을 지적하고, 권문세족과 대립하였으며 구질서와 여러 가지 모순을 비판하고 전반적인 사회개혁과 문화혁신을 추구하였다. 이들은 온건파와 급진파로 나뉘는데 조선건국을 도운 급진파가 조선의 지배층이 되었다.

① 자기 근거지에 성을 쌓고 군대를 보유하여 스스로 성주 혹은 장군이라 칭하면서, 그 지방의 행정권과 군사권을 장악하였을 뿐 아니라 경제적 지배력도 행사하였다.

② 원간섭기 이후 중류층 이하에서 전공을 세우거나 몽고귀족과의 혼인을 통해서 정계의 요직을 장악하고, 음서로서 신분을 유지하고 광범위한 농장을 소유하였다.

③ 6두품과 호족들이 중앙으로 진출하여 결혼을 통하여 거대한 가문을 이루고 관직을 독점하며 각종 특권을 누렸다.

④ 하급 관리나 향리의 자제 중 과거를 통해 벼슬에 진출하고 성리학을 공부하고 유교적 소양을 갖추고 행정 실무에도 밝은 학자 출신 관료이다.

....

TIP 신진사대부 … 경제력을 토대로 과거를 통해 관계에 진출한 향리출신자들이다. 사전의 폐단을 지적하고, 권문세족과 대립하였으며 구질서와 여러 가지 모순을 비판하고 전반적인 사회개혁과 문화혁신을 추구하였다.
 ① 호족
 ② 권문세족
 ③ 문벌귀족

7 조선시대의 신분제도에 대한 설명으로 옳은 것은?

① 양반은 과거가 아니면 관직에 진출할 수 없었다.
② 농민은 법제적으로는 관직에 진출하는 것이 가능하였다.
③ 향리는 과거를 통하여 문반직에 오를 수 있었고, 지방의 행정실무를 담당하였다.
④ 서얼도 문과에 응시할 수 있었다.

....

TIP 조선의 신분제 … 법제적으로 양천제를 채택하였지만, 실제로는 양반, 중인, 상민, 노비의 네 계층으로 분화되어 있었다. 양인은 직업에 따른 권리와 의무에 차등이 있었다. 농민은 과거응시권이 있었으나, 공인과 상인은 불가능 하였다. 과거의 응시제한계층은 공인, 상인, 승려, 천민, 재가녀의 자, 탐관오리의 자손, 국사범의 자손, 전과자 등이었다.

Answer 6.④ 7.②

8 다음 신라시대에 조직된 청소년 집단에 대한 설명으로 옳지 않은 것은?

> 국가가 필요로 하는 인재를 육성하려는 목적으로 조직되어 조직 내에서 일체감을 갖고 활동하면서 교육적·수양적·사교적·군사적·종교적 기능도 가지고 있다.

① 귀족들로 구성되어 국왕과 귀족 간의 권력을 중재하는 기능을 담당하였다.
② 계층 간의 대립과 갈등을 조절·완화하는 기능을 하였다.
③ 진흥왕은 보기의 활동을 장려하여 조직이 확대되었다.
④ 제천의식을 통하여 협동과 단결 정신을 기르고 심신을 연마하였다.

....

TIP 화랑도는 귀족 출신의 화랑과 평민 출신의 낭도로 구성되어 계급 간의 대립과 갈등을 조절하고 완화하는 기능을 하였다.

9 신라 하대의 6두품 성향으로 옳은 것은?

① 각 지방에서 반란을 일으켰다.
② 개혁이 거부되자 점차 반신라적 경향으로 바뀌었다.
③ 화백회의의 기능을 강화시켰다.
④ 진골에 대항하여 광권과 결탁하였다.

....

TIP 6두품의 성향

신라 중대	신라 하대
• 진골귀족에 대항하여 왕권과 결탁 • 학문적 식견과 실무능력을 바탕으로 국왕 보좌 • 집사부 시중 등 관직을 맡으며 정치적으로 진출 • 행정실무 담당	• 중앙권력에서 배제 • 호족과 연결 • 합리적인 유교이념을 내세움 • 개혁이 거부되자 반신라적 경향으로 바뀜 • 선종의 등장에 주된 역할을 함

05 민족문화의 발달

01 고대의 문화

❶ 학문과 사상 · 종교

(1) 한자의 보급과 교육

① 한자의 전래 … 한자는 철기시대부터 지배층을 중심으로 사용되었다가 삼국시대에는 이두 · 향찰이 사용되었다.

② 교육기관의 설립과 한자의 보급
   - ㉠ 고구려 : 태학(수도)에서는 유교경전과 역사서를 가르쳤으며 경당(지방)에서는 청소년에게 한학과 무술을 가르쳤다.
   - ㉡ 백제 : 5경 박사 · 의박사 · 역박사에서는 유교경전과 기술학 등을 가르쳤으며, 사택지적 비문에는 불당을 세운 내력을 기록하고 있다.
   - ㉢ 신라 : 임신서기석을 통해 청소년들이 유교경전을 공부하였던 사실을 알 수 있다.

③ 유학의 교육
   - ㉠ 삼국시대 : 학문적으로 깊이 있게 연구된 것이 아니라, 충 · 효 · 신 등의 도덕규범을 장려하는 정도였다.
   - ㉡ 통일신라 : 신문왕 때 국학이라는 유학교육기관을 설립하였고, 경덕왕 때는 국학을 태학이라고 고치고 박사와 조교를 두어 논어와 효경 등 유교경전을 가르쳤으며, 원성왕 때 학문과 유학의 보급을 위해 독서삼품과를 마련하였다.
   - ㉢ 발해 : 주자감을 설립하여 귀족 자제들에게 유교경전을 교육하였다.

(2) 역사서 편찬과 유학의 보급

① 삼국시대 … 학문이 점차 발달되고 중앙집권적 체제가 정비됨에 따라 왕실의 권위를 높이고 백성들의 충성심을 모으기 위해 편찬하였으며 고구려에는 유기, 이문진의 신집 5권, 백제에는 고흥의 서기, 신라에는 거칠부의 국사가 있다.

② 통일신라
    ㉠ 김대문 : 화랑세기, 고승전, 한산기를 저술하여 주체적인 문화의식을 드높였다.
    ㉡ 6두품 유학자 : 강수(외교문서를 잘 지은 문장가)나 설총(화왕계 저술)이 활약하여 도덕적 합리주의를 제시하였다.
    ㉢ 도당 유학생 : 골품제에 한계를 느끼고 당의 숙위학생으로 진출한 6두품 출신이 대부분이었으며, 김운경, 최치원 등은 다양한 개혁안을 제시하였다. 특히 최치원은 당에서 빈공과에 급제하고 계원필경 등 뛰어난 문장과 저술을 남겼으며, 유학자이면서도 불교와 도교에 조예가 깊었다.
③ 발해 … 당에 유학생을 파견하였고 당의 빈공과에 급제한 사람도 여러 명 나왔다.

(3) 불교의 수용

① 수용 … 고구려는 소수림왕(372, 전진의 순도), 백제는 침류왕(384, 동진의 마라난타), 신라는 법흥왕(527, 이차돈 순교) 때 수용되었다.

② 불교의 영향
    ㉠ 새로운 국가정신의 확립과 왕권 강화의 결과를 가져왔다.
    ㉡ 신라 시대의 불교는 업설, 미륵불신앙이 중심교리로 발전하였다.

(4) 불교사상의 발달

① 원효 … 불교의 사상적 이해기준을 확립시켰고(금강삼매경론, 대승기신론소), 종파 간의 사상적인 대립을 극복하고 조화시키려 애썼으며, 불교의 대중화에 이바지하였다(아미타신앙).

② 의상 … 화엄일승법계도를 통해 화엄사상을 정립하였고, 현세에서 고난을 구제한다는 관음사상을 외치기도 하였다.

③ 혜초 … 인도에 가서 불교를 공부하였으며, 왕오천축국전을 저술하기도 하였다.

(5) 선종과 풍수지리설

① 선종 … 참선을 중시했고 실천적 경향이 강하였으며, 호족세력과 결합하였고 전국에 9산 선문을 형성하였다 (9산 선문 : 가지산문, 실상산문, 동리산문, 희양산문, 봉림산문, 성주산문, 사굴산문, 사자산문, 수미산문).

② 풍수지리설 … 신라말기의 도선과 같은 선종 승려들이 중국에서 풍수지리설을 들여왔다.
    ㉠ 성격 : 도읍, 주택, 묘지 등을 선정하는 인문지리적 학설을 말하며, 도참사상과 결합하기도 하였다.
    ㉡ 국토를 지방 중심으로 재편성하자는 주장으로 발전하였다.

❷ 과학기술의 발달

(1) 천문학과 수학

① **천문학의 발달** … 농경과 밀접한 관련이 있었으며, 고구려의 천문도·고분벽화, 신라의 천문대를 통해 천문학이 발달했음을 알 수 있다.

② **수학의 발달** … 수학적 지식을 활용한 조형물을 통해 높은 수준으로 발달했음을 알 수 있다.
  ㉠ **고구려** : 고분의 석실과 천장의 구조
  ㉡ **백제** : 정림사지 5층 석탑
  ㉢ **신라** : 황룡사지 9층 목탑, 석굴암의 석굴구조, 불국사 3층 석탑, 다보탑

(2) 목판인쇄술과 제지술의 발달

① **배경** … 불교의 발달로 불경의 대량인쇄를 위해 목판인쇄술과 제지술이 발달하였다.

② **무구정광대다라니경** … 세계에서 가장 오래된 목판인쇄물이며, 닥나무 종이를 사용하였다. 불국사 3층 석탑에서 발견되었다.

(3) 금속기술의 발달

① **고구려** … 철의 생산이 중요한 국가적 산업이었으며, 우수한 철제 무기와 도구가 출토되었다. 고분벽화에는 철을 단련하고 수레바퀴를 제작하는 기술자의 모습이 묘사되어 있다.

② **백제** … 금속공예기술이 발달하였다(칠지도, 백제 금동대향로).

③ **신라** … 금세공기술(금관)과 금속주조기술(성덕대왕 신종)이 발달하였다.

(4) 농업기술의 혁신

① 철제 농기구의 보급으로 농업생산력이 증가하였다.

② **삼국의 농업기술** … 쟁기, 호미, 괭이 등의 농기구가 보급되어 농업 생산이 증가되었다.

❸ 고대인의 자취와 멋

(1) 고분과 고분벽화

① **고구려** … 초기에는 돌무지무덤으로 장군총이 대표적이며, 후기에는 굴식 돌방무덤으로 무용총(사냥그림), 강서대묘(사신도), 쌍영총, 각저총(씨름도) 등이 대표적이다.

② **백제** … 한성시대에는 계단식 돌무지무덤으로서 서울 석촌동에 있는 무덤은 고구려 초기의 고분과 유사하며, 웅진시대에는 굴식 돌방무덤과 중국 남조의 영향을 받은 벽돌무덤이 유행하였다. 사비시대에는 규모는 작지만 세련된 굴식 돌방무덤을 만들었다.

③ **신라** … 거대한 돌무지 덧널무덤을 만들었으며, 삼국통일 직전에는 굴식 돌방무덤도 만들었다.

④ **통일신라** … 굴식 돌방무덤과 화장이 유행하였으며, 둘레돌에 12지 신상을 조각하였다.

⑤ **발해** … 정혜공주묘(굴식 돌방무덤 · 모줄임 천장구조), 정효공주묘(묘지 · 벽화)가 유명하다.

(2) 건축과 탑

① **삼국시대**
  ㉠ **사원** : 신라의 황룡사는 진흥왕의 팽창의지를 보여주고, 백제의 미륵사는 무왕이 추진한 백제의 중흥을 반영하는 것이다.
  ㉡ **탑** : 불교의 전파와 함께 부처의 사리를 봉안하여 예배의 주대상으로 삼았다.
   • 고구려 : 주로 목탑 건립(현존하는 것은 없음)
   • 백제 : 목탑형식의 석탑인 익산 미륵사지 석탑, 부여 정림사지 5층 석탑
   • 신라 : 몽고의 침입 때 소실된 황룡사 9층 목탑과 벽돌모양의 석탑인 분황사탑

② **통일신라**
  ㉠ **건축** : 불국토의 이상을 조화와 균형감각으로 표현한 사원인 불국사, 석굴암 및 인공 연못인 안압지는 화려한 귀족생활을 보여 준다.
  ㉡ **탑** : 감은사지 3층 석탑, 불국사 석가탑, 양양 진전사지 3층 석탑이 있다.
  ㉢ **승탑과 승비** : 신라 말기에 선종이 유행하면서 승려들의 사리를 봉안하는 승탑과 승비가 유행하였다.

③ **발해** … 외성을 쌓고, 주작대로를 내고, 그 안에 궁궐과 사원을 세웠다.

(3) 불상 조각과 공예

① **삼국시대** … 불상으로는 미륵보살반가상을 많이 제작하였다. 그 중에서도 금동미륵보살반가상은 날씬한 몸매와 자애로운 미소로 유명하다.

② **통일신라**
  ㉠ **석굴암의 본존불과 보살상** : 사실적 조각으로 불교의 이상세계를 구현하는 것이다.
  ㉡ **조각** : 태종 무열왕릉비의 받침돌, 불국사 석등, 법주사 쌍사자 석등이 유명하다.
  ㉢ **공예** : 상원사 종, 성덕대왕 신종 등이 유명하다.

③ **발해**
  ㉠ **불상** : 흙을 구워 만든 불상과 부처 둘이 앉아 있는 불상이 유명하다.
  ㉡ **조각** : 벽돌과 기와무늬, 석등이 유명하다.
  ㉢ **공예** : 자기공예가 독특하게 발전하였고 당에 수출하기도 했다.

(4) 글씨 · 그림과 음악

① 서예 … 광개토대왕릉 비문(웅건한 서체), 김생(독자적인 서체)이 유명하다.

② 그림 … 천마도(신라의 힘찬 화풍), 황룡사 벽에 그린 소나무 그림(솔거)이 유명하다.

③ 음악과 무용 … 신라의 백결선생(방아타령), 고구려의 왕산악(거문고), 가야의 우륵(가야금)이 유명하다.

❹ 일본으로 건너간 우리 문화

(1) 삼국문화의 일본 전파

① 백제 … 아직기는 한자 교육, 왕인은 천자문과 논어 보급, 노리사치계는 불경과 불상 전래를 하였다.

② 고구려 : 담징(종이 먹의 제조방법을 전달, 호류사 벽화), 혜자(쇼토쿠 태자의 스승), 혜관(불교 전파)을 통해 문화가 전파되었다.

③ 신라 … 축제술과 조선술을 전해주었다.

④ 삼국의 문화는 야마토 정권과 아스카 문화의 형성에 큰 영향을 주었다.

(2) 일본으로 건너간 통일신라 문화

① 원효, 강수, 설총이 발전시킨 유교와 불교문화는 일본 하쿠호 문화의 성립에 기여하였다.

② 심상에 의하여 전해진 화엄사상은 일본 화엄종의 토대가 되었다.

02 중세의 문화

❶ 유학의 발달과 역사서의 편찬

(1) 유학의 발달

① 고려 초기의 유학 … 유교주의적 정치와 교육의 기틀이 마련되었다.
   ㉠ 태조 때 : 신라 6두품 계열의 유학자들이 활약하였다.
   ㉡ 광종 때 : 쌍기의 건의에 따라 유학에 능숙한 관료를 등용하는 과거제도를 실시하였다.
   ㉢ 성종 때 : 최승로의 시무 28조를 통해 유교적 정치사상이 확립되고 유학교육기관이 정비되었다.

② **고려 중기** … 문벌귀족사회의 발달과 함께 유교사상이 점차 보수적 성격을 띠게 되었다.
　㉠ 최충 : 9재학당 설립, 훈고학적 유학에 철학적 경향을 가미하기도 하였다.
　㉡ 김부식 : 보수적이고 현실적인 성격의 유학을 대표하였다.

(2) 교육기관

① **초기(성종)** … 지방에는 지방관리와 서민의 자제를 교육시키는 향교, 중앙에는 국립대학인 국자감이 설치되었다.

② **중기**
　㉠ 최충의 9재 학당 등의 사학 12도가 융성하여 관학이 위축되었다.
　㉡ 관학진흥책 : 7재 개설 및 서적포, 양현고, 청연각을 설치하였고, 개경에서는 경사 6학과 향교를 중심으로 지방교육을 강화시켰다.

③ **후기** … 교육재단인 섬학전을 설치하고, 국자감을 성균관으로 개칭하였으며, 공민왕 때에는 성균관을 순수 유교교육기관으로 개편하였나.

(3) 역사서의 편찬

① **삼국사기(김부식)** … 기전체로 서술되었고, 신라 계승의식과 유교적 합리주의 사관이 짙게 깔려 있다.

② **해동고승전(각훈)** … 삼국시대의 승려 30여명의 전기를 수록하였다.

③ **동명왕편(이규보)** … 고구려 동명왕의 업적을 칭송한 영웅 서사시로서, 고구려 계승의식을 반영하고 고구려의 전통을 노래하였다.

④ **삼국유사(일연)** … 단군의 건국 이야기를 수록하였고, 불교사를 중심으로 서술되었다.

⑤ **제왕운기(이승휴)** … 우리나라 역사를 단군으로부터 서술하면서 우리 역사를 중국사와 대등하게 파악하려 하였다.

(4) 성리학의 전래

① **성리학** … 송의 주희가 집대성한 성리학은 인간의 심성과 우주의 원리문제를 철학적으로 탐구하는 신유학이었다.

② **영향**
　㉠ 현실 사회의 모순을 시정하기 위한 개혁사상으로 신진사대부들은 성리학을 수용하게 되었다.
　㉡ 권문세족과 불교의 폐단을 비판하였다(정도전의 불씨잡변).
　㉢ 국가사회의 지도이념이 불교에서 성리학으로 바뀌게 되었다.

② 불교사상과 신앙

(1) 불교정책

① **태조** … 훈요 10조에서 불교를 숭상하고, 연등회와 팔관회 등 불교행사를 개최하였다.

② **광종** … 승과제도, 국사·왕사제도를 실시하였다.

③ **사원** … 국가가 토지를 지급했으며, 승려에게 면역의 혜택을 부여하였다.

(2) 불교통합운동과 천태종

① **화엄종, 법상종 발달** … 왕실과 귀족의 지원을 받았다.

② **천태종** … 대각국사 의천이 창시하였다.
  - ㉠ 교단통합운동 : 화엄종 중심으로 교종통합, 선종의 통합을 위해 국청사를 창건하여 천태종을 창시하였다.
  - ㉡ 교관겸수 제창 : 이론의 연마와 실천을 강조하였다.

③ **무신집권 이후의 종교운동**
  - ㉠ 지눌 : 당시 불교계의 타락을 비판하고, 조계종 중심의 선·교 통합, 돈오점수·정혜쌍수를 제창하였다.
  - ㉡ 혜심 : 유불일치설을 주장하고 심성의 도야를 강조하였다.

(3) 대장경 간행

① **초조대장경** … 현종 때 거란의 퇴치를 염원하며 간행하였으나 몽고의 침입으로 소실되었다.

② **속장경(의천)** … 교장도감을 설치하여 속장경을 간행하였는데, 몽고 침입 시 소실되었다.

③ **팔만대장경(재조대장경)** … 대장도감을 설치하여 부처의 힘으로 몽고의 침입을 극복하고자 하였다(호국불교적 성격을 보여줌).

(4) 도교와 풍수지리설

① **도교** … 국가의 안녕과 왕실의 번영을 기원하였는데 교단이 성립되지 못하여 민간신앙으로 전개되었다.

② **풍수지리설** … 서경천도와 북진정책 추진의 이론적 근거가 되었으며, 개경세력과 서경세력의 정치적 투쟁에 이용되어 묘청의 서경천도운동을 뒷받침하기도 하였다.

❸ 과학기술의 발달

(1) 천문학과 의학

① **천문학** ··· 사천대를 설치하여 관측업무를 수행하였고, 당의 선명력이나 원의 수시력 등 역법을 수용하였다.

② **의학** ··· 태의감에서 의학을 교육하였고, 의과를 시행하였으며, 향약구급방과 같은 자주적 의서를 편찬하였다.

(2) 인쇄술의 발달

① **목판인쇄술** ··· 대장경을 간행하였다.

② **금속활자인쇄술** ··· 직지심체요절(1377)은 현존하는 세계 최고(最古)의 금속 활자본이다.

③ **제지술의 발달** ··· 닥나무의 재배를 장려하고, 종이 제조의 전담관서를 설치하여 우수한 종이를 제조하여 중국에 수출하기도 하였다.

(3) 농업기술의 발달

① **권농정책** ··· 농민생활의 안정과 국가재정의 확보를 위해 실시하였다.

② **농업기술의 발달**
    ㉠ **토지의 개간과 간척** : 묵은땅, 황무지, 산지 등을 개간하였으며 해안지방의 저습지를 간척하였다.
    ㉡ **수리시설의 개선** : 김제의 벽골제와 밀양의 수산제를 개축하였다.
    ㉢ **농업기술의 발달** : 1년 1작이 기본이었으며 논농사의 경우는 직파법을 실시하였으나, 말기에 남부 일부 지방에 이앙법이 보급되어 실시되기도 하였다. 밭농사는 2년 3작의 윤작법과 우경에 의한 깊이갈이가 보급되어 휴경기간의 단축과 생산력의 증대를 가져왔다.
    ㉣ **농서의 도입** : 이암은 원의 농상집요를 소개·보급하였다.

(4) 화약무기의 제조와 조선기술

① 최무선은 화통도감을 설치하여 화약과 화포를 제작하였고 진포싸움에서 왜구를 격퇴하였다.

② 대형 범선이 제조되었고 대형 조운선이 등장하였다.

❹ 귀족문화의 발달

(1) 문학의 성장

① 전기
　　㉠ 한문학 : 광종 때부터 실시한 과거제로 한문학이 크게 발달하였고, 성종 이후 문치주의가 성행함에 따라 한문학은 관리들의 필수교양이 되었다.
　　㉡ 향가 : 균여의 보현십원가가 대표적이며, 향가는 점차 한시에 밀려 사라지게 되었다.

② 중기 … 당의 시나 송의 산문을 숭상하는 풍조가 나타났다.

③ 무신집권기 … 현실도피적 경향의 수필문학(임춘의 국숭전, 이인로의 파한집)이 유행하였다.

④ 후기 … 신진사대부와 민중을 주축으로 수필문학, 패관문학, 한시가 발달하였으며, 사대부문학인 경기체가 및 서민의 감정을 자유분방하게 표현한 속요가 유행하였다.

(2) 건축과 조각

① 건축 … 궁궐과 사원이 중심이 되었으며, 주심포식 건물(안동 봉정사 극락전, 영주 부석사 무량수전, 예산 수덕사 대웅전)과 다포식 건물(사리원 성불사 응진전)이 건축되었다.

② 석탑 … 신라 양식을 계승하였으나 독자적인 조형감각을 가미하여 다양한 형태로 제작되었다(불일사 5층 석탑, 월정사 팔각 9층 석탑, 경천사 10층 석탑).

③ 승탑 … 선종의 유행과 관련이 있다(고달사지 승탑, 법천사 지광국사 현묘탑).

④ 불상 … 균형을 이루지 못하여 조형미가 다소 부족한 것이 많았으며, 한편으로 각 지역만의 독특한 특색을 보여주기도 하였다(광주 춘궁리 철불, 관촉사 석조 미륵보살 입상, 안동 이천동 석불, 부석사 소조아미타여래 좌상).

(3) 청자와 공예

① 자기공예 … 상감청자가 발달하였다.

② 금속공예 … 은입사 기술이 발달하였다(청동 은입사 포류수금문 정병, 청동향로).

③ 나전칠기 … 경함, 화장품갑, 문방구 등이 현재까지 전해진다.

(4) 글씨 · 그림과 음악

① 서예 … 전기에는 구양순체가 유행했으며 탄연의 글씨가 뛰어났고, 후기에는 송설체가 유행했으며 이암이 뛰어났다.

② 회화 … 전기에는 예성강도, 후기에는 사군자 중심의 문인화가 유행하였다.

③ 음악

　　㉠ 아악 : 송에서 수입된 대성악이 궁중음악으로 발전된 것이다.

　　㉡ 향악(속악) : 우리 고유의 음악이 당악의 영향을 받아 발달한 것으로 동동·대동강·한림별곡이 유명하다.

03 근세의 문화

❶ 민족문화의 융성

(1) 한글의 창제

① 배경 … 한자음의 혼란 방지와 피지배층에 대한 도덕적인 교화에 목적이 있었다.

② 보급 … 용비어천가·월인천강지곡 등을 제작하고, 불경, 농서, 윤리서, 병서 등을 간행하였다.

(2) 역사서의 편찬

① 건국 초기 … 왕조의 정통성을 확보하고 성리학적 통치규범을 정착시키기 위한 것이었다. 정도전의 고려국사와 권근의 동국사략이 대표적이다.

② 15세기 중엽 … 고려역사를 자주적 입장에서 재정리하였고 고려사, 고려사절요(문종. 김종서, 정인지 등), 동국통감(세조. 서거정 등)이 간행되었다.

③ 16세기 … 사림의 정치·문화 의식을 반영하였고, 박상의 동국사략이 편찬되었다.

④ 실록의 편찬 … 국왕 사후에 실록청을 설치하여 편찬하였다.

(3) 지리서의 편찬

① 목적 … 중앙 집권과 국방 강화를 위하여 지리지와 지도의 편찬에 힘썼다.

② 지도 … 혼일강리역대국도지도, 팔도도, 동국지도, 조선방역지도 등이 있다.

③ 지리지 … 신찬팔도지리지, 동국여지승람, 신증동국여지승람, 해동제국기 등이 있다.

(4) 윤리·의례서와 법전의 편찬

① 윤리·의례서 … 유교적인 사회질서 확립을 위해 편찬하였으며, 윤리서인 삼강행실도, 이륜행실도, 동몽수지 등과 의례서인 국조오례의가 있다.

② 법전의 편찬

　　㉠ 초기 법전 : 정도전의 조선경국전, 경제문감, 조준의 경제육전이 편찬되었다.

　　㉡ 경국대전 : 〈경제육전〉의 원전과 속전, 법령을 종합해 만든 기본 법전으로 유교적 통치 질서와 문물제도
가 완성되었음을 의미한다. 세조 대 편찬하기 시작하여 성종 대 완성되었다.

❷ 성리학의 발달

(1) 조선 초의 성리학

① 관학파(훈구파) ··· 정도전, 권근 등의 관학파는 다양한 사상과 종교를 포용하고, 주례를 중시하였다.

② 사학파(사림파) ··· 길재 등은 고려말의 온건개혁파를 계승하여 교화에 의한 통치를 강조하였고, 성리학적 명
분론을 중시하였다.

(2) 성리학의 융성

① 이기론의 발달

　　㉠ 주리론 : 기(氣)보다는 이(理)를 중심으로 이론을 전개하였다.

　　㉡ 주기론 : 이(理)보다는 기(氣)를 중심으로 세계를 이해하였다.

② 성리학의 정착

　　㉠ 이황

　　　• 인간의 심성을 중시하였고, 근본적이며 이상주의적 성격이 강하였다.

　　　• 주자서절요, 성학십도 등을 저술하여 이기이원론을 더욱 발전시켜 주리철학을 확립하였다.

　　㉡ 이이

　　　• 기를 강조하여 일원론적 이기이원론을 주장하였으며 현실적이고 개혁적인 성격이 강하였다.

　　　• 동호문답, 성학집요 등을 저술하였다.

(3) 학파의 형성과 대립

① 동인

　　㉠ 남인 : 이황학파, 서인과 함께 인조반정에 성공하였다.

　　㉡ 북인 : 서경덕학파, 조식학파, 광해군 때 사회개혁을 추진하였다.

② 서인 ··· 이이학파, 성혼학파로 나뉘고, 인조반정으로 집권하였으며, 송시열 이후 척화론과 의리명분론을 강
조하였다.

(4) 예학의 발달

① **성격** … 유교적 질서를 유지하였고, 예치를 강조하였다.

② **영향** … 각 학파 간 예학의 차이가 예송논쟁을 통해 표출되었다.

③ 불교와 민간신앙

(1) 불교의 정비

① **불교 정책** … 사원의 토지와 노비를 회수하고, 사찰 및 승려 수를 제한하였으며, 도첩제를 실시하였다.

② **정비과정** … 선·교 양종에 모두 36개 절만 인정하였고, 사람들의 적극적인 불교비판으로 불교는 산속으로 들어가게 되었다.

(2) 도교와 민간신앙

① **도교** … 소격서를 설치하고 참성단에서 일월성신에 대해 제사를 지내는 초제를 시행하였다.

② **풍수지리설과 도참사상** … 한양 천도에 반영되었고, 산송문제를 야기하기도 하였다.

③ **민간신앙** … 무격신앙, 산신신앙, 삼신숭배, 촌락제가 성행하게 되었다.

④ 과학기술의 발달

(1) 천문·역법과 의학

① **각종 기구의 발명·제작**
  ㉠ **천체관측기구** : 혼의, 간의
  ㉡ **시간측정기구** : 해시계(앙부일구), 물시계(자격루)
  ㉢ **강우량측정기구** : 측우기(세계 최초)
  ㉣ **토지측량기구** : 인지의, 규형(토지 측량과 지도 제작에 활용)

② **역법** … 중국의 수시력과 아라비아의 회회력을 참고한 칠정산을 발달시켰다.

③ **의학분야** … 향약집성방과 의방유취가 편찬되었다.

(2) 농서의 편찬과 농업기술의 발달

① 농서의 편찬
   ㉠ **농사직설** : 최초의 농서로서 독자적인 농법을 정리(씨앗의 저장법 · 토질의 개량법 · 모내기법)하였다.
   ㉡ **금양잡록** : 금양(시흥)지방을 중심으로 경기지방의 농사법을 정리하였다.

② 농업기술의 발달 ··· 2년 3작(밭농사), 이모작 · 모내기법(논농사), 시비법, 가을갈이가 실시되었다.

(3) 병서 편찬과 무기 제조

① 병서의 편찬 ··· 총통등록, 병장도설이 편찬되었다.

② 무기 제조 ··· 최해산은 화약무기를 제조하였고, 화포가 만들어졌다.

③ 병선 제조 ··· 태종 때에는 거북선과 비거도선을 제조하여 수군의 전투력을 향상시켰다.

⑤ 문학과 예술

(1) 다양한 문학

① **15세기** ··· 격식을 존중하고, 질서와 조화를 내세웠다.
   ㉠ **악장과 한문학** : 용비어천가, 월인천강지곡, 동문선
   ㉡ **시조문학** : 김종서 · 남이(패기 넘침)
   ㉢ **설화문학** : 관리들의 기이한 행적, 서민들의 풍속 · 감정 · 역사의식을 담았다(서거정의 필원잡기, 김사습의 금오신화).

② **16세기** ··· 사림문학이 주류를 이루었다.
   ㉠ **시조문학** : 황진이, 윤선도(오우기 · 어부사시사)
   ㉡ **가사문학** : 송순, 정철(관동별곡 · 사미인곡 · 속미인곡)

(2) **왕실과 양반의 건축**

① **15세기** ··· 궁궐 · 관아 · 성곽 · 성문 · 학교건축이 중심이 되었고, 건물은 건물주의 신분에 따라 일정한 제한을 두었다.

② **16세기** ··· 서원건축은 가람배치양식과 주택양식이 실용적으로 결합된 독특한 아름다움을 지녔으며, 옥산서원(경주) · 도산서원(안동)이 대표적이다.

(3) 분청사기 · 백자와 공예

① 분청사기 … 안정된 그릇모양이었으며 소박하였다.

② 백자 … 깨끗하고 담백하며 선비취향이었다.

③ 공예 … 목공예, 화각공예, 자개공예가 주류를 이루었다.

(4) 그림과 글씨

① 그림
   ㉠ 15세기 : 안견(몽유도원도), 강희안(고사관수도), 강희맹 등이 있다.
   ㉡ 16세기 : 산수화와 사군자가 유행하였으며, 이암, 이정, 황집중, 어몽룡, 신사임당 등이 있다.

② 글씨 … 안평대군(송설체), 양사언(초서), 한호(석봉체)가 유명하였다.

04 문화의 새 기운

1 성리학의 변화

(1) 성리학의 교조화 경향

① 서인의 의리명분론 강화 … 송시열은 주자중심의 성리학을 절대화 하였다.

② 성리학 비판
   ㉠ 윤휴 : 유교경전에 대한 독자적으로 해석하였다.
   ㉡ 박세당 : 양명학과 노장사상의 영향을 받아 주자의 학설을 비판하였으나 사문난적으로 몰렸다.

③ 성리학의 발달
   ㉠ 이기론 중심 : 이황학파의 영남 남인과 이이학파인 노론 사이에 성리학의 이기론을 둘러싼 논쟁이 치열하게 전개되었다.
   ㉡ 심성론 중심 : 인간과 사물의 본성이 같은가 다른가 등의 문제를 둘러싸고 충청도 지역의 호론과 서울 지역의 낙론이 대립하였다(호락논쟁).

(2) **양명학의 수용**

① 성리학의 교조화와 형식화를 비판하였고, 실천성을 강조하였다.

② **강화학파의 형성** ··· 18세기 초 정제두가 양명학 연구와 제자 양성에 힘써 강화학파라 불리는 하나의 학파를 이루었으나 제자들이 정권에서 소외된 소론이었기 때문에 그의 학문은 집안의 후손들과 인척을 중심으로 가학(家學)의 형태로 계승되었다.

❷ 실학의 발달

(1) **실학의 등장**
   ① **배경** ··· 사회모순의 해결이 필요했으며, 성리학의 한계가 나타났다.
   ② **새로운 문화운동** ··· 현실적 문제를 연구했으며, 이수광의 지봉유설, 한백겸의 동국지리지가 편찬되었다.
   ③ **성격** ··· 민생안정과 부국강병이 목표였고, 비판적·실증적 논리로 사회개혁론을 제시하였다.

(2) **농업 중심의 개혁론(경세치용학파)**

① **특징** ··· 농민의 입장에서 토지제도의 개혁과 자영농 육성을 추구하였다.

② **주요 학자와 사상**
   ㉠ **유형원** : 반계수록을 저술, 균전론 주장, 양반문벌제도·과거제도·노비제도의 모순을 비판하였다.
   ㉡ **이익** : 이익학파를 형성하고 한전론을 주장, 6종의 폐단을 지적하였다.
   ㉢ **정약용** : 실학을 집대성, 목민심서·경세유표를 저술, 여전론을 주장하였다.

(3) **상공업 중심의 개혁론(이용후생학파, 북학파)**

① **특징** ··· 청나라 문물을 적극적으로 수용하여 부국강병과 이용후생에 힘쓰자고 주장하였다.

② **주요 학자와 사상**
   ㉠ **유수원** : 우서를 저술, 상공업 진흥·기술혁신을 강조, 사농공상의 직업평등과 전문화를 주장하였다.
   ㉡ **홍대용** : 임하경륜·의산문답을 저술, 기술혁신과 문벌제도를 철폐, 성리학 극복을 주장하였다.
   ㉢ **박지원** : 열하일기를 저술, 상공업의 진흥 강조(수레와 선박의 이용·화폐유통의 필요성 주장), 양반문벌제도의 비생산성 비판, 농업 생산력 증대에 관심(영농방법의 혁신·상업적 농업의 장려·수리시설의 확충)을 가졌다.
   ㉣ **박제가** : 북학의를 저술, 청과의 통상 강화, 수레와 선박 이용, 소비권장을 주장하였다.

(4) 국학 연구의 확대

① 국사

　　㉠ 이익 : 실증적 · 비판적 역사서술, 중국 중심의 역사관을 비판하였다.

　　㉡ 안정복 : 동사강목을 저술하였고 고증사학의 토대를 닦았다.

　　㉢ 이긍익 : 조선시대의 정치와 문화를 정리하여 연려실기술을 저술하였다.

　　㉣ 이종휘와 유득공 : 이종휘의 동사와 유득공의 발해고는 각각 고구려사와 발해사 연구를 중심으로 연구
　　　　시야를 만주지방까지 확대하여 한반도 중심의 협소한 사관을 극복하고자 했다.

　　㉤ 김정희 : 금석과안록을 지어 북한산비가 진흥왕순수비임을 고증하였다.

③ 국토에 대한 연구

　　㉠ 지리서 : 한백겸의 동국지리지, 정약용의 아방강역고, 이중환의 택리지가 편찬되었다.

　　㉡ 지도 : 동국지도(정상기), 대동여지도(김정호)가 유명하다.

④ 언어에 대한 연구 … 신경준의 훈민정음운해, 유희의 언문지, 이의봉의 고금석립이 편찬되었다.

⑤ 백과사전의 편찬 … 이수광의 지봉유설, 이익의 성호사설, 서유구의 임원경제지, 홍봉한의 동국문헌비고가
편찬되었다.

3 과학기술의 발달

(1) 천문학과 지도제작기술의 발달

① 천문학 … 김석문 · 홍대용의 지전설은 근대적 우주관으로 성리학적 세계관을 비판하였다.

② 역법과 수학 … 시헌력(김육)과 유클리드 기하학을 도입하였다.

③ 지리학 … 곤여만국전도(세계지도)가 전래되어 세계관이 확대되었다.

(2) 의학의 발달과 기술의 개발

① 의학 … 허준은 동의보감, 허임은 침구경험방, 정약용은 마과회통, 이제마는 동의수세보원을 저술하였다.

② 정약용의 기술관 … 한강에 배다리를 설계하고, 수원 화성을 설계 및 축조하였다(거중기 사용).

(3) 농서의 편찬과 농업기술의 발달

① 농서의 편찬

　　㉠ 신속의 농가집성 : 벼농사 중심의 농법이 소개되고, 이앙법 보급에 기여하였다.

　　㉡ 박세당의 색경 : 곡물재배법, 채소, 과수, 원예, 축산, 양잠 등의 농업기술을 소개하였다.

ⓒ 홍만선의 산림경제 : 농예, 의학, 구황 등에 관한 농서이다.

ⓔ 서유구 : 해동농서와 농촌생활 백과사전인 임원경제지를 편찬하였다.

② 농업기술의 발달

　ⓐ 이앙법, 견종법의 보급으로 노동력이 절감되고 생산량이 증대되었다.

　ⓑ 쟁기를 개선하여 소를 이용한 쟁기를 사용하기 시작하였다.

　ⓒ 시비법이 발전되어 여러 종류의 거름이 사용됨으로써 토지의 생산력이 증대되었다.

　ⓓ 수리시설의 개선으로 저수지를 축조하였다(당진의 합덕지, 연안의 남대지 등).

　ⓔ 황무지 개간(내륙 산간지방)과 간척사업(해안지방)으로 경지면적을 확대시켰다.

④ 문학과 예술의 새 경향

(1) 서민문화의 발달

① 배경 … 서당교육이 보급되고, 서민의 경제적·신분적 지위가 향상되었다.

② 서민문화의 대두 … 중인층(역관·서리), 상공업 계층, 부농층의 문예활동과 상민, 광대들의 활동이 활발하였다.

③ 문학상의 특징 … 인간감정을 적나라하게 표현하고 양반들의 위선적인 모습을 비판하며, 사회의 부정과 비리를 풍자·고발하였다. 서민적 주인공이 등장했으며, 현실세계를 배경으로 설정하였다.

(2) 판소리와 탈놀이

① 판소리 … 서민문화의 중심이 되었으며, 직접적이고 솔직하게 감정을 표현하였다. 다섯마당(춘향가·심청가·흥보가·적벽가·수궁가)이 대표적이며, 신재효는 판소리 사설을 창작하고 정리하였다.

② 탈놀이·산대놀이 … 승려들의 부패와 위선을 풍자하고, 양반의 허구를 폭로하였다.

(3) 한글소설과 사설시조

① 한글소설 … 홍길동전, 춘향전, 별주부전, 심청전, 장화홍련전 등이 유명하였다.

② 사설시조 … 남녀 간의 사랑, 현실에 대한 비판을 거리낌없이 표현하였다.

③ 한문학 … 정약용은 삼정의 문란을 폭로하는 한시를 썼고, 박지원은 양반전, 허생전, 호질을 통해 양반사회의 허구성을 지적하며 실용적 태도를 강조하였다.

(4) 진경산수화와 풍속화

① **진경산수화** ⋯ 우리나라의 고유한 자연을 표현하였고, 정선의 인왕제색도 · 금강전도가 대표적이다.

② **풍속화** ⋯ 김홍도는 서민생활을 묘사하였고, 신윤복은 양반 및 부녀자의 생활과 남녀 사이의 애정을 표현하였다.

③ **민화** ⋯ 민중의 미적 감각과 소박한 정서를 표현하였다.

④ **서예** ⋯ 이광사(동국진체), 김정희(추사체)가 대표적이었다.

(5) 백자 · 생활공예와 음악

① **자기공예** ⋯ 백자가 민간에까지 널리 사용되었고, 청화백자가 유행하였으며 서민들은 옹기를 많이 사용하였다.

② **생활공예** ⋯ 목공예와 화각공예가 발전하였다.

③ **음악** ⋯ 음악의 향유층이 확대되어 다양한 음악이 출현하였다. 양반층은 가곡 · 시조, 서민들은 민요를 애창하였다.

최근 기출문제 분석

2024. 3. 23. 국가직 9급

1 밑줄 친 '가람'에 대한 설명으로 옳은 것은?

> 우리 왕후께서는 좌평 사택적덕의 따님으로 지극히 오랜 세월에 선인(善因)을 심어 이번 생에 뛰어난 과보를 받아 만민을 어루만져 기르시고 삼보(三寶)의 동량(棟梁)이 되셨기에 능히 <u>가람</u>을 세우시고, 기해년 정월 29일에 사리를 받들어 맞이하셨다. 원하옵나니, 영원토록 공양하고 다함이 없이 이 선(善)의 근원을 배양하여, 대왕 폐하의 수명은 산악과 같이 견고하고 치세는 천지와 함께 영구하며, 위로는 정법을 넓히고 아래로는 창생을 교화하게 하소서.

① 목탑의 양식을 간직한 석탑이 있다.
② 대리석으로 만든 10층 석탑이 있다.
③ 성주산문을 개창한 낭혜 화상의 탑비가 있다.
④ 돌을 벽돌 모양으로 만들어 쌓은 모전석탑이 있다.

> **TIP** 제시문은 익산 미륵사지 서탑에서 발견된 〈금제사리봉안기〉에 관한 내용으로 사택적덕은 백제의 좌평으로 그의 딸은 백제 무왕의 비인 사택왕후이다. 사택적덕은 익산 미륵사 창건을 후원하기도 하였고, 제시문의 가람은 미륵사를 지칭한다.
> ① 미륵사에는 목탑 구조를 석탑으로 재현한 석탑이 있다.
> ② 10층 석탑으로는 고려 시대의 경천사지 10층 석탑, 조선 시대 원각사지 10층 석탑이 있다.
> ③ 성주산 낭혜화상 탑비는 신라시대 석비이다.
> ④ 분황사 모전석탑은 신라시대 석탑이다.

2024. 3. 23. 국가직 9급

2 밑줄 친 '이 나라'의 문화유산으로 옳지 않은 것은?

> 송나라 사신 서긍은 그의 저술에서 <u>이 나라</u> 자기의 빛깔과 모양에 대해, "도자기의 빛깔이 푸른 것을 사람들은 비색이라고 부른다. 근래에 와서 만드는 솜씨가 교묘하고 빛깔도 더욱 예뻐졌다. 술그릇의 모양은 오이와 같은데, 위에 작은 뚜껑이 있고 연꽃이나 엎드린 오리 모양을 하고 있다. 또, 주발, 접시, 사발, 꽃병 등도 있었다."라고 하였다.

① 안동 봉정사 극락전　　　　　② 구례 화엄사 각황전
③ 예산 수덕사 대웅전　　　　　④ 영주 부석사 무량수전

Answer　1.①　2.②

2024. 6. 22. 지방직 9급

3 (가)에 해당하는 인물로 옳은 것은?

> (가) 은/는 중앙아시아와 인도지역의 다섯 천축국을 순례하고 각국의 지리, 풍속, 산물 등에 관한 기행문을 남겼다. 이 기행문은 중국의 둔황 막고굴에서 발견되었으며 현재 프랑스 국립도서관에 있다.

① 원광   ② 원효

③ 의상   ④ 혜초

2024. 6. 22. 지방직 9급

4 (가) 문화유산에 대한 설명으로 옳은 것은?

> (가) 은/는 1377년 청주 흥덕사에서 인쇄한 것이다. 독일 구텐베르크가 인쇄한 책보다 70여 년 앞서 간행된 것으로 밝혀졌다. 현재 유네스코 세계 기록 유산으로 등재되어 있다.

① 최윤의 등이 지은 의례서를 인쇄한 것이다.

② 몽골의 침략을 물리치려는 염원을 담고 있다.

③ 현존하는 금속활자본 중에서 가장 오래된 것이다.

④ 우리나라 풍토에 맞는 처방과 약재 등이 기록되어 있다.

Answer   3.④   4.③

5 (가), (나)에 해당하는 건축물을 옳게 짝지은 것은?

[(가)]은 고려시대 건축물이며 배흘림기둥과 주심포양식으로 단아하면서도 세련된 아름다움을 담고 있다.

[(나)]은 우리나라에 남아 있는 조선시대 건축물 중 유일한 5층 목탑이다.

	(가)	(나)
①	영주 부석사 무량수전	김제 금산사 미륵전
②	영주 부석사 무량수전	보은 법주사 팔상전
③	합천 해인사 장경판전	김제 금산사 미륵전
④	합천 해인사 장경판전	보은 법주사 팔상전

TIP 제시문의 (가)는 영주 부석사 무량수전이며, (나)는 보은 법주사 팔상전이다.
김제 금산사 미륵전은 조선 중기 목조건축물이며, 합천 해인사 장경판전은 고려시대 만들어진 팔만대장경을 목판으로 보관하는 곳이다.

6 고려시대 문화유산에 대한 설명으로 옳지 않은 것은? [기출변형]

① 황해도 사리원 성불사 응진전은 다포 양식의 건물이다.

② 월정사 팔각 9층 석탑은 원의 석탑을 모방하여 제작하였다.

③ 여주 고달사지 승탑은 통일 신라의 팔각원당형 양식을 계승하였다.

④ 「직지심체요절」은 세계기록유산으로 등재된 현존하는 가장 오래된 금속활자본이다.

TIP 월정사 팔각 9층 석탑은 중국 송의 영향을 받아 제작된 석탑이다. 원의 석탑을 모방한 것은 고려 후기 제작된 경천사지 10층 석탑이 대표적이다.

7 조선시대 지도와 천문도에 대한 설명으로 옳지 않은 것은?

① 대동여지도는 거리를 알 수 있도록 10리마다 눈금을 표시하였다.

② 혼일강리역대국도지도는 중국에서 들여온 곤여만국전도를 참고하였다.

③ 천상열차분야지도는 하늘을 여러 구역으로 나누고 별자리를 표시한 그림이다.

④ 동국지도는 정상기가 실제 거리 100리를 1척으로 줄인 백리척을 적용하여 제작하였다.

Answer 5.② 6.② 7.②

2023 지방직 9급

8 다음 문화재와 이를 통해 알 수 있는 내용의 연결이 옳지 않은 것은?

① 사택지적비 – 백제가 영산강 유역까지 영역을 확장하였다.

② 임신서기석 – 신라에서 청년들이 유교 경전을 공부하였다.

③ 충주 고구려비 – 고구려가 5세기에 남한강 유역까지 진출하였다.

④ 호우명 그릇 – 5세기 초 고구려와 신라가 밀접한 관계를 맺고 있었다.

TIP ① **사택지적비** : 의자왕 대에 사택지적이 인생의 덧 없음에 관한 글이 남겨진 비석으로 충남 부여에서 발견되었다.
② **임신서기석** : 신라에서 청년들이 국가에 충성을 맹세하고 유교 경전을 공부했음을 알 수 있다.
③ **충주 고구려비** : 장수왕의 업적을 기록한 비석으로 고구려가 5세기에 남한강 유역까지 진출하였음을 알 수 있다.
④ **호우명 그릇** : 5세기 초 고구려와 신라가 연합하여 가야와 왜의 침입을 격퇴했음을 알 수 있다.

2023 지방직 9급

9 밑줄 친 '그'에 대한 설명으로 옳은 것은?

그는 화엄종을 중심으로 교종을 통합하고 해동 천태종을 창시하여 선종까지 포섭하려 하였다. 그러나 그의 사후에 교단은 다시 분열되었고, 권력층과 밀착되어 타락하는 양상까지 나타났다.

① 이론적인 교리 공부와 실천적인 수행을 아우를 것을 주장하였다.

② 참선과 독경은 물론 노동에도 힘을 쓰자고 하면서 결사를 제창하였다.

③ 삼국시대 이래 고승들의 전기를 정리하여 「해동고승전」을 편찬하였다.

④ 백련사를 결성하여 극락왕생을 기원하는 참회와 염불 수행을 강조하였다.

TIP 해동 천태종을 창시하고 교선통합을 시도하였던 인물은 의천이다. 의천은 고려의 분열된 불교를 통합하고자 하였고, 불교의 이론 학습과 함께 수행을 함께 할 것을 강조하며 교관겸수를 주장하였다.
② 지눌
③ 각훈
④ 요세

Answer 8.① 9.①

10 조선 세종 대에 있었던 사실로 옳지 않은 것은?

① 갑인자를 주조하였다.

② 화통도감을 설치하였다.

③ 역법서인 「칠정산」을 편찬하였다.

④ 간의를 만들어 천체를 관측하였다.

> **TIP** 화통도감은 고려 우왕 대에 최무선 건의로 설치한 화약 및 화기제조 관청이다.
> ① **갑인자**: 세종 대 주자소에서 제작한 금속활자이다.
> ③ **칠정산**: 세종 대 편찬한 역법서
> ④ **간의**: 세종 대 제작된 천체 관측 기구

11 다음 글을 쓴 인물에 대한 설명으로 옳은 것은?

> 세상에서 동명왕의 신이(神異)한 일을 많이 말한다. … (중략) … 지난 계축년 4월에 「구삼국사」를 얻어 「동명왕 본기」를 보니 그 신기한 사적이 세상에서 얘기하는 것보다 더하였다. 그러나 처음에는 믿지 못하고 귀신이나 환상이라고만 생각하였는데, 두세 번 반복하여 읽어서 점점 그 근원에 들어가니 환상이 아닌 성스러움이며, 귀신이 아닌 신성한 이야기였다.

① 사실의 기록보다 평가를 강조한 강목체 사서를 편찬하였다.

② 단군부터 고려 충렬왕 때까지의 역사를 서사시로 기록하였다.

③ 단군신화와 전설 등 민간에서 전승되는 자료를 광범위하게 수록하였다.

④ 김부식의 「삼국사기」에 동명왕의 신이한 사적이 생략되어 있다고 평하였다.

> **TIP** 고려 후기 이규보가 저술한 「동명왕편」이다. 김부식이 저술한 「삼국사기」가 신라 중심의 서술 방식이라는 점과 그의 사대주의적 태도를 비판한 이규보는 고구려의 동명왕의 기록을 중심으로 자주적, 민족주의적 역사 인식을 보여주었다.
> ① 안정복 「동사강목」
> ② 이승휴 「제왕운기」
> ③ 일연 「삼국유사」

Answer 10.② 11.④

12 (개)에 들어갈 문화유산의 명칭으로 옳은 것은?

> 원 간섭기에 만들어진 불탑으로서 현재 국립중앙박물관에 보관 중인 [(개)] 은 라마교의 영향을 받았
> 고, 화강암이 아닌 대리석으로 만들어졌다.

① 익산 미륵사지 석탑　　　　　　② 경주 불국사 3층 석탑

③ 개성 경천사지 10층 석탑　　　　④ 평창 월정사 8각 9층 석탑

> **TIP** (개)는 고려 충목왕 때 세워진 개성 경천사지 10층 석탑이다. 당시 고려는 원 간섭기였기에 원의 라마교가 전래되기도 하는
> 등 이전의 석탑과 달리 원의 영향을 받아 세워진 석탑이 경천사지 10층 석탑이다. 일제 강점기에 일본으로 유출되었다가
> 반환되었다.

13 밑줄 친 '왕'의 업적으로 옳은 것은?

> 왕은 6조 직계제를 시행하여 6조에서 의정부를 거치지 않고 곧바로 왕에게 재가를 받도록 함으로써 의
> 정부의 힘을 약화시켰다. 또한 사간원을 독립시켜 대신들을 견제하였으며, 사병을 없애고 사원이 소유
> 한 토지를 몰수하였다.

① 「정간보」를 창안하였다.

② 계미자를 주조하였다.

③ 「동국병감」을 간행하였다.

④ 「천상열차분야지도」를 돌에 새겼다.

> **TIP** 밑줄 친 '왕'은 조선 태종이다. 태종은 6조 직계제를 시행하여 의정부의 권한을 약화시키고, 사간원을 독립시켜 강력한 왕
> 권 중심 체제의 기반을 마련하였다. 또한 사병을 혁파하고 호패법을 시행하였으며, 주자소를 설치해 계미자를 주조하여 서
> 적 간행 및 출판을 담당하게 하였다.
> ① 세종　③ 문종　④ 태조

Answer　12.③　13.②

14 다음 글을 쓴 인물에 대한 설명으로 옳지 않은 것은?

> 하루는 같이 공부하는 사람 10여 인과 약속하였다. 마땅히 명예와 이익을 버리고 산림에 은둔하여 같은 모임을 맺자. 항상 선을 익히고 지혜를 고르는 데 힘쓰고, 예불하고 경전을 읽으며 힘들여 일하는 것에 이르기까지 각자 맡은 바 임무에 따라 경영한다.
>
> ―「권수정혜결사문」―

① 선종 중심으로 교종을 통합하려는 사상 체계를 정립하였다.

② 단박에 깨달음을 얻고 깨달은 후에도 꾸준히 수행해야 한다고 주장하였다.

③ 깨달음을 얻기 위해 참선을 하되 교리 공부를 함께할 것을 제안하였다.

④ 교단을 통합, 정리하는 것이 불교계의 폐단을 바로잡는 우선 과제라고 생각하였다.

> **TIP** 「권수정혜결사문」은 고려시대 승려 지눌이 저술한 불교서로, 승려들에게 선정과 지혜를 함께 닦을 것을 권하는 내용이다.
> ④ 보우
> ① 선교일치
> ② 돈오점수
> ③ 정혜상수

15 우리나라 유네스코 세계유산에 대한 설명으로 옳지 않은 것은?

① 미륵사지에는 목탑 양식의 석탑이 있다.

② 정림사지에는 백제의 5층 석탑이 남아 있다.

③ 능산리 고분군에는 계단식 돌무지무덤이 있다.

④ 무령왕릉에는 무덤 주인공을 알려주는 지석이 있었다.

> **TIP** 부여 능산리 고분군은 굴식 돌방무덤의 형태를 지니고 있다. 계단식 돌무지 무덤은 백제 초기 무덤 양식으로 고구려의 돌무지 무덤 양식과 동일하며 한성(서울 석촌동 고분군)에 위치하고 있다.

Answer 14.④ 15.③

16 다음 (가), (나) 승려에 대한 설명으로 옳은 것은?

> (가) 중국 유학에서 돌아와 부석사를 비롯한 여러 사원을 건립하였으며, 문무왕이 경주에 성곽을 쌓으려 할 때 만류한 일화로 유명하다.
> (나) 진골 귀족 출신으로 대국통을 역임하였으며, 선덕여왕에게 황룡사 9층탑의 건립을 건의하였다.

① (가)는 모든 것이 한마음에서 나온다는 일심사상을 제시하였다.
② (가)는 「화엄일승법계도」를 만들었다.
③ (나)는 「왕오천축국전」이라는 여행기를 남겼다.
④ (나)는 이론과 실천을 같이 강조하는 교관겸수를 제시하였다.

> **TIP** (가)는 의상, (나)는 자장이다. 의상은 화엄사상을 정립한 승려로 당 유학을 마치고 귀국하여 「화엄일승법계도」를 저술하였다. 자장은 선덕여왕에게 황룡사 9층 목탑 창건을 건의하여 설립을 주도하였고, 이후 통도사 건립도 주도하였다.
> ① 원효 ③ 혜초 ④ 의천

17 다음 설명에 해당하는 문화유산은?

> 이 건물은 주심포 양식에 맞배지붕 건물로 기둥은 배흘림 양식이다. 1972년 보수 공사 중에 공민왕 때 중창하였다는 상량문이 나와 우리나라에서 가장 오래된 목조 건물로 보고 있다.

① 서울 흥인지문
② 안동 봉정사 극락전
③ 영주 부석사 무량수전
④ 합천 해인사 장경판전

> **TIP** 안동 봉정사 극락전에 대한 설명이다. 고려 시대 건축물인 봉정사 극락전은 주심포 양식에 맞배 지붕 건축물로 현존하는 목조 건축물 중 가장 오래되었다. 특히 주심포 양식은 고려 전기에 유행한 양식으로 해당 건축물로 예산 수덕사 대웅전, 영주 부석사 무량수전이 있지만 부석사 무량수전은 맞배 지붕이 아닌 팔작 지붕 양식이다.
> ① 조선 태조 대 건립된 사대문 중 하나이다.
> ③ 부석사 무량수전은 주심포 양식은 맞지만 지붕은 팔작 지붕이다.
> ④ 해인사 장경판전은 조선시대에 세워진 건축물이다.

Answer 16.② 17.②

18 (가), (나)에 대한 설명으로 옳은 것은?

> (가) 역사서의 저자는 다음과 같은 글을 지어 왕에게 바쳤다. "성상 전하께서 옛 사서를 널리 열람하시고, '지금의 학사 대부는 모두 오경과 제자의 책과 진한(秦漢) 역대의 사서에는 널리 통하여 상세히 말하는 이는 있으나, 도리어 우리나라의 사실에 대하여서는 망연하고 그 시말(始末)을 알지 못하니 심히 통탄할 일이다. 하물며 신라·고구려·백제가 나라를 세우고 정립하여 능히 예의로써 중국과 통교한 까닭으로 범엽의 「한서」나 송기의 「당서」에는 모두 열전이 있으나 국내는 상세하고 국외는 소략하게 써서 자세히 실리지 않았다. … (중략) … 일관된 역사를 완성하고 만대에 물려주어 해와 별처럼 빛나게 해야 하겠다.'라고 하셨다."
>
> (나) 역사서에는 다음과 같은 서문이 실려 있다. "부여씨와 고씨가 망한 다음에 김씨의 신라가 남에 있고, 대씨의 발해가 북에 있으니 이것이 남북국이다. 여기에는 마땅히 남북국사가 있어야 할 터인데, 고려가 그것을 편찬하지 않은 것은 잘못이다."

① (가)는 동명왕의 업적을 칭송한 영웅 서사시이다.
② (가)는 불교를 중심으로 고대 설화를 수록하였다.
③ (나)는 만주 지역까지 우리 역사의 범위를 확장하였다.
④ (나)는 고조선부터 고려에 이르는 역사를 체계적으로 정리하였다.

TIP (가)는 김부식이 저술한 「삼국사기」, (나)는 유득공이 저술한 「발해고」이다. 「삼국사기」는 기전체 사서로 유교 사관이 반영된 역사서이며, 「발해고」는 신라와 발해의 역사를 남북국 시대라 칭하며 발해를 우리 민족 역사로 인식하고, 발해의 영토인 만주 지역 일대를 우리의 역사적 공간으로 확장하였다.
① 고구려 건국 시조인 동명왕의 업적을 칭송한 영웅 서사시는 이규보의 「동명왕편」이다.
② 불교사를 중심으로 고대 설화를 수록한 역사서는 일연의 「삼국유사」이다.
④ 고조선 ~ 고려에 이르는 역사를 기록한 사서는 서거정 등이 편찬한 「동국통감」이다.

Answer 18.③

출제 예상 문제

1 신라 하대 불교계의 새로운 경향을 알려주는 다음의 사상에 대한 설명으로 옳은 것은?

> 불립문자(不立文字)라 하여 문자를 세워 말하지 않는다고 주장하고, 복잡한 교리를 떠나서 심성(心性)을 도야하는 데 치중하였다. 그러므로 이 사상에서 주장하는 바는 인간의 타고난 본성이 곧 불성(佛性)임을 알면 그것이 불교의 도리를 깨닫는 것이라는 견성오도(見性悟道)에 있었다.

① 전제왕권을 강화해주는 이념적 도구로 크게 작용하였다.
② 지방에서 새로이 대두한 호족들의 사상으로 받아들여졌다.
③ 왕실은 이 사상을 포섭하려는 노력에 관심을 기울이지 않았다.
④ 인도에까지 가서 공부해 온 승려들에 의해 전파되었다.

TIP 위에 설명된 사상은 신라 하대에 유행한 선종(禪宗)에 관한 것으로 선종은 문자에 의존하지 않고 오직 좌선만을 통해 부처의 깨달음에 이르려는 종파이다. 6세기 초에 인도에서 중국으로 건너 온 보리달마를 초조(初祖)로 한다. 선종사상은 절대적인 존재인 부처에 귀의하려는 것이 아니라 각자가 가지고 있는 불성(佛性)의 개발을 중요시하는 성향을 지녔기에 신라 하대 당시 중앙정부의 간섭을 배제하면서 지방에서 독자적인 세력을 구축하려 한 호족들의 의식구조와 부합하였다. 이로 인해 신라 말 지방호족의 도움으로 선종은 크게 세력을 떨치며 새로운 사회의 사상적 토대를 마련하였다.

2 조선 후기 천주교와 관련된 설명으로 옳지 않은 것은?

① 기해사옥 때 흑산도로 유배를 간 정약전은 그 지역의 어류를 조사한 「자산어보」를 저술하였다.
② 안정복은 성리학의 입장에서 천주교를 비판하는 「천학문답」을 저술하였다.
③ 1791년 윤지충은 어머니 상(喪)에 유교 의식을 거부하여 신주를 없애고 제사를 지내 권상연과 함께 처형을 당하였다.
④ 신유사옥 때 황사영은 군대를 동원하여 조선에서 신앙의 자유를 보장받게 해달라는 서신을 북경에 있는 주교에게 보내려다 발각되었다.

TIP 정약전은 신유사옥(1801)으로 인해 흑산도로 귀양을 간 후 그 곳에서 자산어보를 지었다.

Answer 1.② 2.①

3 다음 내용의 (가)와 관련된 내용으로 틀린 것은?

> 보장왕 2년 그가 왕에게 아뢰기를 "삼교(三敎)는 비유하자면 솥의 발과 같아서 하나라도 없어서는 안
> 됩니다. 엎드려 청하오니 당(唐)나라에 사신을 보내 [(가)   ]를 구하여 와서 나라 사람들을 가르치게
> 하소서."라고 하였다. 대왕이 매우 그러하다고 여기고 표(表)를 올려서 요청하였다. 태종(太宗)이 도사
> (道士) 숙달(叔達) 등 8명을 보내고…
>
> -「삼국사기」-

① 대표적인 유물로 백제 금동대향로가 있다.
② 신라 임신서기석에도 사상이 반영되어 있다.
③ 박세당이 사문난적으로 몰린 이유이기도 하다.
④ 조선 시대에는 소격서를 설치하여 제천행사를 지냈다.

> **TIP** 고구려 연개소문이 (가) 도교를 수용할 것을 건의하는 내용이다. 삼국시대에 전래된 도교는 조선 시대까지 이어졌고, 백제의 금동
> 대향로, 산수무늬벽돌 등을 통해 도교가 유행했음을 알 수 있다. 조선 시대에는 소격서를 설치해 제천행사를 지냈으나, 조광조의
> 개혁정치에서 소격서가 폐지되었다. 박세당은 노장사상을 중시하였으나 이로 인하여 사문난적으로 몰리기도 하였다.
> ② 임신서기석에는 유교 사상이 반영되었다.

4 다음 역사서 저자들의 정치적 입장에 관한 설명으로 옳지 않은 것은?

①「여사제강」 – 서인의 입장에서 북벌운동을 지지하였다.
②「동사(東事)」 – 붕당정치를 비판하였다.
③「동사강목」 – 성리학적 명분론을 비판하였다.
④「동국통감제강」 – 남인의 입장에서 왕권 강화를 주장하였다.

> **TIP** 동사강목…17세기 이후 축적된 국사연구의 성과를 계승 발전시켜 역사인식과 서술내용 면에서 가장 완성도가 높은 저술로서 정
> 통론인식과 문헌고증방식의 양면을 집대성한 대표적인 통사이다. 단군→기자→마한→통일신라→고려까지의 유교적 정통론을
> 완성하였으며 위만조선을 찬탈왕조로 다루고 발해를 말갈왕조로 보아 우리 역사에서 제외시켰는데 이는 조선의 성리학자로서의
> 명분론에 입각한 것이었다.

Answer   3.② 4.③

5 밑줄 친 '이 농서'가 처음 편찬된 시기의 문화에 대한 설명으로 옳은 것은?

> 「농상집요」는 중국 화북 지방의 농사 경험을 정리한 것으로서 기후와 토질이 다른 조선에는 도움이 될
> 수 없었다. 이에 농사 경험이 풍부한 각 도의 농민들에게 물어서 조선의 실정에 맞는 농법을 소개한
> <u>이 농서</u>가 편찬되었다.

① 현실 세계와 이상 세계를 표현한 「몽유도원도」이 그려졌다.
② 선종의 입장에서 교종을 통합한 조계종이 성립되었다.
③ 윤휴는 주자의 사상과 다른 모습을 보여 사문난적으로 몰렸다.
④ 진경산수화와 풍속화가 유행하였다.

TIP 농사직설(農事直說)은 조선 세종 때 지어진 농서(農書)로 서문에서 밝히는 바와 같이 당시 까지 간행된 중국의 농서가 우리나라
의 풍토와 맞지 않아 농사를 짓는 데 있어 어려움이 있다는 이유로 세종이 각 도 감사에게 명해 각 지역의 농군들에게 직접 물어 땅
에 따라 이미 경험한 바를 자세히 듣고 이를 수집하여 편찬, 인쇄, 보급한 것이다. 이 책은 지역에 따라 적절한 농법을 수록하여 우리
실정과 거리가 먼 중국의 농법에서 벗어나는 좋은 계기를 마련했다고 볼 수 있다.
　① 안견의 몽유도원도는 1447년(세종 29)에 안평대군이 도원을 거닐며 놀았던 꿈 내용을 당시 도화서 화가였던 안견에게 말해
　　안견이 그린 것으로 현재 일본 덴리대학(天理大學) 중앙도서관에 소장되어 있다.

6 보기의 내용과 관련있는 사실로 옳은 것은?

> • 일본의 다카마스　　　　　　• 호류사 금당벽화　　　　　　• 정효공주묘의 모줄임 구조

① 활발한 정복활동과 불교전파
② 고구려 문화의 대외전파
③ 백제 문화의 대외전파
④ 신라 문화의 대외전파

TIP 고구려는 일본에 주로 의학과 약학을 전해 주었으며 혜자는 쇼토쿠 태자의 스승이 되었다. 또한 담징은 호류사의 금당벽화를 그
렸으며, 다카마쓰고분에서도 고구려의 흔적이 나타난다. 정효공주묘의 천장이 모줄임 구조도 고구려적 요소라고 할 수 있다.

Answer　5.①　6.②

7 다음은 고려시대의 목조건축물이다. 이 중 다포양식의 건축물은?

① 봉정사 극락전

② 수덕사 대웅전

③ 성불사 응진전

④ 부석사 무량수전

TIP ③ 기둥과 기둥 사이에 공포를 짜 올리는 다포 양식으로 하중이 고르게 분산되어 지붕이 더욱 커졌다. 이는 중후하고 장엄한 느낌을 준다.

①②④ 기둥 위에만 공포를 짜 올리는 주심포 양식으로 하중이 기둥에만 전달되어 기둥은 굵으며 배흘림 양식이다.

8 다음이 설명하는 문화재로 옳은 것은?

> 백제 말 무왕(639년)에 세워졌으며, 1962년에 국보로 지정되었다. 우리나라 석탑 중 가장 규모가 크고 창건 시기가 명확하게 밝혀진 석탑 중 가장 이른 시기에 건립된 것이다. 원래는 9층으로 추정되고 있으나 반파된 상태로 6층 일부까지만 남아있었다. 창건 당시의 정확한 원형은 알 수 없으며, 17 ~ 18세기 이전 1층 둘레에 석축이 보강되고 1915년 일본인들이 무너진 부분에 콘크리트를 덧씌운 상태로 전해졌다.

① 미륵사지석탑

② 정혜사지 십삼층석탑

③ 정림사지 오층석탑

④ 분황사 모전석탑

TIP ② **정혜사지 십삼층석탑** : 경주 정혜사터에 세워져 있는 탑으로, 통일신라시대인 9세기 즈음에 세워졌을 것으로 추측된다.

③ **정림사지 오층석탑** : 부여 정림사터에 세워져 있는 석탑으로, 익산 미륵사지 석탑과 함께 2기만 남아있는 백제시대의 석탑이라는 점에서도 귀중한 자료로 평가된다.

④ **분황사 모전석탑** : 현재 남아있는 신라 석탑 가운데 가장 오래된 것으로, 돌을 벽돌 모양으로 다듬어 쌓아올린 모전석탑(模塼石塔)이다. 원래 9층이었다는 기록이 있으나 지금은 3층만 남아있다. 선덕여왕 3년(634) 분황사의 창건과 함께 건립된 것으로 추측된다.

Answer 7.③ 8.④

9 다음의 사상에 관한 설명으로 옳은 것은?

> (개) 인간과 사물의 본성은 동일하다.
> (내) 인간과 사물의 본성은 동일하지 않다.

① (개)는 구한말 위정척사 사상으로 계승되었다.
② (내)는 실학파의 이론적 토대가 되었다.
③ (내)는 사문난적으로 학계에서 배척당했다.
④ (개)와 (내)는 노론 인사들을 중심으로 이루어졌다.

....

TIP 노론 내부에서 펼쳐진 호락논쟁으로 (개)는 서울지역의 인물성동론으로 북학파에, (내)는 충청지역의 인물성이론으로 위정척사에 영향을 주었다.

10 고려 말 성리학에 대한 설명으로 옳지 않은 것은?

① 충렬왕 때 안향이 처음으로 소개하였다.
② 정몽주는 '동방이학의 조'라는 칭호를 들을 정도로 뛰어난 성리학자였다.
③ 고려 말에 사림파가 새롭게 등장하였다.
④ 정도전은 불씨잡변을 저술하여 불교를 비판하였다.

....

TIP 사림파는 고려 말 은거하고 있던 길재가 양성한 세력으로 조선 성종을 전후로 정계에 등장하였다.

Answer   9.④   10.③

11 조선 후기 화풍에 관한 설명으로 옳지 않은 것은?

① 중국의 화풍을 수용하여 독자적으로 재구성하였다.

② 민중의 기복적 염원과 미의식을 표현한 민화가 발달하였다.

③ 강세황의 작품에서는 서양화법의 영향이 드러난다.

④ 뚜렷한 자아의식을 바탕으로 우리의 자연을 직접 눈으로 보고 사실적으로 그리려는 화풍의 변화가 나타났다.

TIP ① 조선 전기 화풍의 특징이다.

12 다음과 관련된 인물로 옳은 것은?

> 지금의 불교계를 보면, 아침저녁으로 행하는 일들이 비록 부처의 법에 의지하였다고 하나, 자신을 내세우고 이익을 구하는 데 열중하며, 세속의 일에 골몰한다. 도덕을 닦지 않고 옷과 밥만 허비하니, 비록 출가하였다고 하나 무슨 덕이 있겠는가? … (중략) … 하루는 같이 공부하는 사람 10여 인과 약속하였다. 마땅히 명예와 이익을 버리고 산림에 은둔하여 같은 모임을 맺자. 항상 선을 익히고 지혜를 고르는 데 힘쓰고, 예불하고 경전을 읽으며 힘들여 일하는 것에 이르기까지 각자 맡은 바 임무에 따라 경영한다.

① 일심사상과 화쟁사상을 주장하였다.

② 교관겸수를 주장하며 개혁을 주장하였다.

③ 금강삼매경론, 대승기신론소 등을 저술하였다.

④ 선종 중심의 교선 통합을 시도하며 개혁을 주도하였다.

TIP 지눌의 권수정혜결사문이다. 지눌은 고려 후기 불교계의 타락과 종파 대립을 비판하며 이를 개혁하기 위하여 수선사 결사운동을 주도하였다. 승려들의 수양 방법으로 정혜쌍수(定慧雙修), 돈오점수(頓悟漸修)를 강조하였고, 조계종을 창시하여 교선통합을 시도하였다.
①③ 원효 ② 의천

13 조선 후기에 유행한 사상에 관한 설명으로 옳지 않은 것은?

① 굿과 같은 현세구복적인 무속신앙이 유행하였다.

② 말세도래와 왕조교체 등의 내용이 실린 정감록과 같은 비기·도참서가 유행하였다.

③ 인내천, 보국안민, 후천개벽을 내세운 동학이 창시되었다.

④ 서학(천주교)은 종교로 수용되어 점차 학문적 연구대상으로 변하였다.

TIP 서학은 사신들에 의해 전래되어 문인들의 학문적 호기심에 의해 자발적으로 수용되었다.

14 강서고분, 무용총, 각저총 등 벽화가 남아있는 고분의 형태는?

① 굴식벽돌무덤   ② 굴식돌방무덤

③ 돌무지무덤   ④ 돌무지덧널무덤

TIP 굴식돌방무덤 … 판 모양의 돌을 이용하여 널을 안치하는 방을 만들고 널방벽의 한쪽에 외부로 통하는 출입구를 만든 뒤 봉토를 씌운 무덤으로 횡혈식 석실묘라고도 한다. 고대의 예술수준을 알 수 있는 고분벽화는 널방벽에 그려진 것이다.

15 실학자와 그의 주장이 바르게 연결된 것은?

① 이익 – 중상주의 실학자로 상공업의 발달을 강조하였다.

② 박제가 – 절약과 저축의 중요성을 강조하였다.

③ 박지원 – 우서에서 우리나라와 중국의 문물을 비교·분석하여 개혁안을 제시하였다.

④ 정약용 – 토지의 공동소유 및 공동경작 등을 통한 집단 농장체제를 주장하였다.

TIP ① 이익은 중농주의 실학자로 토지소유의 상한선을 정하여 대토지소유를 막는 한전론을 주장하였다.

② 박제가는 소비와 생산의 관계를 우물물에 비교하면서 검약보다 소비를 권장하였다.

③ 유수원에 관한 설명이다.

Answer   13.④ 14.② 15.④

OG 근현대사의 이해

01 국제 질서의 변동과 근대 국가 수립 운동

❶ 제국주의 열강의 침략과 조선의 대응

(1) 흥선대원군의 개혁 정치

① 흥선 대원군 집권 당시 국내외 정세
- ㉠ 국내 정세 : 세도 정치의 폐단→삼정의 문란으로 인한 전국적 농민 봉기 발생, 평등사상 확산(천주교, 동학)
- ㉡ 국외 정세 : 제국주의 열강의 침략적 접근→이양선 출몰, 프랑스, 미국 등 서구열강의 통상 요구

② 흥선 대원군의 내정 개혁
- ㉠ 목표 : 세도정치 폐단 시정→전제 왕권 강화, 민생 안정
- ㉡ 정치 개혁
  - 세도 정치 타파 : 안동 김씨 세력의 영향력 축소, 당파와 신분을 가리지 않고 능력별 인재 등용
  - 관제 개혁 : 비변사 기능 축소(이후 철폐)→의정부와 삼군부의 기능 부활
  - 법전 편찬 : 통치 체제 재정비→'대전회통', '육전조례'
- ㉢ 경복궁 중건
  - 목적 : 왕실의 존엄과 권위 회복
  - 재원 조달을 위해 원납전 강제 징수, 당백전 발행, 부역 노동 강화, 양반 묘지림 벌목
  - 결과 : 물가 폭등(당백전 남발), 부역 노동 강화로 인한 민심 악화 등으로 양반과 백성 반발 초래

③ 민생 안정을 위한 노력
- ㉠ 서원 철폐
  - 원인 : 지방 양반세력의 근거지로서 면세 혜택 부여→국가 재정 악화 문제 초래, 백성 수탈 심화
  - 결과 : 전국의 서원 중 47개소만 남기고 모두 철폐→양반층 반발, 국가 재정 확충에 기여
- ㉡ 수취 체제의 개편 : 삼정의 문란 시정
  - 전정 : 양전 사업 시행→은결을 찾아내어 조세 부과, 불법적 토지 겸병 금지
  - 군정 : 호포제(호 단위로 군포 징수) 실시→양반에게 군포 징수
  - 환곡 : 사창제 실시, 마을(里) 단위로 사창 설치→지방관과 아전의 횡포 방지

(2) 통상 수교 거부 정책과 양요

① 배경 … 서구 열강의 통상 요구, 러시아가 청으로부터 연해주 획득, 천주교 교세 확장 → 열강에 대한 경계심 고조

② 병인양요(1866)
- ㉠ 배경 : 프랑스 선교사의 국내 활동(천주교 확산), 흥선 대원군이 프랑스를 이용하여 러시아를 견제하려 하였으나 실패 → 병인박해(1866)로 천주교 탄압
- ㉡ 전개 : 병인박해를 계기로 로즈 제독이 이끄는 프랑스 함대가 강화도 침략 → 문수산성(한성근), 정족산성(양헌수) 전투에서 프랑스군에 항전
- ㉢ 결과 : 프랑스군은 외규장각 도서를 비롯한 각종 문화재 약탈

③ 오페르트 도굴 사건(1868)
- ㉠ 배경 : 독일 상인 오페르트의 통상 요구를 조선이 거절
- ㉡ 전개 : 오페르트 일행이 흥선 대원군 아버지 묘인 남연군 묘 도굴을 시도하였으나 실패
- ㉢ 결과 : 서양에 대한 반감 고조, 조선의 통상 수교 거부 정책 강화

④ 신미양요(1871)
- ㉠ 배경 : 평양(대동강)에서 미국 상선 제너럴셔먼호의 통상 요구 → 평안도 관찰사 박규수의 통상 거부 → 미국 선원들의 약탈 및 살상 발생 → 평양 군민들이 제너럴셔먼호를 불태움
- ㉡ 전개 : 미국이 제너럴셔먼호 사건을 계기로 배상금 지불, 통상 수교 요구 → 조선 정부 거부 → 미국 함대의 강화도 침략 → 초지진, 덕진진 점령 → 광성보 전투(어재연) → 미군 퇴각(어재연 수(帥)자기 약탈)
- ㉢ 결과 : 흥선 대원군은 전국에 척화비 건립(통상 수교 거부 의지 강화)

❷ 문호 개방과 근대적 개화 정책의 추진

(1) 조선의 문호 개방과 불평등 조약 체결

① 통상 개화론의 대두와 흥선 대원군의 하야
- ㉠ **통상 개화론** : 북학파 실학 사상 계승 → 박규수, 오경석, 유홍기 등이 문호 개방과 서양과의 교류 주장 → 개화파에 영향 : 통상 개화론의 영향을 받아 급진 개화파(김옥균, 박영효, 홍영식, 서광범 등), 온건 개화파(김홍집, 김윤식, 어윤중 등)로 분화
  - 온건개화파 : 점진적 개혁 추구(청의 양무운동 모방) → 동도서기론 주장
  - 급진개화화 : 급진적 개혁 추구(일본의 메이지유신 모방) → 문명개화론 주장, 갑신정변을 일으킴
- ㉡ **흥선 대원군 하야** : 고종이 친정을 실시하며 통상 수교 거부 정책 완화

② 강화도 조약(조 · 일수호 조규, 1876)

　　㉠ 배경 : 일본의 정한론(조선 침략론) 대두와 운요호 사건(1875)

　　㉡ 내용 : 외국과 체결한 최초의 근대적 조약, 불평등 조약

　　　• 조선은 자주국 : 조선에 대한 청의 종주권 부정, 일본의 영향력 강화

　　　• 부산 이외에 2개 항구 개항 : 경제적, 군사적, 정치적 목적을 위해 각각 부산, 원산, 인천항 개항

　　　• 해안 측량권 허용 및 영사 재판권(치외법권) 인정 : 불평등 조약

　　㉢ 부속 조약

　　　• 조 · 일 수호 조규 부록 : 개항장에서 일본 화폐 사용, 일본인 거류지 설정(간행이정 10리)을 규정

　　　• 조 · 일 무역 규칙 : 양곡의 무제한 유출 허용, 일본 상품에 대한 무관세 적용

③ 서구 열강과의 조약 체결

　　㉠ 조 · 미 수호 통상 조약(1882) : 제2차 수신사로 파견된 김홍집이 황준헌의 「조선책략」을 유입 · 유포, 청의 알선

　　　• 내용 : 치외 법권(영사 재판권)과 최혜국 대우 인정, 수출입 상품에 대한 관세 부과, 거중 조정

　　　• 성격 : 서양과 맺은 최초의 조약이자 불평등 조약

　　　• 영향 : 미국에 보빙사 파견, 다른 서구 열강과 조약 체결에 영향

　　㉡ 다른 서구 열강과의 조약 체결

　　　• 영국(1882), 독일(1882), 러시아(1884), 프랑스(1886)

　　　• 성격 : 최혜국 대우 등을 인정한 불평등 조약

(2) 개화 정책의 추진

① 외교 사절단 파견

　　㉠ 수신사 : 일본에 외교 사절단 파견 → 제1차 김기수(1876), 제2차 김홍집(1880) 파견

　　㉡ 조사시찰단(1881) : 일본의 근대 문물 시찰, 개화 정책에 대한 정보 수집을 목적으로 비밀리에 파견(박정양, 어윤중, 홍영식)

　　㉢ 영선사(1881) : 청의 근대 무기 제조술 습득을 목적으로 파견(김윤식) → 귀국 후 기기창 설치

　　㉣ 보빙사(1883) : 조미수호통상조약 체결 후 미국 시찰 → 민영익, 홍영식, 유길준 등

② 정부의 개화 정책

　　㉠ 통리기무아문(1880) 및 12사 설치 : 개화 정책 총괄

　　㉡ 군제 개편 : 신식 군대인 별기군 창설(일본인 교관 초빙), 구식 군대인 5군영은 2영(무위영, 장어영)으로 개편

　　㉢ 근대 시설 : 기기창(근대 신식 무기 제조), 박문국(한성순보 발행), 전환국(화폐 발행), 우정총국(우편)

(3) 개화 정책에 대한 반발

① 위정척사 운동의 전개 … 성리학적 질서를 회복하고 서양 문물의 유입 반대 → 양반 유생 중심(반외세)

    ㉠ 통상 반대 운동(1860년대) : 서구 열강의 통상 요구 거부 → 이항로, 기정진 등

    ㉡ 개항 반대 운동(1870년대) : 강화도 조약 체결을 전후로 개항 반대 주장 → 최익현(왜양일체론 주장)

    ㉢ 개화 반대 운동(1880년대) : 「조선책략」 유포 반대, 미국과의 수교 거부(영남만인소) → 이만손, 홍재학

    ㉣ 항일 의병 운동(1890년대) : 을미사변, 단발령(을미개혁)에 반발 → 유인석, 이소응 등

② 임오군란(1882) … 반외세, 반정부 운동

    ㉠ 배경 : 개항 이후 일본으로의 곡물 유출로 물가가 폭등하여 민생 불안정, 구식군인에 대한 차별대우

    ㉡ 전개 : 구식 군인의 봉기, 도시 빈민 합세 → 별기군 일본 교관 살해, 일본 공사관과 궁궐 습격 → 명성 황후 피신 → 흥선대원군의 재집권(신식 군대 및 개화 기구 폐지) → 청군 개입(흥선 대원군을 청으로 납치) → 민씨 정권 재집권(친청 정권 수립)

    ㉢ 결과

       • 제물포 조약 체결(1882) : 일본에 배상금 지불, 일본 공사관 경비를 위해 일본군의 조선 주둔 허용

       • 청의 내정 간섭 심화 : 청군의 주둔 허용, 청의 고문 파견(마건상과 묄렌도르프)

       • 조 · 청 상민 수륙 무역 장정 체결(1882) : 청 상인의 내지 통상권 허용 → 청의 경제적 침투 강화

(4) 갑신정변(1884)

① 배경 … 친청 정권 수립과 청의 내정 간섭 심화로 개화 정책 후퇴, 급진 개화파 입지 축소, 청 · 프 전쟁

② 전개 … 급진 개화파가 우정총국 개국 축하연에 정변을 일으킴 → 민씨 고관 살해 → 개화당 정부 수립 → 14개조 개혁 정강 발표 → 청군의 개입으로 3일만에 실패 → 김옥균, 박영효는 일본 망명

③ 갑신정변 14개조 개혁 정강 … 위로부터의 개혁

    ㉠ 정치적 개혁 : 친청 사대 정책 타파, 내각 중심의 정치 → 입헌 군주제 지향

    ㉡ 경제적 개혁 : 모든 재정의 호조 관할(재정 일원화), 지조법(토지세) 개정, 혜상공국 혁파, 환곡제 개혁

    ㉢ 사회적 개혁 : 문벌 폐지, 인민 평등권 확립, 능력에 따른 인재 등용 → 신분제 타파 주장

④ 결과

    ㉠ 청의 내정 간섭 심화, 개화 세력 약화, 민씨 재집권

    ㉡ 한성 조약(1884) : 일본인 피살에 대한 배상금 지불, 일본 공사관 신축 비용 부담

    ㉢ 톈진 조약(1884) : 한반도에서 청 · 일 양국 군대의 공동 출병 및 공동 철수 규정

⑤ 의의와 한계

    ㉠ 의의 : 근대 국가 수립을 위한 최초의 근대적 정치 · 사회 개혁 운동

    ㉡ 한계 : 급진 개화파의 지나친 일본 의존적 성향과 토지 개혁의 부재 등으로 민중 지지 기반 결여

(5) 갑신정변 이후의 국내외 정세

① 거문도 사건(1885 ~ 1887) … 갑신정변 이후 청 견제를 위해 조선이 러시아와 비밀리에 교섭 진행 → 러시아 견제를 위해 영국이 거문도를 불법 점령 → 청의 중재로 영국군 철수

② 한반도 중립화론 … 한반도를 둘러싼 열강의 대립이 격화되자 이를 막기 위해 조선 중립화론 제시 → 독일 영사 부들러와 유길준에 의해 제시

❸ 구국 운동과 근대 국가 수립 운동의 전개

(1) 동학 농민 운동

① 농촌 사회의 동요 … 지배층의 농민 수탈 심화, 일본의 경제 침탈로 곡가 상승, 수공업 타격(면직물 수입)

② 동학의 교세 확장 및 교조 신원 운동
　⊙ 동학의 교세 확장 : 교리 정비(동경대전, 용담유사), 교단 조직(포접제)
　ⓛ 교조 신원 운동 : 교조 최제우의 억울한 누명을 풀고 동학의 합법화 주장
　　• 전개 : 삼례집회(1892) → 서울 복합 상소(1893) → 보은 집회(1893)
　　• 성격 : 종교적 운동 → 정치적, 사회적 운동으로 발전(외세 배척, 탐관오리 숙청 주장)

③ 동학 농민 운동의 전개
　⊙ 고부 농민 봉기 : 고부 군수 조병갑의 횡포(만석보 사건) → 전봉준 봉기(사발통문) → 고부 관아 점령 및 만석보 파괴 → 후임 군수 박원명의 회유로 농민 자진 해산 → 안핵사 이용태 파견
　ⓛ 제1차 봉기 : 안핵사 이용태의 농민 탄압 → 동학 농민군은 재봉기하여 고부 재점령
　　• 백산 집결 : 동학 농민군이 보국안민, 제폭구민의 기치를 걸고 격문 발표, 호남 창의소 설치 → 이후 황토현, 황룡촌 전투에서 관군 격파 → 전주성 점령(폐정개혁안 12개조 요구)
　　• 전주 화약 체결 : 정부는 청에 군사 요청 → 청·일 양군 출병(톈진조약) → 전주 화약 체결(집강소 설치)
　ⓒ 제2차 봉기 : 전주 화약 체결 후 정부는 청일 양군의 철수 요구 → 일본이 거부하고 경복궁 무단 점령(청일전쟁)
　　• 삼례 재봉기 : 일본군 축출을 위해 동학 농민군 재봉기 → 남접(전봉준)과 북접(손병희)이 합세하여 서울로 북상
　　• 우금치 전투(공주) : 관군과 일본군의 화력에 열세 → 동학 농민군 패배, 전봉준을 비롯한 지도부 체포

④ 동학 농민 운동의 의의와 한계
　⊙ 의의 : 반봉건 운동(신분제 폐지, 악습 철폐 요구), 반외세 운동(일본 및 서양 침략 반대) → 이후 동학 농민군의 일부 요구가 갑오개혁에 반영, 잔여 세력 일부는 항일 의병 운동에 가담
　ⓛ 한계 : 근대 사회 건설을 위한 구체적인 방안을 제시하지 못함

(2) 갑오 · 을미개혁

① 배경 ··· 갑신정변 및 동학 농민 운동 이후 내정 개혁의 필요성 대두→교정청(자주적 개혁) 설치(1894. 6.)

② 제1차 갑오개혁 ··· 일본군의 경복궁 무단 점령, 개혁 강요→제1차 김홍집 내각 수립(민씨 정권 붕괴, 흥선대원군 섭정), 군국기무처 설치

    ㉠ 정치 : 왕실 사무(궁내부)와 국정 사무(의정부) 분리, 6조를 8아문으로 개편, 과거제 폐지 등

    ㉡ 경제 : 탁지아문으로 재정 일원화, 은 본위 화폐제 채택, 도량형 통일, 조세 금납화 시행

    ㉢ 사회 : 신분제 철폐(공사 노비제 혁파), 봉건적 악습 타파(조혼 금지, 과부 재가 허용), 고문 및 연좌제 폐지

③ 제2차 갑오개혁 ··· 청 · 일 전쟁에서 일본의 승세로 내정 간섭 강화→제2차 김홍집 · 박영효 연립 내각 수립(흥선대원군 퇴진, 군국기무처 폐지, 홍범 14조 반포)

    ㉠ 정치 : 내각 제도 실시(의정부), 8아문을 7부로 개편, 지방 행정 체계 개편(8도→23부), 지방관 권한 축소, 재판소 설치(사법권을 행정권에서 분리)

    ㉡ 군사 : 훈련대와 시위대 실지

    ㉢ 교육 : 교육입국 조서 반포, 신학제(한성 사범 학교 관제, 소학교 관제, 외국어 학교 관제) 마련

④ 을미개혁(제3차 갑오개혁)

    ㉠ 배경 : 청 · 일 전쟁에서 일본이 승리→일본의 랴오둥반도 차지(시모노세키 조약)→러시아 주도의 삼국 간섭→랴오둥반도 반환→조선에서는 친러내각 수립→을미사변(명성황후 시해)→김홍집 내각 수립

    ㉡ 주요 개혁 내용

    • 정치 : '건양' 연호 사용

    • 군사 : 시위대(왕실 호위), 친위대(중앙), 진위대(지방) 설치

    • 사회 : 태양력 사용, 소학교 설치, 우체사 설립(우편 제도), 단발령 실시

    ㉢ 결과 : 아관파천(1896) 직후 개혁 중단→김홍집 체포 및 군중에 피살

⑤ 갑오개혁의 의의와 한계

    ㉠ 의의 : 갑신정변과 동학 농민 운동의 요구 반영(신분제 철폐), 여러 분야에 걸친 근대적 개혁

    ㉡ 한계 : 일본의 강요에 의해 추진, 일본의 조선 침략을 용이하게 함, 국방력 강화 개혁 소홀

(3) 독립협회

① 독립협회의 창립
  ㉠ 배경 : 아관파천 직후 러시아를 비롯한 열강의 이권 침탈 가속화, 러·일의 대립 격화
  ㉡ 과정 : 미국에서 귀국한 서재필이 독립신문 창간 → 이후 독립문 건립을 명분으로 독립협회 창립(1896)

② 독립협회 활동 … 자주 국권, 자유 민권, 자강 개혁 운동을 통해 민중 계몽 → 강연회·토론회 개최
  ㉠ 자주 국권 운동 : 고종 환궁 요구, 러시아의 절영도 조차 저지 및 열강 이권 침탈 저지(만민 공동회 개최)
  ㉡ 자유 민권 운동 : 언론·출판·집회·결사의 자유 주장
  ㉢ 자강 개혁 운동 : 헌의 6조 결의(관민 공동회 개최), 의회 설립 운동 전개(중추원 관제 개편)

③ 독립협회 해산 … 보수 세력 반발(독립협회가 공화정을 도모한다고 모함) → 고종 해산 명령 → 황국협회의 만민공동회 습격

④ 의의와 한계 … 열강의 침략으로부터 국권 수호 노력
  ㉠ 의의 : 민중 계몽을 통한 국권 수호와 민권 신장에 기여
  ㉡ 한계 : 열강의 침략적 의도를 제대로 파악하지 못함, 외세 배척이 러시아에 한정

(4) 대한제국(1897 ~ 1910)

① 대한제국 수립 … 아관파천으로 국가적 위신 손상 → 고종의 환궁 요구 여론 고조 → 고종이 경운궁으로 환궁
  ㉠ 대한제국 선포 : 연호를 '광무'로 제정 → 환구단에서 황제 즉위식 거행, 국호를 '대한제국'으로 선포
  ㉡ 대한국 국제 반포(1899) : 황제의 무한 군주권(전제 군주제) 규정

② 광무개혁 … 구본신참(舊本新參)의 원칙에 따른 점진적 개혁 추구
  ㉠ 내용
    • 정치 : 황제권 강화(대한국 국제)
    • 군사 : 원수부 설치(황제가 직접 군대 통솔), 시위대·진위대 증강
    • 경제 : 양전 사업 추진(토지 소유자에게 지계 발급), 식산흥업(근대적 공장과 회사 설립), 금본위 화폐제
    • 교육 : 실업 학교 설립(상공 학교, 광무 학교), 기술 교육 강조, 해외에 유학생 파견
    • 사회 : 근대 시설 도입(전차·철도 부설, 전화 가설 등 교통·통신 시설 확충)
  ㉡ 의의와 한계
    • 의의 : 자주독립과 상공업 진흥 등 근대화를 지향한 자주적 개혁
    • 한계 : 집권층의 보수적 성향, 열강의 간섭 등으로 개혁 성과 미흡

❹ 일제의 국권 침탈과 국권 수호 운동

(1) 일제의 침략과 국권 피탈

① 러 · 일 전쟁(1904)과 일본의 침략

  ㉠ 한반도를 둘러싼 러 · 일 대립 격화 : 제1차 영 · 일동맹(1902), 러시아의 용암포 조차 사건(1903)

  ㉡ 러 · 일 전쟁(1904. 2.) : 대한제국 국외 중립 선언 → 일본이 러시아를 선제 공격

  ㉢ 일본의 한반도 침략

    • 한 · 일 의정서(1904. 2.) : 한반도의 군사적 요충지를 일본이 임의로 사용 가능

    • 제1차 한 · 일 협약(1904. 8.) : 고문 정치 실시(외교 고문 美. 스티븐스, 재정 고문 日.메가타 파견)

  ㉣ 일본의 한국 지배에 대한 열강의 인정

    • 가쓰라 · 태프트 밀약(1905. 7.) : 일본은 미국의 필리핀 지배 인정, 미국은 일본의 한국 지배를 인정

    • 제2차 영 · 일 동맹(1905. 8.) : 일본은 영국의 인도 지배 인정, 영국은 일본의 한국 지배를 인정

  ㉤ 포츠머스 조약 체결(1905. 9.) : 러 · 일 전쟁에서 일본 승리 → 일본의 한국 지배권 인정

② 일제의 국권 침탈

  ㉠ 을사늑약(제2차 한일협약. 1905. 11.) : 통감 정치 실시

    • 내용 : 통감부 설치(대한제국 외교권 박탈), 초대 통감으로 이토 히로부미 부임

    • 고종의 대응 : 조약 무효 선언, 미국에 헐버트 파견, 헤이그 특사 파견(이준, 이상설, 이위종, 1907)

    • 민족의 저항 : 민영환과 황현의 자결, 장지연의 '시일야방성대곡'(황성신문), 오적 암살단 조직(나철, 오기
호), 스티븐스 저격(장인환 · 전명운. 1908), 안중근의 이토 히로부미 처단(1909)

  ㉡ 한 · 일 신협약(정미 7조약, 1907. 7.) : 차관 정치 실시

    • 배경 : 헤이그 특사 파견 → 고종의 강제 퇴위, 순종 즉위

    • 내용 : 행정 각 부처에 일본인 차관 임명, 대한 제국 군대 해산(부속 각서) → 이후 기유각서(1909) 체결

  ㉢ 한국 병합 조약(1910. 8.) : 친일 단체(일진회 등)의 합방 청원 → 병합조약 체결 → 조선 총독부 설치

(2) 항일 의병 운동

① 을미의병 ··· 을미사변, 단발령 실시(1895)를 계기로 발생

  ㉠ 중심세력 : 유인석, 이소응 등의 양반 유생층

  ㉡ 활동 : 친일 관리 처단, 지방 관청과 일본 거류민, 일본군 공격

  ㉢ 결과 : 아관 파천 이후 고종이 단발령 철회, 의병 해산 권고 조칙 발표 → 자진 해산 → 일부는 활빈당 조직

② 을사의병 ··· 을사늑약 체결(1905)에 반발하며 발생, 평민 출신 의병장 등장

  ㉠ 중심세력 : 최익현 · 민종식(양반 유생), 신돌석(평민 출신) 등

  ㉡ 활동 : 전북 태인에서 거병(최익현), 홍주성 점령(민종식), 울진 등 태백산 일대에서 활약(신돌석)

③ 정미의병 … 고종의 강제 퇴위, 대한 제국의 군대 해산(1907)을 계기로 발생
   ㉠ 특징 : 해산 군인의 가담으로 의병의 전투력 강화(의병 전쟁), 각국 영사관에 국제법상 교전 단체로 인정
   할 것 요구
   ㉡ 13도 창의군 결성(총대장 이인영, 군사장 허위) : 서울 진공 작전 전개(1908) → 일본군에 패배
③ 호남 의병 … 13도 창의군 해산 이후 호남 지역이 의병 중심지로 부상 → 일제의 '남한 대토벌 작전(1909)'으
   로 위축
④ 의병 운동의 의의와 한계
   ㉠ 의의 : '남한 대토벌 작전' 이후 만주와 연해주 등지로 이동하여 무장 독립 투쟁 계승
   ㉡ 한계 : 양반 유생 출신 의병장의 봉건적 신분 의식의 잔존으로 세력 약화

(3) 애국 계몽 운동
① 성격 … 사회진화론의 영향(약육강식) → 점진적 실력 양성(교육, 식산흥업)을 통한 국권 수호 추구
② 애국 계몽 운동 단체
   ㉠ 보안회(1904) : 일제의 황무지 개간권 요구 반대 운동 전개 → 성공
   ㉡ 헌정 연구회(1905) : 의회 설립을 통한 입헌 군주제 수립 추구 → 일제의 탄압
   ㉢ 대한 자강회(1906) : 헌정 연구회 계승, 전국에 지회 설치 → 고종 강제 퇴위 반대 운동 전개
   ㉣ 신민회(1907)
     • 조직 : 안창호, 양기탁 등을 중심으로 공화정에 입각한 근대 국가 설립을 목표로 비밀 결사 형태로 조직
     • 활동 : 학교 설립(오산 학교, 대성 학교), 민족 산업 육성(태극 서관, 자기 회사 운영), 국외 독립운동 기
       지 건설(남만주 삼원보에 신흥 강습소 설립)
     • 해체 : 일제가 조작한 105인 사건으로 와해(1911)
   ㉤ 언론 활동 : 대한매일신보, 황성신문 등이 일제 침략 비판, 국채 보상 운동 지원
③ 의의와 한계
   ㉠ 의의 : 국민의 애국심 고취와 근대 의식 각성, 식산흥업을 통한 경제 자립 추구, 민족 운동 기반 확대
   ㉡ 한계 : 실력 양성(교육, 식산흥업)에만 주력, 의병 투쟁에 비판적인 태도를 취함

(4) 독도와 간도
① 독도
   ㉠ 역사적 연원 : 신라 지증왕 때 이사부가 우산국 복속, 조선 숙종 때 안용복이 우리 영토임을 확인
   ㉡ 대한제국 칙령 제41호(1900) : 울릉도를 울도군으로 승격, 독도가 우리 영토임을 선포
   ㉢ 일제의 강탈 : 러 · 일 전쟁 중 일본이 불법적으로 편입(시네마 현 고시 제40호. 1905)

② 간도 ··· 백두산정계비문(1712)의 토문강 해석에 대한 조선과 청 사이의 이견 발생으로 영유권 분쟁 발생

    ㉠ 대한 제국의 대응 : 이범윤을 간도 관리사로 임명, 간도를 함경도 행정 구역으로 편입

    ㉡ 간도 협약(1909) : 남만주 철도 부설권을 얻는 대가로 일제가 간도를 청의 영토로 인정

❺ 개항 이후 경제 · 사회 · 문화의 변화

(1) 열강의 경제 침탈

① 청과 일본의 경제 침탈

    ㉠ 개항 초 일본의 무역 독점 : 강화도 조약 및 부속 조약

      • 치외법권, 일본 화폐 사용, 무관세 무역 등의 특혜 독점

      • 거류지 무역 : 개항장 10리 이내로 제한 → 조선 중개 상인 활양(객주, 여각, 보부상 등)

      • 중계 무역 : 영국산 면제품 수입, 쌀 수출(미면 교환 경제) → 곡가 폭등, 조선 가내 수공업 몰락

    ㉡ 일본과 청의 무역 경쟁 : 임오군란 이후 청 상인의 조선 진출 본격화 → 청 · 일 상권 경쟁 심화

      • 조 · 청 상민 수륙 무역 장정(1882) : 청 상인의 내지 통상권 허용(양화진과 한성에 상점 개설)

      • 조 · 일 통상 장정(1883) : 조 · 일 무역 규칙 개정, 관세권 설정, 방곡령 규정, 최혜국 대우 인정

② 제국주의 열강의 이권 침탈

    ㉠ 배경 : 아관파천 이후 열강이 최혜국 대우 규정을 내세워 각종 분야(삼림, 광산, 철도 등)에서 이권 침탈

    ㉡ 일본의 재정 및 금융 지배

      • 재정 지배 : 차관 강요(시설 개선 등의 명목)를 통한 대한 제국 재정의 예속화 시도

      • 금융 지배 : 일본 제일 은행 설치(서울. 인천 등)

      • 화폐 정리 사업(1905) : 백동화를 일본 제일 은행권으로 교환(재정 고문 메가타 주도) → 민족 자본 몰락

    ㉢ 일본의 토지 약탈 : 철도 부지와 군용지 확보를 위해 조선의 토지 매입, 동양 척식 주식회사 설립(1908)

(2) 경제적 구국 운동

① 방곡령 선포(1889 ~ 1890) ··· 일본으로의 곡물 유출 심화로 곡가 폭등, 농민 경제 악화

    ㉠ 과정 : 함경도, 황해도 등지의 지방관이 방곡령을 선포함(조 · 일 통상 장정 근거)

    ㉡ 결과 : 일본이 '1개월 전 통보' 규정 위반을 빌미로 방곡령 철회 요구 → 방곡령 철회, 일본에 배상금 지불

② 상권 수호 운동 … 열강의 내지 진출 이후 국내 상권 위축

    ㉠ 시전 상인 : 일본과 청 상인의 시전 철수 요구, 황국 중앙 총상회 조직(1898)

    ㉡ 객주, 보부상 : 상회사 설립→대동 상회, 장통 상회 등

    ㉢ 민족 자본, 기업 육성 : 민족 은행과 회사를 설립(조선 은행 등)→1890년대 이후

③ 이권 수호 운동

    ㉠ 독립협회 : 만민 공동회 개최→러시아의 절영도 조차 요구 저지, 한·러 은행 폐쇄

    ㉡ 황무지 개간권 요구 반대 운동(1904) : 일제의 황무지 개간권 요구 압력에 반대→농광 회사, 보안회 설립

④ 국채 보상 운동(1907) … 일본의 차관 강요에 의한 대한 제국 재정의 일본 예속 심화

    ㉠ 과정 : 대구에서 시작(서상돈 중심)→국채 보상 기성회 설립(서울)→대한매일신보 후원

    ㉡ 결과 : 전국적인 금주, 금연, 가락지 모으기 운동으로 확산→통감부의 탄압과 방해로 실패

(3) 근대 시설과 문물의 수용

① 근대 시설의 도입

    ㉠ 교통 : 전차(서대문 ~ 청량리. 1889), 경인선(1899)을 시작으로 철도 부설(경부선 1905, 경의선 1906)

    ㉡ 통신 : 우편(우정총국. 1884), 전신(1885), 전화(경운궁. 1898)

    ㉢ 전기 : 경복궁에 전등 설치(1887), 한성 전기 회사 설립(1898)

    ㉣ 의료 : 광혜원(제중원으로 개칭. 1885), 세브란스 병원(1904), 대한의원(1907)

    ㉤ 서양식 건축물 : 독립문(1896), 명동성당(1898), 덕수궁 석조전(1910) 등

② 언론 활동 … 일제의 신문지법(1907) 제정 이전까지 활발한 활동

    ㉠ 한성순보(1883) : 최초의 신문으로 관보의 성격(정부 정책 홍보)을 지님→순한문, 박문국에서 발행

    ㉡ 독립신문(1896) : 독립협회가 발간한 최초의 민간 사설 신문→한글판, 영문판 발행

    ㉢ 제국신문(1898) : 서민층과 부녀자 대상으로 한 계몽적 성격의 신문→순한글

    ㉣ 황성신문(1898) : 양반 지식인을 대상으로 간행, 장지연의 '시일야방성대곡' 게재→국한문 혼용

    ㉤ 대한매일신보(1904) : 영국인 베델과 양기탁의 공동 운영, 일제의 국권 침탈 비판→순한글

③ 교육 기관

    ㉠ 1880년대 : 원산 학사(최초의 근대 학교. 덕원 주민), 동문학(외국어 교육), 육영 공원(근대적 관립 학교)

    ㉡ 1890년대 : 갑오개혁(교육입국조서 반포, 한성사범학교, 소학교 설립), 대한제국(각종 관립학교 설립)

    ㉢ 1900년대 : 사립 학교 설립→개신교(배재학당, 이화학당, 숭실학교), 민족지사(대성학교, 오산학교 등)

(4) 문화와 종교의 새 경향

① 문화의 새 경향 … 신소설(혈의 누 등), 신체시(해에게서 소년에게) 등장, 창가 및 판소리 유행

② 국학 연구

    ㉠ 국어 : 국문 연구소(지석영 · 주시경, 1907), 조선 광문회(최남선, 1910)

    ㉡ 국사

      • 근대 계몽 사학 발달, 민족 의식 고취

      • 위인전 간행(을지문덕전, 이순신전), 외국 역사 소개(월남 망국사 등), 신채호(독사신론, 민족주의 역사학)

③ 종교계의 변화

    ㉠ 유교 : 박은식 '유교 구신론' 저술→성리학의 개혁과 실천 유학 주장(양명학) 개신교 의료 · 교육 활동을 전개함

    ㉡ 불교 : 한용운 '조선불교 유신론' 저술→조선 불교의 개혁 주장

    ㉢ 천도교 : 손병희가 동학을 천도교로 개칭→'만세보' 간행

    ㉣ 대종교 : 나철, 오기호가 창시→단군 신앙 바탕, 국권 피탈 이후 만주로 이동하여 무장 독립 투쟁 전개

    ㉤ 천주교 : 사회 사업 실시(양로원, 고아원 설립)

    ㉥ 개신교 : 교육 기관 설립, 세브란스 병원 설립

02 일제의 강점과 민족 운동의 전개

❶ 일제의 식민 통치와 경제 수탈

(1) 일제의 무단 통치와 경제 수탈(1910년대)

① 일제의 식민 통치 기관 … 조선 총독부(식민통치 최고 기관, 1910), 중추원(조선 총독부 자문 기구)

② 무단 통치 … 헌병 경찰제 도입(즉결 처분권 행사), 조선 태형령 제정, 관리 · 교원에게 제복과 착검 강요, 언론 · 집회 · 출판 · 결사의 자유 제한, 한국인의 정치 단체와 학회 해산

③ 제1차 조선 교육령 … 한국인에 대한 차별 교육 실시(고등 교육 제한), 보통 교육과 실업 교육 강조, 일본어 교육 강조, 사립학교 · 서당 탄압

④ 경제 수탈

ㄱ 토지 조사 사업(1910 ~ 1918) : 공정한 지세 부과와 근대적 토지 소유권 확립을 명분으로 시행 → 실제로는 식민 지배에 필요한 재정 확보

- 방법 : 임시 토지 조사국 설치(1910), 토지 조사령 공포(1912) → 기한부 신고제로 운영
- 전개 : 미신고 토지, 왕실 · 관청 소유지(역둔토), 공유지 등을 조선 총독부로 편입 → 동양척식주식회사로 이관
- 결과 : 조선 총독부의 지세 수입 증가, 일본인 이주민 증가, 조선 농민의 관습적 경작권 부정, 많은 농민들이 기한부 소작농으로 전락하거나 만주 · 연해주 등지로 이주

ㄴ 각종 산업 침탈

- 회사령(1910) : 한국인의 회사 설립 및 민족 자본의 성장 억압 → 허가제로 운영
- 자원 침탈 : 삼림령, 어업령, 광업령, 임업령, 임야 조사령 등 제정

(2) 일제의 민족 분열 통치와 경제 수탈(1920년대)

① 문화 통치

ㄱ 배경 : 3 · 1 운동(1919) 이후 무단 통치에 대한 한계 인식, 국제 여론 악화

ㄴ 목적 : 소수의 친일파를 양성하여 민족 분열의 획책을 도모한 기만적인 식민 통치

ㄷ 내용과 실상

- 문관 총독 임명 가능 : 실제로 문관 총독이 임명된 적 없음
- 헌병 경찰제를 보통 경찰제로 전환 : 경찰 수와 관련 시설, 장비 관련 예산 증액
- 언론 · 집회 · 출판 · 결사의 자유 부분적 허용(신문 발간 허용) : 검열 강화, 식민통치 인정하는 범위 내에서 허용
- 보통학교 수업 연한 연장(제2차 조선 교육령), 대학 설립 가능 : 고등교육 기회 부재, 한국인 취학률 낮음
- 도 · 부 · 면 평의회, 협의회 설치 : 일본인, 친일 인사만 참여(친일 자문 기구)

ㄹ 영향 : 일부 지식인들이 일제와 타협하려 함 → 민족 개조론, 자치론 주장

② 경제 수탈

ㄱ 산미 증식 계획(1920 ~ 1934)

- 배경 : 일본의 공업화로 자국 내 쌀 부족 현상을 해결하기 위해 시행
- 과정 : 농토 개간(밭 → 논), 수리 시설(수리 조합 설립) 확충, 품종 개량, 개간과 간척 등으로 식량 증산 추진
- 결과 : 수탈량이 증산량 초과(국내 식량 사정 악화) → 한국인의 1인당 쌀 소비량 감소, 만주 잡곡 유입 증가, 식량 증산 비용의 농민 전가 → 소작농으로 전락하는 농민 증가, 소작농의 국외 이주 심화

ㄴ 회사령 폐지(허가제 → 신고제. 1920), 일본 상품에 대한 관세 철폐 : 일본 자본의 침투 심화

(3) 일제의 민족 말살 통치(1930년대 이후)

① 민족 말살 통치

　　㉠ 배경 : 대공황(1929) 이후 일제의 침략 전쟁 확대(만주 사변, 중·일 전쟁, 태평양 전쟁)

　　㉡ 목적 : 한국인의 침략 전쟁 동원→한국인의 민족의식 말살, 황국 신민화 정책 강요

　　• 내선일체·일선동조론 강조, 창씨 개명, 신사 참배, 궁성 요배, 황국 신민 서사 암송, 국어·국사 교육 금지

　　• 병참기지화 정책 : 전쟁 물자 공급을 위해 북부 지방에 중화학 공업 시설 배치

　　㉢ 결과 : 공업 생산이 북부 지역에 편중, 산업 간 불균형 심화(소비재 생산 위축)

② 경제 수탈

　　㉠ 남면북양 정책 : 일본 방직 산업의 원료 확보를 위해 면화 재배와 양 사육 강요

　　㉡ 농촌 진흥 운동(1932 ~ 1940) : 식민지 지배 체제의 안정을 위해 소작 조건 개선 제시→성과 미흡

　　㉢ 국가 총동원법 제정(1938) : 중·일 전쟁 이후 부족한 자원 수탈을 위해 제정→인적·물적 자원 수탈 강화

　　• 인적 수탈 : 강제 징용 및 징병, 지원병제(학도 지원병제 포함), 징병제, 국민 징용령, 여자 정신 근로령

　　• 물적 수탈 : 공출제 시행(미곡, 금속류), 식량 수탈(산미 증식 계획 재개, 식량 배급제 실시 등), 국방 헌금 강요

③ 식민지 억압 통치 강화

　　㉠ 민족 언론 폐간 : 조선일보·동아일보 폐간(1940)

　　㉡ 조선어 학회 사건(1942) : 치안 유지법 위반으로 조선어 학회 회원들 구속 → 우리말 큰사전 편찬 실패

❷ 3·1 운동과 대한민국 임시 정부의 활동

(1) 1910년대 국내/국외 민족 운동

① 국내 민족 운동

　　㉠ 일제 탄압 강화 : 남한 대토벌 작전과 105인 사건 등으로 국내 민족 운동 약화→국외로 이동

　　㉡ 비밀 결사 단체

　　• 독립 의군부(1912) : 고종의 밀명을 받아 임병찬이 조직→의병 전쟁 계획, 복벽주의 추구

　　• 대한 광복회(1915) : 김좌진, 박상진이 군대식 조직으로 결성→친일파 처단, 군자금 모금, 공화정 추진

　　• 기타 : 조선 국권 회복단(단군 숭배. 1915), 송죽회, 기성단, 자립단 등이 조직됨

② 국외 민족 운동

　　㉠ **만주 지역** : 북간도(서전서숙, 명동학교, 중광단), 서간도(삼원보 중심, 경학사 · 부민단, 신흥강습소 조직)

　　㉡ **중국 관내** : 상하이 신한 청년당→김규식을 파리 강화 회의에 대표로 파견함

　　㉢ **연해주 지역** : 신한촌 건설(블라디보스토크), 권업회 조직→이후 대한 광복군 정부(이상설, 이동휘 중심) 수립

　　㉣ **미주 지역** : 대한인 국민회, 대조선 국민 군단(박용만)

(2) 3 · 1 운동(1919)

① **배경**

　　㉠ **국내** : 일제 무단 통치에 대한 반발 고조, 고종의 사망

　　㉡ **국외** : 윌슨의 민족 자결주의 대두, 레닌의 약소민족 해방 운동 지원, 파리강화회의에 김규식 파견(신한 청년당) 동경 유학생들에 의한 2 · 8 독립 선언, 만주에서 대한 독립 선언 제창

② **과정** … 초기 비폭력 만세 시위 운동→이후 무력 투쟁의 성격으로 전환

　　㉠ **준비** : 고종 황제 독살설 확산, 종교계 및 학생 중심으로 만세 운동 준비

　　㉡ **전개** : 민족 대표가 종로 태화관에서 독립 선언서 낭독→탑골공원에서 학생 · 시민들 만세 운동 전개

　　㉢ **확산** : 도시에서 농촌으로 확산→농민층이 가담하면서 무력 투쟁으로 전환→일제 탄압(제암리 사건)→국외 확산

③ **의의 및 영향**

　　㉠ **국내** : 최대 규모의 민족 운동, 대한민국 임시 정부 수립에 영향, 식민 통치 방식 변화(무단 통치→문화 통치), 독립 운동의 분수령 역할→무장 투쟁, 노동 · 농민 운동 등 다양한 민족 운동 전개

　　㉡ **국외** : 중국의 5 · 4 운동, 인도의 비폭력 · 불복종 운동 운동 등에 영향

(3) 대한민국 임시 정부 수립과 활동

① **여러 임시 정부 수립** … 3 · 1 운동 이후 조직적인 독립운동의 필요성 자각

　　㉠ **대한 국민 의회(1919. 3.)** : 연해주 블라디보스토크에서 조직→손병희를 대통령으로 선출

　　㉡ **한성 정부(1919. 4.)** : 서울에서 13도 대표 명의로 조직→집정관 총재로 이승만 선출

　　㉢ **상하이 임시 정부(1919. 4.)** : 상하이에서 국무총리로 이승만 선출

② **대한민국 임시 정부의 수립**

　　㉠ **각지의 임시 정부 통합** : 한성 정부의 정통성 계승, 외교 활동에 유리한 상하이에 임시 정부 수립

　　㉡ **형태** : 삼권 분립에 입각한 민주 공화정→임시 의정원(입법), 법원(사법), 국무원(행정)

　　㉢ **구성** : 대통령 이승만, 국무총리 이동휘, 국무위원

③ 대한민국 임시 정부의 활동
  ㉠ 연통제, 교통국 운영 : 국내외를 연결하는 비밀 행정 및 통신 조직
  ㉡ 군사 활동 : 광복군 사령부, 국무원 산하에 군무부 설치하고 직할 군단 편성(서로 군정서·북로 군정서)
  ㉢ 외교 활동 : 파리 강화 회의에 독립 청원서 제출(김규식), 미국에 구미 위원부를 설치(이승만)
  ㉣ 독립 자금 모금 : 독립 공채(애국 공채) 발행, 국민 의연금을 모금
  ㉤ 기타 : 독립신문 발간
④ 국민 대표 회의(1923)
  ㉠ 배경 : 연통제와 교통국 해체 후 자금 조달 곤란, 외교 활동 성과 미흡
    • 독립운동 방법론을 둘러싼 갈등 발생 : 외교 독립론과 무장 독립론의 갈등
    • 이승만의 국제 연맹 위임 통치 청원(1919)에 대한 내부 반발
  ㉡ 과정 : 임시 정부의 방향을 둘러싼 창조파와 개조파의 대립 심화
    • 개조파 : 현 임시 정부를 유지하며 드러난 문제점 개선 주장
    • 창조파 : 현 임시 정부의 역할 부정, 임시 정부의 위치를 연해주로 옮겨야 한다고 주장
  ㉢ 결과 : 회의가 결렬 및 독립운동가 다수 이탈
⑤ 대한민국 임시 정부의 개편
  ㉠ 배경 : 국민 대표 회의 결렬 이후 독립 운동가들의 임시 정부 이탈 심화→이승만 탄핵→제2대 대통령
    으로 박은식 선출 후 체제 개편 추진
  ㉡ 체제 개편 : 대통령제(1919)→국무령 중심 내각 책임제(1925)→국무위원 중심의 집단 지도 체제(1927)
    →주석 중심제(1940)→주석·부주석제(1944)
  ㉢ 임시정부 이동 : 상하이(1932)→충칭에 정착(1940)

❸ 국내 민족 운동의 전개

(1) 실력 양성 운동
① 실력 양성 운동의 대두 ··· 사회 진화론의 영향→식산흥업, 교육을 통해 독립을 위한 실력 양성
② 물산 장려 운동
  ㉠ 배경 : 회사령 폐지(1920), 일본 상품에 대한 관세 철폐(1923)로 일본 자본의 한국 침투 심화→민족 기
    업 육성을 통해 경제적 자립 실현하고자 함
  ㉡ 과정 : 평양에서 조선 물산 장려회 설립(조만식, 1920)→전국적으로 확산
  ㉢ 활동 : 일본 상품 배격, '내 살림 내 것으로, 조선 사람 조선 것'을 기치로 토산품 애용 장려, 금주·단연
    운동 전개
  ㉣ 결과 : 토산품 가격 상승, 사회주의 계열 비판(자본가와 일부 상인에게만 이익), 일제의 탄압으로 실패

③ 민립 대학 설립 운동

    ㉠ 배경 : 일제의 식민지 우민화 교육(보통 교육, 실업 교육 중심)→고등 교육의 필요성 제기

    ㉡ 과정 : 조선 민립 대학 기성회 조직(이상재, 1920)→모금 운동('한민족 1천만이 한 사람이 1원씩')

    ㉢ 결과 : 일제의 방해로 성과 저조→일제는 한국인들의 불만을 무마하기 위해 경성 제국 대학 설립

④ 문맹 퇴치 운동 ⋯ 문자 보급을 통한 민중 계몽 추구

    ㉠ 야학 운동(주로 노동자, 농민 대상), 한글 강습회

    ㉡ 문자 보급 운동 : 조선일보 주도→"한글 원본" 발간('아는 것이 힘, 배워야 산다')

    ㉢ 브나로드 운동 : 동아일보 주도→학생들이 참여하여 농촌 계몽 운동 전개

(2) 민족 협동 전선 운동의 전개

① 사회주의 사상 수용

    ㉠ 배경 : 러시아 혁명 이후 약소국가에서 사회주의 사상 확산(레닌의 지원 선언)

    ㉡ 전개 : 3 · 1 운동 이후 청년 · 지식인층을 중심 사회주의 사상 수용→조선 공산당 결성(1925)

    ㉢ 영향 : 이념적 차이로 인하여 민족 운동 세력이 민족주의 계열과 사회주의 계열로 분화→이후 일제는 사회주의 세력을 탄압하기 위해 치안 유지법 제정(1925)

② 6 · 10 만세 운동(1926)

    ㉠ 배경 : 일제의 수탈과 차별적인 식민지 교육에 대한 불만 고조, 사회주의 운동 확대, 순종 서거

    ㉡ 전개 : 학생과 사회주의 계열, 천도교 계열이 순종 인산일을 계기로 대규모 만세 시위 계획→시민 가담

    ㉢ 의의 : 학생들이 독립 운동의 주체 세력으로 부상, 민족주의 계열과 사회주의 계열의 연대 계기(민족유일당)

③ 신간회 결성(1927 ~ 1931)

    ㉠ 배경

      • 국내 : 친일 세력의 자치론 등장, 치안 유지법→민족주의와 사회주의 세력 연대의 필요성 공감

      • 국외 : 중국에서 제1차 국 · 공 합작 실현

    ㉡ 활동 : 정우회 선언을 계기로 비타협적 민족주의 세력과 사회주의 세력 연대→신간회 결성

      • 이상재를 회장으로 선출하고 전국 각지에 지회 설치

      • 강령 : 정치적 · 경제적 각성, 민족의 단결 강화, 기회주의 일체 배격

      • 전국적 연회 · 연설회 개최, 학생 · 농민 · 노동 · 여성 등의 운동 지원, 조선 형평 운동 지원

      • 광주 학생 항일 운동에 조사단을 파견하여 지원

    ㉢ 해체 : 일부 지도부가 타협적 민족주의 세력과 연대 시도, 코민테른 노선 변화→사회주의자 이탈→해체

    ㉣ 의의 : 민족 유일당 운동 전개, 국내에서 가장 규모가 큰 합법적 항일 민족 운동 단체

④ 광주 학생 항일 운동(1929)

   ⊙ 배경 : 차별적 식민 교육, 학생 운동의 조직화, 일본인 남학생의 한국인 여학생 희롱이 발단

   ⓒ 전개 : 광주 지역 학생들 궐기 → 신간회 및 여러 사회 단체들의 지원 → 전국적으로 확산

   ⓒ 의의 : 3 · 1 운동 이후 국내 최대 규모의 항일 민족 운동

⑤ 농민 · 노동 운동

   ⊙ 농민 운동 : 고율의 소작료 및 각종 대금의 소작인 전가로 소작농 부담 증대

   • 전개 : 조선 농민 총동맹(1927) 주도 → 소작료 인하, 소작권 이동 반대 주장 → 암태도 소작쟁의(1923)

   ⓒ 노동 운동 : 저임금, 장시간 노동 등 열악한 노동 환경에 대한 노동자 반발

   • 전개 : 조선 노동 총동맹(1927) 주도 → 노동 조건의 개선과 임금 인상 요구 → 원산 노동자 총파업(1929)

   ⓒ 1930년대 농민 · 노동 운동 : 사회주의 세력과 연계하여 정치적 투쟁의 성격 나타남(반제국주의)

⑥ 각계 각층의 민족 운동

   ⊙ 청년 운동 : 조선 청년 총동맹 결성

   ⓒ 소년 운동 : 천도교 소년회 중심(방정환) → 어린이날을 제정, 잡지 「어린이」 발간

   ⓒ 여성 운동 : 신간회 자매 단체로 근우회 조직 → 여성 계몽 활동 전개

   ⓔ 형평 운동 : 조선 형평사 조직 → 백정 출신에 대한 사회적 차별 반대, 평등 사회 추구

(3) 민족 문화 수호 운동

① 한글 연구

   ⊙ 조선어 연구회(1921) : 가갸날 제정, 잡지 「한글」 간행

   ⓒ 조선어 학회(1931) : 조선어 연구회 계승, 한글 맞춤법 통일안과 표준어 제정, 우리말 큰사전 편찬 시도
     → 일제에 의한 조선어 학회 사건(1942)으로 강제 해산

② 국사 연구

   ⊙ 식민 사관 : 식민 통치의 정당화를 위해 우리 역사 왜곡 → 조선사 편수회 → 정체성론, 당파성론, 타율성론

   ⓒ 민족주의 사학 : 한국사의 독자성과 주체성 강조

   • 박은식 : 근대사 연구, 민족혼을 강조 → 「한국통사」, 「한국독립운동지혈사」 저술

   • 신채호 : 고대사 연구, 낭가사상 강조 → 「조선사연구초」, 「조선상고사」 저술

   • 정인보 : 조선 얼 강조, 조선학 운동 전개

   ⓒ 사회 경제 사학 : 마르크스의 유물 사관 수용

   • 백남운 : 식민 사관인 정체성론 비판 → 「조선 사회 경제사」 저술, 세계사의 보편적 발전 법칙에 따라 한
     국사 이해

   ⓔ 실증 사학 : 객관적 사실 중시

   • 진단 학회 : 이병도, 손진태 등이 결성 → 「진단 학보」 발간

③ 종교 활동

    ㉠ 불교 : 일제의 사찰령으로 탄압→한용운이 중심이 되어 조선 불교 유신회 조직

    ㉡ 원불교 : 박중빈이 창시→개간 사업, 미신 타파, 저축 운동 등 새생활 운동 전개

    ㉢ 천도교 : 소년 운동 주도, 잡지 '개벽' 발행

    ㉣ 대종교 : 단군 숭배, 중광단 결성(북간도)함→이후 북로 군정서로 확대·개편→항일 무장 투쟁 전개

    ㉤ 개신교 : 교육 운동, 계몽 운동을 전개→신사 참배 거부

    ㉥ 천주교 : 사회 사업 전개(고아원, 양로원 설립), 항일 무장 투쟁 단체인 의민단 조직

④ 문화 활동

    ㉠ 문학 : 동인지 발간 및 신경향파 문학 등장(1920년대) → 저항 문학(이육사, 윤동주)·순수 문학(1930년대)

    ㉡ 영화 : 나운규의 아리랑(1926)

④ 국외 민족 운동의 전개

(1) 1920년대 무장 독립 투쟁

① 봉오동 전투와 청산리 대첩

    ㉠ 봉오동 전투(1920. 6.) : 대한 독립군(홍범도), 군무 도독부군(최진동), 국민회군(안무) 연합부대가 봉오동에서 일본군 격파

    ㉡ 청산리 대첩(1920. 10.) : 봉오동 전투에서 패배한 일본이 만주에 대규모로 일본군 파견(훈춘사건)

    – 북로 군정서(김좌진), 대한 독립군(홍범도) 등 연합 부대 청산리 일대에서 일본군에게 크게 승리

② 독립군의 시련

    ㉠ 간도 참변(1920. 경신참변) : 봉오동 전투, 청산리 대첩에서 패배한 일본군의 복수→간도 이주민 학살

    ㉡ 독립군 이동 : 일본군을 피해 독립군은 밀산에 모여 대한독립군단 결성(총재 서일)→소련령 자유시로 이동

    ㉢ 자유시 참변(1921) : 독립군 내부 분열, 러시아 적군과의 갈등→적군에 의해 강제 무장 해제 당함

③ 독립군 재정비 ⋯ 간도 참변, 자유시 참변으로 약화된 독립군 재정비 필요성 대두

    ㉠ 3부 성립

      • 참의부(대한민국 임시 정부 직속), 정의부, 신민부

      • 자치 정부의 성격→민정 기능과 군정 기능 수행

    ㉡ 미쓰야 협정(1925) : 조선 총독부와 만주 군벌 장작림 사이에 체결→독립군 체포·인도 합의, 독립군 위축

    ㉢ 3부 통합 : 국내외에서 민족 협동 전선 형성(민족 유일당 운동)

      • 국민부(남만주) : 조선 혁명당, 조선 혁명군(양세봉) 결성

      • 혁신의회(북만주) : 한국 독립당, 한국 독립군(지청천) 결성

(2) 1930년대 무장 독립 투쟁

① 한 · 중 연합 작전

　　㉠ 배경 : 일제가 만주 사변(1931) 후 만주국을 수립하자 중국 내 항일 감정 고조→한 · 중 연합 전선 형성

　　㉡ 전개

　　　• 남만주 : 조선 혁명군(양세봉)이 중국 의용군과 연합→흥경성 · 영릉가 전투 등에서 승리

　　　• 북만주 : 한국 독립군(지청천)이 중국 호로군과 연합→쌍성보 · 사도하자 · 대전자령 전투 등에서 승리

　　㉢ 결과 : 한중 연합군의 의견 대립, 일본군의 공격 등으로 세력 약화→일부 독립군 부대는 중국 관내로 이동

② 만주 항일 유격 투쟁

　　㉠ 사회주의 사상 확산 : 1930년대부터 조선인 사회주의자들이 중국 공산당과 연합하여 항일 운동 전개→ 동북 항일 연군 조직(1936)

　　㉡ 조국 광복회 : 동북 항일 연군 일부와 민족주의 세력이 연합→국내 진입(1937, 보천보 전투)

③ 중국 관내의 항일 투쟁

　　㉠ 민족 혁명당(1935) : 민족 협동 전선 아래 독립군 통합을 목표로 조직→한국독립당, 조선혁명군 등 참여

　　　• 김원봉, 지청천, 조소앙 중심(좌우 합작)→이후 김원봉이 주도하면서 지청천, 조소앙 이탈

　　　• 이후 조선 민족 혁명당으로 개편→조선 민족 전선 연맹 결성(1937)→조선 의용대 결성(1938)

　　㉡ 조선 의용대(1938, 한커우) : 김원봉 등이 중국 국민당 정부의 지원을 받아 조직

　　　• 중국 관내에서 조직된 최초의 한인 독립군 부대→이후 한국 광복군에 합류(1942)

　　　• 분화 : 일부 세력이 중국 화북 지방으로 이동→조선 의용군으로 개편됨(조선 독립 동맹의 군사 기반)

　　㉢ 조선 의용군(1942) : 조선 의용대 일부와 화북 사회주의자들이 연합하여 옌안에서 조직

　　　• 중국 공산당과 연합하여 항일 투쟁 전개, 해방 이후에는 북한 인민군으로 편입

(3) 의열 투쟁과 해외 이주 동포 시련

① 의열단(1919) … 김원봉을 중심으로 만주 지린에서 비밀 결사로 조직

　　㉠ 목표 : 민중의 직접 혁명을 통한 독립 추구(신채호 '조선 혁명 선언')

　　㉡ 활동 : 조선 총독부의 주요 인사 · 친일파 처단, 식민 통치 기구 파괴→김익상, 김상옥, 나석주 등의 의거

　　㉢ 변화 : 개별적인 무장 활동의 한계 인식→체계적 군사 훈련을 위해 김원봉을 중심으로 황푸 군관 학교 입교→이후 조선 혁명 간부 학교 설립함(독립군 간부 양성)→민족 혁명당 결성 주도

② 한인 애국단(1931) … 김구 주도

　　㉠ 활동 : 일왕 암살 시도(이봉창), 상하이 훙커우 공원 의거(1932, 윤봉길)

　　㉡ 의의 : 대한민국 임시 정부와 독립군에 대한 중국 국민당 정부의 지원 약속→한중 연합작전의 계기

③ 해외 이주 동포의 시련

　　㉠ 만주 : 한인 무장 투쟁의 중심지→일본군의 간도 참변으로 시련

　　㉡ 연해주 : 중·일 전쟁 발발 이후 소련에 의해 중앙아시아로 강제 이주(1937)

　　㉢ 일본 : 관동 대지진 사건(1923)으로 많은 한국인들 학살

　　㉣ 미주 : 하와이로 노동 이민 시작(1900년대 초)→독립운동의 재정을 지원함

(4) 대한민국 임시정부 재정비와 건국 준비 활동

① 충칭 임시 정부 … 주석 중심제로 개헌, 전시 체제 준비

　　㉠ 한국 독립당(1940) : 김구, 지청천, 조소앙의 중심으로 결성

　　㉡ 대한민국 건국 강령 발표(1941) : 민주 공화국 수립→조소앙의 삼균주의 반영

　　㉢ 민족 협동 전선 성립 : 김원봉의 조선 의용대를 비롯한 민족혁명당 세력 합류→항일 투쟁 역량 강화

② 한국 광복군(1940)

　　㉠ 조직 : 중국 국민당 정부의 지원으로 조직된 정규군으로 조선 의용대 흡수, 총사령관에 지청천 임명

　　㉡ 활동

　　　• 대일 선전 포고, 연합 작전 전개(인도, 미얀마에서 선전 활동, 포로 심문 활동 전개)

　　　• 국내 진공 작전 준비 : 미국 전략 정보국(OSS)의 지원으로 국내 정진군 편성→일제 패망으로 작전 실패

③ 조선 독립 동맹(1942)

　　㉠ 조직 : 화북 지역의 사회주의자들 중심으로 조직→김두봉 주도

　　㉡ 활동 : 항일 무장 투쟁 전개(조선 의용군), 건국 강령 발표(민주 공화국 수립, 토지 분배 등의 원칙 수립)

④ 조선 건국 동맹(1944)

　　㉠ 조직 : 국내 좌우 세력을 통합하여 비밀리에 조직 → 여운형이 주도

　　㉡ 활동 : 국외 독립운동 세력과 연합 모색, 민주 공화국 수립 표방 → 광복 직후 조선 건국 준비 위원회로
　　　발전

03 대한민국의 발전과 현대 세계의 변화

❶ 대한민국 정부 수립과 6 · 25 전쟁

(1) 광복 직후 국내 상황

① 광복 ··· 우리 민족의 지속적 독립운동 전재, 국제 사회의 독립 약속(카이로 회담, 얄타 회담, 포츠담 회담)

② 38도선의 확정 ··· 광복 후 북위 38도선을 기준으로 미군과 소련군의 한반도 주둔
  - ㉠ 미군 : 38도선 이남에서 미군정 체제 실시→대한민국 임시 정부 부정, 조선 총독부 체제 답습
  - ㉡ 소련군 : 북위 38도선 이북에서 군정 실시→김일성 집권 체제를 간접적으로 지원

③ 자주적 정부 수립 노력
  - ㉠ 조선 건국 준비 위원회 : 조선 건국 동맹 계승 · 발전→여운형, 안재홍 중심의 좌우 합작 단체
    - 활동 : 전국에 지부를 설치하고 치안, 행정 담당
    - 해체 : 좌익 세력 중심으로 운영되면서 우익 세력 이탈→조선 인민 공화국 선포(1945. 9.) 후 해체
  - ㉡ 한국 민주당 : 송진우 · 김성수를 비롯한 보수 세력이 결성→미 군정과 협력
  - ㉢ 독립 촉성 중앙 협의회 : 이승만 중심
  - ㉣ 임시 정부 요인 : 개인 자격으로 귀국→한국 독립당을 중심으로 김구를 비롯한 임시 정부 요인 활동

(2) 통일 정부 수립을 위한 노력

① 모스크바 3국 외상 회의(1945. 12.)
  - ㉠ 결정 사항 : 민주주의 임시 정부 수립, 미 · 소 공동 위원회 설치, 최대 5년간 한반도 신탁 통치 결의
  - ㉡ 국내 반응 : 신탁 통치를 둘러싼 좌 · 우익의 대립 심화로 국내 상황 혼란
    - 좌익 세력 : 초기에는 반탁 주장→이후 찬탁 운동으로 변화
    - 우익 세력 : 반탁 운동 전개(김구, 이승만 등)

② 제1차 미 · 소 공동 위원회(1946. 3.) ··· 임시 정부 수립에 참여할 단체 선정을 위해 개최 → 미 · 소 의견 대립으로 결렬

③ 좌우 합작 운동(1946)
  - ㉠ 배경 : 제1차 미 · 소 공동 위원회 결렬, 이승만의 정읍 발언(남한 만의 단독 정부 수립 주장)
  - ㉡ 좌우 합작 위원회 결성 : 미 군정의 지원 하에 여운형과 김규식(중도 세력) 등이 주도하여 결성
    - 좌우 합작 7원칙 발표 : 토지제도 개혁, 반민족 행위자 처벌 등을 규정
    - 결과 : 토지 개혁에 대한 좌익과 우익의 입장 차이, 여운형의 암살, 제2차 미소 공동 위원회 성과 미흡으로 실패

④ 남한만의 단독 총선거와 남북 협상
　㉠ 한국 문제의 유엔 상정 : 미국이 한반도 문제를 유엔에 상정
　　• 유엔 총회 : 인구 비례에 따른 총선거 실시안 통과→유엔 한국 임시 위원단 파견→소련은 위원단의 입북 거절
　　• 유엔 소총회 : '위원단이 접근 가능한 지역의 총선거' 결의→남한만의 단독 총선거 실시
　㉡ 남북 협상(1948) : 김구와 김규식이 남한만의 단독 총선거에 반대하며 남북 정치 회담 제안
　　• 과정 : 김구와 김규식이 평양 방문→남북 협상 공동 성명 발표(단독 정부 수립 반대, 미·소 양군 공동 철수)
　　• 결과 : 성과를 거두지 못함, 김구 암살(1949. 6.)→통일 정부 수립 노력 실패

(3) 대한민국 정부 수립

① 정부 수립을 둘러싼 갈등
　㉠ 제주 4·3 사건(1948) : 제주도 좌익 세력 등이 단독 선거 반대, 통일 정부 수립을 내세우며 무장봉기→제주 일부 지역에서 선거 무산, 진압 과정에서 무고한 양민 학살
　㉡ 여수·순천 10·19 사건(1948) : 제주 4·3 사건 진압을 여수 주둔 군대에 출동 명령→군대 내 좌익 세력이 반발하며 봉기

② 대한민국 정부 수립
　㉠ 5·10 총선거(1948) : 우리나라 최초의 민주적 보통 선거→2년 임기의 제헌 국회의원 선출(198명)
　　• 과정 : 제헌 국회에서 국호를 '대한민국'으로 결정, 제헌 헌법 제정
　　• 한계 : 김구, 김규식 등의 남북 협상파와 좌익 세력이 선거에 불참
　㉡ 제헌 헌법 공포(1948. 7. 17.) : 3·1 운동 정신과 대한민국 임시 정부의 법통을 계승한 민주 공화국 규정
　　• 국회에서 정·부통령을 선출, 삼권 분립과 대통령 중심제 채택
　㉢ 정부 수립(1948. 8. 15.) : 대통령에 이승만, 부통령에 이시영 선출

③ 북한 정부 수립
　㉠ 북조선 임시 인민 위원회 수립(1946) : 토지 개혁과 주요 산업 국유화 추진
　㉡ 북조선 인민 위원회 조직(1947) : 최고 인민 회의 구성과 헌법 제정→조선 민주주의 인민 공화국 선포 (1948. 9. 9.)

(4) 제헌 국회 활동

① 친일파 청산을 위한 노력
　㉠ 반민족 행위 처벌법 제정(1948. 9.) : 반민족 행위자(친일파) 처단 및 재산 몰수
　㉡ 반민족 행위 특별 조사 위원회 활동 : 이승만 정부의 비협조와 방해로 친일파 청산 노력 실패

② 농지 개혁(1949) … 유상매수, 유상분배를 원칙으로 농지 개혁 시행→가구당 농지 소유 상한을 3정보로 제한

(5) 6 · 25 전쟁과 그 영향

① 6 · 25 전쟁 배경

    ㉠ **한반도 정세** : 미 · 소 양군 철수 후 38도선 일대에서 소규모 군사 충돌 발생, 미국이 애치슨 선언 선포 (1950)

    ㉡ **북한의 전쟁 준비** : 소련과 중국의 지원을 받음

    ㉢ **남한의 상황** : 좌익 세력 탄압, 국군 창설, 한 · 미 상호 방위 원조 협정 체결(1950. 1.)

② 전쟁 과정

    ㉠ **전개** : 북한의 무력 남침(1950. 6. 25.)→서울 함락→유엔 안전 보장 이사회의 유엔군 파견 결정→낙동강 전투→ 인천 상륙 작전(서울 수복)→38도선 돌파→압록강 유역까지 진격→중국군 참전(1950. 10. 25.)→1 · 4 후퇴→서울 재탈환(1951. 3.)→38도선 일대에서 전선 고착

    ㉡ **정전 협정** : 소련이 유엔에서 휴전 제의→포로 교환 방식, 군사 분계선 설정 문제로 협상 지연→이승만 정부가 휴전 반대 성명을 발표하고 반공 포로 석방→협청 체결(군사 분계선 설정)

    ㉢ **전쟁 피해** : 인명 피해 및 이산가족 문제 발생, 산업 시설 및 경제 기반 붕괴로 열악한 환경 초래

③ **영향**… 한 · 미 상호 방위 조약 체결(1953. 10.), 남북한의 독재 체제 강화

❷ 자유 민주주의 시련과 발전

(1) 이승만 정부

① **발췌 개헌**(1952)

    ㉠ **배경** : 제2대 국회의원 선거(1950. 5.) 결과 이승만 반대 성향의 무소속 의원 대거 당선→국회의원에 의한 간선제 방식으로 이승만의 대통령 재선 가능성이 희박

    ㉡ **과정** : 6 · 25 전쟁 중 임시 수도인 부산에서 자유당 창당 후 계엄령 선포→야당 국회의원 연행 · 협박

    ㉢ **내용 및 결과** : 대통령 직선제 개헌안 통과→이승만이 제2대 대통령에 당선

② **사사오입 개헌**(1954)

    ㉠ **배경** : 이승만과 자유당의 장기 집권 추구를 위해 대통령 중임 제한 규정의 개정 필요

    ㉡ **과정** : 개헌 통과 정족수에 1표 부족하여 개헌안 부결→사사오입 논리를 내세워 통과

    ㉢ **내용 및 결과** : 초대 대통령에 한해 중임 제한 규정 철폐→이승만이 제3대 대통령에 당선

③ **독재 체제의 강화**…1956년 정 · 부통령 선거에서 민주당의 장면이 부통령에 당선, 무소속 조봉암의 선전→진보당 사건(조봉암 탄압), 정부에 비판적인 경향신문 폐간, 국가 보안법 개정(1958)

④ 전후 복구와 원조 경제
　　㉠ 전후 복구 : 산업 시설과 사회 기반 시설 복구, 귀속 재산 처리 등
　　㉡ 원조 경제 : 미국이 잉여 농산물 제공 → 삼백 산업(밀, 사탕수수, 면화) 발달
⑤ 북한의 변화
　　㉠ 김일성 1인 독재 체제 강화 : 반대 세력 숙청, 주체사상 강조
　　㉡ 사회주의 경제 체제 확립 : 소련 · 중국의 원조, 협동 농장 체제 수립, 모든 생산 수단 국유화

(2) 4 · 19 혁명과 장면 내각
① 4 · 19 혁명(1960)
　　㉠ 배경 : 1960년 정 · 부통령 선거에서 이승만과 이기붕을 당선시키기 위해 3 · 15 부정 선거 실행
　　㉡ 전개 : 부정 선거 규탄 시위 발생→마산에서 김주열 학생의 시신 발견→전국으로 시위 확산→비상 계
　　　엄령 선포→대학 교수들의 시국 선언 발표 및 시위 참여→이승만 하야
　　㉢ 결과 : 허정 과도 정부 구성→내각 책임제와 양원제 국회 구성을 골자로 한 개헌 성립
　　㉣ 의의 : 학생과 시민 주도로 독재 정권을 붕괴시킨 민주 혁명
② 장면 내각(1960)
　　㉠ 성립 : 새 헌법에 따라 치른 7 · 29 총선에서 민주당 압승→대통령 윤보선 선출, 국무총리 장면 지정
　　㉡ 정책 : 경제 개발 계획 마련, 정부 규제 완화
　　㉢ 한계 : 부정 선거 책임자 처벌에 소극적, 민주당 구파와 신파의 대립으로 인한 정치 불안 초래

(3) 5 · 16 군사 정변과 박정희 정부
① 5 · 16 군사 정변(1961) … 박정희를 중심으로 군부 세력이 정변 일으킴 → 국가 재건 최고회의 설치(군정
　　실시)
　　㉠ 정치 : 부패한 공직자 처벌, 구정치인의 활동 금지
　　㉡ 경제 : 경제 개발 5개년 계획 추진
　　㉢ 개헌 : 대통령 중심제와 단원제 국회 구성을 주요 내용으로 하는 개헌 단행
② 박정희 정부
　　㉠ 성립 : 민주 공화당 창당→박정희가 대통령에 당선(1963)
　　㉡ 한 · 일 국교 정상화(1965) : 한 · 미 · 일 안보 체제 강화, 경제 개발에 필요한 자금을 확보 목적
　　　• 과정 : 김종필 · 오히라 비밀 각서 체결→한 · 일 회담 반대 시위(6 · 3 시위. 1964)→계엄령 선포
　　　• 결과 : 한 · 일 협정 체결
　　㉢ 베트남 전쟁 파병(1964 ~ 1973) : 미국의 요청으로 브라운 각서 체결(경제 · 군사적 지원 약속)→경제 성장
　　㉣ 3선 개헌(1969) : 박정희가 재선 성공 후에 3선 개헌안 통과→개정 헌법에 따라 박정희의 3선 성공
　　　(1971)

③ 유신 체제
　　㉠ 유신 체제 성립 : 1970년대 냉전 완화(닉슨 독트린), 경제 불황
　　　• 과정 : 비상 계엄령 선포, 국회 해산, 정당·정치 활동 금지 → 유신 헌법 의결·공고(1972) → 통일 주체 국민 회의에서 박정희를 대통령으로 선출
　　　• 내용 : 대통령 간선제(통일 주체 국민 회의에서 선출), 대통령 중임 제한 조항 삭제, 대통령 임기 6년, 대통령에게 긴급 조치권, 국회 해산권, 국회의원 1/3 추천권 부여
　　㉡ 유신 체제 반대 투쟁 : 개헌 청원 100만인 서명 운동 전개, 3·1 민주 구국 선언
　　　→ 긴급 조치 발표, 민청학련 사건과 인혁당 사건 조작
　　㉢ 유신 체제 붕괴
　　　• 배경 : 국회의원 선거에서 야당 득표율 증가(1978), 경제위기 고조(제2차 석유 파동), YH 무역 사건 과정에서 김영삼의 국회의원 자격 박탈 → 부·마 항쟁 발생
　　　• 결과 : 박정희 대통령 피살(1979. 10·26 사태)로 유신 체제 붕괴

⑷ 5·18 민주화 운동과 자유 민주주의의 발전
① 민주화 열망의 고조
　　㉠ 12·12 사태(1979) : 10·26 사태 직후 전두환 중심의 신군부 세력이 권력 장악
　　㉡ 서울의 봄(1980) : 시민과 학생들이 신군부 퇴진, 유신 헌법 폐지를 요구하며 시위 전개
　　　→ 비상계엄령 선포 및 전국 확대
② 5·18 민주화 운동(1980)
　　㉠ 배경 : 신군부 세력 집권과 비상계엄 확대에 반대하는 광주 시민들을 계엄군이 과잉 무력 진압
　　㉡ 의의 : 1980년대 민주화 운동의 기반이 됨.
③ 전두환 정부
　　㉠ 신군부 집권 과정 : 국가 보위 비상 대책 위원회(국보위) 설치 → 삼청교육대 설치, 언론 통폐합 등
　　㉡ 전두환 집권 : 통일주체 국민회의에서 전두환을 11대 대통령으로 선출(1980. 8.)
　　　• 개헌 : 대통령을 선거인단에 의해 선출, 대통령 임기는 7년 단임제 적용
　　　• 개헌 이후 : 대통령 선거인단에서 전두환을 12대 대통령으로 선출(1981. 2.)
　　㉢ 전두환 정부 정책
　　　• 강압책 : 언론 통제, 민주화 운동 탄압
　　　• 유화책 : 두발과 교복 자율화, 야간 통행금지 해제, 프로야구단 창단, 해외여행 자유화
④ 6월 민주 항쟁(1987)
　　㉠ 배경 : 대통령 직선제 개헌 운동 고조, 박종철 고문 치사 사건 발생
　　㉡ 4·13 호헌 조치 : 전두환 정부는 대통령 직선제 개헌안 요구를 거부하고 간선제 유지를 발표
　　　→ 시민들의 반발 확산, 이한열 사망 → 호헌 철폐 요구하며 시위 확산

ⓒ 6 · 29 민주화 선언 : 민주 정의당 대통령 후보인 노태우가 대통령 직선제 개헌 요구 수용

ⓔ 결과 : 대통령 직선제, 5년 단임제의 개헌 실현

(5) 민주화 진전

① 노태우 정부

　　㉠ 성립 : 야권 분열 과정에서 노태우가 대통령에 당선 → 이후 3당 합당(노태우, 김영삼, 김종필)

　　㉡ 성과 : 북방 외교 추진(공산권 국가들과 수교), 서울 올림픽 개최, 5공 청문회, 남북한 유엔 동시 가입

② 김영삼 정부 … 지방 자치제 전면 실시, 금융 실명제 시행, OECD(경제 협력 개발 기구) 가입, 외환위기 (IMF) 초래

③ 김대중 정부

　　㉠ 성립 : 선거를 통한 최초의 평화적 여야 정권 교체가 이루어짐

　　㉡ 성과 : 국제 통화 기금(IMF) 지원금 조기 상환, 국민 기초 생활 보장법 제정, 대북 화해 협력 정책(햇볕 정책) → 제1차 남북 정상 회담 개최, 6 · 15 남북 공동 선언 채택(2000)

④ 노무현 정부 … 권위주의 청산 지향, 제2차 남북 정상 회담 개최, 10 · 4 남북 공동 선언 채택(2007)

⑤ 이명박 정부 … 한 · 미 FTA 추진, 기업 활동 규제 완화

❸ 경제 발전과 사회 · 문화의 변화

(1) 경제 발전 과정

① 경제 개발 5개년 계획

　　㉠ 제1차, 2차 경제 개발 5개년 계획(1962 ~ 1971)

　　　• 노동집약적 경공업 육성, 수출 주도형 산업 육성 정책 추진

　　　• 베트남 경제 특수 효과, 사회 간접 자본 확충(1970, 경부 고속 국도 건설)

　　　• 외채 상환 부담 증가, 노동자의 저임금, 정경 유착 등의 문제가 나타남

　　㉡ 제3차, 4차 경제 개발 5개년 계획(1972 ~ 1911)

　　　• 자본집약적 중화학 공업 육성, 수출액 100억 달러 달성(1977)

　　　• 정경 유착, 저임금 · 저곡가 정책으로 농민 · 노동자 소외, 빈부 격차 확대, 2차례에 걸친 석유 파동으로 경제 위기

② 1980년대 경제 변화 … '3저 호황'(저유가, 저금리, 저달러) 상황 속에서 자동차, 철강 산업 등이 발전

③ 1990년대 이후 경제 변화
　　㉠ 김영삼 정부 : 경제 협력 개발 기구(OECD) 가입, 외환 위기 발생 → 국제 통화 기금(IMF)의 긴급 금융
　　　 지원
　　㉡ 김대중 정부 : 금융 기관과 대기업 구조 조정(실업률 증가), 국제 통화 기금(IMF) 지원금 조기 상환

(2) 사회 · 문화의 변화

① 급속한 산업화 · 도시화 ··· 주택 부족, 교통 혼잡, 도시 빈민 등의 사회적 문제 발생

② 농촌의 변화 ··· 이촌향도 현상으로 농촌 인구 감소, 고령화 문제 출현, 도농 간 소득 격차 확대

③ 새마을 운동(1970) ··· 농촌 환경 개선과 소득 증대 목표(근면 · 자조 · 협동)

④ 노동 문제 ··· 산업화로 노동자 급증, 열악한 노동 환경(저임금 · 장시간 노동) → 전태일 분신 사건(1970) → 6
월 민주 항쟁 이후 노동 운동 활발

(3) 통일을 위한 노력

① 7 · 4 남북 공동 성명(1972) ··· 평화 통일 3대 원칙 합의(자주 통일, 평화 통일, 민족적 대단결)
　→ 남북 조절 위원회 설치

② 전두환 정부 ··· 이산가족 고향 방문단과 예술 공연단 교환(1985)

③ 노태우 정부(1991) ··· 남북한 유엔 동시 가입, 남북 기본 합의서 채택(남북 사이 화해와 불가침, 교류와 협력)

④ 김영삼 정부 ··· 북한에 경수로 원자력 발전소 건설 사업 지원

⑤ 김대중 정부 ··· 대북 화해 협력 정책(햇볕 정책), 금강산 관광 사업 시작, 남북 정상 회담 개최(6 · 15 남북
공동 선언)
　　㉠ 6 · 15 남북 공동 선언(2000) : 남측의 연합제 통일안과 북측의 연방제 통일안의 공통성 인정
　　㉡ 개성 공단 건설, 이산가족 상봉, 경의선 복구 사업 진행

⑥ 노무현 정부 ··· 제2차 남북 정상 회담(2007) → 10 · 4 남북 공동 선언

⑦ 문재인 정부 ··· 평창 동계올림픽 남북 단일팀(2018), 제3차 남북 정상회담(2018) → 4 · 27(판문점) 선언
(2018), 남북공동연락사무소 개소(2018), DMZ 평화의 길 개방(2019)

최근 기출문제 분석

2024. 3. 23. 국가직 9급

1 다음 자료에 대한 설명으로 옳은 것은?

> 조선이라는 땅덩어리는 실로 아시아의 요충을 차지하고 있어 그 형세가 반드시 다툼을 불러올 것이다. 조선이 위태로우면 중동(中東)의 형세도 위급해진다. 따라서 러시아가 강토를 공략하려 한다면 반드시 조선이 첫 번째 대상이 될 것이다. … (중략) … 러시아를 막을 수 있는 조선의 책략은 무엇인가? 오직 중국과 친하며, 일본과 맺고, 미국과 연합함으로써 자강을 도모하는 길뿐이다.

① 강화도 조약 체결 이전 조선에 널리 퍼졌다.

② 흥선대원군이 척화비를 세우는 계기가 되었다.

③ 이만손 등 영남 유생들의 반발을 불러일으켰다.

④ 청에 영선사로 파견된 김윤식에 의해 소개되었다.

> **TIP** 제시문은 일본 주재 청나라 외교관인 황쭌쎈이 저술한 〈조선책략〉으로 러시아의 남하를 막기 위하여 조선은 미국, 일본, 청과 연합을 해야 한다는 내용을 담고 있다. 〈조선책략〉은 2차 수신사로 일본에 파견된 김홍집이 국내에 들어와 고종에게 올리자 개화를 반대하는 위정척사 세력들이 반발하며 이만손을 중심으로 영남만인소 사건이 발생하였다.(1881)
> ① 강화도조약 체결 : 1876년
> ② 척화비 건립 계기 : 남연군묘 도굴사건(1868) → 신미양요(1871)

2024. 3. 23. 국가직 9급

2 (개)에 들어갈 말로 옳은 것은?

> 정부의 개화 정책이 추진되면서 구식 군인과 도시 하층민이 반발하였다. 제대로 봉급을 받지 못한 구식 군인들이 난을 일으키고 도시 하층민이 여기에 합세하였으나 청군에 의해 진압되었다. 이후 청은 조선에 군대를 주둔시키고 조선의 내정에 개입하였다. 또 [(개)]을 체결하여 조선이 청의 속방임을 명문화하고 청 상인의 내륙 진출을 인정받았다.

① 한성 조약   ② 톈진 조약

③ 제물포 조약   ④ 조청상민수륙무역장정

Answer 1.③ 2.④

2024. 3. 23. 국가직 9급

3 **다음의 논설을 작성한 인물에 대한 설명으로 옳은 것은?**

> 이 날을 목 놓아 우노라[是日也放聲大哭]. … (중략) … 천하만사가 예측하기 어려운 것도 많지만, 천만 뜻밖에 5개조가 어떻게 제출되었는가. 이 조건은 비단 우리 한국뿐 아니라 동양 삼국이 분열할 조짐을 점차 만들어 낼 것이니 이토[伊藤] 후작의 본의는 어디에 있는가?

① 『한성순보』를 창간하였다.
② 『한국통사』를 저술하였다.
③ 「독사신론」을 발표하였다.
④ 『황성신문』의 주필을 역임하였다.

TIP 제시문은 을사늑약(1905) 체결 이후 황성신문 주필인 장지연이 황성신문에 게재한 〈시일야방성대곡〉이다.
① 한성순보(1883) : 박문국에서 발간
② 한국통사(1915) : 박은식
③ 독사신론(1908) : 신채호

Answer 3.④

4 밑줄 친 '이 회의' 이후에 있었던 사실로 옳지 않은 것은?

> 미국, 영국, 소련 3국의 외무 장관이 모인 <u>이 회의</u>에서는 한국의 민주주의적 임시 정부 수립과 이를 위한 미 · 소공동위원회의 설치, 최대 5년간의 신탁통치 방안 등이 결정되었다.

① 5 · 10 총선거가 실시되었다.
② 좌우 합작 7원칙이 발표되었다.
③ 조선 건국 준비 위원회가 결성되었다.
④ 반민족 행위 특별 조사위원회가 구성되었다.

> **TIP** 제시문은 미국, 영국, 소련 외무장관이 모여 개최된 모스크바 3상 회의(1945.12)이다. 해방 이후 한반도 문제에 대한 방안을 마련하기 위한 회의로 그 결과 한반도 내 임시정부 수립, 미소공동위원회 설치, 미영중소에 의한 5개년 간 신탁통치안 등이 결의되었다.
> ③ 조선건국준비위원회(1945.8)는 해방 직후 여운형과 안재홍을 중심으로 조직된 건국준비단체로 새로운 국가로 조선인민공화국을 선포하였다.
> ① 5 · 10 총선거(1948. 5)
> ② 좌우 합작 7원칙(1946.7)
> ④ 반민족 행위 특별 조사위원회(1948. 10)

5 (가)~(라)는 대한민국 임시정부와 관련한 사실이다. 이를 시기순으로 바르게 나열한 것은?

> (가) 한인애국단 창설
> (나) 한국광복군 창설
> (다) 국민대표회의 개최
> (라) 주석 · 부주석제로 개헌

① (가)→(다)→(나)→(라) ② (가)→(라)→(다)→(나)
③ (다)→(가)→(나)→(라) ④ (다)→(나)→(가)→(라)

> **TIP** (다) 국민대표회의(1923) : 상하이에서 개최된 임시정부 회의로 이승만의 위임통치청원을 비판하는 등 임시정부의 역할과 활동에 대한 문제를 논의했지만 창조파와 개조파의 대립과 분열로 성과를 내지 못하였다.
> (가) 한인애국단(1931) : 상하이에서 김구가 조직한 단체로 윤봉길, 이봉창 의거를 주도하였다.
> (나) 한국광복군(1940) : 충칭 임시정부의 군대로 지청천을 총사령으로 임명하였다.
> (라) 주석 · 부주석제로 개헌(1944) : 임시정부의 마지막 개헌으로 5차 개헌에 해당한다.

Answer 4.③ 5.③

2024. 3. 23. 국가직 9급

6 (개) 시기에 있었던 사실로 옳은 것은?

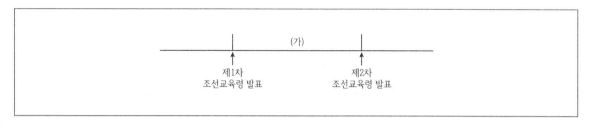

① 경성제국대학이 설립되었다.

② 근대 교육기관인 육영공원이 설립되었다.

③ 일본에서 2·8 독립선언서가 발표되었다.

④ 보안회의 주도로 일본의 황무지 개간권 반대 운동이 일어났다.

> **TIP** 제1차 조선교육령(1911)은 1910년대 일제 무단통치기에 제정되었고, 제2차 조선교육령(1922)은 1920년대 일제 문화통치기에 제정되었다.
> ③ 2·8 독립선언서(1919)는 일본 동경 유학생들을 중심으로 발표되었고, 이를 계기로 같은 해 3·1운동에도 영향을 주었다.
> ① 경성제국대학(1924) ② 육영공원(1886) ④ 황무지 개간권 반대 운동(1904)

2024. 3. 23. 국가직 9급

7 (개)와 (내) 사이의 시기에 있었던 사실로 옳은 것은?

> (개) 순종의 인산일을 기하여 '동양 척식 주식회사를 철폐하라!', '일본인 지주에게 소작료를 바치지 말자!' 등의 격문을 내건 운동이 일어났다.
>
> (내) 광주에서 한국인 학생과 일본인 학생 사이에 일어난 충돌을 계기로 학생들이 총궐기하는 운동이 일어났다.

① 신간회가 창설되었다.　　　　　② 진단학회가 설립되었다.

③ 진주에서 조선 형평사가 창립되었다.　　④ 대구에서 국채보상운동이 시작되었다.

> **TIP** 제시문의 (개)는 6·10 만세운동(1926)이고, (내)는 광주학생항일운동(1929)이다.
> ① 신간회(1927)는 6·10 만세운동 이후 독립운동 세력에 대한 일제의 탄압이 심화되자 정우회 선언을 계기로 민족주의 계열과 사회주의 계열이 합작하여 조직된 민족 운동 단체이다.
> ② 진단학회(1934): 이병도, 손진태 등이 중심이 되어 조직한 역사단체
> ③ 조선 형평사(1923): 과거 백정 출신의 차별 철폐 운동 전개
> ④ 국채보상운동(1907): 서상돈, 김광제를 중심으로 전개된 운동

Answer 6.③ 7.①

2024. 3. 23. 국가직 9급

8 **1930년대에 있었던 사실로 옳은 것은?**

① 비밀결사인 조선건국동맹이 결성되었다.

② 중국 관내에서 조선의용대가 창설되었다.

③ 연해주 지역에 대한광복군 정부가 설립되었다.

④ 서일을 총재로 하는 대한독립군단이 조직되었다.

> **TIP** 조선의용대(1938)는 김원봉을 중심으로 중국 한커우에서 창설된 군대로, 중국 관내에서 조직된 최초의 한인 무장조직이다.
> ① 조선건국동맹(1944) : 여운형을 중심으로 조직된 건국 준비 단체
> ③ 대한광복군 정부(1914) : 이상설을 중심으로 연해주 블라디보스토크에 조직된 망명정부
> ④ 대한독립군단(1920) : 서일을 중심으로 만주에서 조직된 독립군 연합부대

2024. 3. 23. 국가직 9급

9 **다음에서 설명하는 단체는?**

> • '가갸날'을 제정하였다.
> • 기관지인 『한글』을 창간하였다.

① 국문연구소   ② 조선광문회

③ 대한자강회   ④ 조선어연구회

> **TIP** 현재의 한글날인 가갸날을 제정하고 잡지 〈한글〉을 간행한 단체는 조선어연구회(1921)이다. 이후 조선어연구회는 조선어학회(1931)로 명칭을 변경하였다.
> ① 국문연구소(1907) : 한글 연구 기관
> ② 조선광문회(1910) : 최남선을 중심으로 한 고전 연구 기관
> ③ 대한자강회(1906) : 윤치호, 장지연 등을 중심으로 조직된 애국계몽운동 단체

Answer 8.② 9.④

2024. 6. 22. 지방직 9급

10 병인양요에 대한 설명으로 옳지 않은 것은?

① 프랑스 함대가 강화부를 점령하였다.

② 외규장각이 소실되었고 의궤 등을 약탈당했다.

③ 어재연이 강화도 광성보 전투에서 전사하였다.

④ 프랑스 선교사와 천주교도가 처형당한 것이 원인이 되었다.

> **TIP** 병인양요(1866)는 프랑스 선교사와 천주교도 박해(병인박해, 1866) 등 천주교에 대한 탄압에 대하여 로즈 제독이 이끄는 프랑스 함대가 강화도로 침입한 사건이다. 당시 조선은 정족산성 전투와 문수산성 전투를 거치며 프랑스 군에 항전하였고, 이 과정에서 프랑스 군에 의하여 외규장각 도서를 비롯한 문화재가 소실되거나 약탈당하였다.
> ③ 신미양요

2024. 6. 22. 지방직 9급

11 밑줄 친 '이 의거'를 일으킨 단체에 대한 설명으로 옳은 것은?

> 김구는 상하이 각 신문사에 편지를 보내 자신이 이 의거의 주모자임을 스스로 밝혔다. 이 편지에서 김구는 윤봉길이 휴대한 폭탄 두 개는 자신이 특수 제작하여 직접 건넨 것이며, 일본 민간인을 포함하여 다른 나라 사람이 무고한 피해를 입지 않도록 신중을 기하라고 당부하였음을 강조하였다.

① 이봉창이 단원으로 활동하였다.

② 고종의 밀명을 받아 결성되었다.

③ 「조선 혁명 선언」을 활동 지침으로 삼았다.

④ 일제가 날조한 105인 사건으로 와해되었다.

> **TIP** 제시문은 상하이에서 김구가 조직한 한인애국단(1931)이다. 이봉창과 윤봉길은 한인애국단 소속 단원으로 이봉창은 일왕 암살을 시도, 윤봉길은 상하이 홍커우 공원 의거를 단행하였다. 한인애국단의 의거 활동이후 중국 국민당 정부는 대한민국 임시정부와 독립군에 대한 지원을 약속하여 한중연합작전의 계기를 마련하였다.
> ② 독립의군부 ③ 의열단 ④ 신민회

Answer　10.③　11.①

12 다음 주장을 내세운 민족 운동은?

> • 오늘날 우리의 이 행동은 정의와 인도 그리고 생존과 존엄함을 지키기 위한 민족적 요구에서 나온 것이니, 오직 자유로운 정신을 발휘할 것이며 결코 배타적 감정으로 치닫지 말라.
> • 마지막 한 사람까지 마지막 한순간까지 민족의 정당한 의사를 마음껏 발표하라.
> • 일체의 행동은 무엇보다 질서를 존중하며, 우리의 주장과 태도를 어디까지나 떳떳하고 정당하게 하라.

① 3·1운동
② 6·10 만세 운동
③ 물산 장려 운동
④ 민립 대학 설립 운동

> **TIP** 제시문은 3·1 운동의 배경이 된 기미독립선언 중 〈공약 3장〉이다. 기미독립선언서는 민족대표 33인의 공동명의로 발표되었으며, 이후 3·1 운동은 전국적으로 확산되면서 계급과 민족을 초월한 일제강점기 대표적인 민족운동이다.
> ② 6·10만세운동(1926) : 순종 인산일을 기점으로 학생들이 중심이 되어 발생한 민족운동이다.
> ③ 물산장려운동(1922) : 1920년대 전개된 국산품 애용을 통한 경제자립운동이다.
> ④ 민립대학설립운동(1923) : 일제 식민지 교육에 대한 저항 운동으로 고등교육(대학)기관 설립을 주장하였다.

13 다음 결의 사항을 실현하기 위해 일어난 사건에 대한 설명으로 옳은 것은?

> • 고부성을 격파하고 군수 조병갑의 목을 베어 매달 것
> • 군기창과 화약고를 점령할 것
> • 군수에게 아첨하여 백성을 침탈한 탐욕스러운 아전을 쳐서 징벌할 것
> • 전주 감영을 함락하고 서울로 곧바로 향할 것

① 혜상공국 폐지 등의 정강을 발표 하였다.
② 집강소를 설치하고 폐정개혁을 시도하였다.
③ 별기군에 비해 차별을 받던 구식 군인들이 일으켰다.
④ 13도 창의군을 조직하고 서울 진공 작전을 추진하였다.

> **TIP** 제시문의 배경이 된 사건은 동학농민운동이다. 고부군수 조병갑의 횡포에 맞서 고부민란으로 시작한 동학농민운동은 이후 전주성을 점령하면서 폐정개혁안 12개조를 요구하였다. 이후 동학농민군은 정부와 전주화약을 체결해 자치기구인 집강소가 설치하고 개혁안을 실현하고자 하였다.
> ① 갑신정변 14개조 개혁정강
> ③ 임오군란
> ④ 정미의병

Answer 12.① 13.②

14 다음 창립 취지문을 발표한 단체에 대한 설명으로 옳은 것은?

> 우리 사회에서도 여성운동이 제기된 것은 또한 이미 오래되었다. 그러나 회고하여 보면 여성운동은 거의 분산되어 있었다. 그것에는 통일된 조직이 없었고 통일된 목표와 정신도 없었다. … (중략) … 우리가 실제로 우리 자체를 위해, 우리 사회를 위해 분투하려면 우선 조선 자매 전체의 역량을 공고히 단결하여 운동을 전반적으로 전개하지 않으면 아니 된다.

① 호주제 폐지 운동을 전개하였다.
② 여학교 설립을 주장하는 「여권통문」을 발표하였다.
③ 어린이날을 제정하고 잡지 『어린이』를 창간하였다.
④ 봉건적 인습 타파, 여성 노동자의 임금 차별 철폐 등을 주장했다.

> **TIP** 제시문은 1927년 조직된 근우회이다. 근우회는 신간회의 자매단체로 여성의 지위 향상과 단결을 강령으로 하여 차별 철폐, 봉건적 인습과 미신 타파, 조혼 폐지, 여성 노동자 임금차별 철폐 등을 주장하였다.
> ① 호주제 폐지 : 2005년도에 폐지되었다.
> ② 여권통문(1898) : 서울 북촌 양반여성들을 중심으로 여성의 평등교육, 경제활동 참여, 정치참여 등을 주장하였다.
> ③ 천도교 소년회의 방정환을 중심으로 잡지 〈어린이〉 창간 및 어린이날을 제정하였다.

15 다음 법령에 의해 실시된 정책에 대한 설명으로 옳은 것은?

> 제1조 본법은 헌법에 의거하여 농지를 농민에게 적정히 분배함으로써 … (중략) … 농민 생활의 향상 내지 국민 경제의 균형과 발전을 기함을 목적으로 한다.
> 제12조 농지의 분배는 농지의 종목, 등급 및 농가의 능력 기타에 기준한 점수제에 의거하되 1가당 총 경영면적 3정보를 초과하지 못한다.

① 한국민주당과 지주층의 반발로 중단되었다.
② 주택 개량, 도로 및 전기 확충 등도 추진하였다.
③ 유상 매수, 유상 분배의 방식으로 시행되었다.
④ 자작농이 감소하고 소작농이 증가하는 결과를 낳았다.

> **TIP** 제시문은 해방 이후 수립된 이승만 정부에서 제정된 농지개혁법(1949)이다. 농지개혁법은 소유자가 경작하지 않는 농지에 대하여 정부가 5년 간 유상 매입하여 농민에게 유상분배하는 방식이었다. 농지 소유의 상한선을 3정보로 하였고, 농지개혁법의 시행으로 인하여 지주제는 철폐되었지만 유상분배 받은 농민들의 경작 환경은 개선되지 못하였고, 무상몰수 및 무상분배 원칙에 따라 시행된 북한의 토지개혁에 비하여 한계점이 분명하였다.

Answer 14.④ 15.③

16 다음 법령이 반포된 시기는?

> 제1조 대한국은 세계 만국에 공인된 자주 독립한 제국이다.
> 제2조 대한 제국의 정치는 이전으로부터 500년이 내려왔고 이후로도 만세에 걸쳐 변치 않을 전제정치이다.
> 제3조 대한국 대황제는 무한한 군권을 향유하니 공법에서 말한바 자립 정체이다.
> 제4조 대한국 신민이 대황제가 향유하는 군권을 침해할 행위가 있으면 신민의 도리를 잃은 자로 인정할 것이다.

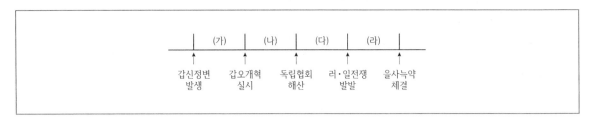

① (가)						② (나)

③ (다)						④ (라)

> **TIP** 제시문은 대한제국 성립 이후 고종 황제가 반포한 대한국 국제(1899)이다. 대한국 국제를 통해 대한제국이 황제를 중심으로 한 강력한 전제 국가임을 알 수 있다.
> 독립협회가 해산된 것은 1898년, 러일전쟁이 발발한 것은 1904년이다.
> 갑신정변 발발은 1894년, 갑오개혁 실시는 1894년, 을사늑약 체결은 1905년이다.

17 (가), (나) 사이에 있었던 사실로 옳지 않은 것은?

> (가) 조선은 오랫동안 제후국으로서 중국에 대해 정해진 전례가 있다는 것은 다시 의논할 여지가 없다. … (중략) … 이번에 제정한 수륙 무역 장정은 중국이 속방을 우대하는 뜻이니만큼, 다른 조약 체결 국들이 모두 똑같은 이익을 균점하도록 하는 데 있지 않다.
> (나) 제1조 청국은 조선국이 완전무결한 독립 자주국임을 확인한다. 아울러 조선의 청에 대한 공물 헌납 등은 장래에 완전히 폐지한다.
> 제4조 청국은 군비 배상금으로 은 2억 냥을 일본국에 지불할 것을 약정한다.

Answer   16.③ 17.②

① 영국이 거문도를 점령하였다.

② 한·청 통상조약이 체결되었다.

③ 김옥균 등이 갑신정변을 일으켰다.

④ 청과 일본 사이에 전쟁이 발발하였다.

TIP 제시문의 (가)는 임오군란(1882) 이후 조선과 청 사이에 체결한 조청상민수륙무역장정(1882)이고, (나)는 청일전쟁에 승리한 일본이 청과 체결한 시모노세키 조약(1895)이다.
조청상민수륙무역장정의 체결 이후 청 상인의 내지 진출이 본격화되었고, 시모노세키 조약 체결 이후 일본은 조선에 대한 지배권을 강화하는 계기가 되었다.
① 영국은 러시아 남하를 견제하기 위하여 거문도를 불법 점령하였다.(1885)
③ 갑신정변이 발발한 시기는 1884년이다.
④ 청일전쟁이 발발한 시기는 1894년이다.
② 한청 통상조약이 체결된 것은 1899년 대한제국 시기이다.

2023 국가직 9급

18 (가) 인물이 추진한 정책으로 옳지 않은 것은?

> 선비들 수만 명이 대궐 앞에 모여 만동묘와 서원을 다시 설립할 것을 청하니, [(가)] 이/가 크게 노하여 한성부의 조례(皂隷)와 병졸로 하여금 한강 밖으로 몰아내게 하고 드디어 천여 곳의 서원을 철폐하고 그 토지를 몰수하여 관에 속하게 하였다.
>
> — 「대한계년사」 —

① 사창제를 실시하였다.

② 「대전회통」을 편찬하였다.

③ 비변사의 기능을 강화하였다.

④ 통상 수교 거부 정책을 추진하였다.

TIP 흥선대원군의 서원 철폐와 관한 내용이다. 흥선대원군은 고종이 집권하자 대전회통 편찬, 비변사 철폐, 서원 정리, 호포제 및 사창제 실시 등 세도정치의 폐단을 개혁하고 대내적으로 왕권을 강화하고자 하였고, 지배층은 이에 반발하며 서원을 다시 설립할 것을 주장하였다. 대외적으로는 통상수교 거부 정책을 추진하며 전국에 척화비를 건립하였다.
③ 비변사의 기능이 강화된 것은 세도정치기였고, 흥선대원군은 비변사를 혁파하고자 하였다.

Answer 18.③

19 다음과 같은 선포문을 발표하면서 성립한 정부의 정책으로 옳지 않은 것은?

> 제1조 대한민국은 민주공화제로 함
>
> ··· (중략) ···
>
> 민국 원년 3월 1일 우리 대한민족이 독립을 선언한 뒤 ··· (중략) ··· 이제 본 정부가 전 국민의 위임을 받아 조직되었으니 전 국민과 더불어 전심(專心)으로 힘을 모아 국토 광복의 대사명을 이룰 것을 선서한다.

① 독립 공채를 발행하였다.

② 기관지로 「독립신문」을 발간하였다.

③ 비밀 행정 조직인 연통부를 설치하였다.

④ 재정 확보를 위하여 전환국을 설립하였다.

> **TIP** 제시문은 대한민국 임시정부(1919) 헌장이다. 상하이에서 조직된 대한민국 임시정부는 민주공화정을 선포하고 기관지로 「독립신문」을 발간하였다. 장기적인 독립 운동을 위한 자금 마련을 위하여 독립 공채를 발행하였으며 연통제와 교통국 운영을 통하여 국내외를 연결하는 조직망을 운영하였다.
> ④ 전환국(1883)은 화폐주조를 위하여 고종 때 설립된 기구로 이후 일본 재정고문인 메가타의 화폐정리사업을 전후로 폐지되었다.

20 다음과 같은 결의문에 근거하여 시행된 조치로 옳은 것은?

> 소총회는 ··· (중략) ··· 한국 인민의 대표가 국회를 구성하여 중앙정부를 수립할 수 있도록 선거를 시행함이 긴요하다고 여기며, 총회의 의결에 따라 국제연합 한국 임시위원단이 접근할 수 있는 지역에서 결의문 제2호에 기술된 계획을 시행함이 동 위원단에 부과된 임무임을 결의한다.

① 미 군정청이 설치되었다.

② 5 · 10 총선거가 실시되었다.

③ 좌우 합작 위원회가 구성되었다.

④ 미 · 소 공동 위원회가 개최되었다.

> **TIP** 1948년 결의된 유엔 소총회의 결의문이다. 해방 이후 2차례에 걸친 미소공동위원회가 결렬되자 한반도 문제는 유엔에 상정되어 유엔 총회에서 인구 비례에 따른 남북한 총선거 실시가 제안되었다. 이후 유엔 한국임시위원단이 파견되었으나 소련과 김일성의 반대로 입북이 거절되자 유엔 소총회의에서는 남한만의 단독 총선거 실시가 결정되었고, 그 결과 남한에서는 5 · 10총선거(1948)가 실시되었다.

Answer 19.④ 20.②

21 밑줄 친 '나'가 집권하여 추진한 사실로 옳은 것은?

> 나는 우리 국민이 선천적으로 타고난 재질을 최대한으로 활용하여 다각적인 생산 활동을 더욱 활발하게 하고, … (중략) … 공산품 수출을 진흥시키는 데 가일층 노력할 것을 요망합니다. 끝으로 나는 오늘 제1회 「수출의 날」 기념식에 즈음하여 … (중략) … 이 뜻깊은 날이 자립경제를 앞당기는 또 하나의 계기가 될 것을 기원합니다.

① 대통령 직선제 개헌을 추진하였다.
② 3 · 1 민주 구국 선언을 발표하였다.
③ 반민족 행위 특별 조사 위원회를 구성하였다.
④ 베트남 파병에 필요한 조건을 명시한 브라운 각서를 체결하였다.

> **TIP** 밑줄 친 인물은 박정희 대통령이고 수출의 날은 1964년에 제정되었다. 박정희 대통령은 5.16 군사정변을 계기로 정권을 장악한 이후 1960 ~ 70년에 걸쳐 경제 성장을 주도하였다. 이 과정에서 경제 성장에 필요한 자금 마련을 위하여 한일협정(1965)을 체결하고, 미국과의 브라운 각서(1966)를 체결하여 베트남 파병을 조건을 미국으로부터 자본 및 기술 지원을 약속받았다.
> ① 이승만 정부의 발췌개헌안(1952)에 대한 설명이다.
> ② 박정희 정부의 박정희 유신체제 반대 선언(1976)에 대한 설명이다.
> ③ 이승만 정부의 반민족 행위 특별조사 위원회(1948)에 대한 설명이다.

22 다음 법령이 시행된 시기에 있었던 사실로 옳은 것은?

> 제1조 회사의 설립은 조선 총독의 허가를 받아야 한다.
> 제5조 회사가 본령이나 본령에 따라 나오는 명령과 허가 조건을 위반하거나 공공질서와 선량한 풍속에 반하는 행위를 할 때 조선 총독은 사업의 정지, 지점의 폐쇄, 또는 회사의 해산을 명할 수 있다.

① 산미 증식 계획이 폐지되었다.
② 「국가 총동원법」이 제정되었다.
③ 원료 확보를 위한 남면북양 정책이 추진되었다.
④ 보통학교 수업 연한을 4년으로 정한 「조선교육령」이 공포되었다.

> **TIP** 조선총독부가 제정한 회사령(1910)으로 회사 설립을 허가제로 규정하였다. 1910년대 일제는 헌병경찰제 실시를 통한 강압적 통치를 자행하고, 토지조사사업을 통하여 경제적 수탈을 시도하였다. 또한 보통학교 수업 연합을 4년으로 정한 1차 조선교육령이 공포되었다.
> ① 산미증식계획은 1921년에 시행되어 1934년에 폐지되었다.
> ② 국가총동원법이 제정된 것은 1938년이다.
> ③ 남면북양 정책이 추진된 것은 1930년대이다.

Answer 21.④ 22.④

23 밑줄 친 '14개 조목'에 해당하는 것만을 모두 고르면?

> 이제부터는 다른 나라를 의지하지 않으며 융성하도록 나라의 발걸음을 넓히고 백성의 복리를 증진하여 자주독립의 터전을 공고하게 할 것입니다. … (중략) … 이에 저 소자는 <u>14개 조목</u>의 홍범(洪範)을 하늘에 계신 우리 조종의 신령 앞에 맹세하노니, 우러러 조종이 남긴 업적을 잘 이어서 감히 어기지 않을 것입니다.

> ㉠ 탁지아문에서 조세 부과
> ㉡ 왕실과 국정 사무의 분리
> ㉢ 지계 발급을 위한 지계아문 설치
> ㉣ 대한 천일 은행 등 금융기관 설립

① ㉠㉡   ② ㉠㉣

③ ㉡㉢   ④ ㉢㉣

TIP 홍범 14조(1895)로 2차 갑오개혁(1894) 당시 추진한 정부의 개혁 강령이다. 고종은 홍범 14조 반포를 통해 청과의 사대관계에서 벗어나 독립국임을 선포하였고, 의정부를 내각으로, 8아문을 7부로 개편하였으며, 전국 8도를 23부로 개편하는 행정 개혁을 단행하였다. 이 과정에서 조세 부과와 징수는 탁지아문이 관할하고, 왕실과 국정 사무를 분리하였다. 또한 재판소 설치 및 교육입국조서 반포를 통해 근대적 교육 개혁을 시도하였다.
㉢ 지계아문(1901)은 대한제국 정부에서 수립된 기관이다.
㉣ 대한천일은행(1899)은 대한제국 정부에서 설립되었다.

Answer   23.①

2023 국가직 9급

24 (가) 시기에 볼 수 있었던 모습으로 옳지 않은 것은?

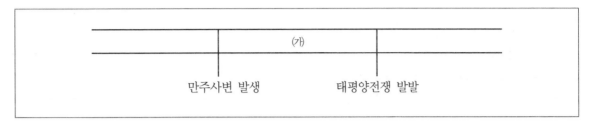

① 소학교에 등교하는 조선인 학생

② 황국 신민 서사를 암송하는 청년

③ 「제국신문」 기사를 작성하는 기자

④ 쌍성보에서 항전하는 한국독립당 군인

> **TIP** 만주사변은 1931년에, 태평양 전쟁은 1941년에 발발하였다.
> ① 소학교는 초등교육 기관으로 일제가 3차 조선교육령을 통해 보통학교를 소학교로 변경하였다(1938).
> ② 일제가 황국신민서사 암송을 강요한 것은 1930년대 후반이다.
> ③ 쌍성보 전투는 지청천이 이끈 한국독립군과 중국호로군의 한중연합작전으로 일제를 격퇴한 전투이다(1932).
> ③ 제국신문은 1898년에 창간된 신문으로 부녀자와 서민층을 대상으로 순한글로 발행되었다.

2023 지방직 9급

25 다음과 같은 주장을 한 인물은?

> 일단 강화를 맺고 나면 저 적들의 욕심은 물화를 교역하는 데 있습니다. … (중략) … 저들이 비록 왜인이라고 하나 실은 양적(洋賊)입니다. 강화의 일이 한번 이루어지면 사학(邪學)의 서적과 천주의 상(像)이 교역하는 가운데 섞여 들어갈 것입니다.

① 박규수   ② 최익현
③ 김홍집   ④ 김윤식

> **TIP** 왜양일체론을 주장하며 일본과의 통상수교를 반대한 최익현의 상소문이다. 최익현은 위정척사파로 일본을 비롯한 서양 세력과의 통상수교를 반대하였다.

Answer   24.③   25.②

26 다음에서 설명하는 신문은?

> • 서재필이 정부 지원을 받아 창간하였다.
> • 한글판을 발행하여 서양의 문물과 제도를 소개하였다.
> • 영문판을 발행하여 국내 사정을 외국인에게도 전달하였다.

① 제국신문

② 독립신문

③ 한성순보

④ 황성신문

> **TIP** 1896년 서재필이 중심이 되어 한글판과 영문판으로 간행한 신문은 독립신문이다.
> ① **제국신문**(1898) : 부녀자와 서민층을 대상으로 순한글로 발행하였다.
> ③ **한성순보**(1883) : 최초의 근대 신문으로 박문국에서 발간한 관보다.
> ④ **황성신문**(1898) : 남궁억이 중심이 되어 창간하고 국한문 혼용으로 발행하였으며 장지연의 「시일야방성대곡」을 게재하였다.

27 다음과 같은 취지로 전개된 운동에 대한 설명으로 옳은 것은?

> 지금 우리들은 정신을 새로이 하고 충의를 떨칠 때이니, 국채 1,300만 원은 우리 대한 제국의 존망에 직결된 것입니다. 이것을 갚으면 나라가 보존되고 이것을 갚지 못하면 나라가 망할 것은 필연적인 사실이나, 지금 국고에서는 도저히 갚을 능력이 없으며, 만일 나라에서 갚지 못한다면 그때는 이미 삼천리 강토는 내 나라 내 민족의 소유가 못 될 것입니다.
>
> — 「대한매일신보」 —

① 조선 형평사를 조직하였다.

② 조선 물산 장려회를 조직하였다.

③ 신사 참배 거부 운동을 전개하였다.

④ 1907년 대구에서 시작되어 전국으로 확산되었다.

> **TIP** 1907년 국채보상기성회를 중심으로 전개된 국채보상운동이다. 국채보상운동은 일본의 화폐정리사업과 차관 제공에 따른 경제적 지배에 저항한 대표적인 경제적 구국운동으로 대구 광문사의 김광제, 서상돈이 중심이 되어 시작되었다. 이후 대한매일신보에 관련 내용이 실리며 전국적인 운동으로 확산되었다.
> ① 조선 형평사(1923)는 백정 출신들의 차별 철폐를 목적으로 경남 진주에서 설립되었다.
> ② 조선 물산 장려회(1920)는 국산품 애용 운동을 주도하였고, 평양에서 시작하였다.
> ③ 신사 참배 거부 운동은 1930년대 후반 일제의 신사 참배 강요를 거부한 운동으로 기독교가 중심이 되었다.

Answer 26.② 27.④

28 다음 원칙이 발표된 이후에 있었던 사실로 옳지 않은 것은?

- 조선의 민주 독립을 보장한 삼상 회의 결정에 의하여 남북을 통한 좌우 합작으로 민주주의 임시 정부를 수립할 것
- 토지 개혁에 있어서 몰수, 유조건 몰수, 체감매상 등으로 토지를 농민에게 무상으로 나누어 주며, … (중략) … 민주주의 건국 과업 완수에 매진할 것
- 입법 기구에 있어서는 일체 그 권능과 구성 방법 운영에 관한 대안을 본 합작 위원회에서 작성하여 적극적으로 실행을 기도할 것

---

① 3 · 15 부정선거에 대항하여 4 · 19 혁명이 일어났다.

② 친일파를 청산하기 위한 「반민족행위처벌법」이 공포되었다.

③ 제헌 국회에서 대통령에 이승만, 부통령에 이시영을 선출하였다.

④ 임시 민주 정부 수립을 논의하기 위해 제1차 미 · 소 공동 위원회가 개최되었다.

TIP 1차 미소공동위원회 결렬 이후 미군정의 지원으로 여운형과 김규식을 중심으로 조직된 좌우합작위원회(1946)에서 발표한 '좌우합작 7원칙'이다. 해당 내용에는 토지 개혁과 친일파 처단 등의 내용을 담고 있다.

④ 1차 미 · 소 공동 위원회는 좌우합작위원회 결성 이전의 사실이다.

① 4 · 19 혁명(1960)

② 반민족행위처벌법(1948)

③ 대통령에 이승만, 부통령에 이시영 선출(1948)

〈좌우합작 7원칙〉

1. 조선의 민주 독립을 보장한 3상 결정에 의하여 남북을 통한 좌우 합작으로 민주주의 임시정부를 수립할 것
2. 미소공동위원회 속개를 요청하는 공동성명을 발표할 것
3. 토지개혁에 있어 몰수, 유조건 몰수, 체감매상 등으로 토지를 농민에게 무상으로 분여하며 시가지의 기지 및 대건물을 적정 처리하며 중요산업을 국유화하며 사회노동법령 및 정치적 자유를 기본으로 지방자치제의 확립을 속히 실시하며 통화 및 민생문제 등을 급속히 처리하여 민주주의 건국과업 완수에 매진할 것
4. 친일파 민족반역자를 처리할 조례를 본 합작위원회에서 입법기구에 제안하여 입법기구로 하여금 심리 결정하여 실시케 할 것
5. 남북을 통하여 현정권 하에 검거된 정치운동자의 석방에 노력하고 아울러 남북좌우의 테러적 행동을 일체 즉시로 제지토록 노력할 것
6. 입법기구에 있어서는 일체 그 권능과 구성방법, 운영 등에 관한 대신 본 합작위원회에서 작성하여 적극적으로 실행을 기도할 것
7. 전국적으로 언론 · 집회 · 결사 · 출판 · 교통 · 투표 등의 자유를 절대 보장되도록 노력할 것

Answer 28.④

29 다음과 같은 강령을 발표한 단체의 활동으로 옳은 것은?

> • 우리는 정치적, 경제적 각성을 촉진함
> • 우리는 단결을 공고히 함
> • 우리는 기회주의를 일체 부인함

① 조선 민립 대학 기성회를 창립하였다.
② 파리 강화 회의에 대표를 파견하였다.
③ 6 · 10 만세 운동을 사전에 계획하였다.
④ 광주 학생 항일 운동이 일어나자 조사단을 파견하였다.

> **TIP** 1927년 조직된 신간회의 강령이다. 신간회는 비타협적 민족주의 세력과 사회주의 세력이 하나가 되어 조직된 독립운동을
> 전개하고자 한 민족유일당 운동의 결과로 조직되었다. 이후 1929년 광주학생항일 운동이 일어나자 신간회는 조사단을 파견
> 하여 진상을 파악하였고, 자매 여성 단체로 근우회가 있다.
> ① 조선 민립 대학 기성회(1922)
> ② 신한청년당(1919)
> ③ 6 · 10 만세 운동(1926)

30 1910년대에 있었던 사실로 옳은 것은?

① 중국 화북 지방에서 조선 독립 동맹이 결성되었다.
② 만주에서 참의부, 정의부, 신민부 등 3부가 조직되었다.
③ 임병찬이 주도한 독립 의군부는 항일 운동을 전개하였다.
④ 조선 혁명군이 양세봉의 지휘 아래 영릉가에서 일본군을 격파하였다.

> **TIP** ③ 독립 의군부(1912)는 고종의 명을 받아 임병찬이 조직한 비밀결사체이다.
> ① 조선 독립 동맹(1942)은 김두봉을 중심으로 결성된 단체로 중국공산당과 연계하여 활동하였다.
> ② 만주에서 참의부(1923), 정의부(1924), 신민부(1925)가 조직되었고 민정과 군정 기능을 수행하였다.
> ④ 영릉가 전투(1932)는 양세봉이 이끄는 조선혁명군과 중국의용군이 연합하여 일본군을 격퇴한 전투이다.

Answer 29.④ 30.③

31 다음 주장을 한 인물에 대한 설명으로 옳은 것은?

> 우리 조선의 역사적 발전의 전 과정은 가령 지리적 조건, 인종학적 골상, 문화 형태의 외형적 특징 등 다소의 차이는 인정되더라도, 다른 문화 민족의 역사적 발전 법칙과 구별되어야 하는 독자적인 것이 아니다. 세계사적인 일원론적 역사 법칙에 의해 다른 민족과 거의 같은 궤도로 발전 과정을 거쳐왔다.

① 민족정신으로서 조선 국혼을 강조하였다.
② 민족주의 사학을 계승하여 조선의 얼을 강조하였다.
③ 마르크스 유물 사관을 바탕으로 한국사를 연구하였다.
④ 진단 학회를 조직하여 문헌 고증을 중시하는 실증주의 사학을 정립하였다.

> **TIP** 백남운에 대한 설명이다. 백남운은 마르크스의 유물사관을 바탕으로 「조선 사회 경제사」를 저술하며 일제의 식민사관 중 정체성론을 비판하고, 한국사가 세계사의 보편적 발전 법칙에 입각하여 발전하였음을 강조하였다.
> ① 박은식
> ② 정인보
> ④ 이병도, 손진태

32 6 · 25 전쟁 중 있었던 사실로 옳지 않은 것은?

① 국군과 유엔군이 인천 상륙 작전을 감행하였다.
② 대통령 직선제를 포함한 발췌 개헌안이 국회에서 통과되었다.
③ 이승만 정부가 북한 송환을 거부하는 반공 포로를 석방하였다.
④ 미국이 한반도를 미국의 태평양 지역 방위선에서 제외한다는 애치슨 선언을 발표하였다.

> **TIP** ④ 애치슨 선언은 1950년 1월 미국 국무장관 애치슨이 발표한 것으로 한국과 대만을 동북아시아 방어선에서 제외한다는 내용이다. 이는 북한이 남침하는 계기가 되어 6 · 25전쟁(1950. 6. ~ 1953. 7.)발발의 요인으로 작용하였다.
> ① 인천상륙작전(1950. 9.)은 맥아더 장군이 이끄는 UN군이 6 · 25전쟁에 참전한 사건이다.
> ② 발췌개헌안(1952. 7.)은 이승만 정부에서 직전제 개헌안을 통과시킨 개헌안이다.
> ③ 이승만 정부 반공 포로 석방(1953. 6.)은 정전협정 이전에 일어난 사건이다.

Answer 31.③ 32.④

33 밑줄 친 '나'에 대한 설명으로 옳은 것은?

> 미군정 아래에서 육성된 그들은 경찰을 시켜 선거를 독점하도록 배치하고 인민의 자유를 유린하고 있
> 다. … (중략) … <u>나</u>는 통일된 조국을 건설하려다 38선을 베고 쓰러질지언정, 일신의 구차한 안일을 위
> 하여 단독정부를 세우는 데는 협력하지 않겠다.

① 한인 애국단을 조직하였다.

② 민족 혁명당 창당을 주도하였다.

③ 대한민국 임시 정부의 대통령을 역임하였다.

④ 좌우 합작위원회에서 임시 정부 수립을 합의하였다.

> **TIP** UN소총회의에서 결의한 남한만의 단독 총선거에 반대하며 '삼천만 동포에게 고함'이라는 글을 쓴 김구이다. 그는 1931년
> 일본 수뇌 암살을 목적으로 한인애국단을 조직하였고, 이봉창 의거, 윤봉길 홍커우 공원 의거 등의 활동을 주도하였다.
> ② 김원봉
> ③ 이승만(초대 대통령), 박은식(2대 대통령)
> ④ 여운형, 김규식

34 을미개혁의 내용에 해당하지 않는 것은?

① 별기군 창설

② 태양력 사용

③ 단발령 실시

④ 소학교 설립

> **TIP** 을미개혁(1895)은 명성황후 시해 사건 이후 김홍집 내각이 중심이 되어 추진한 개혁이다. 개혁의 주요 내용은 단발령 실시,
> 태양력 사용, 종두법 실시, 소학교 설립, 군제개혁(친위대, 진위대) 등이다. 명성황후 시해와 단발령 시행에 반발하여 최초
> 의 의병 운동인 을미의병으로 이어졌다.
> ① 강화도조약 체결(1876) 이후 조선은 통리기무아문을 설치해 개화 정책을 추진하고 신식 군대인 별기군을 창설하였다
> (1881).

Answer　33.①　34.①

35 다음 사건에 대한 설명으로 옳은 것은?

> 아시아함대 사령관 로저스 제독이 군함을 이끌고 강화도에 상륙하여 덕진진을 점령하고 광성보를 공격
> 하였다. 어재연 등이 이끄는 조선의 수비대는 광성보에서 격렬하게 항전하였으나 결국 패배하였다. 광
> 성보를 점령한 외국 부대는 조선 정부에 통상을 요구하였으나 조선 정부가 수교 협상에 응하지 않고
> 맞서자 철수하였다.

① 병인박해 사건이 일어난 계기가 되었다.
② 운요호 사건이 일어난 직후에 발생하였다.
③ 미국이 제너럴셔먼호 사건을 구실로 일으켰다.
④ 독일 상인 오페르트의 남연군 묘 도굴 사건으로 이어졌다.

> **TIP** 신미양요(1871)에 대한 설명이다. 신미양요는 대동강 하구에 정박해 있던 미국 상선 제너럴셔먼호를 평양 관민의 화공으로
> 발생한 제너럴셔먼호 사건(1866)을 구실로 미국이 강화도에 침입한 사건이다. 당시 어재연이 이끄는 관군이 광성보 전투에
> 서 활약하였다.
> ① 병인양요(1866) ② 강화도조약(1876) ④ 남연군 묘 도굴 사건(1866)

36 다음 글을 쓴 인물에 대한 설명으로 옳은 것은?

> 유교의 3대 문제는 무엇인가. 첫째, 유교파의 정신이 오로지 제왕의 편에 있고 인민 사회에 보급할 정
> 신이 부족한 것이다. … (중략) … 셋째, 우리 대한의 유가에서는 쉽고 정확한 가르침[양명학]을 구하지
> 않고 지루하고 산만한 공부[주자학]만을 전적으로 숭상하는 것이다.
> ─「서북학회월보」─

① 단군 신앙을 발전시켜 대종교를 창시하였다.
② 민족의 혼을 강조하며 「한국통사」를 저술하였다.
③ 「조선사연구초」와 「조선상고사」 등을 저술하였다.
④ 「조선 불교 유신론」을 지어 불교의 쇄신과 근대 개혁 운동을 추진하였다.

> **TIP** 민족주의 역사학자인 박은식에 대한 설명이다. 박은식은 1909년 서북학회월보에 「유교구신론」을 게재하여 보수적인 성리
> 학을 비판하며 실천적 유교인 양명학에 힘쓸 것을 주장하였다. 또한 일제강점기에는 「한국통사」, 「한국독립운동지혈사」를
> 저술하여 역사의식을 고취하고자 하였다.
> ① 나철, 오기호 ③ 신채호 ④ 한용운

Answer 35.③ 36.②

37 (가) 시기에 있었던 사실로 옳은 것은?

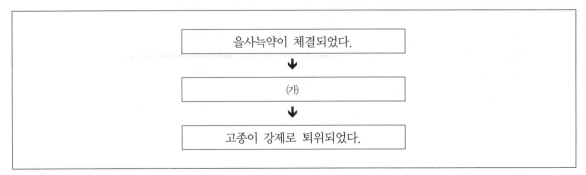

① 러일 전쟁이 발발하였다.

② 한일 의정서가 체결되었다.

③ 안중근이 이토 히로부미를 사살하였다.

④ 이준이 헤이그 만국 평화회의에 파견되었다.

TIP (가)는 을사늑약(1905)과 고종의 강제퇴위(1907) 사이에 발생한 사건이다. 을사늑약은 1905년에 일본의 강압에 의해 체결된 조약으로 통감부가 설치되고 초대 통감으로 이토 히로부미가 부임하여 우리나라의 외교권이 박탈되었다. 조약의 불법성과 강제성에 반발하여 내부대신이었던 민영환은 자결을 하고 장지연은 황성신문에 「시일야방성대곡」을 게재하였으며, 을사의 병이 조직되어 항거하였다. 고종은 을사조약의 부당함을 대외적으로 알리기 위해 헤이그 만국평화회의에 이준, 이상설, 이위종을 비밀리에 파견하였지만 이후 일본에 발각되어 강제 퇴위를 당하였다(1907).
①② 1904년
③ 1909년

38 다음 선언을 지침으로 활동한 단체에 대한 설명으로 옳지 않은 것은?

> 민중은 우리 혁명의 대본영이다. 폭력은 우리 혁명의 유일한 무기이다. 우리는 민중 속으로 가서 민중과 손을 맞잡아 끊임없는 폭력-암살, 파괴, 폭동으로써 강도 일본의 통치를 타도하고, 우리 생활에 불합리한 일체의 제도를 개조하여, 인류로써 압박하지 못하며, 사회로써 사회를 박탈하지 못하는 이상적 조선을 건설할지니라.

① 만주에서 김원봉이 주도하여 결성하였다.
② 경성역에서 사이토 총독에게 폭탄을 던졌다.
③ 김상옥을 보내서 종로 경찰서를 폭파하고자 하였다.
④ 일제 요인 암살과 식민 통치기관 파괴에 주력하였다.

TIP 신채호가 작성한 의열단 선언문 「조선혁명선언」이다. 의열단은 1919년 김원봉을 단장으로 하여 만주에서 조직된 항일무장단체로 일제 요인 암살과 식민 통치 기관 파괴를 위한 투탄 의거 활동을 전개하였다. 박재혁의 부산경찰서 투탄 의거, 김익상의 조선총독부 투탄 의거, 김상옥의 종로경찰서 투탄 의거, 나석주의 동양척식주식회사 투탄 의거 등이 대표적인 활동이다.
② 노인동맹단 소속 강우규 의사의 의거이다.

39 (가)에 대한 설명으로 옳은 것은?

> 3·1 운동 직후에 만들어진 ___(가)___ 은/는 연통제라는 비밀 행정 조직을 만들었으며, 국내 인사와의 연락과 이동을 위해 교통국을 두었다. 또 외교 선전물을 간행하여 일제 침략의 부당성을 널리 알리고자 하였다. 그러나 이러한 활동은 뚜렷한 성과를 내지 못하였다. 그러한 가운데 ___(가)___ 의 활동 방향을 두고 외교 운동 노선과 무장투쟁 노선 사이에서 갈등이 빚어지기도 하였다.

① 외교 운동을 위해 미국에 구미 위원부를 설치하였다.
② 비밀결사 운동을 추진하고자 독립 의군부를 만들었다.
③ 이인영, 허위 등을 중심으로 서울 진공 작전을 추진하였다.
④ 영국인 베델을 발행인으로 한 「대한매일신보」를 창간하였다.

Answer 38.② 39.①

TIP (개는 대한민국 임시정부이다. 대한민국 임시정부는 1919년 국내외 독립운동 단체의 연합으로 상하이에 설립되었고 초대 대통령으로 이승만이 임명되었다. 임시정부는 국내 정세를 살피는 동시에 군자금 마련을 위하여 교통국을 설치하고 연통제를 운영하였다. 또한 외교 활동을 통한 독립을 추진하기 위하여 미국에 구미위원부를 설치하였다.
② 독립 의군부(1912)는 고종의 밀명을 받고 유생 출신의 임병찬이 조직한 단체이다. 복벽주의 추구하였다.
③ 서울진공작전(1907)은 정미조약 체결(1907) 이후 이인영, 허위 등을 중심으로 정미의병이 구성되어 추진하였지만 실패하였다.
④ 대한매일신보(1904)는 영국인 베델과 양기탁이 창간한 민족 신문으로, 을사늑약의 부당함을 알리고 국채보상운동을 후원하였으며, 신민회 기관지 역할을 담당하기도 하였다.

2022 국가직 9급

40 (개) 시기에 있었던 사실로 옳은 것은?

> 한국을 식민지로 삼은 일제는 헌병에게 경찰 업무를 부여한 헌병 경찰제를 시행했다. 헌병 경찰은 정식 재판 없이 한국인에게 벌금 등의 처벌을 가하거나 태형에 처할 수도 있었다. 한국인은 이처럼 강압적인 지배에 저항해 3·1 운동을 일으켰으며, 일제는 이를 계기로 지배 정책을 전환했다. 일제가 한국을 병합한 직후부터 3·1 운동이 벌어진 때까지를 [(개)] 시기라고 부른다.

① 토지 조사령이 공포되었다.
② 창씨개명 조치가 시행되었다.
③ 초등 교육 기관의 명칭이 국민학교로 변경되었다.
④ 전쟁 물자 동원을 내용으로 한 국가총동원법이 적용되었다.

TIP (개) 시기는 헌병 경찰제를 기반으로 강압적인 식민통치 방식을 시행한 1910년대 무단통치 시기이다. 1910년대 무단통치 시기에는 언론, 출판, 집회, 결사의 자유가 박탈되었고, 헌병 경찰에게 즉결처분권을 부여하고 태형령을 시행하면서 강압적인 식민 통치를 시행하였다. 한편 일제는 토지조사령 공포로 기한부 신고제를 원칙으로 하는 토지 조사 사업을 시행하여 미신고 토지 및 공유지 등을 강탈하였다. 그 결과 자작농의 수가 감소하고 소작농의 수가 증가하는 등 민생은 더욱 피폐해졌다.
②③④ 만주사변(1931) 이후 일제의 대륙 침략이 본격화되고 전쟁 양상을 확대하며 조선에 대한 식민통치 방식도 전시 체제 준비와 민족 정신 말살을 토대로 이루어졌다. 그 결과 창씨개명(1940), 소학교의 초등학교로의 전환(1941), 국가 총동원법(1938)을 제정하여 인적, 물적 자원 수탈을 강화하였다.

Answer 40.①

41 밑줄 친 '그'에 대한 설명으로 옳은 것은?

> 한국 국민당을 이끌던 그는 독립운동 세력을 통합하고자 한국 독립당을 결성해 항일 운동을 주도하였다. 광복 직후 귀국한 그는 정부 수립을 위한 활동을 이어나갔으며, 남한 단독 선거가 결정되자 김규식과 더불어 남북 협상을 위해 평양을 방문하기도 하였다.

① 좌우 합작 위원회를 구성해 좌우 합작 7원칙을 발표하였다.
② 광복 직후 안재홍 등과 함께 조선 건국 준비 위원회를 만들었다.
③ 무장 항일투쟁을 위해 하와이로 건너가 대조선 국민 군단을 결성하였다.
④ 모스크바 3국 외상 회의의 결정 사항이 알려지자 신탁통치 반대 운동을 펼쳤다.

> **TIP** 밑줄 친 '그'는 김구이다. 대한민국 임시정부 수립 이후 임정 내의 갈등으로 조직이 분열되자 김구는 이를 수습하고 한인애국단을 결성하여 의거활동을 이어갔다. 또한 충칭 임시정부 시기에는 한국독립당을 결성하고 한국광복군을 지휘하여 대일 항전을 전개하였고, 해방 직후 귀국하여 유엔에 결의에 따른 남한만이 단독 총선거 실시 제안에 반대하며 통일 정부 수립을 위해 김규식과 함께 평양을 방문해 남북 협상을 시도하였지만 실패하였다.
> ① 여운형, 김규식
> ② 여운형
> ③ 박용만

42 제헌 국회에 대한 설명으로 옳은 것은?

① 반민족 행위 특별 조사 위원회를 구성하였다.
② 한·일 기본 조약 체결에 반대하는 성명을 내놓았다.
③ 통일 3대 원칙이 언급된 7·4 남북공동성명을 발표하였다.
④ 통일 주체 국민 회의에서 대통령을 뽑는다는 내용의 개헌안을 통과시켰다.

> **TIP** 1948년 5·10 총선거가 실시되어 제헌의원을 선출하였고, 이들을 중심으로 제헌의회가 구성되었다. 제헌의회에서는 국호를 대한민국으로 정하고, 대한민국 정부 수립을 위한 헌법을 제정하였다. 또한 해방 이후 해결해야 할 우선 과제인 친일파 처단 문제를 처리하기 위하여 반민족 행위 처벌법을 제정하였다. 해당 법령에 따라 반민족 행위자 특별 조사 위원회가 조직되어 활동을 하였지만 친일파의 반대와 경찰의 방해로 활동을 이어가지 못했다.
> ② 한일 기본 조약(1965)은 박정희 정부 때 체결되었다.
> ③ 7·4 남북공동성명(1972)은 1970년대 냉전 완화 분위기 속에서 박정희 정부 때 발표되었다.
> ④ 통일 주체 국민 회의를 통해 대통령을 선출하는 간선제 방식은 박정희 정부 때 제정된 유신헌법(1972)을 통해서 이루어졌다.

Answer 41.④ 42.①

06. 근현대사의 이해 **579**

43 밑줄 친 '그'에 대한 설명으로 옳은 것은?

> 고종이 즉위한 직후에 실권을 장악한 그는 러시아를 견제하기 위해 천주교 선교사를 통해 프랑스와 교섭하려 했다. 하지만 천주교를 금지해야 한다는 유생의 주장이 높아지자 다수의 천주교도와 선교사를 잡아들여 처형한 병인박해를 일으켰다. 이후 고종의 친정이 시작됨에 따라 물러난 그는 임오군란이 일어났을 때 잠시 권력을 장악했지만, 청군의 개입으로 곧 물러났다.

① 미국에 보빙사라는 사절단을 파견하였다.
② 전국 여러 곳에 척화비를 세우도록 했다.
③ 국경을 획정하고자 백두산정계비를 세웠다.
④ 통리기무아문을 설치하고 그 아래에 12사를 두었다.

TIP 밑줄 친 '그'는 흥선대원군이다. 흥선대원군은 고종이 집권하자 비변사 철폐, 서원 정리, 호포제 실시 등 세도정치의 폐단을 개혁하고 대내적으로 왕권을 강화하고자 하였다. 대외적으로는 러시아 세력의 남하를 견제하고자 프랑스와 교섭하려 했으나 실패한 이후 천주교도를 탄압하였다(병인박해). 이를 빌미로 프랑스 로즈 제독이 이끄는 함대가 강화도를 공략하여 문수산성, 정족산성 전투로 이어졌다. 이후 독일 상인 오페르트의 남연군 묘 도굴사건, 신미양요 등을 거치며 쇄국의 의지를 다지는 척화비를 전국 각지에 건립하였다.
① 보빙사는 조미수호통상조약(1882) 체결 이후 미국에 파견한 홍영식, 서광범, 민영익 등으로 구성된 사절단이다.
③ 백두산정계비는 숙종 때 조선과 청의 국경 확정을 위해 건립한 비석이다(1712).
④ 통리기무아문(1880)은 일본과의 강화도조약 체결(1876) 이후 설립한 개혁, 개화기구이다.

Answer 43.②

▨ 출제 예상 문제

1 다음 자료를 쓴 역사가의 활동으로 옳은 것은?

> 역사란 무엇이뇨. 인류 사회의 아와 비아의 투쟁이 시간부터 발전하며 공간부터 확대하는 심적 활동의 상태의 기록이니, 세계사라 하면 세계 인류의 그리되어 온 상태의 기록이며, 조선사라하면 조선 민족의 그리되어 온 상태의 기록이니라.

① 「여유당전서」를 발간하여 조선후기 실학자들을 재평가하였다.
② 을지문덕, 최영, 이순신 등 애국명장의 전기를 써서 애국심을 고취하였다.
③ 「조선사회경제」를 저술하여 세계사적 보편성 속에서 한국사를 해석하였다.
④ '5천 년간 조선의 얼'이라는 글을 동아일보에 연재하여 민족정신을 고취하였다.

TIP 제시된 사료는 신채호의 「조선상고사」 총론의 일부이다. 「조선상고사」는 단군시대로부터 백제의 멸망과 그 부흥운동까지를 주체적으로 서술하였다. 그 밖에도 「을지문덕전」, 「최도동전」, 「이순신전」 등을 저술하여 애국심을 고취하였다.
① 정약용
③ 백남운
④ 정인보

2 다음 자료에 나타난 사상을 정립한 인물에 대한 설명으로 옳지 않은 것은?

> 우리나라의 건국정신은 삼균제도(三均制度)의 역사적 근거를 두었으니 선조들이 분명히 명한 바 「수미균평위(首尾均平位)하야 흥방보태평(興邦保泰平)하리라」하였다. 이는 사회 각층 각급의 지력과 권력과 부력의 향유를 균평하게 하야 국가를 진흥하며 태평을 보유(保維)하려 함이니 홍익인간(弘益人間)과 이화세계(理化世界)하자는 우리 민족의 지킬 바 최고 공리(公理)임

① 한국독립당을 창당하였다.
② 임시정부의 국무위원이었다.
③ 제헌 국회의원에 당선되었다.
④ 정치 · 경제 · 교육의 균등을 주장하였다.

TIP 제시된 사료는 대한민국 건국강령의 일부로, 삼균제도는 조소앙에 의해 정립되었다.
③ 조소앙은 남한 단독 정부 수립에 반대하여 제헌 국회의원 선거에 불참하였다.

3 대한민국 정부 수립 이후에 일어난 사건을 〈보기〉에서 모두 고른 것은?

── 〈보기〉 ──

㉠ 반민족 행위 특별 조사 위원회 설치   ㉡ 농지 개혁법 시행
㉢ 안두희의 김구 암살   ㉣ 제주 4 · 3 사건 발생
㉤ 여수 · 순천 10 · 19 사건 발생

① ㉠㉡㉤
② ㉠㉡㉢㉤
③ ㉠㉡㉣㉤
④ ㉠㉡㉢㉣㉤

TIP ㉣ 제주 4 · 3 사건은 1948년에 일어난 사건으로, 대한민국 정부 수립(1948년 8월 15일) 이전이다.
㉠ 1948년 10월
㉡ 1949년 제정, 1950 ~ 1957년 시행
㉢ 1949년 6월
㉤ 1948년 10월

Answer 2.③ 3.②

4 다음 법령에 대한 설명으로 옳지 않은 것은?

> 제1조 일본 정부와 통모하여 한·일 합병에 적극 협력한 자, 한국의 주권을 침해하는 조약 또는 문서에 조인한 자와 모의한 자는 사형 또는 무기 징역에 처하고, 그 재산과 유산의 전부 혹은 2분의 1 이상을 몰수한다.
>
> 제2조 일본 정부로부터 작위를 받은 자 또는 일본 제국 의회의 의원이 되었던 자는 무기 또는 5년 이상의 징역에 처하고 그 재산과 유산의 전부 혹은 2분의 1 이상을 몰수한다.
>
> 제3조 일본 치하 독립운동자나 그 가족을 악의로 살상·박해한 자 또는 이를 지휘한 자는 사형, 무기 또는 5년 이상의 징역에 처하고 그 재산의 전부 혹은 일부를 몰수한다.

① 이 법령에 따라 특별 재판부가 설치되었다.

② 이 법령의 제정은 제헌헌법에 명시된 사항이었다.

③ 이 법령에 따라 반민족행위자들이 실형을 선고받았다.

④ 이 법령은 여수·순천 10·19 사건 직후에 국회에서 통과되었다.

....

TIP 위 사료는 1948년 9월 제정된 「반민족행위처벌법」이다.
④ 여수·순천 사건은 1948년 10월 19일 전라남도 여수에 주둔하던 국방경비대 제14연대에 소속의 군인들이 제주 4·3 사건 진압을 거부하며 일으킨 반란 사건이다.

5 다음 내용이 포함된 개혁에 대한 설명으로 옳지 않은 것은?

> • 공·사 노비 제도를 모두 폐지하고, 인신매매를 금지한다.
> • 연좌법을 폐지하여 죄인 자신 외에는 처벌하지 않는다.
> • 과부의 재혼은 귀천을 막론하고 그 자유에 맡긴다.

① 중국 연호의 사용을 폐지하였다.   ② 독립협회 활동의 영향을 받았다.

③ 군국기무처의 주도 하에 추진되었다.   ④ 동학 농민 운동의 요구를 일부 수용하였다.

....

TIP 제시된 내용이 포함된 개혁은 1894년에 일어난 제1차 갑오개혁이다.
② 독립협회는 1896년에 창립되었다.

Answer 4.④ 5.②

6 다음 ㉠의 추진 결과 나타난 현상으로 옳지 않은 것은?

> 일본은 1910년대 이후 자본주의 경제가 급속하게 발전하면서 농민들이 도시에 몰려 식량 조달에 큰 차질이 빚어졌다. 이를 해결하기 위해 ____㉠____ 을 추진하였는데, 이는 토지 개량과 농사 개량을 통해 식량 생산을 대폭 늘려 일본으로 더 많은 쌀을 가져가고 우리나라 농민 생활도 안정시킨다는 목표로 추진되었다.

① 쌀 생산량의 증가보다 일본으로의 수출량 증가가 두드러졌다.
② 만주로부터 조, 수수, 콩 등의 잡곡 수입이 증가하였다.
③ 한국인의 1인당 연간 쌀 소비량이 이전보다 줄어들었다.
④ 많은 수의 소작농이 이를 통해 자작농으로 바뀌었다.

TIP ㉠은 1920년대에 실시한 산미증식계획이다. 산미증식계획으로 증산량보다 많은 양을 수탈해 갔기 때문에 조선의 식량 사정은 악화되어 만주에서 잡곡을 수입하게 되었다. 이 사업의 결과, 수리조합비와 토지개량사업비를 농민에게 전가하여 농민의 몰락이 가속화되었고 많은 수의 자작농이 소작농으로 바뀌었다.

7 다음은 일제 강점기 국외 독립운동에 관한 사실들이다. 이를 시기 순으로 바르게 나열한 것은?

> ㉠ 대한민국 임시 정부가 지청천을 총사령으로 하는 한국광복군을 창설하였다.
> ㉡ 블라디보스토크에서 이상설, 이동휘 등이 중심이 된 대한 광복군 정부가 수립되었다.
> ㉢ 홍범도가 이끄는 대한 독립군을 비롯한 연합 부대는 봉오동 전투에서 대승을 거두었다.
> ㉣ 양세봉이 이끄는 조선 혁명군은 중국 의용군과 연합하여 영릉가 전투에서 일본군을 무찔렀다.

① ㉠→㉣→㉡→㉢
② ㉡→㉢→㉣→㉠
③ ㉢→㉡→㉣→㉠
④ ㉣→㉢→㉠→㉡

TIP ㉠ 한국광복군은 1940년 중국 충칭에서 조직되었다.
㉡ 대한광복군정부는 1914년 러시아 블라디보스토크에 세워졌던 망명 정부이다.
㉢ 봉오동 전투는 1920년 6월 7일 만주 봉오동에서 홍범도의 대한독립군이 일본 정규군을 대패시킨 전투이다.
㉣ 영릉가 전투는 1932년 4월 남만주 일대에서 활동하던 조선혁명군이 중국 요령성 신빈현 영릉가에서 일본 관동군과 만주국군을 물리친 전투이다.

Answer 6.④ 7.②

8 다음은 간도와 관련된 역사적 사실들이다. 옳지 않은 것은?

① 1909년 일제는 청과 간도협약을 체결하여 남만주의 철도 부설권을 얻는 대가로 간도를 청의 영토로 인정하였다.

② 조선과 청은 1712년 "서쪽으로는 압록강, 동쪽으로는 토문강을 국경으로 한다."는 내용의 백두산 정계비를 세웠다.

③ 통감부 설치 후 일제는 1906년 간도에 통감부 출장소를 두어 간도를 한국의 영토로 인정하였다.

④ 1902년 대한제국 정부는 간도관리사로 이범윤을 임명하는 한편, 이를 한국 주재 청국 공사에게 통고하고 간도의 소유권을 주장하였다.

TIP 통감부 설치 후 일제는 1907년 8월 23일에 간도용정에 간도통감부 출장소를 설치하고, 간도는 조선의 영토이며 출장소를 설치한 것은 간도조선인을 보호하기 위한 것이라 천명하고 청과 외교교섭을 시작했다.

9 다음에 제시된 개혁 내용을 공통으로 포함한 것은?

• 청과의 조공 관계 청산	• 인민 평등 실현
• 혜상공국 혁파	• 재정의 일원화

① 갑오개혁의 홍범 14조
② 독립협회의 헌의 6조
③ 동학 농민 운동의 폐정개혁안
④ 갑신정변 때의 14개조 정강

TIP 제시된 지문은 갑신정변 때 개화당 정부의 14개조 혁신 정강의 내용이다.

Answer 8.③ 9.④

10 1919년 3·1운동 전후의 국내외 정세에 대한 설명으로 옳지 않은 것은?

① 일본은 시베리아에 출병하여 러시아 영토의 일부를 점령하고 있었다.

② 러시아에서는 볼셰비키가 권력을 장악하여 사회주의 정권을 수립하였다.

③ 미국의 윌슨 대통령이 민족자결주의를 내세워 전후 질서를 세우려 하였다.

④ 산동성의 구 독일 이권에 대한 일본의 계승 요구는 5·4 운동으로 인해 파리평화회의에서 승인 받지 못하였다.

⋯⋯⋯

TIP 파리평화회의 … 제1차 세계대전 종료 후, 전쟁에 대한 책임과 유럽 각국의 영토 조정, 전후의 평화를 유지하기 위한 조치 등을 협의한 1919 ~ 1920년 동안의 일련의 회의 일체를 말한다. 이 회의에서 국제문제를 풀어나갈 원칙으로 미국의 윌슨 대통령이 14개 조항을 제시하였는데 각 민족은 정치적 운명을 스스로 결정할 권리가 있다는 민족자결주의와 다른 민족의 간섭을 받을 수 없다는 집단안전보장원칙을 핵심으로 주장하였고 이는 3·1운동에 영향을 주었다.

11 다음과 관련된 내용으로 옳은 것은?

> 오늘 우리는 전 세계 이목이 우리를 주시하는 가운데 40년 독재정치를 청산하고 희망찬 민주국가를 건설하기 위한 거보를 전 국민과 함께 내딛는다. 국가의 미래요 소망인 꽃다운 젊은이를 야만적인 고문으로 죽여 놓고 그것도 모자라 뻔뻔스럽게 국민을 속이려 했던 현 정권에게 국민의 분노가 무엇인지를 분명히 보여주고, 국민적 여망인 개헌을 일방적으로 파기한 4·13폭거를 철회시키기 위한 민주장정을 시작한다.

① 부마항쟁의 도화선이 되었다.

② 대통령 직선제가 확립되는 계기가 되었다.

③ 의회제도가 단원제에서 양원제로 변화하였다.

④ 대통령이 필요한 경우 긴급조치를 시행하게 되었다.

⋯⋯⋯

TIP 위 사건은 1987년 6월 민주항쟁이다. 전두환을 중심으로 한 신군부세력이 정권을 장악한 이후 독재정치가 지속되자 국민들은 대통령직선제를 요구하였으나, 정부는 4·13 호헌조치를 통해 이를 반대하였다. 국민들은 4·13 호헌조치 반대, 박종철 고문치사 사건의 규명을 요구하며 6월 민주항쟁을 일으켰고, 민주정의당 대표인 노태우는 6·29 민주화선언을 통해 대통령 직선제, 5년 단임제 요구안을 수용하였다.
①④ 박정희 정부의 유신체제 ③ 4·19혁명 이후

Answer 10.④ 11.②

12 다음 협정 체결을 주도한 정부에 해당하는 내용으로 옳은 것은?

> 제1조 남과 북은 서로 상대방의 체제를 인정하고 존중한다.
> 제4조 남과 북은 상대방을 파괴 전복하려는 일체행위를 하지 아니한다.
> 제15조 남과 북은 민족경제의 통일적이며 균형적인 발전과 민족전체의 복리향상을 도모하기 위하여 자원의 공동개발, 민족내부교류로서의 물자교류, 합작투자 등 경제교류의 협력을 실시한다.
> 제21조 남과 북은 국제무대에서 경제와 문화 등 여러 분야에서 서로 협력하며 대외에 공동으로 진출한다.

① 통일주체국민회의 결성
② 금융실명제, OECD 가입
③ 남북한 유엔 동시 가입
④ 금강산 관광 및 개성공단 설립

TIP 1991년 남북 간에 체결한 남북기본합의서이다. 1980년대 말 소련을 중심으로 한 공산주의권 국가들이 몰락하는 과정에서 체결된 남북 간 협정으로, 노태우 정부에서 체결되었다. 노태우 정부에서는 북방외교를 비롯하여 남북한 유엔 동시 가입이 성사되었다.
① 박정희 정부
② 김영삼 정부
④ 김대중 정부

13 다음 중 '을사조약' 체결 당시의 사건에 대한 설명으로 옳은 것은?

① 영국은 일본의 한국에 대한 지배권을 인정하였다.
② 구식군대가 차별대우를 받았다.
③ 일본의 한국에 대한 지배권을 인정하며, 미국의 필리핀 지배를 확인하였다.
④ 러시아, 프랑스, 독일이 일본에 압력을 가했다.

TIP 을사조약 체결(1905. 11.) … 러·일전쟁에서 승리한 일본은 조선의 독점적 지배권을 인정받고 조선의 외교권을 박탈하고 통감부를 설치하였다. 이에 초대 통감으로 이토 히로부미가 부임하였으며 고종황제는 조약의 부당성을 알리기 위해 1907년에 개최된 헤이그 만국평화회의에 밀사를 파견하였다.

Answer 12.③ 13.①

14 다음 〈보기〉의 내용과 같은 시기에 일어난 역사적 사실로 옳은 것은?

〈보기〉

비밀결사조직으로 국권회복과 공화정체의 국민국가 건설을 목표로 하였다. 국내적으로 문화적·경제적 실력양성운동을 펼쳤으며, 국외로 독립군기지 건설에 의한 군사적인 실력양성운동에 힘쓰다가 105인사건으로 해체되었다.

① 차관제공에 의한 경제예속화정책에 반대하여 국민들이 국채보상기성회를 조직하여 모금운동을 벌였다.

② 자주제가 강화되고 소작농이 증가하면서, 고율의 소작료로 인하여 농민들이 몰락하였다.

③ 노동자들은 생존권을 지키기 위하여 임금인상이나 노동조건 개선 등을 주장하는 노동운동을 벌였다.

④ 일본 상품을 배격하고 국사품을 애용하자는 운동을 전개하였다.

TIP 일제의 화폐 정리 및 금융 지배에 대해 1907년 국채보상운동을 전개하여 일제의 침략정책에 맞섰으나 일제의 방해로 중단되었다.
※ **신민회** … 비밀결사조직으로 국권 회복과 공화정체의 국민국가 건설을 목표로 하였다. 국내적으로 문화적·경제적 실력양성운동을 펼쳤으며, 국외로 독립군기지 건설에 의한 군사적인 실력양성운동에 힘쓰다가 105인사건으로 해체되었다.

15 다음 보기의 기본 강령으로 활동한 사회단체에 대한 설명으로 옳은 것은?

〈보기〉
---

1. 우리는 정치적·경제적 각성을 촉진한다.
2. 우리는 단결을 공공히 한다.
3. 우리는 기회주의를 일체 거부한다.

① 비밀 결사 조직으로 국외 독립 운동 기지 건설에 앞장섰다.

② 실력양성운동을 전개하였다.

③ 입헌정체와 정치의식을 고취시켰다.

④ 노동쟁의, 고각쟁의를 지원하는 등 노동운동과 농민운동을 지도하였다.

TIP **신간회** … 민족주의 진영과 사회주의 진영은 민족유일당, 민족협동전선이라는 표어 아래 이상재, 안재홍 등을 중심으로 신간회를 결성하였다. 노동운동과 농민운동을 지도하였고 광주학생항일운동의 진상단을 파견하였다.

Answer 14.① 15.④

16 다음과 같은 식민 통치의 근본적 목적으로 옳은 것은?

> • 총독은 원래 현역군인으로 임명되는 것이 원칙이었으나, 문관도 임명될 수 있게 하였다.
> • 헌병 경찰이 보통 경찰로 전환되었다.
> • 민족 신문 발행을 허가하였다.
> • 교육은 초급의 학문과 기술교육만 허용되었다.

① 소수의 친일분자를 키워 우리 민족을 이간하여 분열시키려 하였다.

② 한반도를 대륙 침략의 병참기지로 삼고 태평양전쟁을 도발하였다.

③ 한국의 산업을 장악하여 상품시장화 하였다.

④ 1910년대의 무단통치에 대한 반성으로 시행하였다.

TIP 문화통치(1919 ~ 1931)
　　㉠ 발단 : 3 · 1운동과 국제 여론의 악화로 제기되었다.
　　㉡ 내용
　　　• 문관총독의 임명을 약속하였으나 임명되지 않았다.
　　　• 헌병경찰제를 보통경찰제로 바꾸었지만 경찰 수나 장비는 증가하였다.
　　　• 교육은 초급의 학문과 기술교육만 허용되었다.
　　㉢ 본질 : 소수의 친일분자를 키워 우리 민족을 이간질하여 분열시켰다.

17 다음 중 연결이 옳지 않은 것은?

① 한일의정서 – 군사기지 점유

② 제1차 한일협정서 – 사법권, 경찰권박탈

③ 제2차 한일협정서 – 외교권박탈

④ 한일신협약 – 차관정치, 군대해산

TIP 제1차 한 · 일협약 체결(1904. 8.) … 러 · 일전쟁 중 체결되었으며 일본 정부가 추천하는 외교와 재정고문을 두는 고문정치가 시작되었다.

Answer 16.① 17.②

18 다음과 관련된 내용으로 옳은 것은?

> "민족주의적 세력에 대하여는 그 부르주아 민주주의적 성질을 분명히 인식함과 동시에 과정상의 동맹자적 성질도 충분하게 승인하여, 그것이 타락되지 않는 한 적극적으로 제휴하여 대중의 이익을 위해서도 종래의 소극적인 태도를 버리고 싸워야 할 것이다."

① 민족유일당 운동으로 신간회가 결성되었다.
② 물산장려운동, 민립대학설립 운동의 계기가 되었다.
③ 대외적으로는 중국의 2차 국공합작의 영향을 받았다.
④ 여성 독립운동 단체로는 평양에서 송죽회가 결성되었다.

TIP 사회주의 사상 단체인 정우회가 발표한 정우회 선언(1926)이다. 1920년대 일제의 문화통치 하에서 독립운동 세력에 대한 탄압이 심화되면서 비타협적 민족주의 계열과 사회주의 계열의 통합을 모색하는 움직임이 정우회 선언으로 나타났고, 그 결과 민족유일당 신간회와 근우회가 조직되었다(1927). 대외적으로는 중국의 1차 국공합작의 영향도 있었다.
② 1920년대 초 민족주의 계열의 독립운동이다.
③ 2차 국공합작(1937)은 중일전쟁을 전후로 이루어졌다.
④ 송죽회는 1913년에 평양에서 조직되었다.

19 다음은 어느 신문의 사설이다. 밑줄 친 것과 관련된 운동으로 옳은 것은?

> 1931년부터 4년간에 걸쳐 벌인 브나로드 운동은 대표적인 계몽운동이었다. 남녀 청년학도들이 계몽대, 강연대를 조직하여 삼천리 방방곡곡을 누비며 우리글, 우리 역사를 가르치고 농촌위생, 농촌경제개발에 앞장섰던 이 운동은 지식인과 학생이 이 땅에서 일으킨 최초의 민중운동이었다.

① 언론사 중심의 문맹퇴치운동이 전개되었다.
② 사회운동계열이 주도하였다.
③ 이 운동의 영향으로 민립대학설립운동이 추진되었다.
④ 이 시기에 언론과 지식인과 학생이 주도한 만세시위가 확산되고 있었다.

TIP '브나로드'는 '민중 속으로'라는 러시아 말에서 유래된 것으로, 일제강점기에 동아일보사가 주축이 되어 전국적 문맹퇴치운동으로 전개되었다. 브나로드 운동은 문자교육과 계몽활동(미신 타파, 구습 제거, 근검 절약 등)을 병행한 대표적인 농촌계몽운동이다.

Answer 18.① 19.①

20 다음을 주장한 단체와 관련된 내용으로 옳은 것은?

> 무릇 나라의 독립은 자강(自强)에 달려 있다. 우리나라는 예전부터 자강을 배우지 못하고 인민이 스스로 우둔하여 국력이 쇠퇴하여 마침내 현재의 어려운 지경에 처하여 다른 나라의 보호를 받기에 이르렀다. 이는 모두 자강의 방법을 깨우치지 못했기 때문이다. 이러함에도 불구하고 계속 완고한 마음으로 자강에 힘쓰지 않는다면 끝내 멸망하게 될 뿐이니 어찌 오늘 머뭇거릴 수 있겠는가… 만약 자강을 위해 분발하여 서로 협력하면 부강하게 되어 국권을 회복할 수 있을 것이다… 자강의 방법은 다름 아니라 교육진작(教育振作)과 식산흥업(殖産興業)에 있다.

① 군국기무처가 설치되어 개혁을 주도하였다.
② 헌의 6조를 통해 입헌군주제 실시를 주장하였다.
③ 외교고문 스티븐스, 재정고문 메가타가 임명되었다.
④ 고종의 강제퇴위 반대 운동을 전개하다가 해산되었다.

TIP 애국계몽운동 단체 중 하나인 대한자강회(1906)에 대한 설명이다. 헌정연구회를 계승한 대한자강회는 교육과 식산흥업을 통한 실력 양성으로 국권을 회복할 것을 주장하였다. 을사늑약 이후 일제에 의해 고종이 강제 퇴위 당하자 이에 반대하는 운동을 전개하였으나 일제의 탄압으로 해산되었다.
① 갑오개혁
② 독립협회
③ 제1차 한일협약

PART

04 간호관리

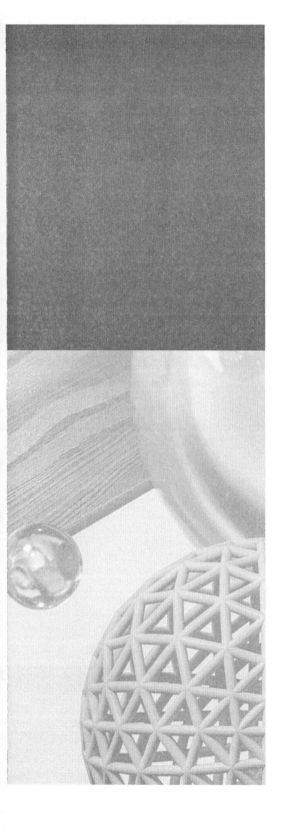

CHAPTER
01
간호관리의
이해

01 간호관리의 의의

01 간호관리

❶ 간호

(1) 간호의 정의

① 대한간호협회의 정의
　　㉠ 모든 개인·가정·지역사회를 대상으로 하여 건강의 회복, 질병의 예방, 건강의 유지와 증진에 필요한
　　　　지식·기력·의지와 자원을 갖추도록 직접 도와주는 활동이다.
　　㉡ 환경과 상호작용을 하는 인간을 간호대상자로 하여 건강을 회복·유지·증진하도록 돕는 활동이다.

② 간호관리론적 시각에서 본 정의 … 간호는 돌보는 모든 활동의 연속성으로 표현되며, 건강제공조직 내에서
　제공되는 서비스의 한 부분이다.

(2) 간호의 목적

간호의 목적은 건강의 유지와 증진, 건강의 회복과 고통의 경감에 있다.

❷ 관리의 개념

(1) 관리의 정의

관리는 조직의 목표를 달성하기 위해 조직구성원의 노력과 모든 자원의 활용을 기획, 조직하고 이에 따른 인
사와 지휘, 통제를 해나가는 과정이다. 즉 관리는 사람들이 조직의 목표를 효율적이고 효과적으로 달성할 수
있는 환경을 설계하고 유지하는 것이라고 정의할 수 있다.

(2) 관리의 특성

① 연속되는 과정으로 각 과정은 상호작용을 하며 각 과정은 별개가 아니다.

② 관리는 동적이며 유동적이다. 적응하는 속성을 가지고 있다.

③ 조직 내에서 이루어지며, 인적요소가 중요하다.

④ 목표를 추구하고 목표달성을 위한 자원의 기술적 활용을 요구한다.

⑤ 간호목표를 위한 수단성이 있다.

[관리와 행정의 차이]

구분	관리	행정
목표	분명하고 단일한 특성	공익을 추구하며 불분명하고 복잡한 특성
권력성	정치권력을 내포하지 않음	강제성과 정치권력 내포
독점성과 능률성	경쟁성을 도모하여 능률을 향상시키려 함	독점성이 높고 경쟁성이 제한됨
법령에 의한 제약	법령의 제약이 없음	법령의 제한을 엄격히 받아야 함(전 국민 대상의 권력을 내포함 개념)
평등성	평등성을 덜 강조한 개념	법 앞에 평등한 개념(고도의 합법성 요구)

(3) 관리기능의 단계

① **기획** … 누가, 어디서, 무엇을, 어떻게 하는지 사전에 결정하는 것이다. 모든 관리기능은 기획에 기초한다.
  ㉠ 조직의 사명 진술과 철학, 비전, 정책, 목적, 목표, 과정 및 규칙을 결정한다.
  ㉡ 조직의 전략적 기획을 결정한다.
  ㉢ 각 부서의 장단기 기획을 실행한다.
  ㉣ 실행에 필요한 재무를 기획한다.

② **조직** … 조직의 목적을 달성하기 위해 공식적 구조를 만드는 단계이다.
  ㉠ 기획을 수행하기 위한 구조를 조직화한다.
  ㉡ 조직에서 수행할 직무 관리에 적합한 환자 간호전달체계유형을 결정한다.
  ㉢ 조직구조에서 권력과 권위를 분배하고 적절하게 사용한다.
  ㉣ 직무를 서술하고 직무에 합당한 자격을 정하는 일이다.
  ㉤ 책임과 의무를 적절히 배분하며 타부서와의 업무활동을 조정한다.
  ㉥ 원활한 업무의 진행을 위해 상사와 부하 직원과의 의사소통을 효과적으로 한다.

③ **인사** … 조직의 목표가 달성되도록 인적자원을 관리한다.
  ㉠ 인력의 모집, 선발, 채용, 오리엔테이션, 인력개발, 업무 분담, 스케줄 등을 포함한다.
  ㉡ 인적자원의 개발, 사회화, 경력 개발하기 등도 포함된다.

④ **지휘** … 관리자가 무엇을 할 것인지 계획하고 그 일을 어떻게 할지 조직하여 조직구성원에게 업무를 할당한 후 조직의 목표를 달성하기 위해 업무를 지시하는 것이다.

　㉠ 권한을 위임하고 의사소통을 한다.

　㉡ 동기를 유발할 수 있는 조직분위기와 팀 정신을 구축한다.

　㉢ 시간을 효율적으로 관리한다.

　㉣ 갈등을 관리하고 협력을 강화시킨다.

⑤ **통제** … 업무 질을 높게 유지하면서 조직의 목표를 달성하는 것이다.

　㉠ 업무 성과나 결과의 표준을 설정한다.

　㉡ 업무 성과나 결과를 설정된 목표와 비교한다.

　㉢ 재무감사 및 질 관리를 한다.

　㉣ 법과 윤리적 통제를 한다.

　㉤ 전문직 및 단체의 통제업무를 포함한다.

[간호관리과정]

기획	• 조직의 철학과 목표, 절차, 규칙 등을 규정 • 장기, 중기, 단기 기획을 하며 예산편성을 함께 고려
조직	• 간호사의 업무와 적절한 간호전달방법 결정 • 업무를 조정하는 과정 • 조직구조 내에서 직위와 권한을 적절히 배분하는 과정 포함
인사	필요한 인력산정, 필요인력을 모집 · 선발 · 채용 · 배치 · 조직구성원의 인력개발과 보상 포함
지휘	• 조직의 목표를 달성하기 위해 업무를 지시 · 감독 · 조정하는 단계 • 효과적인 리더십 발휘, 동기부여, 갈등관리, 의사소통 등 포함
통제	성과평가, 재무감사, 질 관리, 법과 윤리적 통제, 전문직 및 단체의 통제 업무 등 포함

(4) 관리의 목표

① **관리의 개요** … 조직이 사용 가능한 자원 중에서 최소의 투입으로 최대의 목표를 달성할 수 있도록 생산성을 향상시킬 수 있어야 한다.

② **효율성의 측면**

　㉠ 투입과 산출에 대한 관계를 의미하며 조직의 목적 달성을 위해 자원을 잘 사용했는지의 경제적 개념이다.

　㉡ 일정한 투입으로 더 많은 산출이 발생했다면 효율성이 높은 것이다.

　㉢ 관리자는 희소자원이나 자본, 노동력, 장비 등을 이용하기 때문에 조직의 자원에 대한 효율성을 극대화시켜야 한다.

③ **효과성의 측면**

　㉠ 관리는 그 활동의 수행이 끝나는 시점까지 효과성을 추구해야 한다.

ⓛ 특정한 일에 대한 수행가치 여부를 결정한 것과 관련된 것이다.

ⓒ 조직의 목표 달성과 관련이 있고 주요 결과영역에서 목표 달성의 정도를 나타낸다.

ⓔ 관리자에게는 효율적이고 효과적인 달성이 모두 요구되지만 효과성이 더 강조된다.

④ **간호생산성의 측면** ··· 간호생산성은 간호의 질 및 적절성과 관련된 간호의 효과성과 효율성을 고려한 것을 말한다.

ⓖ **간호생산성의 투입요소**
- 생산량을 산출하기 위해 투입되는 모든 요소
- 간호인력, 간호소비자의 특성, 간접비, 간호관리, 리더십, 환자 간호전달체계 등

ⓛ **간호생산성의 산출요소**
- 질적 측면의 중요성 : 단순히 양적 요소로만 측정할 수 없다.
- 재원일수, 직·간접 간호시간, 환자의 만족도, 투약과오 건수, 간호직원의 업무만족 등

[간호관리의 목표 : 생산성 향상]

효과성	효율성
조직의 목적에 적합한지, 조직의 목적을 어느 정도 달성하였는지를 측정하는 가치추구의 개념	조직의 목적달성을 위해 자원을 잘 사용했는지에 대한 투입과 산출의 관계를 의미하는 경제성의 개념
목적과 관련된 개념	수단과 관련된 개념
결과를 의미하는 개념	과정을 의미하는 개념
대상을 의미하는 개념	방법을 의미하는 개념
대외 지향적	대내 지향적
장기적인 측정치	단기적인 측정치
옳은 일을 하는 것	일을 올바르게 처리하는 것

(5) 간호관리의 정의

① 스완스버그

ⓖ **스완스버그의 간호관리** : 간호관리자들이 간호활동을 기획, 조직, 인사, 지휘, 평가하는 과정으로 간호조직을 관리하는 간호관리자 집단을 일컫는다.

ⓛ **스완스버그의 간호관리원칙**
- 간호관리는 의사결정이며 기획이다.
- 간호관리는 조직이다.
- 간호관리는 시간을 효과적으로 이용하는 것이다.
- 간호관리는 기능, 사회적 위치, 원칙, 학문을 뜻한다.
- 간호관리는 지휘 또는 이끄는 것이다.
- 간호관리는 효율성 있는 의사소통이며 통제 또는 평가이다.

② 설리번과 데커

　　㉠ 설리번과 데커의 간호관리 : 설리번과 데커는 간호관리를 위해서는 다양한 기술이 필요하다고 설명한다.

　　㉡ 설리번과 데커의 간호관리기술

- 의사소통과 정보체계
- 스트레스와 시간관리
- 비판적 사고
- 동기부여
- 의사결정
- 그룹관리

③ 길리스

　　㉠ 길리스는 투입, 과정, 산출에 이르는 간호관리체계이론으로 간호관리를 기술하였다.

　　㉡ 길리스의 간호관리체계이론

투입	자료, 인적자원, 기구, 물품
과정	기획, 조직, 인사, 지휘, 통제
산출	간호의 질, 환자만족도, 이직률, 직원만족도

(6) 간호관리의 필요성

① 간호사의 간호관리

　　㉠ 신규간호사가 되면 리더십과 관리의 요구가 많은 상황에 직면한다.

　　㉡ 보건의료조직이 과거에 비해 간호사에게 리더십과 관리기술을 기대하기 때문이다.

② 간호사에게 기대하는 업무

　　㉠ 조직의 목표달성을 위한 다학제팀의 조정과 통제

　　㉡ 간호의 질, 법 및 윤리적인 측면에서의 균형

　　㉢ 다학제적 팀에서 환자를 간호하기 위한 활동의 조정

❸ 관리자의 개념

(1) 관리자의 역할

관리자의 역할은 관리행동의 구체적 범주를 의미하는 것으로 관리자는 여러 개의 역할을 동시에 수행한다. 민츠버그는 관리자가 수행하는 열 가지의 특정적인 역할을 대인관계 역할, 정보적 역할, 의사결정자 역할로 범주화했다.

① 대인관계 역할 … 다른 사람과의 관계를 의미하며 관리자의 지위와 권한에서 기인한다.

○ 대표자
  - 가장 기본적이고 간단한 관리자 역할로서 관리자는 조직의 열굴이며 상징적인 기능에서 조직을 대표한다.
  - 조직의 외형적인 대표자로서 의식이나 사회적, 법적 의무를 수행하는 역할이다.
  - 방문객 접견, 법적 서류의 서명 등 상징적 대표자로서 법률적, 사교적, 정형적인 임무를 수행한다.
  - 간호단위의 장으로서 관리자는 의식적인 임무를 수행한다.
○ 지도자
  - 조직의 목표달성을 위해 부하의 활동을 지휘하고 조정하는 역할이다.
  - 조직의 목표를 달성하도록 부하를 동기부여시키는 것과 관계되고 다른 측면은 조직구성원이 확신할 수 있는 비전설계와 관련된다.
  - 지도자로서 관리자는 환경을 조성하고 조직구성원의 생산성을 높이고 갈등을 감소시키도록 업무를 수행하며, 피드백을 제공하고 개인의 성장을 돕도록 격려한다.
  - 종업원 채용, 배치 훈련, 동기부여 등의 활동을 한다.
○ 섭외자/연결자
  - 섭외자 또는 연결지의 역할로 경쟁자 및 조지 외부의 사람들을 다루는 일을 말한다.
  - 조직의 성공에 영향을 미칠 수 있는 사람들로부터 자원을 모색하며 관리자는 상사, 부하 직원과 함께 일하는 것 이외에도 다른 사람들과 상호작용을 한다.

② **정보적 역할** … 성공적인 경영자는 어떠한 정보가 얼마만큼 유용한 것인가를 결정하는 중요한 정보적 역할을 한다. 경영자는 어떠한 정보가 유용한 것인가를 결정하는 중요한 일을 하고 다른 사람에게, 특히 조직 외부의 사람들에게 그 회사의 공식 입장에 관한 정보를 전해준다.
  ○ 감독자/모니터
    - 관리자는 어떠한 일들이 일어나는지 알기 위해 계속적으로 주변환경을 모니터한다.
    - 모니터를 하면서 직접적으로 또는 간접적으로 정보를 수집한다.
  ○ 전달자/정보 보급자
    - 외부 정보를 조직 내부에 전달하고 부하직원들과 의사소통한다.
    - 회의 결과를 전달한다.
  ○ 대변자
    - 외부인에게 부서를 대변해 주고 상사에게 알리거나 조직 외부의 사람들과 의사소통을 하게 해준다.
    - 대변자 역할의 중요성이 점차 중요해지고 있는데 그 주된 이유는 언론과 일반대중이 보다 많은 정보를 요구하고 있기 때문이다.

③ **의사결정자 역할** … 관리자는 단독으로 또는 다른 사람과 함께 의사결정을 하거나 다른 사람들이 의사결정을 할 때 영향을 미치는 의사결정과 역할을 한다. 또한 조직에 새로운 목표와 활동을 전개할 시기와 방법을 결정하기 위해 획득한 정보를 사용한다.
  ○ **기업가** : 조직의 변화에 대한 정보를 바탕으로 사업을 진행한다.
  ○ **고충처리자** : 관리자는 스케줄 문제, 장비 문제, 파업, 실패한 협상 및 생산성을 감소시키는 작업환경과 관련된 문제들을 다룬다.

ⓒ **자원분배자** : 관리자는 누구에게 어떠한 자원(돈, 설비, 장비, 관리자와의 접근성)을 배분할 것인지를 결정한다.

ⓔ **협상자** : 인간과 집단을 대상으로 중재하는 역할로, 관리자는 업무를 수행하는 경우 정보와 권한을 가졌기 때문에 많은 시간을 협상에 할애해야 한다.

(2) 관리자의 기능

① **관리자의 기능 수행** … 관리자의 직위와 유형에 관계없이 모든 관리자들은 조직의 목적을 달성하기 위해 기획, 조직, 인사, 지휘, 통제기능을 효과적으로 수행한다.

② **관리자가 수행하는 기능의 특성**

ⓐ 최고관리자로 올라갈수록 기획기능을 더 많이 수행하고 반대로 일선관리자로 내려갈수록 지휘기능을 더 많이 수행한다.

ⓑ 통제기능은 관리계층에 상관없이 거의 같은 비율로 적용된다.

ⓒ 조직기능과 인사기능은 관리계층에 거의 비슷한 비율로 적용된다.

(3) 카츠의 관리기술(기술 배합)

① **기술적(전문적) 기술** … 기술적 기술은 관리자가 특정 분야를 감독하는 경우에 필요한 지식, 방법, 테크닉 및 장비 등을 사용하는 능력을 말한다.

ⓐ **기술적(전문적) 기술의 특성**

• 부하직원을 지휘하고 업무를 조직하고 문제를 해결하며 직원들과 의사소통하기 위해 충분한 지식과 기술을 먼저 경험하여 지니고 있어야 한다.

• 교육훈련 및 경험 등을 통해 습득하는 것으로 주로 일선관리자에게 요구되는 부분이다.

• 기술적 기술은 낮은 계층으로 갈수록 더 요구되고 높은 계층으로 갈수록 덜 요구된다.

• 낮은 계층의 관리자들은 직원이나 기능공을 훈련·개발시켜야 하므로 더 많이 요구된다.

ⓑ **기술적(전문적) 기술을 가진 관리자가 해야 할 일**

• 각 직원의 임상수행능력과 기술을 알고 적절히 업무를 위임하고 감독한다.

• 직원들을 적절히 훈련시키고 직원이 맡은 업무를 잘 수행하도록 하며 배우고 가르치는 일을 계속한다.

• 조직의 정책과 절차를 잘 알고 직원이 잘 따르도록 항상 확실하게 한다.

• 임상적인 문제에 있어서 상담가로서 행동하고 필요하면 환자에게 사정하고 조언한다.

② **인간적 기술** … 인간적 기술은 다른 사람들과 성공적으로 상호작용 및 의사소통할 수 있는 능력을 말한다.

ⓐ **인간적 기술의 특성**

• 어느 계층이나 비슷한 비중을 차지하며 세 가지 기술 중에서 가장 많은 비중을 차지한다.

• 모든 계층의 관리자에게 공통적으로 요구되는 기술이다.

• 동기유발에 관한 이해와 지도성을 효과적으로 적용하는 것을 포함한다.

• 관리자가 직원의 일원으로서 효과적으로 업무를 수행하고 협조적인 팀을 구축하는 능력을 기른다.

ⓛ 인간적 기술을 가진 관리자가 해야 할 일
- 업무와 인간관계에서 정직과 성실을 유지해야 하는데 신뢰는 지도자와 관리자에게 가장 중요한 요소이다.
- 가르치는 분위기를 조성하고 훈련과 멘토링을 위해 명성을 얻어야 한다.
- 보건의료팀에 있는 모든 사람들을 인력개발활동에 포함시킨다.
- 개방적이고 위협적이지 않은 환경을 조성해 주면서 제안을 한다.
- 문제해결을 할 수 있도록 직원들과 정보를 나누고 직원을 격려한다.
- 스스로 주인의식과 책임감을 갖는다.
- 직원들에게 효과적인 지도성을 발휘하고 동기부여를 시킨다.
- 팀을 위한 환경을 조성하기 위해 개인이나 조직을 제대로 이해하고 함께 업무를 수행하는 능력을 지녀야 한다.

③ 개념적 기술 … 개념적 기술은 전체적으로 조직의 복합성을 이해하는 능력을 말한다.
  ㉠ 개념적 기술의 특성
- 개념적 기술은 높은 계층으로 갈수록 더 요구되고 낮은 계층으로 갈수록 덜 요구된다.
- 관리자가 조직을 전체로서 보고 각 부서가 어떻게 연결되어 있고 어떻게 의존되는지를 이해하는 능력이다.
- 조직 전체를 이해하고 직원들의 활동을 조직하여 전체 상황에 맞도록 진행시키는 분석적인 사고를 하는 능력이다.
- 비정형적인 의사결정이 중심적 역할인 최고관리자에게 가장 필요한 부분이다.
  ㉡ 개념적 기술을 가진 관리자가 해야 할 일
- 문제를 규명하고 대안점을 모색하여 해결점을 찾아내어 수행할 수 있다.
- 최고관리자는 조직 전체에 영향을 줄 수 있는 중대한 의사결정에 참여해야 한다.

④ 간호관리자의 유형
  ㉠ 일선관리자
- 피라미드 구조상 가장 아래층에 위치하고 있으며 제품을 생산하기 위해 필요한 특정업무를 수행하는 조직구성원을 직접적으로 매일 감독하고 지휘한다. 조직의 모든 부분에서 현장업무를 수행하는 조직구성원을 감독한다.
- 일선간호관리자 : 수간호사, 책임간호사, 팀리더, 사례관리자
  ㉡ 중간관리자
- 일선관리자를 감독하는 역할과 조직의 목적을 달성하기 위해 자원을 조직하기에 가장 좋은 방법을 찾는 책임이 있다.
- 효과성을 높이기 위해 조직 목적의 적합성을 평가하고 최고관리자에게 조언을 한다.
- 효율성을 높이기 위해 일선관리자를 직접 도와 생산비를 줄인다.
- 중간간호관리자 : 간호팀장, 간호감독, 간호과장,
  ㉢ 최고관리자
- 조직의 성공과 실패를 좌우하며 전략적이며 비구조적인 역할을 한다.
- 조직의 목적을 정하고 중간관리자의 업무성과를 감독한다.
- 최고관리자 : 간호부장, 간호이사, 간호본부장

⑤ 기능별 중요도 비중

　　㉠ 인사·기획 기능 : 최고관리자 > 중간관리자 > 일선관리자

　　㉡ 조직·지휘 기능 : 일선관리자 > 중간관리자 > 최고관리자

　　㉢ 통제 기능 : 최고관리자 = 중간관리자 = 일선관리자

[간호관리자의 유형]

최고관리자	• 조직의 장기목표와 전략 및 정책결정, 중간관리의 업무성과 모니터 • 조직 전체에 장기적이고 전반적으로 영향을 미치는 의사결정 • 간호부장, 간호본부장, 간호이사 등
중간관리자	• 최고관리자가 설정한 조직의 목표와 정책을 집행하기 위한 활동수행, 일선관리자를 지휘· 　감독, 조직구성원에게 직접 명령이나 지시 • 최고관리자와 일선관리자 간의 상호관계 조정 • 간호팀장, 간호과장, 간호차장, 수간호사(책임간호사 등 하위관리자가 있는 경우), 간호감독
일선관리자	• 더 이상 하위관리자가 없는 최일선의 관리자 • 임상실무와 환자간호관리 주로 담당 • 구성원들과 함께 팀을 형성하고 지휘, 감독 • 수간호사(하위관리자가 없는 경우), 책임간호사, 팀리더, 사례관리자

❹ 간호관리

(1) 간호관리의 정의

① 투입을 산출로 변환하는 과정이며, 간호조직의 목표를 달성하기 위한 집단활동이다.

② 간호조직이 추구하는 목적을 효과적이고 효율적으로 달성하기 위한 수단이다.

③ 대상자에게 양질의 간호서비스를 제공하기 위해서 간호사들이 알아야 하는 지식과 실천해야 하는 기술이다.

④ 대상자에게 양질의 간호서비스를 제공하기 위해서 필요한 모든 자원의 활용을 기획·조직·인사·지휘·통제하는 과정 및 기능이다.

(2) 간호관리의 특성

① 대상자

　　㉠ 장소와는 무관하게 간호를 제공받는 자

　　㉡ 간호제공자

　　㉢ 간호인력의 지휘·통제를 담당하는 관리자

　　㉣ 사회적 사회작용단위로서의 간호체계틀

② 학문적 성격
　　㉠ **통합적 성격** : 간호관리는 그 연구대상으로 개인 · 집단 · 조직 전체를 포괄하기 때문에 인간의 행위를 여러 학문으로부터 통합하는 종합과학적 관점의 연구분야이다.
　　㉡ **성과지향성** : 간호관리는 간호조직에서 간호사를 이해하는 데 그치지 않고, 이를 응용하여 조직성과를 높이려는 성과지향적 특성을 가진다.
　　㉢ **상황적합성** : 외국에서 유입된 이론을 기초로 한 학문이므로, 우리 실정에 맞는 객관적이고 보편적인 원리 제시가 필요하다.
　　㉣ **인간중심성** : 간호사들의 자기개발, 개인적 성장, 자아실현의 욕구 충족에 의한 인간중심적 성향을 띠고 연구하는 학문분야이다.
　　㉤ **과학적 방법론** : 이론구성이나 문제해결에 있어서 엄격한 과학적 방법론을 채택한다. 체계적 관찰, 귀납, 연역, 검증방법을 통한 과학적 방법과 절차를 따라야 한다.
　　　• 조사연구절차 : 문제의 제기 → 가설의 설정 → 연구의 설계 → 변수의 측정 → 관계의 분석 → 연구의 결론
　　　• 자료수집방법 : 설문지법, 면접법, 체계적 관찰법
　　　• 연구결과의 평가기준 : 신뢰도, 타당도, 일반화 가능성

(3) 간호관리의 중요성

① 간호관리의 필요성이 강조된 배경
　　㉠ 1977년 의료보험이 실시된 이후 1980년대에 국민의 건강권 문제가 대두되었고, 보건관리의 수요와 공급 및 효과성 등에 관한 국가와 국민의 관심이 고조되었다.
　　㉡ 국민의 건강을 기본권으로 보장하려는 노력으로서 국가가 보건의료체제를 통제하기 시작하여 간호의 유용성에 대한 관심이 고조되었다.
　　　• 병원표준화 심사의 일환으로 구조적 측면의 간호평가 성립(대한병원협회)
　　　• 건강보험제도의 확대, 의료수가의 통제
　　　• 제1차, 제2차, 제3차 의료전달체제 도입(사회보장형의 보건의료 전달체제)
　　㉢ 1980년대 이후의 사회적 변화는 전통적인 간호교육을 통해 습득한 환자간호에 대한 지식, 기술만으로는 간호실무에서 양질의 간호를 제공하는 것을 점차 어렵게 하였다.
　　　• 현실과 교육 사이의 격차로 인한 좌절과 갈등의 관리가 필요
　　　• 조직의 목적과 간호사 개인의 목적을 부합시키는 지식 및 기술의 습득이 요구

② 간호관리의 중요성
　　㉠ 간호관리가 보건의료 관료체계 내에서 간호전문직의 책임을 완수하는 데 매우 중요한 부분이 되었다.
　　㉡ 보건의료체제 중 대부분을 차지하는 병원의 전체 운영비 중 많은 부분이 인력에 소모되는데, 병원인력의 상당부분을 간호인력이 차지하고 있으므로 병원 전체 조직의 효율성을 높이는 데 간호조직관리가 매우 중요하게 되었다.
　　㉢ 간호관리는 건강전달체계에서 차지하는 비중이 크며, 그의 성패가 건강사업의 성패를 좌우하게 되었다.

02 간호관리기능의 과정

❶ 간호관리의 체계 모형

(1) 개념

간호관리의 체계모형은 간호조직을 하나의 개방체계로 보았을 때 간호관리는 상위체계 내에 존재하는 하위조직의 관리활동이며 투입을 산출로 바꾸는 전환과정이다.

(2) 간호관리 체계

① 투입요소

    ㉠ 투입요소는 조직이 기대하는 목표와 산출물에 따라서 그 질과 양 및 종류가 다르다.

    ㉡ 간호는 인간을 대상으로 하는 서비스이므로 그 투입요소는 모두 중요하다.

    ㉢ 일반적으로 환자중증도와 간호요구를 포함하는 소비자 투입요소와 인력, 물자, 시설, 자금, 정보 등을 포함하는 생산자 투입요소가 있다.

② 전환과정

    ㉠ 전환과정은 투입을 산출로 바꾸는 과정이다.

    ㉡ 외적 환경과 상호작용하면서 인력, 물자, 자금, 시설, 정보 등의 투입요소들을 의사결정, 리더십, 동기부여 등의 관리기능의 지원하에 기획·조직·인사·지휘·통제라는 전환과정을 통해 산출요소로 변환시킨다.

③ 산출요소

    ㉠ 투입요소가 전환과정을 통해 얻어진 결과로 간호조직의 목표와 특성에 따라 달라진다.

    ㉡ 산출을 평가하기 위하여 생산성·만족·활성화의 세 가지 기준을 사용한다.

[간호관리 체계]

투입	전환					산출
• 인력 • 물자 • 자금 • 건물설계 • 정보 • 시간 • 생산자 투입요소 • 소비자 투입요소	기획	조직	인사	지휘	통제	• 간호의 질 • 환자 만족도 • 직원 만족도 • 이직률 • 재원일수 • 간호제공시간
	• 의사결정 • 재무관리 • 시관관리	• 조직구조 • 조직문화 • 조직변화 • 직무관리 • 간호전달체계	• 확보관리 • 개발관리 • 보상관리 • 유지관리 • 경력개발 • 노사협상	• 리더십 • 동기부여 • 주장행동 • 의사소통 • 갈등관리 • 스트레스 관리	• 의료의 질 관리 • 간호의 질 관리	

❷ 간호관리과정

(1) 간호기획기능

① 미래에 무엇이 요구되는가를 예측하여 바람직한 결과를 얻기 위한 목표를 설정하고, 우선순위를 정하며, 목표를 달성하는 방법이나 전략을 개발한다.

② 기획은 시간관리의 기초가 되며 수행을 촉진시킨다.

(2) 간호조직기능

① 조직구성원들이 조직목표를 달성하기 위하여 가장 효과적으로 협력할 수 있도록 직무내용을 편성하고, 직무수행에 관한 권한과 책임을 명확히 하며, 수직적·수평적으로 권한관계를 조정하여 상호관계를 설정하는 과정이다.

② 조직구조가 설정되고 조직기구표가 만들어진다.

(3) 간호인적자원 관리기능

① 조직 내의 인적자원을 관리하는 하부과정이다.

② 인적자원의 계획에 따른 필요인력의 모집·선발·배치하는 확보관리, 간호사의 능력개발을 위한 교육훈련·경력개발·인사고과 등의 개발관리, 임금관리와 복리후생을 포함한 보상관리, 인간관계·노사관계 및 협상과 같은 유지관리기능이 포함된다.

(4) 간호지휘기능

① 미래에 대한 비전을 제시하고 행동모델이 된다.

② 업적을 격려하고 권한을 부여한다. 직원에게 동기를 부여하고 갈등을 해결한다.

(5) 간호통제기능

기획과 목표에 따라 표준을 설정하고, 업무수행에 대해 표준에 근거하여 성과를 측정하며, 표준과 성과 간의 차이를 파악하고 교정활동을 시행하여 기획과 목표의 달성을 보장하려는 과정이다.

03 마케팅 개념의 간호관리에의 적용

❶ 개요

(1) 기본 개념

① 소비자의 필요와 욕구를 충족시키기 위해 시장에서 교환이 일어나도록 하는 일련의 활동들을 의미한다.

② 마케팅은 영리를 목적으로 하는 일반 기업이나 조직뿐만 아니라 정부, 지방자치단체, 병원, 학교 등의 비영리 조직에서도 적용이 가능하다.

③ 마케팅의 대상에는 유형과 무형의 모든 제품이나 서비스가 해당된다.

④ 경쟁이 심화되고 소비자들의 권리가 강화된 오늘날 보건의료시장에서도 마케팅의 필요성이 급증하고 있다.

(2) 핵심 개념

① 소비자의 필요와 욕구
　　㉠ 마케팅은 인간의 필요와 욕구에서 시작한다. 인간은 생존하기 위해 음식, 옷, 주택 등이 필요하다. 인간의 필요는 기본적인 만족의 결핍을 느끼고 있는 상태이다.
　　㉡ 소비자가 갖고 있는 필요들을 만족시킬 수 있는 구체적인 제품이나 서비스에 대한 바람을 욕구라고 한다.

② 소비자의 만족과 가치

　㉠ 소비자들은 제품이나 서비스를 가지고 그들의 필요나 욕구를 충족시킨다.

　㉡ 어떤 대안을 얻기 위해 지불해야 하는 대가를 동시에 생각한다.

　㉢ 소비자들이 제품을 선택하는 경우에 지침이 되는 개념을 '가치'라고 한다.

③ 교환

　㉠ 가치 있는 제품이나 서비스의 대가를 제공하고 획득하는 행위로 가치를 창출하는 과정이라고 할 수 있다.

　㉡ 교환이 일어나기 위해서는 교환의 조건이 교환의 당사자들로 하여금 교환 이전의 상태보다 나은 상태로 만들어 줄 수 있어야 한다.

④ 만족 … 소비자가 갖고 있는 기대와 실제로 지각되는 제품이나 서비스에 좌우된다.

(3) 마케팅 관리철학의 변천과정

① 생산 개념

　㉠ 소비자들이 기본적으로 제품이용 가능성과 낮은 가격에 관심을 갖는다는 가정을 한다.

　㉡ 제품에 대한 수요가 공급을 초과한 상태에서 제품은 만들어지기만 하면 팔리던 시대의 개념이다.

　㉢ 소비자들은 제품의 특성이나 장점보다는 획득 자체에 관심을 가졌기 때문에 공급자는 생산을 증가시키는 방법에 집중하게 되었다.

　㉣ 좀 더 많은 소비자들로 하여금 제품을 획득하게 하기 위해서 현재의 제품원가를 낮추는 대량생산을 통해 시장 확장을 꾀하려고 했다.

② 제품 개념

　㉠ 생산 개념 다음에 나타난 개념으로, 무조건 양질의 상품을 생산하면 소비자가 구입할 것이라는 가정을 기반으로 한다.

　㉡ 소비자들은 손쉽게 제품을 획득할 수 있게 되었기 때문에 획득 자체에는 더 이상 관심을 보이지 않고, 제품 가운데 더 좋은 제품만을 선택하게 되었다.

③ 판매 개념

　㉠ 소비자를 그냥 내버려 두면 절대로 제품을 구입하지 않는다는 가정을 기반으로 한다.

　㉡ 판매자는 소비자의 욕구를 고려하지 않고 판매와 판촉에만 집중한다는 한계를 가진다.

　㉢ 판매자는 소비자를 끊임없이 설득하며, 일반적으로 기업들은 과잉생산시대가 시작되었다고 판단될 때 도입한다.

④ 마케팅 개념

　㉠ 표적시장, 고객욕구, 통합적 마케팅, 수익성이라는 네 가지 축을 근거로 하고 있다.

　㉡ 중심적인 개념

　　• 시장 욕구를 유익하게 충족시켜야 하며 이익을 창출하기 위해서는 소비자를 고객을 동반자로 생각해야 한다.

　　• 소비자를 우선으로 생각하여 장기적인 이윤을 목표로 한다.

(4) 사회지향적 마케팅 개념

① 개념
  ㉠ 환경오염, 자원 부족, 폭발적인 인구 증가, 세계적인 기아와 빈곤, 그리고 사회적인 서비스가 무시되는 시대에서 마케팅 개념이 과연 적절한 기업의 관리철학인지에 대해 의문을 제기한다.
  ㉡ 소비자 개인을 만족시키는 것에 탁월한 기업이 과연 소비자집단 전체나 사회의 장기적인 관심사를 위해 제대로 활동할 수 있는가에 대해 의문을 제기한다.
  ㉢ 기존의 마케팅 개념에 소비자 복지 및 사회복지를 접목한다.

② 정의 … 표적시장의 욕구와 관심에 집중하여 소비자의 복지와 사회복지를 보존 또는 향상시키기 위해 다른 조직보다 효율적이고 효과적으로 충족시키려는 기업의 관리철학이다.

③ 특성
  ㉠ 사회적, 윤리적 고려를 통해 마케팅 활동을 실천한다. 또한 조직의 이익, 소비자의 욕구 충족, 대중의 이익과 복지가 균형을 이룰 수 있도록 노력한다.
  ㉡ 많은 기업에서 환경캠페인의 개최, 문화행사의 후원 등 다양한 활동을 통해 기업의 이미지를 제고하고 고객기반을 넓히려고 노력한다.

❷ 간호서비스 마케팅

(1) 서비스 마케팅의 특성

① 무형성
  ㉠ 무형성의 개념 : 서비스의 기본 특성은 형태가 없는 무형성이며 무형성은 객관적으로 누구에게나 보이는 형태로 제시할 수 없고 물체처럼 만지거나 볼 수도 없으며 가치를 파악하거나 평가하는 것도 어렵다.
  ㉡ 무형성의 특성
    • 의사소통이 곤란하다.
    • 저장이 불가능하여 소비자가 소유할 수 없다.
    • 진열하거나 설명하기 어렵다.
    • 자격의 설정기준이 모호하다.

② 비분리성(동시성)
  ㉠ 비분리성의 개념 : 서비스가 생산과 동시에 소비되는 것을 의미한다.
  ㉡ 비분리성의 특성
    • 서비스 제공자에 의해 제공되는 것과 동시에 고객에 의해 소비된다.
    • 서비스와 달리 제품의 경우는 생산과 소비가 분리되어 일단 생산한 후에 판매되고 나중에 소비된다.

③ 이질성(가변성)
  ㉠ 이질성의 개념: 동일한 서비스라고 하더라고 그 서비스를 누가, 언제, 어디서 제공하느냐에 따라 제공된 서비스의 질이나 성과가 다르다는 것을 의미한다.
  ㉡ 이질성의 특성
    • 이질성은 서비스의 표준화나 품질관리의 어려움을 나타내기 때문에 노동집약적인 서비스의 경우는 특히 중요한 문제가 된다.
    • 서비스의 이질성은 서비스 표준화와 품질관리를 어렵게 만들기 때문에 소비자 만족을 유도하고, 일관성 있게 서비스를 제공하기 위해서는 서비스의 질 관리에 대한 중요성을 강조하는 것과 함께 소비자의 다양한 요구에 대응할 수 있는 서비스 개별화를 만들기도 한다.

④ 소멸성
  ㉠ 소멸성의 개념: 소멸성은 생산과 소비의 비분리성이라는 서비스 고유의 특성에 기인하는 것이며 서비스는 저장될 수 없다는 것을 의미한다.
  ㉡ 소멸성의 특성
    • 판매되지 않은 서비스는 사라지고 그 서비스는 재고로 보관할 수도 없다.
    • 서비스의 생산은 재고와 저장이 불가능하므로 재고 조절이 어렵다.
    • 서비스를 생산하고 제공할 수 있는 능력이 있다고 하더라도 서비스에 대한 수요가 낮으면 서비스의 생산능력은 이용되지 못한다.

(2) 의료서비스

① 개념 ⋯ 의료의 본질적인 행위인 진단, 치료, 처방, 투약뿐만 아니라 의료행위로 인해 부가적으로 생성되는 의료 외적인 행위들을 개념화한 것으로 사람을 수혜 대상으로 하는 유형적인 행위로서의 지적 전문업을 의미한다.

② 특성
  ㉠ 제3자에 대한 책임
    • 전문직업 의료인은 일반고객에게만 만족을 제공할 수는 없다.
    • 의료인은 특정한 유형의 환자에게 봉사할 때는 지역사회, 이사회, 보험회사와 같은 제3자에게도 봉사할 책임이 있다.
    • 의료서비스는 고도의 노동집약적, 전문적, 개별화된 서비스다.
  ㉡ 엄격한 윤리적 제약 및 법적 제약
    • 의료인은 사람의 고귀한 생명과 건강을 보전하는 일을 다루는 만큼 이윤 동기보다 서비스 동기가 우선되어야 한다.
    • 의료인의 의료행위에 대해서는 행정기구, 보건 관계기관, 노동조합, 금융기관, 의학협회 등 여러 기관들이 다양한 측면에서 견제, 보호, 감시를 수행하고 있다.
    • 병원은 이원화된 구조(관리 및 의료)로 분리되어 있어, 운영상에 갈등이 잠재해 있다.

ⓒ 고객이 느끼는 불확실성

- 고객은 유형상품, 무형상품을 구매할 때 불확실성에 직면하게 되는데 이러한 불확실성은 전문 의료서비스를 구매할 때 특히 심하게 나타난다.
- 의료서비스는 구매와 사용 전에 서비스 상품의 평가가 어려울 뿐만 아니라 구매와 사용 후에도 평가하기 어렵다.

ⓔ 경험의 중요성

- 의료서비스 구매자들은 경우에 따라 선정하는 기준에 대해 불확실하지만 두드러지게 사용하는 기준 중의 하나는 과거와 유사한 상황의 경험이다.
- 의료서비스 구매자들은 자신들이 오랫동안 거래해 온 의료인 또는 특정 분야의 수술로 유명한 의료인을 선호하게 된다.

ⓜ 차별화의 제한

- 유형상품과는 달리 의료서비스의 차별화는 상당한 제한이 따른다.
- 의료서비스의 전달성 방법도 제한되어 있을 뿐만 아니라 구매에 따른 불확실성 때문에 고객들에게 의료서비스의 진정한 차이를 인식시키고 지각시키기가 매우 곤란하다.

ⓗ 서비스의 품질관리문제

- 유형상품은 고객의 구매 요청에 따라 정당한 절차에 의해 전달되기 전에 품질기준을 적용하여 평가할 수 있지만 의료서비스는 실제상황하에 서비스의 최종적인 조립이 고객에게 전달된다.
- 고객 전달의 결과, 실수와 미비한 점을 숨기기가 어렵게 된다.
- 의료서비스 종사자는 면전에서 가변성이 일어나게 된다.
- 의료서비스는 환자를 대상으로 하지만, 그에 따른 보상은 제3자가 지불한다.

ⓢ 의료서비스 종사자의 시간관리

- 의료서비스는 실시간으로 제공되기 때문에 의료서비스를 제공받기 위해서는 기다려야 한다.
- 고객들이 의료서비스를 제공받기 위해 얼마나 기다려야 하는가는 한계가 있다.
- 의료서비스가 고객들에게 합리적인 것으로 보이도록 하기보다는 의료서비스를 제공받는 경우에 많은 시간을 소비하지 않도록 해야 한다.

ⓞ 광고 효과의 불확실성

- 의료서비스의 광고는 최근에 도입된 것으로 그동안 의료서비스의 광고는 제한적으로 이루어졌고 효과도 불확실하였다.
- 의료서비스를 촉진하기 위해 사용할 효과적인 도구 및 매체 등을 아직 개발하지 못하고 있는 실정이다.

(3) 간호서비스 마케팅

① **개념** … 간호대상자에게 양질의 간호서비스를 제공함으로써 환자의 만족을 도모함과 동시에 병원의 목적에 부합하도록 이루어지는 관리활동을 말한다.

② **필요성**

ⓐ 경제적 압박이 가중되는 의료환경으로 인해 보건의료조직들은 안녕이나 건강 관련 활동으로의 전환을 모색함과 동시에 비용 절감도 강조하고 있다.

ⓛ 소비자들의 보건의료 의사결정에 대한 참여 욕구가 증가하고 있다.

ⓒ 병원과 같은 비영리조직에도 적용의 필요성이 증대되고 있다.

ⓔ 병원의 존재 및 지속을 보장하는 경우에 도움을 준다.

③ **마케팅 과정** … 서비스 마케팅에서는 마케팅 활동을 내부 마케팅과 관계 마케팅에도 관심을 둔다. 의료기관 내 간호부서는 간호마케팅의 과정을 이용하여 의료소비자의 만족은 물론 간호조직의 효과성과 효율성을 증대시킨다. 마케팅 전략 수립은 '시장기회분석(SWOT) → 시장 세분화 → 표적시장분석 → 포지셔닝 → 마케팅 믹스(4P) → 통제' 순이다.

ⓐ 시장기회의 분석

거시환경의 분석	인구사회학적 환경, 경쟁적 환경, 기술적 환경, 정치적 · 법적 환경, 문화적 환경 등
경쟁환경의 분석	소비자, 경쟁병원, 공급자 등

ⓑ 시장 세분화

• 하나의 시장을 구매자 특성에 따라 구분하는 것이다.

• 정확한 표적시장 설정에 필요하다.

• 효과적인 시장 세분화 요건 : 측정가능성, 접근가능성, 실질적 규모, 실행가능성, 일관성 및 지속성

ⓒ 표적시장의 선정

• 마케팅 집중시킬 고객들의 집단이다.

• 의료기관이 제공하는 의료서비스를 세분화하여 외래 의료서비스, 단기입원 의료서비스, 장기요양 서비스로 구분할 수 있다.

ⓓ **포지셔닝** : 표적시장 내에서 해당 의료기관이나 서비스를 고객의 마음속에 어떤 위치로 할 것인가를 결정하는 것을 말한다.

[표적 시장 마케팅의 네 가지 전략]

비차별화 마케팅	• 잠재고객들이 동질적인 선호패턴을 나타낸다고 생각한다. • 전체시장에 대해 한 가지의 마케팅 믹스 전략을 적용하기 때문에 대량생산, 대량유통, 대량광고 등이 이용된다. • 비차별화 마케팅의 가장 큰 장점은 비용절감을 할 수 있다는 것이다. • 조직은 가장 큰 세분시장을 표적시장으로 선정하여 상품이나 서비스를 개발한다.
차별화 마케팅	• 차별화 마케팅은 잠재고객들이 군집화된 선호패턴을 나타낸다고 생각하고 전체시장을 몇 개의 세분시장으로 나누고 그 세분시장을 표적시장으로 선정하여 그 표적시장에 적합한 제품이나 서비스를 제공하는 것이다. • 비차별화 마케팅보다 총매출은 더 많이 달성할 수 있지만 차별화에 따른 경비가 함께 증대된다.
집중화 마케팅	• 집중화 마케팅은 차별화 마케팅과 같은 개념이다. • 1개 혹은 몇 개의 세분시장만을 표적시장으로 선정하여 표적시장 내에서의 시장 점유율을 확대하려는 전략이다. • 집중화 마케팅은 조직의 자원이 제한적일 때 구사할 수 있는 전략이다. • 조직이 세분시장을 잘 설정하면 높은 수익률을 올릴 수 있지만 정상적인 경우보다 위험부담률이 높다. 예 갑작스러운 표적시장의 붕괴
일대일 마케팅	• 일대일 마케팅은 잠재고객들이 확산된 선호패턴을 나타낸다고 생각하고 고객은 누구나 개별적으로 독특하여 1개의 시장을 구성한다는 전제 하에 개별고객을 별도의 세분시장으로 간주하여 표적시장을 정밀하게 조정한 것이다. • 일대일 마케팅은 고객만족을 극대화시킬 수 있지만 이에 따른 경비가 증대된다. • 요즘은 정보, 생산, 유통기술의 발달로 주문생산에 드는 비용이 감소하여 일대일 마케팅이 가능하다.

ⓜ 마케팅 믹스(4P)

• 마케팅 관리자가 표적시장에서 마케팅 믹스를 달성하기 위해 사용하는 통제 가능한 마케팅 수단들의 집합을 말한다.
• 구성요소 : 제품 전략, 가격 전략, 유통경로 전략, 촉진 전략

[마케팅 믹스의 간호서비스 구성요소 및 전략]

제품	가격	유통 경로	촉진
• 새로운 종류와 유형의 간호서비스 개발 • 간호서비스의 질 보장 및 관리 • 전문적인 고급 간호서비스의 개발 • 암센터, 재활센터, 당일수술센터, 전문화된 상급 간호서비스	• 기존 가격의 조정 : 가치비용의 분석 • 가격의 차별화 • 새로운 가격의 개발 : 개별화된 간호서비스 • 보험수가의 책정 : 경제적, 합리적인 적정가격	• 물리적 접근성 : 장소의 다양화, 원격진료 등 • 정보적 접근성 : 상담, 설명, 조언 등 • 시간적 접근성 : 대기시간, 예약, 야간진료 • 의료전달체계의 개선 • 편의성의 강조	• 이미지 제고 및 향상 : 친절함, 책임감, 전문적인 인상 • 소비자 만족 : 고객접점 • 브로셔 및 소책자의 발간 • 홍보 및 광고 : 표적시장, 매체선정 • 보호자 없는 병동의 운영 • 퇴원환자에 대한 전화방문

≡ 최근 기출문제 분석 ≡

2024. 6. 22. 지방직

1 간호관리과정 중 기획 활동에 해당하는 것은?

① 조직의 사명과 목표를 설정한다.

② 구성원을 동기부여하고 격려한다.

③ 직무 성과를 측정하고 개선한다.

④ 직무 수행을 평가하여 보상한다.

> **TIP** 기획 활동은 조직의 사명과 목표를 설정하고 이를 달성하기 위한 전략과 계획을 수립하는 과정으로 기획 과정에서 조직의 방향성을 정하고 이를 바탕으로 구체적인 실행 계획을 정한다.
> ② 지휘 활동
> ③ 통제 활동
> ④ 인사 활동

2024. 6. 22. 지방직

2 다음 사례에 해당하는 마케팅 전략은?

> A 병원 간호부는 수년간 독거노인을 돌보는 봉사 활동을 하고 있으며, 최근 이를 알리기 위해 지역 신문에 관련 기사를 게재하였다.

① 제품전략   ② 가격전략

③ 유통전략   ④ 촉진전략

> **TIP** 촉진전략은 제품이나 서비스에 대한 인지도를 높이고, 고객의 관심을 유도하며, 판매를 촉진하기 위해 광고, 홍보, 이벤트 등을 활용하는 전략이다. 지역 신문에 관련 기사를 게재하여 봉사 활동을 알리는 것은 촉진전략이다.
> ① 제품전략 : 제품전략은 제품의 특성, 품질, 브랜드 등을 개선하거나 개발한다.
> ② 가격전략 : 가격전략은 제품이나 서비스의 가격을 설정하고 조정한다.
> ③ 유통전략 : 유통전략은 제품이나 서비스를 고객에게 전달하는 경로와 방법을 계획한다.

Answer 1.① 2.④

3 길리스(Gillies)의 간호관리 체계모형에서 구성 요인별 예시가 바르게 짝지어지지 않은 것은?

① 생산자 투입 요소 – 간호사 직무만족도, 간호 생산성

② 소비자 투입 요소 – 환자의 중증도, 간호 요구도

③ 변환 과정 – 의사결정, 간호의 질 관리 활동

④ 산출 요소 – 간호사 이직률, 재원일수

> **TIP** ① 생산자 투입 요소에는 인력, 물자, 시설, 자금, 정보 등이 속한다.
> ② 소비자 투입 요소에는 환자의 중증도, 간호 요구도가 있다.
> ③ 변환(전환)과정은 투입을 산출로 바꾸는 과정으로 의사결정, 리더십, 동기부여 등의 관리기능의 지원하에 기획, 조직, 인사, 지휘, 통제라는 전환 과정을 통해 산출로 바뀐다.
> ④ 간호조직의 목표와 특성에 따라 달라지며 간호의 질, 환자 및 직원 만족도, 간호사 이직률, 재원일수 등이다. 생산성, 만족, 활성화 3가지가 기준이 된다.

4 〈보기〉에서 설명하는 카츠(Katz)의 관리 기술로 옳은 것은?

> • 변화하는 보건의료체계의 현실을 받아들인다.
> • 조직의 사명, 비전 등을 포함한 큰 그림을 생각한다.
> • 외부고객 및 내부고객의 요구를 이해한다.
> • 조직의 생산성을 높이고 비용을 낮추기 위한 전략을 세운다.

① 인간적 기술 ② 실무적 기술
③ 개념적 기술 ④ 윤리적 기술

> **TIP** 〈보기〉의 관리 기술은 조직 전체에 대한 이해가 필요하므로 개념적 기술에 해당한다. 개념적 기술은 주로 최고관리계층에게 요구되는 기술로 조직 전체에 대한 이해를 바탕으로 조직 내에서 개인의 행동을 조직 전체 상황에 적합하도록 진행해 나가는 능력이다.

Answer 3.① 4.③

5 〈보기〉에서 설명하고 있는 마케팅 관리철학은?

보기

최근에 대두되고 있는 마케팅 관리철학으로, 소비자가 생활하는 생활환경 속에서 삶의 질을 추구하는 데에 관심이 있다. 또한 조직의 이익, 소비자의 욕구충족, 대중의 이익과 복지가 균형을 이루도록 노력한다.

① 생산지향적 마케팅   ② 판매지향적 마케팅

③ 고객지향적 마케팅   ④ 사회지향적 마케팅

TIP ④ **사회지향적 마케팅** : 사회적, 윤리적 고려를 통해 마케팅 활동을 실천하며, 조직의 이익, 소비자의 욕구 충족, 대중의 이익과 복지가 균형을 이룰 수 있도록 노력한다.
① **생산지향적 마케팅** : 생산기능을 중요시하며 생산과 유통 효율 증진에 초점을 맞춘 방법이다.
② **판매지향적 마케팅** : 판매기능을 중요시하며 제품보다는 광고 같은 홍보를 통한 판매를 위한 노력에 초점을 맞춘 방법이나.
③ **고객지향적 마케팅** : 고객 만족에 초점을 두고 고객의 필요를 충족시키는 데에 목적을 둔 방법이다.

Answer 5.④

출제 예상 문제

1 간호관리 체계모형에서 투입요소로만 구성된 것은?

┌───┐
│ ㉠ 자금   ㉡ 환자 상태   │
│ ㉢ 간호제공시간   ㉣ 간호직원 기술   │
└───┘

① ㉠㉡   ② ㉠㉢

③ ㉠㉡㉢   ④ ㉠㉡㉣

TIP 간호관리 체계모형의 투입요소는 인력(소비자 투입요소·생산자 투입요소), 물자, 자금, 건물설계, 정보 등이 있다.
　　　 ㉠ 투입요소　㉡ (소비자) 투입요소　㉢ 산출요소(효율성)　㉣ (생산자) 투입요소

2 간호서비스의 특징으로만 옳게 짝지어진 것은?

┌───┐
│ ㉠ 무형성   ㉡ 동시성   │
│ ㉢ 소멸성   ㉣ 동질성   │
└───┘

① ㉠㉡   ② ㉠㉡㉢

③ ㉡㉢   ④ ㉡㉢㉣

TIP 간호서비스의 특징 … 무형성, 비분리성(동시성), 이질성(가변성), 소멸성
　　　 ㉠ 비분리성(동시성) : 간호서비스는 서비스 제공자에 의해 제공되는 것과 동시에 고객에 의해 소비되는 성격을 지닌다.
　　　 ㉡ 이질성(가변성) : 서비스 제품의 양은 일정하지 않고 가변적인 요소가 많기 때문에 고객에 대한 서비스가 다르다.

Answer　1.④　2.②

3 효과성과 효율성에 대한 설명으로 옳지 않은 것은?

① 효과성은 계획된 목표를 성공적으로 달성하였는가를 측정하는 개념이다.

② 목표를 충분히 달성하였다고 하여 반드시 생산성이 높다고 할 수 있는 것은 아니다.

③ 효율성은 자원을 최소로 활용하여 목표를 달성하였는가의 능률성을 나타내는 개념이다.

④ 효과성은 산출량을 의미하고 효율성은 목적달성의 정도를 의미한다.

TIP 목적달성의 정도를 의미하는 것은 효과성이며, 효율성은 투입 대 산출의 비를 의미하는 것으로 적은 투입량으로 더 많은 산출을 얻었을 때를 일컫는다.

4 행정과 관리의 차이점에 관한 설명 중 옳지 않은 것은?

① 행정은 고도의 합법성이 요구되고 강제성이 없는 반면 관리는 고도의 강제성을 띤다.

② 행정은 목표가 불분명하고 복잡한 반면 관리는 목표가 분명하고 단일하다.

③ 행정은 정치권력을 내포한 반면 관리는 정치권력을 내포하지 않는다.

④ 행정은 독점성이 높고 경쟁성이 제한되는 반면 관리는 경쟁성을 도모한 능률성을 향상시킨다.

TIP 간호관리와 간호행정의 차이점

구분		간호관리	간호행정
차이점	목표	분명하고 단일한 목표 추구	불분명하고 복잡한 목표와 공익 추구
	권력성	정치권력을 내포하지 않음	정치권력을 내포하고 강제성을 지님
	독점성과 능률성	경쟁성을 도모하여 능률성을 향상시킴	독점성이 높고 경쟁성이 제한
	법령의 제약을 받는 정도	비교적 적은 법령의 제약	• 엄격한 법령의 제약 • 전 국민 대상 • 권력 내포
	평등성	평등성을 덜 강조한 개념	• 법 앞의 평등 개념 • 고도의 합법성 요청
공통점		• 목표를 달성하기 위한 수단 • 분업체계를 갖추고 인적·물적자원을 배분	

Answer 3.④ 4.①

01. 간호관리의 의의 **617**

02 간호관리의 발달과정

01 고전적 관리론

이론	특징	간호에의 적용
과학적 관리론	• 시간-동작 연구를 근거로 한 업무의 단순화, 표준화 • 조직을 업무중심으로 업무의 분업화, 전문화 • 적합한 근로자의 선발과 훈련 • 업무성과에 따른 성과급 지급	• 기능적 간호분담 방법 • 성과급제 • 간호인력 산정에 사용되는 간호업무량 분석
행정관리론	• 효율적인 행정원리를 발견하는 데 관심을 둠 • 권한과 책임을 합리적으로 배열하고 이행하도록 통제장치를 마련함 • 조직 전체를 중시하여 경영의 전체적인 관리라는 관점을 가짐	비용 효율적이고 질 높은 간호서비스 제공이라는 간호조직의 목적을 달성하기 위해 기획, 조직, 인사, 지휘, 통제 등의 과정을 간호관리과정으로서 활용
관료제 이론	• 엄격한 책임과 권한, 공사의 엄격한 구분 • 전문지식과 전문기술, 고용관계의 자유계약 • 법규에 의한 행정, 전문직업화 • 계층제, 문서주의 • 직급이 명시된 공식적인 조직표 작성	• 직급에 따른 엄격한 책임과 권한을 강조 • 모든 업무를 문서화 • 전문지식과 기술에 입각한 인사정책

① 과학적 관리론

(1) 개념

종업원의 생산성을 향상시키기 위해 작업에 대한 객관적이고도 과학적인 연구를 강조하는 고전적 경영관리기법의 하나이다.

(2) 테일러(1856 ~ 1915)

① 일반적으로 과학적 관리론의 아버지로 여겨지고 있는 테일러는 근로자의 작업시간을 측정하고, 그들의 활동을 분석하였으며, 작업표준을 만들기 위해서 '시간과 동작연구'를 실시하였다.

② 업무수행을 위한 기준을 만들고, 분업을 장려하였으며, 특수한 업무를 수행할 수 있도록 개발되어질 수 있는 자격 있는 직원을 선택하는 데 역점을 두었다.

③ 산업의 계속적인 성장을 직업에 대한 고용주와 종업원의 정신적 자세에 달려 있다는 이념 아래 차별성과급제를 도입하였다.

④ 공장조직을 종래의 계선조직에서 철저한 직능식 조직으로 바꾸어서 직능별 직장제도를 도입하였다.

(3) 과학적 관리론의 특성

① 기본원칙은 '시간관리, 물자관리, 작업의 분업·전문화'이다.

② 기본정신은 '노동자에게는 높은 임금, 자본가에게는 높은 이윤'을 주는 것이다.

③ 조직경영에 관한 체계적인 연구에 가장 선도적인 역할을 한다.

④ 주로 공장을 중심으로 공장 전반에 걸쳐 효율적인 경영관리를 연구하였다.

⑤ 근로자의 업무효율성과 생산성을 향상시키는 방법에 과학적 원칙을 적용하였다.

⑥ 근로자가 업무를 더 쉽게 수행할 수 있는 방법 및 가장 적은 시간으로 가장 많은 업무를 수행할 수 있는 방법에 관심을 가졌다.

(4) 과학적 관리론의 주요 내용

① 합리적인 과업관리와 직무설계 … 관리자와 근로자의 직책이 분업화되어야 한다는 과업관리의 원리이다.

② 과학적 선발과 훈련 … 직무연구에 의해 설계된 직무내용을 기준으로 주어진 직무를 만족스럽게 수행할 수 있는 자격조건을 명시하고 이에 따라 근로자들을 선발하며 나아가서는 직무조건에 맞추어 훈련시켜야 한다는 것이 과학적 선발과 훈련의 원리이다.

③ 차등성과급제 … 근로자의 보상에 대한 지급의 기준으로 생산량에 비례하여 임금을 지불하는 성과급제를 처음 적용하였다.

④ 기능적 감독자 제도
  ㉠ 일선감독자의 직무구조에 분업의 원리를 적용하여 일선감독자는 부하 근로자들의 생산을 감독하는 일에만 치중하도록 하고 기타 생산계획이나 품질점검, 근로자들의 훈련 등 다른 관리업무는 이를 전문적으로 취급할 수 있는 감독자를 따로 채용하여 그들에게 이들 관리업무를 맡겨야 한다는 기능적 감독자제도를 제안하였다.
  ㉡ 공장의 생산성을 높이기 위한 테일러의 과학적 관리론은 공장의 조직구조에까지 적용되었다.

⑤ 과학적 관리론이 간호관리에 미친 영향
  ㉠ 간호관리 실무나 연구분야에서 경험에 의존하기보다는 과학적이고도 실증적인 자료에 근거하여 보다 체계적인 관리를 할 수 있게 하였다.

ⓒ 간호전달체계 중 기능적 분담방법에 의한 간호는 과학적 관리론에서 발달된 분업의 원리를 적용한 것이다.

ⓒ 의료계에서 사용하고 있는 주임상경로는 의료실무에서 표준화를 적용한 예이다.

ⓔ 시간과 동작 연구는 주로 간호활동 분석, 간호시간, 간호업무 분석 등의 환자 대 간호사의 비율이나 인력, 수요를 예측하기 위한 간호활동 분석에 활용되고 있다.

(5) 과학적 관리론의 문제점

① 조직마다 처한 상황이 다르다는 것을 간과하였다.

② 노사 간의 이해가 일치되어 조직의 생산성을 향상시킬 수 있다는 테일러의 이론은 비판을 받게 되었다.

③ 연구대상으로 삼았던 조직이 산업생산조직에만 국한되어 연구결과의 일반화가 어렵다.

④ 인간을 기계화하고 근로자의 인간성과 복지는 경시하며 생산성만 강조하였다.

❷ 행정관리론

(1) 개념

행정관리는 1930년대에 전개된 이론으로 내용은 주로 조직을 편성·관리하는 보편적인 원리를 발견하고 정립하려는 것이다. 생산성에 역점을 두기보다는 하나의 전체로 조직을 보는 견해였다.

(2) 행정관리론의 특성

① 연역적인 방법론을 사용한다.

② 조직을 하나의 전체로 본다.

③ 생산성에 큰 역점을 두지 않는다.

④ 관리활동을 계획, 조직, 통제로 본다.

⑤ 계층적 개념, 조정의 원리, 명령통일의 원리, 통솔범위의 원리 등이 있다.

(3) 행정관리론의 주요내용

① 기획, 조직, 명령, 조정, 통제의 과정을 강조하여 오늘날의 조직 관리활동의 골격을 이루었다.

② 생산성에 역점을 두기보다는 주로 조직을 관리하는 보편적인 원리의 정립에 중점을 두는 이론이다.

③ 전체로서의 조직에 초점을 맞춤으로써 생산이나 운영 등의 개별과정보다는 조직의 이상적인 설계에 더 관심을 둔다.

④ 계층의 정도나 권한 계층을 통한 중앙집권, 공평한 대우와 업무의 안정성을 통한 집단화합 등을 강조한다.

⑤ 길리스는 관리의 기본 요소를 기획, 조직, 인사, 지휘, 통제로 구분했고, 페이욜은 기획, 조직, 지휘, 조정, 통제로 구분하였다.

[과학적 관리론(테일러)과 행정관리론(페이욜)의 비교]

과학적 관리론	행정관리론
생산과 공장의 경영에 관심	모든 경영자의 활동에 관심
주로 작업자계층에 집중	주로 조직의 상위계층에 집중
생산의 기술적 측면에 대해 경영의 기술적인 면을 강조	경영문제에 대해 건전한 경영원칙을 적용하는 것을 강조

(4) 행정관리론의 14개 관리원칙(페이욜)

분업	전문화는 산출량을 증가시키며 한 명이 같은 노력으로 더 많은 일을 할 수 있고 더 잘할 수 있다.
규율	직접적, 간접적으로 여러 가지 협약에 의해 형성된다.
권한	명령할 수 있는 권리와 복종하게 만드는 파워이다.
명령통일	어떠한 행위에서든 조직구성원은 오직 한 명의 상관으로부터만 명령을 받아야 한다.
방향의 일관성	동일한 목표를 갖는 일련의 업무활동은 한 명의 관리자가 1가지 계획으로만 지휘해야 한다.
공동목적 우선	조직체의 이익은 한 명 또는 일선의 조직구성원의 이익에 우선해야 한다.
합당한 보상	조직체가 조직구성원에게 급부로 제공하는 보상은 공정하고 타당하며 그들의 노력에 합당한 것이어야 한다.
계층연쇄	최고경영자로부터 가장 낮은 층의 조직구성원에 이르기까지의 모든 계층에는 명령과 보고가 이루어지도록 연결되어 있어야 하며 모든 사람들은 이 연결고리를 통해 의사소통을 해야 한다.
집권화	권한이 중앙에 집중되어야 한다.
질서	사물, 사람이 있어야 할 장소와 자리에 있어야 한다(적재적소의 원칙).
공평	경영자들은 조직구성원들을 친절하고 공평하게 대해야 한다.
고용안전	종업원의 이직을 감소시키는 것은 효율적이고 비용절감이 되며 조직구성원의 신분이 안정되어야 한다.
창의성	모든 수준에서 조직구성원들이 계획하고 수행하는 것을 허용해야 한다.
사기	팀의 사기를 높이는 것은 조직 내의 조화와 통일을 강화시킨다.

(5) 행정관리론이 간호관리에 미친 영향

① 합당한 보상, 공평성의 원칙은 현대의 간호조직 관리에서도 활용된다.

② 간호관리의 개념과 과정을 이론적으로 확립하는 경우에 많은 영향을 주어 간호관리학의 이론적 발전에 기초가 되고 있다.

(6) 행정관리론의 문제점

① 관리를 정태적이고 비인간적 과정으로 파악하여 비공식집단의 생성이나 조직 내의 갈등, 조직목표의 형성 등 동적인 조직형성은 설명하기 어렵다.

② 행정관리론이 제시하는 원리들은 경험적으로 검증되지 않은 것이 대부분이기 때문에 구체적인 상황에 따라 수정이 불가피하다.

③ 조직과 조직구성원을 합리적 존재로만 간주함으로써 조직과 조직구성원을 기계장치처럼 여겼다.

❸ 관료제 이론

(1) 관료제 이론의 개요

베버는 유럽의 정부조직을 연구하여 조직이론의 시조가 되었으며 관료제 이론을 주장하였다.

(2) 관료제 이론의 특성

① 이상적인 관료제에서의 조직계층은 업무의 전문화에 따라 묶이며 특정한 직위가 할당됨으로써 성립된다.

② 관료제에서의 규칙은 조직의 능률적인 기반을 제공하고 규칙, 규제, 절차의 일관된 체계에 의해 의사결정이 이루어진다.

③ 대규모 조직을 합리적이고 능률적으로 운영할 수 있는 조직형태는 관료조직이라고 제시했다.

(3) 관료제 이론의 주요내용

① 효율성과 효과성을 극대화하기 위해 조직의 공식적인 시스템을 강조하였다.

② 관리자는 조직 안에서 공적인 권한을 가지며 이러한 권한은 지위에서 나온다.

③ 각각의 지위에 대한 공적권한, 업무책임 등이 명확하게 규정되어야 한다.

④ 조직구성원들은 누구나 지위를 갖는다. 지위는 사회적인 위치나 개인적인 집착이 아니라 직무성과에 의한 것이다.

⑤ 지위는 계층화되어야 하며 이를 통해 조직구성원들은 누가 누구에게 보고해야 하는지 알 수 있다.

⑥ 관리자는 규칙, 표준절차, 규범을 명확하게 규정해야 한다.

(4) 관료제 이론의 5개 관리원칙(베버)

과업의 분업화	직무를 명확히 규정하고 업무의 능률을 극대화한다.
권한의 계층화	조직의 위계에 따라 책임과 권한을 구체적으로 규정한다.
규칙과 절차의 정형화	행동과 의사결정에 대한 규칙과 절차를 문서화하고 공식화한다.
비개인성	규칙과 절차는 누구에게나 공평하게 적용된다.
능력에 기초한 경력개발	근로자는 능력과 업무성과에 기초하여 선발되고 승진되어야 한다.

(5) 관료제 이론이 간호관리에 미친 영향

① 간호조직에서 규칙과 절차는 누구에게나 공평하게 적용되고 공식화한다.

② 간호사 개인의 능력에 기초한 경력 개발을 조직에 적용하고 있다.

[고전적 관리론 비교]

구분	과학적 관리론	행정관리론	관료제 이론
대표적인 주장자	테일러	페이욜, 길리스	베버
연구의 강조점	근로자의 업무효율성	관리자의 조직관리원칙	합법적 권한에 의한 관료적 관리
비판점	근로자에 대한 인간적인 면의 경시	원칙 간의 충돌과 타당성 검증 제한	지나친 관료제가 지닐 수 있는 경직성

02 신고전적 관리론

❶ 인간관계론

(1) 도입배경

조직구조와 관리의 원칙을 강조하던 고전적 관리이론의 약점이 나타나면서 조직의 가장 중요한 구성요소인 인간에 초점을 맞춘 관리이론이 발전하게 되었다.

(2) 메이요의 호손 연구 개요

① 호손 연구는 1927년부터 시작하여 1932년까지 약 6년 동안 실시된 연구실험이다.

② 작업환경의 표준화, 합리적인 직무내용과 직무수행방법의 설계 등의 과학적 관리론의 기본원리가 실제로 유효한지를 연구하려는 것이 원래 목적이었다.

(3) 기본 목적

과학적 관리론에서 기본전제로 삼고 있는 작업장의 물리적 환경과 생산성과의 상호연관관계를 검증하는 것이다.

(4) 실험과정

① **조명실험** … 실험군과 대조군으로 근로자를 분류하여 실험군에는 밝은 조명과 어두운 조명 등 여러 가지 종류의 조명을 적용하고 대조군에는 정상 조명을 적용하는 실험이다.
 ㉠ **목적** : 작업장의 조명을 더 밝게 조절할 경우에 작업자의 생산성이 언제부터 증가하기 시각하는가 확인하기 위한 것이다.
 ㉡ **결과** : 조명과는 관계없이 두 집단 모두 생산량이 증가했다는 결과를 얻었다.

② **릴레이 조립실험**
 ㉠ 6명의 여성 공장노동자들을 대상으로 예전부터 작업능률의 향상에 도움이 된다고 생각했었던 조건들(휴식, 짧은 작업시간, 장려금, 작업환경의 개선 등)에 대한 실험이다.
 ㉡ **결과** : 조건과 생산성 향상에는 관계가 없다는 결과를 얻었다.

③ **면접실험**
 ㉠ 조직구성원들의 불만에 대한 면접조사를 실시하는 실험이다.
 ㉡ **결과** : 사회적 조건과 근로자의 심리적 조건이 근로자의 태도와 생산성에 영향을 미친다는 결과를 얻었다.

④ **배선작업 관찰실험**
 ㉠ 비공식적인 집단행동에 관한 실험이다.
 ㉡ **결과** : 비공식적인 집단이 생산성을 감소시키고 제한한다는 결과를 얻었다.

(5) 호손 연구의 결과

① 물리적 환경은 생산성에 크게 영향을 미치지 못하며 인간의 사회적·심리적인 욕구충족이 생산성 향상에 크게 기여한다는 결과를 얻었다.

② 생산성은 작업집단의 조직구성원들 사이에서 형성되는 상호관계와 그들 사이의 상호작용에 의해 크게 영향을 받고 있다는 사실을 발견하였다.

③ 공식적인 직무구조와 권한체계보다는 자연발생적인 비공식 조직과 비공식 역할이 더 중요한 것으로 나타났다.

④ 작업집단의 조직구성원들이 자신의 직무와 관리자 그리고 다른 조직구성원들에 대해 어떻게 생각하고 있는지가 생산성에 크게 작용하는 것으로 나타났다.

(6) 인간관계론이 조직관리에 미친 영향

① **조직의 사회적인 성격** … 조직체는 공식적인 구조 외에 개인들로 구성된 사회적 집합체 또는 유기체이다. 조직의 목적을 달성하고 생산성을 높이려면 비공식적인 구조도 매우 중요하다.

② **개인의 행동동기** … 조직구성원들은 자신들의 비공식 조직과 규범을 통해 자신의 행동을 통제하면서 상호 간의 귀속감과 안정성을 증대시키려고 노력한다.

③ **집단의 중요성** … 집단의 성과는 집단의 직무구조와 작업조건보다는 집단 구성원들 간의 상호관계와 상호작용으로부터 더 많은 영향을 받는다.

④ **직무만족과 생산성** … 조직의 생산성은 조직구성원이 자기 직무에 얼마나 만족하고 있는지와 자기 자신이 관리자로부터 얼마나 인정을 받고 있는지에 달려 있다.

(7) 인간관계론이 간호관리에 미친 영향

① 동기부여와 비공식 조직의 중요성을 강조하고, 조직관리의 민주화와 인간화에 많은 공헌을 하였다.

② 인사행정에서 인사상담제도, 고충처리제도, 제안제도 등의 도입에 크게 기여하였다.

③ 간호관리학에서 지도성, 동기부여, 갈등의 개념이 인간관계론에 기초하여 확장되고 발전하였다.

(8) 인간관계론의 장 · 단점

① 장점
  ㉠ 인간중심적 관리의 토대가 마련되어 그 기본이념과 원리들은 조직행위론의 성립에도 크게 기여하였다.
  ㉡ 인간의 심리적 · 사회적 측면을 밝힘으로써 사회인으로서의 인간관계적 존재인 인간을 이해하는 데 크게 공헌하였다.

② 단점
  ㉠ 지나치게 인간적 요소만을 강조함으로써 상대적으로 조직의 논리가 무시되었다.
  ㉡ 인간에 대한 이해의 폭은 넓혔으나, 인간의 복잡한 모습에 대한 전체적 파악으로는 미진한 점이 있다.
  ㉢ 공식적 집단보다는 비공식적 집단이 강조되고 인간을 둘러싼 경영의 다른 측면이 소홀히 되었다.
  ㉣ 인간에 대한 체계적이고 과학적인 지식의 바탕이 없어 경영성과에 연결시키지 못했다.

❷ 행태과학론

(1) 행태과학론의 발전

① 개별 사회과학만으로는 인간의 행위에 관한 문제를 해결할 수 없다는 인식하에 제2차 세계대전 후 1950년대부터 행태과학이 발전하게 되었다.

② 행태과학론은 인간행위를 다루는 데 과학적인 접근법을 적용하는 학문으로서, 인류학·경제학·역사학·정치학·심리학·사회학 등을 포함한다(복잡하고 다차원적 문제 해결을 위한 종합과학적 접근법).

③ 행태과학론은 조직에서의 인간행위에 관한 과제를 해결하는 데 기여하는 학문분야이다.

(2) 행태과학론의 특성

① 조직의 연구에 관심을 둔 행동과학자들은 여러 가지 방법으로 현상을 설명하고, 체계를 변화시키고자 하는 변화담당자로서의 역할을 강조하였다.

② 인간행위를 구조화하는 데 있어서 협동 – 동의체계 또는 권력평등화체계에 가치를 두고 있다.

(3) 맥그리거(McGregor)의 X·Y이론

① 개념
  ㉠ 매슬로우의 욕구계층이론을 바탕으로 하여 경영관리자에게 인간의 본성에 대한 관점을 두 가지로 대별하고 이러한 인간관에 따른 인간관리전략을 제시하였다.
  ㉡ 상반되는 인간본질에 대한 가정을 중심으로 하는 이론으로 X이론은 조직구성원에 대한 전통적 관리전략을 제시하는 이론이고, Y이론은 개인목표와 조직목표의 통합을 추구하는 새로운 이론으로 본다.

② X이론과 Y이론
  ㉠ X이론
    • 가정 : 인간의 본질은 게으르고 일하기를 싫어하며 생리적 욕구와 안전의 욕구를 추구하고 새로운 도전을 꺼리고, 수동적이고 피동적이기 때문에 외부의 제재와 통제를 통해 조종될 수 있다고 본다.
    • 관리전략 : 조직구성원들의 경제적 욕구 추구에 적응한 경제적 보상체계가 확립되어야 하고, 조직구성원들에 대한 엄격한 감독과 구체적인 통제체제와 처벌체제도 필요해지며, 권위주의적 관리체계가 확립되어야 하고, 계층제적 조직구조가 발달해야 한다.
    • 인간의 계속적인 성장·발전의 가능성을 과소평가하고 있다.
    • 인간의 하위욕구의 충족에만 중점을 두고 상위욕구는 경시하는 관리전략을 제시하고 있으며, 이러한 관리전략은 자발적 근무의욕의 고취에는 부적절하다.
    • 하위욕구가 충족된 이후에는 동기부여가 되지 않으며, 새로운 상위욕구가 충족되어야 동기부여가 가능하다.
  ㉡ Y이론
    • 가정 : 인간이 자기표현과 자제의 기회를 참여를 통하여 발견하고, 자기행동의 방향을 스스로 정하고 자제할 능력이 있으며 책임 있는 행동을 한다고 본다. 또한 사회·심리적 욕구를 추구하는 사회적 존재로서, 이타적이고 창조적이며 진취적이라고 본다.
    • 관리전략 : 관리자는 조직목표와 개인목표가 조화될 수 있도록 해야 하며, 직무를 통하여 욕구가 충족되고 개인이 발전할 수 있는 조직의 운영방침을 채택해야 한다. 목표관리 및 자체평가제도의 활성화·분권화와 권한의 위임, 민주적 리더십, 평면적 조직구조의 발달 등이 필요하다.
    • 상대적·복합적인 인간의 욕구체계를 너무 단순화시키고 있다.

• 상황에 따라서는 관리자의 명령·지시가 오히려 더 효과적일 수 있다는 점을 간과한다.
• 직무수행을 통한 자기실현욕구의 충족을 강조하고 있으나, 실제로는 직장 밖에서 이러한 욕구를 추구하는 사람이 많다는 비판이 있다.

[신고전적 관리론 비교]

이론	특징	간호에의 적용
인간관계론	• 물리적 환경보다 사회 심리학적 환경이 생산성 향상에 더 많은 영향을 미침 • 개인의 동기유발과 집단행동에 대한 연구의 기초로 비공식적 조직의 중요성 강조 • 사회인을 강조	• 인사상담제도 • 고충처리제도 • 참여적 관리방식 등 • 비공식조직의 중요성과 활성화 강조
행태과학론	인간행위의 원리를 다학문적 접근을 통해 체계적, 객관적으로 일반화하여 설명하고자 하는 시도에서 발달하게 된 이론	• 상황에 맞는 관리활동 • 근로자의 성취감 향상시키기 등

03 현대적 관리론

① 체계이론

(1) 체계

① 체계의 정의 ⋯ 특정 목적을 달성하기 위하여 여러 개의 독립된 구성인자가 상호 간 의존적이고 영향을 미치는 유기적인 관계를 유지하는 하나의 집합체이다.

② 체계의 구성요소
ㄱ 투입물 : 재화와 서비스를 생산하는 데 필요한 인력, 자재, 자본, 정보, 토지, 시설 등과 같은 자원을 말한다.
ㄴ 변환과정 : 투입물을 산출물로 변형시키는 기업의 관리적·기술적 능력을 말한다.
ㄷ 산출물 : 유형의 재화, 무형의 서비스, 시스템의 고객 또는 사용자가 원하는 정보, 만족 등을 포함한다.
ㄹ 피드백 : 원하는 제품이나 서비스를 생산하기 위하여 전환공정의 결과인 산출물에 대해서 측정이 이루어지고, 이 산출물을 사용하는 고객과 시장에 대한 조사가 이루어지는데 이러한 정보는 투입물의 선정과 전환공정에 반영하여야 한다.
ㅁ 환경 : 기업의 결정에 영향을 미치는 정치적·사회적·경제적·기술적 요인을 말한다.

(2) 체계이론(비틀란피)

① 체계이론의 정의

   ㉠ 조직이 상호 관련된 부분으로 구성되었고 그의 특정한 목적을 가진 통합된 시스템으로 보려는 것이다.

   ㉡ 조직의 여러 가지 하위시스템을 분리해서 취급하려는 것이 아니고 조직을 하나의 전체로서, 보다 큰 외부환경의 한 부분으로 보려는 것이다.

   ㉢ 조직의 어떤 분야의 활동이 다른 모든 분야의 활동에 영향을 미친다고 주장한다.

② 체계이론의 과정

1단계 투입	물질, 정보와 함께 존재하는 에너지가 체계(시스템)에 유입되는 과정
2단계 변환	체계(시스템)가 에너지, 물질, 정보를 사용하는 과정
3단계 산출	체계(시스템) 내에서 보유되지 않고 나가는 에너지, 물질, 정보
4단계 회환(피드백)	체계(시스템)가 완전한 기능을 발휘하기 위한 과정

③ 체계이론의 특성

   ㉠ 버틀란피가 전반적인 체계에 적용할 수 있는 원칙을 발견하기 위해 개발한 이론이다.

   ㉡ 아무리 복잡한 현상이라도 전체 구조에 초점을 두기 때문에 간호관리 구조의 전체성을 연구하는 경우에 잘 이해할 수 있다.

   ㉢ 체계이론을 관리에 적용하면 전체 조직과 각 부서가 환경과 맺고 있는 관련성이 파악되어 외부의 환경변화에 탄력적으로 적응할 수 있게 된다.

[체계이론의 5가지 요소]

투입물	재화와 서비스를 생산할 때 필요한 자원 **예** 사람, 자재, 자본, 정보, 토지, 시설 등
변환과정	기업의 관리적, 기술적 능력
산출물	• 유형의 재화, 무형의 서비스, 시스템의 고객 • 사용자가 원하는 정보, 만족 등
피드백	• 시스템을 통제하는 역할을 하는 것 • 측정결과를 사전에 결정한 표준과 비교하여 차이가 발견되면 시정조치를 취함
환경	기업의 결정에 영향을 미치는 경제적, 사회적, 정치적, 기술적 요인

④ 체계이론이 간호관리에 미친 영향

   ㉠ 복잡한 조직현상을 통합적으로 접근할 수 있는 틀을 제공한다.

   ㉡ 수많은 행동과학의 지혜를 통합하는 것에 기여한다.

   ㉢ 간호관리자의 의사결정과 문제해결에 유용한 정보를 제공한다.

   ㉣ 간호관리를 기획하거나 조정할 경우에 효율성을 높여준다.

   ㉤ 간호관리자가 분화된 업무의 통합책임을 향상시켜준다.

⑤ 체계이론의 평가
   ㉠ 복잡한 조직현상을 통합적으로 접근할 수 있는 틀을 제공하였다.
   ㉡ 행태과학의 지혜를 통합하는 데 기여하였다.

⑥ 체계이론의 문제점
   ㉠ 연구의 범위에 포함시켜야 하는 변수의 수가 너무 많고 다차원적 인과관계가 너무 많아 실제 연구에 필요한 상세하고 구체적인 지식을 제공하지는 못하였다.
   ㉡ 제시하는 개념들이 명확하지 않아 개념들을 측정하는 방법이 발달되지 못하였다.

❷ 상황이론

(1) 상황이론의 정의

① 조직 외부의 환경이 조직과 그 하위시스템에 영향을 미치며, 조직 전체 시스템과 하위시스템이 어떤 관계에 있을 때 조직의 유효성이 높아질 수 있는지를 설명하려는 이론이다.

② 상황이론의 학문성은 중범위이론으로서 범위가 넓고 일반적이긴 하지만, 검증 가능한 명제와 그것을 통합하는 개념적 구조로서 구성된다.

③ 상황이론은 조직에 대한 실증적 연구를 통해서 검증가능한 명제를 축적하고, 그 중에서 보다 통합적인 이론을 만들어 내려는 이론이다.

(2) 상황이론의 고유변수

① **상황변수** … 조직의 상황을 나타내는 일반적인 환경, 기술, 규모 등이다.

② **조직특성변수** … 조직의 내부특성을 나타내는 조직구조, 관리체계 등이다.

③ **조직유효성변수** … 조직의 성과 또는 능률이다.

≡ 최근 기출문제 분석 ≡

2024. 6. 22. 지방직

1 고전적 관리이론만을 모두 고르면?

> ㉠ 테일러(Taylor)의 과학적 관리론 ㉡ 베버(Weber)의 관료제론
> ㉢ 페이욜(Fayol)의 일반관리론 ㉣ 버틀란피(Bertalanffy)의 시스템 이론

① ㉠, ㉡

② ㉡, ㉣

③ ㉠, ㉡, ㉢

④ ㉠, ㉢, ㉣

> **TIP** ㉣ 버틀란피의 시스템 이론: 조직을 상호 의존적인 시스템으로 보는 이론으로 현대적 관리이론이다.
> ㉠ 테일러의 과학적 관리론: 작업의 효율성을 높이기 위해 과학적인 방법을 적용하는 관리 이론으로 고전적 관리이론이다.
> ㉡ 베버의 관료제론: 조직을 관리하기 위한 체계적인 구조와 절차를 강조하는 이론으로 고전적 관리이론이다.
> ㉢ 페이욜의 일반관리론: 경영의 보편적인 원칙을 제시한 이론으로 고전적 관리이론이다.

2023. 6. 10. 제1회 지방직

2 관리이론 중 행태과학론(behavioral science theory)에 대한 설명으로 옳은 것은?

① 생산성 향상을 위해 직무 수행 활동에 과학적 원리를 적용한다.

② 조직에서의 인간 욕구와 행동 특성을 과학적 방법으로 설명한다.

③ 효과적인 조직관리를 위해 공식적인 권한 체계와 규칙을 강조한다.

④ 이상적인 조직설계에 유용한 보편적 조직운영 원칙과 관리 활동을 제시한다.

> **TIP** ② 행태과학론에 대한 설명으로 개별 사회과학만으로는 인간의 행위에 관한 문제를 해결할 수 없다는 인식하에 발전하게 되었다.
> ① 생산성 향상을 위해 작업에 대한 객관적, 과학적 원리를 적용하는 것은 과학적 관리론이다.
> ③ 효과성과 효율성을 극대화하기 위해 공식적인 권한 체계와 규칙을 강조한 것은 관료제 이론이다.
> ④ 생산성에 역점을 두기보다는 조직의 이상적인 설계와 보편적인 원리의 정립에 중점을 두는 이론은 행정관리론이다.

Answer 1.③ 2.②

3 페이율(Fayol)의 행정관리론에서 제시한 14가지 관리원칙 중 〈보기〉에 해당하는 것은?

─── 보기 ───

최고 관리자에서부터 일선 조직구성원에 이르기까지 권한과 의사소통, 명령 체계가 연계되어야 한다.

① 규율의 원칙
② 질서의 원칙
③ 계층화의 원칙
④ 집권화와 분권화의 원칙

TIP ③ 최고 경영자로부터 가장 낮은 층의 조직 구성원에 이르기까지 모든 계층에는 명령과 보고가 이루어지도록 연결되어 있어야 한다.
① 직접적, 간접적으로 여러 가지 협약에 의해 형성된다.
② 사물, 사람이 있어야 할 장소와 자리에 있어야 한다(적재적소의 원칙).
④ 권한은 상황에 따라 집권화와 분권화가 적정 수준으로 유지되어야 한다.
※ 페이율(Fayol)의 행정관리론의 14가지 관리원칙 … 분업, 규율, 권한, 명령 통일, 방향의 일관성, 공동의 목적 우선, 합당한 보상, 계층 연쇄, 집권화와 분권화, 질서, 공평, 공용 인진, 창의성, 시기

4 과학적 관리론과 인간관계론에 대한 설명으로 옳은 것은?

① 과학적 관리론보다 인간관계론이 공식 조직구조를 더 강조한다.
② 과학적 관리론보다 인간관계론이 노동 효율성을 더 강조한다.
③ 과학적 관리론과 인간관계론 모두 조직 외부환경을 강조한다.
④ 과학적 관리론보다 인간관계론이 인간의 심리·사회적 측면을 강조한다.

TIP 과학적 관리론

과학적 관리론	인간관계론
과업의 분업화	사회·심리적 환경이 생산성 향상에 더 많이 영향 미침
• 권한의 계층화 • 공식 조직구조 강조	• 개인의 동기유발 • 집단행동에 대한 연구의 기초로 비공식적 조직의 중요성 강조
규칙과 절차의 정형화	사회인을 강조
비개인성	
능력에 기초한 경력개발	직무만족과 생산성관련성

Answer 3.③ 4.④

5 〈보기〉의 간호조직이 적용한 관리 이론에 대한 설명으로 옳은 것은?

보기

간호부는 간호업무에 따라 간호사를 배치하는 기능적 간호분담방법을 간호전달체계에 적용하여 업무를 단순화·분업화하여 운영하고 있다.

① 직접 혹은 간접간호활동에 소요되는 시간을 측정하여 간호인력 산정에 적용하는 간호업무량 분석의 기초가 된 이론이다.

② 관리의 기능을 기획, 조직, 지휘, 조정, 통제로 제시하였다.

③ 인간관계에 초점을 맞춘 이론이다.

④ 지나치게 인간적 요소를 강조하여 '조직없는 인간'이라는 비판을 받았다.

> **TIP** 간호업무를 업무에 따라 기능적 분담방법으로 나누어서 단순화, 분업화를 운영하였으므로 이는 과학적 관리론에 해당한다. 과학적 관리론은 분업화에 기초를 두어 효율성에 기초를 둔다.

Answer 5.①

출제 예상 문제

1 다음 중 폐쇄적 조직구조에서 환경을 고려하는 개방적 조직구조로 바뀌는 계기가 된 조직이론은?

① XY이론
② 체계이론
③ 관료제이론
④ 인간관계론

> **TIP** ①④ 폐쇄 – 사회적 조직이론 ③ 폐쇄 – 합리적 조직이론

2 테일러가 주징한 직무관리의 원칙과 이념으로 옳지 않은 것은?

① 관리원칙
② 직능별 직장제도
③ 직무재설계
④ 차별성과급제

> **TIP** 테일러는 직무관리를 강조한 대표적 학자로서 과학적 관리의 시조로 불리며 직무의 재설계, 과학적 관리방법, 차별성과급제, 직능별 직장제도와 같은 관리법의 원칙과 이념을 제시하였다.

3 다음 중 관료제의 순기능은 어느 것인가?

① 행정의 신축성 확보
② 인간적 관계의 강조
③ 수단의 목표화
④ 행정의 객관성 확보

> **TIP** 관료제에서 업무는 일반적인 조직규칙에 의해 수행된다. 즉, 특수주의에서 벗어나 탈인격적 보편주의에 입각한 객관적인 업무수행이 이루어진다. 조직행위는 여러 상이한 업무로 분화되어 있고 각 직책의 권한과 업무는 명백하게 세분화가 되어 있다.

Answer 1.② 2.① 3.④

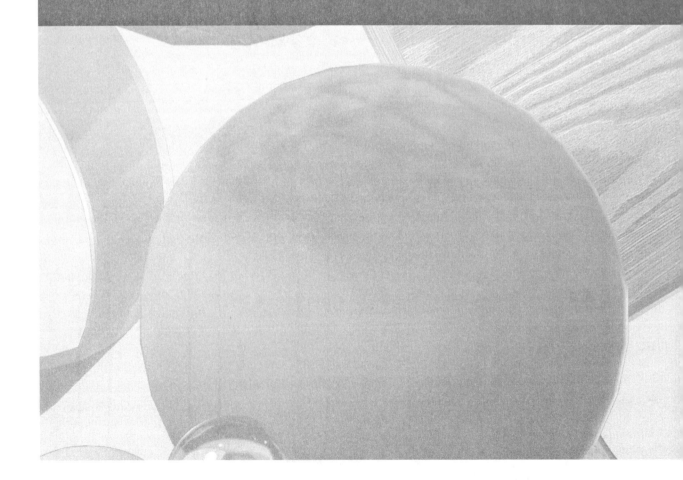

PART

04 간호관리

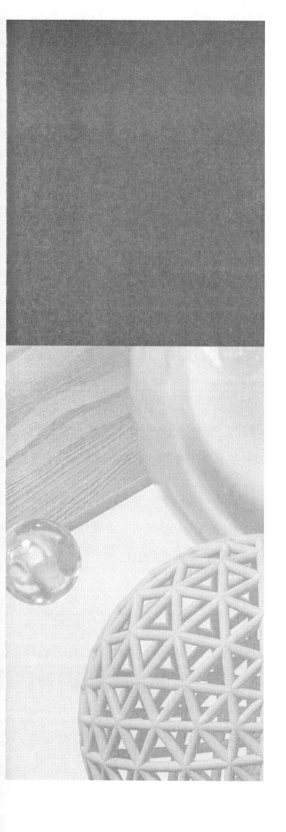

CHAPTER
02
기획기능의
이해

01 기획의 이해

01 기획의 의의

❶ 기획의 정의와 필요성

(1) 기획의 정의

① 과거와 현재의 관련 정보를 수집·분석하고, 가능한 미래사건을 예측하여 조직의 설정된 목표를 달성할 수 있도록 구체적인 계획들을 결정하는 것이다.

② 조직의 신념과 목표의 설정뿐만 아니라 이를 효과적으로 달성하기 위한 수단으로서의 행동과정도 포함된다.

③ 방침과 표준·절차가 개발되며, 자원을 분배하기 위한 기획 및 통제의 장치로 예산이 이용된다.

④ 기획(Planning)은 계획을 수립하고 진행하는 과정이며, 계획(Plan)은 기획을 통해 산출되는 결과다.

(2) 기획의 필요성

① 조직의 구체적인 목표와 행동방안의 실현을 위해 필요하며 사회 변화에 부응할 수 있는 변화관리의 수단이다.

② 통일된 목적하에서 조직원의 분담업무가 이루어져야 하므로 합리적인 협동행위를 위해 필요하다.

③ 인적·물적자원을 효과적으로 사용하고 효과적인 통제를 위해 필요하다.

❷ 기획의 특성

(1) 기획의 특징

① 일련의 결정을 준비하는 과정이며 행동지향적·미래지향적·변화지향적·목표지향적이다.

② 최대 효율성을 생산할 수 있는 바람직한 방법을 제시한다.

(2) 기획의 역할 및 기능

① **목표설정 및 통합화** … 모든 구성원의 활동을 공동목표를 향하여 통합하는 수단과 직원배치 · 건물 · 장비 및 재정에 관한 합리적인 결정을 수단으로 제공한다.

② **역할의 명료화** … 미래의 활동을 위한 목표의 결정과 행동계획에 따라 책임영역이 할당될 수 있기 때문에 조직 내에서 역할의 모호성을 감소시킨다.

③ **문제해결의 기능** … 계획수립과정에서 문제점을 사전에 발견하고 그 문제의 해결책을 검토하고 준비해 두어야 하며, 동시에 문제해결을 위한 대책을 포함시켜야 한다.

④ **변동관리의 수단** … 격변하는 환경 속에서 장래 간호조직의 외부 및 내부환경을 예측하고 이에 대응하는 계획안 중에서 최적의 행동계획을 선택함으로써 간호조직에 대한 변화에 잘 대응할 수 있도록 한다.

⑤ **사전조정** … 각 업무활동이 효과적으로 수행되기 위해서는 각 부서 간의 협동과 조화가 유지되어야 하는데, 그러기 위해서는 각 부분 간의 계획이 사전에 잘 조정되어 유기적으로 수행되는 것이 중요하다.

⑥ **의사결정의 질 향상** … 기획은 전제를 세우고, 대안을 체계적인 방법으로 예측 · 평가함으로써 바람직한 의사결정을 이끌어낸다.

⑦ **지휘통제의 수단** … 기획은 성과측정의 근거를 마련해주고 지휘통제의 수단이 되며, 부족한 자원을 효율적으로 이용할 수 있도록 해줌으로써 낭비를 최소화할 수 있게 해준다.

02 기획의 원칙과 계층화

❶ 기획의 원칙

(1) 원칙의 필요성

조직이 원하는 목적을 달성하고 그 목적을 달성하기 위한 효율적인 방향을 찾기 위해서는 원칙을 따라야 한다. 이러한 원칙들은 조직이 원하는 방향으로 가고자 하는 안내 역할을 한다.

(2) 원칙의 종류

① **목적부합의 원칙** … 기획은 목표성취를 위한 노력의 과정이므로 반드시 목적의식이 있어야 한다.

② **간결성의 원칙** … 기획과정을 통해 세워진 계획은 간결하고 명료하게 표현되어야 한다. 복잡한 전문용어를 피하여 평이하게 작성되어야 한다.

③ **탄력성의 원칙** … 기획은 수립할 당시의 상황이나 장래예측에 기초를 두지만, 변동상황이 발생하였을 때 기획을 수정해야 하므로 기획수립 시초부터 융통성 있게 수립되어야 한다. 또한 기획은 변동되는 상황에 대응할 수 있고, 하부집행기관이 창의력을 충분히 발휘할 수 있도록 탄력성을 지녀야 한다.

④ **안정성의 원칙** … 안정된 기획일수록 효과적이고 경제적이다. 이것은 수집된 정보의 질과 양 및 예측기술의 정확성 여하에 달려 있다.

⑤ **장래예측의 원칙** … 예측 시 기획입안자의 선입견이나 주관성이 개입되기 쉬우므로 정확한 예측이 이루어질 수 있도록 정확한 정보를 통해 수립해야 한다.

⑥ **포괄성의 원칙** … 계획안을 수행하는 과정에서 인원, 물자, 설비, 예산의 부족 등으로 차질이 생기지 않도록 충분한 사전검사가 이루어져야 한다.

⑦ **균형성의 원칙** … 어떤 계획이든 다른 계획과 업무 사이에서 적절한 균형과 조화가 이루어져야 하며 동일한 계획 내에서도 목표, 소요자원, 제반 중요 요소들 간에 상호 균형과 조화가 이루어져야 한다.

⑧ **경제성의 원칙** … 소요되는 자원·인원·비용 등을 최소 비용으로 최대 효과를 달성할 수 있어야 한다.

⑨ **필요성의 원칙** … 기획 수립 자체뿐만 아니라 기획과정에 이르기까지 불필요한 기획이나, 필요하더라도 비용이 너무 많이 요구되는 기획은 수립하지 말아야 한다.

⑩ **계층화의 원칙** … 기획은 구체화과정을 통해 가장 큰 것에서부터 시작하여 연차적으로 계획을 파생시킨다. 이와 같이 하나의 기본계획으로부터 여러 개의 계획이 파생되는 현상을 계획의 계층화(hierachy of plans)라고 한다. 기본계획의 실효성은 그것을 지원하는 파생계획의 건실성에 의해서 좌우된다.

❷ 간호기획과정

(1) 목표의 설정

① **의의** … 목표의 설정은 목표를 구체화하는 것인데 기획과정의 가장 기본적인 활동이다.

② **고려사항**
  ㉠ 인력, 시설, 설비, 기술, 조직 등 능력의 범위 내에서 목표를 설정해야 한다.
  ㉡ 가용예산을 감안하고 또 시간적으로 가능한지, 윤리나 사회규범에 적합한지 검토해야 하고 계량 가능해야 한다.
  ㉢ 목표를 설정할 때 지속성 있고 합리적이며 명확한 목표가 수립되어야 한다.

③ **특징** … 조직 전체의 목표를 달성하기 위해 간호부는 세부목표와 부서별 정책을 수립하게 되고, 한편 하부조직인 간호단위도 간호단위목표와 정책이 구체화된다.

(2) 현황분석 및 문제 확인

① 의의 … 일단 목표가 설정되면 사업 수행이 이루어지는데, 사업 수행이 이루어지기 전에 어떻게 접근하는 것이 가장 효과적인지 알지 못하면 목표를 달성할 수 없고 달성한다 해도 비효율적인 방법이 될 것이다. 따라서 목표를 만족시킬 수 있는 상황을 정확히 분석하고 문제가 무엇인지 파악하여 확인해야 한다.

② 고려사항 … 현재의 상황과 목표로 하는 미래의 상황 사이의 차이점으로 발생할 수 있는 장애요인을 규명하고 문제해결을 위한 한계점을 인지하여 계획 수립 시 중요 요소로 고려하여야 한다.

③ 효과 … 현황분석을 통해 문제점이 도출되면 미래에 발생될지도 모르는 상황에 대비할 수 있다.

(3) 대안의 탐색과 선택

① 의의 … 각각의 대안에 관하여 시행 가능 여부, 기대효과, 효율성, 현실성, 합리성 등을 충분히 검토한 후 대안을 선택한다.

② 대안의 선택 … 되도록 적은 자원을 투입하고 되도록 좋은 결과를 유도할 수 있는 대안이 이상적일 것이다.

③ 사용기법 … 비용 – 편익분석과 비용 – 효과분석, 시뮬레이션 등이 있고 질적인 방법에는 전문가의 의견을 수렴하기 위한 델파이기법(delphi technique) 등이 활용되고 있다.

(4) 우선순위의 결정

① 의의 … 업무수행을 하는 데 있어 가용자원이 한정되어 있기 때문에 그중에서 우선순위를 어떻게 결정하느냐 하는 것이 매우 중요하다.

② 우선순위의 선택기준

   ⊙ 의사결정자의 활동에 대한 가치부여 정도, 활동의 목표달성 기여 정도에 달려 있다. 즉, 기술적 관점에서 현실성이 있고 효과가 확실하며 경제적으로도 효율적이고 행정관리상 어려움이 적으며 사회적으로 관심이 큰 문제를 해결할 수 있는 활동일수록 우선적으로 추진해야 한다.

   ⓒ 객관화뿐 아니라 과학적으로 합리적 수준에서 이루어져야 현실적으로 타당성 있는 기획이 입안될 수 있다.

(5) 수행

① 의의 … 변화나 개발을 촉진하기 위해 제안된 활동과 계획추진을 위해 승인된 안을 시행하는 것이다. 즉, 목표에 적합한 최종안에 따라 간호활동을 수행하는 것이다.

② 내용

   ⊙ 간호활동을 성공적으로 완수하려면 착수하기 전에 업무수행을 위한 전략을 마련하고, 이 전략에 따라 업무수행을 기획하고 평가하는 과정이 반복된다.

   ⓒ 효과적인 업무수행을 위해서는 업무수행계획이 수립되고 이에 따라 필요한 기술 및 인력에 대한 교육을 시행하고 실제 업무집행을 관리하기 위한 기획, 조직, 감독, 지휘, 조정 및 예산 집행 등을 한다.

(6) 평가와 회환

① **의의** … 간호업무에 대한 평가는 현 업무가 과연 효율적이었는지를 객관적 방법을 통해 분석함으로써 앞으로의 업무방향 설정과 업무내용 개선에 크게 도움을 준다.

② **간호업무의 기준**

　ⓐ **업무량의 분석** : 프로그램에 투입된 업무의 양을 조사하는 것으로 프로그램의 효율성을 결정하는 데 유용하다.

　ⓑ **과정 분석** : 간호업무의 진행과정을 규명하는 것으로 새로운 접근방법을 제시하는 데 유용하다. 일반적으로 평가란 결과에 대한 성패만을 검토하는 것으로 끝나는 경우가 허다한데, 이는 외관상의 표현일 뿐 성패의 원인규명이 불가능해지므로 업무의 새로운 방향설정이나 업무내용의 수정을 할 수 없게 된다.

　ⓒ **영향력 분석** : 간호업무의 효과 및 효율성이 적절하였는지를 측정하려는 노력이며 목적이나 목표의 달성여부를 결정하는 데 유용하다.

　ⓓ **적합도 분석** : 간호목표에 대해 실제로 제공된 서비스 양의 비로 나타낸다. 이것은 간호요구도에 대한 간호활동의 기여도나 이용도를 결정하는 데 유용한 기준으로 사용할 수 있다.

[간호의 기획과정]

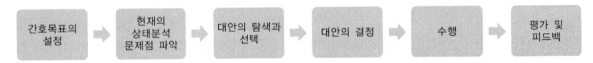

03 기획의 방법

① 기획예산제도(PPBS)

(1) 개념

장기적인 계획수립과 단기적인 예산편성을 유기적으로 연관시킴으로써 자원배분에 대한 의사결정을 합리적으로 일관성 있게 하려는 제도이다.

(2) 기획예산제도의 절차

① **계획의 수립(Planning)** … 목표를 구체화하고, 이러한 목표달성을 위한 대안을 탐색하고 평가한다.

② **사업안의 작성(Programming)** … 각 대안에 소요되는 자원(인력, 제도, 재정, 시설)의 윤곽을 세운다.

③ **예산의 편성(Budgeting)** … 사업안에 소요되는 자원의 비용을 할당하는 데 있어 비용은 최소화하고 편익을 최대화하도록 예산을 편성한다.

④ **관리 · 통제** … 계획과 그에 따른 예산을 계속적으로 관리 · 통제한다.

(3) 간호조직의 기획예산제도

① **목표의 구체화** … 양질의 간호, 연구사업, 전문적 교육훈련을 위해서이다.

② 사업안을 작성하고 예산에 각 사업안에 드는 비용을 반영한다.

③ 비용과 편익 측면에서 각 사업단을 평가한다.

④ 병원조직 전체 가용자원의 제약조건 내에서 예산을 할당한다.

❷ PERT(Performance Evaluation Review Technique ; 작업망 체계모형)

(1) 특징

① 하나의 프로젝트를 완성하기 위해서 필요한 각 하위 작업들이 진행되는 순서대로 번호가 붙여지고 화살표로서 연결된다.

② 각 작업에 대하여 소요되는 시간을 추정한다(낙관적 소요시간, 비관적 소요시간, 확률적 완성기대시간).

③ 프로젝트 전체를 완성하는 데 필요한 기대소요량(낙관적, 비관적, 확률적)을 알 수 있으며 어떤 작업이 시작되기 전에 완성되어야 할 작업을 알 수 있다.

(2) 기대되는 소요시간을 계산하기 위한 공식

기대되는 소요시간$(t_e) = \dfrac{t_o + 4(t_m) + t_p}{6}$

(t_0 = 낙관적 소요시간, t_m = 가능성이 많은 소요시간, t_p = 비관적 소요시간)

예 낙관적 소요시간이 2주이고, 가능성이 많은 소요시간이 4주, 비관적인 소요시간이 6주라 할 때, 기대되는 소요시간(t_e)은 4주가 된다.

$$t_e = \frac{2 + 4(4) + 6}{6} = \frac{24}{6} = 4(주)$$

04 전략적 기획

① 전략의 기획

(1) 전략의 개념
조직의 목표를 설정하고 이를 달성하기 위해 강점과 약점을 기회와 위협에 부응하여 활용하는 것을 말한다.

(2) 전략적 기획의 과정
① **조직의 내 외부 환경의 사정** … SWOT 분석을 통해 관리자는 조직의 약점과 환경의 위협을 최소화하고 조직의 강점과 기회를 극대화할 수 있는 전략을 수립한다.

② **전략의 확인** … 설정된 목적을 달성하기 위한 여러 가지 전략들을 개발하는 과정으로 전략은 특정 목표와 연관된 결과를 성취하기 위한 광범위한 활동계획이다.

③ **전략의 수행** … 전략적 기획의 과정 중에서 가장 중요하고 어려운 과정이다. 우선순위에 따라 구체적인 활동계획을 수행하고 모든 활동을 모니터하는 관리자의 노력이 절실히 요구된다.

④ **전략의 평가** … 전략의 평가는 수행된 계획의 내용이 조직에 어떠한 반응을 주는지 확인하는 과정으로 결과가 생산적으로 성취되었는지, 결과가 어떠한 수준으로 성취되고 있는지를 현재의 상태와 기대되는 결과를 서로 비교하는 것이다.

[SWOT 분석]

내부요인 외부요인	강점(S)	약점(W)
기회(O)	강점-기회(SO)전략 시장의 기회를 활용하기 위해 강점을 사용하는 전략	약점-기회(WO)전략 약점을 극복함으로써 시장의 기회를 활용하는 전략
위협(T)	강점-위협(ST)전략 시장의 위협을 회피하기 위해 강점을 사용하는 전략	약점-위협(WT)전략 시장의 위협을 회피하고 약점을 최소화하는 전략

❷ 기획의 유형

(1) 전략적 기획

① **전략적 기획의 일반적 정의**
- ⊙ 목적과 목표를 달성하기 위하여 기본적인 목적·목표·정책·전략 등을 정하고, 정책과 전략을 수행하기 위한 상세한 계획을 전개시키는 체계적인 노력을 말한다.
- ⓛ 구체적인 조직목표 달성을 위해 전략을 공식화하고 이행하는 것이다.
- ⓒ 구체적인 방향을 추구하는 데 필요한 현실적인 목표·자원·제재(constraints) 등을 결정하기 위해 그 조직의 내적·외적 환경에 대한 광범위한 분석을 통합한다.
- ⓔ 조직의 위험을 최소화시키고, 환경분석을 통해 확인된 여러 기획들을 이용할 수 있도록 해준다.

② **간호에서의 전략적 기획** … 간호부의 목표와 방향을 결정하고 자원분배, 책임지정, 간호수행을 위한 틀을 결정해주는 과정이다.

③ **전략적 기획의 특성**
- ⊙ 장기계획이다.
- ⓛ 최고관리자에 의해 수행된다.
- ⓒ 급변하는 환경에 대해 미래의 문제와 기회를 예측할 수 있는 방법이다.
- ⓔ 조직구성원들에게 조직이 지향하는 미래와 분명한 목표와 방향을 제공한다.
- ⓜ 조직의 내·외적 환경에 대한 기회와 위기를 조직의 자원과 기능에 맞추는 데 초점을 둔다.

(2) 전술적 기획

① **전술적 기획의 정의**
- ⊙ 전술적 기획이란 단기적 목표와 조직으로 하여금 목표달성을 돕도록 하는 행동과정에 관한 의사결정으로 전략적 목적의 달성을 돕는다.
- ⓛ 전술적 기획은 최고관리자의 전략적 계획을 수행하기 위해 설계된 계획이다.
- ⓒ 1~5년 이하의 중기기획으로 전략적 기획을 수행하는 데 필요한 세분화되고 구체적인 전술적 기획이다.
- ⓔ 이미 설정된 목표를 달성하기 위해 어떠한 종류의 자원을 어디에 배정해야 할 것인지 그 수단과 방법에 더욱 관심을 갖는다.

② **전술적 기획의 특성**
- ⊙ 전략적 기획을 위한 수단이 전술적 기획으로, 사업수준이나 부서별 계획이다.
- ⓛ 전략적 기획보다 단기적인 계획을 다루며 중간관리층에서 주로 개발되고 수행된다.
- ⓒ 결과는 빠른 시간 내에 분명해지고 구체적인 행동으로 되기 쉽다.

(3) 실행기획(운영기획)

① 실행기획의 정의
  ㉠ 1년을 단위로 하는 단기계획으로서 예산결정, 직원배당, 생산성 기준 확정 등을 말한다.
  ㉡ 주로 하위관리자와 조직구성원 각자가 담당한 업무를 계획하는 것이다.

② 실행기획의 특징
  ㉠ 간호관리자들이 행하는 가장 흔한 기획유형이다. 직접적인 환자관리와 관련된 매일의 계획, 주 계획, 스케줄, 간호사 시간 등이 포함된다.
  ㉡ 대개 그 기관의 회계연도 시작 몇 달 전에 발생하며, 예산작성과 함께 이루어진다.

③ 실행기획의 목적
  ㉠ 유지목적 : 한 해에서 그 다음 해까지 유지되는 구체적인 조직의 기준이다.
    예 미리 정해진 생산성 기준의 준수, 환자관리계획 준수, 수입과 지출의 지침 준수, 미리 정해 놓은 이직률에 대한 목표 준수, 미리 정해 놓은 환자만족 조사·목표결과 준수, 미리 정해 놓은 치료실수율 준수
  ㉡ 개선목적 : 생산성·효율성·서비스를 증가시키는 기본설비 구매, 새로운 서비스, 절차 및 프로그램 등

④ 실행기획의 유형
  ㉠ 단용계획 : 비교적 짧은 기간 내에 특정의 목표를 달성하기 위한 계획으로, 특정 목표가 성취되면 계획으로서의 효용성이 소멸되어 더 이상은 필요 없는 계획이다.

프로그램	프로젝트
• 한 번으로 끝나기는 하나 중요한 조직목적을 달성하기 위한 대형활동계획으로 범위가 넓어 몇 개의 파생 프로젝트로 연관될 수 있다. • 효과적으로 개발되기 위해서는 업무의 흐름, 행동순서의 결정, 업무에 따른 담당부서와 분담역할, 이용될 자원의 결정 및 배분 등 행동방침을 실행할 지침이 언급되어야 한다.	• 프로그램과 매우 유사하나 일반적으로 프로그램보다 범위가 좁고 덜 복잡하다. • 특정 목표에 따른 특정 문제별 계획이므로 관리의 계층이나 기간에 한정되지 않는다.

  ㉡ 상용계획
    • 일정 기간이 지나면 규칙적으로 일어나는 활동에 사용되는 계획이다.
    • 조직 내에서 반복적으로 수행되는 업무를 위한 지침을 제공하기 위해 사용되는 지속적인 계획이다.
    • 한번 수립되면 동일한 상황이 존속하는 한 그 효용성이 소멸되지 않으며, 최근 자료를 보완하여 수정해서 사용한다.
    • 정책(방침), 절차, 규칙 등이 이에 속한다.

(4) 기간에 따른 기획

① 단기기획
  ㉠ 1년 미만의 기획으로, 구체적이고 실현가능성이 높다.
  ㉡ 중·장기기획 집행을 위한 운영 기획이다.

② 중기기획

　　㉠ 1 ~ 5년의 기획으로, 장기기획을 위한 실제적인 목표를 설정한다.

　　㉡ 정치적 변수 또는 기획 대상의 성격과 관련하여 많이 이용된다.

③ 장기기획

　　㉠ 5년 이상의 기획으로, 중·단기기획의 포괄적인 지침이다.

　　㉡ 향후의 비전을 제시한다.

　　㉢ 장기적인 발전 전망하에 구조적인 변화와 개발을 추진할 수 있으나 구체성이 결여되고 실현가능성이 떨어진다.

[기획의 세 가지 유형 비교]

전략적 기획	전술적 기획	실행기획(운영기획)
조직 전체의 활동계획을 포괄한다.	전략적 기획에 준하여 하위부서의 기획기준을 제공한다.	하위 조직단위의 활동을 기획한다.
위험하고 불확실한 환경에서의 기획이다.	위험성과 불확실성이 낮은 환경에서의 기획이다.	확실성이 높은 환경에서의 기획이다.
전략적인 목적달성을 위한 기획이다.	전술적인 목적달성을 위한 기획이다.	운영적인 목적달성을 위한 기획이다.
최고관리층이 주관한다.	중간관리층이 주관한다.	일선관리층 또는 일반 조직구성원이 주관한다.
장기기획과 관련되어 있다.	중기기획과 관련되어 있다.	단기기획과 관련되어 있다.

❸ 간호사를 위한 전략기획방법

(1) 전략적 관리 정의

① 간호에서의 전략적 관리는 미래의 목표를 성취하기 위한 계획을 실현하는 것이다.

② 간호서비스에 대한 소비자, 간호환경에 대한 압력, 이익이 될 수 있는 간호 고유의 경쟁력에 관한 최적의 정보에 기초한다. 전략적 계획은 서비스 제공에서의 혁신, 간호의 질 향상, 직업생활의 질 향상, 명성의 강화 같은 변화를 가져올 수 있다.

(2) 전략기획의 단계

① 제1단계(계획의 전단계)

　　㉠ 조직의 신념, 목표, 목적을 점검한다.

　　㉡ 간호부서의 신념, 목표, 목적을 점검한다.

② 제2단계(준비단계)
　　㉠ 계획사이클의 개요를 설명한다.
　　㉡ 전략적 계획의 조직적 구조를 설계하고 과정을 서술한다.
③ 제3단계(정보의 분석단계)
　　㉠ 상황적 변수, 조직목표와 간호목표와의 차이점을 사정한다.
　　㉡ 간호부서의 강점과 약점, 그리고 소비자의 기대와 가치를 사정한다. 간호부서의 성공사례를 확인한다.
④ 제4단계(목적 수립)
　　㉠ 간호부서의 신념에 대한 서술을 개발하고 수정한다.
　　㉡ 목적과 목표를 개발하고 바람직한 미래에 대한 이상적 설계를 한다.
⑤ 제5단계(전략적 계획의 수단)
　　㉠ 전략적 계획을 위한 조직구조를 개발한다.
　　㉡ 전략적 계획의 활동을 개발한다.
⑥ 제6단계(통제를 위한 계획단계)
　　㉠ 결과의 측정 가능한 평가기준을 개발한다.
　　㉡ 통제기준을 고안한다.

❹ 기획의 계층화

(1) 비전

① 조직의 사업 영역 및 성장 목표가 명시된 조직의 바람직한 미래상이다.

② 간결해야 하며, CAR 원칙(믿음 ; Credible, 매력 ; Attractive, 현실성 ; Realistic)을 고려해야 한다.

(2) 사명

① 조직이 존재하는 목적 및 존재 이유, 또는 임무로 비슷한 서비스를 제공하는 다른 조직과 차별되는 점을 규명해야 한다.

② 철학, 목적, 목표, 절차 등에 지표가 되고 영향을 미치므로 일관성 있고 유기적이어야 한다.

(3) 철학(핵심가치)

① 조직의 목적을 달성하기 위해 조직의 행동을 이끌어가는 가치 또는 신념으로 추상적이고 포괄적이다.

② 인간으로서의 대상자, 조직구성원의 가치, 간호업무, 자가간호, 전문직으로서의 간호, 능력 향상을 위한 간호 인력의 교육, 간호서비스가 제공되어야 할 현장이나 지역사회에 대한 내용 등이 진술되어야 한다.

(4) 목표

① 조직이 추구하는 종착점이며, 철학(핵심가치)은 구체적인 목표로 전환되어야 한다.

② 조직구성원들이 참여로 목표를 설정하고, 조직구성원에게 동기부여가 되어야 한다.

[목적과 목표 비교]

목적	목표
• 정신적, 철학적, 장기적 • 조직 전체의 지향점 • 변동이 거의 없음 • 목적 설정만으로는 관리의 대상이 아님	• 구체적, 단기적 • 조직의 각 단위에서의 지향점 • 상황에 따라 몇 번이고 재설정됨 • 관리 대상이 됨

(5) 정책

① 목표달성을 위한 지침 및 수단으로, '정책의안 설정 → 정책 형성 → 채택 → 집행 → 평가'로 이루어진다.

② 특정 상황에서의 의사결정 시 조직의 목표를 향해 이끌어주는 지침으로, 활동범위나 허용 수준을 제약한다.

(6) 절차

① 정책과 함께 사용되며 특정 상황에서의 행동을 지시하는 지침으로, 단계적이고 순차적으로 기술한다.

② 정책에 근거하여 보다 구체적인 행동방식으로 수행해야 하는 행동에 대한 표준화된 처리순서 및 방법이다.

(7) 규칙

① 엄격하고 제한되며, 일반적인 업무처리의 기준이 된다.

② 특정 상황에서 수행되어야 하는 구체적이고 명확한 행동을 요구하며, 금지사항을 명백하게 알려준다.

③ 도덕을 유지하는 데 필수 지침이며, 단 유연성이 적어 조직이 경직될 수 있으므로 가능한 규칙의 수는 적어야 한다.

(8) 계획안

① 기획의 결과로 나타나는 정태적 개념으로, 조직의 목표와 정책에 근거하여 자원이나 통제방법에 대한 전략을 구체화한 청사진이다.

② 사업의 목표에 맞는 예상되는 결과를 예견해야 한다.

③ 목표 달성에 필요한 정책, 프로그램, 절차, 규칙 등과 활동에 필요한 자원의 종류와 양, 계획안 수행을 위한 의사결정의 절차 및 방법, 계획안을 보완하기 위한 조정절차가 포함되어야 한다.

≡ 최근 기출문제 분석 ≡

2023. 6. 10. 제1회 서울특별시
1 **기획의 유형에 대한 설명으로 가장 옳은 것은?**

① 전술적 기획은 일시적 기획과 상시적 기획으로 분류 된다.

② 전술적 기획은 1년 미만의 단기 기획으로 구체적인 업무 계획이다.

③ 전략적 기획은 최고 관리자가 수립하는 장기적, 종합적 기획이다.

④ 운영적 기획은 급변하는 환경에 대해 미래의 문제와 기회를 예측할 수 있는 방법이다.

> **TIP** ③ 전략적 기획은 조직 전체의 활동 계획을 포괄하는 기획이므로 최고 관리자가 수립하는 장기적, 종합적 기획이다.
> ① 일시적 기획과 상시적 기획으로 분류되는 것은 운영기획이다.
> ② 전술적 기획은 1년에서 5년 이하의 중기 기획이다.
> ④ 급변하는 환경에 대해 미래의 문제와 기회를 예측할 수 있는 방법은 전략적 기획의 특성이다.
> ※ **기획의 유형**
> ㉠ **전략적 기획**: 조직 전체의 활동 계획을 포괄하는 장기 기획이며, 최고 관리층이 주관한다. 위험하고 불확실한 환경에서의 기획으로 급변하는 환경에 대해 미래의 문제와 기회를 예측할 수 있는 방법이다.
> ㉡ **전술적 기획**: 전략적 기획을 위한 수단이며 1년에서 5년 이하의 계획으로 사업 수준이나 부서별 계획이다. 주로 중간관리층에서 개발 및 수행된다.
> ㉢ **운영적 기획**: 1년 단위의 단기 계획으로 예산 결정, 직원 배당, 생산성 기준 확정 등을 말하며 하위관리자와 조직 구성원 각자의 계획을 말한다. 일시적 기획과 상시적 기획으로 분류되며 간호관리자들이 행하는 가장 흔한 기획 유형이다.

2022. 4. 30. 제1회 지방직
2 **간호관리과정 중 기획의 특성으로 옳은 것은?**

① 정적인 개념이다.

② 조직목표와 관련되어 있다.

③ 하층관리자에게 더욱 중요한 기능이다.

④ 미래지향이 아닌 현실위주의 관리를 제시한다.

> **TIP** ② 조직의 목적과 목표 달성을 용이하게 한다.
> ① 동적인 개념이다. 계획이 정적인 개념에 속한다.
> ③ 최고관리자에서부터 하층관리자까지 참여할 수 있는 과정이다. 전략적 기획은 최고관리자에 의해 수행되며 전술적 기획은 중간 관리자, 운영적 기획은 하층관리자가 주관한다.
> ④ 미래에 수행하고자 하는 것을 목표로 하기 때문에 미래지향적이다.

Answer 1.③ 2.②

2022. 4. 30. 제1회 지방직

3 기획의 유형 중 전술적 기획에 대한 설명으로 옳은 것은?

① 전략적 기획을 구체화하는 것이다.

② 조직의 사명과 목적을 결정하는 장기 기획이다.

③ 조직의 나아갈 방향에 대하여 의견을 통합한다.

④ 모든 기획의 기본 틀을 제공하기 위하여 가장 우선적으로 수립된다.

> **TIP** ① 최고관리자의 전략적 기획을 세분화하고 구체화하는 것이다.
> ②③④ 전략적 기획에 대한 설명이다.

2022. 4. 30. 제1회 지방직

4 기획 중 단용 계획(single — use plan)에 해당하는 것은?

① 정책　　　　　　　　　　② 규칙

③ 절차　　　　　　　　　　④ 프로젝트

> **TIP** ④ 단용계획에는 프로그램, 프로젝트가 해당한다.
> ①②③ 상용계획에 해당한다.
> ※ 기획의 단계

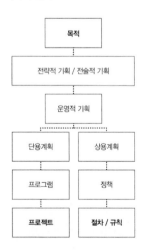

Answer　3.①　4.④

5 낙상 발생 감소를 위한 지속적 질 관리 활동을 기획하고 있다. 1년 동안 수행해야 하는 활동을 시간에 따라 막대 형태로 나타내어 관리자가 진행 중인 업무나 프로젝트를 시각적으로 쉽게 파악할 수 있도록 도와 주는 기획방법으로 옳은 것은?

① PERT(program evaluation and review technique)

② 간트차트(Gantt chart)

③ 의사결정나무(decision tree)

④ 브레인스토밍(brainstorming)

> **TIP** 간트차트 … 프로젝트 일정관리를 위한 수평막대 형태의 도구로서 각 업무별로 일정의 시작과 끝을 그래픽으로 표시하여 전체 일정을 한 눈에 볼 수 있는 관리방법이다. 수평축은 시간, 수직축은 예정된 활동의 목록, 막대는 계획과 실제 업무의 진행을 비교하여 시각적으로 보여주는 표이다.

Answer 6.③

6 기획의 계층화 단계 중 〈보기〉에 해당하는 것은?

보기

조직의 목표를 성취하기 위한 행동의 지침이 되며 구성원들의 활동 범위를 알려준다. 예를 들어 승진 대상자의 선정, 승진대상자 선정을 위한 기초자료 분석, 면접 등 간호활동을 위한 범위와 허용 수준을 정하고 그에 따른 행동방침을 정하는 과정이다.

① 목적　　　　　　　　　　　　　② 철학
③ 정책　　　　　　　　　　　　　④ 규칙

TIP 기획의 계층화
　㉠ **비전** : 조직의 바람직한 미래상으로 조직의 사업 영역과 사업활동 영역이 명시된 것이다.
　㉡ **사명** : 조직이 존재하는 목적 및 존재 이유, 사명 또는 임무이다.
　㉢ **철학**(핵심가치) : 조직의 목적을 달성하기 위해 조직의 행동을 이끌어가는 가치 또는 신념이다.
　㉣ **목표** : 조직이 추구하는 종착점이며, 철학(핵심가치)은 구체적인 목표로 전환되어야 한다.
　㉤ **정책** : 목표달성을 위한 지침 및 수단이다.
　㉥ **절차** : 정책에 근거하여 보다 구체적인 행동방식으로 수행해야 하는 행동에 대한 표준화된 처리순서 및 방법이다.
　㉦ **규칙** : 특정 상황에서 수행되어야 하는 구체적이고 명확한 행동을 요구하며, 금지사항을 명백하게 알려준다.
　㉧ **계획안** : 조직의 목표와 정책에 근거하여 지원이나 통제방법에 대한 전략을 구체화한 청사진이다.

Answer　6.③

출제 예상 문제

1 목적을 달성하기 위한 신념과 가치체계를 무엇이라 하는가?

① 목표
② 사명
③ 원칙
④ 철학

> **TIP** 철학(philosophy) … 조직의 목적을 달성할 수 있는 방법과 목적을 향한 방향성 제시를 통해 조직구성원을 이끌어가는 힘이다.

2 조직기획의 중요성에서 제외되는 것은?

① 효과적인 업무측정을 할 수 있다.
② 낭비를 최소화할 수 있다.
③ 명령·통일의 수단이 된다.
④ 평가의 기준 및 통제의 수단이 된다.

> **TIP** 조직기획의 중요성
> ㉠ 목표설정 및 효율적 달성
> ㉡ 행동방안 결정
> ㉢ 미래의 수행대안 중 최선의 대안 선택
> ㉣ 합리적·효과적 접근 유도

3 간호관리의 첫 단계로서 관리과정 중 가장 중요한 것으로 구체적인 계획들을 결정하는 단계는?

① 기획
② 조직
③ 지휘
④ 통계

> **TIP** 기획 … 관리에서의 첫 단계로서 과거와 현재의 관련정보를 수집·분석하고, 가능한 미래를 예측하여, 조직이 설정된 목표를 달성할 수 있도록 구체적인 계획들을 결정하는 것이다.

Answer 1.④ 2.③ 3.①

4 다음 중 기획의 기능 및 역할이 아닌 것은?

① 문제해결의 기능

② 사후조정

③ 지휘통제의 수단

④ 역할의 명료화

TIP 기획의 기능 및 역할

 ㉠ **목표설정 및 통합화**: 모든 구성원의 활동을 공동목표를 향하여 통합하는 수단과 직원배치, 건물, 장비 및 재정에 관한 합리적인 결정을 수단으로 제공한다.

 ㉡ **역할의 명료화**: 미래의 활동을 위한 목표의 결정과 행동계획에 따라 책임영역이 할당될 수 있기 때문에 조직 내에서 역할의 모호성을 감소시킨다.

 ㉢ **문제해결의 기능**: 계획수립과정에서 문제점을 사전에 발견하고 그 문제의 해결책을 검토하고 준비해 두어야 하며, 동시에 문제해결을 위한 대책을 포함시켜야 한다.

 ㉣ **변동관리의 수단**: 격변하는 환경 속에서 간호조직의 외부 및 내부환경을 예측하고 이에 대응하는 계획안 중에서 최적의 행동계획을 선택함으로써 간호조직에 대한 변화에 잘 대응할 수 있도록 한다.

 ㉤ **사전조정**: 각 업무활동이 효과적으로 수행되기 위해서는 각 부서 간의 협동과 조화가 유지되어야 하므로 각 부분간의 계획이 사전에 잘 조정되어 유기적으로 수행하는 것이 중요하다.

 ㉥ **의사결정의 질 향상**: 기획은 전제를 세우고, 대안을 체계적인 방법으로 예측 및 평가함으로써 바람직한 의사결정을 이끌어낸다.

 ㉦ **지휘통제의 수단**: 기획은 성과측정의 근거를 마련해 주고 지위통제의 수단이 되며, 부족한 자원을 효율적으로 이용할 수 있도록 해줌으로써 낭비를 최소화할 수 있게 해준다.

5 다음 중 기획의 특성이 아닌 것은?

① 일련의 결정을 준비하는 과정이다.

② 바람직한 방법을 제시한다.

③ 목표지향적이다.

④ 자주 변화하지 않는 고정적인 것이어야 한다.

TIP 기획의 특성

 ㉠ 항상 최신의 것이어야 한다.

 ㉡ 일련의 결정을 준비하는 과정이다.

 ㉢ 행동지향적이다.

 ㉣ 미래지향적이다.

 ㉤ 변화지향적이다.

 ㉥ 최대 효율성을 생산할 수 있는 바람직한 방법을 제시한다.

Answer   4.②   5.④

02 목표에 의한 관리

01 목표관리(MBO)의 의의

❶ 목표관리(MBO)의 기본 개념 및 전제조건

(1) 목표관리(MBO)의 개념

① 조직의 상위관리자와 하위관리자들이 공동으로 목표를 설정하고, 기대되는 결과의 측면에서 개인의 능력 발휘와 책임소재를 명확히 하고 미래의 전망과 노력에 대한 지침을 제공하며 관리원칙에 따라 관리하고 자기통제하는 과정이다.

② 조직의 측면에서 목표관리는 조직의 목표를 설정하고 이를 달성하였는지를 합리적으로 측정하고 통제하는 과정이므로 목표달성도 측정을 통해 인사고과가 쉬워지고 조직원이 인사고과의 결과를 납득함으로써 합리적인 조직운영이 가능해진다.

③ 개인의 측면에서 목표관리는 조직구성원 스스로가 목표달성을 통해 조직의 경영계획에 기여할 수 있게 하고 동시에 조직 전체에 활력을 준다.

(2) 목표관리(MBO)의 전제조건

① 업적에 대한 정의는 물론 측정 가능한 표준이 확립되어야 한다.

② 조직원이 달성하기에 가능한 업무량이어야 하므로 적절한 업무량이 요구된다.

③ 업무를 수행하는 데 필요한 작업규범이 설정되어 있어야 업무수행과정에서 혼돈이 줄어들 수 있다.

④ 수행한 과업에 대해 명확한 정의가 내려져 있어야 한다.

⑤ 목표는 구성원 행동의 최종상태를 잘 반영해야 한다.

⑥ 단기간에 이루어지는 목표를 달성하는 것이므로 시간적인 구분과 제한이 명확해야 한다.

⑦ 업무수행에 있어서 비용상의 제한이 있어야 한다.

❷ 목표관리(MBO)의 효과와 한계

(1) 목표관리(MBO)의 효과

① 조직 내의 각 개인이 기관의 전체적인 목표에 기여하도록 해주며, 업무의 양과 질도 개선되고, 직원들의 복지와 사기를 향상시키므로 효율성과 생산성의 향상을 가져온다.

② 조직 내의 각 개인은 상급자와 함께 자신의 업무목표를 세우며 또한 최대한의 직업적 발전과 자기충족을 도모하기 위한 업무상황과 분담의 조정이 이루어지기 때문에 조직성원들의 자존심을 높여주고 자아실현을 촉진시킨다.

③ MBO를 통해 신규구성원들은 그들 자신들에게 기대되는 것이 무엇인지를 명백하게 알 수 있고 그들의 업무성과의 질에 대하여 신빙성 있는 피드백과 계속적인 충고와 지시를 받을 수 있다. 따라서 신규구성원들은 복잡한 조직 내로 쉽게 동화될 수 있다.

④ 전체 조직목표 달성을 위한 세부계획에 대한 조직성원들의 역할과 위치를 명확히 알려주고, 각 개인의 책임과 권한을 분명하게 해주기 때문에 효과적인 조직운영을 꾀할 수 있다.

⑤ 진정한 인사관리란 조직원 개개인의 업적을 정확하게 평가하여 그 결과를 임금, 상여금, 승진에 올바르게 반영하는 것이다. 이때 '목표를 얼마나 달성했는가', '목표달성에 적극적이었는가', '목표달성을 위해 선택한 수단·방법은 합리적이었는가', '일정은 적절했는가'를 기준으로 평가하여 그 결과를 반영할 수 있다.

(2) 목표관리(MBO)의 한계

① 조직의 목표를 명확하게 제시한다고 하는 것은 매우 어려운 일이며, 또한 최종목표에 대해서는 동의하는 경우에도 중간목표 사이에는 이해가 상충되고 갈등이 발생하는 것이 보통이다.

② 목표와 성과의 계량적인 측정을 강조함으로써 질보다는 양을 중요시하는 경향이 있다. 그러나 조직에서는 구성원의 발전과 인간관계의 개선과 같은 계량화할 수 없는 업무도 중요시되어야 한다.

③ 단기목표를 강조하는 경향이 있다.

④ 비신축적(inflexibility)일 위험성이 있다. 즉, 목표가 더 이상 의미가 없게 된 경우에도, 관리자들은 일정 기간 동안은 이를 변경하지 않으려고 하는 경향이 있다.

⑤ 인간중심주의적 내지 산출중심주의적 관리방식에 경험이 없는 조직에 목표관리를 도입하려 하면 강한 저항에 부딪치게 된다.

02 목표관리(MBO)의 과정

① 목표관리(MBO)의 실제

(1) 목표의 설정

① 목표의 내용

    ㉠ **업무목표** : 담당업무와 관련된 목표로 한정하되, 취업규칙에 정해진 근무규율은 대상으로 삼지 않는다(지각, 직장무단이탈 등). 하지만 수량화할 수 없는 업무도 상당부분 존재하므로 수량화할 수 없어도 중요하다고 판단되는 사항은 목표로 설정한다.

    ㉡ **업무혁신목표** : 새로운 수단, 방법, 새로운 시스템의 창조 등 업무혁신을 목표의 대상으로 삼는 것이 필요하다.

    ㉢ **능력개발목표** : 조직구성원은 언제나 능력을 개발하려고 노력해야 한다. 그래야만 조직의 생산성과 업적이 향상된다.

    ㉣ **지도육성목표** : 조직원이 업무를 잘할 수 있도록 개개인의 능력과 의욕에 맞게 지도·교육하는 것이다.

② **목표설정기간** … 목표설정기간은 6개월 또는 1년이 가장 적당하다. 목표설정시간이 너무 짧으면 업무의 수단·방법·단계를 고민하거나 준비작업을 하다가 시간을 모두 보내게 되고 목표설정기간이 길면 조직원들이 해이해진다.

③ **목표설정방법**

    ㉠ **목표주제의 설정** : 목표주제는 조직원이 병원의 경영계획·경영방침·간호부의 운영계획·운영방침, 담당업무의 내용·성격, 담당업무를 둘러싼 환경, 자신의 능력, 자신의 지위·역할, 조직 내 서열, 자격, 근속연수 등을 충분히 감안하여 설정한다.

    ㉡ **달성기준** : 목표주제를 얼마나 달성할 수 있는지, 또 얼마나 달성하고 싶은지 정하는 것이 '달성기준'이다.

    ㉢ **수단과 방법** : 창의적인 연구를 중심으로 하는 것, 비교적 간단한 것, 비용이 적게 드는 것, 조직을 변경할 필요가 없는 것으로 한정한다.

    ㉣ **일정** : 마지막으로 목표주제마다 일정(언제부터 언제까지)을 구체적으로 정한다.

⑤ **목표의 점검과 수정**

    ㉠ **목표설정의 이상과 현실** : 목표설정은 다음 사항을 고려해야 한다.

      • 관리자가 제시한 간호부의 목표·방침, 간호부가 놓인 상황

      • 자신이 맡은 업무의 내용, 성격, 범위, 자신의 능력, 지위, 역할

    ㉡ **관리자의 점검 및 수정** : 관리자의 점검항목이 불충분하거나 부적절한 면이 발견되면 본인과 의논하여 수정하도록 한다. 부적절하다고 일방적으로 고쳐서는 안 된다. MBO는 자주성, 주체성을 존중하므로 본인이 납득해 수정하는 것이 올바른 방식이다.

(2) 목표 수행

면담을 통해 목표가 정식으로 결정되었으면 그 목표를 달성하기 위해 최대한 노력한다. 현재 조직환경은 나날이 어려워지고 있으며, 이러한 환경 속에서 조직이 성장·발전하려면 조직원 각자가 목표달성에 책임감을 가지고 자신의 역할을 충분히 자각하며 업무와 능력개발에 적극 도전해야 한다.

(3) 경과파악(중간점검)과 관리

① 경과파악방법

　　㉠ 평소의 의사소통, 회의, 모임, 보고, 업무일보, 주보, 월보, 평소의 비공식적 의사소통을 통해 파악한다.
　　㉡ 점검결과에 따라 처음 목표를 높이거나 낮출 필요도 있다.
　　㉢ 처음 목표를 쉽게 수정해서도 안 되지만 그렇다고 절대 고칠 수 없다는 경직된 태도도 좋지 않다.

② 목표달성지원

　　㉠ 조직구성원이 자신의 목표를 달성하지 못하면 결과적으로 간호의 목표도 달성할 수 없다.
　　㉡ 관리자는 효율적인 업무 수행을 위해 실무적이고 구체적인 조언을 해주는 등 지원조치를 강구해야 한다.

(4) 결과 평가

① 평가사항

　　㉠ 목표를 얼마나 달성했는가, 목표를 달성하기 위해 적극적으로 노력했는가?
　　㉡ 업무를 계획적으로 추진했는가, 시간을 잘 활용했는가?
　　㉢ 목표달성에 책임감을 가지고 있었는가?
　　㉣ 자신의 목표를 달성하는 데에만 치중해 동료와 협조하지 않은 적은 없는가?
　　㉤ 목표달성의 수단·방법은 적절했는가?
　　㉥ 수단·방법을 창의적으로 연구했는가, 타성에 젖지는 않았는가?
　　㉦ 업무진척상황을 시의적절하게 상사에게 보고했는가?

② 미달성 원인의 분석 … 관리자는 조직원과 함께 목표를 달성하지 못한 진정한 원인을 파악하고 실패를 교훈으로 다음 목표를 달성하도록 지도한다.

[간호상황에서의 목표관리 과정 적용]

병원의 목표	고객만족도의 향상
간호부의 목표	내부고객만족도의 향상, 외부고객만족도의 향상
간호단위의 목표	호단위별 직원 만족도의 실현, 간호단위별 환자만족도·보호자 만족도의 실현
평가기준	설문지, 보호자 교유자료
목표 추진의 실적	보호자 교육자료 및 브로셔 개발, 만족도 조사용 설문지의 개발

❷ 목표관리(MBO)의 주요 활동

(1) 목표설정

① 주요 조직의 목표 및 주요 부서목표를 확인한다.

② 조직구성원을 위한 운영목표를 확인하고 정의한다.

③ 특정한 일에 대해 목표와 방법을 세우고 제안한다.

④ 개인목표와 개인수행에 관한 합동조약을 한다.

⑤ 수행검토를 위한 주기적인 회의일정표를 만든다.

(2) 수행 · 검토

① 부적절한 목표를 제거하고 필요시 일정을 재조정한다.

② 피드백, 새로운 억제책, 새로운 투자를 기초로 한 목표를 적용하고 정돈한다.

③ 관리감시도구를 이용하여 제시된 일정표와 실제 수행을 지속적으로 비교한다.

(3) 결과평가

① 업적과 목표달성도를 관리자와 조직구성원이 함께 평가한다.

② 새로운 계획을 위한 내년도 계획을 위해 조직과 부서의 전체적인 목표를 재설정한다.

최근 기출문제 분석

2023. 6. 10. 제1회 지방직

1 목표관리(MBO)의 장점만을 모두 고르면?

> ㉠ 목표 달성에 대한 구성원의 참여의식을 높인다.
> ㉡ 구성원의 성과 평가를 보다 객관적으로 할 수 있다.
> ㉢ 구성원이 자신의 직무를 효과적으로 관리·통제하도록 기회를 준다.
> ㉣ 환경 변화가 발생했을 때 목표 변경이 신속하고 용이하다.

① ㉠㉡
② ㉢㉣
③ ㉠㉡㉢
④ ㉡㉢㉣

> **TIP** ㉠ 조직구성원 스스로가 목표 달성을 통해 조직의 경영계획에 기여할 수 있게 하고 동시에 조직 전체에 활력을 준다.
> ㉡ 조직목표 달성을 위한 세부계획에 대한 조직구성원들의 책임과 권한을 분명하게 해주기 때문에 성과 평가에 용이하다.
> ㉢ 구성원 스스로가 목표를 설정하므로 스스로 자신의 직무를 효과적으로 관리, 통제할 기회가 있다.
> ㉣ 환경 변화로 목표가 더 이상 용이하지 않게 된 경우에도 관리자들은 이를 변경하지 않으려고 하는 비신축적 위험성이 있다.

2020. 6. 13. 제2회 서울특별시

2 목표관리법(MBO)에 의한 간호사의 직무수행평가에 대한 설명으로 옳은 것은?

① 직무를 수행하는 간호사 당사자의 자율성을 강조하는 평가방법이다.
② 조직이 정한 목표에 따라 간호사가 자신의 직무업적과 성과를 통제하고 관리하도록 유도한다.
③ 간호사가 수행한 실적이 아닌 자질에 대한 평가가 이루어진다.
④ 직선적이고 권위적인 간호관리자가 선호하는 평가방법이다.

> **TIP** 목표에 의한 관리(MBO)
> ㉠ 관리자와 부하구성원들의 자발적인 참여를 통한 합의된 목표이다.
> ㉡ 기대되는 결과와 각자의 개별목표, 권한, 책임범위를 상·하 협의하여 설정한다.
> ㉢ 부하구성원 각자의 성과·업적을 측정평가하여 조직 전체 목적의 효과적 달성에 기하려는 것이다.
> ㉣ 각자의 분담된 업무량, 성과량을 운영지침으로 삼고 목표설정에 참여했던 계선(line)이 직접 직무수행을 한다.

Answer 1.③ 2.①

2019. 6. 15. 제1회 지방직

3 목표관리(MBO)에 대한 설명으로 옳지 않은 것은?

① 구체적인 목표와 측정 방법을 계획함으로써 조직성과를 향상시킨다.

② 단기목표에 치중하여 조직의 장기목표에 지장을 초래할 수 있다.

③ 객관적인 직무수행평가와 통제 활동을 용이하게 돕는다.

④ 성과의 질적 측면을 강조함으로써 계량적 목표 측정을 소홀히 한다.

TIP 목표관리의 경우 질적인 목표는 측정이 어려우므로 계량적 목표 측정에만 치우칠 수 있는 단점이 있다.

2016. 6. 25. 서울특별시

4 다음 중 목표관리(Management By Objectives, MBO)의 장점에 대한 설명으로 옳지 않은 것은?

① 목표달성에 대한 구성원들의 몰입과 참여의욕을 증진시킨다.

② 구성원들에게 효과적인 자기관리 및 자기통제의 기회를 제공한다.

③ 관리자는 상담, 협상, 의사결정, 문제해결, 경청 등을 포함한 관리자로서의 능력이 향상된다.

④ 장기목표를 강조하여 구성원의 조직비전 공유를 촉진한다.

TIP 목표관리법은 측정이 가능한 단기목표를 위주로 한다.

Answer 3.④ 4.④

출제 예상 문제

1 MBO의 순환과정개선계획에서 수정, 보충에 필요한 환류작용을 효과적으로 제공해주는 단계는?

① 지휘
② 인사
③ 통제
④ 계획

....

TIP MBO의 순환과정개선계획은 '계획수립 → 조직화 → 지휘 → 통제'의 과정을 거친다.

2 목표에 의한 관리(MBO)의 목적으로 옳은 것은?

> ㉠ 종업원의 판단을 적시에 적절히 행하게 한다.
> ㉡ 간호의 전문화 경향에 따라 간호관리 의사결정의 분산화를 촉진시킨다.
> ㉢ 종업원의 노력을 조직의 목표를 향하여 효율적으로 집중시킨다.
> ㉣ 종업원의 의욕전환을 통하여 능력개발 활동을 최대화한다.

① ㉠㉡㉢
② ㉠㉡㉣
③ ㉠㉢㉣
④ ㉡㉢㉣

....

TIP MBO의 목적
　㉠ 조직구성원의 자아실현
　㉡ 생산성의 향상
　㉢ 효과적인 조직운영
　㉣ 효과적인 통제수단 제공

Answer 1.③ 2.③

3 다음 중 목표관리과정에서 두 번째 단계에 해당되는 것은?

① 평가
② 성과측정
③ 목표수행
④ 목표설정

TIP 목표에 의한 관리는 보통 '목표설정→ 목표수행→ 성과측정 및 평가'의 세 단계 과정을 거친다.

4 목표에 의한 관리(MBO)의 기법을 적용함으로써 조직에 미칠 수 있는 한계점은?

ㄱ 장기적이고 질적인 목표를 경시하는 경향이 있다.
ㄴ 측정 가능한 목표설정이 어렵다.
ㄷ 참여적 관리이기 때문에 합의에 도달하기까지 상당한 시간과 노력이 소요된다.
ㄹ 권력성, 강제성을 띤 조직에서는 적용이 어렵다.

① ㄱ
② ㄱㄴ
③ ㄱㄴㄹ
④ ㄱㄴㄷㄹ

TIP 상급관리자와 하급관리자의 합의를 통하여 결정된 목표는 수행과정에서 계획대로 달성되는지의 여부를 측정, 그 측정과 평가 등으로 수정활동과 조언이 이루어진다.

5 다음 중 목표에 의한 관리(MBO)에 대한 설명으로 옳지 않은 것은?

① 통제에 의한 관리에서 탈피하려는 것이다.
② 다양한 분야에서 고용인들 관리에 효과적이다.
③ 피터 드러커(Peter Drucker)에 의해 도입된 것이다.
④ 장기목표를 강조하며 목표변경이 신축적이다.

TIP 단기목표를 강조하며 비신축적일 위험성이 있다.

Answer 3.③ 4.④ 5.④

03 의사결정

01 의사결정

❶ 의사결정의 의의

(1) 의사결정의 개념

① **계속성** : 의사결정은 목표 달성을 위한 수단이며 지속적인 과정이다.

② **동태성** : 의사결정은 미래에 영향을 미치는 동적 과정이다.

③ **변화가능성** : 변화를 위한 핵심 과정이다.

④ **선택적 행위** : 어떤 결정안에 이르는 사고 및 행동과정으로서 두 가지 이상의 문제 해결 대안과정 중에서 의사결정자가 목적을 달성하는 경우에 가장 좋은 대안이라고 생각하는 것을 선택하는 행위이다.

⑤ **보편성** : 조직에서 관리자는 물론 조직구성원 모두가 수행하는 일상적이고 필수적인 활동이다.

(2) 의사결정의 특성

① 조직의 모든 수준과 기능에서 의사결정과 관련되지 않은 분야는 거의 없다.

② 수직적으로는 최고경영층에서부터 일선관리자에 이르기까지, 수평적으로는 모든 부서에서 의사결정을 해야만 한다.

③ 조직의 모든 계층에서 의사결정이 이루어지지만 의사결정의 중요성은 상층부로 올라갈수록 증가한다.

④ 의사결정의 내용과 중요성은 다르지만 모든 조직구성원들은 의사결정을 수행하고 있다. 따라서 의사결정은 관리자의 가장 중요한 임무 중의 하나로서 조직 및 조직구성원의 행동에 모두 영향을 줄 수 있다.

⑤ 의사결정은 기획 · 조직 · 인사 · 조정 · 통제에서도 수행되고 있다.

❷ 의사결정 · 문제해결 · 비판적 사고와 창조적 사고

(1) 의사결정

① 한 가지의 특수한 행동 방향을 선택하는 복잡하고 지적인 과정이다.

② 필요성의 인식으로부터 대안의 선택으로 끝나는 중간 단계의 활동이다.

③ 선택보다는 넓은 개념이지만 문제해결보다는 좁은 개념이다.

(2) 문제해결

① 문제는 기대와 수행 간의 불일치를 뜻하는 말로 중재나 개선이 필요한 상황을 의미한다.

② 불만족스러운 상황을 시정하거나 기회를 활용하기 위해 여러 방안을 탐색하고 실행하는 과정이다.

③ 의사결정만을 포함하는 것이 아니라 결정된 사항의 실행, 점검, 유지도 포함한다.

④ 의사결정과정을 포함하는 것으로 즉각적으로 해결해야 하는 문제 즉, 분석에 중점을 둔다.

(3) 비판적 사고

① 어떤 주제에 대해 적극적으로 분석하고 종합하며 평가하는 능동적인 사고과정으로 평가에 중점을 둔다.

② 장점과 단점을 발견하여 단점에 대한 대안을 제시하는 창조적인 사고방식이다.

③ 의사결정과 문제해결은 둘 다 높은 수준의 인지적 과정인 비판적 사고를 요구하며 이는 훈련으로 향상된다.

④ 어떤 주제에 대해 무조건 부정적인 비판을 하려는 것이 아니라 더 깊이 있고 폭넓게 이해하려는 것이다.

⑤ 간호관리자는 간호사들의 비판적 사고의 능력을 사정하고 자기개발 프로그램, 코칭, 역할 모델링 등을 통해 지식과 기술을 향상시킬 수 있도록 지원해야 한다.

⑥ 긍정적이고 동기를 부영하는 환경의 조성은 비판적 사고를 할 수 있는 태도와 능력을 향상시킨다.

(4) 창조적 사고

① 창조적 사고는 문제의 해결방법이나 대안을 만들어내는 경우에 필수적인 사고방식으로 독창성을 중시한다.

② 창조적인 사고를 가진 사람은 더 유연하고 독립적인 사고방식으로 문제에 대한 새롭고 혁신적인 접근방법을 발견할 수 있다.

3 의사결정의 과정

(1) 1단계(문제의 인식)

① 문제인식의 개념

ㄱ 문제는 자신의 현재 상태와 원하는 상태 사이에 차이가 날 때 발생하는 것이다.

ㄴ 조직에서의 문제인식은 관리자가 기대했던 결과를 달성하지 못하는 상황에 처했을 때 문제의 증상을 감지하고 더 나아가 문제의 원인을 분석·정리하여 문제를 명확히 정의하는 것이다.

ㄷ 문제의 인식에서 가장 중요한 것은 조기 인식으로, 개인뿐만 아니라 조직의 입장에서도 매우 중요하다.

② 문제인식 특성

ㄱ 문제인식의 단계에서 또 한 가지 중요한 것은 의사결정자와 결정관련자들 사이의 '인식의 차이'이다.

ㄴ 의사결정자의 판단은 지각, 인지, 성격 등에 따라 영향을 받는다. 같은 현상에 대해 문제로 인식하는 사람과 전혀 문제로 인식하지 않는 사람이 있을 수 있기 때문이다.

> **TIP** 문제의 인식에 영향을 미치는 의사결정자의 특성
> ㄱ 보유하고 있는 정보량
> ㄴ 문제를 분석하고 해결할 수 있는 능력
> ㄷ 문제를 해결하고자 하는 동기부여의 정도

(2) 2단계(대안의 개발 및 선택)

① 개념 … 의사결정의 핵심이 되는 단계이며 대안을 개발하고 선택하는 단계이다.

② 실행과정

ㄱ 관련정보를 수집하여 여러 가지 대안을 탐색한다.

ㄴ 구체적인 판단기준으로 대안을 비교하고 평가하는 단계이다.

ㄷ 최선의 목적을 달성하기 위해 가장 적합한 최적안을 선택한다.

③ 특성 … 해결하고자 하는 문제가 의사결정자에게 얼마나 익숙한지, 문제가 얼마나 애매하고 복잡한지 등과 같은 문제 자체의 특성이 영향을 미친다.

(3) 3단계(대안의 평가와 선택)

① 개념 … 의사결정에 드는 비용, 각 대안의 장단점, 해결책, 실천의 문제를 생각하는 단계이다.

② 특성

ㄱ 각종 정보를 통해서 의사결정자가 여러 가지 대안들을 개발했다면 각 대안에 대한 평가가 이루어져야 한다.

ㄴ 평가의 결과에 따라 한 가지 또는 그 이상의 대안을 선택한다.

(4) 4단계(대안의 실행)

① **개념** … 이전 단계에서 선택된 대안을 실행에 옮기는 단계이다.

② **특성**

    ㉠ 실행 담당자들의 실행의지(동기)가 무엇보다도 중요하다.

    ㉡ 의사결정의 변경 가능성, 중요성, 결과에 대한 책임의 정도, 시간과 자금의 제약 등 환경적인 특성이 의 사결정의 질을 좌우하는 중요한 요인들이다.

    ㉢ 최선의 결정이라고 하더라도 제대로 실행되지 않으면 쓸모없는 결정이 되므로 선택안의 실행을 저해하 는 요인들을 효과적으로 관리하여 기대하는 결과를 얻을 수 있도록 주의를 기울여야 한다.

    ㉣ 대안의 선택이 적절히 이루어지고 선택된 대안의 핵심이 실행 단계에서 충실히 실현되었을 때 효과적인 문제 해결이 가능하다.

(5) 5단계(결과의 평가)

① **개념** … 문제를 해결하기 위해 실행된 대안이 최선의 목적을 달성했는지를 평가하고 그 평가 결과를 이후의 의사결정과정에 피드백하는 단계이다.

② **특성**

    ㉠ 대안을 선택할 당시에 예상했던 기대효과와 실제의 성과를 비교해 봄으로써 성공 여부를 평가할 수 있다.

    ㉡ 차후 대안의 변경이나 조정이 필요한가를 결정하기 위한 자료를 얻을 수 있다.

02 의사결정의 유형과 접근방법

1 의사결정의 유형

(1) 문제의 적용 수준에 따른 유형

① 전략적 의사결정

개념	조직 내의 모든 의사결정은 선택은 전략적으로 하며, 조직의 운명을 정하고 나아갈 방향을 설정해 주는 중요한 사안에 대한 결정이다.
특성	• 최근 조직 차원의 의사결정에서 가장 중요시되고 있는 부분이다. • 주로 최고 관리자가 수행하는 조직 전체에 영향을 미치는 정기적인 의사결정으로서 목표 달성을 위해 최대의 능력을 발휘할 수 있도록 자원을 배분한다. • 전략적 의사결정은 대부분 비정형적이고 비구조적이다.

② 관리적 의사결정

개념	주로 조직의 중간관리자가 수행하는 중기 기획, 단기 기획과 관련되는 의사결정이다.
특성	• 주로 중간관리자에 의해 의사결정이 이루어진다. • 최대의 과업능력을 산출하기 위해 자원을 조직화하는 과정에서 조직기구의 관리에 관한 결정과 자원의 조달, 개발에 관한 결정을 한다. • 관리적 의사결정은 조직의 재편성, 인력배치, 권한 및 책임관계의 정립, 비용의 조달과 관련된다.

③ 운영적 의사결정

개념	조직 일선관리층에서 단기적인 전략수행과 성과달성에 필요한 관리행동에 관련되는 의사결정이다.
특성	현행 업무의 수익성을 극대화하기 위한 것이다.

(2) 문제의 구조화 · 복잡성 정도에 따른 유형

① 정형적(구조적) 의사결정

개념	• 구조화의 정도가 높은 의사결정을 말한다. • 확실한 조건에서의 의사결정으로, 문제가 반복적이어서 기존의 문제해결 절차를 이용하는 의사결정이다.
특성	• 의사결정이 미리 설정된 기준에 따라 일상적이고 효율적으로 처리된다. • 책임의 수준도 낮아서 대개 하위층으로 위임된다.

② 비정형적(비구조적) 의사결정

개념	구조화의 정도가 낮은 의사결정을 말하며 구조화되어 있지 않은 상황에서 결정사항이 비일상적이거나 복잡한 연구개발 조직의 전략기획 부분에서 많이 나타나는 의사결정 유형이다.
특성	• 합리적이고 이성적인 방법에 의존하기 보다는 의사결정자의 창의력, 직관, 판단력에 의존하여 의사결정이 이루어지는 경우가 많다. • 비정형적 의사결정은 다음과 같은 경우에 주로 사용한다. • 문제의 규명이 어려운 경우 • 문제 해결을 위한 절차의 선례가 없는 경우 • 명확한 의사결정 기준이 없는 경우

(3) 결과의 예측 가능성에 따른 유형(구텐버그)

① 확실한 상황의 의사결정

개념	• 확실한 상황에 해당되는 의사결정을 말한다. • 의사결정에 필요한 모든 정보가 완전히 알려져 있는 경우의 의사결정이다.
특성	• 완전한 지식 상황의 안정성, 명확성 등을 가정한 확정적 모형을 수립할 수 있다. • 현실적으로 확실한 상황의 의사결정을 하는 경우는 많지 않다.

② 위험한 상황의 의사결정

개념	• 확실한 상황과 불확실한 상황의 중간 상태에 해당되는 의사결정을 말한다. • 각 대안들에 대한 결과의 예측은 확실하지 않으나 예상한 결과들의 발생 확률은 어느 정도 알 수 있는 경우의 의사결정이다.
특성	• 확실하고 완전한 정보를 가지고 있지는 않다. • 특정한 결과가 발생할 확률은 알고 있다.

③ 불확실한 상황의 의사결정

개념	• 불확실한 상황에 해당되는 의사결정을 말한다. • 대안들의 가능한 결과를 예측할 수 없을 뿐 아니라 이들의 발생 확률도 전혀 알 수 없는 경우의 의사결정이다.
특성	• 완전한 의사결정이란 있을 수 없다. • 의사결정자의 능력, 취향, 위험에 대한 태도 등에 따라 차이가 있다.

❷ 의사결정의 접근방법

(1) 집권화된 / 분권화된 접근방법

① **집권화된 의사결정** … 대부분의 의사결정이 주로 조직의 최고관리자에 의해 이루어지며 조직의 규모가 큰 경우에는 의사결정이 중간관리자나 실무관리자에게 위임되는 경우도 있다.

② 분권화된 의사결정

  ㉠ 대부분의 의사결정이 조직의 하부에서 이루어지도록 하기 위한 접근방법이다.

  ㉡ 의사결정에 대한 책임을 최고관리자가 실무관리자들에게 위임한다.

(2) 개인적 / 집단적 접근방법

① 개인적 의사결정

  ㉠ 개인적 의사결정의 개념 : 개인이 혼자 판단하고 선택하여 문제를 분석하고 대안을 선택하는 의사결정이다.

  ㉡ 개인적 의사결정의 특성

  • 신속하고 독창적인 의사결정이 가능하다.

  • 정형적으로 완전히 합리적이지 못하기 때문에 풍부한 정보에 따른 의사결정을 할 수 없다.

  • 개인적 의사결정의 영향요인에는 인지구조, 창의력, 정보처리능력, 성격, 가치관 문제에 대한 인식, 조직에서의 역할 등이 있다.

  • 사안에 따라 의사결정에 필요한 정보를 얻기 위해 타인에게 질문하거나 의견을 묻는 것까지를 개인적 의사결정의 범주에 포함시킬 수 있다.

② 집단적 의사결정

　㉠ 집단적 의사결정의 개념 : 집단적 상호작용을 거쳐 문제를 인식하고 이를 해결할 수 있는 대안을 선택하는 과정으로 자율적인 조직 기반을 구축하는 핵심적인 활동이다.

　㉡ 집단적 의사결정의 특성
- 개인적 의사결정보다 집단적 의사결정을 사용하는 비중이 높아지고 있다.
- 조직에서는 가능하면 관리자의 개인적 의사결정을 피하고 집단적 의사결정을 확대하고 있다.

　㉢ 집단적 의사결정의 효과
- 정확도가 높고 정당성과 합법성이 증가된다.
- 과업의 전문화, 분업, 협업이 가능해진다.
- 의사결정의 질이 향상되고 의사소통의 기능을 수행한다.
- 결정에 대한 조직구성원의 만족과 지지를 쉽게 얻을 수 있다.
- 어려운 문제를 해결할 때 집단 내 구성원이 가지고 있는 모든 자원을 활용할 수 있다.
- 구성원들의 창의성 증진에 영향을 미치고 그 결과 창의적인 집단 형성에 중요한 역할을 한다.

　㉣ 집단적 이사결정이 문제점
- 개인적 의사결정에 비해 시간을 낭비하여 신속한 결정과 행동이 쉽지 않다.
- 집단 내에서 획일성에 대한 압력이 존재하여 구성원에 대한 순응 압력이 가해진다.
- 특정 구성원에게 지배를 받을 가능성이 증가된다.
- 최종 결과에 대한 책임의 소재가 모호해진다.

③ 집단사고

　㉠ 집단사고의 개념
- 집단적 의사결정을 할 때 나타날 수 있는 안 좋은 현상 중의 하나다.
- 응집력이 높은 집단에서 구성원들 간의 합의에 대한 요구가 지나치게 커서 현실적인 다른 대안의 모색을 저해하는 현상을 말한다.
- 집단 구성원들의 잘못된 의견일치를 추구하는 상황을 말한다.

　㉡ 집단사고가 발생하는 상황
- 정보가 부족한 상황
- 토의 절차상의 방법이 없는 상황
- 일방적이고 독재적인 리더십이 있는 상황
- 외부로부터의 고립이나 위협으로 스트레스가 높은 상황

　㉢ 집단사고에 의한 희생 사례
- 미국의 케네디 대통령 때의 쿠바 침공에 대한 결정과정
- 미국의 존슨 대통령 때의 월남 전쟁 확대에 대한 결정과정

　㉣ 집단사고의 문제점
- 집단사고가 발생하면 자신들의 비판적 사고는 접어 둔 채 집단 합의에 부합하는 아이디어를 표명하는 일에 몰두한다.

- 강한 충성심을 발휘하여 만장일치의 분위기를 조성함으로써 비현실적, 비합리적, 획일적, 비윤리적인 의사결정을 할 수 있다.
- 집단사고에 빠지게 되면 새로운 정보나 변화에 민감하게 반응하지 못하고 전문가의 조언이나 자문을 무시한다.
- 문제의 인식이 소극적이 되고 상황에 대한 적응능력은 떨어진다.

ⓜ **집단사고의 위험 징후**
- 구성원은 자신의 집단이나 조직은 어떠한 경우에도 무너지거나 패배하지 않는다는 환상을 갖는다.
- 구성원은 자신의 집단에 불리한 정보는 왜곡하거나 중요성을 깎아내려 자신의 집단에 대한 상상적인 우월성을 지키려고 한다.
- 구성원은 자신의 집단은 언제나 옳은 행동을 한다고 하지만 비도덕적이고 비윤리적인 행동을 서슴지 않는다.
- 구성원은 다른 집단에 대해서는 배타적 감정을 갖는다.
- 구성원 자신의 집단을 비판하거나 행동규범을 어기는 사람에게는 동료들이 직접적인 압력을 가한다.
- 구성원 스스로 타인과 다른 의견의 발표를 자제하고 타인들의 의견에 동조하려고 노력한다.
- 구성원은 항상 만장일치와 행동통일을 했다는 환상을 갖는다.

03 효과적인 집단적 의사결정의 기법

❶ 브레인스토밍

(1) 개념
여러 명이 하나의 문제를 놓고 아이디어를 무작위로 제시하고 그중에서 최선책을 찾아내는 기법이며 창조적 사고를 촉진시키기 위해 개발한 것으로 문제해결을 위해 자주적인 아이디어의 제안을 대면적으로 하는 집단 토의 기법이다.

(2) 특징
① 자유롭고 융통성 있는 사고의 창의성을 증진시킬 수 있다.

② 문제를 정의하고 새로운 창의적 대안을 탐색하는 경우에 효과적으로 사용할 수 있다.

③ 동기부여, 독선적 사고의 배제, 적극적이고 진취적인 태도나 함양 등의 부수적인 효과를 얻을 수 있다.

④ 대안을 발견하는 경우에는 효과적이지만 대안을 평가하고 선택하는 단계에서는 다른 기법과 병용하는 것이 바람직하다.

(3) 규칙

① 모든 아이디어를 제안할 수 있다. 어떤 아이디어도 평가받거나 비판받지 않는다.

② 제안된 아이디어는 집단이 공유하는 아이디어가 된다. 구성원 모두는 이 아이디어를 공유할 수 있다.

③ 가능한 한 많은 아이디어를 통합하고 발전시켜 나가야 하며, 자유로운 분위기에서 진행되어야 한다.

② 명목집단기법

(1) 개념

의사결정이 진행되는 동안에 구성원이 모이기는 하지만 대화를 통한 의사소통을 금지하므로 그 명칭을 명목집단기법이라고 한다.

(2) 특징

① 참석자들로 하여금 서로 대화에 의한 의사소통을 못하도록 함으로써 집단의 각 구성원들이 진실로 마음속에 생각하고 있는 바를 끄집어내려고 한다.

② 의사결정에 참여한 모든 구성원들은 각자 독립적으로 자신의 의사를 제시할 수 있다.

③ 의사결정을 방해하는 타인의 영향력을 줄일 수 있다.

(3) 순서

① 소집단의 구성원들이 테이블에 모여앉아 서로 말을 하지 않는다.

② 각 구성원들이 문제에 대해 생각하고 있는 것을 백지에 적는다.

③ 한 사람씩 돌아가면서 자신의 아이디어를 발표한다.

④ 사회자는 구성원 전원이 한 눈에 볼 수 있도록 제시된 아이디어를 칠판에 적는다.

⑤ 아이디어에 대한 토의는 하지 않는다.

⑥ 결과에 대한 아이디어의 목록이 만들어진다.

⑦ 구성원들은 제시된 아이디어에 대해 우선순위를 묻는 비밀투표를 실시한다.

⑧ 최다 득표한 아이디어가 채택된다.

❸ 델파이기법

(1) 개념
① 조직의 운영자들이 의사결정을 할 때 외부 전문가들의 의견을 모아서 결정안을 만드는 시스템적인 기법이다.

② 지극히 불확실한 미래의 현상을 예측하는 도구로 많이 사용되는 기법이다.

(2) 특징
① 타인의 영향으로부터 구성원들을 격리시킨다.

② 참가자들의 출석을 요구하지 않는다.

③ 의사결정의 참석자들이 서로 얼굴을 볼 수 없도록 떨어져 있는 상태에서 시행한다.

④ 참여하는 사람들은 사안에 대한 전문가들이다(명목집단기법과의 차이점).

⑤ 델파이기법은 복잡하고 시간이 많이 소요된다.

(3) 순서
① 문제를 설정한다.

② 첫 번째 설문지를 시행하고 응답처리를 한다.

③ 응답의 결과를 다른 구성원들에게 알린다.

④ 종합 요약된 타인의 응답을 본 후에 두 번째 설문에 각자의 수정된 응답을 제시하고 정리한다.

❹ 전자회의

(1) 개념
전자회의는 집단적 의사결정에 관한 가장 최근의 접근방법이며 고도의 컴퓨터 기술과 명목집단기법을 혼합시킨 기법이다.

(2) 특성
① 참가자들은 의견을 익명으로 제시한다.

② 단말기를 통해 모든 참가자들의 의견을 신속하게 알 수 있다.

③ 전자회의의 대표적인 장점은 익명, 정직, 신속성이다.

(3) 순서

① 약 50명의 사람들이 컴퓨터를 1대씩 가지고 빈 책상에 둘러앉는다.

② 참가자들에게 문제가 제시된다.

③ 각자 컴퓨터 스크린에 자신의 의견을 제시한다.

④ 투표 내용뿐만 아니라 개인의 의견이 회의실의 대형 스크린에 제시된다.

❺ 주경로기법(CPM)

(1) 개념

보다 확실한 상황에서 사용하는 방법으로 전체 사업 활동 가운데 일정 시간 내에 완성되어야 하는 활동의 배열순서, 주경로가 제 시간에 끝날 수 있도록 효율적으로 관리한다.

(2) 특징

소요시간이 확실할 때 최우선 작업과 전체 프로젝트의 최단 소요시간을 추정하기 위해 사용한다.

❻ 의사결정나무

(1) 개념

의사결정자가 선택할 수 있는 대안과 그에 따른 결과를 나뭇가지 모양으로 나타낸 도표다.

(2) 특징

① 관리자는 특정 문제에 대하여 여러 대안과 결과, 위험, 정보요구도 등을 확인할 수 있다.

② 최소 두 개 이상의 대안으로 시작하여 각 대안별 발생 가능한 사건 및 예상 결과를 제시한다.

최근 기출문제 분석

2024. 6. 22. 지방직

1 개인의사결정과 비교할 때 집단의사결정의 특징이 아닌 것은?

① 구성원의 수용도가 높다.   ② 시간과 비용이 많이 소요된다.

③ 의사결정의 책임 소재가 명료하다.   ④ 최적안보다 타협안을 선택할 수 있다.

> **TIP** 집단의사결정에서는 여러 사람이 함께 결정하기 때문에 책임 소재가 분명하지 않아서 개인의사결정에 비해 책임 소재가 명료하지 않다.
>
> ※ 집단의사결정의 특징
>   ㉠ 여러 구성원의 의견과 아이디어를 반영하여 구성원들이 의사결정에 많이 참여하기 때문에 결과에 대한 수용도가 높다.
>   ㉡ 다양한 배경과 경험을 가진 사람들이 참여하여 풍부한 정보와 다양한 관점을 반영할 수 있다.
>   ㉢ 여러 사람의 의견을 듣고 합의를 도출하는 과정이 필요하기 때문에 개인의사결정에 비해 시간이 더 많이 걸리고 비용이 더 많이 사용된다.
>   ㉣ 책임이 분산되기 때문에, 의사결정 결과에 대한 책임 소재가 명확하지 않다.
>   ㉤ 의견을 조율하는 과정에서 모든 구성원이 완전히 만족하지는 않더라도, 모두가 받아들일 수 있는 타협안을 선택하는 경우가 많다.
>   ㉥ 아이디어를 발전시키고 조율하는 과정에서 더 나은 결정을 도출할 수 있는 시너지 효과를 얻는다.
>   ㉦ 모든 구성원이 동의하려고 하다 보니 비판적 사고가 줄어들고 잘못된 결정을 내릴 위험이 있다.

2023. 6. 10. 제1회 서울특별시

2 〈보기〉에서 설명하는 집단 의사결정 기법으로 가장 옳은 것은?

보기

이 방법은 전문가들의 의견을 모아서 결정안을 만드는 시스템적인 방법으로, 과정이 복잡하고 시간이 많이 걸리는 단점이 있으나 집단 구성원들이 만나지 않고 외부 전문가들의 도움을 받아 진행할 수 있다.

① 명목집단 기법   ② 브레인스토밍
③ 전자회의   ④ 델파이 기법

> **TIP** ④ **델파이 기법**: 조직의 운영자들이 의사결정을 할 외부 전문가들의 의견을 모아서 결정안을 만드는 방법이다. 지극히 불확실한 미래의 현상을 예측하는 도구로 많이 사용되는 기법으로 복잡하고 시간이 많이 소요된다는 단점이 있다.
> ① **명목집단 기법**: 의사결정이 진행되는 동안에 구성원이 모이기는 하지만 대화를 통한 의사소통을 금지하는 방법이다.
> ② **브레인스토밍**: 여러 명이 하나의 문제를 놓고 아이디어를 무작위로 제시하고 그중에서 최선책을 찾아내는 기법이다.
> ③ **전자회의**: 가장 최근의 접근 방법으로 고도의 컴퓨터 기술과 명목집단기법을 혼합시킨 기법이다.

Answer   1.③   2.④

3 〈보기〉에서 설명하는 의사결정도구로 가장 옳은 것은?

───── 보기 ─────

정규 직원 채용에 따른 비용과 원내 기존 직원 배치에 따르는 비용을 비교하여, 증가된 업무처리를 위해 정규 임금을 지불하는 정규 직원을 채용하거나 간호단위의 간호사에게 초과근무 수당을 지급하는 방법 중 한 가지를 선택하는 것이다.

① 의사결정격자   ② 주경로기법
③ 명목집단기법   ④ 의사결정나무

> **TIP** 의사결정나무 … 의사결정자가 선택할 수 있는 대안과 결과를 나뭇가지 모양으로 나타낸 양적의사결정도구이다. 단기나 중기 기획, 의사결정에 적절하며 최소 두 개 이상의 대안들로 시작한다. 특정한 문제에 대해 가능한 대안과 결과, 위험 및 정보 요구도 등을 확인할 수 있다.

4 문제의 적용수준과 범위에 따른 의사결정 유형 중 전략적 의사결정에 해당하는 것은?

① 병원 간호부 목표 설정
② 연휴 기간의 근무 일정표 작성
③ 간호 사정에 따른 간호진단 작성
④ 경력 간호사와 신규 간호사의 야간 근무 배정

> **TIP** 전략적 의사결정은 최고관리자가 적용한다. 조직의 나아갈 방향을 설정하고 조직의 목적 달성을 위해 구성원들이 능력을 발휘할 수 있도록 자원을 배분한다.
>
> ※ 관리적 의사결정 및 운영적 의사결정

구분	내용
관리적 의사결정	중간 관리자가 주관하여 자원조달, 기구관리 등에 대한 결정을 내린다. 예 조직 편성, 인력배치, 권한, 비용조달 등
운영적 의사결정	하층관리자가 주도하여 성과달성에 관련된 의사결정이나 단지전략수행을 위한 의사결정을 내린다.

Answer 3.④ 4.①

5 **간호단위 관리자가 문제해결을 위해 다음 활동에 이어서 우선적으로 수행해야 할 것은?**

> 최근 병동 내 물품 관리가 원활하지 않음을 발견하고, 문제에 대한 정보, 경험, 의문점 등을 수집하였다.

① 문제를 인식한다.

② 문제 해결책이 제대로 수행되었는지 평가한다.

③ 수집된 자료를 분석하여 실제 상황에서 가용성이 높은 해결책을 선택한다.

④ 실제 해결책을 수행하고 활동에 영향을 미치는 긍정적, 부정적 요인을 확인한다.

> **TIP** ③ 2단계 문제의 원인과 결과 분석을 위한 자료 수집 단계로, 문제 인식 다음에 이어 우선적으로 수행되어야 하는 단계이다.
> ① 1단계 문제인식
> ② 7단계 결과 평가 단계
> ④ 6단계 대안 수행 단계
> ※ 문제해결과정
> ㉠ 1단계 : 문제인식 단계
> ㉡ 2단계 : 자료 수집 단계
> ㉢ 3단계 : 대안제시 단계
> ㉣ 4단계 : 대안평가 단계
> ㉤ 5단계 : 최선책 선택 단계
> ㉥ 6단계 : 대안 수행 단계
> ㉦ 7단계 : 결과 평가 단계

Answer 5.③

출제 예상 문제

1 집단적 의사결정을 할 때 고려될 요소들로 옳게 짝지어진 것은?

㉠ 신속성	㉡ 정확성
㉢ 비용	㉣ 창의성

① ㉠㉡

② ㉡

③ ㉡㉣

④ ㉠㉡㉢㉣

TIP 의사결정의 선택기준
　㉠ 개인 의사결정: 신속성, 창의성, 비용
　㉡ 집단 의사결정: 질, 수용성, 정확성

2 기획전제를 위한 미래예측기법 중 예측하려는 현상과 관련되는 전문지식을 가진 전문가의 의견을 수렴하기 위해 자문을 의뢰하는 방법은?

① 명목집단법

② 브레인 스토밍

③ 델파이기법

④ 의사결정 트리

TIP 델파이기법 … 사안에 대한 전문가들이 설문지를 통해서 각자의 전문적인 의견을 제시하고 다른 사람들이 제시한 의견을 반영하여 설문지를 수정한 후 이를 이용하여 다시 의견을 제시하는 일련의 절차를 반복하면서 최종 결정을 내리는 방법으로, 지극히 불확실한 미래 현상을 예측할 때 효과적이다.

Answer 1.② 2.③

3 다음 중 집단 의사결정에 대한 내용으로 옳은 것은?

① 모든 사람의 의사를 모두 반영할 수 있다.

② 의사결정이 한 사람에 의해 지배될 가능성이 없다.

③ 신속한 결정과 시행이 이루어지게 한다.

④ 문제해결에 대한 다양한 접근이 가능하다.

TIP ① 모든 사람의 의사를 모두 반영하기 어렵다.
② 의사결정이 한 사람에 의해 지배될 가능성이 있다.
③ 개인 의사결정에 비해 시간이 오래 걸린다.

4 다음에서 집단적 의사결정의 단점을 모두 고르면?

㉠ 상관을 만족시키는 방향으로 결정될 수 있다.
㉡ 우세한 사람에 의해 참여가 억제되어 최선이 아닌 결정을 할 수 있다.
㉢ 결정에 대한 책임소재가 불분명해질 수 있다.
㉣ 시간과 비용이 많이 든다.

---

① ㉠㉡㉢

② ㉠㉡㉣

③ ㉡㉢㉣

④ ㉠㉡㉢㉣

TIP ㉠㉡㉢㉣ 외에도 의견불일치로 인한 집단 내부갈등이 발생할 수 있는 단점이 있다.

04 재무관리와 시간관리

01 재무관리

❶ 일반재무관리

(1) 재무관리의 의의

① 개념
　　㉠ 재무관리란 조직의 관점에서 자금의 조달과 운용을 효율적으로 수행하기 위한 이론과 기법의 체계이다.
　　㉡ 조직운영에 필요로 하는 자금을 합리적으로 조달하고 그 조달된 자금을 효율적으로 운영하여 기업가치를 극대화하기 위한 의사결정을 수행하는 관리활동이다.
　　㉢ 병원재무관리에는 환자의 진료실적 분석을 포함한 경영분석, 예산통제, 자산투자의 분석과 평가에 관련된 사항이 중요하다.

② 재무관리의 목표
　　㉠ **이윤의 극대화**: 이윤이란 총수익에서 총비용을 뺀 값으로, 기업이 존속하고 성장하기 위해서는 이윤을 추구해야 한다. 이윤이 존재하게 되면 조직은 새로운 시설과 생산, 서비스에 연구 · 투자하면서 확장되게 된다. 반대로 이윤이 없으면 상대적으로 조직이 퇴보하면서 장기적으로 생존이 어려워진다.
　　㉡ **조직가치의 극대화**: 재무결정은 경영성과를 통하여 주로 주식의 가치에 영향을 미친다. 기업가치의 극대화란 주당 주식가격을 상승시켜 주주의 부를 극대화하는 것을 의미한다.
　　㉢ **사회적 책임**: 조직이 이윤을 어떻게 추구하며, 이 이윤을 어떻게 배분하는가의 문제이다. 우선 기업은 이해관계자들의 이해에 맞게 행동해야 하고, 더 나아가서는 사회의 가난한 사람들이나 집단에게 자발적인 자선을 베풀어야 한다는 것이다. 기업의 사회적 책임은 그 이익과 비용을 명확하게 계산하기 어려우므로 경영자의 윤리관이나 가치관 문제와 연결된다.

③ **재무관리의 기능** … 현대 재무관리의 기능은 투자결정과 자본조달결정의 두 가지로 설명할 수 있다. 투자결정기능과 자금조달결정의 기능 모두가 기업목표로서 조직가치를 극대화하기 위한 것이다. 따라서 재무관리자는 조직가치를 극대화할 수 있는 최선의 자본구성을 선택하여야 한다.

투자결정의 기능	자본조달 결정의 기능
• 재무상태표의 차변에 나타나 있는 항목과 관련된 기능 • 기업이 필요한 자산을 어떻게 구성할 것인가를 결정하는 기능 • 조달된 자본을 효율적으로 배분하는 자본 운용을 의미함 • 투자 결정을 통해 자산의 규모와 구성상태가 결정됨 • 투자결정의 목표는 기업자산의 최적 배합을 하는 것	• 재무상태표 대변에 나타나 있는 항목과 관련된 기능 • 투자에 소요되는 자본을 어떻게 조달할 것인가를 결정하는 기능 • 자본조달의 결정을 통해 자본의 규모와 자본의 구조가 결정됨 • 자본조달 결정의 목표는 기업자산의 최적 배합을 하는 것

(2) 재무제표의 이해

① **재무상태표**(balance sheet)

㉠ 일정 시점에서 그 기업의 재무상태를 표시하는 표이다. 자산항목은 표의 왼쪽에 기록되고, 부채 및 자본항목은 표의 오른쪽에 기록된다.

㉡ 재무상태표를 보고 기업활동의 결과 그 기업이 어떤 자산을 소유하고 있는지 그에 소요되는 자금이 어떻게 조달되었는가를 알 수 있다. 이때에 자산총계와 부채 및 자본총계의 합계는 일치하여야 한다.

② **손익계산서**(income statement)

㉠ 손익계산서는 일정 기간 동안 기업의 경영성과를 나타내는 보고서로서 당해 기간에 발생한 모든 수익과 이에 대응되는 비용을 나타내는 재무보고서이다.

㉡ 외부인으로 하여금 기업의 수익성을 판단하는 데 유용한 정보를 제공해 준다.

③ **현금흐름표**(statement of cash flow) … 일정 기간 동안에 현금이 어떻게 조달되고 사용되었는가를 보여주는 기본적 재무제표의 하나이다. 일반적으로 재무상태표나 손익계산서보다는 현금흐름에서 얻은 정보가 더 신뢰성이 높아 기업의 이익을 평가하는 데 유용하게 이용될 수 있다.

❷ 간호조직에서의 재무관리

(1) 병원의 재무관리

① 개인과 조직의 부의 형성에 막대한 영향을 미치기 때문에 철저한 관리가 요구된다.

② 환자를 진료하고 입원치료 및 수술치료의 과정을 통해 수입을 얻고 병원의 각종 검사기구 및 장비의 매입, 임대, 직원들의 임금, 관리비, 세금 등 각종 비용을 지불한 후 이익을 얻는다.

③ 병원의 재무관리에는 환자의 진료실적 분석을 포함한 경영 분석, 예산 통제, 자산투자의 분석 및 평가와 관련된 사항이 매우 중요하다.

(2) 간호관리자의 재무관리

① 간호관리자의 1차적 책임은 임상적 간호에 있지만 그 역할의 범위가 넓어지는 추세이다.

② 간호관리자는 간호사들이 환자에게 양질의 간호를 제공하기 위해 얼마만큼의 자원이 필요한지 정확히 예측해야 하며, 예측한 자원을 가지고 얼마나 효율적으로 간호를 제공했는지를 평가해야 한다.

④ 간호관리자는 예산을 세우고 각각의 비용을 규명해야 한다.

(3) 재무관리 측면에서의 간호사의 역할

① 간호사는 자신이 속해 있는 의료조직의 재무구조나 시스템을 이해해야 한다.

② 간호조직의 역할 및 간호단위의 역할을 파악해야 한다.

③ 의료기관 전체의 비용 효율적 측면에서 접근해야 한다.

④ 간호조직을 위해 보다 합리적인 측면에서 접근해야 한다.

❸ 병원과 재무관리

(1) 회계

① 회계의 구분

㉠ 관리회계
- 관리자가 조직을 관리하는 데 유용한 재무관련정보를 산출해 내는 것을 의미한다.
- 간호와 관련된 재무관리 이슈는 거의 관리회계와 관련된 내용이다.
- 병원의 내부경영자에게 유용한 정보를 제공한다.
- 미래지향적이며 일정한 회계기준이 없다.

㉡ 재무회계
- 조직의 운영적 · 재정적 상태에 관한 정보를 제공한다.
- 기관에 자본을 투자하거나 돈을 빌려준 외부 사람들에게 정보를 제공하는 데 목적이 있다.
- 과거지향적이며 일정한 회계기준에 따라 작성된다.

② 회계정보의 속성

㉠ **목적적합성** : 의도하는 목적에 유용될 수 있도록 적합성을 가져야 한다.

㉡ **검증가능성** : 객관적으로 검증 가능한 것이어야 한다.

㉢ **이해가능성** : 정보가 수량화되고, 단순하고 명백하며 쉬운 용어를 사용해야 한다.

㉣ **충분성** : 회계정보는 경제적 의사결정을 하는 데 질적 · 양적으로 충분한 것이 되도록 필요한 보조적 정보가 공개되어야 한다.

　　　　⑩ **실용성** : 회계정보는 실용성이 있어야 한다. 실용성은 경제성과 적시성이 포함된다. 경제성은 그 정보를 제공하는 데 드는 비용보다 높은 가치를 창출하는 것이며, 적시성은 그 정보가 유용하게 사용되기 위해서 정보가 적시에 제공되는 것을 말한다.

③ **부기**
　　⑴ **종류**
　　　• **단식부기** : 일정한 원칙이 없이 주로 편리하게 상식적으로 금전과 화폐의 증감을 기록하는 간단한 부기법이다.
　　　• **복식부기** : 기관의 모든 경제활동을 재산과 자본의 양측면에서 분석할 수 있도록 자산과 부채는 모두 자산이라는 관점에서 기록한다.
　　⑴ **부채**(liability) : 개인 또는 기관이 외부의 개인이나 조직에 대해 이행해야 할 재정적 채무를 말한다.
　　⑸ **재무상태표**(balance sheet) : 재무상태표의 등식(자산 = 부채 + 자본)에 따라 이루어진다.

차변		대변	
항목	금액	항목	금액
현금	14,800,000	차입금(은행융자)자본금	9,800,000 5,000,000
자산총액	14,800,000	부채 및 자본총액	14,800,000

④ **관리성과의 측정**
　　⑴ **이익과 손실** : 이익은 자본을 증가시키는 요인이며, 손실은 자본을 감소시키는 최종결과이다. 이익과 손실의 계산, 즉 손익계산은 재산법과 손익법이 있다.

> 순이익 = 총수익 − 총비용 / 순손실 = 총비용 − 총수익

　　⑴ **수익과 비용**

> 수익총계 = 총비용 + 당기순이익 / 비용총계 = 총수익 + 당기순손실

(2) 예산

① **개념**
　　⑴ **일반적 개념** : 조직의 운영관리도구로서 일정 기간 중(회계연도)에 목표하는 활동을 위해 필요한 수입과 지출을 총체적으로 계획한 업무계획서이다.
　　⑴ **병원예산** : 재무성과를 병원의 목표, 정책, 계획에 따라 평가하는 도구이며 병원의 운영활동을 재무성과에 기초를 두고 금액으로 계획한 것에 맞추어 조직하고 대화하고 통제하는 수단을 제공한다.
　　⑸ **간호조직의 예산** : 간호부가 설정한 목표달성을 위해 다음 회계연도에 해야 할 사업과 활동을 하기 위해 동원되는 모든 자원과 그 결과에 대해 숫자적으로 표시한 계획을 의미한다. 실질적으로 간호사업계획의 기준이 되고 간호계획을 실현하는 지침이 된다.

② 예산의 기능

　㉠ 기획 기능

　　• 관리자로 하여금 미리 생각하고 계획할 수 있도록 한다.

　　• 관리자에게 목표 의식을 갖게 하며 미래를 예측하도록 한다.

　　• 목표를 가장 효율적으로 달성할 수 있는 비용, 즉 효과적인 방법을 찾도록 한다.

　　• 조직구성원들의 활발한 참여를 통해 이루어지기 때문에 관리자와 실무자 간 적극적인 의사소통 및 조정이 이루어지도록 한다.

　㉡ 통제 기능

　　• 계획대로 따르도록 안내서의 역할을 한다.

　　• 다양한 동기부여 프로그램을 통해 조직구성원들이 예산대로 성취할 수 있도록 인센티브를 제공한다.

　　• 결산과정을 통하여 관리자들은 예산의 성공적인 수행여부와 이유를 평가받는다.

　　• 필요한 경우 피드백(교정활동)을 수행한다.

③ 예산의 선행조건

　㉠ 예산을 대중이 필요로 하고 제공하고자 하는 서비스에 타당한 목표를 기초로 하여야 한다.

　㉡ 바람직한 예산이 되기 위해서는 목표에 기초를 두고 있고 간단하고 기준이 명확하며 융통성이 있고 균형이 있어야 한다.

　㉢ 권한과 책임의 한계가 명백한 조직구조가 필요하다.

　㉣ 신빙성 있는 통계자료를 제공하는 체계가 마련되어야 한다. 통계자료는 금전적 통계와 비금전적인 통계 모두를 포함하는 것으로 예를 들면 입원일수, 평균재원일수, 병상점유율 같은 통계자료가 필요하다.

　㉤ 예산이 부서수준에서 이루어질 수 있는 자율권이 부여되어야 한다.

　㉥ 모든 관리자들은 예산과정에 참여하고 예산개발을 위해 노력해야 하며 예산에 대한 충분한 지식을 가져야 한다.

　㉦ 예산개발에 참여할 직원들은 병원의 재정목표와 집행에 대하여 이해하고 있어야 한다.

④ 예산의 종류

　㉠ 프로그램예산(program budget)

　　• 외래수술 프로그램이나 가정간호 프로그램과 같은 총체적인 프로그램을 위해 비용이 계산되는 예산이다.

　　• 프로그램예산은 영기준예산을 바탕으로 형성되는 것으로 원가를 의식하는 간호관리자의 요구에 잘 부합된다.

　　• 원가는 프로그램에 의해 분류되어야 하며, 여러 해의 계획을 할 수 있을 만큼 정확해야 한다.

　　• 프로그램예산의 바탕이 되는 원칙은 재정정보의 분류가 관리의사결정의 지침이 된다는 사실이다.

　　• 전통적인 개방식예산은 1년을 단위로 계획된 것인 반면, 프로그램예산은 2~5년에 걸쳐 보다 오랜 시간틀을 가지고 있다(multiyear방식).

　　• 장점

　　－관리자로 하여금 소비한계를 알게 해준다.

　　－관리자가 특정서비스의 확장, 감축으로 인한 재정적 결과를 명확히 알 수 있다.

- 단점
  - 중앙집권적 의사결정을 유도한다. 건강전문가들의 재정적 채무에 대한 책임을 회피한다.
  - 건강전문가들의 임상프로그램에 대한 설명능력이 부족하고, 재무용어로 측정될 수 있는 건강관리 산출규정이 어렵다.
- ㉡ 영기준예산(zero-base budget)
  - 예산을 편성 · 결정함에 있어서 전 회계연도의 예산에 구애됨이 없이 조직체의 모든 사업과 활동에 대해 영기준을 적용해서 각각의 효율성과 효과성 및 중요성을 체계적으로 분석하고 그에 따라 우선순위가 높은 사업활동을 선택하여 실행예산을 결정하는 예산제도이다.
  - 관리자가 이전의 것이든 새로운 것이든 모든 프로그램 비용을 연간 예산준비에서 정당하게 설명할 것을 요구하는 것이다.
  - 장점
    - 대안적인 방법들에 대한 상세한 원가분석과 산출을 통해 관리자로 하여금 재무능력을 발전시키고 자원보존에 대한 개인적인 책임을 받아들이도록 고무한다.
    - 노력의 이중성, 다른 부서와의 협동부족 등을 알 수 있고 정규기관과의 계약조건에 의해 부과되는 비용의 증가를 확인할 수 있다.
    - 지출비용의 감축이 필요할 때 재빨리 보다 낮은 단계로 이동할 수 있다.
  - 단점
    - 전통적인 방법에 비하여 새로운 접근방법이므로 새로운 지식과 기술을 배우는 데 투자해야 한다.
    - 부가적인 관리들이 예산과정에 관여할 때 의사소통의 문제가 증대된다.
    - 프로그램활동의 여러 단계에 대한 원가이익률을 계산할 비용분석기술에 능숙한 경영관리자가 없다.
- ㉢ 고정예산(fixed-ceiling budget)
  - 서비스의 증감에 따른 인건비와 다른 요인들에 의해 그 규모가 변동이 없는 예산을 말한다.
  - 단위별 관리자가 예산계획서를 전개하기 전에 고위간부가 소비한계를 정해 놓은 재정계획이다.
- ㉣ 가변예산(flexible budget)
  - 가변예산은 회계연도가 시작된 후 생길 수 있는 변화에 적응할 수 있도록 해준다.
  - 활동조건에 기대치와 거의 맞지 않는다는 사실에 바탕을 둔 것이다.
  - 서비스단위에서 직원과 공급품에 대한 실제 지출을 고려하여 그것을 서비스의 실질적인 단위와 비교한다(탄력성 있는 기준에 의해 비교).
- ㉤ 성과예산(performance budget) : 간접간호, 사내교육, 질적인 향상, 간호연구 등에 바탕을 둔 것이다.
- ㉥ 운영예산(operating budget)
  - 운영예산은 회계연도 동안 그 조직의 일상적 운영을 유지하는 데 필요한 비용을 말한다.
  - 각 간호단위는 단위를 운용하는 데 필요한 인건비, 공급품비, 세탁비, 수선보수유지비, 교육훈련비, 간접비, 이익 등의 운영예산을 산출한다.
  - 운영예산의 공식화는 계획을 위한 충분한 자료와 시간을 갖기 위해서 그 다음 회계연도가 시작되기 몇 달 전에 시작해야 한다.

ⓐ 자본지출예산(capital expenditure budget)
- 자본지출예산은 중요 비품이나 거액을 요하는 시설의 구매, 건축쇄신에 지출되는 예산을 말한다(땅, 건물, 비싸고 긴 수명을 가진 중요 시설물의 구입 등).
- 자본적인 품목은 일정한 가격 이상이어야만 하고 일정 기간 이상의 수명을 갖고 있어야 한다.
- 자본적 수요에는 설비, 운반비, 서비스계약 등의 예산이 포함된다.
- 인건비나 공급품 예산과 같은 운영상의 측면도 고려해야 한다.

ⓞ 물자소비예산(supply and expense budget)
- 물자소비예산은 간호단위 운영에 필요한 물자와 비자본적 설비에 지출되는 예산을 말한다(임대료, 유지비, 서비스계약, 의학적·외과적 물품, 조제품목, 종이와 사무용품).
- 물자소비예산을 잘 세우기 위해서는 지출에 대한 보고서나 진술서를 잘 작성해 놓아야 한다.
- 다음 해를 예상하는 데 중요한 어떤 경향을 파악하기 위해 이전의 지출명세서를 분석한다.
- 공급물자예산(supply budget)은 인플레이션도 고려해야 하는데, 대개 구매부서에서 그 조절지침을 제공한다.

ⓩ 인사예산(personnel budget)
- 정규직원이나 임시직원들에게 지불되는 임금과 급료 등에 지출되는 예산이다(인력예산).
- 인사예산은 예산과정에서 아주 중요한 부분으로 전체 간호서비스 예산의 90%를 차지한다.
- 봉급뿐만 아니라 휴가, 병가, 휴일, 초과근무시간, 임금차, 장점향상, 오리엔테이션과 교육시간과 같은 것들에 대한 보상까지 포함한다.
- 관계요소 : 서비스 단위, 환자의 분류, 간호에 필요한 시간, 고정된 직원과 변동할 수 있는 직원, 기술적 변화, 내과실습의 변화, 정규적인 요구, 직원서비스, 다음 해를 위한 계획 등을 고려한다.

ⓩ 증가예산(incremental budget) : 현재 활동에서 추정되는 변화에 인플레이션으로 인한 증가비율을 더한 것이다.

ⓒ 개방식예산(opened budget) : 활동하고 있는 각 관리자가 보다 적은 자금을 이용해야 할 경우 예산을 전보다 얼마나 낮추어야 하는가를 제시하는 것이 아니라, 그 간호단위의 각 프로그램의 최적 활동수준을 상정할 수 있는 유일한 비용측정서를 제시하는 방법이다.

⑤ 예산과정 … 예산은 효과적인 계획을 세울 수 있는 강한 동기부여를 제공할 뿐 아니라, 간호관리자들의 수행정도를 평가하는 데 필요한 기준을 제공하므로, 간호부에서는 예산을 정확하게 세움으로써 간호의 궁극적인 목표인 양질의 건강관리를 위해 필요한 지출의 효과를 극대화하도록 해야 한다.

ⓒ 예산편성 : 다음 회계연도에 부서가 수행할 정책이나 사업계획을 재정적 용어나 금액으로 표시하고, 예산안을 작성하는 행위로서 예산편성지침의 작성에서부터 예산안의 확정에 이르는 일련의 과정을 말한다.
- 예산편성 과정
- 비용예산의 수립(인력비용의 결정→재료비의 결정→산출물과 생산성의 측정) : 서비스를 제공하는 데 필요한 비용을 기록하고 추적하는 과정이다.
- 수익예산의 수립 : 비용을 충당하기 위해 필요한 수익의 비율과 원천을 결정하기 위한 과정을 계획하는 것이다.
- 현금예산의 수립 : 현금예산의 편성은 수익에 따른 현금의 흐름과 현금의 입금시기, 현금의 소요량, 자본과 특별현금 소요량을 추적하고 계획하는 것을 말한다.

- 예산편성 이유
- 간호관리자가 간호의 제반활동을 비판적 또는 창조적으로 분석하게 된다.
- 간호부 계획의 실현가능성을 조기에 알 수 있다.
- 간호관리자가 현재보다 미래지향적이 되게 한다.
- 예산안이 일단 결정되면 매 사업계획을 할 때마다 필요한 승인·교섭 등 절차상의 번거로움을 덜 수 있다.
- 문제와 기회를 예측하여 효율적으로 대처할 수 있게 한다.
- 병원조직 전체의 목표달성을 위해 동기를 부여한다.
- 간호관리자들이 결정한 행동을 지속적으로 상기시켜 준다.
- 통제를 위한 준거점이 된다(실제 지출과 예산안을 용이하게 비교해 볼 수 있으므로 효율적인 통제관리가 가능하다).
- 간호관리자들의 수행정도를 평가하는 데 필요한 기준을 제공한다.
- 예산편성의 고려사항
- 병원지침에 의한 예산항목에 따라 편성하는 데 먼저 과거의 운영기록을 분석한다.
- 간호부의 새로운 사업계획, 충원계획 등은 타당성 있는 자료를 첨부한다(병원의 철학과 목적, 각 간호단위의 과거통계자료 및 경험, 예상되는 간호단위의 요구 등).
- 간호업무에 영향을 미칠 수 있는 타과의 변동, 실무교육 프로그램의 변화, 환자간호를 위한 새로운 활동, 간호단위의 신설 등 기대되는 변동의 유무를 확인한다.
- 각 간호단위와 간호부 전체에서 사용할 공급품의 종류와 양을 확인한다.
- 새로 청구되는 비품에 대한 청구서를 작성한 때에는 반드시 그 청구의 타당성을 뒷받침할 수 있는 자료를 첨부해야 한다.
- 각 간호단위를 책임지는 수간호사와 감독이 제안한 예산안의 편성이 끝나면 간호예산위원회에서 간호단위 예산청구에 대한 공식발표를 한다.
- ⓛ **예산의 심의 및 확정** : 각 부서에서 제출한 예산이 타당한지 검토한 후 확정하기 위한 단계이다.
- 예산안 사전심의 담당자(통제자, 예산담당자, 병원행정가) 각자에게 충분한 여유를 두고 미리 배부한다.
- 최종심사가 끝나면 예산을 변경할 수 없으므로 수정이 필요한 때에는 이 단계에서 행해진다.
- 병원장이나 예산통제집단에 의해 간호과 예산에 중대한 변화가 있을 경우 최종심의가 끝나기 전에 간호부장에게 통보하여야 한다.
- 간호부의 예산심의는 간호행정활동의 성격과 질을 검토하여 감독·통제하는 주요 계기가 된다.
- ⓒ **예산의 집행** : 확정된 예산에 따라 간호부의 수입과 지출을 실행하는 모든 행위를 말한다.
- 예산집행의 원칙
- 예산과 사업계획을 최고관리자의 직접적인 감독하에 둔다.
- 예산집행은 각 부서에서 제출한 재정운영보고에 입각하여야 한다.
- 상황변동에 대처하기 위한 신축성을 유지해야 한다.
- 예산집행책임이 있는 간호부 최고책임자는 예산지출상황을 검토·확인하고 초과지출이 필요한 경우 대책을 강구한다.

② 결산 및 보고 : 일정 회계연도 동안의 간호부 수입과 지출을 계수로 표시하는 행위를 말한다.
  • 예산의 범위 내에서 부서가 재정활동의 결과를 확인한다.
  • 미래의 예산편성 및 심의, 재정계획의 보다 효율적인 운영을 위한 정보 · 자료로서의 기능을 한다.
ⓤ 회계감사 : 회계감사는 전문적 식견과 기술을 가지고 재정활동에 관한 법적 · 도덕적 · 교육적 · 경제적 측
  면 등 일체의 재무관계를 감사하는 직능이다.

02 시간관리

① 시간관리의 의의

(1) 시간관리의 개념

① 광의 … 주어진 모든 시간을 최선으로 활용하여 최대의 효과를 거두는 것이므로 삶 전체를 관리하는 것이다.

② 협의 … 효과적인 활동을 위해 시간을 잘 조직하는 것으로 인간으로서 영위해야 할 식사, 취침, 휴식 등의
  기본생활을 제외한 시간을 관리하는 것을 말한다.

(2) 시간관리의 중요성

① 일과 휴식을 조화롭게 하여 삶을 균형 있게 운영할 수 있다.

② 가치 있는 일에 보다 더 시간을 투자함으로써 목표달성을 쉽게 한다.

③ 변화가 심한 현 시대에 효과적으로 적응할 수 있게 하여 정신적 · 육체적 스트레스를 예방한다.

② 시간관리의 실제

(1) 조직적인 시간관리방법

① **시간계획** … 일의 생산성뿐만 아니라 만족과 사기를 높이고 정신적 건강에 도움을 준다.

② **목표설정** … 시간계획을 조직적으로 하기 위해서는 먼저 목표를 설정해야 한다. 시간의 사용은 항상 목표들
  과 연관 지어 시간을 분배하고 그 평가가 이루어져야 한다.

③ **우선순위의 설정** … 모든 목표나 활동들이 똑같이 중요성과 가치가 있는 것은 아니므로 우선순위를 설정하
  여 먼저 해야 될 일을 최우선으로 두고 중요도에 따라 일을 처리할 수 있다.

④ 스케줄의 작성 … 가지고 있는 시간을 어떻게 배열하느냐가 중요하다. 짧은 기간의 단기적 목표를 성취해 나갈 수 있다.

(2) 간호관리자의 시간절약방법

① 매일 시간일지 … 필수적 또는 비필수적 활동에 대해 소비된 시간의 흐름을 추적한다.

② 개인의 목표 … 목표를 매우 중요한 것, 중정도인 것, 사소한 것 등의 중요도에 따라 범주화한다.

③ 매트릭스도표 … 주요 목표에 가장 도움이 되는 활동을 규명한다.

④ Gantt도표 … 복합적인 프로젝트에 있어서 각 활동을 완성하는 데 필요한 시간을 그래프화한다.

⑤ PEET도표 … 회의적, 가능성이 있는 것, 낙관적인 시간평가에 의한 매트릭스의 기록이다.

⑥ 위임 … 한 사람의 업무와 책임의 일부를 선별한 부하직원에게 일임한다. 위임을 함으로써 과도한 업무에서 해방될 수 있고 효율성을 높일 수 있으며, 위임받은 사람은 새로운 기술을 습득하고 성장할 수 있다.

(3) 시간관리 매트릭스(중요도 > 긴급도)

	긴급함	긴급하지 않음
중요함	제1상한(긴급하고도 중요한 일) • 위기 • 긴급한 문제 • 기간이 정해진 프로젝트	제2상한(긴급하지 않지만 중요한 일) • 예방, 생산능력 활동 • 인간관계 구축, 건강관리 유지 등 • 새로운 기획 발굴 • 중장기 계획
중요하지 않음	제3상한(긴급하지만 중요하지 않은 일) • 잠깐의 급한 질문, 중요하지 않은 전화 • 일부 우편물, 일부 보고서, 일부 회의 • 눈앞의 급박한 일 • 인기 있는 활동(SNS 활동 등)	제4상한 활동(긴급하지도 않고 중요하지도 않은 일) • 하찮은 일 • 일부 우편물 또는 일부 전화 • 시간 낭비거리

≣ 최근 기출문제 분석 ≣

2022. 6. 18. 제2회 서울특별시

1 **예산수립 방법 중 영기준예산제(zero-based budget)의 장점으로 가장 옳은 것은?**

① 예산편성에 관한 전문지식이 없어도 가능하므로 구성원의 참여가 활성화될 수 있다.

② 자원을 매우 효율적으로 사용할 수 있어 예산 낭비를 줄일 수 있다.

③ 실행하기 간단하고 신속한 예산편성이 가능하다.

④ 예산수립 과정에서 의사소통이 활발해지고 우선순위를 정할 수 있어 업무량이 줄어든다.

> **TIP** 영기준예산제(zero-based budge) … 전년도 예산을 기준으로 하지 않고 새롭게 예산을 편성하는 방법이다. 우선순위를 고려하여 자원을 효율적으로 사용할 수 있고 구성원들이 예산관리에 참여하여 의사소통이 활발해진다. 그러나 각 부서별로 예산 편성을 위해 이익을 부풀리는 경향이 있으며 해마다 존재 유무에 부담을 느낀다
> ※ **점진적 예산제도** … 간단하고 신속하게 예산을 수립할 수 있으며 전문 지식이 필요하지 않다. 우선순위가 고려되지 않아 비효율적이다.

Answer 1.②

2 다음은 의료법인 재무상태표이다. ㈎ ~ ㈐에 들어갈 말로 바르게 연결한 것은?

(단위 : 천 원)

차변		대변	
유동(㈎)	450,000	유동(㈏)	150,000
비유동(㈎)	300,000	비유동(㈏)	200,000
		(㈐)	400,000
총계	750,000	총계	750,000

	㈎	㈏	㈐		㈎	㈏	㈐
①	자산	자본	부채	②	자산	부채	자본
③	자본	자산	부채	④	자본	부채	자산

TIP 재무상태표(계정식)

차변		대변	
과목	금액	과목	금액
자산		부채	
유동자산	450,000	유동부채	150,000
비유동자산	300,000	비유동부채	200,000
		자본	400,000
자산총계	750,000	부채 및 자본총계	750,000

3 다음 글에서 설명하는 예산 과정은?

> • 회계연도 중, 부서의 수입과 지출의 실적을 확정적 계수로서 표시하는 행위이다.
> • 부서의 사후적 재정보고로, 재무활동을 평가할 수 있다.

① 예산 편성　　　　　　　　② 예산 심의

③ 결산 및 보고　　　　　　　④ 회계 감사

TIP **결산 및 보고** … 일정 회계연도 동안의 간호부 수입과 지출을 계수로 표시하는 행위를 말한다. 예산의 범위 내에서 부서가 재정활동의 결과를 확인한다. 미래의 예산편성 및 심의, 재정계획의 보다 효율적인 운영을 위한 정보 · 자료로서의 기능을 한다.

Answer 2.② 3.③

4 특정 시점에서 조직의 재무상태를 보여주는 재무제표를 통해 알 수 있는 정보로 가장 옳은 것은?

① 조직의 당기 순이익 금액을 확인할 수 있다.

② 조직의 손실 내역을 확인할 수 있다.

③ 조직이 유동부채를 상환할 수 있는지를 확인할 수 있다.

④ 현금이 유입된 영업활동을 확인할 수 있다.

> **TIP** 재무제표의 이해
>
> ㉠ **재무상태표** : 일정 시점에서 그 기업의 재무상태를 표시하는 표이다. 자산항목은 표의 왼쪽에 기록되고, 부채 및 자본항목은 표의 오른쪽에 기록된다. 재무상태표를 보고 기업활동의 결과 그 기업이 어떤 자산을 소유하고 있는지 그에 소요되는 자금이 어떻게 조달되었는가를 알 수 있다. 이때에 자산총계와 부채 및 자본총계의 합계는 일치하여야 한다.
>
> ㉡ **손익계산서** : 손익계산서는 일정 기간 동안 기업의 경영성과를 나타내는 보고서로서 당해 기간에 발생한 모든 수익과 이에 대응되는 비용을 나타내는 재무보고서이다. 손익계산서는 외부인으로 하여금 기업의 수익성을 판단하는 데 유용한 정보를 제공해 준다.
>
> ㉢ **현금흐름표** : 일정 기간 동안에 현금이 어떻게 조달되고 사용되었는가를 보여주는 기본적 재무제표의 하나이다. 일반적으로 대차대조표나 손익계산서보다는 현금흐름에서 얻은 정보가 더 신뢰성이 높아 기업의 이익을 평가하는 데 유용하게 이용될 수 있다.

5 간호부 예산수립과 편성이 간호관리자에게 미치는 영향으로 가장 옳은 것은?

① 간호관리자의 사고를 현재 중심적으로 변화시킨다.

② 통제를 위한 준거 수단으로 활용된다.

③ 사업의 당위성보다 안전성을 우선하여 사업을 계획하게 한다.

④ 간호관리자들이 병원 및 간호부의 목표달성을 위해 노력할 수 있도록 안내 역할을 하는 지침을 제시해 준다.

> **TIP** 예산의 수립과 편성은 간호관리자의 통제를 위한 준거 수단으로 활용된다. 간호관리자의 사고를 미래 중심적으로 변화시키며 사업의 당위성을 우선하여 계획하고 효율성을 강조하게 한다.

Answer   4.③ 5.②

출제 예상 문제

1 당해 기간에 발생한 모든 수익과 비용을 나타내며, 특정 기간 동안 기업의 경영성과를 나타내는 보고서는?

① 재무상태표

② 현금흐름표

③ 손익계산서

④ 재무상태변동표

> **TIP** 손익계산서(income statement) … 일정 기간 동안 기업의 경영성과를 나타내는 보고서로서 당해 기간에 발생한 모든 수익과 이에 대응되는 비용을 나타내는 재무보고서를 말하며, 외부인으로 하여금 기업의 수익성을 판단하는 데 유용한 정보를 제공해 준다.

2 병원운영에 필요한 자금을 합리적으로 조달하여 금융비용을 최소화하고, 그 조달된 자금을 효율적으로 운영하여 투자가치를 극대화하기 위한 의사결정을 수행하는 관리활동은?

① 재무관리

② 예산관리

③ 생산성관리

④ 비용관리

> **TIP** 병원의 재무관리에는 환자진료실적 등의 분석을 포함하는 경영분석, 예산통제 및 자산투자의 분석과 평가에 관련된 투자론 등이 중요시된다.

3 다음 중 부기의 목적과 관계가 없는 것은?

① 이윤추구

② 목적적합성

③ 내부지향적 관리수단

④ 자산보전 확인수단

> **TIP** 부기는 재무활동을 화폐액으로 기록하는 '장부기입'의 약어로서, 이윤추구와는 전혀 관계없다.

Answer 1.③ 2.① 3.①

4 회계정보의 속성 중 경제성과 적시성을 모두 포함하고 있는 것은?

① 충분성

② 실용성

③ 목적적합성

④ 이해가능성

....

TIP 회계정보의 속성
  ⊙ **목적적합성**: 의도하는 목적에 유용될 수 있도록 적합성을 가져야 한다.
  ⊙ **검증가능성**: 객관적으로 검증가능한 것이어야 한다.
  ⊙ **이해가능성**: 이해가능한 것이 되기 위해서는 그 정보가 수량화되고, 단순하며 명백하고 쉬운 용어를 사용해야 한다.
  ⊙ **충분성**: 경제적 의사결정을 하는 데 질적 및 양적으로 충분한 것이 되도록 필요한 보조적 정보가 공개되어야 한다.
  ⊙ **실용성**: 실용성에는 경제성과 적시성이 포함된다. 경제성은 그 정보를 제공하는 데 드는 비용보다 높은 가치를 창출하는 것
    이며, 적시성은 그 정보가 유용하게 사용되기 위해서 적시에 제공되는 것을 말한다.

5 다음 중 예산과정을 옳게 나열한 것은?

① 예산편성 – 예산집행 – 예산결산 – 예산심의

② 예산편성 – 예산심의 – 예산집행 – 예산결산

③ 예산편성 – 예산집행 – 예산심의 – 예산결산

④ 예산심의 – 예산편성 – 예산집행 – 예산결산

....

TIP 예산과정
  ⊙ **예산편성**: 다음 회계연도에 부서가 수행할 정책이나 사업계획을 재정적 용어나 금액으로 표시하고, 예산안을 작성하는 행위
    를 말한다.
  ⊙ **예산심의**: 각 부서에서 제출한 예산이 타당한지 검토한 후 확정하기 위한 단계이다.
  ⊙ **예산집행**: 확정된 예산에 따라 간호부의 수입과 지출을 실행하는 모든 행위를 말한다.
  ⊙ **예산결산**: 일정 회계연도 동안의 간호부 수입과 지출을 표시하는 행위를 말한다.

Answer 4.② 5.②

05 간호생산성과 진료비 지불제도

01 간호생산성의 개념과 측정

❶ 간호생산성의 개념

(1) 생산성
① 어떤 상품의 생산이나 서비스에 자원이 어떻게 효율적으로 활용되었는지 나타내는 것을 말한다.

② 생산품 또는 서비스의 산출과 생산과정에서 사용된 자원(인간적 · 비인간적 자원의 투입)과의 관계이다.

$$\frac{\text{산출(output)}}{\text{투입(input)}} = \text{생산성(효율성)}$$

(2) 간호에서의 생산성
① 환자간호를 하는 데 이용된 인적자원의 효율성을 말한다.

② 간호의 생산자인 간호사와 간호관리자들의 공동노력으로 간호목표를 설정하고, 간호생산의 결과를 측정하는 일련의 과정이다.

③ 개방체계모델을 이용한 투입, 과정, 산출, 환경의 영향 ⋯ 투입의 변화와 관리과정의 변화를 통해서 생산성을 늘릴 수 있다.

④ 간호의 효과성과 효율성
　㉠ **효과성** : 치료의 안전도, 적절함, 우수성 등이 포함된다(건강상태의 변화, 환자의 성과, 환자의 만족 등).
　㉡ **효율성** : 최소의 투입과 방법으로 최대의 산출을 가져오는 결과의 정도를 말한다.

❷ 간호생산성의 측정

(1) 생산성 기준

생산성 기준은 숫자화된 특정한 과정이나 임무를 완성하는 데 필요한 기간을 말하며, 병원에서 가장 많이 이용하는 생산성 측정은 노동생산성 기준이다.

$$\text{노동생산성기준} = \frac{\text{산출시간(요구되는 시간)}}{\text{투입시간(실제 일한 시간)}}$$

(2) 입원일수당 이용된 자원

① 입원일수당 간호시간

㉠ 간호직원이 일정 기간 동안 일한 시간을 합한 총합을 똑같은 기간 동안의 전체적인 총입원일수로 나눔으로써 계산된다.

$$\text{입원일수당 간호시간} = \frac{\text{봉급으로 지불된 간호직원이 일한 총시간(일정 기간동안)}}{\text{총입원일수(일정 기간)}}$$

㉡ 간호에 든 비용을 정확히 반영하기 위해서는 봉급으로 지불된 시간에 환자간호에 직접적으로 필요했던 시간뿐만 아니라 가외의 이익시간(휴가, 휴일, 병가 등)과 간호행정에 지불된 시간 등도 포함되어야 한다.

② 입원일수당 간호봉급

㉠ 환자당 간호봉급은 간호직원에 대한 실질적인 봉급을 총합해서 같은 기간 동안의 총입원일수로 나눔으로써 계산된다.

$$\text{환자당 간호봉급} = \frac{\text{간호사에게 지불된 총봉급(일정 기간)}}{\text{총입원일수(일정 기간)}}$$

㉡ 간호사의 봉급이 각 직원의 기술이나 경험에 관한 정보를 어느 정도 제공할 수 있다.

③ 입원일수의 표준화

㉠ 환자의존도의 수준을 가늠하는 한 가지 방법은 간호작업량을 측정하기 위해 고안된 환자분류체계의 정보를 이용해서 입원일을 표준화하는 것이다.

㉡ 입원일수는 입원일수 대신에 환자분류체계에 의해 계산된 간호에 필요한 시간을 이용함으로써 표준화될 수 있다.

$$\text{표준화된 입원일수당 간호시간} = \frac{\text{간호직원이 일한 시간}}{\text{그 간호에 요구되는 시간}}$$

(3) 이용률

① **이용률의 개념** … 간호생산성은 실제로 일한 시간과 환자분류체계에서 요구하는 시간을 비교함으로써 측정된다.

$$이용률(생산성) = \frac{요구되는\ 간호시간}{실제\ 일한\ 간호시간}$$

② **측정비율** … 대부분의 기관들은 생산성 85 ~ 115%를 받아들일 수 있는 것으로 정하고 있다.
　　㉠ **100%** : 실제 간호시간이 요구된 간호시간에 들어맞았을 경우
　　㉡ **100% 이하** : 간호단위가 특정 환자그룹을 간호하는 데 기준보다 더 많은 간호자원을 이용했을 경우
　　㉢ **100% 이상** : 간호단위가 환자를 간호하기 위해 필요로 하는 기준자원보다 더 적은 노동자원을 활용했을 경우

02 간호의 생산성을 증가시키는 방법

❶ 간호생산성을 높이기 위한 방법

(1) **투입의 변화**

① **공급과 수요 맞추기** … 간호공급에서 가장 비싼 투입물은 노동의 투입이므로 가장 큰 생산성 증대는 인력자원의 신중한 선택과 사용에 의하여 달성될 수 있다.

② **직원대체**
　　㉠ 간호노동 투입은 각 간호사 사이의 교육, 기술, 경험 차이 때문에 동질적일 수가 없다.
　　　• 과학적 관리론 지지자 : 각 환자에게 제공되는 간호는 직원들의 능력에 따라 직무를 할당할 때 생산성이 최대로 된다고 생각한다.
　　　• 인간관계론 지지자 : 간호사와 같은 지적인 노동자는 전 업무를 수행하도록(즉, 환자당 전인적인 간호를 제공하도록) 허용되었을 때 가장 만족하며, 따라서 생산성도 가장 높다고 주장한다.
　　㉡ 전문적 직원(정규간호사)의 비율이 높을 경우의 이점
　　　• 정규간호사의 이용은 보다 높은 환자의 만족과 보다 나은 간호의 질을 가져온다.
　　　• 간호조무사의 이용은(다음에 무엇을 해야 하는지에 관해) 보다 많은 감독과 교육을 필요로 하기 때문에 상대적으로 비용이 더 많이 들 수도 있다.

③ 물자와 설비사용의 통제

  ㉠ 비슷한 물자나 설비의 비용과 특색 등을 비교하면서 가장 낮은 가격에 만족할 만한 질을 갖춘 상품을 선택한다.

  ㉡ 간호직원 사이에 가격민감도를 높인다.

(2) 관리과정의 변화

① 간호관리과정의 변화 … 창조성을 발휘할 수 있는 변화를 통해 생산성을 향상시킬 수 있다.

  ㉠ 관리과정 : 투입을 산출로 바꾸는 데 이용되는 모든 방법이다.

  ㉡ 간호관리과정 : 간호서비스, 리더십과 감독, 환자간호전달체계, 인력관리, 관리계획과 절차의 기록, 간호활동 그 자체 등을 포함한다.

② 관리과정을 향상시킬 수 있는 방법

  ㉠ 간호사의 직업배치를 바꾸어서 간호사의 스케줄을 신축성 있게 재구성한다.

  ㉡ 환자관리전달체계 방법들의 여러 유형을 연구해서 선택한다.

  ㉢ 새로운 또는 개선된 생산품이나 설비를 이용한다.

② 간호자원의 생산적 관리전략

(1) 간호자원을 생산적으로 관리하기 위한 전략

① 능률적인 기록을 위해 새로운 flow sheet를 발전시킨다.

② 환자와 가족들의 요구에 대처하기 위해 카운슬링(counseling)이나 그룹교육방법을 이용한다.

③ 간호프로그램과 정보를 일괄해서 한 패키지(package)로 만든다.

④ 외래수술시설을 늘린다.

⑤ 물자와 분담된 서비스를 효과적으로 관리한다.

⑥ 참여적인 관리, 효과적인 인력구성, 전문직에 대한 인식, 공유하는 관리프로그램 등을 통해 전문직 간호의 기여를 고려한다.

⑦ 간호조직을 행렬조직으로 고려한다.

⑧ 간호생산성 표준을 개발해서 이용하고 통제체계를 이행한다.

(2) 기타 간호생산성을 높이기 위한 방안

① 간호사의 이직률을 감소시켜야 한다.

② 전문직 직원 개인의 성격과 그 직원의 만족도와 동기화를 증가시킬 수 있는 일의 성격이 잘 부합될 수 있도록 맞추어 줄 수 있어야 한다.

③ 환자운반, 영양실, 물품공급, 약국 등의 지지서비스를 효과적으로 운영하도록 한다.

④ 서류작성과 간호기록에 관한 여러 업무에 걸리는 시간을 줄이기 위해 컴퓨터체계를 이용하는 방안을 모색해야 한다.

03 진료비 지불제도

❶ 진료비 지불제도의 유형

(1) 행위별 수가제

① **행위별 수가제 개념** … 제공하는 진료 내용과 서비스 양에 따라 항목별로 의료비가 책정되는 사후결정방식이다. 진료행위, 진료재료, 의약품별로 정해진 가격을 공급자에게 지불한다. 현재 우리나라 건강보험제도의 기본 지불제도로 쓰이고 있다.

② **장점**
  ㉠ 의료서비스 양과 질 확대
  ㉡ 의료인의 재량권 보장
  ㉢ 의료기술 발전 및 의료인의 생산성 증가

③ **단점**
  ㉠ 과잉진료 및 남용 우려, 의료인과 보험자 간 갈등 발생
  ㉡ 진료비 계산, 급여 비용 청구 및 심사 등의 복잡한 과정, 많은 시간과 비용 소요

(2) 포괄수가제(DRG)

① **포괄수가제 개념**
  ㉠ 환자의 질병에 따라 미리 책정된 진료비를 지급하는 사전결정방식이다.
  ㉡ 현재 우리나라는 4개과 7개 질병군에 적용하고 있다.

구분	내용	구분	내용
안과	수정체 수술(백내장 수술)	이비인후과	편도 및 아데노이드 절제술
외과	항문수술, 탈장수술, 맹장수술	산부인과	자궁 적출 및 자궁부속기 수술(악성 종양 제외), 제왕절개 분만

ⓒ 일당수가제와 방문수가제도 포괄수가제의 일종이다.

② 장점

　　㉠ 병원 업무 및 진료의 표준화, 과잉 진료 억제

　　㉡ 진료비 청구 및 지불심사 간소화

　　㉢ 재원일수 단축

③ 단점

　　㉠ 의료 질 저하 가능성

　　㉡ 의료행위의 자율성 감소

(3) 신포괄수가제

① 신포괄수가제의 개념

　　㉠ 입원 기간 동안 발생한 입원료, 처치 등 진료에 필요한 기본 서비스를 포괄수가로 묶고, 수술, 시술 등은 행위별로 보상하는 제도다.

　　㉡ 행위별 수가제가 가지는 문제점을 보완하기 위해 2009년에 시범사업을 시작하였다.

　　㉢ 신포괄수가제의 모형 : 신포괄수가제 = 포괄수가{기준수가 + (환자 입원일수 − 평균 입원일수) × 일당수가} + 행위별 수가

② 포괄수자제와 신포괄수가제 비교(2025. 3. 기준)

구분	포괄수가제	신포괄수가제
대상 기관	4개과 7개 질병군 진료가 있는 전체 의료기관	국민건강보험 공단 일산병원, 국립중앙의료원, 지역거점공공병원 등 87개 기관
적용 환자	4개과 7개 질병군 입원환자	603개 질병군 입원환자
장점	포괄수가(묶음), 의료자원의 효율적 사용	포괄수가(묶음) + 행위별수가(건당), 의료자원의 효율적 사용 + 적극적 의료서비스 제공

❷ 간호수가

(1) 간호수가 개념

① 전문간호사가 대상자(가족 포함)에게 제공한 간호 서비스에 대한 보상으로 지불되는 간호관리료 또는 간호료다.

② 간호사가 제공한 간호행위의 제공 대가로 지불을 청구할 수 있는 금액이다.

③ 건강보험, 의료급여, 장기요양보험, 자동차보험, 산업재해 보상보험 등에서 급여한다.

④ 우리나라는 행위별 수가제와 일당수가제를 적용한다.

(2) 간호수가의 필요성

① 현대 질병양상과 보건의료 소비형태 변화로 다양하고 질 높은 간호 서비스가 요구되고 있다.

② 대상자들이 필요로 하는 다양한 간호 서비스 개발 및 질 높은 간호 서비스를 제공할 수 있다.

③ 간호 업무가 병원비용 지출 업무가 아닌 수익 창출 중심활동임을 인식한다.

④ 고객은 자신이 받은 간호 서비스가 금전적 가치가 있는 행위임을 알고 병원 의료서비스 비용을 이해시킬 수 있다.

⑤ 간호 서비스의 가치를 경제적·사회적으로 인정받아 간호업무의 전문의식을 고취할 수 있다.

(3) 간호수가의 문제점

① 실제 간호원가를 반영하지 못한다.

② 현행 간호관리료는 공급자 중심으로, 의료비 지불의 공정성이 결여되어 있다.

③ 낮은 간호지불제도는 간호부서를 수입부서가 아닌 지출조직으로 인식하도록 한다.

(4) 간호수가 산정

① 일당수가

ㄱ 가장 전통적인 방법으로, 총비용을 환자의 총재원일수로 나누어 환자 1인당 일일 평균 비용을 산출한다.

ㄴ 간호관리료 차등제, 노인장기요양보험의 시설수가에서 적용한다.

② 방문당 수가

ㄱ 총비용을 방문수로 나누어 환자 1인당 방문당 수가를 산출한다.

ㄴ 가정간호수가, 노인장기요양보험의 방문간호수가에서 적용한다.

• 가정간호수가 : 기본 방문료(방문당 책정) + 개별행위료(진료수가 기준 적용)

• 방문간호수가(노인장기요양보험) : 방문 소요시간 고려

③ **화자분류군별 수가** … 환자 중등도에 따른 간호요구량으로 그룹을 분리하고 수가를 산정하는 방법으로, 노인장기요양보험의 시설수가에 적용한다.

④ **질병군별 수가** … 진단명별로 분류하고 진단명에 따른 간호소모량을 파악하여 수가를 산정하는 방법이다.

⑤ **행위별 수가** … 간호 개별 행위에 각각의 수가를 산정하는 방법이다.

❸ 간호원가

(1) 간호원가 개념

① 실제 간호행위에 소요된 투입자원의 비용이다.

② 간호인건비, 간호용품, 간호행정 및 교육비도 포함된다.

(2) 간호원가 산정

① 표준원가 산정법

    ㉠ 일당 산정 방법이다.

    ㉡ 환자당 평균적 간호 서비스 비용은 전체 간호비용을 특정 기간 동안의 환자입원일수로 나누어 계산한다.

    ㉢ 간호행위의 강도, 소요 시간과는 상관없이 사용되는 평균의 원가를 일률적으로 지불한다.

    ㉣ 단점 : 환자의 중증도, 환자의 요구도, 재원일수 등을 고려하지 않는다.

② 과징원가 신정법

    ㉠ 환자분류체계 또는 DRG 분류체계를 이용하여 간호원가를 산정하는 방법이다.

    ㉡ 장점 : 중증도에 따라 분류된 환자에게 간호 비용이나 생산 등의 차이를 반영

    ㉡ 단점 : 개개인의 구체적인 차이를 반영하지 못함

③ 작업별 원가산정법

    ㉠ 행위별 원가산정법이라고도 하며 제공되는 간호행위의 강도와 소요 시간을 적용하여 산정한다.

직접간호비	간접간호비
간호사의 직접 서비스, 방문간호 등 구체적으로 소요된 비용으로 직접간호시간을 측정하고 수가화하여 산정한다.	대상자와 직접적인 관계가 없더라도 서비스에 포함되는 비용

    ㉡ 장점 : 간호 서비스의 양과 질 확대

    ㉢ 단점

      • 간호업무표준화 필요

      • 과잉 간호 발생 우려

❹ 간호관리료 차등제(간호 등급 가산제)

(1) 간호관리료 개념

① 환자의 간호요구도나 제공된 간호 서비스의 종류와 양에 상관없는 일당수가를 말한다.

② 간호행위 중 행위별 수가 항목을 제외한 간호서비스(활력징후 측정, 간호교육, 냉찜질, 기록 및 보고)가 포함된다.

③ 입원료 = 입원환자 의학관리료(기본점수) 40% + 간호관리료(기본점수) 25% + 병원관리료(기본점수) 35%

(2) 간호관리료 차등제 개념

① 요양기관의 간호사 확보수준에 따라 간호관리료를 구분하고, 건강보험 입원료를 차등하여 지급하는 제도다.

② 가족이나 간병인에게 간호 서비스를 위임함으로써 간호사수 부족으로 인한 간호 서비스 질 저하를 해결하고자 도입되었다.

③ 간호관리료 등급 산정 기준은 간호사 1인당 병상 수로 한다.

④ 일반병동 입원환자 간호관리료 차등제

   ⊙ 간호인력 확보 수준에 따른 입원환자 차등제

- 일반병동의 직전 분기 평균 환자 수 대비 해당 병동에서 간호업무에 종사하는 직전 분기 평균 간호사수(환자 수 대 간호사수의 비)에 따라 등급별로 구분하여 적용한다.
- 의원, 치과의원, 한의원, 보건의료원은 일반병동의 직전 분기 평균 병상 수 대비 해당 병동에서 간호업무에 종사하는 직전 분기 평균 간호사수(병상 수 대 간호사수의 비)에 따라 등급별로 구분하여 적용한다.

   ⓒ 상급종합병원·종합병원 등급별 가감산정

- 상급종합병원

등급	간호사 확보율	가감률
S	1.5:1 미만	1등급 입원료 소정점수의 15% 가산
1(기준등급)	2.0:1 미만 1.5:1 이상	입원료 소정점수로 산정
2	2.5:1 미만 2.0:1 이상	1등급 입원료 소정점수의 10% 감산
3	2.5:1 이상인 경우	2등급 입원료 소정점수의 10% 감산

- 종합병원

등급	간호사 확보율	가감률
S	1.5:1 미만인 경우	A등급 입원료 소정점수의 12% 가산
A	2.0:1 미만 1.5:1 이상	1등급 입원료 소정점수의 12% 가산
1	2.5:1 미만 2.0:1 이상	입원료 소정점수로 산정
2	3.0:1 미만 2.5:1 이상	1등급 입원료 소정점수의 10% 감산
3	4.0:1 미만 3.0:1 이상	2등급 입원료 소정점수의 10% 감산
4	6.0:1 미만 4.0:1 이상	3등급 입원료 소정점수의 10% 감산
5	6.0:1 이상	• 의료취약지역 소재 요양기관은 4등급 입원료 소정점수의 15% 감산 • 서울특별시 및 광역시 구지역 소재 요양기관은 4등급 입원료 소정점수의 30% 감산 • 위 조건에 해당되지 아니하는 요양기관은 4등급 입원료 소정점수의 25% 감산

≡ 최근 기출문제 분석 ≡

2023. 6. 10. 제1회 지방직

1 신포괄수가제에 대한 설명으로 옳은 것은? [기출변형]

① 전국 모든 의료기관에서 시행된다.

② 4대 중증질환을 포함한다.

③ 의료급여 수급권자는 적용되지 않는다.

④ 백내장 등 7개 질병군만을 대상으로 한다.

> **TIP** ② 4대 중증질환(암·뇌·심장·희귀 난치성질환)을 포함한 많은 질환도 혜택을 받는다.
> ① 2025년 기준으로 87개 기관에서 시행된다.
> ③ 의료급여 수급권자 또한 신포괄수가제를 적용받는다.
> ④ 포괄수가제의 대한 설명이며, 신포괄수가제는 2025년 기준 603개의 질병군을 대상으로 한다.

2023. 6. 10. 제1회 서울특별시

2 우리나라 간호관리료에 대한 설명으로 가장 옳은 것은? [기출변형]

① 환자의 간호요구도나 제공된 간호서비스의 종류와 양에 따라 책정된다.

② 간호관리료 차등제 적용 기준은 상급종합병원 일반 병동의 경우 4등급으로 구분되어 있다.

③ 입원료의 40%로 책정되어 있다.

④ 상급종합병원 일반병동의 경우 2등급은 3등급 입원료에 20%가 가산된다.

> **TIP** ② 일반병동 기준으로 상급종합병원은 S등급, 1등급, 2등급, 3등급으로 구분되어 있다.
> ① 간호관리료는 환자의 간호요구도나 제공된 간호 서비스의 종류와 양으로 책정되지 않는다. 일당 수가로 산정되어 입원료 일부로 책정된다.
> ③ 입원료는 의학관리료 40%, 병원관리료 35%, 간호관리료 25%로 산정된다.
> ④ 상급종합병원 일반병동의 경우 S등급은 1등급 입원료 소정점수의 15% 가산, 1등급은 입원료 소정점수 산정, 2등급은 1등급 입원료 소정점수의 10% 감산, 3등급은 2등급 입원료 소정점수의 10% 감산된다.

Answer 1.② 2.②

출제 예상 문제

1 간호생산성을 계산한 결과 85%가 나왔다. 이 결과가 의미하는 것은?

① 간호직원의 기준이 요구하는 것보다 더 적은 자원을 가지고 환자를 분류하였다.

② 환자분류시스템이 요구하는 기준보다 10% 적은 숫자의 간호사로 환자를 간호하였다.

③ 환자를 간호하는 데 기준보다 더 많은 간호자원을 이용하였다.

④ 실제로 간호한 시간이 요구된 기준간호시간과 일치하였다.

TIP 간호생산성 … 실제로 일한 시간과 환자분류체계에서 요구하는 시간을 비교함으로써 측정한다.
ⓐ 100% : 실제 간호시간이 요구된 간호시간에 들어맞은 경우
ⓑ 100% 이하 : 간호단위가 특정 환자그룹을 간호하는 데 기준보다 더 많은 간호자원을 이용했을 경우
ⓒ 100% 이상 : 간호단위가 환자를 간호하기 위해 필요로 하는 기준자원보다 더 적은 노동자원을 활용했을 경우
ⓓ 대부분의 기관들은 생산성 85 ~ 115를 받아들일 수 있는 것으로 정하고 있다.

2 다음 중 간호생산성에 대한 설명으로 옳지 않은 것은?

① 간호에 있어서의 생산성은 환자간호를 하는 데 이용된 인적자원의 효율성을 뜻한다.

② 투입에는 간호직원, 설비, 사용되는 물자, 간호를 제공하는 데 드는 자본비율이 포함된다.

③ 환경이란 간호관리자가 거의 통제할 수 없는 외부적인 것으로 노동법, 건강관리재정정책, 면허법 등이 포함된다.

④ 병원산출의 효과성이란 생산과 서비스를 내는 데 가능한 최소한의 투입과 방법으로 가능한 최대의 산출을 가져오는 결과의 정도를 말한다.

TIP 병원산출의 효율성에 대한 내용이며, 병원산출의 효과성이란 그 치료의 안전도·적절함·우수성 등을 말하며, 건강상태의 변화, 환자의 성과, 환자의 만족 등을 포함한다.

Answer 1.③ 2.④

3 다음 중 입원일수당 이용된 자원의 측정에 관한 설명으로 옳지 않은 것은?

① 입원일수당 간호시간에는 봉급으로 지불된 시간에 환자간호에 직접적으로 필요했던 시간뿐만 아니라 가외의 이익시간과 간호행정에 지불된 시간도 포함되어야 한다.

② 입원일에 대한 간호시간과 입원일에 대한 봉급일의 본질이 지속적이라고 간주되는 경우에 한해서이다.

③ 환자당 간호봉급은 간호직원에 대한 실질적인 봉급을 총합해서 같은 기간 동안의 총입원일수로 나눔으로써 계산된다.

④ 입원일수당 간호시간의 경우 간호과정이나 사용된 물자설비의 어떤 변화, 간호직원의 기술차원의 변화 등 간호의 효율성이나 효과성 변화를 고려할 수 있다.

TIP 입원일수당 간호시간은 간호과정이나 사용된 물자설비의 변화, 간호직원의 기술차원의 변화, 입원일수의 강도와 유형, 입원일수에 따른 간호의 질 등으로 인한 간호의 효율성이나 효과성 변화를 전혀 고려할 수 없다.

4 개방체계모델을 이용한 간호생산성의 개념에서 산출(output)에 해당하는 것은?

① 입원일수   ② 환자간호전달체계
③ 간호를 제공하는 데 드는 비용   ④ 노동법

TIP 입원일수, 과정, 방문, 일하려는 태도, 간호시간 등이 산출에 해당한다.

5 다음 중 생산성 개념에서 간호관리과정에 속하는 것은?

① 물자   ② 생산
③ 원료   ④ 환자간호

TIP 생산성 개념에서 간호관리과정이란 간호서비스, 리더십과 감독, 환자간호전달체계, 인력관리, 관리계획과 절차의 기록, 간호활동 그 자체 등을 포함한다.

Answer 3.④ 4.① 5.④

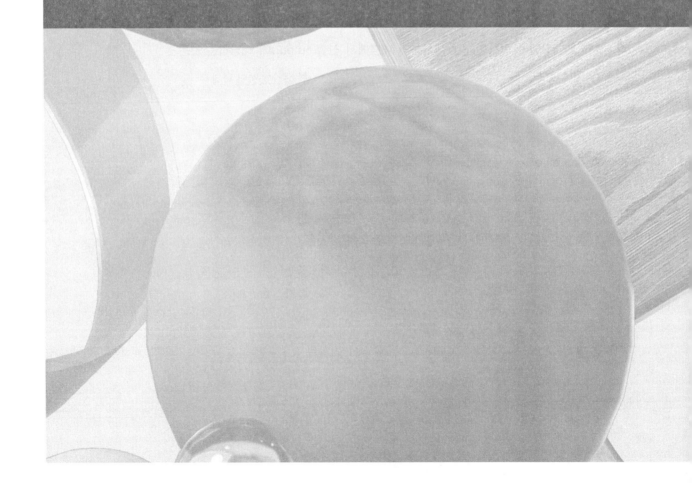

PART

04 간호관리

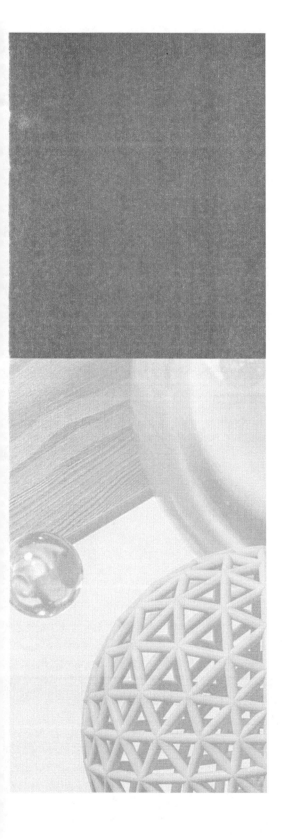

CHAPTER
03
조직기능의
이해

01 조직의 이해

01 조직(organizing)

❶ 조직화의 의의

(1) 조직의 정의

① 공동의 목표를 달성하기 위해 의도적으로 정립한 체계화된 구조에 따라 구성원들이 상호작용하는 집단이다.

② 공식적 구조화의 과정을 갖는 것으로, 권한과 책임이 분배된다.

(2) 조직의 특성

① 조직은 복수의 개념이며, 많은 개인이 모여 공동의 목표를 달성하기 위해 노력한다.

② 수명이 존재하며, 사명이나 목적, 목표를 가진다.

③ 일반적으로 계층구조를 가지고 명령, 복종, 권한위임 등이 이루어진다.

④ 조직의 구성요소는 업무, 사람, 장소이다.

❷ 조직과정

(1) 조직화의 개념

① 조직의 목표를 가장 효과적으로 성취할 수 있도록 기본적인 조직구조를 만들어 나가는 역동적인 과정이다.

② 조직화는 활동 확인 및 분류→부문화(부서 편성)→권한의 위임→통합단계로 이루어진다.

(2) 조직화의 단계

관리에서 조직화는 기획 다음에 이루어지는 단계이다. 기획 후에 관리자는 기획한 것을 달성할 수 있도록 조직해야 한다. 조직과정에서 관리자는 규칙과 질서를 세우고 구성원들 사이의 협조와 생산성을 촉진시키는 공식조직구조를 고안한다.

① **활동의 확인과 분류** … 계획된 목표를 달성하기 위해서 필요한 일과 활동에는 어떠한 것이 있는지 확인하고 특성을 고려하여 분류한다.

② **부문화**
  ㉠ 가용한 인적·물적자원의 최대한의 확보와 활용을 위한 활동이 잘 수행될 수 있도록 집단화, 즉 부분화하고 최선의 사용방안을 마련한다.
  ㉡ 활동을 담당할 부서를 편성하고 각 직위에 권한을 위임한다.

③ **권한의 위임** … 할당된 활동을 원활히 수행할 수 있도록 각 지위에 권한을 위임하는 단계로서 각 지위별로 그리고 직위와 직위 간에 상호관계가 설정된다.

④ **통합단계** … 권한관계와 정보흐름을 통하여 모든 부분화된 부문들을 수평적·수직적으로 통합하는 단계이다.

(3) 조직을 위한 분석기법

① **활동분석** … 행해져야 하는 간호업무와 그 업무의 우선순위, 그리고 그 업무가 어떻게 묶여질 수 있는가, 타 업무와의 관계는 어떠한가 등을 분석하는 것이다.

② **의사결정분석** … 어떤 의사결정이 필요하고, 조직구조 내에 어디에서 의사결정이 이루어지며, 각 간호관리자는 어떻게 의사결정에 참여하는가를 분석하는 것이다.

③ **관계분석** … 각 간호부서의 직원이 누구와 함께 일하며, 누구에게 보고하고, 누구의 보고를 받으며, 조직에 기여하는 점은 무엇인가를 분석하는 것이다.

❸ 조직화의 기본원리

(1) 계층제의 원리

① **계층제의 의의** … 권한·책임·의무의 정도에 따라 공식조직을 형성하는 구성원들 간에 상하의 등급, 즉 계층을 설정하여 각 계층 간에 권한과 책임을 배분하고, 명령계통과 지휘·감독체계를 확립하는 것이다. 즉, 계층제는 최고의 직위에서부터 최하위 직위에 이르기까지 어떤 직위가 어떤 업무를 하느냐 하는 것을 말한다.

② **계층화의 방법**
  ㉠ **지도성** : 조직과 관리상의 모든 활동을 지휘하는 기능으로 공식적인 권한과 구별된다. 조직이 확대될수록 효율적인 지도성의 중요성이 증가되며 유능한 지도자를 필요로 한다.

ⓛ **권한의 위임** : 각 계층이 부여된 책임을 수행하기 위해서 필요한 의사결정과 구체적 조치를 취할 수 있는 권한과 업무를 직접 그것이 실시될 수 있는 계층으로 하강시키는 것을 말한다.

ⓒ **직무의 결정** : 계층화과정의 마지막 과정으로서 모든 기능을 조직의 각 계층에 배정하는 것을 말한다.

③ **계층제의 장·단점**

　　ⓐ **장점**

　　　　• 의사결정의 책임이 분명하다.

　　　　• 명령전달의 통로가 된다.

　　　　• 지휘·감독을 통한 질서유지의 통로가 된다.

　　　　• 권한위임의 통로가 된다.

　　　　• 조직의 목표설정의 통로가 된다.

　　　　• 조직의 통솔·통합·조정 및 갈등의 해결을 위한 수단이 된다.

　　　　• 업부배분의 수단(수직적 분업)이 된다. 상위계층은 결정에 관한 업무를 전담하고, 하위계층은 집행에 관한 업무를 전담한다.

　　　　• 상명하복의 통솔에 의해 조직의 안정성을 유지하는 기능을 한다.

　　　　• 능률적이고 신속한 업무수행이 가능하다.

　　　　• 승진의 통로가 된다.

　　ⓑ **단점**

　　　　• 상하 간의 지나친 수직적 관계는 근무의욕을 저해하고 조직의 경직성을 초래하며, 동태적이고 융통성 있는 인간관계의 형성을 저해한다.

　　　　• 계층수가 많아짐에 따라 의사소통의 왜곡이 초래되고, 변동하는 환경에 신축성 있게 대응하는 것이 어려워지며, 보수성을 띠기 쉽다.

　　　　• 계층제는 직무수행을 위한 합리적 조직체계가 아니라 인간을 비합리적으로 지배하는 관계로 되기 쉽다.

　　　　• 계층제는 인간의 개성을 상실케 하고 조직구성원들의 소속감을 감소시킨다.

　　　　• 계층제는 조직구성원의 창의성을 저해하며, 그들을 하나의 기계적인 전달도구로 전락시키기 쉬워 동태적인 인간관계의 형성을 방해한다.

④ **평면구조와 고층구조**

　　ⓐ 계층의 수가 적을 때는 평면구조를 이루고 계층의 수가 많을 때 고층구조를 보인다.

　　ⓑ **평면구조의 장점**

　　　　• 비용을 절감할 수 있다.

　　　　• 계층 간의 의사소통을 원활히 할 수 있다.

　　　　• 통제가 용이하다.

　　ⓒ **고층구조의 단점**

　　　　• 고층구조는 비용을 증가시킨다.

　　　　• 계층 간의 의사소통을 어렵게 한다.

　　　　• 계획수립과 통제를 어렵게 만든다.

② **계층수의 결정**: 가급적 계층의 수를 줄이고 의사소통의 연쇄를 짧게 하는 것이 바람직하다. 지나치게 계층의 수를 적게 할 경우 관리의 범위가 지나치게 넓어져서 관리의 효율성을 저하시킬 수 있기 때문에 조직의 목표와 특성, 조직구조에 영향을 미치는 제반요소를 고려하여 적합한 계층수를 결정해야 한다.

⑩ **평면간호조직**: 계층수가 적고 통솔범위가 넓다. 각 간호단위의 책임자인 간호과장은 직접 간호직원들을 통솔한다.

⑪ **고층간호조직**: 계층수가 많으며 통솔범위는 좁다. 간호부장 → 간호과장 → 간호감독 → 수간호사 → 일반간호사의 수직적 분화로 볼 수 있다.

(2) 명령통일의 원리

① **명령통일의 원리의 의의** … 조직 내의 각 구성원이 한 사람의 상관에게서 명령을 받으며 이에 대하여 책임을 갖게 됨을 뜻한다. 즉, 조직질서를 유지하기 위한 명령체계의 확립을 요구하는 원칙이다.

② **명령통일의 원리의 문제점**

㉠ **명령통일의 원리가 지켜지지 않을 경우**: 명령계통이 일원화되어 있지 못하여 둘 이상의 상사로부터 명령을 받게 되면 권위가 실추되고 명령에 혼선을 빚으며 책임소재가 불분명해지고 조직 전체의 안정감이 위협을 받게 된다.

㉡ **명령통일의 원리에 너무 집착하는 경우**: 계층적 권위가 과도하게 노출되고 조직의 움직임이 느려져서 업무의 지연이 초래될 정도로 융통성이 저하된다.

③ **장 · 단점**

㉠ 장점
• 책임의 소재를 명확히 함으로써 부하에 대한 통제를 가능케 한다.
• 조직책임자의 전체적 조정을 가능하게 한다.
• 부하직원으로 하여금 누구에게 보고를 하고 누구로부터 보고받는지를 명백하게 해줌으로써 조직지위의 안전성을 확보한다.
• 의사전달의 효용성을 확보하고 조직 내 갈등문제는 적어진다.
• 결과에 대한 책임감이 커진다.

㉡ 단점
• 횡적 조직 간의 조정을 어렵게 한다.
• 기능적 전문가의 영향력이 감소되고 행정의 분권화와 권한위임이 저해된다.
• 명령통일의 원리를 지나치게 강조하게 되면 조직이 환경변화에 신속하고 융통성 있게 적응하기 어려워 경직화된다.

(3) 통솔범위의 원리

① **의의**

㉠ **개념**: 한 사람의 관리자가 효과적으로 직접 감독 · 관리할 수 있는 하급자의 수로서 관리의 범위를 말한다.

ⓛ **통솔범위와 계층의 수** : 통솔범위와 계층의 수는 반비례관계에 있다. 즉, 관리범위의 수가 많을수록 계층의 수는 줄어들며, 반면에 관리범위의 수가 줄어들면 계층수가 증가한다.

ⓒ **적정한 통솔범위** : 상위관리자일수록 비정형화된 문제를 많이 다루기 때문에 상위계층으로 갈수록 통제의 폭이 줄어들어야 한다.

② **통솔범위에 영향을 주는 요인**

ⓖ **통솔자의 능력과 시간** : 부하직원들과 분명하고 정확하게 의사소통을 할 수 있는 관리자가 더 많은 부하를 관리할 수 있다.

ⓛ **피통솔자의 자질 및 의식구조** : 부하직원의 능력이 우수할수록 감독의 필요성이 줄어들고 권한을 위임하여 재량권을 부여할 수 있다.

ⓒ **업무의 성질** : 업무가 복잡하고 정신적인 노력을 요구하며 상호관련성이 많은 업무일수록 통솔범위는 좁아지며, 이에 비해 업무가 획일적이고 반복적이며 고도로 표준화되어 있어 단순하고 기계적인 일일 때에는 통솔범위가 확대될 수 있다.

ⓔ **막료부서의 지원능력** : 감독의 업무를 보좌하는 막료가 있으면 감독자의 통제의 폭이 넓어질 수 있다.

ⓜ **지리적 분산의 정도** : 작업장소가 지역적으로 분산되어 있는 경우에 통솔범위는 줄어들고, 지리적으로 한 장소에 집중되어 있는 경우에 통솔범위는 확대될 수 있다.

ⓗ **직무의 명백성** : 정책과 권한 등 직무가 구조화되어 명백할수록 의사결정에 필요한 업무량이 줄어들게 되므로 통솔범위를 확대시킬 수 있다.

ⓢ **계획과 통제** : 계획과 통제의 틀이 잘 갖추어져 있으면 그만큼 관리자가 쉬워지므로 통솔의 범위는 확대될 수 있다.

③ **Graicunas의 공식** … 부하직원의 수(n)가 증가함에 따라 감독자와 피감독자의 관계수(N)는 기하급수적으로 증가한다는 것을 알 수 있다.

$$N = n\left(\frac{2^n}{2} + n - 1\right)$$ (N = 감독자와 피감독자의 관계수, n = 부하직원의 수)

(4) 분업전문화의 원리

① **분업**

ⓖ **개념** : 조직구성원의 다양한 기능을 효율적으로 활용하기 위하여 전체 업무를 작은 직무로 분할하는 것을 말한다.

ⓛ **분업화의 방법**

• 수직적 전문화 : 상위계층에서 하위계층으로 업무를 분담한다.

• 수평적 전문화 : 구성원들 간의 조정과 협동이 잘 이루어지도록 횡적으로 업무를 분담한다.

• 기능별 업무분담 : 간호대상자의 유형에 따라 성인, 아동, 신생아, 중환자, 수술환자 등으로 나누어서 직무를 수행하고 있다.

② 분업화의 장·단점

　㉠ 장점

　　• 조직의 목표달성을 위한 능률적 수단이다.

　　• 사람은 성격·관심·능력에 차이가 있으므로 전문화에 의하여 업무를 능률적으로 수행할 수 있고 전문가가 될 수 있다.

　　• 업무를 세분화할수록 업무를 습득하는 데 걸리는 시간과 비용을 단축시킬 수 있다.

　　• 업무를 단순화시키고 기계화가 가능해진다.

　㉡ 단점

　　• 분업은 단순하고 단조로운 업무의 계속적인 반복이기 때문에 조직 속에서 근무하는 개인의 업무수행에 대한 흥미를 상실케 한다.

　　• 지나친 분업은 조직 내의 각 단위 간의 조정을 어렵게 한다.

　　• 분업은 세분화할수록 통합적으로 조직을 관리하는 것보다 더 많은 비용이 소요될 수 있다.

　　• 전문화의 부작용인 지루함, 피로, 스트레스, 생산성 감소, 품질저하, 결근율·이직률 증가 등이 발생할 수 있다.

(5) 조정의 원리(목표통일의 원리)

① 의의 … 조직의 공동목표를 달성하기 위하여 조직구성원이 행동의 통일을 이루도록 집단적 노력을 정연하게 배열하는 과정으로 세분화된 업무를 조직목표에 비추어 재배치하여 조직의 안전성과 효율성을 도모하는 것을 말한다.

② 효과적인 조정방법

　㉠ 정보체계의 확립과 계층제 : 수직적 통합으로서 계층적인 구조를 통하여 지휘계통을 세우고 명령계통을 단일화하는 것이다.

　㉡ 계획수립과 목표설정 : 계획은 수립하고 목표를 설정하여 모든 단위부서들이 의식적으로 동일한 전체 목표를 지향하도록 함으로써 조직활동을 조정·통합할 수 있다.

　㉢ 규정과 절차 : 일상적인 사건들이 일어나기 전에 이들을 처리하기 위해 만들어진 관리적 의사결정의 수단이다.

　㉣ 수평적 통합수단의 이용 : 수평적 통합이란 동일계층의 조직구성원 및 부서 간의 업무활동을 조직 전체의 활동으로 통합하는 것을 말하며, 위원회·프로젝트조직, 행렬조직 등을 이용할 수 있다.

02 조직 내의 권한관계

① 권한과 권력

(1) 권한(authority)

① 권한의 개념
  - ㉠ 조직에서 부여하는 공식적인 권리로 권한은 스스로 직무를 수행할 수 있는 자유재량권을 의미하며 자신의 일을 결정하고 그 결정에 타인을 따르게 할 수 있는 힘이라고 할 수 있다.
  - ㉡ 권한은 조직 내의 직위에서 나온다.

② 권한의 유형
  - ㉠ **라인권한**(line authority) : 조직의 목표달성에 직접적으로 기여하는 의사결정을 하고 지시를 할 수 있는 조직 내의 가장 기본적인 권한으로 상사가 부하에게 업무에 관한 지시를 할 수 있는 권한이다.
  - ㉡ **스탭권한**(staff authority) : 라인권한을 갖고 있는 사람들을 지원하고 조언을 해주는 권한이다.
  - ㉢ **기능적 권한**(functional authority) : 특정한 과업을 수행하기 위하여 자신이 지시하고 명령을 내릴 수 있는 명령계통 이외의 구성원이나 부서에 지시나 명령을 할 수 있는 권한을 말한다.

(2) 권력(power)

권한보다 포괄적인 개념으로서 상대방 혹은 상대집단의 행동을 권력보유자가 의도한 방향으로 조정하고 움직이게 할 수 있는 능력 또는 잠재력을 말한다. 권력은 그 사람의 개인적인 특성에 의해서도 축적되는 것이다.

② 권한의 위임

(1) 권한위임의 의의

① **권한위임의 개념** … 상위계층이 갖고 있는 업무의 일부를 부하 직원에게 할당하고, 그러한 업무수행활동을 부하가 책임지고 할 수 있도록 재량권을 부여하는 과정이다.

② **권한의 위임의 필요성**
  - ㉠ 관리자가 업무영역을 확대하고, 전체 업무활동을 감독할 수 있는 여유를 가질 수 있다.
  - ㉡ 관리자가 보다 고차원적인 업무에 매진할 수 있으므로 자신이 갖추고 있는 역량과 지식을 충분히 발휘할 수 있다.
  - ㉢ 부하직원의 경험과 잠재력을 키울 수 있다.

ⓔ 특정 분야에 대해서는 부하직원이 상급자보다 더 나은 지식과 전문적 식견을 갖고 있을 수 있다.

ⓜ 윗사람이나 아랫사람 모두 자기업무에 대하여 전문성을 살릴 수 있다.

(2) 권한위임 시의 고려사항

① 피위임자에게 기대하는 결과를 달성할 수 있는 정도의 권한을 위임해야 한다.

② 위임되는 권한이 어떠한 것인지 명백히 해야 하며, 위임은 상부에서 하부로 연쇄적으로 이루어져야 한다.

③ 권한과 책임은 균등해야 하며, 부하의 능력수준에 맞게 해야 한다.

④ 위임하는 사람의 적정 통솔범위 내에서 권한을 위임해야 한다.

(3) 권한위임의 결정요인

① 조직의 규모가 클수록 권한위임의 정도가 높아진다.

② 중요한 것(의사결정의 내용이 조직의 장래에 미치는 영향이 큰 것)일수록 의사결정에 대한 권한이 위임되는 정도가 적어진다.

③ 전문적인 식견을 필요로 하는 복잡한 과업일수록 그 권한은 전문적인 식견을 갖춘 사람에게 위임되어야 한다.

④ 하급자의 능력을 인정하고 신뢰하는 조직에서는 권한이 위임되는 정도가 높다.

(4) 권한위임과 집권화와 분권화

① **집권화** ⋯ 모든 의사결정을 조직의 상층부에서 하는 것이다.

② **분권화** ⋯ 조직 전반에 걸쳐서 의사결정권을 하급자에게 위임하여 권한을 분산시키는 것이다.

③ **분권화에 영향을 주는 요인**

ⓖ **조직의 규모** : 조직의 규모가 확대되고 업무수행의 장소가 지역적으로 분산되면 분권화가 촉진된다.

ⓛ **환경** : 조직이 처한 환경의 변화가 급격하고 동태적일수록 분권화의 요구가 높아진다.

ⓒ **분화의 형태** : 조직이 기능별로 분화되어 있을 때는 기능의 통합이 더 요구된다.

ⓔ **비용** : 비용의 규모가 커서 엄격한 비용통제가 이루어지는 조직의 경우 집권화가 이루어지는 경향이 있다.

ⓜ **유능한 관리자의 수** : 분권화를 주도해 나갈 수 있는 유능한 관리자가 조직에 얼마나 있느냐 또한 분권화의 중요한 여건이 된다.

(5) 권한위임의 장·단점

① **장점**

ⓖ 관리자가 조직 내에 중요한 문제를 해결할 수 있는 시간적 여유를 가질 수 있다.

ⓛ 하급관리자의 능력과 잠재력을 개발할 수 있는 계기가 된다.

ⓒ 특정 업무가 해당 전문담당자에게 주어지므로 효과적 · 효율적인 업무수행이 가능하다.

ⓔ 융통성 있고 신속한 의사결정으로 급변하는 환경에 적절히 대응할 수 있다.

ⓜ 상 · 하위계층 모든 조직구성원이 자신의 전문성을 살릴 수 있다.

② 단점

ⓖ 권한의 분산으로 조직 전체라는 의식보다 부서 우선의식이 팽배해질 수 있다.

ⓛ 조직구조의 분산으로 조직 전체의 비용을 증가시킨다.

(6) 권한위임을 저해하는 요인

① 상위자측 요인

ⓖ 권력을 확보하기 좋아하고 하위자에게 권력을 약간이라도 넘겨주기 원하지 않는 경우

ⓛ 권한의 위임은 자신이 특정 업무를 처리할 능력이 없음을 나타내는 신호라고 생각하고 있는 경우

ⓒ 자신의 직책을 유지하는 데 불안감을 느끼고, 업무를 탁월하게 수행하는 자신의 하위자가 부각되는 것을 두려워하는 경우

ⓔ 어떠한 일이든 자기 자신이 직접 해야만 제대로 처리될 수 있다고 생각하는 경우

ⓜ 자신의 시간을 할애하여 하위자에게 업무처리방법을 훈련시키기를 원하지 않는 경우

② 하위자측 요인

ⓖ 자신에게 더 많은 책임이 부여될 때 그것을 처리할 능력에 자신감을 갖지 못하는 경우

ⓛ 책임완수에 실패하는 것을 두려워하는 경우

ⓒ 자신이 책임지고 있는 업무를 수행하는 데 필요한 정보나 자원을 갖고 있지 못한 경우

ⓔ 더 많은 책임을 맡는 것이 추가의 보상 없이 업무량만 늘어나는 것이라고 생각하고 있는 경우

ⓜ 자신의 힘으로 해결하는 것보다 상사에게 묻는 것이 훨씬 편하다고 생각하고 있는 경우

03 조직문화

❶ 조직문화의 개념

(1) 조직문화는 가치관, 신념, 규범, 슬로건 등 다양한 유 · 무형요소로서 조직 전체 구성원들을 하나로 묶을 수 있는 힘을 말한다.

(2) 조직 내의 구성원들이 공유하고 있는 가치관이나 행동유형 등이 조직 전체 구성원의 행동에 미치는 영향요소라 볼 수 있다.

❷ 조직문화의 구성요소[파스케일(Richard T. Pascale)과 아토스(Anthony G. Athos)의 7S 요소]

(1) 공유가치(shared value)

조직구성원들 모두가 공통으로 간직하고 있는 가치관과 신념, 규범 그리고 전통가치와 조직의 기본 목적 등으로 조직문화의 가장 중요한 위치를 점유하며 다른 구성요소에 지배적 영향을 미치는 중심요소이다.

(2) 전략(strategy)

조직의 기존목표와 계획, 조직체 운영의 장기적인 방향 설정과 관련되며, 궁극적인 목표를 효과적으로 달성하기 위한 각종 인적, 물적, 사회적 자원의 동원을 포함한다.

(3) 구조(structure)

조직체의 전략수행을 위한 기본 틀로서 조직구조와 직무설계, 권한배분관계를 규정하며 이를 통해 조직구성원들의 역할과 그들 간의 상호 관계에 영향을 미친다.

(4) 관리시스템(management system)

조직의 의사결정과 일상운영에 필요한 각종 관리제도와 절차로 조직체의 기본가치, 장기전략 목적달성에 부합되는 보상제도와 인센티브 개발, 관리정보와 의사결정시스템 구축, 결과측정과 조정을 위한 메커니즘의 확립 등이 요청된다.

(5) 구성원(staff)

조직문화는 조직구성원들의 행동을 통하여 표출되기 때문에 조직목표에 부합되는 구성원들의 선발 및 훈련, 능력과 전문성 제고, 욕구와 동기부여 프로그램 개발은 조직의 기본가치달성에 영향을 미친다.

(6) 기술(skill)

각종 기계장치와 컴퓨터 같은 하드웨어 부문과 생산 및 정보처리를 위해 이를 이용하는 소프트웨어 부문을 포함한다.

(7) 리더십 스타일(leadership style)

조직관리 스타일은 구성원들의 행동양식뿐만 아니라 그들 간의 상호관계와 조직분위기 형성에 직접적인 영향을 미친다.

≡ 최근 기출문제 분석 ≡

2024. 6. 22. 지방직

1 조직화를 위한 통솔범위의 원리에 대한 설명으로 옳은 것은?

① 권한과 책임 수준에 따라 구성원 간 위계를 설정한다.

② 상급자와 하급자 간 명령과 보고체계를 일원화한다.

③ 관리자가 지휘하고 감독할 수 있는 구성원의 수를 제한한다.

④ 규정과 절차를 마련하여 부서 간 활동을 통합한다.

> **TIP** 한 명의 관리자가 효과적으로 지휘하고 감독할 수 있는 부하 직원의 수를 제한하여 효율성을 높이기 위한 원리이다.
> ① 권한과 책임의 원리
> ② 명령 통일의 원리
> ④ 조정의 원리

2024. 6. 22. 지방직

2 분권화보다 집권화가 바람직한 상황은?

① 시장이 넓게 분포되어 있을수록

② 비일상적인 직무가 많을수록

③ 하급자의 능력이 뛰어날수록

④ 부서 간 통합과 조정이 중요할수록

> **TIP** 부서 간 통합과 조정이 중요한 경우, 중앙에서 일관된 정책과 방향을 설정하는 집권화가 조직 전체의 일관성 유지를 돕는다.
> ① 시장이 넓게 분포되어 있을 때는 지역별로 특화된 결정을 내릴 수 있는 분권화가 더 유리하다.
> ② 비일상적인 직무가 많으면 하급자가 신속하게 대응할 수 있는 분권화가 효과적이다.
> ③ 하급자의 능력이 뛰어날 경우, 그들에게 더 많은 권한을 부여할 수 있는 분권화가 적합하다.

Answer 1.③ 2.④

3 조직화의 기본 원리 중 〈보기〉에 해당하는 것으로 가장 옳은 것은?

보기

- 위원회 및 스태프 조직을 활용한다.
- 조직의 목표를 설정하고 목표를 달성하기 위한 계획을 수립한다.
- 조직의 모든 구성원이 따를 수 있는 규정과 절차를 마련한다.
- 수평 부서 간의 업무활동을 구조적, 기능적으로 통합해 나간다.

① 조정의 원리

② 계층제의 원리

③ 명령통일의 원리

④ 통솔범위의 원리

> **TIP** ① 조직의 공동 목표를 달성하기 위하여 세분화된 업무를 조직목표에 비추어 재배치하여 조직의 안전성과 효율성을 도모하는 것이다.
> ② 최고의 직위에서부터 최하위 직위에 이르기까지 어떤 직위가 어떤 업무를 하느냐 하는 것을 말한다.
> ③ 조직 내의 각 구성원이 한 사람의 상관에게서 명령을 받으며 이에 대하여 책임을 갖게 된다.
> ④ 한 사람의 관리자가 효과적으로 직접 감독, 관리할 수 있는 하급자의 수로서 관리의 범위를 말한다.
> ※ 효과적인 조정 방법
>   ㉠ 정보체계의 확립과 계층제
>   ㉡ 계획수립과 목표설정
>   ㉢ 규정과 절차 마련
>   ㉣ 수평적 통합수단의 이용

4 막스 베버(Max Weber)가 제시한 관료제 이론의 특성이 아닌 것은?

① 분업화

② 권한의 계층화

③ 비공식적 조직 강조

④ 공식적 규칙

> **TIP** 막스 베버의 관료제는 조직 목표 수행을 위해 권위적인 구조를 강조한다.
> ※ **관료제**(Max Weber)
>   ㉠ 조직 권한 구조를 카리스마적, 전통적, 합법적 권한으로 분류
>   ㉡ 인간적 요인보다 규칙과 능력 중요시
>   ㉢ 계층에 따른 분업화, 전문화
>   ㉣ 계급제도 형태와 그에 따른 권리 및 의무, 공식적인 시스템 강조

Answer 3.① 4.③

출제 예상 문제

1 다음 중 관리자의 통솔범위를 넓게 설정하는 상황으로 옳게 짝지어진 것은?

> ㉠ 조직정책이 명확할수록 통솔범위가 넓어진다.
> ㉡ 타 부서직원의 지원능력이 우수할수록 통솔범위가 넓어진다.
> ㉢ 관리자의 능력이 우수할수록 통솔범위가 넓어진다.
> ㉣ 간호현장의 지리적 분산정도가 작을수록 통솔범위가 넓어진다.

① ㉠   ② ㉠㉡
③ ㉠㉡㉢   ④ ㉠㉣

TIP ㉡ 타 부서의 지원능력이 우수할수록 통솔범위가 넓어지는 것은 아니다.
㉢ 부하의 능력이 우수할수록 권한위임이 용이하고 관리자로부터의 지도도 많이 요구되지 않으므로 통솔범위가 넓어진다.
※ **통솔범위에 영향을 주는 요인**
　㉠ **통솔자의 능력과 시간**: 부하직원들과 분명하고 정확하게 의사소통을 할 수 있는 관리자가 그렇지 못한 관리자보다 더 많은 부하를 관리할 수 있다. 또한 통솔자의 근무시간이 한정되어 있고 감독해야 할 부하들은 근무교대를 통하여 업무가 24시간 지속될 경우 통솔범위는 제한될 수밖에 없다.
　㉡ **피통솔자의 자질 및 의식구조**: 부하직원의 능력이 우수할수록 감독의 필요성이 줄어들고 권한을 위임하여 재량권을 부여할 수 있다.
　㉢ **업무의 성질**: 업무가 복잡하고 정신적인 노력을 요구하며 상호관련성이 많은 업무일수록 통솔범위는 좁아지며, 이에 비해 업무가 획일적이고 반복적이며 고도로 표준화되어 있어 단순하고 기계적인 일일 때에는 통솔범위가 확대될 수 있다. 그 과업을 수행토록 함에 있어 관리자가 부하들을 직접 접촉해야 할 필요성이 적기 때문이다.
　㉣ **막료부서의 지원능력**: 감독의 업무를 보좌하는 막료가 있으면 감독자의 통제의 폭이 넓어질 수 있다.
　㉤ **지리적 분산의 정도**: 작업장소가 지역적으로 분산되어 있는 경우에 통솔범위는 줄어들고, 지리적으로 한 장소에 집중되어 있는 경우에 통솔범위는 확대될 수 있다.
　㉥ **직무의 명백성**: 정책과 권한 등 직무가 구조화되어 명백할수록 의사결정에 필요한 업무량이 줄어들게 되므로 통솔범위를 확대시킬 수 있다.
　㉦ **계획과 통제**: 계획과 통제의 틀이 잘 갖추어져 있으면 그만큼 관리자가 쉬워지므로 통솔의 범위는 확대될 수 있다.

Answer 1.④

2 권력수용자가 권력행사의 적당한 영향력 행사권을 인정하고 그것에 추종해야 할 의무가 있다고 생각하는 것을 바탕으로 하는 권력은?

① 정보적 권력
② 준거적 권력
③ 합법적 권력
④ 전문적 권력

TIP 권력의 개념

　㉠ **준거적 권력**: 특별한 자질에 의하거나 권력행사자들을 닮으려 할 때 나타나는 권력이다.
　㉡ **전문적 권력**: 특정 상황과 분야에서 높은 전문지식을 가질 때 생기는 권력이다.
　㉢ **보상적 권력**: 권력행사자가 보상할 수 있는 권력이다.
　㉣ **강압적 권력**: 해고, 징계 등을 내릴 수 있는 권력이다.
　㉤ **합법적 권력**: 권력수용자가 권력에 대한 추종해야 할 의무를 바탕으로 하는 권력이다.
　㉥ **정보적 권력**: 유용하거나 희소가치가 있는 정보를 소유하거나 쉽게 접근할 수 있을 때 생기는 권력이다.
　㉦ **연결적 권력**: 중요한 인물이나 조직 내의 영향력 있는 사람과 연줄을 갖고 있다는 사실에 기반을 두는 권력이다.

3 조직구성원들을 권한과 책임, 의무 정도에 따라 상하계급별로 배열하여 집단화하고 각 계층 간에 권한과 책임을 배분하고 명령계통과 지휘·감독체계를 확립하는 조직의 원리는?

① 계층제의 원리
② 통솔범위의 원리
③ 분업전문화의 원리
④ 조정의 원리

TIP 계층제의 원리 ··· 권한과 책임의 정도에 따라 직무를 등급화함으로써 상위조직단위 사이를 직무상 지휘·감독관계에 서게 하는 것으로 조직구조의 수직적 계층분화에 따른 직위의 권한과 관련한 원리이다.

Answer 2.③ 3.①

4 다음 중 권한위임 시 고려해야 할 것이 아닌 것은?

① 위임의 업무가 명확하고 정확해야 한다.

② 권한과 책임을 위임한다.

③ 피위임자의 능력에 맞게 위임한다.

④ 권한위임은 상부에서 하부로 연쇄적이어야 한다.

> **TIP** 권한위임의 고려사항
> ㉠ 달성 가능한 권한위임이어야 한다.
> ㉡ 권한위임의 명백성을 갖어야 한다.
> ㉢ 상부에서 하부로 연쇄적이어야 한다.
> ㉣ 권한의 위임에 책임은 포함되지 않는다.
> ㉤ 하급자의 능력이 고려되어야 한다.

5 병원구조가 커져갈수록 조정이 필요하다. 조정을 효율적으로 하기 위한 방법을 모두 고르시오.

> ㉠ 수직적 통합으로 계층적인 구조를 통하여 정보체계를 확립한다.
> ㉡ 일상적인 사건의 정책을 확립한다.
> ㉢ 동일계층의 조직구성원 및 부서 간의 업무활동을 수평적으로 통합한다.
> ㉣ 계획을 수립하고 목표를 설정하여 조직활동을 조정 · 통합한다.

① ㉠   ② ㉠㉡

③ ㉠㉡㉢   ④ ㉠㉡㉢㉣

> **TIP** 효과적인 조정방법
> ㉠ 조직의 목표를 명확히 설정한다.
> ㉡ 계층제에 의한 권한과 책임의 명확화가 필요하다.
> ㉢ 조직 내 규정과 절차를 마련하여 관리적 의사결정의 지침으로 활용한다.
> ㉣ 조직의 수평적 통합을 이루어 나가도록 위원회, 프로젝트조직, 행렬조직 등을 이용한다.

Answer 4.② 5.④

02 조직의 구조

01 조직의 본질

❶ 조직의 구조적 변수

(1) 공식화

① **공식화의 개념** ⋯ 조직 내의 직무가 표준화되어 있는 정도를 의미한다.

② **공식화의 필요성**

　㉠ 조직구성원의 행동을 정형화함으로써 통제를 더욱 용이하게 하는 것이 가능하다.

　㉡ 공식화의 정도가 높을수록 조직 내에 어떤 행동이 있을 수 있고 그 결과가 어떠하리라는 예측가능성이 높아진다.

　㉢ 조직 내 활동을 고도로 표준화할 경우 어떤 상황에서 어떤 행동을 해야 하는 것을 알게 되므로 혼란을 막을 수 있다.

　㉣ 고도로 공식화된 직무를 수행할 경우 문서화된 절차에 따라 업무를 수행하기 때문에 자유재량에 따른 비용이 감소된다.

③ 집권화와 공식화의 관계

공식화 ＼ 집권화		집권화정도	
		낮음(분권화)	높음(집권화)
공식화 정도	낮음	전문가조직(업무와 관련한 기술적인 문제)	전문가조직(전략적 조직의 의사결정과 관련)
	높음	일반조직(사업부제 조직)	• 단순작업적 조직 • 전문가조직(인사관리문제와 관련)

(2) 집권화

① **집권화의 개념** … 조직 내 자원배분에 관련된 의사결정의 집중도 및 직무수행에 관계된 의사결정의 집중도를 포함하는 직위 간 권한의 분배정도이다.

② **집권성이나 분권성의 정도를 결정하는 요인**
   ㉠ 조직의 하위계층에서 더 많은 의사결정과 더욱 중요한 의사결정이 이루어질수록 분권적 조직의 성격을 띠게 된다.
   ㉡ 조직의 운영과 집행에 관한 의사결정뿐만 아니라 재무, 인사 등 이와 관련된 기능에 대한 의사결정도 하위계층에서 결정할수록 분권적 조직의 성격이 커진다.
   ㉢ 의사결정에 대하여 보고해야 한다는 제약이 많을수록 분권적 조직의 성격은 적어지고 집권적 조직의 성격이 커진다.

(3) 복잡성

① **복잡성의 개념** … 조직의 분화정도로, 조직이 하위단위로 세분화되는 과정이나 상태를 말한다.

② **복잡성의 장 · 단점**
   ㉠ 장점
   • 각 부문별로 전문화되어 있어 직무분업과 구조설계에 일관성이 있고 매우 합리적이다.
   • 직업전문화원칙에 따라 인력자원을 효율적으로 활용할 수 있다.
   • 부문별로 전문화를 촉진하여 능률을 향상시킬 수 있고 마지막으로 각 부문의 관리자가 그 분야의 전문가이므로 개별부서 내에서의 감독 및 조정이 용이하다.
   ㉡ 단점
   • 전체 조직의 목표를 간과하여 부서 간 의사소통에 갈등이 초래되며 조정하기가 어렵다.
   • 기능에 따라 전문화되어 있으므로 조직 전체를 관리할 일반 관리자를 훈련시키기 어렵다.

③ **복잡성과 집권화의 관계** … 복잡성이 증대될수록 의사결정은 분권화되고, 집권화가 높을수록 복잡성이 낮다.

❷ 조직구조의 유형

(1) 공식적 · 비공식적 조직구조

① 공식적 조직구조
   ㉠ 공식 조직의 개념
   • 공식 조직은 법령 또는 규정에 의해 공식화된 조직으로 기획에 의해 결정된 행정적인 의사결정을 따른다.
   • 부서 간의 분담되는 업무와 배열되어 있는 직위가 그 조직구성원들에 의해 제도적으로 인정된 조직이다.
   • 조직의 수명이 지속적이며 목적을 달성하기 위해 의도적으로 구성된 조직이다.

- ⓒ 특징
  - 법령 또는 규정에 의해 계획되고 공식화된 조직구조로서 부서 사이에 업무가 공식적으로 분담되어 있고 직위가 공식적으로 배열되어 있다.
  - 간호부서 내의 각 직위가 다른 직위와 어떤 관계가 있으며, 간호부서가 병원의 다른 부서와 어떤 관계가 있는지를 명시하는 공식적으로 인정된 기구조직표상에 나타나 있는 관계이다.
  - 권한, 통제, 의사소통, 업무분담의 체계가 된다.
- ⓓ 장점
  - 계층 및 부문 간의 권한 및 책임관계가 의사소통의 경로를 분명하게 밝히고 있는 구조를 가지고 있다.
  - 조직화의 정도가 높다.
  - 모든 구성원에게 구체적인 직무가 할당되고 지위, 신분의 체계가 문서화되어 있다.
  - 관리자에 의해 의도적으로 구성된 조직이다.
  - 조직의 수명이 지속적이다.
- ⓔ 단점 : 고도로 복잡하고 동태적인 상호작용이 이루어지고 있는데도 단지 정태적인 단편만을 보여주는 모델에 불과하다.

② 비공식적 조직구조
  - ⓐ 비공식 조직의 개념
    - 인간의 상호관계를 바탕으로 하여 형성되는 조직이다.
    - 기획에 의해 결정된 행정적인 의사결정을 따르는 조직이다.
    - 조직의 공식적인 조직기구표상에는 나타나지 않는 조직이다.
    - 집단의 형성 자체가 목적이 되는 자생적 조직이다.
    - 조직 내에서 공식목표나 과업에 관계없이 자연적으로 형성된 조직이다.
  - ⓑ 특징
    - 직원들 사이의 비공식적이며 사적인 관계로서 기구조직표에 나타나 있지 않은 자연발생적인 관계를 말한다.
    - 조직 내 구성원들의 개인적이고 사회적 욕구의 필요성에서 생겨난 자생적 조직으로서 공식적으로 문서화되거나 인지되는 것은 아니다.
  - ⓒ 장점
    - 능률적인 업무수행에 필요한 조직구성원 간의 원활한 협동관계와 집단적 결정에의 참여, 유기적인 상호의존관계를 갖게 함으로써 부과된 업무를 능률적으로 수행할 수 있게 해준다.
    - 각기 일정한 배경, 행동양식, 규범, 가치체계 및 사회적 태도를 가지고 있어 조직구성원에게 귀속감과 만족감 및 안정감을 주는 역할을 한다.
    - 공식조직구조의 한계를 보완해준다.
    - 조직구성원들이 서로 정보를 교환할 수 있는 의사소통의 통로를 확립시켜준다.
    - 좌절감과 불평에 대한 안전판 역할을 한다.
    - 일체감과 소속감을 갖게 해준다.

② 단점

- 목표와 기대가 공식조직의 목표와 상반됨으로써 갈등을 일으켜 공식조직의 목표와 상반된 방향으로 움직일 수 있다.
- 개인에게 비공식적 조직구조에 동조를 강요함으로써 개인의 자아실현을 방해하고, 능력있는 사람이 조직에 기여하는 것을 약화시킬 수 있다.
- 조직 내 불필요한 소문이 만연될 수 있다.

[공식 조직과 비공식 조직의 비교]

구분	공식 조직	비공식 조직
성격	조직구성원 간의 역할과 권한에 대한 법령이나 규정이 마련된 조직이다.	• 자연발생적으로 맺어진 자생적인 조직이다. • 공식 조직의 단점을 보완하기 위해 활용되어야 한다.
장점	• 권한, 의사소통, 책임이 분명하다. • 직무, 지위체계가 문서화되어 있다. • 목적달성을 위해 의도적으로 구성된 조직이다. • 조직의 수명이 길다.	• 사회문화적인 가치를 영속화한다. • 조직구성원에게 소속감과 만족감을 제공한다. • 의사소통을 촉진시킨다. • 문제해결에 도움을 준다.
단점	• 경직된 분위기를 조성한다. • 의사소통이 부족하다.	• 사적인 관계를 강조한다. • 본연의 업무수행을 저해한다. • 부당한 정보나 소문의 유포로 사기가 저하된다.

(2) 병원간호조직의 유형

① **계선 조직** … 계층적 구조를 이루는 조직으로서 상관과 부하의 관계를 강조하는 수직적이고 직접적인 명령계통을 갖는다.

㉠ 특성

- 관리자와 부하 직원 간의 수직적인 관계를 보여주고 관리자의 지시와 명령이 위에서 아래로 직선으로 전달되는 것을 조직기구표를 통해 확인할 수 있다.
- 군대의 지휘, 명령의 관계처럼 상사의 명령이 곧바로 부하에게 전달되도록 편성된다.
- 라인조직을 통해 업무추진을 위한 결정, 집행, 명령, 감독 등 조직의 목적 달성에 필요한 영향력을 직접적으로 행사할 수 있다.

㉡ 장점

- 조직구조가 단순하므로 조직을 이해하기 쉽다.
- 권한과 책임의 소재가 명백하기 때문에 업무수행이 용이하다.
- 분업, 전문화로 인하여 조직의 효율성이 증가한다.
- 의사결정이 신속하다.
- 조직의 안정을 기할 수 있다(통제용이, 임기응변적 조치 가능).
- 관리의 내용이 간단한 소규모의 조직에 적합하다.

ⓒ 단점

- 주관적 · 독단적이 되기 쉽다.
- 업무가 단조로워지고 직원 사이의 격리가 초래된다.
- 수평적 의사소통(전문가 사이의 의사소통)이 어렵기 때문에 전문적 지식과 기술이 충분히 활용되지 않는다.
- 변화된 상황에 신속하게 적응하기 어렵다.
- 부하직원은 의존심이 강하고 무능하게 된다.
- 사용 가능한 정보가 활용되지 않는다.
- 조직구조가 계속 발생할 수 있다(계층의 심화 – 의사소통의 어려움과 관리의 비인간화 초래).

📢TIP 직능조직

ⓐ 직능조직의 개념 : 조직구조가 점차 복잡해지고 조직의 규모가 대규모인 경우, 라인 관리자가 만능인이 되어 조직의 모든 일을 처리하는 것이 현실적으로 불가능하기 때문에 직무를 유형별로 통합시켜서 기능적으로 부문화한 조직이다.

ⓑ 직능조직의 특성

- 전문화의 이점을 살리고 라인 조직의 결점을 보완하기 위해 만들어졌다.
- 관리기능을 전문화하여 관리자의 부담을 경감시킨다.
- 상사와 부하의 관계가 매우 복잡하여 지휘 · 명령계통이 일원화될 수 없고 책임과 권한도 명확하지 않다.

ⓒ 효과적인 직능조직이 되기 위한 네 가지 조건

- 조직의 규모가 중소규모인 경우
- 조직이 안정되고 확실한 환경에 처해 있는 경우
- 조직의 기술이 관례적이고 상호의존성이 낮은 경우
- 기계적인 효율성과 기술적인 질을 중요하게 여기는 경우

ⓓ 직능조직의 장 · 단점

장점	단점
• 자원이 효율적으로 이용된다. • 중앙집권식 의사결정으로 조직의 통합성 유지가 가능하다. • 동일한 업무의 반복으로 기술적인 발전과 기능적인 숙련도의 발전이 가능하다. • 기능 사이에 조정력이 강화된다.	• 기능을 초월할 때 조정력이 약화될 수 있다. • 상사와 부하의 관계가 복잡하여 지휘 · 명령에 시간 소모가 많다. • 환경변화에 효율적으로 대처하지 못한다. • 다기능적인 업무를 수행할 때 책임의 소재가 불분명하다.

② 계선 – 막료 조직

ⓐ 막료조직은 명령통일의 원칙과 전문화의 원칙을 조화시켜 관리기능의 복잡화에 대응할 수 있도록 계선 외부에 막료기구를 설치한 조직이다.

ⓑ 막료기구는 전문적인 지식과 경험을 가지고 조직의 목표달성에 간접적으로 기여하고 관리의 질을 높여주는 역할을 하나 명령이나 지휘권은 없다.

ⓒ 장점

- 막료의 전문적인 지식과 유익한 경험을 활용할 수 있으므로 보다 합리적인 결정을 할 수 있다.
- 최고관리자의 통솔범위를 확대시키고 조직활동의 조정이 비교적 용이해져 조직의 신축성을 기할 수 있다.

ㄹ 단점

- 계선과 막료 사이에 불화와 갈등이 생길 우려가 있고, 권한과 책임의 한계가 불명확할 수 있다.
- 의사전달의 경로가 혼란에 빠질 가능성이 있으며, 행정이 지연되고 비용이 많이 든다.
- 효율성과 생산성 증대를 위해 많은 부문과 계층이 발생하여 조직이 비대해진다(관료제화).
- 조직의 비대화로 조직의 경직을 일으키며 조직원의 창의성이 억제된다.

> **TIP** 스태프
> ㄱ 스태프의 특성
> - 스태프는 전문적인 지식은 있지만 구체적인 집행권이나 명령권은 없다.
> - 라인 관리자가 의사결정을 할 때 조언, 지원, 조성, 촉진, 협조 등을 하여 조직이 목적 달성을 잘할 수 있도록 간접적으로 기여한다.
> ㄴ 스태프의 기능
> - 조언기능 : 관리자들이 필요한 정책과 수단을 개발할 수 있도록 조언과 상담을 할 수 있는 전문적인 능력을 발휘하는 기능이다.
> - 정책의 통제 기능 : 스태프의 전문성과 역할이 강화됨에 따라 특정 분야에 정책을 입안하고 통제하는 기능이다.

③ **위원회 조직** … 각 부서 간의 혹은 각 명령계통 간에 일어나기 쉬운 의견의 불일치와 갈등을 조정하려는 조직으로, 다른 조직과 병용되어 그것을 보완하고 조정하는 역할을 한다. 일시적이거나 또는 영구적일 수 있다.

ㄱ **위원회 조직이 효과적인 경우**
- 원만한 의사결정을 위해 광범위한 경험과 배경을 가진 사람들을 모아 논의하는 것이 바람직할 때
- 의사결정의 결과에 의해 영향 받게 될 사람들의 대표자도 참석시킬 때
- 부담을 분산시킬 필요가 있을 때
- 어느 한 개인이 조직을 이끌어 갈 준비가 되지 않은 관리상의 과도기인 때

ㄴ **위원회의 기능** : 업무조정, 정보수집 및 분석, 충고, 의사결정의 책임 등의 기능을 한다.

ㄷ **위원회 조직의 구조**
- 임시적인 위원회 : 태스크포스와 구조는 동일하지만 일상적이거나 자신의 업무를 수행하면서 동시에 위원회 업무도 수행한다.
- 영구적인 위원회 : 태스크포스와 같은 다양한 기능을 결집시키고, 매트릭스 구조의 안정성과 일관성의 결합을 촉진시키는 구조를 지니고 있다.

ㄹ **장점**
- 부서 간 계획수립이나 정책수행을 조정하고 목표에 대한 통합을 꾀하는 중요한 수단이 된다.
- 의사소통의 원활화를 도모하여 각자의 사기를 높일 수 있다.
- 위원회에 참가함으로써 전반적인 관리활동에 대한 종합적인 판단력을 기를 수 있다.

ㅁ **단점** : 유력한 소수에 의한 독재의 우려가 있다.

④ **기능적 팀워크 조직** … 종래의 단순조직에서 복합조직으로 조직구조를 바꾸기 위하여 채택되는 조직구조로, 종래의 단순한 기능들을 하나의 논리적인 기능체계로 통합한 데에 그 특징이 있다.

⑤ **팀 조직**… 종전의 부과제 조직에서 있었던 부서 간, 계층 간 장벽을 허물고 실무자 간, 그리고 담당자와 팀장 간의 팀워크를 강조한 조직이다. 팀원들이 자기분야에서 최고전문가로 기능을 발휘함으로써 조직을 생산적으로 만드는 데 목적을 두고 있다.

ㄱ **구성**
- 팀장 : 팀을 관리하며 인사권, 업무결재권 등 강력한 권한을 가진다.
- 팀원 : 이사, 부장, 과장 등 팀장 외의 다른 직급을 말한다.

ㄴ **유형**
- 수평형 : 팀장 밑에 중간관리자가 없이 팀원들만 있는 조직이다.
- 프로젝트형 : 프로젝트별로 팀을 구성하여 조직하는 것이다.
- 계선형 : 팀장 밑에 계선조직이 책임자보다 더 강력한 결재권을 가진 부장이나 과장이 있고 그 밑에 팀원이 있다. 팀원이 많아 팀장 혼자 결재나 감독을 할 수 없는 조직에 많다.

⑥ **프로젝트 조직(TF)**… 어떤 특수한 목표 또는 복잡하고 중요한 비일상적 업무를 달성하기 위해 임시적으로 조직된 다양한 전문가들의 집단으로서, 각 부서에서 팀원이 차출되어 프로젝트를 수행하다가 그 프로젝트가 끝나면 다시 본래의 부서로 되돌아가는 과제중심조직이다.

ㄱ **프로젝트 조직이 효과적인 경우**
- 과업의 성공 여부가 조직에 결정적인 영향을 미치게 될 중요한 과업에 직면해 있는 경우
- 특정 과업이 구체적인 시간제약과 성과기준을 가지고 있는 경우
- 특정 과업이 예전의 과업에 비해 독특하고 생소한 성질의 것일 경우
- 특정 과업의 수행이 상호의존적인 기능을 필요로 하는 경우

ㄴ **특성**
- 특정 프로젝트를 해결하기 위해서 임시로 여러 직능을 통합하여 체계화한 것이다.
- 기본적인 조직구조로서 계선 또는 막료-계선, 직능적 조직을 설계하고 프로젝트팀은 사업에 따라 이 기본 조직구조에 첨가 · 병행해서 사용하는 경우가 많다.
- 프로젝트팀은 최고관리자가 프로젝트의 목표, 시간의 한계, 일반적 지침 등을 정하고 장을 지명한다.
- 프로젝트팀은 여러 분야로부터 전문가를 선발하여 팀을 구성한다. 팀원은 다양한 배경을 가진 사람들로 구성되며, 서로 낯선 관계에 있는 경우가 많다.
- 프로젝트팀장은 팀원에게 지시하고 방향을 제시해주는 역할을 하지만 팀원들을 결합시키는 분명한 조직구조는 없다.
- 팀원은 프로젝트 기간 동안 신속하고 집중적인 관계를 수립하고, 업무에 대해 자유롭고 대등하게 이야기할 수 있도록 지위의 차이는 거의 무시되어야 한다.
- 팀원은 전문가로서 시간에 구애받지 않고 일하는 경우가 많고 필요할 때 다른 팀원과 팀장의 자문에 응한다.
- 고도로 전문화된 지식을 가진 많은 직원들이 새로 구성된 단기적인 프로젝트팀에 계속해서 참여하는 병원의 관리자는 다양한 전문가의 특수용어를 파악하고 프로젝트팀의 활동을 조정할 수 있어야 한다. 이러한 새로운 조직 내의 직원들은 수직적인 계층과 직명에 의해서 엄격하게 구분되어 있지 않고 특수 프로젝트에 대한 그들의 기여를 평가함에 의해서 인정되며 신축성 있게 활용된다.

[프로젝트 조직의 장점·단점]

구분	장점	단점
프로젝트 조직	• 프로젝트의 특성에 따라 인적자원과 물적자원으로 탄력적으로 운영할 수 있다. • 조직의 목적이 분명하고 조직구성원 각자의 정체성이 확인된다. • 조직에 기동성을 부여하고 업무를 신속정확하고 효과적으로 수행할 수 있다. • 조직의 환경변화에 민감하여 기술개발, 신규사업, 경영혁신 등에 적용될 수 있다.	• 일시적·한정적인 혼성조직이므로 관리자의 관리능력에 의해 결과가 크게 좌우된다. • 한시적인 조직이므로 추진하는 업무에 일관성을 유지하기 힘들다. • 기존 조직과의 관계에서 조직구성원들로 하여금 자신의 모조직에 대한 명령 통일성과 충성심을 약화시킬 수 있다.

⑦ **매트릭스 조직**(행렬조직) … 전통적인 직능부제 조직과 전통적인 프로젝트 조직을 통합한 형태로, 프로젝트 조직이 직능조직의 단위에 첨가되어 있을 때의 형태이다.

   ⊙ **특성**
  • 명령통일 일원화의 원칙에 위배된다.
  • 계층수가 적다.
  • 의사결정권이 분권화될 수 있다.
  • 공식적인 절차와 규칙에 얽매이지 않는다.

   ⓛ **장점**
  • 직원의 능력과 재능을 최대한 이용할 수 있다.
  • 급격한 환경변화에 신속하게 대응할 수 있다.
  • 다수의 복잡하고 상호의존적인 활동을 수행할 때 여러 활동의 조정을 촉진할 수 있다.

   ⓒ **단점**
  • 이중의 조직구조이므로 갈등의 발생소지가 크다(권력투쟁의 조장).
  • 책임에 대한 혼란을 일으킬 수 있다.
  • 시간 소모적이다.
  • 특수훈련을 요구한다.
  • 권력균형 유지가 어렵다.

⑧ **자유형 조직** … 다양한 경영목적을 달성하기 위해 조직의 역할이나 구조가 고정되어서는 안 되며, 환경에 적응할 수 있는 조직이어야 한다는 가정에 의한 조직구조이다.

   ⊙ 특정한 시기에 특정한 요구에 맞게 여러 가지 형태로 조직구조를 변화시키며, 그 집단의 구성원은 한 팀으로 관리된다.
   ⓛ 행동과학적 접근을 통해 조직 내의 개인활동과 조직목표가 통합된다.
   ⓒ 최고관리자와 관리집단이 고도로 분권화된 이익중심점은 조직 내의 다른 이익중심점에 대해 아무런 영향을 미치지 않고 폐기할 수 있으며 새로운 이익중심점으로서 독립기구를 추가할 수 있다.
   ⓔ 전산화체계를 이용하여 관리하는 경우가 많다.

◎ 위험을 감수하고 젊고 패기있는 진보적 관리자에 의해 운영되는 경우가 많다.

◎ 관리에서 발생되는 우발적 문제를 줄일 수 있는 동태적 조직이다.

⑨ **프로세스 조직** … 엔지니어링에 의한 기존 경영조직을 근본적으로 다시 생각하고 재설계하여 획기적 경영성과를 도모할 수 있도록 프로세스를 기본단위로 설계된 조직이다.

    ㉠ 프로세스 조직은 고객요구에 대한 신속한 대응·관리, 간접인원 축소, 경영성과의 획기적 향상 및 고객에 대한 초우량 서비스, 조직구성원의 근로의 질 향상 등을 기할 수 있다.

    ㉡ 프로세스 조직은 반복적 정형화, 안정적이며 식별 가능한 프로세스의 존재하에 기존 업무처리방식 조직시스템을 근본적으로 재설계하고 정보기술을 활용해야 한다.

[프로세스 네 가지 유형]

가치창출 프로세스	고객의 요구에 의해 공급자로부터 전환하기까지의 직접적인 가치를 창출한다. 예 물류 프로세스, 생산 프로세스, 재원조달 프로세스, 판매 프로세스
지원 프로세스	가치창출 프로세스에 필요한 정보, 기술, 물자들을 제공하여 직접적으로 지원한다. 예 경영정보 프로세스, 생산기술 프로세스, 시장조사 개발 프로세스
자산창출 프로세스	조직의 기본자산인 자금, 인력, 생산설비 등을 창출하고 관리한다. 예 설비생산 프로세스, 인적자원 프로세스, 자금조달 프로세스
조정통합 프로세스	프로세스 간의 조정 또는 다른 프로세스에 지침을 제공하여 통합을 유도한다. 예 경영계획 프로세스, 내부평가 프로세스, 생산계획 프로세스

⑩ **네트워크 조직(network organization)** … 전통적 계층형 피라미드 조직의 경직성에 따른 비효율을 제거, 조직의 환경 적응성·유연성을 확보하기 위하여 조직구성원 개개인의 전문적 지식에 근거한 자율권을 기초로 공식적 조직경계를 뛰어넘어 개인능력 발휘의 극대화와 제반기능 사업부문간 의사소통의 활성화를 도모하기 위한 신축적 조직운영방식을 지닌 조직을 말한다.

    ㉠ 네트워크 조직의 목적

    • 조직을 합병하여 거대한 조직으로 만드는 것이 중요한 것이 아니라 네트워크를 연합하여 창조적이고 효율적인 조직으로 나아가야 한다.

    • 미래사회는 덩치가 큰 것이 강한 것이 아니라 작으면서도 네트워킹이 잘된 조직이 강력하다. 거대조직들은 보다 작고 자율적인 조직들의 연합으로 바뀌어야 한다.

    ㉡ 네트워크 조직의 특성

    • 조직구성원 개개인의 전문적 지식에 근거한 자율권을 기초로 개인능력 발휘의 극대화를 꾀하고 외부자원의 활용을 통해 유연성을 확보하기 위한 조직이다.

    • 스피드와 상호연결성 측면에서 그 어떠한 조직구조보다 신속하고 효율적이며 획일성, 수직성, 동질성이 배제되고 극단적인 분권화, 수평화, 이질성이 지배되는 구조이다.

    • 매우 분권화된 구조를 갖고 있어 뚜렷한 경계가 존재하지 않는다.

    • 현장의 정보가 분석·판단되어 의사결정을 거쳐 이것이 다시 현장으로 피드백되는 시간을 최소화하며 전문가로 구성된 팀을 활용함으로써 여러 기능과 관련된 핵심업무를 동시에 할 수 있다.

02 병원조직

① 병원조직

(1) 병원조직의 특성

① **다양한 사업목적** … 이윤과 공익성을 조화시켜야 하는 어려움이 있다. 또한 의학 및 간호교육, 훈련, 연구, 의료기술개발, 공중보건증진 등 성격이 다른 여러 목적을 추구하고 있으며 병원조직 내의 구성원(개인) 또는 하부조직 단위의 목적이 다양하다.

② **다양한 구성원** … 병원조직의 구성인력은 고도의 숙련과 기술 및 지식을 가진 전문인력(의사, 간호사, 약사 등), 의료기사, 의무행정직, 기능직 그리고 교육을 받지 못한 단순노동인력까지 수준이 각기 다른 인력들이 협동하여 일하는 조직체이다.

③ **다양한 의료서비스** … 의료서비스가 매우 다양하고 역할과 기능이 고도로 전문화되어 있다. 즉, 기본진료인 외래진찰과 입원 외에 검사, 방사선 진단 및 치료, 처치 및 수술 등 천여 가지의 서비스가 있다.

④ **다양한 물품** … 의료서비스에 제공되는 물품의 종류가 많으며(약품류 및 의료소모품 등), 물품의 크기가 작은 것이 대부분이고 특별관리를 해야 하는 품목(마약, 혈액 등)이나 수량을 헤아리기 어려운 품목 등이 많다.

⑤ **이중화된 지휘체계** … 병원조직은 일반적으로 의료진에 의한 권한체계와 일반관리자에 의한 권한체계가 공존하는 이원적 지휘체계가 상존하고 있어 50여 직종 간의 갈등이 빈번하다.

⑥ **질병을 가진 인간을 대상** … 병원이 다른 조직과 구별될 수 있는 가장 근본적인 차이는 병원의 주업무가 바로 인간을 직접 대상으로 하는 전문적 서비스라는 데 있다.

⑦ **업적평가의 어려움** … 진료 및 간호서비스는 환자마다 각기 다른 질병상태 및 정신·사회적인 측면을 다루기 때문에 생산된 서비스를 객관적으로 평가하기 어렵다.

⑧ **고도의 자본집약** … 건물, 설비, 고가의 의료장비를 갖추어야 하므로 거대한 투자비가 소요되는 데 비해 투자회수율이 극히 낮다.

(2) 병원조직의 외·내적 환경

① **외적 환경**
  - ㉠ 전 국민 의료법인(1987. 7.) : 의료보험체계의 도입으로 과잉진료와 과다청구 및 진료수가의 인상이 통제되고 있다.
  - ㉡ 국민들의 의료서비스에 대한 권리의식 앙양 : 국민들의 교육수준과 소득이 높아짐에 따라 건강의식과 함께 돈을 지불한 대가로 정당한 의료서비스를 받을 권리가 있다는 의식이 점차 높아지고 있다.

ⓒ **공해문제 야기** : 환자가 사용했던 의류·침대보 등으로부터의 전염, 환자의 음식찌꺼기 처리, 환자로부터의 적출물 처리, 임상검사시약, 환자와 직원들의 대소변 처리 등이 문제되고 있으며 이에 대한 환경부의 감시가 강화되고 있다.

ⓔ **의료사업에 대한 비판적 시각** : 병원은 일반적으로 공공성과 윤리성을 갖고 운영되어야 한다고 인식되고 있으며, 의료법에도 의료기관은 영리추구나 광고 및 진료거부를 못하도록 규정하고 있다.

② 내적 환경

ⓐ 병원이란 환자, 의사, 행정직 그리고 비의료직 사이의 본질적인 갈등이 많은 복잡한 사회체계이다.

ⓑ **병원의 두 가지 권한체계**
- 전문직 : 의사 및 간호사로 구성되는 전문적인 규율체계
- 비전문직 : 병원행정가와 부서장 등 이사회로부터 여러 종업원으로 이르는 관료체계

ⓒ **병원조직의 3요소**
- 이사회 : 병원의 법적 권한과 책임을 갖는다.
- 의료진 : 환자진료상의 문제에 대해 결정을 내리는 데 있어서 기술상의 지식을 갖는다.
- 행정직 : 병원의 임상운영에 대한 책임을 갖는다.

(3) 병원조직의 유형

① 폐쇄시스템과 개방시스템

ⓐ 폐쇄시스템 : 의사와 의료시설이 밀착되어 있는 형태로 의사가 병원에 소속되어 있다. 의사를 장으로 하는 진료부가 구성되며 의사에 대한 통제력과 조직력이 강하다(우리나라의 병원의 경우).
- 장점 : 의료인력의 귀속감과 연대의식을 높일 수 있고 강력한 리더십이 발휘될 때 신속하게 행정업무를 처리할 수 있다.
- 단점 : 타 직종과의 마찰 및 사기저하를 유발하고 의사들에 대한 직접적인 통제를 어렵게 만들 뿐만 아니라 경영관리기법에 관한 정보교환이 없어 병원경영관리를 저해할 수 있다.

ⓑ 개방시스템 : 의사와 의료시설이 분리되어 있는 형태로 환자수용을 위주로 하는 시설이 구비되어 있고 의사가 이 시설을 이용한다. 간호사를 장으로 하는 병동구성이 중심이 되고 있으며, 의사는 고용되지 않고 개업의가 시설을 이용할 수 있다.

② 의료전달체계에 따른 구분

ⓐ 1차 진료기관 : 일반의에 의해 실시되는 외래진료기관으로서 건강보험증에 기재된 중진료에 있는 모든 보건의료기관(3차 진료기관이라도 안과, 이비인후과, 피부과, 가정의학과, 재활의학과, 치과, 한방치료는 1차 진료를 담당할 수 있음)이다.

ⓑ 2차 진료기관 : 입원진료와 전문외래를 전문의가 입원시설을 갖추고 진료하는 곳으로 건강보험증에 기재된 대진료권에 있는 보건의료기관이다.

ⓒ 3차 진료기관 : 세분화된 특수 전문외래와 입원진료로서 전문의에 의한 진료와 높은 수준의 시설 및 장비를 필요로 하는 진료기관(1차 기관의 의뢰에 의하여 이용 가능)이다.

② 특수 진료기관 : 일반병원에서 진료가 어렵거나 격리 또는 장기간의 진료가 필요한 진료(정신질환, 결핵, 나병, 암, 재활 및 전염병 등)를 담당하는 기관이다.

③ 진료기간에 따른 구분
　㉠ 단기 치료병원 : 치료기간이 비교적 짧은 일반환자를 진료하는 곳이다.
　㉡ 장기 요양병원 : 노인요양소나 정신병원 등 장기간의 치료를 요하는 질환을 진료하는 곳이다. 최근 노령층의 인구증가로 장기치료의 수요가 증가추세에 있다.

② 간호조직

(1) 간호조직의 구성

① 간호조직은 병원의 가장 큰 부서로서 그 수뇌에는 간호부장 또는 간호과장이 있다.

② 간호조직은 산부인과, 소아과, 수술실 같은 영역에 임상전문가를 가지고 있으며 각 과는 하나 이상의 간호단위로 이루어져 있으며 간호단위에는 내과, 외과, 소아과, 산과, 정신과, 수술실, 회복실, 응급실, 중환자실 등이 포함된다.

(2) 간호부서의 기구조직

① 전체 병원목적에 준하여 간호업무를 효과적으로 수행할 수 있도록 조직되어야 하며, 될 수 있는 한 최선의 간호와 최대의 전문성이 유지되도록 하는 데 초점을 두어야 한다.

② 간호업무의 조직과 권한에 의한 책임은 간호조직의 최고책임자를 통해서 위임받는다.

최근 기출문제 분석

2023. 6. 10. 제1회 서울특별시

1 〈보기〉에 제시된 조직구조의 유형에 대한 설명으로 가장 옳은 것은?

보기

A 병원에 입사한 간호사는 병원 내 동아리 활동에 대한 소개와 함께 소속부서에 상관없이 1개 이상의 동아리에 가입해야 함을 안내받았다.

---

① 조직의 생리를 파악할 수 있다.

② 기관의 목표달성을 위한 공식조직이다.

③ 소식도를 통해 계층, 의사소통 통로를 확인할 수 있다.

④ 구성원에게 구체적인 직무가 할당되는 영구적인 조직이다.

> **TIP** ① 비공식 조직은 자생적 조직으로 의사소통을 촉진하며 조직의 생리 파악에 도움을 준다.
> ② 동아리는 비공식 조직으로 기관의 목표 달성과는 관계가 없다.
> ③ 공식적인 조직기구표상에는 나타나지 않는 조직이다.
> ④ 과업과는 관계가 없으며 직무가 할당되지 않는 자생적인 조직이다.
> ※ 비공식 조직은 자연발생적으로 맺어진 자생적 조직으로 공식조직의 단점을 보완하기 위해 활용된다. 조직 구성원에게 소속감과 만족감을 제공하며 의사소통을 촉진하여 문제해결에 도움을 준다는 장점이 있다. 때로는 사적인 관계를 강조하게 되어 부담을 주거나 부당한 정보나 소문의 유포로 사기가 저하되기도 한다.

2022. 6. 18. 제2회 서울특별시

2 조직구조의 구성요인에 대한 설명으로 가장 옳은 것은?

① 단순하며 반복적으로 수행하는 직무일수록 공식화가 어렵다.

② 대규모 조직일수록 집권화 경향이 높다.

③ 직무의 특성이 획일적이고 일상적일 경우 집권화의 경향이 높다.

④ 지리적 분산의 정도가 커질수록 조직의 복잡성은 감소한다.

> **TIP** ① 단순하고 반복적이고 일상적인 업무일수록 공식화가 높아진다.
> ② 대규모 조직일수록 분권화 경향이 높다.
> ④ 지리적 분산이 커질수록 조직구도의 복잡성은 증가한다.

Answer 1.① 2.③

2021. 6. 5. 제1회 서울특별시

3 **라인-스태프 조직에 대한 설명으로 가장 옳은 것은?**

① 책임과 권한의 한계가 명확하다.

② 조직구조가 단순하여 신규 직원이 조직을 이해하기 쉽다.

③ 환경의 변화에 능동적으로 대처하기 어렵다.

④ 종합적인 의사결정을 위해 전문적인 지식과 경험을 활용할 수 있다.

> **TIP** 라인-스태프 조직…조직이 대규모화되고 업무내용이 복잡해지면서 관리자의 업무를 지원, 조언해 주는 기능이 설치된 조직이다. 스태프 조직을 통해 전문적인 조언, 조력 기능으로 도움을 받을 수 있다.

2020. 6. 13. 제1회 지방직 시행

4 **조직 유형을 정태적 조직과 동태적 조직으로 구분할 때 다른 유형에 속하는 것은?**

① 위원회 조직   ② 매트릭스 조직

③ 프로젝트 조직   ④ 라인-스태프 조직

> **TIP** ㉠ 동태적 조직: 위원회 조직, 매트릭스 조직, 프로젝트 조직
> ㉡ 정태적 조직: 라인조직, 라인-스태프 조직, 직능조직

2020. 6. 13. 제2회 서울특별시 시행

5 **최고관리자의 총괄 감독하에 전문화된 기능에 따른 부서를 구성하고, 권한을 부여받은 전문가 스태프가 부서를 지휘하고 감독하는 조직으로 가장 옳은 것은?**

① 라인조직

② 라인-스태프조직

③ 직능조직

④ 매트릭스조직

> **TIP** ① 라인조직: 직선식 조직, 각 종업원은 자기가 속한 명령 계통에서 바로 위의 한 사람으로부터 명령을 받을 뿐이며, 다른 명령 계통의 상위자로부터는 지휘·명령을 받지 않는다.
> ② 라인-스태프조직: 명령 전달과 통제 기능에 대해서는 라인조직의 이점을 이용하고, 관리자의 결점을 보완하기 위해서는 스태프 조직을 도입한 조직 형태이다.
> ④ 매트릭스조직: 프로젝트 조직과 기능식 조직을 절충한 형태로, 구성원 개인을 원래의 종적 계열과 함께 횡적 또는 프로젝트 팀의 일원으로 임무를 수행하게 하는 조직 형태이다.

Answer 3.④ 4.④ 5.③

출제 예상 문제

1 조직의 분업 – 전문화에 대한 가정으로 옳지 않은 것은?

① 한 사람이 같은 시간에 여러 가지 일을 할 수 없다.

② 개인의 능력과 기술에는 차이가 있고 한계가 있다.

③ 업무의 전문화는 각 개인적 차이를 존중한다.

④ 업무의 전문화를 통하여 업무를 가장 신속하게 수행할 수 있는 유일, 최선의 방법을 발견할 수 있다.

> **TIP** 업무의 전문화는 기계화를 가능케 하므로 기술과 사고를 가급적 기계에 전담시킴으로써 개인적 차이를 무시할 수 있다.

2 다음 중 비공식구조에 대한 설명으로 옳지 않은 것은?

① 자연발생적으로 생긴 조직이다.

② 전체적인 질서를 유지시킨다.

③ 성문화되지 않은 비제도적 · 비가시적 조직이다.

④ 조직구성원에게 귀속감, 안정감, 만족감을 준다.

> **TIP** 공식적 조직구조는 법령 또는 규정에 의해 공식화된 조직구조로서 부서 사이의 업무가 공식적으로 분담되어 있고 직위가 공식적으로 배열되어 있어 조직의 전체적인 질서를 유지시킨다.

Answer 1.③ 2.②

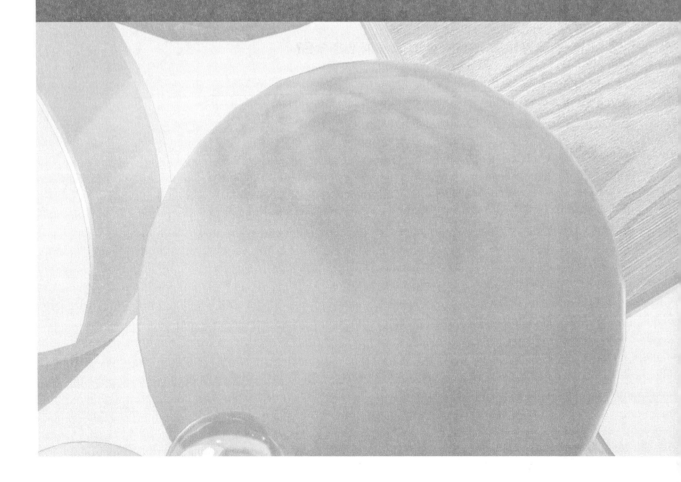

PART

04 간호관리

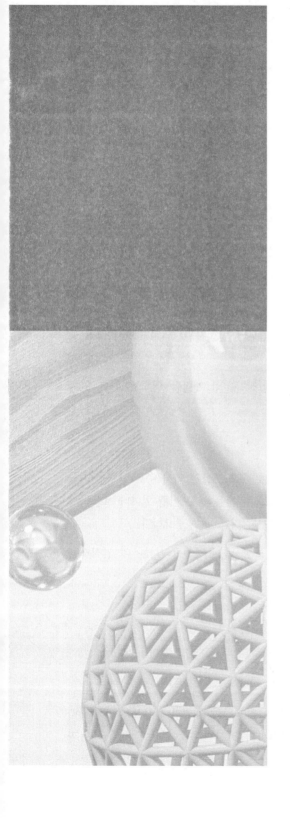

01 인적자원관리의 이해

01 인적자원관리

❶ 인적자원관리의 이해

(1) 인적자원관리와 인사관리

① 인적자원관리는 조직체 경영의 한 관리과정으로 선진국에서는 1960년대부터 인적자원관리로 불리우고 있으나 우리나라에서는 오랫동안 인사관리로 불려왔다.

② 인적자원관리 개념이 인사관리 개념에 비하여 인적자원의 중요성과 인적자원의 개발을 더 강조하고 있어 인적자원관리는 현대적인 인사관리라고 할 수 있다.

(2) 인적자원관리의 의의

① 시설이나 장비 또는 금융자산들이 조직에 필요한 자산인 것과 마찬가지로 조직구성원 역시 중요한 자산이다. 조직구성원은 조직성과(organizational performance)에 매우 중요한 요소로 작용하며, 이를 얼마나 효율적으로 관리하느냐에 따라 조직체의 장기적 성과가 결정된다고 볼 때 인적자원관리는 매우 중요하다.

② 조직의 목적을 효과적으로 달성할 수 있도록 인적자원을 확보, 개발, 보상 및 유지·관리하는 데 인적자원관리의 중요한 의의가 있다고 할 수 있다.

❷ 인적자원관리의 의의

(1) 인적자원관리의 개념

① 조직체의 인적자원을 관리하는 경영의 한 부분 또는 하부과정으로서 인적자원의 계획과 확보로부터 시작하여 이의 효율적인 활용과 유지·보존, 그리고 보상과 개발에 이르기까지 노사관계를 위시한 모든 기능과 활동을 포함한다.

② 조직의 목표가 달성되도록 인적자원의 확보, 개발, 보상, 통합, 유지, 이직 등의 업무적 기능을 계획·조직·지휘·통제하는 것이다.

③ 사람의 관리에 필요한 지식이나 기법에 관한 것으로서, 관리직의 수행에 있어서 인간적 측면에 관한 일인 직무분석·직원의 확보·유지·훈련·보수·평가 등의 행위가 포함된다.

(2) 인적자원관리의 목표

조직의 성과향상과 조직구성원들의 조직생활의 질 향상을 동시에 달성하려고 하는 것으로, 조직목표와 개인목표의 균형을 유지하는 것이다.

(3) 인적자원관리의 개념적 발전단계

① **인사관리** ··· 인적자원을 통제하고 감시할 비용의 관점에서 접근한다.

② **인적자원관리** ··· 인적자원을 개발하고 적극적으로 활용하여 조직체의 경쟁력 강화를 유도할 자원의 관점에서 접근한다.

③ **전략적 인적자원관리** ··· 세계화와 무한경쟁시대로 들어오면서 효율적인 '사람관리'를 통한 핵심역량의 강화가 조직체의 경쟁력 확보에 가장 중요한 요소로 간주되고 있음을 가리키는 것이다.

구분		인사관리의 태동기	인사관리(PM)	인적자원관리(HRM)	전략적 인적자원관리(SHRM)
시대별 구분	한국	1960 ~ 1970년대	1980년대	1990년대	21세기
	미국	산업화 ~ 1930년대	1940 ~ 1970년대 초	1970 ~ 1980년대	1980 ~ 1990년대 초
배경환경		• 경제발전 초기 • 노동관계법 제정 • 과학적 관리법	• 안정적 경제성장 • 노동조합 압력 • 노동관계법 정비	• 국내외 경쟁심화 • 노동시장 다양화	• 세계화 무한경쟁 • 급격한 환경변화
관리방식		관료·통제 중심에서 자율경쟁 중심으로			
인사역할		복지인사, 인사관리, 채용, 보상, 교육, 문서관리 등 기본적 인사기능	개별적 인사기능의 강화 및 체계화, 인사부서의 전문화, 노사관계 비중 강화	• 인사부서의 역할 강화, 인적자원의 개발과 활용 강조 • 인사부서 : 독립적 기능수행	• 인적자원 : 경쟁력, 조직전략과 인사전략의 상호적합성 • 인사부서 : 사업의 전략적 파트너

02 인적자원관리의 과정

❶ 인적자원관리과정

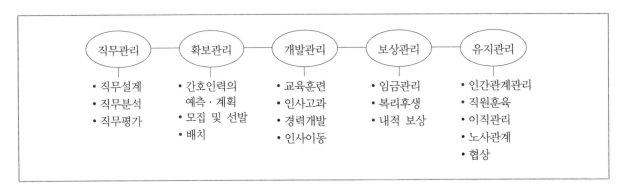

❷ 내용

(1) 직무관리

조직구조를 구성하는 직무설계(job design)를 통해 직무체계를 형성하고, 각 직무분석(job analysis)을 통해 과업내용과 직무를 수행하는 구성원의 자격조건을 설정하고 직무를 평가하는 기능을 포함한다.

(2) 확보관리

조직체에 필요한 인적자원을 확보하는 기능으로서, 조직체의 장기전략과 계획을 중심으로 인적자원계획(human resource planning)에 따라 필요한 인력의 모집과 선발, 배치(placement) 등의 기능을 포함한다.

(3) 개발관리

인적자원의 능력개발을 위한 교육훈련과 경력개발, 인사고과와 이동 및 승진과 같은 인사이동을 포함한다.

(4) 보상관리

조직구성원의 임금관리, 복리후생기능을 포함한다.

(5) 유지관리

조직구성원 간의 인간관계, 직원훈육, 이직, 노사관계 및 협상과 관련된 기능을 포함한다.

02 인적자원관리의 실제

01 직무관리

1 직무설계

(1) 직무설계의 의의
① 정의
- ㉠ 경영효율의 유지 혹은 개선을 위해 직무의 내용이 직원 개개인의 능력 및 희망과 가능하면 일치하도록 작업, 작업환경 및 노동조건을 조직화하는 것이다.
- ㉡ 조직의 목표를 달성하고, 직무를 맡고 있는 담당자의 개인적 욕구를 만족시키기 위한 직무내용, 직무기능 및 직무 간의 상호관계를 결정하는 것이다.
② 목적 … 모든 계층의 조직구성원으로 하여금 직무 그 자체에서 만족과 의미를 부여받도록 하여 직원의 모티베이션과 생산성을 향상시키는 데 있다.

(2) 직무설계방법
① 직무단순화
- ㉠ 직무단순화의 개념
  - 한 사람이 담당할 과업의 수를 최소한으로 줄여서 직무를 단순화시키는 것이다.
  - 직무를 수행하는 경우에 어려운 부분을 제거시켜 직무를 더 잘할 수 있게 하는 방법이다.
- ㉡ 직무단순화의 특성
  - 과학적 관리의 원리와 산업공학에 근거를 두고 있다.
  - 단순하고 반복적이고 표준적인 방법이므로 각 조직구성원들은 일상적이고 반복적인 직무를 수행한다.
- ㉢ 직무단순화의 예시
  - 정맥주사가 능숙한 간호사를 고용하여 정맥주사가 서투른 다른 간호사들의 수고를 덜어줌으로써 그들로 하여금 다른 업무를 많이 할 수 있도록 하는 방법(업무의 효율화)이다.

• 투약이나 활력증상 측정을 담당하는 간호사를 배치하며 1 ~ 2가지의 간호업무를 각 간호사가 수행하도록 하는 방법(기능적인 분담방법)이다.

장점	• 직무에서 복잡성을 제거시킴으로써 작업자는 동일한 일상적인 업무를 능률적으로 수행할 수 있다. • 직무의 전문성과 능률성, 생산성을 강조한다. • 기술수준이 낮은 조직구성원도 단순화된 직무를 수행할 수 있고 조직 전체적으로는 능률이 크게 향상된다. • 약간의 훈련만으로 기술을 습득할 수 있고 약간의 판단력만 있으면 충분히 과업을 수행할 수 있기 때문에 조직구성원 간의 호환성이 높다.
단점	• 직무의 단조로움으로 지루함을 유발시킬 수 있다. • 업무를 덜게 된 만큼 다른 일을 더 많이 맡게 될 수도 있어서 직무 만족도면에서는 큰 의미가 없다. • 사람들은 누구나 일상적이고 반복적인 업무를 싫어하기 때문에 사보타지(Sabortage), 결근, 노동조합 등과 같은 부작용이 발생한다.

② 직무순환
　㉠ 직무순환의 개념
　　• 조직구성원들을 한 직무에서 다른 직무로 체계적으로 순환시킴으로써 다양한 과업을 수행할 수 있도록 하는 것이다.
　　• 직무의 단조로움을 줄이고 새로운 지식과 기술을 배울 수 있는 기회를 부여하기 위해 직무를 수평적으로 확대시키는 방법이다.
　㉡ 직무순환의 특성
　　• 직무순환의 전제는 직무수행자에 의한 과업은 호환성이 있어서 과업끼리 순환이 가능하다는 것이다.
　　• 조직구성원들을 다른 직무들 사이에 순환시킴으로써 다른 기능을 개발할 기회를 갖도록 하며 전체 생산과정에 대한 시야를 넓힐 수 있어 권태감과 단조로움을 줄일 수 있다고 보는 것이다.
　　• 직무순환은 단지 단기적인 해결책 밖에 안 된다는 지적을 받고 있다. 즉 작업자의 기대치나 직무는 크게 바뀌지 않으며 일시적으로는 단조로움이나 권태감이 완화되지만 또 다른 일련의 단조로운 직무가 될 뿐이라는 비판이 있다.
　㉢ 예시 : 내과병동에서 근무하던 간호사를 외과병동에 근무하게 하는 방법(근무시간, 근무장소, 간호대상자를 교체시키는 근무방법)이다.

장점	• 업무능률을 향상시키면서 조직구성원들에게 다양한 경험과 자극을 줄 수 있다. • 단조로움을 줄이고 새로운 지식과 기술을 배울 수 있고 직무를 조직 전체의 관점에서 생각할 수 있다.
단점	• 조직구성원들이 처음에는 새로운 직무에 흥미를 느끼지만 업무에 익숙해지면 곧 싫증을 느낄 수 있다. • 직무의 계속성을 보장할 수 없고 업무에 대한 잦은 불연속성으로 인해 근무자가 무력감이나 좌절감을 느낄 수 있다. • 새로운 직무에 익숙해질 때까지 작업진행의 방해요인이 될 수 있으므로 조직 전체의 비용이 증가할 수 있다.

③ 직무확대

　㉠ 직무확대의 개념

　　• 여러 개의 과업을 묶어서 한 개의 새롭고 넓은 직무로 결합하는 것을 말한다.

　　• 여러 명이 나누어 처리하던 여러 개의 과업을 한 명에게 모두 맡기는 방법을 말한다.

　㉡ 직무확대의 특성

　　• 분업이나 전문화에 의해 발생할 수 있는 문제점을 개선하기 위해 고안된 수평적인 직무설계방법 중의 하나이다.

　　• 반복적인 직무수행에서 느끼는 권태감이나 단조로움을 줄여 흥미를 유발시킨다.

　　• 조직구성원의 보다 많은 능력을 이용하도록 직무내용을 확대함으로써 직무만족도를 높이고 결근이나 이직을 줄인다.

장점	• 직무의 단순화로 인한 조직구성원들의 싫증을 해소시키는 것에 효과적이다. • 직무의 다양화를 통해 조직구성원의 도전감을 증대시킬 수 있다. • 직무의 단순성과 지루함을 줄일 수 있으므로 직무만족도가 높아져서 결근율과 이직률을 감소시킬 수 있다.
딘점	• 자존심 및 자아실현의 욕구가 높은 사람에게는 적합하지만 그렇지 않은 사람에게는 불만이 늘어날 수 있고 수행힐 입무만 추가되있다고 불평힐 수 있다. • 직무의 범위를 넓히기 위해서는 보다 긴 오리엔테이션 기간이나 작업의 적응기간이 필요하다.

④ 직무충실화

　㉠ 직무충실화의 개념

　　• 직무충실화는 허츠버그의 2요인 이론에 기초한 접근방법이다.

　　• 조직구성원의 적극적인 동기유발을 위해 직무가 동기부여 요인(만족요인)을 충족시킬 수 있도록 재구성하는 방법을 말한다.

　　• 직무내용과 직무환경을 재설계하는 방법으로 개인의 동기를 유발하고 자아실현의 기회를 부여하는 것을 말한다.

　㉡ 직무충실화의 특성

　　• 직무내용 자체가 조직구성원에게 도전감, 성취감, 안정감, 책임, 발전 및 성장에 대한 기회를 제공할 수 있도록 재구성되어야 한다.

　　• 직무충실화는 더 높은 수준의 직무와 관련된 지식과 시술이 조직구성원들에게 요구된다.

　　• 직무를 충실히 하기 위해서는 직무방법, 작업흐름, 의사소통의 유형, 의사결정방법, 감독 등에 대한 변화가 중요하다. 특정한 직위의 직무를 충실히 하기 위해서는 그 직무와 관련된 다른 모든 직위의 직무기술서를 변경시켜야만 한다.

　　• 직무충실화는 요즘 조직들이 경영에 직면하고 있는 모든 직무설계 문제에 관한 동기부여라는 면에서는 분명히 가치가 있는 방법이다. 복잡한 인간 및 상황변수들을 잘 파악하기 위해 선택적으로 사용되어야만 한다.

　㉢ 직무충실화의 수직적 측면

　　• 직무를 질적으로 재정의하고 재구성하는 것을 말하며 다른 말로 수직적인 직무확대라고도 한다.

　　• 보다 높은 수준의 지식과 기술이 필요하고 조직구성원들이 직무를 수행할 경우에 계획, 지휘, 통제에 대한 자주성과 책임감을 보다 많이 가질 수 있도록 직무수행자 스스로 그 직무를 계획하고 통제하도록 관리적인 기능까지 위임하는 것을 말한다.

② 직무충실화의 장점 및 단점

장점	• 직무수행의 결과로 성취감이나 안정감을 느끼고 개인적인 성장을 경험하게 된다. • 새로운 지식획득의 기회제공, 근무시간의 조정, 결과에 따른 피드백 제공을 통해 심리적인 만족을 유도할 수 있도록 개인의 동기를 유발하거나 개인의 자아실현 기회를 제공해준다.
단점	• 직무에 대한 높은 개인적 자질이 요구되기 때문에 이를 따라가지 못하는 사람에게는 불안, 갈등, 착취당한다는 느낌을 받을 수 있다. • 관련된 직무에 대한 전면적인 검토가 필요하므로 비용이 많이 발생한다. 따라서 비용보다 이점이 많은 경우에 실시하도록 한다.

⑤ 직무특성모형

㉠ 직무특성모형의 개념

• 핵크만과 올드햄은 직무설계에 관한 연구결과를 종합하여 직무충실화의 문제점을 보완하기 위해 직무특성모형을 개발했다.

• 개인 간의 차이에 의한 다양성을 고려하여 어떠한 직무가 어떠한 사람에게 적합하고 최상의 동기부여를 어떻게 하도록 하며 이러한 결과를 어떠한 방법으로 측정하고 평가할 것인가를 살펴봄으로써 동기부여를 고려하여 직무를 설계하는 방법이다.

[직무특성 모형]

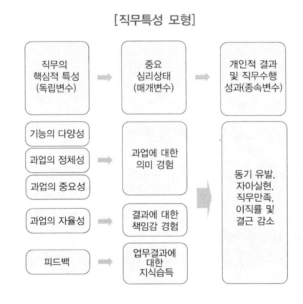

㉡ 직무특성모형의 특성

• 조직구성원들에게 더 많은 책임, 자율 및 그들의 직무에 대한 통제권을 주기 위해 직무충실화를 주장하고 있다.

• 직무특성모형의 구성요소는 직무의 핵심적 특성(독립변수), 중요 심리적 상태(매개변수), 개인적 결과 및 직무수행의 성과(종속변수), 조직구성원의 성장욕구 강도의 네 가지로 구성된다.

• 개인적 결과 및 직무수행의 성과는 조직구성원의 중요 심리적 상태에서 얻어지는 것으로 직무의 핵심적 특성의 차원에서 만들어진다.

TIP 직무의 핵심적인 5가지 특성(독립변수)

㉠ 헥크만과 올드햄은 작업자에게 동기를 부여할 수 있는 직무의 핵심적인 특성을 5가지로 요약하였다.

㉡ 5가지 핵심적인 특성이 직무설계에 많이 반영될수록 조직구성원에게 더 많은 동기부여가 되고 직무만족도와 직무성과도 높일 수 있다고 주장한다.

기능의 다양성	• 하나의 직무를 수행하는 경우에 필요한 기술이나 재능을 실행할 수 있도록 다양한 활동을 요구하는 정도를 말한다. • 일상적이고 반복적인 직무는 기술의 다양성은 적은 반면에 매일 새로운 문제를 처리해 나가는 연구개발 분야의 직무 다양성은 많다고 볼 수 있다.
과업의 독자성	• 한 명의 조직구성원이 한 개의 업무를 처음부터 끝까지 독자적으로 수행할 수 있는 정도를 말한다. • 해당업무는 조직 전체의 목적을 달성하는 데 이바지하는 정도를 말한다.
과업의 중요성	업무의 중요성은 업무가 기업이나 소비자에게 중요하게 인식되는 정도를 말한다. 예 병원의 응급실에서 응급환자를 처방하는 의사나 간호사의 직무
과업의 자율성	한 조직구성원의 직무계획, 방법, 일정 등 직무수행을 위해 필요한 조건들을 선택할 수 있는 자유 재량권을 실현할 수 있는 정도를 말한다.
피드백	조직구성원이 수행한 결과에 관해서 직접적이고 명확하게 정보를 얻을 수 있는 정도를 말한다. 예 축구감독은 자기팀이 이기고 지는 것을 즉각적으로 보고 알 수 있지만 생명공학 분야의 과학자는 자신이 연구한 프로젝트가 성공적인지 아닌지를 알기 위해서는 몇 년을 기다려야 하는 인내가 필요하다.

㉢ **직무특성모형의 장점 및 단점**

장점	• 직무충실화의 개념적이고 추상적인 점을 벗어나 종업원의 개인차를 고려하여 직무특성과 성과변수 사이의 관계를 제시한 실질적인 직무설계로 평가받고 있다. • 성장욕구가 높은 사람은 다양성, 자율성, 피드백, 과업정체성이 높은 직무에 전부 호의적으로 반응한다. • 핵심적 직무가 높은 직무를 수행하고 있는 사람은 그렇지 않은 사람보다 더 동기유발이 되고 더 만족해하고 더 생산적이다. • 따라서 작업자의 가치체계가 직무차원들에 대한 반응에 영향을 미친다. • 직무설계에 있어서 맹목적으로 모든 종업원들이 직무를 확대하거나 충실화하는 것보다는 직무의 여러 가지 특성과 종업원의 반응 및 개인적인 차이를 고려해야 한다는 것을 일깨워준다.
단점	• 욕구나 동기와 같은 개인적 특성은 대부분 변화무쌍한 것이어서 욕구구조에 작은 변동만 있어도 작업자의 직무에 대한 반응은 만족에서 불만족으로 돌아설 수 있다. • 직무에 대한 의미나 내적 동기부여와 같은 개념들에 대한 정확한 의미나 관련성이 분명하지 않다. • 개인적 특성에 대한 측정이 잘 되어 있지 않다.

⑨ **경력사다리**(career ladder) … 환자간호를 위해 일선에 남은 간호사들의 능력을 인정해주기 위해서 개발된 수직적 증진단계의 사다리체계로서, 간호사의 전문직업적 성장과 임상능력의 우수성을 인정해주는 업무환경을 조성하기 위한 것이다.

㉠ 특성
　　　　• 여러 가지 크기와 형태로 조직되는데 현재 경력사다리의 단계는 3 ~ 5단계가 보통으로 되어 있다.
　　　　• 트랙은 몇 개의 분야로 나뉘어져 있는데 보통 임상, 연구, 교육, 행정 등 4개의 분야로 나뉘어 있는 경우가 많다.
　　　　• 경력사다리 프로그램의 운영
　　　　-훈련프로그램 : 상위단계로 승진하고자 하는 간호사들을 훈련하기 위한 것
　　　　-자문팀 : 간호부서의 장, 환자간호 코디네이터, 약간 명의 일반간호사로 구성
　　　　-업무수행 평가체계
　　　　-경력자문역
　　　㉡ 장점
　　　　• 긍정적 자기이미지와 업무에 대한 동기를 부여한다.
　　　　• 개인적 · 직업적 만족을 증가시키며, 전문직업적 성장의 기회와 성취에 대한 보상체계가 된다.
　　　　• 경력간호사의 이직을 줄이고 간호의 생산성을 높일 수 있다.
　　　㉢ 단점
　　　　• 경력사다리 체계의 개발이 어렵다.
　　　　• 새로 채용되는 경력간호사에서 경험이 없는 신규간호사의 단계로 고용될 수 있다.
　　　　• 각 트랙의 임금체계를 정하는 것이 어렵다.
　　　　• 각 단계의 능력을 정의하는 것이 어렵다.
　⑩ **임상사다리**(clinical ladder) … 임상실무능력 수준에 따라서 그 단계를 나누어 임상적 승진을 시키는 것을 말한다.

❷ 직무분석

(1) 직무분석의 의의

① **직무분석의 개념** … 직무를 구성하는 구체적인 과업을 설정하고 직무에 요구되는 기술과 지식 그리고 책임 등 직무수행에 관한 기본정보자료를 수집 · 분석 · 정리하는 과정을 말한다.

② **직무분석의 목적**
　　㉠ 조직의 합리화를 위한 기초작업으로 권한과 책임의 한계를 명확하게 한다.
　　㉡ 합리적 채용, 배치, 이동의 기준을 제공한다.
　　㉢ 업무개선의 기초자료를 제공한다.
　　㉣ 직원교육훈련과 직무급 등의 임금결정, 안전관리, 작업조건개선의 기초자료로 활용한다.

(2) 직무분석과정

① 직무분석을 위한 자료수집(1단계)

㉠ **과업자료**(task data) : 실제 수행되는 작업내용과 왜 그것이 수행되어졌는가가 포함된다.

㉡ **행위자료**(behavioral data) : 직무상에서 일어나는 행위를 묘사하는 동사를 사용한 행위적 관찰을 보여 준다.

㉢ **지식 또는 능력자료**(knowledge data) : 직무수행을 위해 담당자가 가져야 할 기본적인 지식 또는 기능을 평가함으로써 자격요건을 강조하게 되는데, 정신운동(psychomotor), 신체적인 능력(physical), 인지적인 능력(cognitive) 등이 포함된다.

㉣ **질문지법** : 조사하고자 하는 내용에 관한 질문지를 작성하여 이를 조사대상자에게 보내서 기입하게 하는 조사방법으로 자료수집방법에서 가장 많이 사용된다.

㉤ **관찰법** : 조사자가 직접 집무담당자가 업무를 수행하는 것을 관찰하여 자료를 수집하는 방법이다.

㉥ **자가보고일기** : 질문지법보다 광범위한 작업정보를 제공한다.

㉦ **면접법** : 질문하고자 하는 내용을 조사자가 말로써 물어보고, 그 응답을 통해 자료를 수집하는 것이다.

② 자료의 검토분석(2단계)

㉠ **직무분석의 요소**

- **직무명칭과 근무위치** : 직무를 적절하게 지정하고 특성을 파악하게 하는 항목으로, 직무내용에 대하여 요약된 설명을 한 것이며, 읽는 사람이 신속하게 직무에 대하여 파악할 수 있도록 해준다.
- **임무** : 직무담당자가 무엇을 어떻게 수행해야 하는가를 포함하며, 임무를 상세히 열거할 때 각각의 주요 업무에 대한 발생빈도와 시간할당에 대한 백분율을 표시하는 것이 바람직하다.
- **직무관계** : 직무사회의 관계를 수평적·수직적으로 관련지어 책임과 권한을 분석·비교함으로써 조직 내의 해당 직무의 위치를 설정하는 것을 돕는다.
- **감독** : 그 직무가 받아야 할 감독과 감독해야 할 사람의 수, 감독책임의 한계를 명확히 한다.
- **정신적 요구** : 창의성, 판단력, 분석능력, 지도력, 집중력, 주의력, 정서 등의 정신적 요구를 분석한다.
- **신체적 요구와 기술** : 직무분석에 요구되는 신체적 활동과 노력, 기능, 눈·손·발 조정 등의 운동능력과 감각·지각 등을 말한다.
- **작업조건** : 직무담당자가 직면하는 환경상태로서 위험의 성격, 발생확률 등이 고려되어야 한다.

㉡ 수집된 자료가 직무의 완전한 실태라고 할 수 없다. 때문에 객관적이고 신뢰성 있는 자료를 추출하기 위해서는 자료를 제공하는 사람의 성질, 숙련도, 조직자료 내의 위치와 분석항목이 조직관계와 일치하는지를 분석하여야 하며, 그 직무에 관련된 많은 관계자들과 검토하여 사실인지, 의견인지, 편견인지의 여부를 분명히 구분하여야 한다.

③ 분석자료의 조직과 분류(3단계)
… 수집된 자료를 분석하여 선별된 자료를 질서있게 체계화하는 것을 조직화라고 한다. 분석된 자료는 그 직무를 잘 모르는 사람도 일의 실체가 잘 떠오르도록 해야 한다.

④ **분석결과의 표현(4단계)** … 조직화된 직무에 관한 자료를 어떤 형식으로 어떤 용어와 표현을 써서 기술하느냐 하는 것이 직무분석의 최종단계를 형성하는 것이다. 이렇게 하여 작성되는 것이 바로 직무기술서와 직무명세서이다. 이 과정에서 직무수행자와 부서장의 협조가 있어야 하며, 또한 최종적으로 이들의 동의를 거쳐 공식문서로 채택된다.

(3) 직무기술서와 직무명세서

① **직무기술서**(직무해설서) … 직무분석을 통해 얻은 어떤 특정 직무에 관한 자료와 정보를 직무의 특성에 중점을 두고 체계적으로 정리 · 기록한 문서이다.

    ㉠ **구성** : 직무확인(직무명, 직무번호, 소속부서명), 직무개요(다른 직무와 구별될 수 있는 직무수행의 목적이나 내용의 약술), 직무내용, 직무요건(기술요건, 직무수행에 필요한 책임, 전문지식과 같은 자격요건, 정신적 및 신체적 요건, 작업요건) 등이 포함된다.

    ㉡ **유의사항**
- 직무담당자와 감독자는 물론 이에 관련된 사람들이 쉽고 정확하게 이해하여 업무를 수행할 수 있도록 명백하고 간결하게 행동을 기술하여야 한다.
- 직무기술서를 작성할 때에는 사회기술적 접근방식을 이용하는 것이 좋다.
- 직무기술서는 규격화된 형태에 따라 작성되어야 한다.
- 각 직무는 하나의 명칭으로 언급되어야 한다(담당자의 역할, 직무의 책임범위, 직무의 기술수준과 계급적 위치 등).
- 직무기술서의 요약진술은 그 직무의 목적에 대해 간략하게 하나의 문장으로 만든다.
- 담당자가 보고해야 할 감독자의 지위명칭을 제시한다.
- 직무기술서에는 그 직무에 포함되는 과업들이 제시되어야 한다.
- 직무기술서를 작성할 때 관습적으로 직무과업을 기능으로 분류한다.
- 직무에 필요한 자원에는 기계, 도구, 과정, 프로그램, 자료, 물자 등이 포함된다.
- 직무명세서에는 대개 개인적인 자질(요구되는 지식, 기술, 태도, 기질, 경험)에 대한 설명이 포함된다.
- 좋은 직무기술서란 그 직무에 대한 문외한도 그 과업들을 눈으로 그려 볼 수 있도록 충분히 상세하게 논리적으로 그 직무의 책임, 의무, 여건 등을 설명할 수 있는 것이어야 한다.
- 직무기술서 초고가 나오면 분석가는 이것을 면담과 관찰대상이었던 직원과 그 직원의 감독자에게 보여서 비판과 제안을 받도록 한다.

    ㉢ **직무기술서의 재평가 및 수정**
- 급속한 사회적 · 기술적 변화에 대응하기 위해서는 직무기술서가 정기적으로 검토되고 쇄신되어야 한다. 현재의 변화속도로 볼 때 간호부서의 대부분 직무는 3 ～ 4년마다 검토되어야 한다.
- 직무의 목적 · 방향 · 범위 · 요구조건 등에 대한 중대한 변화가 발견되면 직무기술서를 재작성하고, 그 직무는 요인비교법이나 점수법에 의해 재평가되어야 한다.

② **직무명세서** … 직무분석의 결과 작성되는 직무기술서를 발전시켜서 직무가 요구하는 특성을 보다 구체적으로 명시해 놓은 것이다.

㉠ 구성 : 직무를 수행하는 사람에 대한 일반적인 사항, 성격요건, 경험, 지식, 기술숙련, 체력, 교육의 수
　　　준요건 등을 명시한다.
　　㉡ 유의점 : 직무기술서와 직무명세서의 구분, 규정 및 그 구조가 절대적인 것이 아니며, 각 조직에 맞는 형
　　　태를 개발하고 각각의 관리목적에 맞도록 작성되어야 한다.
　　㉢ 직무기술서와 직무명세서의 차이
　　　• 직무명세서는 직무특성보다는 직무가 필요로 하는 개인적 특성 내지 인적 요건을 명백히 하고 있다.
　　　• 직무명세서는 주로 모집과 선발에 사용되지만, 직무기술서와 함께 직무개선과 재설계, 경력계획, 경력상담에
　　　　도 사용된다.
　　　• 직무기술서는 직무특성에 중점을 둔다.

❸ 직무평가

(1) 직무평가의 개념

① 직무평가는 직무분석의 결과로 작성된 직무기술서나 직무명세서를 기초로 하여 조직 내 각종 직무의 중요
　성, 직무 수행상의 곤란도, 복잡성, 위험도, 책임 정도 등을 평가하고 다른 직무가 비교한 각 직무의 상대
　적 가치를 정비하는 체계적인 방법이다.

② 조직구성원이 조직체의 목표 달성에 얼마나 기여하고 있는지를 평가하는 인적자원관리기능으로서 조직구성
　원의 보상과 동기부여, 능력개발에 결정적인 역할을 한다. 전략적인 인적자원관리에도 많은 영향을 준다.

(2) 직무평가의 목적

① 경영전략과의 연계

　　㉠ 조직체의 전략적 목표를 조직구성원들이 과업활동과 연계시켜 그들로부터 성공적인 경영전략의 수행을
　　　위해 요구되는 행동, 활동, 성과를 이끌어내는 것이다.
　　㉡ 경영전략과의 연계는 전략적인 인사고과의 가장 중요한 측면이라고 할 수 있다.

② 임금의 공정성 확보

　　㉠ 조직체는 조직구성원들의 성과에 대해 정당한 대우를 해주어야 한다. 따라서 성과를 주기적으로 측정하
　　　여 그 결과를 기준으로 승진, 승급, 강등, 징계 등의 적절한 결정을 해야 한다.
　　㉡ 직무평가의 결과는 이러한 상벌 결정에 가장 중요한 자료로 사용된다.

③ 성과향상

　　㉠ 직무평가의 결과를 중심으로 조직구성원의 업무성과를 향상시키는 것이다.
　　㉡ 조직구성원의 실적을 평가하는 공식적인 계기로서 인사고과 담당자는 실적평가를 중심으로 하여 앞으로
　　　조직구성원이 성과를 향상시키는 경우에 많은 도움을 줄 수 있다.

④ 인력개발의 합리성 제고
  ㉠ 조직구성원이 얼마나 만족한 결과를 거두고 있고 조직체의 기대 수준에 얼마나 접근하고 있는지를 조직구성원에게 알려 주는 것이다.
  ㉡ 이러한 성과 피드백은 조직구성원의 동기부여는 물론 그의 성과 향상에도 크게 기여하여 역량개발과 경력개발에도 매우 중요한 역할을 한다.

⑤ 인력의 적재적소 배치
  ㉠ 직무평가는 조직구성원과 직무를 매칭시키는 경우에도 유효한 자료를 제공한다
  ㉡ 인사고과과정에서 조직구성원 자신에 대한 자기평가는 적재적소 배치와 경력계획에 중요한 자료를 제공한다.
  ㉢ 직무평가는 조직구성원의 능력과 성과에 따라서 이에 적합한 직무내용과 직무환경을 모색하는 공식적인 계기가 될 수 있다.

(3) 직무평가방법

① **서열법(Ranking)** … 각 직무를 상대적인 숙련, 노력, 책임, 작업조건 등의 요소를 기준으로 종합적으로 판단하여 그 부서의 다른 직무와 비교해서 최상위의 직무에서 최하위의 직무로 순위를 배열하는 것이다. 가장 오래된 방법으로서 간단하고 신속하게 할 수 있는 직무평가방법이다.
  예 간호부장, 간호차장, 간호과장, 간호사, 간호조무사 급수조정
  ㉠ 장점 : 간편하고 사용이 쉬우며 신속하다.
  ㉡ 단점
    • 분석가들이 직무내용에 대한 명확한 정보를 숙지하지 않은 채 직무의 서열을 정하기 쉽다.
    • 직무가 많을 때는 서열을 매기는 것이 불가능해진다.

② **직무분류(등급)법(Job Classification)** … 직무를 분류하여 유사한 동질적인 직무를 묶어 등급으로 구분하여 평가하는 방법이다. 이 평가방법은 등급기술서를 작성하여 실시한다.
  ㉠ 과정 : 직무자료수집 및 직무기술서 작성→보상요인의 결정→등급의 수 결정→등급설명서 작성→기준직무의 결정→선택된 기준직무의 분석→각 기준직무의 가격결정→나머지 직무들의 등급결정→등급배치의 점검
  ㉡ 장점
    • 서열법보다 직무의 차이를 구체적으로 밝혀주며, 직무 사이의 차이점에 대해 쉽게 이해할 수 있다.
    • 직원과 관리자가 여러 직무 사이의 공통요인을 확인하기 쉬우며, 임금이나 급료문제에 대해 쉽게 납득할 수 있다.
  ㉢ 단점 : 직무가 갖는 특성이 다양할 때 등급분류의 어려움이 있다. 애매모호한 기술을 하게 되므로 그 해석에 있어 논란이 있게 된다.

③ **요소비교법**(Factor Comparison Method) ⋯ 간호부 내의 모든 직무를 요소별로 분해하여 비교하는 직무평가방법이다.

　　㉠ 절차 : 기준직무의 선정 → 각 요소별 기준직무의 등급확정 → 기준직무임금과 요소별 금액배분 → 요소별 기준직무의 등급과 요소별 금액배분에 의한 기준직무평가와 비교 → 기타 직무와 기준직무를 요소별로 비교하여 평가

　　㉡ 장점 : 두 가지 방법의 분석을 사용해서 보상요인별로 급료를 매겨 합한 것과 실제 임금이 상당히 다른 모든 계급체계 안에서 세세한 직무를 이용한다.

　　㉢ 단점 : 요소등급과 요소별 금액배분의 조화를 맞추는 데에 시간이 너무 많이 소모된다.

[요소비교법을 통한 직무평가과정]

1단계	직무분석을 통해 직무기술서 및 직무명세서를 작성한다.
2단계	직무를 구성하는 요소들을 되도록 적게 선택하여 결정한다.
3단계	직무에 관한 기준 직무를 정한다.
4단계	요소의 등급을 중요도에 따라 결정한다.
5단계	직무의 시장임금을 근거로 하여 직무를 구성하는 요소마다 적절한 화폐단위를 분배한다.
6단계	기준 직무에 요소별 금액을 산정하여 그 직무를 화폐적으로 평가한다.
7단계	기준 직무 이외에 기타 직무를 요소별로 비교하여 평가한다.

④ **점수법**(Point System) ⋯ 직무평가의 또 다른 하나의 계량화방법으로 각 직무를 요소별로 분류하고 직무 내에서의 상대적 중요도에 따라 요소에 점수를 부과한다.

　　㉠ 특징
　　　• 평가요소로는 기술, 노력, 책임, 직무조건이 사용되고 있다.
　　　• 평가의 대상이 되는 직무로부터 여러 평가요소를 선정한다.
　　　• 각 직무가 갖는 상대적 중요성은 그 차이가 크기 때문에 선정된 평가요소에 대해서는 평가요소의 중요도에 따라 가중치가 매겨진다.
　　　• 평가요소에 대해 점수를 부여하고 이 점수를 해당 평가요소에 부여된 가중치의 점수로 전환시켜 합산한 총점으로 각 직무의 상대적 가치가 결정된다.
　　　• 각 직무에 대한 전체 점수가 결정된 후에는 한 축은 점수, 다른 한 축은 급여수준으로 되어 있는 그래프를 만들어야 한다.

　　㉡ 장점
　　　• 분석적으로 설정된 평가척도이므로 어느 정도 신빙성이 있다.
　　　• 직무의 점수에 의해 직무 간의 상대적 차이를 명확하게 할 수 있어 평가결과에 대한 이해와 신뢰를 얻을 수 있다.
　　　• 현존하는 임금률을 알고 있는 분석가에 의해 왜곡될 우려가 적다.

© 단점
- 정확한 평가요소를 선정하고 이들 요소에 따라서 실제로 직무의 상대적 가치를 결정하는 것은 매우 어려우며 고도의 숙련이 요구된다.
- 준비단계가 필요하므로 상당한 시간을 요한다.
- 타 방법보다 비용이 훨씬 많이 든다.
② 점수법의 예시

요소	분류	점수
학력	고등학교 졸업 미만	10
	고등학교 졸업	20
	전문대학 졸업	30
	학사학위	40
	석사학위	50
	박사학위	60

© 점수표의 직무평가기준표

평가요소	단계				
	1	2	3	4	5
숙련 (250)					
지식	14	28	13	13	14
경험	22	12	22	22	24
솔선력	14	22	10	12	22

02 확보관리

❶ 간호인력의 예측 및 계획

(1) 인력예측 및 계획

① 의의 … 인력계획은 현재 및 장래의 각 시점에서 조직이 필요로 하는 인력의 종류와 수를 사전에 예측·결정하며, 이를 기초로 조직 내외의 공급인력을 계획하는 것이다.

㉠ 인력의 수요예측
　　　　• 현재 및 장래에 조직이 필요로 하는 종류의 인원을 예측하는 방법이다.
　　　　• 거시적 인력예측방법(하향적 인력계획) : 조직 전체의 인력을 예측하여 총원을 정하고 이를 인력의 종류별로 분할한다.
　　　　• 미시적 인력예측방법(상향적 인력계획) : 직무나 작업단위별로 계산된 인력을 합하여 총소요인력을 집계한다.
　　　㉡ 인력의 공급계획
　　　　• 내부 인력공급계획 : 조직 내부로부터의 충원으로 승진·재배치 등에 의한다.
　　　　• 외부 인력공급계획 : 인력수요예측과 내부 인력공급계획을 바탕으로 순부족인력을 조직 외부로부터 충원하는 것으로 모집·선발에 의한다.

　② 기능
　　　㉠ 인력부족이나 인력과잉을 미리 예측하게 함으로써 그 현상이 심각해지기 전에 문제를 해결할 수 있게 한다.
　　　㉡ 조직이 필요로 하는 사람의 수와 지식, 경험, 기능 등의 수준을 미리 결정함으로써 인적자원의 모집과 선발에 도움을 준다.
　　　㉢ 조직의 내부 또는 외부로부터의 충원, 이동, 승진, 이직, 퇴직 등에 대한 참고자료를 수집하게 해준다.

　③ 인사계획과정
　　　㉠ 충당되어야 할 직무의 수와 종류를 장·단기로 추정한다.
　　　㉡ 현재의 간호인력의 양과 수준(나이, 경험, 교육, 특수기술 등)을 세심하게 분석한다.
　　　㉢ 인력조사분석을 토대로 총 소요인력을 결정한다.
　　　㉣ 조직 내의 변화(퇴직, 새로운 업무추진, 조직의 성장 등)를 예측하여 필요한 인력을 보충한다.

(2) 간호인력요구 결정에 대한 이해

① 간호인력요구의 접근
　　㉠ 서술적 접근방법
　　　• 예전에 흔히 사용했던 방법으로 경험있는 간호사들에게 그들이 간호한 환자의 유형을 질문함으로써 간호표준을 완성하고, 그 간호업무를 성취하기 위해 필요한 간호사 대 환자의 비율을 결정하는 방법이다.
　　　　例 우리나라 의료법의 환자 대 간호사의 비율(입원환자 5명에 간호사 2명, 외래환자 30명에 간호사 1명)
　　　• 간호의 양이나 질에 대한 조사 없이 이루어지므로 배치비율이 합리적으로 이루어지지 않는다.
　　㉡ 산업공학적 접근방법
　　　• 생산성을 향상시키기 위해 시간 - 동작분석과 같은 기술들을 이용하는 것으로, 간호업무를 확인하고 시간을 측정할 수 있으며, 업무의 흐름을 분석하여 순서적으로 업무나 열을 할 수 있다.
　　　• 각 업무를 수행하는 평균빈도와 소요기간도 정해진다.
　　　• 업무를 수행하는 데 필요한 각 유형의 간호직원 수요를 산출할 수 있다.

ⓒ 관리공학적 접근방법
- 일련의 종합적인 데이터에 근거해서 인력상정을 결정하는 것으로, 여기서 데이터란 간호의 질, 돌보아야 할 환자의 유형과 수, 그리고 병원의 인원이나 병상수용능력, 운영예산과 같은 병원의 특징에 관한 정보를 말한다.
- 간호해야 할 환자의 유형에 따라 간호표준을 기술, 그 표준에 따라 정해진 업무수행빈도와 난이도를 기초로 해서 간호사 대 환자비율을 결정한다.
- 계속적인 평가와 질적 통제방식에 따라 필요한 인원을 모집하고 선발하여 오리엔테이션을 하고 근무하도록 하는 것이다.

② 인력배치의 체계적 접근
ⓐ 의료기관에서 각 간호단위에 적합한 간호직원의 수효와 유형을 결정하는 데 유용하다.
ⓑ 기본적인 요소
- 투입 : 매일의 평균통계, 환자의 간호요구, 간호직원의 능력에 대한 정보들이 포함된다.
- 과정 : 특정한 간호단위에 배치될 간호직원의 수효와 유형을 결정하기 위한 계산으로 이루어진다.
- 산출 : 각 간호단위에 배치할 간호직원의 명단을 날짜와 교대근무에 따라 작성하는 것이 포함된다.
- 통제 : 간호사 대 환자의 비율 및 직원의 자격 등이 포함된다.
- 피드백 고리 : 각 직원들의 교대근무 사이에 경과되는 시간, 교대근무나 임시근무에 분담·배치하는 일 또는 회계연도가 시작된 이후 각 직원이 휴일과 주말에 비번을 하는 빈도 등이 포함된다.

③ 간호업무량 측정 … 인사관리의 효율성을 높이기 위해 직원수효와 업무량 간의 균형을 도모하는 일이 중요한데, 간호관리자는 이러한 균형을 이루기 위해서 각 간호단위의 업무량에 대해 필요한 간호직원의 수를 각 교대근무시간보다 앞서 정확히 예측하여서 확보해야 한다.
ⓐ 환자수효조사 : 모든 의료기관에서는 환자통계자료를 매일, 매월, 매년을 기초로 계산하게 되는데 이 자료가 업무량을 예측하는 데 이용되는 것이다. 그러나 병원조직의 급격한 외부환경 변화로 인해 지난 해의 통계자료가 현재나 미래의 업무량과 전혀 무관하게 될 수도 있는 것이 오늘날의 현실이다.
ⓑ 환자간호요구 : 각 환자에 대한 '총간호요구'는 직접간호, 간접간호 혹은 행정적 처리에 대한 요구, 건강교육에 관한 요구를 모두 합한 것을 말한다.
- 직접간호 : 간호요원이 환자 곁에 머무르면서 신체적·정신적 요구와 관련된 간호를 직접 제공하는 것이다.
- 간접간호
-환자를 위해서 제공되기는 하지만 환자가 없는 상황에서도 이루어질 수 있으며, 환경적·사회적·경제적 안녕과 관련하여 제공하는 간호행위이다.
-간접간호는 간호계획, 물품이나 기구수집, 간호팀 내의 다른 간호직원들에게 의뢰, 의무기록을 기록하거나 읽는 일, 동료들에게 환자상태를 보고하는 일 등의 업무를 포함한다.
-간접간호요구는 질병의 정도나 간호제공자에 대한 의존도에 따라 달라지지 않기 때문에 각 환자별로 또는 각 환자의 범주별로 달리 사정할 필요는 없다.
- 건강교육
-간호직원들이 환자나 가족들에게 환자간호와 퇴원 후의 관리에 대한 정보를 제공하고 지도하여 동기부여하는 모든 활동을 총칭한다.

–진단명이나 예정된 처치, 생활환경 등에 따라 알맞게 개별화되어야 하나 대부분의 환자에게 공통적으로 필요한 교육은 환자의 활동수준, 투약(약의 부작용, 투약법), 처치, 의학적·간호학적 추후관리, 지역사회의 도움이 되는 기관의 소개 등이다.

ⓒ **업무표본** : 산업공학적 방법으로 특정한 간호단위에서 모든 간호활동에 소요한 시간을 측정할 때 사용된다.

④ **간호직원의 수준결정**

　　㉠ 간호관리자는 전문간호인력, 보조인력 등을 훈련하는 교육기관에 대해 잘 알고 있어야 하며, 각 프로그램을 수료한 후에 습득하게 될 지식의 정도, 기술수준 및 특별한 태도 등도 예측할 수 있어야 한다.

　　㉡ 환자의 간호요구와 직원의 관심, 능력을 신중하게 조화시키면 직원의 생산성과 대상자의 만족감을 동시에 극대화시킬 수 있다.

⑤ **간호직원의 수효결정**

　　㉠ 관리자는 필요한 간호업무를 수행하기 위해 매일 근무해야 하는 각 범주의 간호직원의 수효를 계산한 후에 채용해야 할 인원수를 결정할 수 있다.

　　㉡ 총필요 인원을 결정할 때에는 공휴일, 휴가, 병가율, 결근율, 오리엔테이션 기간, 실무교육 프로그램횟수 등의 요소를 반드시 고려해야 한다.

❷ 모집과 선발

(1) 모집

① **목적** … 질적으로 우수한 인적자원을 조직이 요구하는 적기에 선발할 수 있도록 유능한 인력에게 정보를 제공하고 동기화하는 일차적인 확보과정이다.

② **의의** … 유능하고 자격 있는 간호사들이 병원간호업무에 큰 관심과 의욕을 갖고 응모할 수 있도록 동기화하는 데 의의가 있다.

③ **채용기준설정**

　　㉠ 직무분석을 통한 인적 자격요건(정신적·기술적·육체적 요건)

　　㉡ 인력계획에 의해 필요한 적정인원수 산정

　　㉢ 작업을 수행하는 데 필요한 최소한의 능력과 수양기준(체력, 건강, 지능, 성격 등)

　　㉣ 있어서는 안될 부적합 기준

　　㉤ 조직생활을 영위하는 데 부적합한 특이한 성격이나 사상

④ **모집활동계획**

　　㉠ **사직자면담 자료분석** : 모집활동계획을 위한 정보를 수집하기 위하여 최근에 사직한 간호사들과 면담한 자료를 검토하여야 한다.

ⓛ **통계자료의 확인** : 정부 또는 간호협회에서 실시한 통계를 통하여 주변 지역사회에 채용되어 있는 간호사들의 수효를 확인하고, 간호전문대학 및 간호대학 등의 교육기관에서 배출한 연간 졸업생 수효가 얼마나 되는지 확인하여 기관에 끌어올 응모자수를 파악해 보는 것도 중요하다.

　　ⓒ **과거 모집활동방법의 검토** : 응모자들이 인력모집에 대한 정보를 어떻게 알게 되었는지 조사하여 월별, 계절별, 연도별로 총인원수에 대한 비율로 나타낼 수 있다.

⑤ **모집방법** … 선발인원수, 모집지역, 선발시기, 직종, 선발방법 등을 고려하여 가장 적절하고 효과적인 모집방법을 선택해야 한다.

　　㉠ **내부모집** : 조직 자체 내에서 승진·전환·배치 등을 통해 필요로 하는 요원을 보충하는 방법이다.

　　• 장점

　　－조직구성원의 사기를 높일 수 있고, 동기를 유발시킨다.

　　－해당 직원에 적합한 구성원을 배치한다.

　　－능력개발을 강화하고 비용이 절약된다.

　　－추천직원에 대한 신의 때문에 무책임한 행위가 감소한다.

　　• 단점

　　－동창, 친족관계, 고향관계 등으로 파벌이 조성될 가능성이 있다.

　　－경우에 따라 개인의 능력이 일치하지 못하는 상황이 발생한다.

　　－조직이 급속히 성장하는 경우 외부로부터의 인력조달이 불가피하다.

　　－창의성의 결여로 조직발전에 장애를 가져온다.

　　㉡ **외부모집** : 필요로 하는 인적자원을 조직 외부로부터 보충하는 방법으로서 일반공모(공개모집)와 연고모집(비공개모집)이 있다.

(2) 선발

① **의의** … 모집활동에 의하여 응모한 지원자 가운데서 조직, 즉 병원이 필요로 하는 직무에 가장 적합한 자질을 갖추었다고 판단되는 간호직원의 채용을 결정하는 과정, 즉 직무가 요구하는 전문적 기술·능력·성격을 갖춘 간호직원을 해당 부서에 배정하기 위하여 뽑는 과정이다.

② **선발과정의 기본원칙**

　　㉠ 관리자는 기관의 이미지에 적합하지 않은 응모자를 탈락시킬 수 있다.

　　㉡ 관리자는 응모자에게 적합한 직무를 가려낸다.

　　㉢ 관리자는 일반적으로 직무에 적합한 응모자를 가려낸다.

③ **선발절차**

　　㉠ **지원서 접수**

　　• 공식적으로 원하는 직위를 밝혀 준다.

　　• 면접수행을 위한 기본적인 정보제공이 된다.

　　• 선발 후 조직의 인사정보의 일부가 된다.

   ⓛ 예비면접 : 초기에 명백한 무자격자를 탈락시키는 과정이다.

   ⓒ 선발시험 실시 : 지원자의 직무에 대한 전문적 지식의 능력과 기술의 소유 여부를 측정하는 것으로 심리검사, 필기 · 실기시험, 면접을 실시한다.

   ⓔ 배경조사 및 경력조회 : 지원서에 대한 신뢰도를 조사하는 것이 되며, 또한 지원자에 대한 참고자료나 경력에 관한 보다 많은 정보를 얻고자 하는 것이다.

   ⓜ 최종 면접 : 예비면접, 시험결과, 경력조사 등을 토대로 지원자와의 면접을 통하여 보다 많은 정보를 얻는 동시에 직무에 적합성, 개인의 의사 등을 종합하여 선발의 결정을 위한 자료로 삼는다.

   ⓗ 신체검사 : 조직에서 특별한 신체조건을 필요로 하지 않는 한 선발과정의 마지막 단계, 조직체 생활에 적절한 건강상태를 확인하는 과정이다.

   ⓢ 선발 : 선발된 사람은 우편으로 통보한다.

④ 선발도구

   ㉠ 인사기록자료 : 이력서(학력, 경력 및 기타 부수적인 정보를 기록)

   ⓛ 추천서 : 종전의 관리자, 동료 등의 조언이 중요하다. 이들은 부하직원이나 지인보다 더욱 정확한 평가를 내리는 경향이 있다.

   ⓒ 면접 : 지원자에 대한 모든 정보를 심사할 수 있는 유일한 방법이다.

⑤ 선발시험

   ㉠ 형식에 따른 분류 : 필기시험, 실기시험, 면접시험

   ⓛ 대상에 따른 분류 : 지능검사, 적성검사, 성격검사, 성취도검사, 신체검사

❸ 배치

(1) 배치의 의의 및 정의

① 배치 … 선발된 지원자를 조직 내의 각 부서에 배속시켜 직무를 할당하는 것이며, 이때 중요한 것은 적정배치이다. 적정배치란 적재(직무를 수행할 사람)와 적소(적재가 수행해야 할 직무)를 일치시키는 것으로 먼저 직무의 요건과 사람의 요건이 설정되어 있어야 한다.

② 배치 · 이동의 4가지 원칙

   ㉠ 적재적소주의 : 개인이 소유하고 있는 능력과 성격 등의 면에서 최적의 직위에 배치하여 최고의 능력을 발휘하게 하는 것을 의미한다.

   ⓛ 실력주의 : 실력(능력)을 발휘할 수 있는 영역을 제공하며 그 일에 대해서 올바르게 평가하고 평가된 실력과 업적에 대해 만족할 수 있는 대우를 하는 원칙을 말한다.

   ⓒ 인재육성주의 : 사람을 성장시키면서 사용하는 방법으로 상사에 의한 육성뿐만 아니라 본인 자신의 의사와 의욕, 욕망을 중심으로 한 자기 육성의 의욕을 개발하는 것을 뜻한다.

ⓔ 균형주의 : 전체와 개인의 조화를 고려하는 것을 의미한다. 직장은 사람과 사람의 관계로 이루어진 하나의 사회이기 때문에 배치 및 이동에 대하여 단순히 본인만의 적재적소를 고려할 것이 아니라, 상하좌우의 모든 사람에 대해서 평등한 적재적소와 직장 전체의 적재적소를 고려할 필요가 있다.

(2) 업무분담체계

필요한 간호인력을 예측하기 전에 먼저 각 간호단위의 업무분담을 어떤 방식으로 할 것인지 결정해야 한다. 왜냐하면 업무분담방법(간호전달체계)에 따라 간호업무수행의 양상, 간호사의 직무만족과 권한의 양, 필요한 간호인력의 수가 달라지기 때문이다.

① 사례방법
  ㉠ 정해진 시간틀 내에서 모든 의료팀원의 노력을 통합하여 환자의 목표를 달성하는 데 초점을 두는 체계로서, 양질의 의료서비스를 제공하고 장소의 이동에 따른 간호사의 분절화를 감소시키며, 환자의 삶의 질을 높이고 건강관리에 필요한 자원활용의 효율화와 비용억제에 목표를 둔다.
  ㉡ 간호학생을 가르치거나 중환자, 격리환자와 같이 위급한 상황인 경우 짧은 기간 동안만 적용한다.
  ㉢ 장점
    • 한 환자에게 총체적 간호를 함으로써 환자 – 간호사의 관계가 좋아질 수 있다.
    • 입원환자의 재원기간을 단축시키고 비용을 감소시킬 수 있다.
    • 의료서비스의 지속성을 확보하고 간호의 질을 보장한다.
    • 간호실무의 초점이 단순업무에서 사례에 대한 책임으로 바뀌게 됨으로써 간호사의 책임감과 자율성이 증가된다.
  ㉣ 단점 : 일정 기간 동안 가족에 의해 간호사가 채용되므로 환자의 비용부담이 크다.

② 기능적 간호방법
  ㉠ 간호사들은 특정한 환자나 대상자를 분담 받는 것이 아니라 수행할 특정한 업무들을 분담 받는다.
  ㉡ 장점
    • 간호사가 동일한 업무를 반복적으로 수행함으로써 업무에 숙달되어 업무수행속도가 빨라진다.
    • 업무가 명확히 정의되고 분담되어지기 때문에 업무수행에 관한 혼동이 일어나지 않는다.
    • 많은 환자수에 비하여 간호인력이 적은 경우와 단시간 내에 업무를 수행하려고 할 때 바람직한 가장 경제적이고 능률적인 방법이다.
  ㉢ 단점
    • 환자간호가 지나치게 단편적으로 제공되기 때문에 총체적 간호(전인간호)가 이루어질 수 없다.
    • 실수나 태만으로 인한 책임소재가 불분명하다(한 환자에 여러 명이 관여하므로).
    • 환자는 자신의 담당간호사가 누구인지 모르므로 불안정감을 느끼며, 환자간호가 단편적으로 제공되기 때문에 환자의 만족도가 낮다.
    • 전체적인 간호실무나 환자파악이 어렵다.
    • 업무의 단조로움에 싫증을 느끼고 자신과 타인의 능력개발에 대한 동기부여가 낮다. 동일한 업무를 연속성 없이 반복적으로 수행하기 때문에 어떤 일을 처음에서 끝까지 완성함으로써 경험할 수 있는 만족도가 낮다.

③ 팀간호방법

  ㉠ 사례방법과 기능적 접근법의 장점을 살리면서 개별간호를 하려는 데 그 목적이 있으며, 간호사가 팀을 이루어 목표를 성취하고자 하는 것으로 전문적 간호사가 팀지도자가 되어서 간호를 계획하고 조정하며 팀구성원들을 지도하는 방법이다.

  ㉡ 장점
  • 각 환자에 대한 독특한 개인적 대우를 함으로 환자의 요구를 만족시킨다.
  • 팀원의 참여의식과 소속감이 높아지고 협동과 의사소통이 증진됨으로써 사기가 높아진다.
  • 저임금의 보조인력의 효율적인 이용으로, 전문직과 비전문직 간의 장벽을 최소화시킨다.

  ㉢ 단점
  • 제한된 환자에게 많은 업무를 수행하므로 실수가 많이 생길 수 있다.
  • 간호요원지도 및 위임받은 업무를 조정해야 하기 때문에 시간이 많이 소요된다.
  • 팀구성원이 매일 바뀌게 되면 팀지도자가 팀구성원의 지식과 능력을 파악하여 업무를 지시하는 데 한계가 있다.
  • 팀회의와 간호계획이 부적절하게 운영되면 전인간호가 이루어지기 힘들다.

④ 일차간호방법

  ㉠ 일차간호방법은 환자를 담당하는 간호사가 정해지면 간호사가 환자의 모든 간호를 책임지는 방법으로, 전인간호가 확실하게 이루어질 수 있는 가장 좋은 방법이다.

  ㉡ 환자가 퇴원한 후나 그 기관에 다시 입원한 경우에도 그 환자를 간호할 책임이 있다.

  ㉢ 일차간호사의 역할
  • 환자의 건강상태, 생활실태, 간호요구 등에 대해 사정하고, 간호계획을 세워 실행하며 평가할 책임이 있다.
  • 다른 부서의 건강요원들(의사, 간호사, 사회사업가, 물리치료사, 호흡기치료사 등)에 의한 관리가 잘 이루어지도록 조정한다.
  • 자신이 비번(非番)일 경우에도 담당환자를 돌보아 줄 '도와주는 간호사'를 지정해서 환자를 어떻게 간호해야 할지를 가르쳐야 한다.
  • 환자간호를 위해 자율성, 권위 및 책임감을 갖고 있다.

  ㉣ 도와주는 간호사의 역할 : 일차간호사가 비번일 때 일차간호사가 작성한 간호계획에 의해 간호를 제공하며, 간호계획이 변경되어야 할 필요가 있으면 일차간호사와 서면 또는 구두적인 의사소통으로 해결한다.

  ㉤ 장점
  • 환자간호에 보다 많은 시간을 할애할 수 있다.
  • 의학적 치료 및 간호이론에 대한 철학적 배경을 올바르게 이해하여 간호과정을 적용 · 활용할 수 있는 조건을 충족시킨다.
  • 통제해야 할 직원의 수가 적고 실수가 적다.
  • 보조인력들을 융통성 있게 활용할 수 있다.
  • 업무수행결과를 환자에게서 확인할 수 있으므로 간호사의 만족도가 증가한다.
  • 환자의 만족도를 증가시킨다(환자가 안정감을 느낄 수 있고, 적응해야 할 간호사의 수가 적다).

ⓗ 단점
- 유능한 일차간호사일 경우 다른 환자들이 혜택을 받을 수 없으며, 환자가 무능한 간호사를 만나게 되면 여러 사람에게 간호를 받는 것보다 더 좋지 않은 간호를 받게 될 가능성도 있다.
- 도와주는 간호사가 일차간호사에게 이유를 설명하지 않고 맘대로 간호계획을 바꿀 경우 문제가 발생할 수 있다.
- 보조인력들의 직접적 간호활동이 간소화되거나 제거됨에 따라 보조인력들은 상실감을 경험한다.

⑤ **모듈방법** … 팀간호를 정련하고 향상시키기 위해 개발된 방법으로 2~3명이 팀을 이루어 환자가 입원하여 퇴원할 때까지 간호단위의 특정한 영역에서 환자간호를 제공하고 일차간호방법에서와 같이 팀의 근무시간이 아닌 경우에는 다른 팀에게 인계된다.

⑥ **사례관리** … 환자가 최적의 기간 내에 기대하는 결과에 도달할 수 있도록 고안된 건강관리체계로서, 양질의 의료서비스를 제공하고 장소의 이동에 따른 간호의 분절화를 감소시키며, 환자의 삶의 질을 높이고 건강관리에 필요한 자원활용의 효율화와 비용억제에 목표를 둔다.

03 개발관리

❶ 교육훈련

(1) 교육훈련의 의의

① 교육훈련은 직원의 행동·지식·동기를 변화시키는 체계적인 과정이며, 교육훈련을 통해 인재를 육성하고 기술을 축적하게 되며, 의사소통의 원활화로 서로 화합하고 협력하는 조직풍토를 확립할 수 있으며, 직원들의 자기개발욕구 및 능력개발로 성취동기를 육성할 수 있는 것이다.

② 간호관리자는 간호사들의 교육훈련개발에 책임이 있음을 인식하고 인적자본에 투자함으로써 계속적으로 그리고 장기적으로 성장할 수 있도록 해야 하며, 간호사도 훈련은 자기이익·자기개발이라는 점을 인식하여 새로운 것을 배우고 활용하는 데 대한 저항을 없애야 한다.

(2) 교육훈련의 체계

① **교육훈련프로그램의 필요성 분석**
   ㉠ 교육훈련의 필요성을 조직수준, 직무수준, 개인수준으로 나누어 분석한다.
   ㉡ 훈련참가 대상자와 면담, 설문지를 이용한 요구조사, 인사기록목록이나 성과평가의 결과, 관리층의 기록 내용, 직장 내 훈련관찰, 직무분석이나 직무명세서, 외부컨설턴트 등을 이용한다.

② 교육훈련 프로그램
  ㉠ 대상자에 의한 분류
   • 신입자 교육훈련 : 입직훈련(orientation 혹은 introduction training), 기초훈련, 실무훈련
   • 현직자 교육훈련 : 일선직원훈련(employee training), 일선감독자훈련(supervisory training), 중간관리자훈련 (management training), 경영자훈련(management development program)
   • 자기개발(SD : self development) : 자신의 책임하에 스스로의 이해와 평가를 통하여 자기개발의욕을 갖고 자주적으로 이에 대한 노력(자기교육 및 자기훈련)을 하는 것을 말한다. 지금까지는 본인 중심의 자기개발방식이 크게 부각되지 않았으나 평생교육의 중요성과 더불어 더욱 강조되고 있다.
  ㉡ 장소에 의한 분류
   • 직장 내 교육훈련(OJT : on-the job training) : 일을 하는 과정에서 직무에 관한 구체적인 지식과 기술을 습득케 하는 방식으로 직속상사가 부하 직원에게 직접적으로 개별지도를 하고 교육훈련을 시키는 방식이다.
   • 직장 외 교육훈련(Off-JT : off-the job training) : 직원을 일단 직무로부터 분리시켜 일정 기간 오로지 교육에만 전념하는 것으로 교육훈련을 담당하는 전문스태프의 책임 아래에 이루어진다.
  ㉢ 내용에 의한 분류 : 훈련이 지니고 있는 구체적인 내용이나 성격에 의해 분류한 것으로, 여기에는 업무와 관련된 전문적인 지식 및 기술교육, 노사관계에 관한 교육, 교양교육 등이 있다.
③ 교육훈련의 방법
  ㉠ 지시적 방법 : 기능이나 개념, 정보 등을 강의나 다른 매체를 통해 학습하는 방법이다. 여기에는 강의, 시범(demonstration), 시청각 교육방법, 직무순환방법, 프로그램식 학습, 컴퓨터 보조학습이 포함된다.
  ㉡ 시뮬레이션 방법 : 관리자의 문제해결능력을 향상시키기 위한 방법이다.
   • 인바스켓 기법(in-basket method) : 관리자의 의사결정능력을 향상시키기 위한 방법으로서 교육훈련상황을 실제상황과 비슷하게 설정한 후 주로 문제해결능력이나 계획능력을 향상시키고자 하는 방법이다.
   • 사례연구(case study method) : 주제에 관한 실제의 사례를 작성하여 배부하고 여기에 관해 토론을 함으로써 피교육자의 판단력, 분석능력을 기르고 어떠한 상황에서도 경영 · 관리문제에 대한 자질을 갖추게 된다.
   • 비지니스 게임법(business games) : 조직 내 의사결정과 관련된 중요한 부분을 보다 간단한 형식으로 표현함으로써 쉽게 조직상황을 이해하고 올바른 의사결정을 할 수 있는 일종의 조직관리의 모의연습이다.
  ㉢ 경험적 방법 : 인간관계능력의 향상을 목표로 자신을 개발시키는 방법이다.
   • 역할연기법(role playing) : 인간관계에 대한 태도 개선 및 인간관계기술을 재고시키기 위한 기법이다.
   • 행동모델법(behavioral modeling) : 관리자 및 일반 직원에게 어떤 상황에 대한 가장 이상적인 행동을 제시하고 피훈련자가 이 행동을 이해하고 그대로 모방케 하는 것이다.
   • 감수성 훈련(sensitivity training) : T-그룹(training group) 훈련이라고도 하며, 관리자의 능력개발을 위해 가장 많이 이용되는 방법이다. 타인이 생각하고 느끼는 것을 정확하게 감지하는 능력과 이 능력에 입각하여 적절하고 유연한 태도와 행동을 취할 수 있는 능력을 갖게 한다.
   • 교류분석(transactional analysis) : 조직 내 인간관계 개선을 위해 많은 조직들이 사용하는 방법이다. 이 방법은 모든 사람이 공유하고 있는 3가지의 자아상태를 이해하고 이런 상태에서의 대인교류를 분석하게 되며, 피훈련자들은 자아상태에서의 자신과 타인과의 관계를 분석하는 것을 배우게 된다.

④ **교육훈련의 평가** … 교육훈련의 평가는 교육훈련의 내용, 참가자, 교육훈련기법 및 실시자에게 평가의 초점을 두고 실시하되, 평가시기에 따라 사전, 중간 및 사후평가의 방식으로 구분하기도 한다. 하지만 교육훈련의 효과를 평가하기 위해 동원 가능한 자원과 한계를 고려하여 평가수준과 평가영역에 따라 평가방법을 달리 할 수 있다.

❷ 인사고과

(1) 인사고과의 의의

① **인사고과의 개념** … 조직구성원들의 현재 또는 미래의 능력과 업적 및 적성 등을 정확히 평가함으로써 각종 인사관련정책에 필요한 정보를 취득하여 활용하는 것으로 전통적인 인사고과는 과거지향적이고 상벌목적 위주였으나 오늘날은 미래지향적이고 개발목적 위주의 인사고과가 이루어지고 있다.

② **인사고과의 목적**
   ㉠ 직원의 적성, 능력 등을 가능한 한 정확히 평가하여 적재적소 배치를 실시함에 따라 직원의 효과적 활용을 꾀한다(적정배치).
   ㉡ 직원의 보유능력 및 잠재능력을 평가하여 조직의 요청 및 직원 각자의 성장기회를 충족시킨다(능력개발).
   ㉢ 직원능력 및 업적을 평가하여 급여, 상여, 승격, 승진 등에 반영함으로써 보다 적정한 처우를 실시하여 의욕의 향상이나 업무성적의 증진에 이바지한다(공정처우).

③ **인사고과의 구성요소**
   ㉠ 능력고과(능력의 발휘도) : 주어진 일을 어떻게 수행하였는가에 관한 것으로 조직의 구성원으로서 직무수행과정에서 얼마만큼 능력을 발휘하였는지를 파악하는 것이다.
   ㉡ 태도고과(일에 대한 자세, 근무태도, 노력도) : 주어진 일에 어떻게 임하였는가에 관한 것으로 어떤 자각과 의욕을 가지고 태도와 행동을 보였는지를 파악하는 것이다.
   ㉢ 업적고과(일의 달성도) : 능력과 태도를 발휘한 결과로 이루어낸 성과의 양과 질은 어떠하였는가에 관한 것으로 직원 개개인이 달성목표에 대해 일정 기간 내에 얼마만큼 달성하였는지를 파악하는 것이다.

(2) 인사고과의 방법

① **고과자에 의한 분류**
   ㉠ 자기고과 : 능력개발을 목적으로 자기 스스로를 평가하는 방법이며, 업무수행을 개선하도록 자극하기 위해 주로 관리층을 고과할 때 보충적으로 많이 쓰인다.
   ㉡ 상위자에 의한 고과 : 상위자는 하위자를 비교적 잘 알고 있는 장점이 있으나 고과가 주관적으로 되기 쉽다. 인사과에서 흔히 행하는 방법이다.
   ㉢ 동료에 의한 고과 : 직장의 동일 계층에 있는 동료가 서로를 평가하는 방법이다. 상사보다는 잠재력을 더 정확히 평가할 수 있다는 생각에서 착안한 방법이다.

ⓔ 하위자에 의한 고과 : 하위자에 의한 고과는 상위자가 '무엇을' 할 것인가의 문제보다는 '어떻게' 할 것인 가의 문제를 해결해 주는 방법이 될 수 있다. 하위자 입장에서 좋고 나쁨을 표현할 기회를 가지므로 고 과실시로 인해 동적인 상·하관계를 이룩할 수 있다.

ⓜ 고과전문가에 의한 고과 : 조직 내 인사관리자나 외부 인사관리 전문가에 의해 실시되는 방법으로, 개인 별 특성파악에 유효하다.

② 인사고과 기법에 의한 분류

구분	평가방법	비고
규범기준에 따른 비교	서열법(석차 또는 등수)	개인 간의 비교에 속함
행동기준 고과방법	• 물리적 관찰 • 대조법 • 평점척도 또는 점수척도 • 중요사건기술법 • 행위기준 평점척도(BARS) • 에세이 / 일기	직무표준과의 비교에 속함
성과기준 고과방법	목표관리(MBO)	합의된 목표와의 비교에 속함

(3) 인사고과 운영상의 원칙

① **고과기준의 명확화** … 목적, 고과방식, 고과구분, 고과요소, 가중치, 고과단계(척도) 등의 내용이 명확하게 설정되어 있어야 한다.

② **고과기준의 준수** … 업적이나 근무태도를 중점적으로 파악하는 고과에서는 고과기간을 엄격하게 준수함으로 써 과거의 좋은 업적이나 나쁜 업적이 인사 때마다 계속 따라다니면서 반영되는 것을 막아줄 수 있다.

③ **고과자의 복수화** … 인사고과를 실시할 때 한 사람의 피고과자가 한 사람의 고과자를 평가하지 않고 반드시 두 사람 이상의 고과자에 의해 고과를 하여 고과오류를 줄이고자 한다.

④ **1차 고과의 존중** … 1차 고과자는 피고과자와 일차적으로 접촉을 하고 있기 때문에 그 실태를 가장 잘 알 수 있는 입장이므로 고과내용에서 1차 고과자가 평가한 것이 우선적으로 존중되어야 한다.

⑤ **공사혼동의 배제** … 공적인 입장 이외의 행동장면(사적인 입장)에 의해 감정에 좌우되어서는 안 된다는 것 이다.

(4) 인사고과의 오류

① **후광효과** … 현혹효과라고도 하며, 피고과자의 긍정적 인상에 기초하여 평가시 어느 특정 요소의 우수함이 다른 평가요소에서도 높이 평가받는 경향을 의미한다.

② **혼효과** … 후광효과에 반대되는 개념으로 어느 한 평가요소에 대한 부정적인 판단이 다른 면에도 영향을 주 어 부정적인 평가를 하는 것을 말한다.

③ **중심화 경향** … 평가자의 평가점수가 모두 중간치에 집중되어 우월의 차이가 나타나지 않는 경향을 말한다.

④ **관대화 경향** … 평가자가 대부분의 피고과자의 실제 능력이나 업적보다도 더 높게 평가를 해버리는 경향을 말한다.

⑤ **논리적 오류** … 고과요소 간의 관련성을 논리적으로 판단하여 관련이 있다고 생각되는 고과요소에는 동일한 평가를 하거나 유사한 평가를 하는 경향을 말한다.

⑥ **근접오류** … 인사고과표상에서 근접하고 있는 고과요소의 평가결과 혹은 특정 평가시간 내에서의 고과요소 간의 평가결과가 유사하게 되는 경향을 말한다.

⑦ **연공오차** … 피고과자의 학력이나 근속연수, 연령 등 연공에 좌우되어서 발생하는 오류를 의미한다.

⑧ **대비오류** … 과거에 낮은 성과를 기록했던 부하가 이번에 성과가 개선되었을 경우 실제로는 중간 정도의 성과를 달성했다 하더라도 고과자에게서 중간 이상의 평가를 받게 되는 경우이다.

⑨ **시간적 오류** … 근시(近視)오류라고도 하는데, 평가 직전에 발생한 최근의 사건들이 평가에 영향을 주는 것을 말한다.

⑩ **개인적 편견에 의한 오류** … 평가요소와 관계없이 인종, 성별, 출신지역, 출신학교 등에 대한 평가자의 개인적 편견이 평가에 영향을 미치는 것을 말한다.

⑪ **평가기준에 의한 오류** … 부하들을 평가하는 데 사용되는 용어들의 의미 해석상의 지각차이에서 발생한다.

⑫ **규칙적 오류** … 가치판단상의 규칙적인 심리적 오류에 의한 것으로서 이를 항상오류라고도 한다.

⑬ **투사(projection)** … 자기 자신의 특성이나 관점을 타인에게 전가시키는 주관의 객관화를 말한다.

04 보상관리

① 임금관리

(1) 임금체계

① **임금의 개념** … 조직구성원이 조직에 대해 제공한 노동의 대가로서 받는 금전적 보상을 말한다.

② **임금의 구조요건**
  ㉠ 납득할 수 있고 정확성이 있는 것이어야 한다.
  ㉡ 간호사의 품위유지에 손상이 없어야 한다.
  ㉢ 간호사의 근무의욕을 향상시키는 데 이바지할 수 있어야 한다.
  ㉣ 가능한 한 단순하고 이해하기 쉬워야 한다. 안정성이 있고 자주 변경할 필요성이 없어야 한다.

③ 임금결정요인

    ㉠ **병원의 지급능력** : 임금은 조직의 지불능력범위 내에서 결정되어야 조직이 안정된 성장을 계속할 수 있다.

    ㉡ **각 직원의 생계비** : 임금수준은 구성원 가족의 생계유지를 가능하게 하는 수준에서 결정되어야 한다.

    ㉢ **사회적 균형** : 동일 산업에 속하는 다른 조직들의 임금수준에 따라 임금이 결정되어야만 조직에서 필요한 인력을 확보할 수 있다.

④ **임금의 구성** … 임금에는 직원에게 직접 지급되는 실질임금과 간접적으로 혜택을 받는 복리후생금이 있으며, 실질임금은 크게 나누어서 기본급과 부가급(수당)으로 구성된다.

(2) 임금과 작업만족과의 관계

① **허츠버그(Herzberg)** … 급여는 작업불만족의 요인이다(적당한 급여는 불만을 예방하지만 만족을 줄 수 없으며 부적당한 급여는 작업불만족을 야기한다).

② **브룸(Vroom)** … 급여수준은 각 단계별 직원에게 상이한 중요성을 갖는다.

③ **재이퀴즈(Jaques)** … 직원들은 자신이 능력에 맞는 수준에서 일을 할 때 동기부여가 되며 작업만족도는 직원의 능력(C), 생산성(W), 급여수준(P)의 상관관계에 의해 결정된다.

❷ 복리후생과 내적 보상

(1) 복리후생

① **복리후생의 개념** … 복리후생은 구성원의 노동과 직접적으로 연결되지 않는 간접적인 보상이라고 할 수 있다. 간접적 보상으로서의 복리후생은 구성원의 생활안정과 질 향상을 위하여 직접적 보상인 임금 외에 부가적으로 지급되며, 현금뿐만 아니라 다양한 방법으로 실시된다.

② **복리후생의 유형**

    ㉠ **법정복리후생** : 조직이 구성원을 고용하는 한, 법률에 의해서 강제적으로 실시해야 하는 제도나 시설을 말한다. 국가의 사회보장제도의 일환으로서 실시되며, 의료보험 · 재해보험 · 연금보험 등이 이에 속한다.

    ㉡ **법정 외 복리후생** : 법률에 의하지 않고 조직이 임의로 또는 노동조합과의 교섭에 의해 실시하는 제도이다. 조직의 특성, 규모, 환경조건을 고려하여 조직의 필요에 따라 실시되기 때문에 그 종류가 다양하다.

(2) 내적 보상

내적 보상은 비금전적 형태로 지급되는 보상으로서 구성원 개인이 심리적으로 느끼는 보상이다. 주로 직무만족의 결과로서 내적 보상을 획득하게 된다. 탄력적 근무시간제도, 직무재설계를 통한 자율성 및 기능의 다양성 제고, 조직에서의 인정도 부여, 보다 흥미 있는 업무의 수행, 보다 많은 책임감 부여, 개인적 성장기회 제공, 의사결정에의 참여 등이 있다.

05 유지관리

❶ 인간관계 관리

(1) 인간관계(human relations)의 의의
집단 내의 휴머니즘에 기초를 두고 목표지향적인 협동관계를 구축하는 방법과 기술이다. 조직에서의 인간관계는 조직구성원의 근무의욕을 향상시키고 동시에 협력체계를 확립함으로써 궁극적으로 조직의 성과를 향상시키는 데 그 의의가 있다.

(2) 인간관계 개선을 위한 제도
① **제안제도** … 조직구성원들로 하여금 조직관리상의 개선을 위한 여러 가지 제안을 하도록 제도화하여, 채택된 제안에 대해서는 적당한 보상을 해주는 것을 말한다.

② **인사상담제도** … 개별면접을 통해 구성원의 직장생활과 개인생활에 대한 주관적·현실적인 걱정, 불안, 갈등, 불쾌감, 불만 등을 해소시켜줌으로써, 조직상황에의 적응을 돕고 생산성을 향상시키기 위한 제도이다.

③ **고충처리제도** … 구성원의 불평이나 불만을 적절히 해결함으로써, 노사관계의 안정을 도모하고 생산성 향상과 더불어 직무에 대한 만족감과 소속감을 증진시켜 주는 데 그 의의가 있다.

④ **사기조사** … 구성원의 사기를 합리적으로 관리하기 위해서 기초자료를 체계적으로 수집하는 방법이다. 사기조사의 내용으로는 임금, 근무시간, 작업조건, 교육훈련, 감독, 복지후생, 직무만족, 인간관계 등의 조직 및 인사관리활동에 대한 모든 것이 포함된다.

❷ 직원훈육(징계)

(1) 직원훈육의 의의
① **직원훈육의 개념** … 직원이 조직의 규칙이나 규정을 준수하도록 교육하고 이를 위반하지 않도록 통제하며, 기대에 어긋나는 직원을 징계하는 인적자원관리의 한 형태이다.

② **직원훈육의 효과**
  ㉠ 예방효과 : 훈육방침과 규정을 명확히 하고 위반행동이 발생하지 않도록 사전에 충분한 고지와 주의를 촉구함으로써 이의 발생을 사전에 예방하는 효과가 있다.
  ㉡ 개선효과 : 규칙을 위반하는 행동을 하거나 그러한 증상이 보이는 직원에게 훈육규정을 중심으로 상담, 지도, 자기반성의 기회를 제공함으로써 직원의 행동을 바람직한 방향으로 개선하는 효과가 있다.

© **처벌효과** : 예방효과나 개선효과가 불가능하다고 판단할 경우에 최종적으로 위반행동을 중단시키거나 재발을 방지할 목적으로 벌칙을 적용하여 강력한 제재조치를 강구한다.

(2) 직원훈육의 진행단계

① **면담** … 관리자는 간호사와 개별적으로 비공식적인 면담을 갖는다. 공식적인 행동규범을 상기시키고 이를 위반했음을 주지시키며 행동을 개선하도록 충고한다.

② **구두견책** … 간호사에게 규칙을 위반하는 행동이 또 다시 발견되는 경우에 구두로 견책을 한다. 구두견책을 할 때는 간호사의 행동이 규칙이나 규정에서 이탈된 행동이며 재발될 경우 해고를 포함한 과중한 징계조치를 받을 수 있다는 사실을 확실하게 말해야 한다.

③ **서면견책** … 간호사의 잘못된 행동이 수정되지 않고 계속 반복될 경우에는 시행한다. 이는 과중한 징계조치와 해고의 가능성을 경고하는 공식적인 문서이다. 서면견책의 사본 한 장을 간호사에게 주고 다른 한 장은 인사기록부에 보관한다. 이 문서에는 간호사의 용납될 수 없는 행동과 그러한 행동이 지속될 경우에 적용되는 벌칙에 대한 명확한 진술이 포함되어야 한다.

④ **정직** … 면담과 견책에도 불구하고 간호사의 위반 행동이 계속된다면, 간호사에게 정직처분을 내린다.

⑤ **해고** … 위의 노력에도 불구하고 간호사의 행동이 개선되지 않으면 그 간호사를 해고한다.

❸ 결근 및 이직관리

(1) 결근관리

① **결근율**

$$결근율 = \frac{결근일수}{평균직원수 \times 근무일수} \times 100$$

② **결근의 영향**

㉠ 결근자를 대신해서 다른 직원이 시간 외 근무를 해야 하며 그에게 1.5배의 임금을 지불해야 하므로 한 자리를 메우기 위하여 2.5배에 해당하는 임금을 지불해야 한다.

㉡ 근무를 대행하는 사람은 수행하는 업무에 익숙하지 않아 비효율적이며 실수하기 쉬워 다른 근무자의 사기저하의 요인이 된다.

③ **결근의 유형과 예시**

㉠ **유형** : 불가피한 결근, 의도적인 결근

㉡ **예시** : 자주 짧은 기간 동안 결근, 잦지는 않지만 긴 기간 동안 결근, 예측할 수 없는 여러 원인으로 인하여 산발적으로 결근, 주말, 공휴일, 휴가기간, 봉급날 등에 결근

④ 결근율 감소방안
  ㉠ 직원의 출근기록을 정확하게 유지 · 점검한다.
  ㉡ 직원의 건강관리를 배려한다. 포상이나 집계방법을 이용한다.

(2) 이직관리

① **이직의 개념** ⋯ 직원이 조직으로부터 이탈하는 것으로 고용관계의 단절을 의미한다.
② **이직의 종류**
  ㉠ **자발적 이직** : 자의로 직장을 떠나는 사직으로 좌절감, 결혼, 임신, 출산, 질병 등의 사유가 있다. 관리자의 노력으로 어느 정도 예방할 수 있는 부분이므로 이직률 감소를 위해서는 자발적 이직에 관심을 두고 관리해야 한다.
  ㉡ **비자발적 이직** : 고용기간 만료, 정년 퇴직, 징계, 인력 감축, 사망 등의 사유로 인한 이직이다.
③ **이직률**

$$연간이직률 = \frac{연간\ 이직한\ 간호사\ 수}{연평균\ 간호사\ 수} \times 100$$

④ **이직의 영향**

긍정적인 영향	부정적인 영향
• 조직 분위기 쇄신 • 새로운 관리기법 도입 • 승진 또는 이동기회 증가 • 불필요한 인력 제거	• 경제적 손실 : 신규 직원 모집 · 선발 · 예비교육 등에 드는 비용, 미숙함으로 인한 손실 • 사기 저하 : 인력 부족, 과로, 간호의 질 저하 초래 • 구성원 간 협동감, 친밀감 저하 및 관리자의 관리 능력 저하

❹ 노사관계 관리

(1) 노사관계

① **노사관계**
  ㉠ **노사관계의 개념** : 고용조건의 결정이라는 문제를 두고 대립적 입장에 있는 사용자 집단과 노동자 집단(노동조합) 간의 관계를 의미한다.
  ㉡ **노사관계의 특성**
    • 이중성 내지 양면성을 지닌다.
    • 노동자는 분배의 원천인 부가가치를 창출하는 데 있어서는 사용자와 협동적 관계를 가지지만, 생산의 성과분배의 측면에서 대립적 관계를 갖는다.

- 노동자들은 사용자(경영자)의 경제적 목적달성을 위해 노동력을 제공하고 그 대가로 임금을 받는다는 점에서 경제적 관계라는 특성을 갖는다. 그러나 집단생활에 따른 사회적 관계가 필연적으로 나타나게 되므로, 경제적 관계인 동시에 사회적 관계라는 이중성을 갖는다.
- 생산목적 달성을 위해 노동자는 사용자의 명령과 지시에 복종하고 따라야 할 의무를 가지게 되므로 종속적인 관계를 맺게 된다. 그러나 노동자는 노동력의 공급자로서 근로조건의 설정과 그 운영에 대하여 사용자와 대등한 입장에서 교섭을 하거나, 나아가 경영에 참여할 수 있도록 제도적으로 보장받고 있다.

② 노사관계 관리 … 사용자(경영자)와 노동조합의 관계에 대한 것으로, 노사의 대립적 관계를 사용자측의 적극적인 태도나 어떤 형태의 제도를 통해 조정·완화시킬 뿐만 아니라, 나아가 이들 상호 간의 협력관계를 형성하기 위하여 수행되는 일체의 계획적이고 조직적인 활동을 말한다.

(2) 노동조합

① 노동조합의 개념

　　㉠ 임금과 근로시간 등과 같은 근로조건에 대해서 사용자측과 교섭함으로써 근로자들의 경제적·사회적 지위를 확보, 유지, 개선하기 위하여 결성된 항구적인 노동자단체를 의미한다.

　　㉡ 근로자의 주체가 자주적으로 단결하여 근로조건의 유지·개선과 근로자의 복지증진 기타 경제적·사회적 지위의 향상을 목적으로 조직하는 단체 혹은 연합체이다(노동법상의 개념).

② 의료조직에서 노동조합운동이 촉진되는 이유

　　㉠ 경영층의 지나친 일방통행식 경영을 해왔기 때문이다.

　　㉡ 계층 간의 갈등이 심하고, 권위적이고 비인격적인 관리가 자주 발생된다.

　　㉢ 의료직 우대현상으로 타직종 종사자들의 불만이 심화되었다.

③ 노동조합의 기능

　　㉠ 경제적 기능

　　　　• 조합원 전체의 노동생활의 조건을 가능한 한 좋은 조건으로 개선하기 위한 가장 기본적인 기능을 의미한다.

　　　　• 경제적 기능은 단체교섭기능, 경영참가기능, 노동쟁의기능, 노동시장의 통제기능 등으로 구분할 수 있다.

　　㉡ 공제적 기능

　　　　• 조합원 전체의 노동생활을 안정시키기 위하여 수행되는 기능이다.

　　　　• 조합원들이 질병·재해·실업·정년퇴직·사망 등으로 노동능력을 일시적 또는 영구적으로 상실하는 경우를 대비하여 노동조합이 기금을 설치하고 이것을 이용하여 상호부조한다.

　　㉢ 정치적 기능 : 노동조합이 조합원을 대신하여 국가나 공공단체를 대상으로 노동관계법의 제정 및 개정, 노동시간의 단축, 사회보험이나 사회보장의 실시 등을 요구하는 기능을 말한다.

≡ 최근 기출문제 분석 ≡

2024. 6. 22. 지방직

1 직무수행평가 시 극단적인 평점을 피하려는 평가자의 심리적 현상으로 인해 발생하는 오류는?

① 후광 효과

② 중심화 경향

③ 시간적 오류

④ 논리적 오류

> **TIP** 중심화 경향은 평가자가 극단적인 평점을 피하려고 모든 피평가자에게 중간 정도의 평점을 주는 경향으로 평가자의 심리적 현상으로 인해 발생하는 오류이다.
> ① 후광 효과 : 평가자가 피평가자의 한 가지 긍정적인 특성에 근거하여 다른 모든 특성도 긍정적으로 평가하는 오류이다.
> ③ 시간적 오류 : 평가자가 평가 기간 동안의 특정 시점의 사건이나 행동을 지나치게 강조하여 전체 평가에 영향을 미치는 오류이다.
> ④ 논리적 오류 : 평가자가 두 가지 특성 간의 논리적인 관계를 잘못 이해하여 평가하는 오류이다.

2024. 6. 22. 지방직

2 허츠버그(Herzberg)의 동기-위생이론에 대한 설명으로 옳은 것은?

① 동기부여가 이루어지는 인지적 과정을 설명한다.

② 동기 요인은 작업 조건 등 외적 요인을 가리킨다.

③ 위생 요인에 집중할 때 직무성과가 향상된다.

④ 직무 불만족을 줄이려면 위생 요인을 개선해야 한다.

> **TIP** 위생 요인은 불만족을 일으키는 급여, 작업 조건, 감독 스타일 등의 외적 요인을 개선하면 직무 불만족을 줄일 수 있다.
> ① 직무 만족과 불만족의 원인을 구분하는 이론이다.
> ② 동기 요인은 주로 성취, 인정, 일 자체, 책임, 발전과 같은 내적 요인이다.
> ③ 위생 요인은 불만족을 예방하지만 위생 요인을 개선한다고 해서 직무 성과가 향상되지는 않는다.

Answer 1.② 2.④

2023. 6. 10. 제1회 지방직

3 직무설계 방법 중 직무확대의 장점에 해당하는 것은?

① 직무의 능률성이 높아진다.

② 직무에 대한 자율성이 높아진다.

③ 작업 결과에 대한 책임부담감이 감소한다.

④ 반복적인 업무에서 발생하는 단조로움이 감소한다.

> **TIP** ④ 다양한 과업을 수행하기 때문에 단조로움이 감소한다.
> ① 직무 단순화는 과업의 수를 줄이고 직무를 단순화하여 직무의 능률성이 높아진다.
> ② 직무 자율성이 높아지는 것은 직무충실화의 장점이다.
> ③ 직무의 범위가 넓어지므로 책임부담감이 감소한다고 보기 어렵다.

2023. 6. 10. 제1회 지방직

4 기본급 유형 중 직무급의 임금 결정요인에 해당하는 것은?

① 직무 수행 능력

② 근속 연수와 학력

③ 직무의 책임성과 난이도

④ 조직에 대한 구성원의 공헌도

> **TIP** ③ 직무급은 직무의 책임성, 난이도에 따라 가치에 맞게 임금을 결정하는 것이다.
> ① 직무 수행능력에 따라 결정하는 것은 직능급에 대한 설명이다.
> ② 구성원의 근속 연수 등에 따라 결정하는 것은 연공급에 대한 설명이다.
> ④ 조직에 대한 구성원의 공헌도 즉 성과에 따라 지급하는 것은 성과급이다.
> ※ 임금결정요인은 직무급, 직능급, 성과급, 연공급이 있다.

Answer 3.④ 4.③

5 다음 설명에 해당하는 면접 방법은?

> 다수의 면접자가 한 명의 지원자를 면접하고, 면접자들 간 의견교환을 통해 지원자의 자질과 특징을 광범위하게 평가한다.

① 집단 면접   ② 패널 면접

③ 정형적 면접   ④ 스트레스 면접

> **TIP** ② 패널 면접: 다수의 면접자가 한 명의 지원자를 면접하는 것이다.
> ① 집단 면접: 피면접자가 2명 이상으로 다수인 면접유형을 말한다.
> ③ 정형적 면접: 직무명세서를 참고하여 준비한 질문으로 면접을 하는 유형을 말한다.
> ④ 스트레스 면접: 피면접자가 당황할만한 질문을 던지고 그에 따른 반응을 확인하고 침착하고 유연한 대처의 면접자를 뽑는 방법이다.

6 해크만과 올드햄(Hackman & Oldham)의 직무특성 모형에서 구성원들을 동기부여할 수 있는 직무특성으로 옳지 않은 것은?

① 과업의 중요성   ② 과업의 창의성

③ 자율성   ④ 피드백

> **TIP** ② 해크만과 올드햄은 기술의 다양성, 과업의 독자성, 과업의 중요성, 자율성, 피드백 5가지를 구성원들을 동기부여할 수 있는 직무 특성으로 요약하였다.
> ① 업무가 기업이나 소비자에게 중요하게 인식되는 정도를 말한다.
> ③ 직무수행을 위해 필요한 조건들을 선택할 수 있는 정도를 말한다.
> ④ 조직 구성원이 수행한 결과에 관하여 직접적이고 명확하게 정보를 얻을 수 있는 정도를 말한다.
> ※ **해크만과 올드햄**(Hackman&Oldham)의 **직무특성모형**
> ㉠ 직무충실화의 문제점을 보완하기 위해 개발한 모형으로 조직 구성원에게 더 많은 책임, 자율, 직무에 대한 통제권을 주기 위해 직무충실화를 주장하였다.
> ㉡ 직무특성모형의 구성요소는 직무의 핵심적 특성, 직원의 중요 심리적 상태(요소), 개인적 결과 및 직무수행의 결과, 조직 구성원의 성장 욕구 강도의 4가지이다.
> ㉢ 개인적 결과 및 직무 수행의 성과는 조직 구성원의 중요 심리적 상태에서 얻어지는 것으로 직무의 핵심적 특성의 차원에서 만들어진다.

Answer   5.②   6.②

2023. 6. 10. 제1회 서울특별시

7 인적자원관리의 각 과정과 그에 포함되는 활동 내용을 옳게 짝지은 것은?

① 확보관리 – 이직관리

② 개발관리 – 내적보상

③ 보상관리 – 모집, 선발

④ 유지관리 – 인간관계관리

> **TIP** ④ 유지관리에는 인간관계 관리, 직원훈육, 결근 및 이직 관리, 노사관계 관리 등이 포함된다.
> ① 이직 관리는 유지관리에 해당한다.
> ② 내적보상은 보상관리에 해당한다.
> ③ 모집, 선발은 확보관리에 해당한다.
> ※ 인적자원관리 과정
> ⊙ **직무관리** : 직무 설계, 분석, 평가
> ⓛ **확보관리** : 간호인력의 예측 및 계획, 모집과 선발, 배치
> ⓒ **개발관리** : 교육훈련, 인사고과
> ⓔ **보상관리** : 임금관리, 복리후생과 내적보상
> ⓜ **유지관리** : 인간관계 관리, 직원훈육, 결근 및 이직 관리, 노사관계 관리

2023. 6. 10. 제1회 서울특별시

8 인력모집 방법 중 〈보기〉에서 설명하는 유형의 장점으로 가장 옳은 것은?

보기

〈QI실 간호사 모집〉

원내 간호사 대상으로 적정진료관리실(QI실) 간호사를 모집하오니 관심있는 간호사들은 아래 내용을 참고하여 지원하시기 바랍니다. (담당자 연락처: 원내 ○○○○)

— 지원서 접수 기간 : 2023. 6. 1.–15.

— 지원서 접수 사이트 : xxx.○○○@xxx

---

① 인력개발 비용이 절감된다.

② 직원의 사기가 향상된다.

③ 모집범위가 넓어 유능한 인재의 확보가 가능하다.

④ 새로운 정보지식이 제공되고 조직에 활력을 불어 넣을 수 있다.

> **TIP** ② 내부 모집으로 직원의 사기를 높이고 동기 유발이 가능하다.
> ① 인력개발 비용이 절감되는 것은 경력자 채용이 가능한 외부모집의 장점이다.
> ③ 원내 간호사를 대상으로 모집하기 때문에 모집 범위가 좁다.
> ④ 기존 인력을 활용하는 방법이기 때문에 새로운 정보와 지식 제공을 기대하긴 어렵다.

Answer 7.④ 8.②

9 〈보기〉에서 설명하는 활동방법으로 가장 옳은 것은?

---- 보기 ----

- 각 집단이 경쟁하며 의사결정 결과를 비교, 평가하는 과정에서 의사결정 능력을 향상시키기 위해 실시하는 방법이다.
- 몇 개의 집단으로 나누어 각 집단에게 동일한 문제를 제공한 후 각 집단별로 문제를 해결하도록 한다.

① 감수성훈련　　　　　　　　　② 비즈니스게임법
③ 인바스켓기법　　　　　　　　④ 브레인스토밍

> **TIP** ① 감수성훈련: 관리자의 능력개발을 위해 사용되는 방법으로, 외부환경과 차단시킨 상태에서 스스로를 돌아보며 자신의 경험을 공유하고 비판함으로써 타인에 대한 이해와 감수성을 높인다. 전인격적인 통찰 학습으로 태도변화를 유도한다.
> ③ 인바스켓기법: 관리자의 의사결정 능력을 향상시키기 위한 모의훈련이다. 실제 상황과 비슷하게 설정한 후 문제해결 능력이나 계획 능력을 향상시킨다. 발생 가능한 여러 문제를 쪽지에 적어 바구니 속에 넣고 그중 하나를 꺼내 조직의 기존 자원을 활용하여 문제를 해결하도록 유도한다.
> ④ 브레인스토밍: 자유로운 분위기 속에서 진행되며 아이디어를 모아 합의하고 수정하는 과정을 거친다. 집단의 합의를 중시하며 짧은 시간에 많은 양의 아이디어를 도출할 수 있다. 조직 구성원들의 창의성을 증진하는 데 목적이 있다.

10 신규 간호사 대상 유도훈련(induction training)의 교육내용으로 적절한 것은?

① 인수인계 방법　　　　　　　② 조직의 이념
③ 업무분담 방법　　　　　　　④ 환자간호 방법

> **TIP** 유도훈련(induction training)은 신규 간호사에게 진행하는 예비교육 중 하나로 채용 후 약 3일가량 진행한다. 조직의 목적이나 이념, 구조, 목표, 방침 등 조직의 정보 등을 교육한다.

Answer 9.② 10.②

≡ 출제 예상 문제

1 다음 중 사례방법에 관한 설명으로 가장 옳은 것은?

① 입원환자의 재원기간을 늘릴 수 있는 단점이 있다.

② 격리환자의 경우에도 모든 간호를 한 간호사가 24시간 동안 책임을 진다.

③ 다학제 접근이 용이하고 사례관리자가 필요하다.

④ 환자의 비용부담이 크다.

TIP ④ 일정 기간 동안 가족에 의해 간호사가 채용되므로 환자의 비용부담이 크다.
① 입원자의 재원기간을 단축시키고 비용을 감소시킬 수 있다.
② 간호학생을 가르치거나 중환자, 격리환자와 같이 위급한 상황인 경우 짧은 기간 동안만 적용한다.
③ 사례관리에 관한 설명이다.

2 직무설계에 대한 설명 중 가장 옳지 않은 것은?

① 직무재설계를 통한 자율성 및 기능의 다양성 제고는 외적 보상의 형태이다.

② 직무설계의 방법으로는 시간연구와 동작연구가 있다.

③ 조직의 목표를 달성하고, 직무를 맡고 있는 담당자의 개인적인 욕구를 만족시키기 위한 직무내용, 직무기능 및 직무 간의 상호관계를 결정하는 것이다.

④ 모든 계층의 조직구성원으로 하여금 직무 그 자체에서 만족과 의미를 부여받도록 하여 직원의 모티베이션과 생산성을 향상시키는 데 직무설계의 목적이 있다.

TIP 내적 보상의 형태이다.

Answer 1.④ 2.①

3 다음 중 훈육의 과정으로 옳은 것은?

> ⊙ 면담 ⊙ 구두견책
> ⓒ 서면견책 ② 정직
> ⑩ 해고

① ⊙→ⓒ→ⓒ→②→⑩ ② ⊙→ⓒ→ⓒ→②→⑩

③ ⓒ→⊙→ⓒ→②→⑩ ④ ⓒ→ⓒ→⊙→②→⑩

···

TIP 직원훈육의 진행과정
ⓐ **면담**: 관리자는 간호사와 비공식적인 면담을 통해 공식적인 행동규범을 상기시키고 이를 위반했음을 주지시키며 행동을 개선하도록 충고한다.
ⓑ **구두견책**: 간호사의 규범위반 행동이 재발견되는 경우에 관리자는 간호사에게 구두로 견책을 하고, 이때에는 간호사의 위반 행동이 재발될 경우 해고를 포함한 과중한 징계조치를 받을 수 있다는 사실을 확실하게 말해야 한다.
ⓒ **서면견책**: 간호사의 규범위반 행동이 계속 반복될 경우 서면견책을 하게 되는데, 이는 과중한 징계조치와 해고의 가능성을 경고하는 공식적인 문서로서 간호사의 위반 행동과 그러한 행동이 지속될 경우에 적용되는 벌칙에 대한 명확한 진술이 포함되어야 한다.
ⓓ **정직**: 면담과 견책에도 불구하고 간호사의 규범위반 해동이 계속될 경우에는 수일 또는 수주간의 정직 처분을 내린다.
ⓔ **해고**: 면담, 견책, 정직에도 불구하고 간호사의 행동이 개선되지 않을 경우에는 그 간호사는 해고될 것이다.

4 사례관리에 관한 설명 중 옳지 않은 것은?

① 의사와 간호사만이 사례관리자로서 업무계획에 참여할 수 있다.
② 다학제 접근이 용이하다.
③ 환자가 최적의 기간 내에 기대하는 결과에 도달할 수 있도록 고안된 건강관리체계이다.
④ 의료팀 간의 효과적·효율적인 의사소통이 이루어진다.

···

TIP 의사와 간호사만이 사례관리자로서 업무계획에 참여할 수 있는 것은 아니며, 의료기관에 따라 의료팀의 일원인 사회사업가나 타 건강전문가가 사례관리자로서의 역할을 수행하기도 한다.

Answer 3.① 4.①

5 직무만족 성과를 높이기 위해 직무의 내용을 더욱 다양화하고 자율성과 책임을 더 많이 부여하는 직무 설계 방법은?

① 직무확대

② 직무순환

③ 직무충실화

④ 직무전문화

TIP **직무확대** … 과도한 전문화를 통한 작업의 비인간화와 관련된 비판에 대응하여 조직구성원의 보다 많은 능력을 이용하도록 직무 내용을 확대함으로써 직무에 대한 만족을 높이고 결근이나 이직이 줄어들 것이라 보는 것이다.

㉠ 장점
• 전문화에 의한 직무설계와 달리 직무의 단조로움을 줄여줄 수 있기 때문에 직무만족감을 높여 준다.
• 과도한 전문화로 인해 작업의 비인간화와 관련된 비판에 대응하여 조직구성원의 보다 많은 능력을 이용하도록 직무내용을 확대함으로써 직무에 대한 만족감을 높이고 결근율과 이직률을 감소시키는 효과가 있다.

㉡ 단점
• 관심의 범위가 적거나 복잡성을 이해하지 못하는 직원들은 확대된 작업에 적응할 수 없다.
• 직무의 본질적인 성격은 그대로 남아 있으면서 직원이 해야 할 일거리만 늘었다는 불평도 있을 수 있다.

6 다음 중 인사고과자가 피고과자의 한 가지 단점 때문에 모든 것을 나쁘게 평가하는 오류는?

① 후광효과

② 혼효과

③ 논리적 오류

④ 개인적 편견에 의한 오류

TIP ② **혼효과**(horn effect) : 사물을 평가할 때 범하기 쉬운 오류로 대상의 나쁜 점이 눈에 띄면 그것을 그 대상의 전부로 인식하는 현상을 말한다.
① **후광효과**(halo effect) : 현혹효과라고도 하며, 피고과자의 긍정적 인상에 기초하여 평가시 어느 특정 요소의 우수함이 다른 평가요소에서도 높이 평가받는 경향을 말한다.
③ **논리적 오류**(logical errors) : 고과요소 간의 관련성을 논리적으로 판단하여 관련이 있다고 생각되는 고과요소에는 동일한 평가를 하거나 유사한 평가를 하는 경향을 말한다.
④ **개인적 편견에 의한 오류**(personal bias errors) : 평가요소와 관계없이 인종, 성별, 출신지역, 출신학교 등에 대한 평가자의 개인적 편견이 평가에 영향을 미치는 경향을 말한다.

Answer 5.① 6.②

PART

04 간호관리

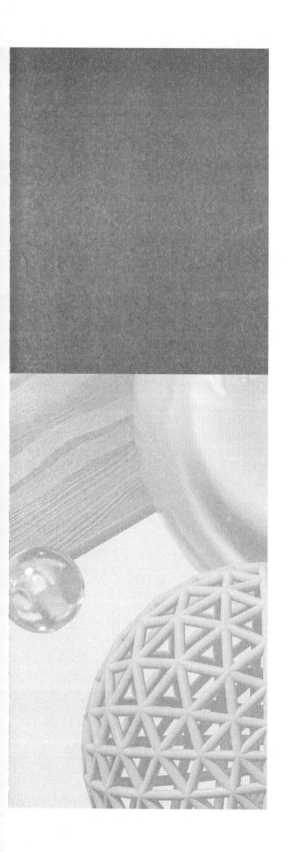

지휘와 통제
기능의 실제

01 지휘기능의 실제

01 지휘

❶ 지휘의 이해

(1) 지휘의 개념

① 조직의 목표 달성을 위해 조직구성원들이 과업을 적극적으로 수행하도록 유도하는 관리기능이다.

② 리더가 조직구성원들에게 동기를 부여하고 생산성 향상을 위해 상호작용하는 과정이다.

(2) 지휘의 기능

① 지시기능, 감독기능, 조정기능을 갖는다.

② 동기부여가 가능하다.

③ 권력과 권한을 적절하게 활용해야 한다.

(3) 지휘의 활동

① **지시**
  ㉠ **구두지시** : 직접적인 대면을 통해 이루어지는 지시로, 즉각적인 전달이 가능하나 내용이 왜곡될 가능성이 있으므로 서면지시와 병행해야 한다.
  ㉡ **서면지시** : 전달 내용이 중요하거나 기록으로 남겨야 할 때, 수신자가 멀리 있을 때 이루어지는 지시로, 업무 처리가 늦어질 수 있다.

② **명령** … 부하직원에게 특정한 방식으로 지시하는 것으로 구두나 서면으로 요구할 수 있다.

③ **감독** … 업무 조사 및 확인, 업무수행의 적합성을 평가하고 결과를 인정 또는 교정해주는 활동이다.

④ **조정** … 구성원들이 조화를 이루고 일을 할 수 있도록 하는 활동이다.

⑤ **동기부여** … 목표 달성을 위해 구성원들에게 동기를 부여하는 활동이다.

02 리더십

❶ 리더십의 개요

(1) 리더십의 의의

① **리더십의 개념** ··· 일정한 상황하에서 목표달성을 위하여 개인이나 집단의 행위에 영향력을 행사하는 과정이라고 할 수 있다. 리더십의 중요사항은 영향력 행사의 과정이며 리더가 영향력을 행사할 수 있는 것은 힘(power)의 요소를 소유함으로써 가능하며 이를 통해 지휘기능이 이루어진다.

② **리더십의 기능**

    ㉠ 개개인의 역량을 결집시켜 집단의 역량이 단순한 개인 역량의 합 이상의 힘을 갖도록 하는 시너지효과를 촉진시킨다.

    ㉡ 집단은 물론 조직목표를 달성할 수 있게 도와주는 기능을 한다.

    ㉢ 구성원들이 목표달성에 적극적으로 기여하도록 동기화시키는 요인이다. 효과적인 리더십은 구성원들에게 목표달성에 기여할 수 있도록 동기를 부여하고 사기를 높이며, 업무에 몰입할 수 있는 여건을 조성하는 데 중요한 역할을 한다.

    ㉣ 조직의 외부환경 변화에 대한 적응을 촉진시키며 조직발전을 위한 변화를 주도한다.

    ㉤ 상황에 관한 정확한 정보를 기초로 하여 분석·판단하는 상황판단의 기능을 한다.

    ㉥ 조직 내의 의견, 목표 등을 조정하고 통일성을 확보·유지하는 집단통일의 유지기능을 한다.

    ㉦ 구성원들의 개인 능력을 함양하도록 촉진시키는 역할을 한다.

(2) 관리자와 리더의 특징

관리자	리더
• 공식적 조직 내 지위와 책임을 가진다. • 직위에 부여된 공식적인 권한에서 영향력이 나온다(합법적 권력). • 질서와 안전성을 유지한다. • 통제, 의사결정, 의사분석, 결과를 강조한다. • 조직 구성원을 부하직원으로 여기는 수직적 관점을 갖는다. • 현 상태를 수용한다. • 언제, 어떻게 할 것인가에 관심을 둔다. • 영향력 : 직위에서 부여된 공식적 권한이기 때문에 조직구조 안에서 질서유지, 문제해결 ,계획과 통제 등을 촉진시킨다.	• 위임된 권한은 없지만 다른 의미의 권력을 가진다. • 단호하며, 올바른 일을 한다. • 변화와 발전을 추구한다. • 조직 외부를 바라본다. • 조직 구성원을 동료로 여기는 수평적 관점을 갖는다. • 현 상태에 도전한다. • 무엇을, 왜에 관심을 둔다. • 영향력 : 리더 개인의 가치관, 인격, 전문지식 등에서 영향력이 나오기 때문에 조직의 비전설정, 창의력 발휘, 조직의 변화와 혁신 등을 촉진시킨다.

❷ 리더십이론

(1) 특성이론

① **특성이론의 개념** ··· 사회나 조직에서 인정되고 있는 성공적인 리더들은 어떤 공통된 특성을 가지고 있다는 전제하에 이들 특성을 집중적으로 연구하여 개념화한 이론이다.

② **특성이론의 특성**

　㉠ 자질 획득에 대한 관점의 차이를 가지고 있으며 특정한 자질을 가지고 있기 때문에 지도자가 될 수 있다는 공통된 가정하에 하급자들로부터 존경과 신뢰를 받을 수 있는 우수성이 리더십의 결정요인이라고 여긴다.

　㉡ 리더의 자질은 선천적으로 타고나는 것이라고 생각한다.

　㉢ 지도자와 비지도자를 구별할 수 있는 자질이나 특징이 분명히 존재한다는 사고방식에 근거를 두고 이를 바탕으로 인성적 특성이 리더십에 중요요소가 된다는 점을 인식시켜 주었다는 점에서 널리 인정되어 진다.

　㉣ 성공적인 리더의 육체적, 지능적, 성격적 그리고 관리능력상의 특성과 더불어 실질적으로도 조직체에서의 선발과 능력개발 등 인사관리에 직접적으로 도움을 주고 있다.

③ **특성이론의 한계**

　㉠ 리더의 특성도 점차 증가되어 연구가 복잡해지고 어려워진다.

　㉡ 리더의 특성은 처한 상황에 따라 그 효과가 다르게 나타난다.

　㉢ 상황적 요인이 리더십에 영향을 주므로 특성에 관한 연구는 전체과정을 이해하는 데 크게 도움이 되지 못한다.

　㉣ 정확한 판단이 어렵기 때문에 성공적인 리더와 그렇지 않은 리더의 구분이 불분명해진다.

(2) 행동이론

① **행동이론의 특징**

　㉠ 행동과학의 영향으로 1950 ~ 1960년대 주종을 이루고 지도자의 행위를 강조한다.

　㉡ 지도자의 특성보다는 실제 상황에서 나타나는 지도자의 행위가 성공을 결정하는 수단이다.

　㉢ 지도자의 어떤 행동, 어떤 유형의 행동이 개인 및 집단의 성과에 어떻게 반영되는지 연구한다.

　㉣ 조직의 생산성, 구성원의 만족감에 영향을 주는 성과의 주요 변수를 초점으로 한다.

② 행동이론의 3원론적 관점

구분	권위형(전제형) 리더십	민주형 리더십	자유방임형 리더십
특징	• 독단적 의사결정 • 업무중심적, 권위주의적 • 처벌로 구성원 억압 • 직위 차이 강조	• 통제 최소화 • 경제적 보상, 자아보상으로 동기 부여 • 구성원의 참여로 의사결정 • 수평적 의사소통 • 팀워크 중시	• 통제가 전혀 없음 • 구성원의 지도 절제 • 비지시적
장점	• 응급 또는 위기상황 시 효과적 • 구성원이 미숙할 때 유용	• 구성원의 자율성 및 책임감, 만족감 증가 • 팀워크 형성	• 구성원의 업무수행이 뛰어날 때 유용 • 창의성 및 생산성 증가
단점	• 창의성, 자율성 감소 • 구성원들의 불만 야기 • 일체감 형성 어려움	• 의사결정 시 많은 시간 할애 • 신속한 대응 어려움	• 불안정 및 혼돈 초래 • 협조심 결여로 의견 수렴 어려움

③ 행동이론의 한계

  ⊙ 행동유형을 측정하고 분류하는 데 있어서 객관적이고 정확하며 또 신빙성 있는 측정방법이 개발되지 않았다.

  ⓒ 리더의 행동유형 이외에도 많은 변수들이 작용하고 있으므로 리더십의 효과는 현실적으로 리더의 행동보다 상황적 변수에 의하여 결정되는 경우가 많다.

  ⓒ 리더십에서 작용하는 조직체의 상황적 변수를 고려하지 않고서는 효율적 리더행동에 대한 결론을 지을 수 없다.

(3) 상황이론

① 상황이론의 특징

  ⊙ 상황요소가 리더십의 효율성에 크게 작용을 미친다고 여겼다.

  ⓒ 리더십의 유효성은 행위유형뿐만 아니라 리더십 환경을 이루는 상황에 의해서도 결정된다.

  ⓒ 상황요소란 지도자와 하급자의 행동적 특성, 과업의 성격, 집단의 구조와 성격, 지도자의 권위기반과 지위권한, 기술, 의사결정상의 시간적 압박, 조직 내의 구성원의 관계 등이 있다.

  ⓔ 상황적 요인들이 지도자의 행위와 그 성과 등에 영향을 준다고 생각하면 이 요인들의 관계를 과학적 방법론에 입각하여 접근한다.

② 피들러의 리더십 상황모형(상황적합성이론)

  ⊙ 리더십 상황모형은 상황을 고려한 최초의 리더십이론으로 집단의 성과는 과업동기 또는 관계동기라고 부르는 '리더의 성격 특성'과 '리더십 상황의 호의성' 간의 적합정도에 달려 있다고 주장한다. 즉 리더의 성격 특성과 리더십 상황의 호의성 간의 적합정도에 따라 리더십의 효과가 달라진다는 의미이다.

ⓛ **리더의 성격 특성 : LPC 설문의 평가점수**
- 리더십 상황모형에서의 리더의 성격 특성은 LPC(Least Preferred Co-worker) 설문에 의해 특정된다.
- LPC 점수는 리더가 가장 싫어하는 동료에 대해 평가한 점수를 의미한다. 항목에 대한 수치가 높을수록 '관계지향적 리더십'에 해당하고 항목에 대한 수치가 낮을수록 '과업지향적 리더십'에 해당한다.

ⓒ **리더십의 상황변수**
- 피들러의 리더십 상황모형의 특이한 점은 관계지향적 리더십과 과업지향적 리더십을 단일 차원의 양극점으로 보고 있다는 것이다.
- 리더와 구성원 간의 관계
 - 리더에 대해 구성원들이 가지는 신뢰나 존경 등의 정도를 의미한다.
 - 구성원이 리더를 받아들이는 정도를 반영한 것으로 가장 중요한 상황변수이다.
 - 구성원들로부터 신뢰와 지지를 많이 받는 리더, 즉 구성원들과의 관계가 좋은 리더는 구성원들에게 많은 영향을 행사할 수 있다.
- 과업의 구조화
 - 과업의 일상성 또는 복잡성을 의미한다.
 - 과업의 목표 명확성, 목표-경로의 다양성, 의사결정의 변동성, 의사결정의 구체성에 의해 리더십 상황이 결정된다.
 - 과업의 내용과 목표가 뚜렷하고 업무수행의 방법과 절차도 간단하며 과업의 달성을 측정할 수 있다.
 - 구체적인 의사결정이 항상 반복되면 '과업이 구조적이다', '과업이 구조화되어 있다', '과업구조가 높다' 등의 평가를 할 수 있다.
- 직위권한
 - 리더가 구성원들을 징계, 처벌 또는 보상할 수 있는 정도를 의미한다.
 - 리더가 구성원들로 하여금 명령이나 지시를 수용하도록 할 수 있는 정도를 의미한다.
 - 흔히 공식적, 합법적, 강압적 권력으로 표현한다.
 - 리더의 직위권한이 강할수록 리더십의 발휘가 용이하다.

ⓒ **리더의 상황 호의성**
- 상황 호의성이란 그 상황이 리더로 하여금 자신의 집단에 대해 자신의 영향력을 행사할 수 있게 하는 정도를 의미한다.
- 리더에 대한 상황의 호의성은 3가지 상황적 조건 즉 상황변수에 의해 결정된다.
- 상황이 리더에게 매우 호의적이거나 또는 비호의적인 경우에는 과업지향적인 리더십 유형의 효과적이지만 상황이 호의적이지도 비호희적이지도 않은 경우에는 관계지향적인 리더십이 효과적이다.

ⓐ **리더십 효과를 높이는 방법**
- 리더의 리더십 유형을 바꾸는 방법
- 상황을 리더의 특성에 맞게 바꾸는 방법

③ 하우스의 경로 – 목표이론
　㉠ 경로–목표이론의 개념
　　• 기대치, 수단성, 유의성을 종합적으로 구성원들이 자기 자신, 업무, 관리층에게 갖는 기대감이라고 표현한다면 리더가 구성원들의 기대감에 영향을 미치는 과정을 설명하려고 했던 것이 경로–목표이론이다.
　　• 리더십 과정의 중요한 상황요소들을 정립했을 뿐만 아니라 여러 상황에서 효과적인 리더십 유형을 제시하여 복잡한 조직환경 속에서 리더십을 이해하는 경우에 도움이 된다.
　㉡ 경로–목표이론의 특성
　　• 리더의 행동이 구성원들의 동기부여, 만족 및 직무수행능력 등에 어떤 영향을 끼치는가를 밝히고자 하는 것이다.
　　• 리더가 구성원들로 하여금 목표를 인지하게 하고 목표를 스스로 개발하게 하며 목표를 달성하기 위한 경로를 찾는 일에 영향을 미치게 하는 것에 중점을 두고 있다.
　　• 구성원들의 과업성과에 대한 유의성을 높이고 과업성과를 달성하는 경우에 필요한 모든 상황적 조건을 조성함으로써 과업달성에 대한 기대감을 높이는 것을 리더의 주요한 기능으로 보고 있다.
　　• 리더는 구성원들의 특성과 환경적 요소를 고려하여 적절한 리더십 행동유형을 선택, 활용함으로써 구성원들의 성취동기를 자극하고 성과와 만족감을 높일 수 있도록 해야 한다.
　㉢ 지시적 리더십
　　• 도구적 리더십이라고도 부른다.
　　• 구성원의 통제, 조직화, 감독 등과 관련되는 리더의 행위이다. 즉 리더가 구성원들의 활동을 기획, 조직, 통제하는 구조주도적인 리더십을 말한다.
　　• 구성원들에게 기대하고 있는 것을 알려주고 구체적으로 지시하며 구성원들의 질문에 답하는 리더십 유형이다.
　　• 규정을 마련하여 준수하도록 하고 부과된 작업일정을 수립하든가 직무를 명확히 해주는 등의 리더 행위를 포함한다.
　㉣ 후원적 리더십
　　• 구성원들의 욕구와 복지에 관심을 보이고 언제든지 친구처럼 대해 주며 동지적 관계를 중시하는 리더의 행위이다.
　　• 구성원들과의 우호적인 분위기 조성과 작업집단의 만족을 위해 노력하는 리더십 유형이다.
　　• 후원적 리더십이 효과적인 경우 : 공식적 권한체계가 명확하고 관료적인 경우, 과업이 구조화되어 있는 경우, 구성원들이 높은 사회적 욕구를 갖고 있는 경우, 구성원들 간에 상호작용이 필요한 경우
　㉤ 참여적 리더십
　　• 의사결정을 할 때 구성원들과 상의하고 그들의 아이디어를 진지하게 고려해 주는 리더의 행위이다.
　　• 구성원들에게 정보를 제공하고 그들의 아이디어를 공유할 것을 권유하며 의사결정 과정에서 구성원들의 의견이나 제안을 고려하는 리더십 유형이다.
　　• 참여적 리더십이 효과적인 경우 : 과업이 내재적 동기를 유발할 수 있는 특성을 가진 경우, 구성원들의 자존심과 성취욕이 강한 경우, 개인과 조직의 목표가 양립하는 경우

ⓑ 성취지향적 리더십
- 결과지향적 리더십이라고도 부른다.
- 도전적인 목표를 설정하고 최우수를 지향하며 구성원들이 자신의 능력에 자신감을 가지도록 해주는 리더의 유형이다.
- 구성원들이 도전적인 목표를 달성하기 위해 최대한의 능력을 발휘할 것이라고 기대하는 리더십 유형이다.
- 구성원들이 최고의 성과를 달성할 수 있도록 하는 리더의 유형으로 목표 달성에 대한 책임은 구성원들에게 있다.
- 성취지향적 리더십이 효과적인 경우는 참여적 리더십의 경우와 유사하다.

ⓢ 경로-목표 이론의 문제점
- 하우스는 어떠한 리더십 유형이 유효한가는 구성원들의 특성과 환경적 요인에 달려 있다고 주장했지만 상황적 특성하에서 어떤 리더십 유형이 보다 효과적인가를 피들러만큼 자세히 밝히지는 못했다.
- 제시하는 상황변수들이 차이가 나며 특히 피들러처럼 이러한 상황변수들을 조합한 구체적 경우에서의 리더십 유형의 선택방법을 제시하지 않고 있다.
- 이론에 포함된 변수들에 대한 정의가 분명하지 않고 변수들 간의 인간관계도 명확하지 않다.
- 리더 행동유형의 측정에 대한 신뢰성이 낮다.

ⓞ 상황에 따른 리더십 유형의 효과

지시적 리더십	• 직무가 애매하여 무엇을 해야 할지 모르는 상황에서는 리더가 목표 달성에 이르는 길을 명확히 설명하고 지시해준다.
후원적 리더십	• 구성원들에게 목표 달성에 대한 자신감을 회복시켜 줌으로써 구성원들의 불안감을 감소시키고 만족도를 높여준다. • 구성원들이 일에 대한 자신감이 없을 때는 후원적 리더십이 효과적이다.
참여적 리더십	• 구성원들에 대한 보상이 부적절한 상황에서 보상에 대한 불만을 가진 구성원들을 참여시켜, 주어진 범위 내에서 보상받을 수 있는 방안을 함께 모색하는 상황에서 효과적이다.
성취지향적 리더십	• 구성원들이 매일 같은 일만 반복하고 도전이 없는 생활을 하는 상황에서 리더가 높은 이상과 도전의 필요성을 일깨워주고 높은 목표를 설정해 줄 수 있기 때문이다.

④ 허쉬와 블랜차드의 상황적 리더십이론
 ㉠ 개념 : 리더와 구성원들의 관계에서 리더는 구성원의 성숙도에 따라 점진적으로 구성원에게 권한을 넘겨 줘야 한다고 주장한다.
 ㉡ 주요내용 : 과업행위(구조주도)와 관계행위(배려)로 설정하고 각 축을 고·저로 나누어 네 가지 리더십 유형을 산출하였다.
 ㉢ 구성원의 성숙도
 - 성숙도의 개념
 - 구성원들의 일에 대한 능력과 의지
 - 구성원들이 달성 가능한 범위 내에서 높은 목표를 세울 수 있는 역량
 - 구성원들이 자신의 일에 대해서 책임을 지려는 의지와 능력
 - 구성원들이 갖는 과업과 관련된 교육과 경험 등의 특징

• 성숙도의 단계

R1	구성원들의 능력이 부족하고 동기나 자신감도 부족한 상태의 단계
R2	구성원들의 능력이 부족하지만 어느 정도의 자신감과 동기를 갖고 있는 상태의 단계
R3	구성원들의 능력은 갖추었으나 동기가 낮은 상태의 단계
R4	구성원들이 능력과 동기가 모두 성숙된 상태의 단계

② 상황적 리더십의 유형

S1(지시적, telling리더)	• 구성원들에게 기준을 제시해주고 가까이서 지도하며 일방적인 의사소통과 리더 중심의 의사결정을 하는 유형이다. • 과업수준은 높게 요구되고 관계성 수준은 낮게 요구되는 경우이다.
S2(설득적, selling리더)	• 결정사항을 구성원들에게 설명하고 구성원들이 의견을 제시할 기회를 제공하는등 쌍방적 의사소통과 집단적 의사결정을 지향하는 유형이다. • 과업수준과 관계성 수준이 모두 높게 요구되는 경우이다.
S3(참여적, participating리더)	• 아이디어를 구성원들과 함께 공유하며 의사결정 과정을 촉진하며 구성원들과의 인간관계를 중시하며 구성원들을 의사결정에 많이 참여케 하는 유형이다. • 과업수준은 낮게 요구되고 관계성 수준은 높게 요구되는 경우이다.
S4(위임적, delegating리더)	• 의사결정과 과업수행에 대한 책임을 구성원들에게 위임하여 구성원들이 스스로 자율적 행동과 자기통제하에 과업을 수행하도록 유형이다. • 과업수준과 관계성 수준이 모두 낮게 요구되는 경우이다.

⑩ 상황적 리더십이론의 문제점

• 성숙도 개념이 애매하고 보다 중요한 상황변수들이 제외된 채 단지 성숙도 하나의 상황변수에만 의존함으로써 지나치게 현상을 단순화시켰다. 따라서 타당성이 취약한 것으로 나타났다.
• 리더 행위와 유효성 간의 관계를 규정하는 가설에 대한 논리적인 배경의 설명이 제대로 되어 있지 않았다.
• 상황적 리더십이론에 대한 정리

구성원들의 성숙수준이 R1 단계인 경우	• 구성원들의 성숙도가 R1일 때 그에 맞는 리더십 유형을 과업행위 高, 관계행위 低인 '지시형'으로 제시하고 있다. • 구성원들이 능력도 없고 의지나 자신감도 부족한 상황에서는 지시와 감독에 의한 방법이 가장 적합하다는 뜻이다.
구성원들의 성숙수준이 R2 단계인 경우	• 구성원들이 리더의 능력개발 덕택에 능력은 아직 모자라지만 의지와 어느 정도의 자신감을 갖게 되면 R2의 성숙수준에 이르게 된다. • R2일 때의 상황을 사분면에서 S2로 표시하고 이때의 최적 리더십을 과업행위 高, 관계행위 低인 '판매형 또는 지도형'으로 제시하고 있다. • R2 단계는 계획된 참여의 단계 또는 구조화된 참여의 단계라고 볼 수 있다.
구성원들의 성숙수준이 R3 단계인 경우	• R3 단계는 구성원들이 능력은 갖추었으나 의지가 낮은 상태의 단계를 말한다. • 이 단계에서 리더는 가능한 한 구성원들을 의사결정에 참여시키고 지원해줌으로써 구성원들의 과업의지를 북돋아 주어야 한다. • 즉 리더의 과업행위보다는 관계행위가 더 유효한 단계이다.

구성원들의 성숙수준이 R4 단계인 경우	• 구성원들이 능력과 의지 차원에서 완전히 성숙한 R4 단계에서는 과업행위든 관계행위든 관계없이 리더의 간섭을 가능한 한 배제할 수 있도록 '위임형(S4 상황)'을 사용하라고 추천하고 있다.

⑤ 새로운 리더십이론

　㉠ 거래적 리더십(Transactional Leadership) : 일반적으로 반복적인 상황, 기대된 성과의 수준의 측정될 수 있는 상황에서 효과적인 리더십이다.

　• 거래적 리더십의 진행과정 : 2단계 과정을 통해 구성원들에게 보상의 가치를 명확히 인식시켜 줌으로써 자신들에게 기대된 성과를 달성하도록 한다.

1단계 과정	구성원들이 원하는 보상을 얻기 위해 무엇을 해야 하는지와 구성원들의 역할을 명확히 한다.
2단계 과정	구성원들의 욕구를 인식하여 구성원들이 노력을 기울일 때 이러한 욕구가 어떻게 충족될 것인지를 명확히 한다.

　• 거래적 리더의 특성

현상	현상을 유지하기 위해 노력한다.
목표지향성	현상과 너무 괴리되지 않은 목표를 지향한다.
시간	단기적 전망이다. 기본적으로 가시적인 보상으로 동기부여를 한다.
동기부여 전략	구성원들에게 즉각적이고 가시적인 보상으로 동기부여를 한다.
행위 표준	구성원들은 규칙과 관례를 따르기를 좋아한다.
문제해결	구성원들을 위해 문제를 해결하거나 해답을 찾을 수 있는 곳을 알려준다.

　㉡ 변혁적 리더십(Transformational Leadership)

　• 변혁적 리더십의 차원별 정의 : 정치지도자들을 대상으로 한 연구에서 변혁적 리더십을 아래와 같은 차원에서 정의하였다.

미시적 차원	변혁적 리더십은 개인 간의 영향력을 행사하는 과정이다.
거시적 차원	변혁적 리더십은 사회적 체계를 변화시키고 조직을 혁신할 수 있는 힘을 동원하는 과정이다.

　• 변혁적 리더의 특성

현상	현상을 변화시키고자 노력한다.
목표 지향성	현상보다 매우 높은 이상적인 목표를 지향한다.
시간	• 장기적 전망이다. • 구성원들에게 장기적 목표를 위해 노력하도록 동기부여를 한다.
동기부여전략	구성원들에게 자아실현과 높은 수준의 개인적 목표를 동경하도록 동기부여를 한다.
행위 표준	변혁적이고도 새로운 시도에 도전하도록 구성원들을 격려한다.
문제 해결	질문을 하여 구성원들이 스스로 해결책을 찾도록 격려하거나 함께 일한다.

추구하는 방향	• 변혁적 리더들은 구성원들의 의식, 가치관, 태도의 혁신을 추구하며 자유, 평등, 정의, 평화, 인본주의 등과 같은 가치에 호소한다. • 공포, 탐욕, 시기, 증오 등의 감정에 의존하지 않는다.

• 변혁적 리더십의 특성

–Burns에 따른 변혁적 리더십은 조직계층에 관계없이 발휘가 가능하다.

–변혁적 리더십은 개인의 이해관계에 호소하는 거래적 리더십과 구별되고 합법적 권력이나 규칙, 전통 등을 강조하는 관료적 권한체계와도 다르다.

–변혁적 리더십은 카리스마 이외에도 지적 자극, 개별적 관심을 포함한다.

–변혁적 리더십은 구성원들에게 권력과 힘을 심어 주고 그들의 위상을 제고시키려는 반면에 거래적 리더십은 종종 구성원등에게 비전보다는 리더 자신에게 충성과 헌신을 보이도록 요구함으로써 나약하고 의존적인 구성원들을 산출하는 경우가 있다.

[거래적 리더십과 변혁적 리더십의 구성요소 비교]

리더십 구분	구성유소	내용	측정문항이 예
거래적 리더십	성과와 연계된 보상	리더는 구성원들에게 무엇을 해야 그들이 원하는 보상을 받을 수 있는지를 알려준다.	그는 내가 무엇을 해야 하는지와 그 노력의 결과로 어떤 보상을 줄 수 있는지를 내가 확실히 알고 있는지 확인한다.
	예외적 관리	• 리더는 구성원들이 부여 받은 임무를 수행하도록 하고 적절한 시기에 적절한 비용으로 목표가 달성될 때까지 간섭하지 않는다. • 예외적 사건이 발생했을 때에만 간섭한다.	그는 내가 실수를 저질렀을 때에만 관여한다.
변혁적 리더십	카리스마	리더는 바람직한 가치관, 존경심, 자신감 등을 구성원들에게 심어줄 수 있어야 하고 비전을 제시할 수 있어야 한다.	그는 어떤 장애물도 스스로의 능력으로 극복할 수 있다고 나는 신뢰한다.
	개별적 관심	리더는 구성원들이 개인적 성장을 이룩할 수 있도록 그들의 욕구를 파악하고 알맞은 임무를 부여해야 한다.	그는 내가 필요한 경우 나를 코치해준다.
	지적자극	리더는 구성원들이 상황을 분석하는 경우에 기존의 합리적 틀을 뛰어넘어 보다 창의적인 관점을 개발하도록 격려한다.	그는 내가 고민해 온 고질적인 문제를 새로운 관점에서 생각해 볼 수 있게 해준다.

ⓒ 섬기는 리더십
  • 섬기는 리더십의 내용

I(Inspire, 영감)	다른 사람에게 주는 영감 및 감화
S(Support, 지지)	정서적 지원, 물리적 지원, 정신적 지원
T(Train, 훈련)	• 앞선 기술, 핵심능력, 최선의 업무 수행방법 • 질적 서비스 • 대상자 중심의 훈련
A(Acknowledge, 인정)	개인과 팀의 노력 및 결과의 인정
R(Reward, 보상)	유형의 보상과 무형의 보상(기쁨, 자긍심, 팀정신 등)

  • 섬기는 리더의 특성
  –섬김과 지도를 끊임없이 이어가기
  –마음을 열고 듣기
  –동정심, 개념화하기
  –치유력
  –예지력, 공동체 형성하기
  –청지기로서 살기, 타인을 성장시키는 일에 몰두하기

02 집단과 팀

① 집단

(1) 집단의 이해

① 집단의 개념 ⋯ 두 사람 이상이 모여 어떤 공동목표를 달성하기 위해 공통의 규범, 서로의 역할과 신분을 인정하면서 상호작용하며, 유기적인 관계를 형성하고 있는 개인들의 집합체를 말한다.

② 집단의 조건
  ㉠ 상호교환을 통한 공동목표를 추구해야 한다.
  ㉡ 각기 분담된 역할과 신분을 서로 알고 있어야 한다.
  ㉢ 공통규범, 가치관, 행동양식을 서로 공유해야 한다.

③ 집단의 발달단계
  ㉠ 형성단계 : 구성원들이 집단목표와 과업에 대하여 충분한 지식을 가지고 있지 못하므로, 리더는 구성원들에게 집단에 대한 지식을 제공함으로써 구성원들을 집단의 목표에 부합시키는 단계이다.
  ㉡ 갈등단계 : 형성단계에서 내재되어 있는 집단 내의 갈등이 본격적으로 가시화되는 단계이다.
  ㉢ 규범확립단계 : 갈등이 해소된 후에 형성된 상호작용패턴에 따라 업무를 수행하면서 구성원간의 관계가 서로 밀접해지고 동료의식이 싹트며, 상호 간에 이득이 될 수 있는 해결방안을 찾으려고 노력하는 시기이다.
  ㉣ 과업수행단계 : 구성원의 관심이 상호인식과 이해에서 집단의 성과달성으로 옮아가는 단계로, 집단구성원들은 주어진 일을 효과적으로 달성하기 위해 모든 노력을 기울이게 된다.

(2) 집단의 유형

① **공식집단** … 공식집단은 조직 내에 지위, 부서, 계층 등을 가지고 형성된 집단으로 조직의 특정한 과업을 수행하기 위하여 이루어진 집단이다.
  ㉠ 명령집단 : 관리자와 그 구성원으로 구성된 형태의 집단으로 다른 명령집단과의 상호작용이 활발하게 일어난다.
  ㉡ 과업집단 : 특정한 과업이나 프로젝트를 수행하기 위하여 조직 내에서 새로 구성되는 집단을 말한다.

② **비공식집단** … 비공식집단은 조직 내에서 공식목표나 과업에 관계없이 자연적으로 형성된 집단으로 조직 전체의 만족보다는 구성원 개개인의 만족을 위하여 구성된다.
  ㉠ 이익집단 : 조직 내에서 구성원들이 자신들의 개인적인 목표나 이익을 얻기 위하여 참여하게 되는 집단으로, 전체 조직의 목표보다는 자신들이 속한 이익집단의 목표를 우선하여 행동하게 된다.
  ㉡ 우호집단 : 조직의 구성원들 간의 공통된 특성이 비슷한 사람들끼리 모여 구성하는 집단으로, 조직의 목표보다는 개인적인 관심사에 따라 행동하게 되는 집단이다.

② 팀

(1) 팀에 대한 이해

① **팀의 의미** … 상호관련되어 있고 의존적인 인간의 상호작용을 총체적으로 이해하게 해주는 시스템, 또는 일반적인 목표를 성취하기 위해 함께 작업하는 상호연관된 사람들의 관점이다.

② 팀의 유형
  ㉠ 과업 팀 : 생산이나 서비스 제공 등의 일상적인 업무를 수행할 목적으로 구성된 팀을 의미한다.
  ㉡ 개선 팀 : 업무처리과정의 비효율과 비용 등을 개선할 목적으로 구성된 팀을 말한다.
  ㉢ 임시 팀 : 일시적으로 발생한 문제를 해결하기 위하여 구성되었다가 해결되고 나면 해체되는 팀이다.

ⓔ 영구 팀 : 조직이 존재하는 한 계속적으로 존재하는 팀이다.
ⓜ 작업집단 팀 : 집단구성원을 위해서 리더가 결정을 내리고 통제하는 팀이다.
ⓗ 자율관리 팀 : 팀원들이 자율적으로 중요한 의사결정을 내릴 수 있다.
ⓢ 단순기능 팀 : 유사하고 공통된 기능과 역량을 가지고 있는 구성원들로 이루어졌다.
ⓞ 다기능 팀 : 상호보완적인 서로 다른 기능을 가진 구성원들로 구성되어 있다.

(2) 팀 구축(team building)

① 팀 구축의 개념 … 팀이 형성되고 발전되어 가는 과정을 자연적인 프로세스에 맡기지 않고 인위적인 개입을 통해 팀의 형성과 발전과정을 도와주고 촉진시켜 주는 활동이다.

② 팀 구축의 단계
ㄱ 팀 사명과 활동규칙의 설정 : 팀 활동을 건전하게 수행하는 데 필요한 행동방식과 효과적 운영을 위해 지켜야 할 지침을 정한다.
ㄴ 팀원의 역할과 책임을 규정 : 팀의 효과성을 높이기 위해 과제를 결정한다. 모든 팀원을 포함시켜서 각 팀원의 역할에 대한 기대를 표명하게 한 후, 가능하면 내용을 객관화시키고 철저한 책임의식을 요구한다.
ㄷ 팀워크의 촉진
  • 피드백을 장려한다.
  • 갈등을 해결한다.
  • 창의력을 조성하기 위해 노력한다.
  • 참여적인 의사결정을 한다.
ㄹ 팀 성과의 확인과 동기유지
  • 공동목표의 달성정도, 팀원들의 의사소통수준, 갈등해결과 팀워크의 유지수준, 결정사항에 대한 팀원의 만족도 등에 대해 평가하고 성과를 공유한다.
  • 팀원의 동기를 계속 유지시키기 위해 팀원의 직책을 서로 바꿈으로써 팀원의 참여를 지속적으로 고무시키고, 또한 팀원의 관심을 유지시킬 수 있는 과제를 발굴하여 팀에 활력을 불어넣는다.

(3) 브루스 터크만의 팀 발달 단계

① 형성기
ㄱ 팀이 처음 결성되는 시기로, 서로를 탐색하며 새로운 상황에 적응하는 단계다.
ㄴ 팀원들은 지도자의 지시를 받고 지침에 따르며 서로를 평가한다.
ㄷ 팀원들의 역할과 책임이 명확하지 않으며 친밀감이 형성되지 않아, 외부 인식에 의존한다.
ㄹ 지도자가 주도적으로 방향을 설정해야 한다.

② 갈등기
ㄱ 서로의 자아가 충돌하고, 성격차이가 명확해지면서 의견충돌과 갈등이 발생하는 단계다.
ㄴ 역할 분배와 의사결정 방식 등에 대한 논쟁이 생긴다.

  ⓒ 지도자의 효과적인 갈등관리가 중요하다.

③ 규범형성기
  ㉠ 합의를 거쳐 갈등을 해결하고 규범을 형성하는 단계다.
  ㉡ 팀원 간 신뢰와 협력이 쌓이고 팀워크가 강화된다.
  ⓒ 목표 달성을 위한 공동의 전략이 정립된다.
  ㉣ 지도자는 팀의 규범과 절차를 강화하고 팀원들이 자율적으로 협력할 수 있도록 한다.

④ 성과기
  ㉠ 팀이 최고 효율로 작업을 수행하는 단계다.
  ㉡ 자율적으로 문제를 해결하고 창의적인 아이디어를 내며 목표 달성에 집중한다.
  ⓒ 지도자는 조정자의 역할을 수행하며 필요시 피드백을 제공한다.

⑤ 해체기
  ㉠ 목적이 달성되고 팀 활동이 종료되는 마지막 단계이다.
  ㉡ 이 단계에서 팀 해산 또는 재구성을 내비한다.
  ⓒ 성취를 돌아보고 평가하며 새로운 기회를 모색한다.

03 동기부여

❶ 동기부여의 이해

(1) 동기부여의 의의

① 동기부여의 개념
  ㉠ 조직구성원으로 하여금 조직에서 바라는 결과를 산출할 수 있는 방식으로 행동하도록 구성원의 자발적이고 지속적인 노력을 효과적으로 유도하는 관리활동을 지칭한다.
  ㉡ 관리자나 조직구성원 모두의 입장에서 개개인의 근로의욕을 불러일으키는 동기부여는 매우 중요하다.

② 동기부여의 중요성
  ㉠ 동기부여는 개인이 일을 통해 자아실현을 할 수 있는 기회를 제공한다.
  ㉡ 동기부여는 개개 구성원으로 하여금 맡은 바 업무를 해낼 수 있다는 업무수행에 대한 자신감과 자긍심을 갖게 한다.
  ⓒ 동기부여는 자발적인 업무수행노력을 촉진시킴으로써 개인의 직무만족과 생산성을 높이고 나아가 조직유효성을 제고시키는 데 적극 기여한다.

② 동기부여는 조직을 변화시키는 추진력이 된다.

　　⑩ 경쟁우위의 원천으로서 인적자원의 중요성이 커지고 있는 상황에서, 구성원 개개인에 대한 동기부여는
　　　　조직의 경쟁력을 제고시키는 열쇠가 된다.

③ **내적 동기부여** … 성취감, 도전감 등의 내재적 보상들이 촉진 요소가 되는 동기부여다.

④ **외적 동기부여** … 급여나 승진 등 외부 요인에서 발생하는 동기부여다.

(2) 동기부여와 성과의 관계

① 개인의 직무성과는 그의 직무수행능력과 동기부여에 의해 결정된다.

　　㉠ **직무수행능력** : 개인이 직무를 수행하는 데 활용할 수 있는 육체적 · 정신적 기술(skills), 지식 및 경험을
　　　　포함한다.

　　㉡ **동기부여** : 직무수행에 활용하려는 노력의 크기를 말한다.

$$P = F(A \times M)　[P : 성과(performance),　A : 능력(ability),　M : 동기부여(motivation)]$$

② 능력이 적은 사람보다 능력이 많은 사람의 경우에 동기부여수준이 높아짐에 따라 성과의 차이는 더 커지게
　　된다.

❷ 동기부여이론

(1) 내용이론

① **욕구단계이론**(매슬로우)

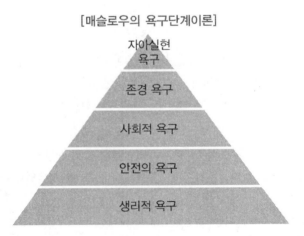

[매슬로우의 욕구단계이론]

　　㉠ 인간의 욕구는 타고 났으며, 인간에게 동기부여할 수 있는 욕구는 단계적이다.

ⓛ 가장 높은 수준의 자아실현욕구에서 가장 낮은 수준의 욕구인 생리적 욕구까지 다섯 단계로 분류한다.

ⓒ 욕구가 충족된 상태에서는 동기유발이 불가능하며 아무런 행동도 일어나지 않는다. 반대로 욕구가 결핍
된 상태에서는 욕구를 충족시키려고 한다.

ⓔ 욕구단계이론의 가정
  • 만족된 욕구는 더 이상 동기부여 요인이 아니다.
  • 상위수준의 욕구가 개인의 행동에 영향을 미치기 위해서는 하위수준의 욕구가 우선적으로 충족되어야 한다.
  • 하위수준보다 상위수준의 욕구에 더 많은 충족 방법이 있다.
  • 두 가지 이상의 욕구가 동시에 작용할 수 없다.

ⓜ 단계별 욕구

단계별 욕구		내용	적용
성장 욕구	1단계 생리적 욕구	의식주와 관련된 가장 기초적 욕구	휴식, 최저임금, 환기 등
	2단계 안전의 욕구	육체적 안전과 심리적 안정에 대한 욕구, 외부 위협으로부터의 안전 욕구	고용 안정, 안전한 작업 조건 등
결핍 욕구	3단계 사회적 욕구	집단 소속 또는 친교를 나누고 싶은 욕구	우호적인 업무 관계, 친교 분위기 등
	4단계 존경 욕구	내적으로 자존과 자율을 성취하면서 타인 으로부터 존경, 인정을 받고자 하는 욕구	직위, 성과급 증가, 승진의 기회, 책임 감 부여 등
	5단계 자아실현 욕구	지속적인 자기 발전을 통해 잠재능력을 최대한 발휘하고자 하는 요구	승진, 기술향상, 창의성 개발, 잠재능 력 발휘 등

② ERG 이론(엘더퍼)

  ⓖ 욕구단계이론에 대한 한계를 극복하기 위해 개발되었다.
  ⓛ 욕구 충족의 과정은 하위 단계에서 상위 단계로 진행된다.
  ⓒ 하나 이상의 욕구가 동시에 작용 가능하며, 상위욕구가 좌절되는 경우, 하위욕구를 추구한다.
  ⓔ 개인적 차이를 인정하고 통합적인 욕구 충족을 강조한다.
  ⓜ ERG 이론의 세 가지 욕구

욕구	내용
존재욕구	• 가장 하위 욕구, 생리적 욕구, 안전 욕구와 같이 존재 확보를 위해 필요한 욕구 • 조직 내 임금이나 작업 조건에 해당하는 생리적, 물질적 형태 욕구
관계욕구	• 안전의 욕구 일부, 사회적 욕구, 존경 욕구와 유사한 욕구 • 조직 내 타인과의 대인관계와 관련된 욕구
성장욕구	• 가장 상위 욕구, 존경 욕구, 자아실현 욕구와 유사한 욕구 • 개인적 성장을 위한 노력과 관련된 욕구

③ 성취동기이론(맥클리랜드)

  ⓖ 욕구단계 이론 중 상위 욕구가 인간 행동의 80%를 설명한다고 주장하며 성취 욕구, 권력 욕구, 친교 욕
  구로 구분한다.

ⓛ 개인적 욕구에 적합한 업무를 할당하고, 직무를 배치할 때 구성원의 욕구를 고려해야 한다.

ⓒ 성취욕구가 높을수록 조직과 개인이 성장할 수 있다.

ⓔ 조직의 성공 요인은 성취욕구가 높은 사람들로 조직을 구성하고 성취동기를 유지시키는 것이다.

ⓜ 성취동기이론의 세 가지 욕구

욕구	내용
친교 욕구	타인과 우호적인 감정 관계 확립 및 유지, 회복하려는 욕구
권력 욕구	타인에게 영향력을 행사하고 통제하려고 하는 욕구
성취 욕구	독립적으로 문제를 해결하거나, 도전적 업무를 수행하여 목표를 달성하려는 욕구

④ X-Y이론(맥그리거)

ⓖ X이론적 인간관

• 인간은 안정을 추구하며 변화를 싫어하고 수동적으로 행동한다.

• 선천적으로 일하기를 싫어하며, 책임 회피와 명령받기를 좋아한다.

• 전통적 인간관으로, 하위 욕구를 중시한다.

• 생리적, 안전의 욕구에서 동기부여가 이루어지며 강압적인 관리전략으로 동기를 부여한다.

ⓛ Y이론

• 인간은 일을 좋아하고 자율적이며 능동적으로 행동한다.

• 책임감과 창의력이 있으며 조직 목적 달성에 자기 통제의 필요성을 인지한다.

• 조직 목적에 적극 참여하여 자아실현을 추구한다.

• 현대적 인간관으로, 모든 욕구를 중시한다.

• 잠재능력 개발로 동기를 부여한다.

⑤ 동기-위생이론(허츠버그)

ⓖ 욕구단계이론을 확대하여 2요인 이론으로 제안한 것으로, 인간에게는 이질적인 두 가지 욕구가 동시에 존재한다.

ⓛ 동기부여 수단으로 중요한 것은 위생요인이 아닌 동기요인이므로 동기요인 충족에 집중해야 한다.

ⓒ 만조요인과 불만요인은 반대관계가 아닌 별개의 개념이다.

ⓔ 위생요인(직무환경)

• 직무환경과 관련된 불만 요인

• 직무불만을 예방하는 기본 기능

• 단기적 변화를 초래

• 생리적 욕구, 안정의 욕구, 사회적 욕구와 유사

• 요인의 충족은 불만의 감소일 뿐 만족 증가와 다름

• 대인관계, 작업조건, 안전, 지위, 보수 등

ⓜ 동기요인(직무내용)

• 직무내용과 관련된 만족 요인

- 자아존중과 자아실현 욕구와 유사
- 충족되지 않아도 불만은 없지만, 충족되면 적극적인 업무 수행 태도를 유도할 수 있음
- 성취감, 직무 자체, 도전, 인정 등

(2) 과정이론

① 성숙-미성숙이론(아지리스)
- ㉠ 개인과 조직 욕구 사이 불일치가 클수록 긴장, 갈등, 불만족이 커져 미성숙 상태에 머무르게 된다.
- ㉡ 개인의 성숙을 위해서는 능동적 활동, 독립적 활동, 자기의식 등이 필요하다.

② 강화이론(스키너)
- ㉠ 강화란 행위자의 일정한 행위 반응을 얻기 위해 보상을 제공하여 동기를 부여하는 것이다.
- ㉡ **긍정적 강화** : 바람직한 행위 후 행위에 대한 칭찬이나 금전 등 보상을 제공하여 계속해서 행위를 유발시키려는 시도를 말한다.
- ㉢ **부정적 강화** : 행위에 대한 불쾌한 자극을 회피, 제거하기 위해 바람직한 행위를 강화하는 것이다.

③ 기대이론(브룸)
- ㉠ 행동결정에 있어 여러 가지 가능한 행동대안을 평가하여 자기 자신이 가장 중요하고 가치 있는 결과를 가져오리라고 믿는 것을 선택한다.
- ㉡ M(동기부여) = E(기대감) × I(수단성) × V(유의성)
- ㉢ **동기부여 결정요인**
  - 기대감 : 노력하면 필요한 성과를 달성할 수 있으리라는 주관적 확률
  - 수단성 : 일정한 성과를 달성하면 보상을 얻을 것이라는 주관적인 믿음
  - 유의성 : 보상에 대해 느끼는 매력의 정도
  - 결과 : 개인행동의 성과인 1차적 결과와 그 결과에 따른 2차적 결과인 성과에 따른 보상과 승진
  - 행동패턴 : 행동대안과 기대되는 결과 및 중요성을 모두 비교·평가한 후 자신의 행동을 선택

[브롬의 기대이론 모형]

④ 공정성이론(아담스)
- ㉠ 직무 만족은 지각된 보상의 공정성에 따라 결정된다.
- ㉡ 타인과 비교했을 때 느끼는 공정성에 따라 영향을 받는다.

ⓒ 투입과 산출 요소

- 투입 요소 : 교육, 경험, 훈련, 사회적 지위, 직무에 대한 노력 등
- 산출 요소 : 급여, 내적 보상, 직업 조건 등

ⓔ 불공정성 감소 방안

- 투입과 산출 변경
- 인지적 왜곡
- 비교 대상의 변경

❸ 동기부여의 증진방안

(1) 개인차원의 동기유발

① 적극적 업무자세의 함양

　ⓐ 정기적으로 자신의 업무성과에 대한 피드백을 자발적으로 구한다.

　ⓑ 훌륭한 역할모델을 설정하여 모델로 삼아 따르도록 한다.

　ⓒ 적절한 도전과 책임을 추구한다.

　ⓓ 현실적인 관점에서 사고하고 목표성취방법에 대해 적극적으로 탐색한다.

② 명확한 자기경력의 구상

　ⓐ 실현 가능하면서도 도전적인 목표를 세운다.

　ⓑ 자신의 경력에 대한 애착과 조직의 경력개발 프로그램에의 참여를 통해 자신이 세운 목표에 몰두한다.

　ⓒ 목표를 추구하고 실천할 때, 불안감이나 실패에 대한 두려움으로부터 과감히 벗어나야 한다. 이를 위해 다른 간호사들로부터 조언과 도움을 얻는 것이 유용하다.

(2) 조직차원의 동기부여 증진방안

① 직무재설계

　ⓐ 직무충실화의 실행 : 직무충실화는 개인이 업무수행에 있어서 자신의 성과를 계획·지시·통제할 수 있는 자율성과 책임감을 갖고, 성장에 대한 기회나 의미있는 직무경험과 같은 동기요인을 경험할 수 있도록 직무의 내용을 재편성하는 것이다.

　ⓑ 탄력적 근무시간제의 운영 : 구성원들의 새로운 욕구충족뿐만 아니라, 생산성 향상을 촉진하기 위한 방안으로서 고안된 경쟁력 있는 직무재설계방안이다.

② 성과·보상의 합치프로그램 … 구성원에게 조직목표 달성에 기여한 만큼의 대가가 주어지는 성과와 보상의 합치프로그램이 마련되어야 한다. 또한 동기부여를 증진시키려면 공정성을 제고할 수 있는 임금체계를 개발해야 한다.

③ **개인의 임파워먼트의 실행** … 구성원의 자긍심, 책임감, 자신감을 향상시키기 위해서는 우선 구성원 개개인의 무력감을 유발하는 요인들을 파악하고 개인들의 무력감을 유발하는 요인들을 제거한다.

④ **인사관리제도의 개선** … 인사관리의 기본원칙을 확립하는 것이 바람직하다. 내부승진기준의 명확화, 채용 · 승진 · 보상기준의 합리화, 평가제도(평가요소, 평가방법, 평가결과의 조정)의 합리화, 경력관리제도의 확립, 근무부서 이동기준의 명확화, 인사관리자의 역할정립과 같은 구체적인 인사관리활동이 이루어져야 한다.

04 권력과 임파워먼트

❶ 권력

(1) 권력

① **권력의 개념** … 권위, 힘, 강압, 영향력 등의 개념과 구분 없이 사용하는 경우도 있으며 권력은 사회적 관계 속에서 존재하는 실제적인 능력뿐만 아니라 잠재적인 능력까지도 포함한다. 버나드는 권력을 '비공식적인 권한'이라고 정의하였고 권한은 '합법적인 권력'이라고 정의하였다.

② **권력 · 권한 · 영향력의 구분**

권력(power)	권한(authority)	영향력(influence)
• 2명 이상의 사람들 또는 집단 간의 관계를 전제로 함 • 사회적 관계 속에 존재하는 실제적인 능력과 잠재적인 능력까지를 포함함 • 한 개인 또는 집단을 그들의 의사와 관계없이 자신의 의지대로 유도하거나 변화시킬 수 있는 능력임	• 한 개인이 조직 내에서 차지하고 있는 위치를 통해 갖게 되는 공식적인 힘을 의미함 • 조직 내에서 상급자는 하급자에 대해 합법적인 권력을 가짐 • 권한은 권력의 한 요소라고 볼 수 있으며 합법성이 강조됨 • 권한은 한 개인이나 집단을 지배할 수 있는 권리임 • 권한은 일반적으로 위에서 아래로의 하향적인 권한을 의미함	• 권력과 동의어로 사용되기도 함 • 한 사람 또는 집단이 타인 및 다른 집단의 태도, 가치관, 지각, 행동 등에 변화를 가져오도록 움직일 수 있는 힘의 총량을 의미함 • 권력의 상위 개념임 • 리더십이라는 수단을 통해 행사되는 경우가 많으므로 리더십의 개념과 관련이 많음

(2) 권력의 원천

① **보상적 권력** … 권력자가 타인에게 원하는 보상을 해 줄 수 있는 자원과 능력을 갖고 있을 때 발생한다.
    ㉠ 급여 인상, 승진, 호의적인 인사고과, 업무할당, 책임부여
    ㉡ 인간적인 인정, 격려

ⓒ 보상적 권력은 동료들에 대한 영향력의 원천이기도 하다.

ⓔ 상급자의 급여 인상과 승진 가능성에 간접적인 영향을 줄 수 있다.

② **강압적 권력** ··· 처벌이나 위협을 전제로 한다.

ⓖ 조직 내에서 강압적 권력을 발휘하려는 상급자는 하급자들에게 해고, 원치 않는 부서로의 발령, 승진누락 등의 불이익을 줄 수 있어야 한다.

ⓛ 하급자들은 상급자의 의도대로 추종 당하며 강압적 권력의 행사는 여러 문제점을 유발할 수 있다.

ⓒ 가장 흔히 사용되지만 가장 통제하기 힘들다.

③ **합법적 권력**

ⓖ 권한과 유사한 개념으로 볼 수 있으며, 권력 행사에 대한 정당한 권리를 전제로 한다.

ⓛ 세 가지 원천

• 사회의 구조

• 한 개인이 권력을 가진 개인·집단의 대표자 또는 대리인으로서의 선출

• 사회, 조직, 집단의 보편적인 문화적 가치가 합법적이라는 결정

④ **준거적 권력**

ⓖ 보상적 권력, 강압적 권력, 합법적 권력과는 큰 차이가 있다.

ⓛ 사람들은 자신보다 뛰어나다고 인식되는 사람을 닮고자 하는데 이때 준거적 권력이 발생한다.

ⓒ 기업 내에서 준거적 권력을 가진 상급자는 하급자들로부터 절대적인 존경을 받는다.

⑤ **전문적 권력**

ⓖ 전문적인 기술이나 지식 또는 독점적 정보를 전제로 한다.

ⓛ 특수한 분야에 탁월한 능력이나 정보를 갖고 있는 사람은 전문적 권력을 갖는다.

ⓒ 조직계층의 상하에 관계없이 발생할 수 있다.

(3) 권력과 리더십

① **권력과 리더십의 관계**

ⓖ 권력은 타인에 대한 영향력의 원천이므로 권력이 존재하지 않으면 리더십을 발휘하기 어렵다.

ⓛ 리더십의 유효성은 권력의 크기와 어떤 유형의 권력을 사용하느냐에 달려 있다.

② **구조적 차원과 개인적 차원에서의 권력**

ⓖ 구조적 차원의 권력과 개인적 차원의 권력은 분리되기보다는 서로 연관되어 있다.

ⓛ 시기와 상황에 따라 권력의 근원은 달라질 수 있다.

③ **권력과 리더십의 유형**

ⓖ 관리자의 개인적인 특성으로 발생하는 권력이 중요하다.

ⓛ 리더가 전문적인 지식이나 준거적 권력을 갖고 있는 경우에는 부하들이 조직의 목표달성을 위한 자발적인 참여를 유도할 수 있다.

ⓒ 리더가 보상적 권력이나 합법적 권력을 갖고 있는 경우에는 부하들의 자발적인 참여는 기대할 수 없다.

ⓔ 리더가 강압적 권력을 갖고 있는 경우에는 부하들의 반발 및 저항을 가져오기도 하므로 세심한 주의가 필요하다.

(4) 간호직의 권력

① 간호직의 권력 신장방법

　ⓐ 시간, 노력, 헌신 등의 대가를 치를 준비가 되어 있어야 한다.

　ⓑ 전문직을 통해 계속 배우고자 하고 전문직 향상에 대한 강한 의지를 가지고 있어야 한다.

　ⓒ 전문직의 특성 중에서 자율성이 강조되는 것으로 이는 정당한 권력을 행사하는 자유를 의미한다.

　ⓓ 권력이 증가할수록 자율성도 많아지며 자율성이 적다는 것은 권력도 적다는 것을 의미한다.

　ⓔ 전문직 간호사가 환자를 위한 질적인 간호서비스의 제공에서부터 병원의 정책 수립에 이르기까지 자율적인 참여를 하기 위해서는 권력이 필요하다.

　ⓕ 간호관리자는 구성원들의 작업을 조정하고 지지하기 위해 자신의 권력을 인정하고 개발해야 할 책임이 있다.

② 간호사의 권력과 간호개념

　ⓐ 간호사들은 권력이라는 개념과 도와주는 전문직으로서의 간호개념이 일치할 수 없다고 생각하는 경향이 있다.

　ⓑ 권력과 간호개념이 일치할 수 없는 이유는 간호사들이 대부분 여성이고 여성들은 권력을 갖기 위해 투쟁하는 남성들과는 달리 사회화되기 때문이다.

　ⓒ 간호교육 및 간호실무 자체가 간호행위와 관련된 의사결정활동이기보다는 의사의 지시에 따른 업무중심으로 이루어지기 때문이다.

　ⓓ 의료 소비자에게 간호의 전문지식과 기술을 인정받지 못하고 있기 때문이다.

② 임파워먼트

(1) 개념

구성원들 스스로가 조직을 위해 많은 중요 업무를 수행할 수 있는 권력, 힘, 능력을 갖고 있다는 확신을 심어주는 과정으로 구성원들의 모습에서는 힘차고 싱싱한 면모를 느낄 수 있다.

(2) 전제조건

① 구성원들이 능력과 의지를 키워야 한다.

② 구성원들에게 공식적인 권력을 위임해 주어야 한다.

③ 구성원들이 조직의 실제 의사결정과정에 깊이 참여하도록 함으로서 자신의 영향력을 체험하도록 해야 한다.

(3) 특징

① 조직 내 권력의 분배문제를 뛰어넘어 권력의 증대문제에 초점을 두고 있다.

② 구성원 스스로 리더처럼 권력을 갖고 있다고 느끼도록 하는 것이다.

③ 다음과 같은 경우에 권력을 갖고 있다고 느낀다.
    ㉠ 구성원 자신이 보람 있는 일을 하고 있다고 느끼는 경우
    ㉡ 구성원 스스로 결정해서 어떤 일을 할 수 있다고 느끼는 경우
    ㉢ 구성원 스스로 일을 잘 수행할 수 있는 능력이 있다고 느끼는 경우

(4) 구성요소

① 의미성
    ㉠ 의미성은 일에 대해 느끼는 가치를 말한다.
    ㉡ 개인이 자신의 일에 대해 의미를 느끼지 못한다면 임파워먼트가 없는 상태이다.
    ㉢ 일 자체가 주는 내적 동기는 임파워먼트의 핵심에 해당한다.
    ㉣ 개인이 심리적인 힘을 느끼도록 하는 것이 가장 기본적인 조건이다.

② 역량감
    ㉠ 자신의 일을 효과적으로 수행하기 위해 필요한 능력에 대한 개인적인 믿음을 말한다.
    ㉡ 믿음이 없으면 임파워먼트의 수준은 높아질 수 없다.

③ 자기결정력
    ① 자기결정력은 개인이 자신의 판단과 결정에 따라 행동할 수 있는 정도를 말한다.
    ② 상사의 명령에 복종하기만 하는 사람은 자기결정력이 낮은 사람이다.
    ③ 자기결정력이 낮은 사람은 명령이나 지시가 없으면 불안해하고 자신의 선택에 따라 성과를 낼 수 없다.

④ **영향력** … 개인이 조직의 목표 달성에 기여할 수 있다고 느끼는 정도를 말하며 개인이 조직에 기여를 할 수 없다고 느낀다면 임파워먼트에 문제가 있는 것이다.

(5) 중요성

① 자율과 책임을 기본으로 하는 임파워먼트의 중요성이 커지고 있다.

② 조직의 구성원은 자신의 능력을 향상시켜서 스스로의 가치를 높이지 못한다면 조직에서 도태될 수밖에 없다는 사실을 인식해야 한다.

③ 조직의 관리자는 자신이 먼저 임파워먼트가 되지 못한다면 타인을 임파워먼트시킨다는 것이 불가능하다는 것을 인식해야 한다.

④ 상호작용을 통한 권력증대에 초점을 두기 때문에 개인이 스스로 힘을 쌓아가는 개인차원에서뿐만 아니라 집단·조직 차원에서도 임파워먼트는 중요하다.

(6) 효과

① 구성원들의 업무수행능력을 제고할 수 있다.

② 관리자들이 갖고 있는 권한을 구성원에게 이양하여 그들의 책임 범위를 확대할 수 있다.

③ 구성원이 갖고 있는 잠재능력 및 창의력을 최대한 발휘할 수 있다.

④ 조직에게는 성과를 높여 줄 수 있고 구성원에게는 진정한 만족, 보람, 즐거움을 가져다 줄 수 있다.

⑤ 구성원의 직무 몰입을 극대화할 수 있다.

⑥ 업무 수행상의 문제점과 그 해결방안을 가장 잘 알고 있는 구성원들이 대상자들에게 적절한 대응을 하게 됨으로써 품질과 서비스 수준을 제고할 수 있다.

⑦ 고객 접점에서의 시장 대응이 보다 신속하고 탄력적으로 이루어질 수 있다.

⑧ 지시, 점검, 감독, 감시, 연락, 조정 등에 필요한 노력과 비용이 감소하므로 비용을 줄일 수 있다.

(7) 성공적인 임파워먼트를 위한 전략

① **정보의 공개** … 정보는 직무를 완성하기 위해 필요한 기술적이고 전문적인 지식, 자료, 정보를 포괄하는 개념을 의미하며 일반적으로 권력의 기본을 제공한다.

② **참여 기회의 유도**
   ㉠ 참여 기회는 현 지위에서의 성장과 발전을 위한 기대와 관련된 것이다.
   ㉡ 권력과 기회에 접근한 사람은 임파워먼트됨을 느끼게 되어 조직에 생산적으로 공헌하게 된다.
   ㉢ 권력과 기회에 접근한 사람은 조직활동에 더 능동적으로 참여하고 높은 의욕을 나타내어 더 몰입하게 된다.

③ **권한의 위임**
   ㉠ 새로운 개념을 시도해 볼 수 있도록 권한이 위임되어야 한다.
   ㉡ 관료적인 병폐들을 극복할 수 있도록 실질적인 권한과 힘을 간호사들에게 위임해 주어야 한다.
   ㉢ 간호사들에게 권한과 힘을 부여함과 동시에 책임감을 느끼도록 하는 것도 중요하다.

④ **지지**
   ㉠ 지지는 회환, 안내, 직접 도와주는 것을 의미한다.
   ㉡ 회환은 업무를 잘하고 향상될 수 있도록 하는 것에 대한 특별한 정보로 구성된다.

ⓒ 업무 가능성, 교육의 필요성, 문제 해결의 조언 등에 대한 정보는 효율적인 업무환경을 창조하기 위해 필요하다.

ⓔ 지지가 있는 구성원은 힘을 느끼게 되고 조직의 목표에 도달하려고 노력한다.

ⓜ 지지가 없는 구성원은 진공상태, 격리, 연결이 되지 않는 것을 느끼게 되어 조직에 몰입하지 않는 행위를 한다.

❸ 권한위임

(1) 권한위임의 개념

권한위임은 하위자에게 수행할 과업을 할당하고 과업의 수행들을 책임지고 할 수 있도록 하기 위한 재량권을 부여하는 과정을 의미하며, 조직의 모든 활동을 한 사람의 힘만으로 수행하는 것은 불가능하다는 사회적 배경으로부터 생긴 개념이다.

(2) 권한위임의 필요성

① 권한위임을 함으로써 관리자는 업무영역을 확대하고 고차원적인 업무에 매진할 수 있다.

② 권한위임은 전체적인 업무활동을 감독할 수 있는 여유를 확보할 수 있다.

③ 권한이 하위자에게 위임되면 그 하위자가 장래에 관리자로 성장할 수 있는 훈련의 계기가 된다.

④ 관리자로 성장할 수 있는 잠재력을 갖추고 있는지를 시험할 수 있는 기회가 된다.

⑤ 업무의 특정한 분야에 대해서는 하위자가 상위자보다 더 나은 지식과 전문적 식견을 갖고 있는 경우도 있으므로 권한위임이 이루어진다.

⑥ 업무의 전문화를 기하기 위해서도 권한위임이 필요하다.

(3) 권한위임의 기준 및 자격

① **간호실무지침** … 위임을 허가하며 과업에 권한을 주거나 위임을 수락하는 간호사에게 권한을 준다.

② **위임의 자격** … 위임하는 권한의 범위에 포함되며 적절한 교육, 기술, 경험이 필요하다.

③ **피위임의 자격** … 적절한 교육, 훈련, 기술이 필요하고 최근의 능력을 증명할 근거가 필요하다.

(4) 권한위임의 5가지 원칙

적절한 과업	특정 환자나 과업의 권한위임
적절한 상황	여러 요소가 고려된 상황
적절한 사람	적절한 사람에 의해 수행되는 알맞은 과업의 권한위임
정확한 지식 및 의사소통	과업의 목표, 제한점, 기대를 포함한 과업의 명확하고 간결한 기술
적절한 감독	적절한 모니터링, 평가, 중재, 피드백

❹ 간호업무의 권한위임

(1) 간호업무의 권한위임 고려사항

① 환경

② 손상의 잠재성

③ 사정의 복잡성

④ 과업의 복잡성

⑤ 중증도나 합병증을 고려한 환자의 상태

⑥ 과업의 대표성

⑦ 보조요원의 능력

⑧ 요구되는 기술의 양

⑨ 감염통제와 안전사고

⑩ 간호사가 제공할 수 있는 감독의 수준

⑪ 결과의 예측성

⑫ 환자와의 상호작용의 한계

(2) 권한위임의 정도를 결정하는 요인

① **조직의 규모** … 조직의 규모가 클수록 권한위임의 정도가 높아진다.

② **사안의 중요성** … 비용이나 조직의 장래에 미칠 영향 등의 측면에서 볼 때 의사결정의 내용이 중요한 것일수록 의사결정에 대한 권한위임의 정도가 적어진다.

③ **과업의 복잡성** … 복잡한 과업을 수행하기 위해 필요한 여러 자원을 활용할 수 있는 권한은 전문적인 식견을 갖춘 사람들에게 위임되어야 한다.

④ **조직의 문화** … 관리자들이 하위자들의 능력을 인정하고 신뢰하는 조직의 문화가 조성된 조직에서는 권한위임의 정도가 높아진다.

⑤ **하위자의 자질** … 하위자의 능력과 기술, 동기부여의 정도, 즉 하위자의 자질 정도에 따라 권한위임의 정도도 함께 달라진다.

(3) 권한위임의 효과

① 관리자가 조직 내부의 중요 문제를 해결할 수 있는 시간적 여유를 가질 수 있다.

② 하급관리자 또는 부하 직원의 능력과 잠재력을 개발할 수 있는 계기가 된다.

③ 조직 내 구성원들의 사기를 높일 수 있다.

④ 조직 내 구성원들과의 인간관계를 증진시킬 수 있다.

⑤ 특정 업무가 해당 전문 담당자에게 주어지기 때문에 효과적이고 효율적인 업무를 수행할 수 있다.

⑥ 상위계층과 하위계층의 모든 구성원들이 자신의 전문성을 살릴 수 있다.

(4) 효과적인 권한위임의 방법

① 이용 가능성을 명확히 하기

② 긍정적인 태도로 시작하기

③ 지시를 어떻게 줄 것인지를 신중하게 고려하기

④ 지시를 분명하게 하기

⑤ 지시의 우선순의를 분명히 하기

⑥ 피드백 주고받기

05 의사소통과 자기주장행동

❶ 커뮤니케이션의 이해

(1) 커뮤니케이션의 이해

① **커뮤니케이션(의사소통)의 개념** … 개인 상호 간, 집단 상호 간 또는 개인과 집단 상호 간에 정보 또는 의미를 주고받는 과정이다.

② **커뮤니케이션의 의의**
　㉠ 조직활동의 기본이 될 뿐만 아니라 조직성공의 시발점이 된다.
　㉡ 조직에서 커뮤니케이션은 조직구성원들 간의 상호관계를 조정하고 구성원들의 업무성과는 물론 직무만족에도 많은 영향을 준다.

(2) 커뮤니케이션의 과정

① **전달자** … 아이디어를 제공하거나 정보를 전달하는 등의 의사전달을 시도하는 사람으로서, 전달자는 자신의 의도를 수신자에게 정확하게 적시에 전달하기 위한 노력을 기울여야 한다.

② **전달내용(메시지)** … 전달자가 수신자에게 전하려는 내용이다.

③ **매체** … 부호화된 메시지를 어떤 경로를 거쳐 수신자에게 전달하느냐 하는 것이다. 직접 대면, 전화, 집단토의, 팩시밀리, 메모, 정책규정집, 업무계획, 그리고 화상회의 등의 방법들이 포함된다. 전달내용에 따라 적절한 매체를 선택해야만 정확하고 효과적인 커뮤니케이션이 이루어질 수 있다.

④ **수신자** … 전달자에 의해 전달되는 메시지를 수신하는 사람을 말한다. 수신자가 메시지의 의미를 제대로 받아들이기 위해서는, 전달자의 의미를 정확히 파악하려는 노력을 해야 한다.

⑤ **피드백** … 일방적인 커뮤니케이션에서는 전달하려는 내용과 수신자가 받아들이는 내용 사이에 왜곡의 가능성이 높다. 그리고 수신자의 반응이 없으면 내용이 잘 전달되었는가를 확인할 수가 없다. 그러므로 효과적인 커뮤니케이션이 이루어지기 위해서는 피드백 과정이 반드시 필요하다.

(3) 커뮤니케이션의 유형

① 대인 간 커뮤니케이션

    ㉠ **구두적 커뮤니케이션** : 정보와 의사전달에 있어서 가장 빈번히 사용되는 방법이다.

    ㉡ **문서적 커뮤니케이션** : 전달내용이 중요하거나 기록으로 남겨 두어야 하는 경우에는 문자를 이용하는 커뮤니케이션이다. 편지, E-mail, 보고서, 안내서, 협조공문, 회람 등이 포함된다.

    ㉢ **비언어적 커뮤니케이션** : 언어적 수단인 어휘(word)를 사용하지 않고 제스처, 얼굴표정, 눈 접촉, 목소리, 억양, 자세, 걸음걸이, 옷차림 등의 비언어적 수단을 사용하는 커뮤니케이션이다.

② 조직차원의 커뮤니케이션

    ㉠ **공식적 커뮤니케이션**

- 수직적 커뮤니케이션(vertical communication) : 조직의 위계상 상하 간에 이루어지는 커뮤니케이션이다.
  - 하향적 커뮤니케이션(downward communication, top-down) : 업무와 관련된 상급자의 의견이나 전달사항이 공식적인 경로를 거쳐 구성원에게 전달되는 것으로, 업무지시, 정책제시, 성과 피드백, 메모, 조직의 간행물, 안내서 등이 이에 포함된다.
  - 상향식 커뮤니케이션(upward communication, bottom up) : 하급자로부터 의사나 제반 정보가 상급자에게로 흘러가는 것으로 제안제도나 상향적 보고, 여론조사, 인사상담 등이 있다.
- 수평적 커뮤니케이션(horizontal communication) : 조직 내에서 같은 지위에 있는 구성원끼리의 커뮤니케이션이나 동등한 부서 간의 커뮤니케이션을 의미한다.
- 대각적 커뮤니케이션(diagonal communication) : 조직구조상 부서나 직급이 다른 사람들간의 커뮤니케이션을 말한다. 라인과 스텝 간의 커뮤니케이션이 대표적인 예이다.

    ㉡ **그레입바인(grapevine)** : 조직에서의 비공식 커뮤니케이션의 일종인데 인사이동이 임박해서 발생하는 여러 가지 소문들이나 동료와 상사에 대한 입바른 평가나 불평 등은 모두 그레입바인의 예에 속한다.

- 전달속도가 빠르다.
- 정보전달에 있어서 선택적이고, 임의적이다.
- 공식적 커뮤니케이션과 그레입바인은 상호보완적이다.
- 조직구성원들을 포함한 모든 사람들이 불안하거나 변화에 직면했을 때 사용된다.
- 약 75%의 정확성을 보인다.
- 구성원들의 약 50%는 그레입바인을 통해서 직무에 관한 정보를 얻는다.

❷ 의사소통

(1) 간호관리에서의 개념

① 간호관리가 대인관계적이고 조직적인 목적을 성취하는 것이라는 점에서 볼 때 의사소통은 전형적인 환자 간호의 역할모델이다.

② 의사소통은 간호의 중간관리자로 하여금 일반 간호사를 지휘하고 더 나은 간호관리를 지지하게 하는 중요한 과정이다.

③ 의사소통의 기술은 간호관리자가 리더십을 발휘할 때 매우 중요한 기능을 한다.

④ 넓은 의미에서는 의사소통은 임상의 복지모형을 지향하는 행위에 영향을 주는 것을 의미한다.

⑤ 간호관리자가 정보를 효과적으로 의사소통하는 경우에 영향력 있는 관리자로 인식된다.

⑥ 간호는 건강관리에서 효과적인 변화를 초래할 잠재력을 갖는다.

(2) 의사소통의 일반원칙(레드필드)

① **일관성** … 전달 내용이 논리적인지 사전에 검토한다.

② **명료성** … 수신자가 명확히 이해할 수 있도록 용어가 정확해야 하고 문맥을 고려해야 한다.

③ **적시성** … 너무 늦거나 이르지 않도록 해야 한다.

④ **적응성** … 전달 내용은 구체적 상황과 시기에 대응할 수 있도록 융통성과 신축성을 지녀야 한다.

⑤ **분배성** … 전달 내용은 극비사항을 제외하고 모두에게 널리 알려야 한다.

⑥ **적정성** … 전달하고자 할 때 그 양과 규모는 적절해야 한다.

⑦ **수용성** … 수신자가 적극적인 반응을 보이고 수용할 수 있는 내용이어야 한다.

(3) 의사소통의 유형

① **상향적 의사소통**

　㉠ **개념** : 공식적인 경로를 통한 수직적 의사소통의 하나로 메시지의 흐름이 하위계층에서 상위계층으로 전달되는 의사소통을 의미한다.

　　예 업무 보고, 제안제도, 여론조사, 인사담당 등

　㉡ **목적** : 하급자의 자발적인 의사전달, 일선 경험을 통한 실무적인 아이디어의 창출

ⓒ 개선방안

- 일상적인 행동이나 의사결정은 일정한 규범을 정하여 이에 준하도록 유도한다.
- 전달되는 정보의 내용을 잘 요약하여 핵심만을 전하거나 전달에 소요되는 시간을 최소화하여 공급되는 정보의 효율성을 높인다.
- 정보의 양이 많을 경우는 순서를 정하여 보고의 차례를 만든다.
- 하급자가 상급자에게 보고하는 자체에 대한 두려움을 없애는 노력이 무엇보다 중요하다.
- 상급자에게 보고되는 정보의 내용은 조직화되어야 한다.

② 하향적 의사소통

ⓐ 개념

- 지시적 의사소통으로 가장 널리 사용되는 전통적인 의사소통의 일종이다.
- 업무와 관련된 상급자의 의견이나 전달사항이 공식적인 경로를 거쳐 하급자에게 전달되는 것이다.
   예 업무 지시, 메모, 정책 지시, 회사 간행물, 안내서 등

ⓑ 목적 : 명령의 일원화, 책임 소재의 분명성 확보

ⓒ 개선방안

- 공식적인 경로를 이용하고 수신자에게 직접 전달되도록 한다.
- 의사소통의 경로를 다양화한다.
- 하급자가 담당할 직무에 대해 충분히 알려 주고 직무의 배경을 설명해 주면서 이해시킨다.
- 중요한 내용은 반복하면서 전달한다.
- 업적과 관련된 회환(피드백)을 계속적으로 제공하여 목표달성의 효과를 높인다.

③ 수평적 의사소통

ⓐ 개념

- 수평적 의사소통은 조직 내의 동등한 지위에 있는 구성원 간의 의사소통을 말한다.
- 동등한 부서 간의 의사소통을 말하기도 한다.
   예 사전협조제도, 사후통지제도, 회의, 위원회 등

ⓑ 목적

- 효과적인 조직 목표를 달성하는 수단
- 동료 간의 업무 협조를 증진시키는 수단

ⓒ 개선방안

- 상급자에 대한 신뢰가 있어야 한다.
- 부서 간에 형평의 원리가 적용되어야 하며 원활한 교환이 이루어져야 한다.
- 조직구조의 변화가 신축성을 가지고 환경에 맞는 조직구조를 이룰 때 효과적이다.

④ 병원조직에서의 효과적인 의사소통 방안

ⓐ 상위직과의 의사소통 : 상급자에게 의견을 전할 때는 요구를 명확히 하고 요구하는 근거를 설명하며 상급자의 반응을 객관적으로 받아들이고 타부서와 상충되는 요구일 수도 있음을 이해한다.

ⓒ 하위직과의 의사소통 : 하급자에게 지시할 때는 누가, 언제까지, 무엇을 할지를 단계별로 명확히 지시해야 하며 정보의 배경을 설명하고 일의 중요성을 정당성 근거로 설명해준다.

ⓒ 의료직과의 의사소통
- 의사와 간호사 상호 간에 인간으로서 존중하고 동등한 의료 파트너로 인식한다.
- 의사소통 기술을 함양한다.
- 공식적, 비공식적 모임을 주선하고 참여할 기회를 갖는다.

ⓔ 동료와의 의사소통 : 서로 격려와 힘이 되어 주는 협력자로 인식하며 자존심을 지켜주고 좋은 점을 인정해준다.

⑤ 의사소통 분류
ⓐ 경로에 따른 분류 : 공식적 의사소통(상향적·하향적 의사소통, 수평적 의사소통), 비공식적 의사소통
ⓑ 방향성에 따른 분류 : 상향적·하향적 의사소통, 수평적 의소소통
ⓒ 기호에 따른 분류 : 언어적 의사소통, 비언어적 의사소통

⑥ 의사소통 네트워크
ⓐ 개념 : 조직구성원 간의 반복적인 상호작용 패턴으로 구성원 간의 의사소통 경로의 구조이며 구성원들 간에 이루어지는 의사소통의 패턴을 보여주는 그림이다.
ⓑ 유형

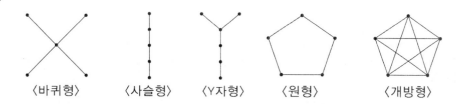

〈바퀴형〉   〈사슬형〉   〈Y자형〉   〈원형〉   〈개방형〉

- 사슬형

개념	특성
• 공식적인 계통과 수직적인 경로를 통해 의사전달이 이루어지는 형태 • 명령과 권한의 체계가 명확한 공식적 조직에서 사용하는 의사소통 네트워크 　例 조직의 라인 • 관료적 조직이나 공식화가 진행된 조직에서 쉽게 찾을 수 있다.	• 일원화되어 있는 계통을 통해 최고경영자의 의사가 일선작업자까지 전달되며 그 반대의 경우도 똑같은 명령사슬을 통한다. • 간호부장이 직접 간호사에게 전달하는 것이 아니라 연쇄적으로 지시가 전달된다. • 쇠사슬의 길이가 길수록 정보왜곡의 가능성이 커진다. • 쇠사슬형을 단순업무에 사용하면 의사소통의 신속성과 효율성이 비교적 높다.

• Y형

개념	특성
• 집단 내에 특정의 리더가 있는 유형이 아니다. • Y형은 집단을 대표할 수 있는 인물이 있을 때 나타나는 의사소통 네트워크이다.	• 단순한 문제를 해결하는 경우에 정확도가 비교적 높다. • 서로 다른 집단에 속한 사람들 간의 의사소통과정에서 조정자가 필요할 때 사용할 수 있다.

• 수레바퀴형

개념	특성
수레바퀴형은 집단 내에 특정한 리더가 있을 때 나타나는 의사소통 네트워크	특정 리더를 통해 모든 정보의 전달이 이루어지기 때문에 정보가 특정 리더에게만 집중되는 현상이 발생한다.

• 원형

개념	특성
원형은 문제 해결을 위해 구성된 조직에서 나타나는 의사소통 네트워크로 권력의 집중도 없고 구성원 간의 신분적 서열도 없고 중심인물이 없는 상황에서 나타나는 유형이다. **예** 위원회 조직, 태스크포스 조직	• 원형에서는 문제의 해결과정이 상당히 민주적이라고 할 수 있다. • 집단사고의 문제점 및 차선의 결정을 내릴 위험성은 남아 있다.

• 완전 연결형

개념	특성
• 완전 연결형은 구성원 전체가 서로의 의견이나 정보를 자유의지에 따라 교환하는 유형의 의사소통 네트워크이다. • 비공식적 의사소통의 방법으로 오늘날 조직에서 많이 시도되고 있는 의사소통 유형이다.	• 일정한 규칙 없이 자유로운 의견교환을 할 수 있기 때문에 참신하고 창의적인 아이디어 산출이 가능하다. • 광고문안을 만들거나 새로운 대안을 찾아내려고 하는 경우에 브레인스토밍 과정에서 많이 사용된다.

❸ 자기주장

(1) 자기주장의 행동유형

① **주장행동** … 의사소통과정에서 상대방의 권리를 침해하거나 상대방을 불쾌하게 하지 않는 범위 내에서 자신의 권리, 욕구, 의견, 생각, 느낌 등 자신이 나타내고자 하는 바를 직접적이고 적절한 방법으로 표현하는 행동을 말하며 공감적 주장행동을 의미한다.

② **소극적 행동** … 자신의 솔직한 감정, 사상, 신념을 표현하지 못함으로써 자신의 권리를 타인으로 하여금 침해하도록 허용하는 행동을 의미한다.

③ **공격적 행동** … 타인의 인격과 권리를 침해하면서까지 자신의 의사와 주장을 표현하는 행동을 의미한다.

(2) 자기주장적인 사람이 되기 위한 훈련방법

반영	상대방이 말한 내용을 상대방에게 그대로 반복해서 말하기
반복적인 자기주장	원래 주장하는 메시지를 계속해서 주장하기
지적	상대방의 이야기를 가까이서 세심하게 듣고 자신이 귀담아 들었음을 상대방이 알도록 하기
재진술	상대방의 말투를 다시 구사하는 경우에 자기주장적인 언어를 사용함으로써 공격을 진정시키기
질문	공격자가 공격적이 되는 비언어적인 단서를 사용하는 경우에 자기주장적인 사람은 질문의 형태로 행동에 직면하기

❹ 주장행동

(1) 주장행동의 목적

① 인간관계의 개선

　㉠ 인간은 바람직하게 적응을 할 권리와 그 권리가 행사될 수 있도록 주장할 권리를 가지고 태어났다.

　㉡ 주장훈련은 상대방의 권리를 침해하지 않으면서 자신의 의사를 솔직하게 나타내기 때문에 상대방과 보다 생산적인 인간관계를 지속시켜 준다.

② 간호업무의 향상

　㉠ 간호는 인간관계의 상황 속에서 인간관계의 상호작용을 통해 이루어질 수 있는 것이므로 인간관계의 개선은 간호업무의 향상을 가져올 수 있다.

　㉡ 지도자적인 역할모델을 하도록 도와주고 자신을 긍정적으로 수용하도록 도와주어 상대방에게 좋은 인상을 줄 뿐만 아니라 스스로 간호표준을 향상시킬 수 있도록 도와준다.

③ 자기능력의 신장 … 상대방과 보다 생산적인 인간관계의 지속은 자신의 능력을 최대로 발휘할 수 있게 하는 자기성장의 터전을 마련해 준다.

(2) 주장행동의 구성요소

긍정적인 요소	부정적인 요소
• 상대방에 대한 칭찬, 애정, 친밀감을 나타낸다. • 상대방에게 먼저 대화를 시도하거나 유지한다.	• 상대방의 요구를 거절한다. • 상대방과 다른 의견을 제시한다. • 상대방의 어떤 행동 때문에 당연히 나타날 수 있는 괴로움, 불쾌감, 노여움을 적절하게 표현한다.

⑤ 갈등의 이해

(1) 갈등의 개념

① 상반되는 두 개 이상의 욕구 혹은 동시에 존재하여 한쪽을 만족시키고자 하면 다른 한쪽이 만족하지 않는 상태와 개인, 집단, 조직의 심리, 행동 또는 그 양면에서 일어나는 대립적 교호작용 및 개인 또는 집단 사이의 생각, 태도, 느낌, 행위에 차이가 있을 때 일어나는 과정이다.

② 의사결정과정에 고장이 생겨 행동대안 선택에 있어서 개인이나 집단이 곤란을 겪는 상황이다.

(2) 갈등의 원인

① 조직수준별 갈등원인
  - ㉠ **개인 내 갈등** : 개인이 의사결정을 할 때 우선순위 기준이 애매한 경우 발생하는 갈등이다.
  - ㉡ **개인 간 갈등** : 두 개인이 동일한 문제에 대해 일치하지 않을 때 발생하는 갈등이다.
  - ㉢ **집단 간의 갈등** : 조직 내에서 집단 간에 발생하는 갈등이다.
  - ㉣ **조직 간 갈등** : 조직과 경쟁조직 간의 갈등(노동조합과 조직과의 갈등)이다.

② 상황적 요인별 갈등원인
  - ㉠ **목표의 차이** : 개인이 여러 가지 목표를 갖고 있을 때 이러한 목표들이 상반되거나 차이가 있을 때 개인 내부에서 그리고 개인 또는 집단 사이에서 갈등이 일어날 수 있다.
  - ㉡ **모호한 업무한계** : 업무의 한계가 애매하고 불명확할 때 갈등이 발생된다.
  - ㉢ **가치관과 태도, 인지의 차이** : 개인 또는 집단의 가치관과 태도, 윤리적 책임에 대한 지각, 문제에 대한 인지가 서로 다를 때 문제해결방법이 달라지게 되므로 갈등이 발생된다.
  - ㉣ **자원의 희소** : 자원이 희소할 때 자원을 서로 확보하기 위해 갈등이 발생된다.
  - ㉤ **의사소통의 장애** : 의사소통이 잘 이루어지지 않을 때 개인과 집단 간의 이해가 어렵고 협조보다는 분열이 조장되고 따라서 갈등이 일어날 수 있다.

(3) 갈등의 기능

① 순기능
  - ㉠ 조직의 균형을 깨뜨려 불안과 무질서를 일으키기도 하지만 경우에 따라서는 조직의 동태적인 발전의 자극제로서 작용할 수 있다(조직의 균형과 갈등).
  - ㉡ 오히려 조직의 발전을 위하여 필요한 개인적·사회적인 비용이라고 할 수 있다.
  - ㉢ 조직에 새 바람을 불러일으키고 동태성을 부여할 수도 있다(조직 내의 창의성과 쇄신성의 갈등).
  - ㉣ 조직이나 집단의 통합과 응집력을 파괴할 수 있으나, 갈등이 원만히 해결될 경우에는 조직의 통합과 발전에 기여하게 된다(조직의 통합과 갈등).

② 역기능

　　㉠ 직원의 사기를 저하시킨다.

　　㉡ 조직구성원의 편협성을 조장한다.

　　㉢ 조직의 위계질서를 파괴시키고 안정성을 파괴하여 관리통제를 어렵게 한다.

　　㉣ 변화와 쇄신에 저항한다.

갈등의 순기능	갈등의 역기능
• 문제의 인식 • 활동력의 강화 • 충성심의 증가 • 다양성 및 창조성의 증대 • 혁신 풍토 및 도전적인 분위기 조성	• 직원의 사기저하 • 독재자의 출현 • 편견의 증가 • 공식화의 증가 • 파벌의식 및 경제의시기의 증가

≣ 최근 기출문제 분석 ≣

2024. 6. 22. 지방직

1 다음 사례에서 간호본부장이 가진 권력의 유형은?

> 간호본부장이 간호학술제 수상자들에게 해외여행 기회를 제공하기로 결정함

① 보상적 권력   ② 강압적 권력

③ 준거적 권력   ④ 전문적 권력

> **TIP** 보상적 권력은 특정 행동을 유도하거나 강화하기 위해 보상을 제공하는 능력으로 간호본부장은 간호학술제 수상자들에게 해외여행 기회를 제공함으로써 보상하는 보상적 권력의 유형이다.
> ② 강압적 권력 : 벌이나 처벌을 통해 행동을 통제하는 능력이다.
> ③ 준거적 권력 : 타인이 특정 인물의 매력이나 카리스마에 의해 그 인물을 따르고자 하는 경향이다.
> ④ 전문적 권력 : 특정 분야에서의 지식이나 전문성에 기반한 권력이다.

2023. 6. 10. 제1회 지방직

2 변혁적 리더십의 특성을 보여주는 행동은?

① 구성원에게 단기적 목표와 전망을 강조한다.

② 구성원에게 어려움이 예상될 때 미리 문제해결방법을 알려준다.

③ 구성원의 직무 성과에 대해 가시적인 보상을 제공한다.

④ 구성원을 개별적으로 배려하고 자아 성장 기회를 제공한다.

> **TIP** ④ 구성원의 자아실현 같은 높은 수준의 개인적 목표를 동기 부여하는 것은 변혁적 리더십의 특징이다.
> ① 단기적 전망, 달성 가능한 목표를 강조하는 것은 거래적 리더십의 특징이다.
> ② 문제해결 방법을 알려주는 것은 거래적 리더십의 특징이다.
> ③ 가시적인 보상으로 동기부여를 하는 것은 거래적 리더십의 특징이다.
> ※ 변혁적 리더십의 특성
>   ⊙ 현상을 변화시키고자 노력한다.
>   ⓛ 현상보다 매우 높은 이상적인 목표를 지향한다.
>   ⓒ 장기적 전망을 가지고 구성원들이 장기적 목표를 위해 노력하도록 동기부여를 한다.
>   ⓔ 변혁적이고도 새로운 시도에 도전하도록 구성원들을 격려한다.
>   ⓜ 구성원들이 자아실현과 높은 수준의 개인적 목표를 동경하도록 동기부여를 한다.
>   ⓗ 질문을 하여 구성원들이 스스로 해결책을 찾도록 격려하거나 함께 일한다.
>   ⓢ 변혁적 리더들은 구성원들의 의식, 가치관, 조직의 혁신을 추구하며 자유, 평등, 정의, 평화, 인본주의 등의 가치에 호소한다.
>   ⓞ 공포, 탐욕, 시기, 증오 등의 감정에 의존하지 않는다.

Answer   1.①   2.④

2023. 6. 10. 제1회 지방직

3 상황별로 효과적인 토마스-킬만(Thomas-Kilmann)의 갈등 해결전략을 바르게 짝지은 것은?

① 자신에게 사소한 사안인 경우 – 경쟁형

② 자신이 옳다고 확신하는 경우 – 회피형

③ 자신보다 상대방에게 더 중요한 사안인 경우 – 수용형

④ 중요한 사안에 대해 통합적 해결책을 찾고자 할 경우 – 타협형

> **TIP** ③ 상대방의 사안을 수용해줄 수용형이 알맞다.
> ① 자신에게 사소한 사안일 경우에는 상대의 말을 수용해주는 수용형이 비교적 알맞다.
> ② 자신이 옳다고 확신하는 경우는 자신의 주장을 강력하게 어필할 수 있는 경쟁형이 알맞다.
> ④ 중요한 사안에 통합적인 해결책을 찾을 경우에는 최고의 이익을 도출하는 협력형이 알맞은 방법이다.
> ※ **토마스-킬만(Tomas-Kilmann)의 갈등해결전략 다섯 가지 유형**
> ⊙ **경쟁형**: 독단적인 유형으로 갈등의 승패가 중요하기 때문에 자신의 의견을 강요하는 비협력적 유형이다.
> ⓛ **회피형**: 갈등을 회피하려고만 하는 유형으로 자신의 주장도 없고, 해결할 의지도 없다.
> ⓒ **협력형**: 타협형과 유사하지만 모두 이익을 보기 위해 적극적으로 노력한다.
> ⓔ **타협형**: 서로 조금씩 양보하길 원하는 유형으로 서로 조금씩 손해 보고 조금씩 이득 보길 원한다.
> ⓜ **수용형**: 갈등이 싫어서 자기주장 없이 협력적으로 행동하는 유형으로 타인의 의견을 따라간다.

2023. 6. 10. 제1회 서울특별시

4 리더십 이론을 특성이론, 행동이론, 상황이론으로 구분하였을 때, 그 분류가 다른 것은?

① 관리격자이론

② 경로-목표이론

③ 배려-구조주의 리더십

④ 전제형-민주형-자유방임형 리더십

> **TIP** ② 상황이론에 속하는 경로-목표이론은 리더가 목표달성에 대한 경로를 명확히 하는데 도움을 줌으로써 구성원들의 행위에 영향을 미칠 수 있다는 이론이다.
> ① 관리격자이론은 행동이론에 속하는 이론으로 생산에 대한 관심과 인간에 대한 관심의 두 영역으로 나누고 격자로 계량화하여 리더의 행동을 5가지 유형으로 분류하였다.
> ③ 배려-구조주의 리더십은 행동이론에 속하는 이론으로 구조화와 배려라는 이차원으로 요인을 분리하였다.
> ④ 리더의 행동이 리더의 권한과 구성원의 참여도에 따라 여러 가지 형태로 나타난다고 보고 전제형, 민주형, 자유방임형 세 가지로 구분하였으며 행동이론에 속한다.
> ※ **리더십 이론**
> ⊙ **특성이론**: 리더의 능력과 특성은 선천적으로 타고나는 것이다.
> ⓛ **행동이론**: 리더는 타고난 특성이 아니라 후천적으로 교육하고 개발이 가능하다. 리더가 여러 상황에서 실제로 하는 행동이 가장 중요하다.
> ⓒ **상황이론**: 상황에 따라 리더십 유형의 효과성과 효용성이 달라진다는 관점이다.

Answer 3.③ 4.②

5 스키너(Skinner)의 강화이론을 간호실무의 인적자원 관리에 적용하려고 한다. '소거'의 유형을 적용한 사례로 가장 옳은 것은?

① 친절간호사로 선정되어 상품권을 제공하였다.
② 잦은 지각이 개선되어 수간호사가 꾸중을 멈추었다.
③ 동료 간호사와 잦은 문제를 야기 시켜 특별수당을 줄였다.
④ 투약오류가 발생되어 벌을 주었다.

> **TIP** ③ 강화를 중지하는 것이 소거이다. 특별수당(강화)을 줄이는 것은 소거에 해당한다.
> ① 상품권을 제공하는 것은 긍정적 강화에 해당한다.
> ② 꾸중 등 해가 되는 것을 제거해주는 것은 부정적 강화에 해당한다.
> ④ 벌은 소거에 해당하지 않으며 혼을 내거나 긍정적 강화를 없애는 것을 말한다.
> ※ 스키너(skinner)의 강화이론
> ㉠ **강화**: 긍정적 강화와 부정적 강화가 있으며 동기부여를 위해 보상을 제공한다.
> ㉡ **소거**: 강화를 중지하는 방법이다.
> ㉢ **벌**: 긍정적 강화를 없애거나 부정적 사건에 대한 표현을 하는 방법이다.

6 〈보기〉의 이론에 대한 설명으로 가장 옳은 것은?

보기

팔로워십은 켈리(Kelly)가 주장한 이론으로 리더와 상호보완적인 차원에서 팔로워가 조직의 목표 달성을 위해 역량을 키워나가고 적극적인 참여를 통해서 주어진 역할에 최선을 다하는 과정으로 볼 수 있다.

① 실무형은 리더를 비판하지 않고 리더가 지시하는 일은 잘 수행하지만 그 이상의 모험을 하지 않는 유형이다.
② 수동형은 독립적이고 비판적인 사고를 하지만 적극적으로 역할 수행을 하지 않는 유형이다.
③ 소외형은 독립적이고 비판적인 사고가 미흡하여 리더의 판단에 의존하고 리더의 권위에 순종하지만 열심히 참여하는 유형이다.
④ 순응형은 깊이 생각하지 않고 열심히 참여하지 않는 유형으로 팔로워십의 진정한 의미를 새롭게 배워야하는 유형이다.

Answer 5.③ 6.①

2022. 6. 18. 제2회 서울특별시

7 동기부여이론 중 아담스(Adams)의 공정성 이론에 근거하여 자신이 비교대상보다 과소 보상을 받는다고 인식할 때 지각된 불공정성을 감소시키기 위해 취하는 행동으로 가장 옳지 않은 것은?

① 자신의 업무량을 줄인다.

② 비교대상을 바꾼다.

③ 타부서로의 이동을 건의하거나, 결근 및 이직을 고려하면서 그 상황을 벗어나려고 한다.

④ '내가 더 중요하고 가치 있는 일을 했으니까'하고 위안한다.

TIP 비교대상이 더 열심히 일하거나 많은 일을 해서 더 많은 보상을 받는다고 생각하거나 자신의 업무가 더 중요하므로 다른 사람들보다 보상을 더 많이 받아도 된다고 생각한다.

※ **공정성이론** … 노력의 결과인 보상을 동일조건에 있는 타인과 비교했을 때, 자신이 느끼는 공정성에 따라 행동동기에 영향을 받는다. 공정성을 느끼면 동기부여가 되어 생산성이 향상되지만 불공정성을 느낄 경우 조직이탈이나 동기·생산성 감소 등을 초래한다.

2022. 4. 30. 제1회 지방직

8 민츠버그(Mintzberg)가 제시한 관리자의 역할 중 '정보적 역할'에 해당하는 것은?

① 중요한 결정을 하기 위해 조직의 모든 자원을 할당한다.

② 법적이나 사회적으로 요구되는 상징적이고 일상적인 의무를 수행한다.

③ 외부인에게 조직의 계획, 정책, 활동, 성과 등을 알린다.

④ 조직이 예상치 못한 어려움에 당면했을 때 올바른 행동을 수행한다.

TIP ①④ 의사결정 역할

② 대인관계 역할

※ **민츠버그(Mintzberg) 관리자의 역할**

㉠ **대인관계 역할**: 대표자, 지도자, 연결자

㉡ **정보관리 역할**: 감독자, 전달자, 대변자

㉢ **의사결정 역할**: 기업가, 문제해결자, 자원분배자, 협상자

Answer 7.④ 8.③

9 허쉬와 블랜차드(Hersey & Blanchard)의 상황대응 리더십이론을 적용할 때, A 간호사의 간호관리자에게 적합한 리더십 유형은?

> A 간호사는 간호에 대한 지식, 기술이 뛰어나며 동료들로부터 신임도 받고 있다. 하지만 간호관리자와 면담에서 자신의 간호업무 수행에 대한 자신감과 의지가 없다고 호소하고 있다.

① 지시형 리더
② 설득형 리더
③ 참여형 리더
④ 위임형 리더

TIP ③ 허쉬와 블랜차드(Hersey & Blanchard) 상황모형에 기초하여 참여형 리더는 의사결정 과정에서 부서와 의견을 교환하고 조정한다. A 간호사는 능력은 있지만 동기가 부족하므로 참여를 격려하여 동기를 높일 수 있는 참여형 리더십이 적합하다.
　① 구체적인 업무 지시를 내리고 과업수행을 감독한다.
　② 결정 사항을 설명하며 부하직원이 이해할 수 없는 부분을 이해할 수 있도록 한다.
　④ 의사결정 및 책임을 부하직원에게 위임한다.
　※ **구성원 성숙도에 따른 리더 유형**(Hersey & Blanchard)

구분		내용
M1	능력 부족, 동기 및 자신감 부족	지시형 리더
M2	능력 부족, 동기 및 자신감 성숙	설득형 리더
M3	능력 성숙, 동기 및 자신감 부족	참여형 리더
M4	능력 성숙, 동기 및 자신감 성숙	위임형 리더

Answer 9.③

10 다음 표는 동기부여 이론 간 유사한 욕구나 관점을 비교한 것이다. (개)~(래)에 들어갈 말로 옳은 것은?

욕구단계이론(Maslow)	성취동기이론(McClelland)	XY 이론(McGregor)
자아실현 욕구	(가)	
존경 욕구	(나)	(다)
사회적 욕구	친화 욕구	
안전 욕구		(라)
생리적 욕구		

	(가)	(나)	(다)	(라)
①	권력욕구	성취욕구	X 이론	Y 이론
②	성취욕구	권력욕구	X 이론	Y 이론
③	성장욕구	권력욕구	Y 이론	X 이론
④	성취욕구	권력욕구	Y 이론	X 이론

TIP 욕구단계이론, ERG이론, 2요인이론, 성취동기이론, X-Y이론의 비교

욕구단계이론 Maslow	ERG이론 (Aldefer)	동기-위생이론 (Herzberg)	성취동기이론 (Mcclelland)	X-Y 이론 (McGregar)
자아실현욕구	성장	동기요인	성취욕구	Y이론
존경욕구			권력욕구	
소속과 애정욕구	관계		친화욕구	
안전욕구		위생요인		X이론
생리적 욕구	생존			

출제 예상 문제

1 피들러 리더십 상황(Contingency)모델의 상황적 요소에 해당하는 것으로 옳게 짝지어진 것은?

> ㉠ 리더와 구성원의 관계   ㉡ 리더의 직위권력
> ㉢ 과업구조   ㉣ 구성원의 능력

① ㉠㉡
② ㉠㉡㉢
③ ㉡㉢
④ ㉡㉢㉣

TIP 피들러의 리더십 상황유형
　　㉠ **리더와 구성원의 관계**: 집단의 분위기를 의미하는 요소로서 구성원들이 리더를 좋아하고 신뢰하며 리더의 말을 기꺼이 따르려는 정도를 의미하여 가장 중요한 상황변수이다.
　　㉡ **과업구조**: 과업이 얼마만큼 명확하고 구체적으로 규정되어 있는가를 의미한다.
　　㉢ **리더의 직위권력**: 리더가 집단의 구성원들을 지도 · 평가하고 상과 벌을 줄 수 있는 권한이 부여된 정도를 의미하며, 공식적 · 합법적 · 강압적 권력 등을 포함한다.

2 다음 중 행위이론에 관한 설명으로 옳지 않은 것은?

① 민주형 리더십은 많은 사람의 참여 속에서 의사결정을 하므로 시간이 적게 들고 효율성이 높다.
② 권위형 리더십은 의사결정을 하는데 있어서 집단의 참여가 최소한이다.
③ 행동의 일관성이 필요한 경우에 자유방임형 리더십 유형은 효율성을 증진시키지 못한다.
④ 민주적 리더십의 경우 리더와 집단과의 관계는 호의적이다.

TIP 민주형 리더십의 경우 다수의 구성원에 의한 토의를 통해서 의사결정을 하므로 보통 혼자 결정하는 것보다 많은 시간을 필요로 하게 되고 효율성이 결여될 수 있다.

Answer 1.② 2.①

3 조직갈등의 순기능으로 옳게 짝지어진 것은?

> ㉠ 건설적인 갈등은 조직의 발전을 가져온다.
> ㉡ 적당한 갈등은 변화와 쇄신에 저항한다.
> ㉢ 적당한 갈등은 생산성을 증대시킨다.
> ㉣ 생동감 있는 조직이 되게 한다.

① ㉠
② ㉠㉡
③ ㉠㉢
④ ㉠㉢㉣

4 다음 중 의사결정이 빠르고 직원들의 만족도가 높으며 권한의 집중도가 아주 낮은 의사결정의 형태는?

① 완전연결형
② 쇠사슬형
③ Y형
④ 수레바퀴형

Answer 3.④ 4.①

5 공정성이론에 대한 설명으로 옳은 것은?

> ㉠ 개인은 결과로 얻어지는 보상을 다른 사람과 비교하여 얻어지는 공정성의 영향을 받는다.
> ㉡ 대인관계에 만족을 느끼면 모두 공정성을 느낀다.
> ㉢ 다른 사람과의 투입 및 산출 비율과의 상대적 관계의 개념이다.
> ㉣ 공정성을 느끼는 사람은 일에 만족감을 느끼고 이에 맞는 임금인상을 요구한다.

① ㉠㉡㉢
② ㉠㉢
③ ㉡㉢
④ ㉢㉣

....

TIP 공정성이론
ㆍㄱ 아담스(Adams)가 주장하였다.
ㆍㄴ 노력과 직무만족은 업무상황의 지각된 공정에 의해 결정된다.
ㆍㄷ 자신이 느끼는 공정성에 따라 행동동기에 영향을 받는다.
ㆍㄹ 개인의 투입 – 산출과 다른 사람의 투입 – 산출비율과의 상대적인 개념이다.

6 여러 상황에서 리더가 실제하는 행위가 리더십의 가장 중요한 역할을 한다고 여기는 이론은?

① 동기 – 위생이론
② ERG이론
③ X, Y이론
④ 행동이론

....

TIP 리더십 행동이론은 리더가 실제로 어떤 행동을 하는가에 따라서 집단의 생산성과 집단구성원의 만족감 등이 변수로 작용하는 이론이다.

Answer 5.② 6.④

7 다음 중 동기 – 위생 이론에서 위생요인이 아닌 것은?

① 감독

② 작업조건

③ 일 자체

④ 개인 상호 간의 관계

TIP 일 자체는 동기부여요인에 포함된다.

8 성취동기이론에서 선취욕구에 해당하지 않는 것은?

① 장애를 이겨내고 높은 수준을 유지하려는 욕구

② 사회적으로 높은 직위를 얻으려는 욕구

③ 어려운 일을 해결하려는 욕구

④ 자신을 한층 뛰어나게 만들려는 진취적인 욕구

TIP 높은 직위를 얻으려는 욕구는 권력욕구이다.
※ **성취욕구**(need for achievement) … 무엇을 이뤄내고 싶은 욕구로서 어떤 문제를 혼자서 해결해 보려고 하거나 장애를 극복하여 목표를 달성하려는 욕구, 다른 사람과 경쟁하여 능가하려는 욕구, 자신의 능력을 유감없이 발휘하여 자신의 가치를 높이려는 욕구이다.

Answer 7.③ 8.②

02 통제기능의 실제

01 통제기능의 이해

1 통제

(1) 통제의 의의

① **통제의 개념** … 조직구성원들이 조직목표의 달성을 위해 행동하고 있는가를 확인하는 시스템이라 할 수 있으며, 계획한 업무를 행하고 있는가의 여부를 확인하고 계획과 실시간의 차이를 시정하는 관리활동이다.

② **계획과 통제와의 관계** … 통제는 조직의 목적, 계획, 기준에 적절한 행위와 업무수행을 보장하기 위해 사용하는 수단 또는 메커니즘이며, 계획된 방향으로 일이 진행되도록 확인·감독하는 행위이기 때문에 계획과 통제는 상호분리될 수 없다.

(2) 간호조직에서 통제

① 간호사들의 제 활동이 일정한 표준을 따르고 있는가의 여부를 검토·분석하여 처음 계획에서 차이가 생긴 경우에 이것을 시정하는 관리기능이다.

② 간호조직에서의 통제의 필요성
   ㉠ 조직의 목표와 개인의 목표가 일치하지 않는 경우가 많으므로 조직의 목표달성에 효과적으로 기여할 수 있도록 공식적인 통제시스템이 필요하다.
   ㉡ 의료수요의 증가, 양질의 의료요구의 증가, 의료비의 상승, 의료조직의 효과와 효율성에 대한 필요성 증대와 같은 다양한 사회적 요인으로 인해 비용효과적인 관리혁신이 요구되어 통제가 더욱 필요하다.

(3) 통제 원칙

① 특수 상황에 대하여 설계되어야 하며 미래지향적이어야 한다.

② 모니터링 체계가 초기와 중요시점에 확인되어야 한다.

③ 목적적이어야 하며, 조직문화에 알맞아야 한다.

④ 업무 책임소재를 확인하고 교정행동이 가능해야 한다.

⑤ 실제적, 잠재적인 차이를 신속하게 보고해야 한다.

⑥ 조직구성원들이 이해할 수 있어야 한다.

⑦ 융통성 있는 대안으로 유연한 통제가 이루어지도록 해야 한다.

❷ 통제과정

(1) 표준의 설정

① 표준은 업무수행의 질을 측정하는 데 사용되는 준거로서 간호조직의 목적이나 목표로부터 꼭 성취해야 할 내용과 성취 가능한 목표를 표시한 것이므로 산호사의 행위방향을 제시해준다.

② 정책과 절차는 간호를 측정하는 표준의 기초가 될 수 있으며, 기관 외부에서 온 자료도 표준으로 설정할 수 있다.

③ 이상적 표준
  ㉠ 책임의 소재가 명백해야 한다.
  ㉡ 구체적이며 계량적이어야 한다(산출된 물량, 예산, 활동시간수, 기간목표로서의 소요시간수 등으로 표시).
  ㉢ 노력에 의해 달성될 수 있도록 적정수준으로 규정되어야 한다.
  ㉣ 성취감을 느낄 수 있을 정도로 진보적 수준에서 설정되어야 한다.
  ㉤ 과거의 실적을 참고하여 과학적 조사에 의해 설정되어야 한다.

(2) 성과의 측정

① 행동과 성과를 측정하는 단계로서 간호목적이 달성되는 정도를 측정하고 필요한 행동수정을 목적으로 환자에게 제공한 간호에 대한 자료를 수집한다.

② 측정에는 객관성이 요구되며, 반드시 적시에 적절한 방법으로 이루어져야 한다.

③ 측정방법
  ㉠ **직접관찰**
    • 장점
    −무형의 업무운영상태에 대한 식견을 획득할 수 있다.
    −개인적 접촉에 의한 친근감이 형성된다.
    −질의응답을 통하여 의욕을 판별할 수 있다.

-간호실정을 이해할 수 있고 실제에 부응하는 지도가 가능하다.

-현장의 사기를 고무시킬 수 있다.

• 단점

-시간이 많이 소요된다.

-부분적인 관찰로 전반적인 판단을 할 우려가 있다.

-실무자에 대한 반감을 야기시킬 수 있다.

ⓒ **보고서 제출** : 정례적인 것과 이례적인 것이 있으며 보고내용은 통제점(표준)에 중점을 두고 이해하기 쉬운 형태로 제출한다.

ⓒ **구두보고** : 책임자가 보고하도록 하며, 타 업무관계자와 제 정보교환 및 조정점 발견에 역점을 둔다.

ⓒ **통계보고** : 생명력 있고 이해하기 쉽도록 그래프나 도표를 이용한다.

(3) 평가 및 개선활동

① 평가를 위해 객관적으로 수집된 자료는 간호표준과 비교되어야 하고, 목표가 성취되지 않았을 때 수정을 위한 활동이 일어나게 된다.

② 적절한 교정행동의 선택은 상황에 따라 달라지며, 의사결정과정의 결과여야 하고 설정된 기준에 도달하지 못하게 한 원인을 확인해서 그것을 제거하도록 노력해야 한다.

③ 계획안 변경의 경우에는 기획·집행·통제라는 새로운 관리과정의 순환이 이루어지게 되며, 방법상의 개선을 도모한다.

④ **통제과정 수행 시 주의점**

ⓐ **경직된 관료적 행동** : 경직된 관료제에서는 모든 상황에 규칙을 만들고 이 규칙으로부터의 이탈을 교정하게 됨으로써 효과적인 업무수행에 지장을 주게 된다.

ⓑ **비효과적인 통제시스템** : 간호사들이 자신이 중요하다고 생각하는 것에 관심을 쏟고 노력함으로써 표준에 대한 선택적 주의집중을 할 수 있다.

❸ 통제기법

(1) 비용효과분석

① 비용효과분석은 관리에 투입되는 비용과 그 효과를 분석하는 것이다.

② **비용효과분석과 비용이익분석**

ⓐ **비용효과분석** : 투입단위는 화폐단위, 산출부분은 비화폐단위로 분석하는 경우

ⓑ **비용이익분석** : 투입, 산출 모두 화폐단위로 분석하는 경우

(2) 예산평가

① **목표에 의한 관리**(MBO : Management By Objectives)
  ⊙ 목적설정에 따라 예산을 배정한다.
  ⓒ 투입과 효과의 비교분석을 통해 계획대로 목적달성을 했는가를 평가한다.

② **영기점 예산**(ZBB : Zero-Base budgeting)
  ⊙ 비용효과분석을 통해 우선순위가 높은 활동에 예산을 배정한다(기존의 예산안은 무시하고 새로운 예산 편성).
  ⓒ 예산규모가 큰 제도이므로 공공조직에만 적용되는 경향이 있다.

(3) 관리감사제도

관리감사제도는 전체 시스템과 하위 시스템을 검토함으로써 조직의 목적성취도, 능률성, 공익성을 평가하는 제도이다.

(4) 인적자원회계

① 조직구성원을 인적자원으로 보는 관점에서 직원들의 기술, 능력, 사기 등을 재산으로 고려하는 것이다.
   예 기술과 경험이 없는 직원이 있을 경우 훈련비용이 들 것이며, 기술과 경험이 있는 직원이 사직할 경우 대치비용과 신규직원의 훈련비용이 요구될 것이다.

② 조직에서 인력확보, 개발, 보상, 유지하는 데 중점을 두는 접근법이다.

❹ 효과적인 통제시스템

(1) 간호행위와 간호성과에 대한 통제

① 간호행위와 간호성과에 대한 통제는 간호사의 간호행위를 관찰하고 간호대상자로부터 간호결과를 측정함으로써 간호목표의 달성 여부를 평가하는 것을 근거로 하는 것이다.

② 간호업무에서 간호행위와 결과가 인과관계가 있는 경우 과업의 불확실성이 클수록 성과통제의 비중은 커지게 된다.

③ 간호결과를 달성하기 위해 간호사에게 자유재량권이 주어지게 되므로 성과통제가 중요하다.

④ 적시에 또는 융통성 있게 경제적으로 목표달성을 했는가를 측정할 수 있는 기준에 의해서 불확실성이 감소되는 방향으로 행동통제와 성과통제를 할 수 있어야 한다.

(2) 통제의 범위

① 통제의 수와 통제범위가 클수록 관리비용이 증가되고 통제의 유효성은 감소될 수 있다.

② 간단한 직무에서는 기준이 적은 것이 좋고, 혁신이 필요한 직무에서는 다원적 기준이 필요하다.

(3) 단위의 규모

① 간호업무는 협동이 필요한 업무이므로 간호단위가 통제단위인 경우가 많다.

② 장점 … 협조적 분위기를 육성한다.

③ 단점 … 일하지 않으면서 보상받으려는 심리가 작용한다.

(4) 측정시간간격

① 측정간격이 커질수록 표준으로부터 벗어날 위험이 커지고, 측정간격이 적을수록 표준으로부터 벗어날 위험은 적으나 통제비용이 증가한다.

② 불확실성이 큰 작업, 비일상적인 업무일수록 자주 측정하는 것이 효과적이며, 일상적인 업무인 경우 측정 빈도수를 줄여야 한다.

(5) 보상과 벌

① 보상과 벌은 가능한 한 행위가 끝난 즉시 주어져야 하고, 신뢰감과 존경심이 있는 사람에 의해 주어질 때 효과적이다.

② 모든 상벌은 모든 간호사에게 일관되게 적용되어야 하며, 상벌과 함께 반드시 설명이 필요하다.

02 질 관리

① 의료의 질

(1) 의료의 질 개념

각 환자에 대해서 의료행위로 인한 합병증 없이 환자와 가족의 필요에 대한 관심을 가지고 비용효과적이고 증명된 방법으로 적정 수준의 성취 가능한 결과를 확보하는 것을 의미한다.

(2) 의료의 질 구성요소

① **효과성**(effectiveness) ··· 건강수준의 향상에 기여한다고 인정된 의료서비스의 수행 정도이며, 업무가 인간에게 미치는 영향, 목표의 적절성, 장기적 결과 및 인간주의적이며 이상적인 가치 등 올바른 산출과 관련된 개념이다.

② **효율성**(efficacy) ··· 의료서비스의 제공시 자원이 불필요하게 소모되지 않고 효율적으로 활용되었는지에 대한 정도이다.

③ **기술수준**(technical Quality) ··· 서비스의 기술적인 수준을 말한다.

④ **접근성**(accessibility) ··· 시간이나 거리 등의 요인에 의해 의료서비스의 비용에 제한을 받는 정도이다.

⑤ **가용성**(availability) ··· 필요한 서비스를 제공할 수 있는 여건의 구비 정도이다.

⑥ **적정성**(optimality) ··· 건강 개선과 그 건강 개선을 얻는 비용 간의 균형이다.

⑦ **합법성**(legitimacy) ··· 윤리 원칙, 가치, 규범, 풍속, 법과 규제에서 표현된 사회의 선호도에 대한 순응이다.

⑧ **지속성**(continuity) ··· 의료서비스의 시간적, 지리적 연결 정도와 상관성을 말한다.

⑨ **적합성**(adequacy) ··· 대상 인구집단의 요구에 부합하는 정도이다.

⑩ **형평성**(equity) ··· 보건의료의 분배와 주민에 대한 혜택에서의 공정성을 결정하는 원칙에 대한 순응이다.

⑪ **이용자 만족도**(consumer satisfaction) ··· 의료서비스에 대한 이용자의 판단이다.

(3) 질 보장(QA), 질 향상(QI), 총체적 질 관리(TQM)

① **질 보장(QA)**
  ㉠ 의료서비스가 일정 수준의 기준이나 표준에 맞는지 검토하고 표준에 맞는 의료서비스가 제공되도록 하는 과정이다.
  ㉡ 문제 발견과 해결에 초점을 두며 기존에 설정된 기준이나 표준에 부응하는 것을 목표로 한다.

② **질 향상(QI)**
  ㉠ 질 보장(QA)보다 다양하고 광범위한 방법으로 핵심적인 진료과정 수준을 향상시키기 위해 노력한다.
  ㉡ 표준을 초월하여 질적 수준을 높이는 것으로 지속적인 질 향상을 추구한다.
  ㉢ 질 보장(QA)이 확인 중심의 사후적이라면 질 향상(QI)은 예방 중심의 사전적이다.

③ **총체적 질 관리(TQM)**
  ㉠ 기존에 설정된 기준 이상으로 지속적인 질 향상을 추구한다.
  ㉡ 모든 서비스와 진료에 대한 지속적인 질 향상 관리과정으로, 문제가 확인되지 않아도 과정·결과·서비스 전반에 걸쳐 질 향상을 추구한다.
  ㉢ 조직혁신 기법으로서 고객 중심, 지속적인 개선, 전원 참여를 세 가지 원칙으로 한다.

② 질 보장(QA)과 총체적 질 관리(TQM) 비교

구분	질 보장(QA)	총체적 질 관리(TQM)
목표	간호 질 향상	모든 서비스와 생산성의 질 향상
목적	문제 발견 및 해결	문제가 확인되지 않더라도 지속적인 질 향상 추구
범위	임상실무의 과정과 결과	조직 전반에 걸친 체계와 과정
중점	• 임상 진료과별 수직적인 검토 • 표준미달자 교육 및 감사 • 결과 중심	• 결과에 영향을 주는 모든 진행과정과 사람의 질적 향상을 위한 수평적인 검토 • 전체 인원 업무수행 개선 • 과정과 결과 모두 중시
방법	의무기록감사, 명목집단기법, 지표모니터링	명목집단기법, 브레인스토밍, 흐름도, 체크리스트, 히스토그램, 파레토차트, 런차트 등
요구사항	전문 의료인, 환자	전문 의료인, 환자, 대상 조직
참여자	제한된 참여	전체 직원의 참여
결과	언급된 소수 개인의 성과 향상	과정에 참여한 개개인의 성과 향상

(4) 식스시그마(6sigma)

① 식스시그마의 개념

㉠ 품질혁신과 고객만족을 달성하기 위해 전사적으로 실행하는 21세기형 기업경영 전략이다.

㉡ 문제해결과정과 전문가 양성 등의 효율적인 품질문화를 조성한다.

② 식스시그마의 목표

㉠ 통계적인 척도 : 모든 프로세스의 품질 수준의 식스시그마를 달성하여 불량률을 3.4PPM 이하 또는 3.4DPMO 이하로 낮추고자 하는 기업의 품질경영전략이다.

㉡ 효율적인 품질문화의 정착

• 기업의 경영철학으로서 종업원들의 일하는 자세, 생각하는 습관, 품질 등을 중요시하는 올바른 기업문화의 조성을 의미한다.

• 올바른 품질문화는 끊임없는 품질개선 노력을 통해 고객의 요구에 맞는 품질의 제품을 경제적으로 설계, 생산, 서비스하기 위한 기업문화이다.

㉢ 품질경영을 위한 기업전략

• 식스시그마 운동을 효과적으로 추진하기 위해 고객만족의 관점에서 출발하여 프로세스의 문제를 찾아 통계적인 사고로 문제를 해결하는 품질개선 작업과정을 측정 - 분석 - 개선 - 관리의 4단계 과정으로 나누어 실시한다.

• 측정과 분석을 통해 제품의 문제점을 찾아내고 그 문제점의 해결방법을 제시하여 실제로 개선작업을 실행한다.

• 높은 품질수준을 확보하고 유지할 수 있는 혁신적이고 과학적인 기준을 제공하여 고객을 만족시키고 기업경영의 탁월성을 이루고자 한다.

(5) BSC(Balanced Score Card, 균형성과표)

① BSC의 개념

㉠ 과거의 성과에 대한 재무적인 측정지표에 추가하여 미래성과를 창출하는 동인에 대한 측정지표인 고객, 비즈니스 프로세스 관점, 학습과 성장관점에 대한 지표를 통해 미래가치를 창출하도록 하는 시스템이다.

㉡ 전략적인 접근방법인 동시에 성과관리 시스템이고 조직의 비전과 전략을 실행으로 전환할 수 있다.

② BSC의 의의

㉠ 조직의 비전과 전략으로부터 도출된 성과지표의 조합이다.

㉡ 조직이 나아갈 전략적인 방향을 알려주고 변화에 대한 동기를 부여한다.

㉢ 계획의 수립, 예산의 편성, 조직구조의 조정 및 결과 통제 등 의사결정의 기초를 형성한다.

③ BSC의 관점에 따른 효과

재무적인 관점	의업수입의 증가, 경영수지 개선, 고객이미지 제고로 인한 안정적 수입
고객의 관점	민원 감소, 신규환자 증가, 고객만족 증가와 재방문 환자율 증가로 인한 환자수의 증가
프로세스의 관점	효율성 개선, 시스템 구축, 업무 개선, 다양한 질 개선을 통한 효율석인 내부 프로세스
학습과 성장의 관점	교육참여, 논문발표, 훈련을 통한 새로운 시도와 만족도 증가

❷ 간호의 질 관리

(1) 간호의 질

특정 서비스나 절차, 진단 혹은 임상적 문제에 있어 일반적으로 인정된 좋은 실무에 대한 현행 표준과 예상되는 결과의 달성에 부합되는 정도를 의미한다.

(2) 간호의 질 관리 접근방법

① 구조적 접근방법

㉠ 구조적 접근방법의 개념

- 간호서비스를 제공할 때 소요되는 인력, 물적, 재정적인 측면 등 의료서비스 제공자의 자원과 업무환경 측면에서 평가하는 접근방법이다.
- 구조적 접근방법의 대표적인 제도로는 의료기관인증제도와 면허제도가 있다.

㉡ 구조적 접근방법의 특성

- 구조적 접근방법의 요소들은 비교적 안정적이어서 자주 측정할 필요는 없고 과정적, 결과적 측면과 함께 측정하는 것이 바람직하다.
- 정책절차, 직무기술서, 실무 교육계획, 재정, 컴퓨터시스템의 이용, 응급벨의 설치여부, 자격면허, 직원비, 소화기 설치 등의 요소들이 있다.

[구조적 접근방법의 장·단점]

장점	• 병원 경영진의 관심과 관리로 적정 이상의 물적 자원과 환경개선이 된다. • 적정 이상의 전문인력의 확보와 전문인력의 계속적인 교육과 연구가 된다. • 간호의 질에 간접적 영향을 끼치며 병원 경영을 효율적으로 하도록 유도한다.
단점	• 물적 자원과 인적 자원의 확보를 위한 비용이 많이 든다. • 간호가 제공될 수 있는 환경이나 시설 및 인적 자원 등의 간접적인 것을 평가한다. • 시설 및 장비 등은 설치 이후의 시설 변경이 어렵다.

② 과정적 접근방법
　㉠ 과정적 접근방법의 개념
　　• 간호의 질 평가에 있어서 주된 관심의 영역 중 하나인 간호사와 대상자의 상호작용 속에서 이루어지는 간호활동 혹은 간호행위를 평가하는 방법이다.
　　• 간호사가 업무표준에 따라 간호서비스를 제공하고 있는지의 간호제공 행위를 주로 평가하는 방법이다.
　　• 환자에게 제공된 실제 간호활동의 적합성과 과학적, 기술적 수준을 평가하기 위해 반드시 필요한 접근방법이다.
　㉡ 과정적 접근방법의 특성
　　• 의료제공자와 환자 간에 혹은 이들 내부에서 일어나는 행위에 관한 것을 평가하거나 간호실무의 과정을 측정하거나 간호사의 활동에 대한 간호과정을 측정한다.
　　• 의사소통, 환자간호계획, 절차편람, 간호기록, 환자에 대한 태도, 환자교육 실시, 혈압과 태아심음 청취 등의 업무수행에 관한 모든 요소가 포함된다.
　　• 과정적 접근의 대표적인 방법에는 의무기록 검토가 있다. 또한 대상 환자와 간호사를 면담하거나 관찰법을 사용하여 평가할 수도 있다.
　　• 간호과정의 단계인 사정, 계획, 수행 및 평가단계의 간호업무 수행이나 특정수기 즉 투약간호 행위나 특수검사 절차 등을 표준 및 기준에 의해 평가한다.

[과정적 접근방법의 장·단점]

장점	과정적 접근방법을 통해 간호의 전문성이 평가될 수 있다.
단점	간호의 전문성에 대한 평가 이전에 간호의 과정적 측면을 객관적이고 신뢰할 수 있도록 평가할 수 있는 도구의 개발이 필요하다.

③ 결과적 접근방법
　㉠ 결과적 접근방법의 개념
　　• 환자의 건강상태가 간호서비스를 제공받은 이후에 간호중재에 의해 얼마나 변화되었는지에 따른 최종 결과를 평가하는 방법으로 간호의 질을 정확히 측정할 수 있다.
　　• 간호서비스를 제공받은 이후의 환자 또는 대상자에게 나타난 건강상태의 변화를 평가하는 방법이다.
　　• 건강을 구성하는 제반요소, 즉 신체적 요소 이외의 사회적 요소와 심리적 요소도 전부 고려된다.

ⓛ **결과적 접근방법의 평가기준**: 사망, 불편감의 정도, 문제해결, 증상조절 등을 포함하는 건강과 질병수준, 치료계획의 순응유무, 건강유지능력 정도, 생리적·사회적·심리적 기능을 포함하는 기능적 능력, 환자 만족도, 진료비용, 자가간호 지식 및 기술의 변화, 사고나 합병증, 감염과 같은 사건발생 등이 있다.

[도나베디언(Donabedian)의 간호의 질 관리방법]

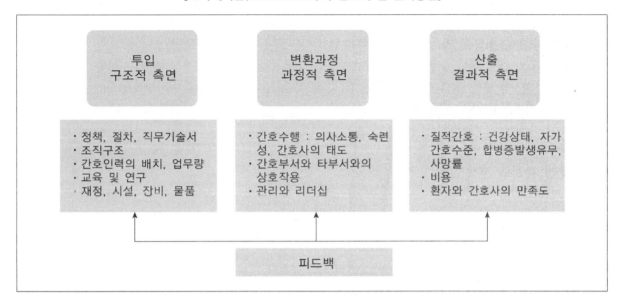

(3) 간호의 질 평가방법

① 개요

ⓖ 간호평가는 평가하는 시기에 따라 실제 간호행위가 끝난 이후에 하는 경우(소급평가)와 간호행위를 하는 중에 하는 경우(동시평가)가 있다.

ⓛ 모든 방법에서 기본이 되는 것은 정확한 기준을 작성해서 이를 적용·분석·수정·보완하는 일련의 순환작용이 계속되어야 한다는 것이며, 두 가지 모두 종합적인 평가에 반영되어야 한다.

② 소급평가

ⓖ 수행된 간호에서 어떤 결점을 발견하여 발견된 결점을 다음 간호계획이나 교육, 행정의 변화를 통해 시정하게 함으로써 간호의 질을 높이려는 것이다.

ⓛ 방법

• 퇴원환자기록감사 : 퇴원환자의 병록을 검토함으로써 잘못된 점을 지적하는 방법이다.

• 환자면담 : 퇴원 후 환자를 면담해서 간호결과를 파악하는 방법이다.

• 간호직원 집담회 : 환자간호를 담당한 간호사 및 모든 보건의료팀이 참석한 가운데 환자기록과 간호계획을 고찰하는 방법이다.

• 환자설문지법 : 환자에게 퇴원 시 환자가 받은 간호에 관련된 내용을 질문을 통해서 알아보는 방법이다.

ⓒ 단점 : 환자가 간호를 받은 후에 평가하는 것이므로 해당 환자에게는 수정의 여지가 없다.

③ 동시평가

　　㉠ 환자가 입원하고 있는 동안 환자의 편의를 위해 환자간호를 분석하고 그 결과를 반영시킬 수 있으므로, 환자의 만족도를 높이고 간호의 질을 높일 수 있는 방법이다.

　　㉡ 방법

　　　• 입원환자기록감사 : 환자가 간호를 받고 있는 동안 환자기록을 검토해서 잘못된 점을 수정·보완하도록 하는 방법이다.
　　　• 환자면담 및 관찰(병상감사) : 입원해서 간호를 받고 있는 환자의 상태를 관찰함으로써 평가하는 방법이다.
　　　• 직원면담 및 관찰 : 이미 정해진 기준을 가지고 간호직원을 면담해서 간호과정을 사정하는 방법이다.
　　　• 집담회 : 환자와 환자가족을 함께 참여시키거나 혹은 직원들만이 참석하여 환자의 만족을 돕기 위해 여러 가지 간호내용을 검토하는 방법이다.

❸ 간호질 관리의 분석도구

(1) 흐름도

① 흐름도 개념

　　㉠ 흐름도는 순서도 또는 플로차트(flow chart)라고도 부른다.
　　㉡ 특정한 업무과정에 필요한 모든 단계를 도표로 표시하거나 미리 정의된 기호와 그것들을 연결하는 선을 사용하여 표시한 것이다.

② 흐름도 특성

　　㉠ 프로그램의 흐름이나 어떤 목적을 달성하기 위한 처리과정을 표현하는 경우에 사용할 수 있다.
　　㉡ 질 관리 과정을 분석하고 개선하고자 할 때 유용한 도구이다.
　　㉢ 흐름도는 사람, 생산품, 장비, 정보의 흐름이나 움직임을 표시하는 경우에 사용한다.

(2) 원인결과도

① 원인결과도의 개념

　　㉠ 원인결과도(fish born diagram)는 물고기뼈 그림이라고도 부른다.
　　㉡ 일의 결과와 그것에 관련된 요인들을 계통적으로 나타낸 것이다.

② 원인결과도의 특성

　　㉠ 결과에 대해 어떤 요인이 어떤 관계로 영향을 미치고 있는지 연결하여 원인을 알 수 있다.
　　㉡ 원인들의 주요 범주화 형태는 4대를 이용하여 보여 주고 있어서 결과에 대해 어떤 요인이 어떤 관계로 영향을 미치고 있는지 명확히 하여 원인 추구를 할 수 있다.
　　㉢ 결과는 등뼈의 오른쪽에 기술하고 일차적인 원인 범주는 등뼈에서 가지치기를 하고 원인 범주별로 하위 원인을 다시 가지치기를 하면서 기술한다.

(3) 히스토그램

① 히스토그램의 개념 ⋯ 특성별 측정의 빈도와 비율 등을 막대그래프로 나타내는 것이다.

② 히스토그램의 특성

    ㉠ 도수분포표를 나타내는 그래프이다.

    ㉡ 관측한 데이터의 분포의 특징이 한눈에 보이도록 기둥모양으로 나타낸다.

(4) 파레토분석

① 파레토분석의 개념

    ㉠ 문제의 상대적 중요성을 간결하고 신속하게 해석할 수 있도록 초점을 맞춘 것이다.

    ㉡ 관리력이 일정한 경우에 가급적 효과가 높은 부분에 중점적으로 투입하기 위한 분석방법이다.

    ㉢ 파레토는 20%의 부자가 80%의 부를 소유하고 있는 현상을 발견하여 이를 80:20으로 설명한 사람이다.

② 파레토분석의 특성

    ㉠ 관리력의 대상을 A, B, C 존으로 나누어 분석하고 그 중에서 결과의 90%를 좌우할 것으로 생각되는 A 존에 중점적으로 관리하는 것이다.

    ㉡ 막대그래프의 특별한 형태로 왼쪽부터 가장 큰 요인의 순서로 막대그래프를 그린다.

    ㉢ 막대그래프 위에 각 요인의 누적량을 연결한 꺾은선 그래프를 동반한 그래프이다.

(5) 유사성 다이어그램

① 유사성 다이어그램의 개념

    ㉠ 아이디어를 유사그룹으로 묶기 위한 접근법이다.

    ㉡ 유사성 다이어그램은 그 목적이 작은 범주별로 아이디어를 논리적으로 그룹화하는 집중적 사고의 한 형태이다.

② 유사성 다이어그램의 특성

    ㉠ 팀원은 여러 주제에 관해 브레인스토밍이나 다른 접근법을 통해 많은 아이디어를 생각해내고 평가한다.

    ㉡ 참여자들은 조용히 항목을 재배열하고 항목은 테이블 위에 있는 카드에 기록되거나 벽차트에 떼었다 붙일 수 있는 형태로 기록된다.

    ㉢ 그룹의 아이디어가 만족스러운 수준에 도달할 때까지 누구나 개별적으로 참여하고 이동이 계속된다.

❹ 간호업무의 표준화

(1) 간호업무의 표준화

① 간호표준의 정의

    ㉠ 간호업무, 서비스 또는 교육의 질 등을 판단할 수 있는 전문가나 권위 있는 주장들에 의해 일반적으로 인정되고 동의받을 수 있는 간호의 수준을 말한다.

    ㉡ 기준을 규범에 통합시켜서 나오는 성과모델로서 간호목표, 간호처방, 간호방법 등의 질을 판단하기 위해 사용된다.

    ㉢ 간호업무의 표준화는 목표 또는 평가를 위한 수단이 될 수 있다. 목표로 이용될 때 표준화는 기획을 위한 도구가 되고, 성과를 평가하는 수단으로 이용될 때는 통제를 위한 방책이 된다.

② 간호표준을 설정하는 목적

    ㉠ 간호의 질 향상 : 간호표준은 간호사의 노력을 적절한 목표에 집중시키고 목표달성에 대한 그들의 동기부여를 높이게 되므로 간호의 질은 향상되기 마련이다. 따라서 특정 간호표준들과 실행기준은 각 임상분야에서 재개되는 복잡한 환자문제에 대한 안전한 해결책과 중재를 간호사들이 할 수 있도록 각 임상간호의 전문성에 맞게 전개되어야 한다.

    ㉡ 비용절감 : 간호표준은 비용절감을 위해 간호사들이 환자의 바람직한 결과를 위해 하지 않아도 좋을 것과 환자 회복과 재활에 꼭 필요한 것을 결정할 수 있도록 하기 위해 기획된다.

    ㉢ 간호태만의 확인 : 간호표준이 설정되어 있으면 간호사가 관계기준을 충족시키지 못했음을 입증하거나 그 기준을 충족시키지 못한 간호사의 실수가 환자에게 해를 끼쳤는가를 결정하는 일 등이 쉬워진다.

③ 간호업무표준의 유형

    ㉠ 규범적 표준 : 어떤 권위적인 집단에 의해 최상의 여건에서 '옳은 것(good)' 또는 '이상적인 것(ideal)'으로 생각되는 실무이다.

    ㉡ 경험적 표준 : 많은 수의 환자를 관리하는 기관에서 실제로 관찰될 수 있는 실무를 말하는 것으로 질 보장(QA)에서 훨씬 많이 이용된다.

    ㉢ 과정적 표준 : 특정 간호중재에 대한 바람직한 방법을 구체적으로 만들어 놓은 기준으로 간호사 지향적이다.

    ㉣ 구조적 표준 : 간호부서와 다른 부서들 간의 바람직한 관계에 관한 기준을 말하는 것으로 조직 또는 집단지향적이다.

    ㉤ 결과적 표준 : 바람직한 환자관리의 결과에 대한 설명적인 진술로 환자지향적이다.

(2) 간호표준과 이론과의 관계

① 오렘(Orem)의 간호이론 … 간호의 목적을 개개인들이 건강을 도모하고 질병으로부터 회복을 촉진시키며, 편안한 죽음을 맞을 수 있기 위해 자기간호(self-care)를 성취할 수 있도록 도움을 주는 것이라고 말한다.

② 로저스(Rogers)의 간호이론

　ⓒ 인간을 그가 처해 있는 환경에서 다른 에너지 영역들과 직접적이고 지속적인 상호작용 속에 있는 생물학적인 에너지 영역으로 설명한다.

　ⓒ 간호의 합당한 목적을 개개인의 건강잠재력을 최대화하기 위한 인간에너지 영역과 환경에너지 영역 간의 상호작용을 도모하는 것이라고 주장한다.

③ 로이(Roy)의 간호이론

　ⓒ 인간이란 끊임없이 변화하는 환경과의 지속적인 상호작용 속에 있는 생물학적인 존재라는 점을 전제로 한다.

　ⓒ 간호의 목적은 건강과 질병의 상태에 적응할 수 있도록 인간의 선천성기전과 후천성기전을 발전시키는 것이라고 말한다.

④ 뉴먼(Beetty Newman)의 간호이론

　ⓒ 시스템 모드(systems mode)에 따르면 인간은 생을 가능케 하는 3단계의 가상적인 경계로 둘러싸인 기본적인 에너지의 핵심으로 구성되어 있다.

　　• 저항라인(가장 안쪽 경계) : 신체의 항상성 유지시스템으로, 환경적 스트레스에 대한 인간의 궁극적 방어책이다.

　　• 표준방어라인 : 후천적 능력(지성, 적극적 태도, 문제해결능력, 대처능력), 환경적 위험에 대한 방어, 불가피한 위험에 대한 저항을 말한다.

　　• 탄력방어라인 : 건강증진과 건강유지를 위한 구체적 행동(휴식, 운동, 식이요법, 레크리에이션)을 말한다.

　ⓒ 간호의 목적은 탄력방어라인을 증가시키거나 환경적 스트레스를 감소시키려는 목적성 있는 중재를 통해 환자가 최대한의 건강을 달성할 수 있도록 도와주는 것이라 말한다.

❺ 환자안전

(1) 환자안전 개념

① 사고로 인한 손상이 없도록 오류의 가능성을 최소화하고 오류가 발생했을 경우 차단 가능성을 최대화할 수 있도록 운영시스템과 프로세스를 설정하는 것이다.

② 의료와 관련된 불필요한 위해 위험을 최소한으로 낮추는 것이다.

(2) 환자안전 관련 용어

① 근접오류 … 오류가 있었음에도 대상자에게 위해를 가져오지 않은 사건이다.

② 위해사건 … 의료 대상자에게 장기적이고 심각한 위해를 가져온 위해사전으로 강제적 보고의 대상이 되는 환자안전 사건(적신호사건)을 일컫는다.

③ **환자안전사고** … 환자안전에 위해가 발생하였거나 발생할 우려가 있는 사고를 말한다.

④ **의료과오** … 표준진료를 수행하지 못하여 환자에게 손상을 유발하여 과실로 인정된 것을 말한다.

(3) 환자안전 원칙

① ZPE(Reason)의 스위스 치즈모형

㉠ 스위스 치즈의 층은 사고예방을 위한 방어물에 해당하는데, 여기에 구멍이 생기고 구멍들이 일렬로 배열되는 경우, 사고가 발생한다.

㉡ 하나의 사건이나 사고, 재난은 여러 위험요소가 동시에 존재해야 한다.

㉢ 치즈의 구멍은 잠재적 오류로 간주하며, 여러 방어벽을 겹쳐 오류가 구멍을 통과할 가능성을 최소화하는 것에 초점을 둔다.

가시적 오류	잠재적 오류
사고가 발생된 지점에서의 오류	사고에 대한 근본적인 원인이 조직에 있는 경우의 오류

② 하인리히 법칙

㉠ 대형의료사고 또는 산업재해와 같은 심각한 사고는 우연히 혹은 갑자기 발생하는 것이 아니라 수많은 경미한 사고와 징후들이 반드시 존재한다.

㉡ 300 : 29 : 1의 법칙 : 300명의 잠재적 부상자 → 29명의 경상자 → 1명의 중상자

≣ 최근 기출문제 분석 ≣

2024. 6. 22. 지방직

1 간호의 질을 평가하는 과정적 측면의 지표는?

① 욕창 및 낙상 발생률

② 환자 대비 간호사 수

③ 간호사 직무기술서의 구비

④ 간호기록 수행 비율

> **TIP** 간호기록 수행 비율은 과정적 측면의 지표로, 간호사가 수행하는 활동이나 절차의 이행 정도를 평가한다. 간호 제공
> 과정의 일관성과 정확성 평가에 중요한 지표이다.
> ① 결과적 측면의 지표
> ②③ 구조적 측면의 지표

2024. 6. 22. 지방직

2 투약 전 두 가지 지표를 이용해 환자 확인을 할 때 사용할 수 있는 것만을 모두 고르면?

㉠ 병실 호수	㉡ 환자 이름
㉢ 등록 번호	㉣ 병상 번호

① ㉠, ㉡

② ㉠, ㉣

③ ㉡, ㉢

④ ㉢, ㉣

> **TIP** ㉡㉢ 투약 전 환자 확인 시에는 환자 이름과 등록 번호와 같이 개인을 명확하게 식별할 수 있는 지표를 사용한다.
> ㉠ 같은 병실에 여러 환자가 있을 수 있으므로 환자 확인 지표로 적합하지 않다.
> ㉣ 병실 내에서도 혼동이 발생할 수 있으므로 적합하지 않다.

Answer 1.④ 2.③

3 리즌(Reason)의 '스위스 치즈 모형'에 대한 설명으로 옳지 않은 것은?

① 안전사고가 발생하지 않도록 여러 단계에 방어벽을 마련해야 한다.

② 안전사고는 개별적 요인이 아니라 복합적 요인으로 인해 발생한다.

③ 안전사고를 예방하려면 개인행동보다 조직 시스템을 바꾸어야 한다.

④ 안전사고를 유발하는 근본적인 원인을 '가시적 오류'라고 한다.

> **TIP** 안전사고를 유발하는 근본적인 원인은 잠재적 오류(latent errors)이다. 가시적 오류(active errors)는 실제 사고를 일으키는 표면적인 실수이다.

4 의료기관의 총체적 질 관리(TQM)에 대한 설명으로 옳지 않은 것은?

① 임상 부서뿐만 아니라 비임상 부서도 참여하여야 한다.

② 질이 낮은 의료서비스에 초점을 둔 문제해결 활동이다.

③ 통계 자료와 분석 도구를 이용하여 질 관리의 단서를 찾는다.

④ 직무 수행의 결과뿐만 아니라 그 과정을 향상시키고자 노력한다.

> **TIP** TQM은 단순히 질이 낮은 서비스에 초점을 맞추는 것이 아니라, 전반적인 서비스의 질을 향상시키기 위해 지속적으로 개선하는 것을 목표한다.
> ① TQM는 임상 부서, 비임상 부서 모두가 참여한다.
> ③ TQM은 데이터 기반의 접근 방식을 사용하여 문제를 식별하고 단서를 찾는다.
> ④ TQM은 결과뿐만 아니라 과정의 개선으로 지속적인 품질 향상을 추구한다.

5 의료기관평가인증원의 급성기병원 인증기준은 네 개 영역으로 구성된다. 아래 내용이 속한 영역은?

• 정확한 환자 확인　　　　　• 의료진 간 정확한 의사소통
• 수술·시술의 정확한 수행　　• 낙상 예방활동
• 손위생 수행

① 기본가치체계　　　　　　　② 환자진료체계

③ 조직관리체계　　　　　　　④ 성과관리체계

TIP 기본가치체계는 환자안전 보장활동이다.
　② 환자진료체계 : 진료전달체계와 평가, 환자진료, 의약품 관리, 수술 및 마취진정관리, 환자권리 존중 및 보호이다.
　③ 조직관리체계 : 질 향상 및 환자안전 활동, 감염관리, 경영 및 조직운영, 인적자원관리, 시설 및 환경관리, 의료정보
　　　및 의무기록 관리이다.
　④ 성과관리체계 : 성과관리이다.

2023. 6. 10. 제1회 지방직

6 균형성과표(Balanced Score Card, BSC)를 이용하여 병원 경영 성과를 향상시키고자 할 때, '내부 업무프로세스 관점'을 직접적으로 평가하는 지표에 해당하는 것은?

① 재원일수 단축률　　　　　　　　　　② 환자 만족도

③ 간호실무표준 개발 건수　　　　　　　④ 간호사의 직무역량 교육 참여도

TIP ③ 간호실무표준 개발은 내부 프로세스 관점에 해당한다.
　① 재원일수 단축은 재무 관점에 해당한다.
　② 환자만족도는 고객 관점에 해당한다.
　④ 간호사의 직무역량은 구성원의 학습 성장 관점에 해당한다.
　※ **균형성과표**(BSC) … 조직의 비전과 전략에서 도출된 성과지표의 조합으로 조직이 나아갈 전략적 방향을 알려주고 변
　　화에 대한 동기를 부여하는 데에 의의가 있는 방법이다.
　　㉠ **재무적인 관점** : 의업수입의 증가, 경영수지 개선, 고객 이미지 제고로 인한 안정적 수입
　　㉡ **고객 관점** : 민원 감소, 신규환자 증가, 고객만족 증가와 재방문 환자율 증가로 인한 환자수의 증가
　　㉢ **내부 프로세스 관점** : 효율성 개선, 시스템 구축, 업무 개선, 다양한 질 개선을 통한 효율적인 내부 프로세스 개발
　　㉣ **학습과 성장의 관점** : 교육 참여, 논문 발표, 훈련을 통한 새로운 시도와 만족도 증가

2023. 6. 10. 제1회 지방직

7 6시그마 기법에 대한 설명으로 옳지 않은 것은?

① 300 : 29 : 1 법칙에 따른 오류 발생을 의미한다.

② 구성원들 간 직무 수행 결과의 편차를 줄인다.

③ 일명 3시그마 기법보다 더 우수한 수준의 품질을 추구한다.

④ DMAIC(정의－측정－분석－개선－관리)이 대표적인 수행절차이다.

TIP ① 하인리히 법칙은 대형사고가 발생하기 전에 그와 관련된 수많은 경미한 사고와 징후들이 반드시 존재한다고 밝힌
　　것으로, 심각한 사고, 사소한 사고, 사고로는 이어지지 않았지만 사고 발생이 가능한 오류의 발생 비율이 1 : 29 :
　　300으로 나타난다는 법칙이다.
　② 구성원들의 일하는 자세, 생각하는 습관, 품질 등을 중요시하는 기업문화의 조성과 지속적인 조직의 모든 활동의
　　개선으로 구성원들 간 직무 수행 결과의 편차를 줄이고 불량률을 낮춘다.
　③ 3시그마 보다 더 우수한 품질을 추구한다.
　④ 정의－측정－분석－개선－관리(DMAIC)의 5단계가 대표적 수행절차이다.

Answer　6.③　7.①

8 〈보기〉에 해당하는 질 관리 자료 분석도구는?

─── 보기 ───

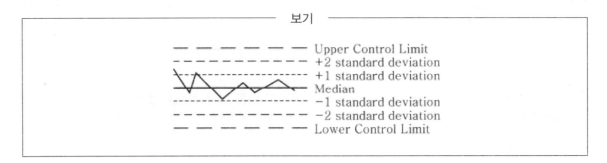

① 관리도(control chart)

② 런차트(run chart)

③ 파레토차트(pareto chart)

④ 원인결과도(cause effect diagram)

> **TIP** ① 런차트 위에 관리한계선을 표시한 도표이다. 도표에 상한선, 하한선이 표시되어 있으므로 관리도이다.
> ② 일정 기간 동안 시간의 변화에 따른 업무 추이를 확인하기 위한 도표 분석 방법이다.
> ③ 관리력이 일정한 경우에 가급적 효과가 높은 부분에 중점적으로 투입하기 위한 분석 방법이다.
> ④ 일의 결과와 그것에 관련된 요인들을 계통적으로 나타낸 것이며, 물고기뼈 그림이라고도 부른다.

9 JCI(Joint Commission International)에서 요구하는 환자 안전 목표에 대한 설명으로 가장 옳지 않은 것은?

① 환자를 정확하게 확인하라.

② 정확한 위치, 정확한 시술, 정확한 수술을 제공하라.

③ 자살예방교육을 시행하라.

④ 의사소통의 효과를 향상시켜라.

> **TIP** JCI(Joint Commission International) … 국제의료기관평가위원회는 미국 의료기관의 의료수준을 평가하기 위한 국제기구이다. 전 세계를 대상으로, 환자의 치료 전 과정을 11개 분야로 평가한다. JCI가 권고하는 환자 안전 원칙은 ▲ 정확한 환자 확인 ▲ 정확한 위치, 정확한 시술, 정확한 수술 제공 ▲ 효과적인 의사소통 ▲ 고주의 약물의 안전 향상 ▲ 낙상 위험 감소 ▲ 병원감염 위험 감소 등이 있다.

Answer 8.① 9.③

10 의료의 질 향상을 위한 방법으로 조직성과에 대한 평가가 필요하다. 성과평가의 방법인 균형성과표 관점에 대한 설명으로 가장 옳은 것은?

① 고객 관점의 성과지표는 의료손익, 환자 1인당 수익, 투자 수익률, 직원 1인당 수익, 수익 증가율 등이다.

② 재무적 관점의 성과지표는 고객만족도 조사, 모니터링 접수, 초진율, 외부 의뢰환자 비율, 일평균 환자수 등이다.

③ 프로세스 관점의 성과지표는 재원일수, 병상가동률, 예약부도율, 외래 진료대기, 초진 예약대기, 검사 소요 시간 등이다.

④ 학습과 성장 관점의 성과목표는 연구실적, 의료의 질, 효율성, 시간관리 등이다.

> **TIP** ③ 조직 내 투입요소를 산출요소로 변환시키며 프로세스 품질과 원가 등을 측정 지표로 삼는다.
> ① 고객을 기업가치 창출 원천으로 여기며 환자 비율, 시장점유율, 고객만족도 등을 측정 지표로 삼는다.
> ② 매출이나 수익선 측면에서 측정하며 투자수익률, 경제적 부가가치, 손익 등을 측정 지표로 삼는다.
> ④ 직원, 시스템, 조직 역량별로 미래 장기적인 성장 및 가치 창조를 위한 능력 개발을 목표로 한다.

11 간호의 질관리를 위한 접근방식에 대한 설명으로 가장 옳지 않은 것은?

① 과정적 접근방식의 평가기준으로 환자와의 관계에서 비롯되는 간호제공자의 행위, 태도, 치료적인 상호 작용 등이 있다.

② 결과적 접근방식은 환자 주변의 상황 및 환경적인 부분에 대한 정확한 측정이 가능하다.

③ 구조적 접근방식은 물적 자원과 인적자원 확보를 위한 비용이 많이 든다.

④ 과정적 접근방식은 정확한 간호표준이 없는 경우 평가가 어려운 단점이 있다.

> **TIP** 결과적 접근방식은 간호 수행 후 환자 만족도, 사망률, 유병률, 감염률 등 간호 결과를 측정한다. 측정에 시간이 많이 걸리고 적정한 측정 시기를 정하기 어렵다.
>
> ※ 구조적 접근법 및 과정적 접근법
>
> | 구조적 접근법 | 과정적 접근법 |
> |---|---|
> | • 간호 수행 환경이나 구조, 수단 등을 평가한다. | • 간호사가 환자와 상호작용하는 간호활동을 평가한다. |
> | • 의료 제공에 필요한 인적·물적·재정적 자원 측면에서 부합하는지 평가한다. | • 직무중심적 경향이 크다. |
> | • 과정적, 결과적 접근법과 함께 사용한다. | |

Answer 10.③ 11.②

출제 예상 문제

1 다음 중 도나베디안(Donabedian)이 통제의 목적으로 개발한 접근방법 중 결과적 접근법에 사용되는 평가기준은?

㉠ 사망률	㉡ 간호제공자의 행위
㉢ 환자만족도	㉣ 교육 및 연구

① ㉠㉡
② ㉠㉢
③ ㉠㉡㉢
④ ㉡㉢

....

TIP ㉡ 과정적 평가기준 ㉣ 구조적 평가기준

※ **결과적 접근** … 간호를 받은 결과로서 나타나는 환자의 건강상태의 변화 결과를 평가하는 방법을 말하며 평가기준으로는 사망률, 불편감의 정도, 문제해결, 증상조절들을 포함하는 건강과 질병수준, 환자의 건강지식 유무, 합병증 발생 유무, 비용, 환자만족도 등이 있다.

2 다음 중 통제기능의 과정에 속하지 않는 것은?

① 표준의 설정
② 교정
③ 간호요원 모집
④ 측정 및 평가

....

TIP 통제과정은 표준의 설정→ 측정 및 평가 →교정의 단계로 이루어진다.

Answer 1.② 2.③

3 다음 중 직접관찰에 관한 설명으로 옳지 않은 것은?

① 개인적인 접촉에 의해 친근감을 줄 수 있다.

② 시간을 많이 소요한다.

③ 전반적인 조직관찰이 가능하다.

④ 실무자에게 반감을 야기시킬 수 있다.

TIP 부분적 관찰로 전체적 판단의 우려점을 갖는다.

4 다음 중 비용효과분석에 관한 설명으로 옳은 것은?

① 목적달성을 일정한 자원 내에서 얼마나 성취했는가를 평가하는 것은 효과성으로 나타낸다.

② 투입되는 단위는 화폐단위이고, 산출부분은 비화폐단위인 경우를 비용이익분석이라 한다.

③ 투입, 산출 모두 화폐단위로 분석하는 경우를 비용효과분석이라 한다.

④ 관리에 투입되는 비용과 그 효과를 분석하는 것이다.

TIP 목적달성을 일정한 자원 내에서 얼마나 성취했는가를 평가하는 것은 효율성으로 나타내며, 관리과정을 시스템으로 설명하고 투입과 산출을 비교·분석하는 데 있어서 관리과정이 유효하였는가를 평가하는 것은 효과성으로 나타난다.
②③ 투입, 산출 모두를 화폐단위로 분석하는 경우를 비용이익분석이라 한다.
※ 비용효과분석
  ㉠ 비용효과분석은 관리에 투입되는 비용과 그 효과를 분석하는 것이다.
  ㉡ 투입단위는 화폐단위, 산출부분은 비화폐단위로 분석하는 경우이다.

5 다음 중 효과적인 통제시스템에 대한 설명으로 옳지 않은 것은?

① 과업 불확실성이 클수록 성과통제의 비중은 커진다.

② 보상과 벌은 가능한 한 행위가 끝난 즉시, 일관되게 적용되어야 한다.

③ 측정간격이 적을수록 통제비용이 증가하므로 일상적인 업무인 경우 측정빈도수를 줄여야 한다.

④ 혁신이 필요한 업무에서는 기준이 적은 것이 좋다.

TIP 간단한 직무에서는 기준이 적은 것이 좋고, 혁신이 필요한 직무에서는 다원적 기준이 필요하다.

Answer 3.③ 4.④ 5.④

PART

04 간호관리

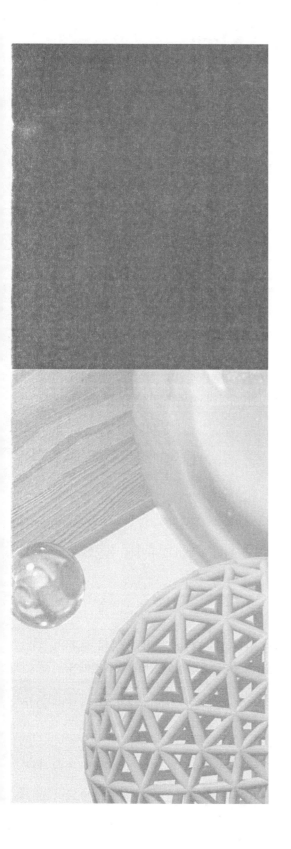

CHAPTER

06

간호단위
관리의 실제

01 간호단위관리기능의 실제

01 간호단위관리의 이해

❶ 간호단위와 간호단위관리

(1) 간호단위

① **간호단위의 개념** … 관리자(수간호사)의 관리 책임 아래 일정 수의 간호사와 기타 직원의 참여로 환자에게 최적의 간호를 수행해 나갈 수 있는 적당한 환자의 수와 이에 따른 적절한 시설의 범위를 말한다.

② **간호단위의 구분**
  ㉠ **입원실 간호단위** : 내과환자 간호단위, 외과환자 간호단위 등
  ㉡ **특수간호단위** : 수술실, 분만실, 외래진료실, 중환자실 등

③ **간호단위의 기능** … 간호대상자에게 직접간호를 제공하는 기능, 간호제공에 필요한 지원기능, 보건의료팀 내에서의 커뮤니케이션과 인간관계 유지기능을 한다.

④ **간호단위의 구조** … 간호단위는 일반적으로 관리의 책임에 따라 조직구조와 관리체계를 갖추어서 수간호사, 책임간호사, 일반간호사 등의 수직적 구조를 가진다.

(2) 간호단위관리

① **간호단위관리의 개념** … 환자간호의 수준을 극대화하기 위해 한 사람의 간호단위 관리자와 몇 사람의 간호사, 기타 직원의 참여로 치료와 간호를 위한 쾌적하고 안전한 환경을 조성하고, 양질의 간호를 제공하여 가능한 한 신속하게 대상자의 건강을 회복시키기 위한 과정이다.

② **간호단위관리의 목표**
  ㉠ 입원자에게 쾌적하고 안전한 환경을 조성한다.
  ㉡ 간호에 필요한 인력, 시설, 물품의 적정수와 상태를 확보한다.
  ㉢ 수립된 간호실무표준과 환자의 개별적 간호요구에 부합되도록 간호를 계획하고 수행한다.

ⓔ 환자의 건강회복을 위해서 필요한 의사의 진단과 치료활동을 적극적으로 돕는다.

ⓜ 의사의 처방에 의한 투약과 처치를 정확하게 실시한다.

ⓗ 환자의 가족이 자기간호기술과 지식을 갖도록 건강교육을 실시한다.

ⓢ 환자의 가족, 친구와 유쾌하고 좋은 인간관계를 실시한다.

ⓞ 병원 내의 다른 부서 직원들과의 긴밀한 의사소통과 협조체계를 수립한다.

ⓩ 간호단위에서 일하는 직원들의 건강, 복지, 만족을 도모한다.

ⓒ 간호직원과 학생의 교육적 욕구를 충족시킨다.

ⓚ 간호실무의 향상을 도모하기 위하여 계속적인 간호연구를 시행한다.

ⓣ 최소의 비용으로서 최대의 효과와 생산성을 얻을 수 있도록 간호단위를 운영한다.

② 간호단위 관리자의 위치와 책임

(1) 간호단위 관리자의 위치

① 일선 간호관리자는 간호단위의 관리책임자로서, 병원간호업무의 중요한 업무를 담당하고 있으며 병원서비스의 중심이 되는 위치에 있다.

    ㉠ 상위직 : 감독이나 간호(부)장, 병원장

    ㉡ 하위직 : 책임간호사, 일반간호사, 간호조무사 기타 간호부 직원

② 간호단위 관리자가 환자들에게 만족스러운 간호를 제공하고 간호단위의 관리업무를 얼마나 성공적으로 잘 수행하느냐 하는 점은 병원의 목적성취의 성패를 좌우하는 중요 요인이 된다.

(2) 간호단위 관리자의 역할 및 기능

① **환자관리**

    ㉠ **직접적인 환자간호와 관련된 역할** : 입·퇴원관리, 환자방문, 간호업무의 평가 및 감독, 간호계획 및 분배, 퇴원환자 교육, 응급상황 해결 및 업무수행

    ㉡ **간접적인 환자간호와 관련된 역할** : 간호업무에 필요한 자료수집, 환자분류 및 조정, 상담 및 설명, 새로운 지식에 대한 정보제공, 간호문제 토의, 관련부서와 상의, 간호업무수행에 필요한 물품지원 및 보충, 간호의 질 평가, 간호기록 점검

② **병동관리** … 물품, 환경 및 안전 등을 관리한다.

③ **사무관리** … 업무수행에 필요한 정보를 획득하고 처리하는 일을 수행한다.

④ **행정관리** … 병동 전체의 행정적 책임을 지므로 간호부서에서 정한 정책과 방침을 병동 내에서 실행하며, 병동의 간호인력에게 업무를 지시하고 업무의 방향을 설정하며 간호활동을 조정한다.

⑤ **인사관리** … 간호요원(간호사, 간호조무사) 및 기타 직원의 업무능력평가, 직장의 분위기 조성 및 직원 간의 불화 조정 등을 한다.

⑥ **감독** … 간호인력들이 질적인 간호제공과 간호인력의 잠재적인 능력을 최대한 개발하기 위해 병동에서 행해지는 전반적인 감독을 한다.

⑦ **교육 및 연구** … 병동 내 직원교육 및 신규간호사 교육, 환자 및 보호자의 교육 및 상담, 학생지도 및 교육, 임상에 대한 연구 등을 한다.

02 간호단위관리활동

❶ 환자관리

(1) **입원 시의 간호관리**

① 환자를 따뜻하고 친절하게 맞이하여 환자가 안심하고 간호를 받을 수 있도록 해야 한다.

② 입원실을 깨끗하게 청소하고 침대, 침구, 환의, 필요한 준비물품 등과 병실의 기구류와 블라인드, 커텐 등을 점검하여 입원수속이 끝난 환자가 병실에 도착하기 전에 병실준비를 마친다.

③ 환자가 병실에 도착하면 담당간호사는 입원 생활안내서를 주고 중요한 것은 설명해주며 화장실, 세면기 등 병동의 구조와 식사시간과 회진시간, 면회시간 등 일과를 알려준다.

④ 간호사는 환자의 입원이 곧 담당의사에게 알려졌는지 확인해야 한다.

(2) **퇴원 시의 간호관리**

① 불안이나 공포심을 완화시켜 확신과 희망을 가지고 퇴원하도록 돕고, 환자·보호자의 퇴원교육을 통해 가정에서 치료가 지속되도록 하여야 하며 지역사회에 재적응할 수 있도록 돕는다.

② 퇴원 후 계속 약을 복용할 시에는 그 약의 목적과 효과, 정확한 용량, 복용기간, 복용방법, 보관방법, 장기 복용시에 나타날 수 있는 부작용이나 특이한 증상 등을 알려준다.

③ 산모나 신생아의 경우 회음부의 청결과 유방관리, 젖 먹이는 법, 목욕시키는 법 등을 교육한다.

④ 환자들에게 자가간호에 필요한 지식과 기술을 가르치고 환자와 유사한 건강문제를 가진 모임을 소개해준다.

⑤ 퇴원 후 지속적인 치료가 필요한 경우 외래진료소 방문절차와 날짜를 알려주며, 그 지역사회에서 이용할 수 있는 보건·의료기관이 있으면 소개해준다.

⑥ 퇴원 후 환자의 연락처를 알아두는 것이 좋으며, 환자가 무사히 집까지 갈 준비를 돕는다.

⑦ 퇴원 후 환자의 차트를 기록실에 보내기 전에 모든 기록이 빠짐없이 기록이 되었는지를 확인하고 순서대로 철한다.

❷ 운영관리

(1) 환경관리

① 안전관리(특별히 관심을 기울여야 할 간호대상자)

  ㉠ 시력 · 청각장애가 있는 경우

  ㉡ 연령, 질병 또는 약물로 인해 무기력한 상태

  ㉢ 졸도, 경련, 심장마비, 뇌출혈 등 충격적인 급한 상황을 예측할 경우

  ㉣ 정신적 · 감정적인 변화로 인하여 판단력이 결핍된 경우

  ㉤ 부주의, 무관심, 건망증, 협조를 거부하는 경우

② 화재방지 ⋯ 산소통의 보관위치, 운반 및 사용법의 통제와 점검, 소방훈련, 비상구 확인, 환자 및 보호자 대 피계획과 절차를 훈련한다.

③ 감염관리

  ㉠ 업무수행 및 물품관리 : 무균법 적용, 손 씻는 습관을 갖는다.

  ㉡ 청소담당인력의 청소방법, 청소도구 등을 관찰 · 감독한다.

  ㉢ 물품의 정리정돈, 위생적 관리, 매개동물로 인한 감염가능성 등을 파악한다.

④ 소음관리

  ㉠ 소음은 신경계통을 자극시키므로 환자를 불쾌하게 만들고 안정을 방해하여 수면을 방해할 뿐만 아니라 피로를 과중시키고 간호사의 업무능률을 저하시킨다.

  ㉡ 방음벽, 방음천장, 소리안나는 바닥제, 도어체크를 설치하고, 이동의료 장비나 운반 기구에 고무바퀴 사 용을 권장, 운반통로 및 배선통로와 병동과의 거리를 유지한다.

  ㉢ 병실은 30dB 이하, 중환자실은 30 ~ 35dB, 처치실 · 간호사실 · 준비실은 40dB 이하를 유지한다.

⑤ 환기가 안되는 경우 ⋯ 공기 중 산소량 부족, 탄소가스량 과다, 발한 · 체취로 인한 냄새, 습도의 상승, 실내 온도의 상승현상 등이 원인이다.

⑥ 채광 ⋯ 커튼이나 스크린을 이용하여 강렬한 직선광선을 차단한다.

⑦ 온도와 습도조절 ⋯ 일반적으로 인체에 쾌적한 습도는 40 ~ 70%이고, 온도는 18 ~ 20℃이나 병원환경에서 는 습도는 35 ~ 75%, 온도는 18 ~ 23℃를 추천하고 있다.

⑧ 조도
  ㉠ 일반 병실의 조도는 100Lux를 유지하며, 처치등을 켰을 때는 200Lux가 적절하다.
  ㉡ 처치실 및 중환자실은 400Lux가 기준이나, 처치가 끝난 후엔 안정을 취할 수 있도록 낮게 유지한다.

⑨ 청결관리
  ㉠ 간호단위의 청결관리는 간호사나 수간호사가 청소방법의 지도·감독을 통하여 간호단위의 청결을 유지하도록 한다.
  ㉡ 간호단위로 공급되는 식사배선, 관리과정에서 식기의 청결을 유지하도록 지도·감독한다.
  ㉢ 비누나 타올로 인한 교차감염에 주의한다.
  ㉣ 비품 중 오염된 소독물품의 구분사용, 싱크대나 바닥에 오염되지 않도록 처치 후 뒷마무리까지 관리한다.

(2) 병원감염의 관리

① 병원감염의 정의
  ㉠ 병원감염은 입원 당시에 없었던 혹은 잠복하고 있지 않던 감염이 입원기간 동안 혹은 퇴원 이후에 발생하는 것이다.
  ㉡ 병원감염은 환자 자신의 내인성, 의료인에 대한 직접적인 전달, 환경적인 요인, 의료기구 등에 의해 발생할 수 있는 감염을 의미한다.
  ㉢ 병원감염은 환자에게 신체적, 정신적 고통과 경제적 부담, 인명의 손상을 초래할 수 있다.

② 병원감염의 증가요인
  ㉠ 노령인구의 증가
  ㉡ 만성질환자 및 퇴행성 질환자의 증가
  ㉢ 항암제, 면역 억제제의 사용으로 인한 면역부전 환자의 증가
  ㉣ 장기간의 항생제 사용으로 인한 항생제 내성균의 증가
  ㉤ 각종 인체 내 삽입기구 시술의 증가

③ 병원감염의 종류
  ㉠ 내인성 감염 : 병원감염의 2/3 정도에 해당하고 환자 자신의 면역능력 저하로 인해 자신의 구강, 장기 등에 가지고 있던 세균에 의해 발생한다.
  ㉡ 외인성 감염 : 병원감염의 1/3 정도에 해당하고 외부에 있는 균이 진료과정 중의 처치에 의해 발생한다. 감염관리를 통해 예방할 수 있는 감염이다.

④ 병원감염의 관리활동
  ㉠ 병원감염 발생의 감시
    • 병원감염의 발생과 분포, 발생위험이 증감되는 요건이나 상황을 체계적으로 계속관찰하는 것을 말한다.
    • 수집된 자료를 정기적으로 분석하여 병원감염 발생의 문제를 해결할 적절한 행동을 취할 수 있는 사람에게 보고하는 과정을 모두 포함한다.

ⓛ 유행 발생의 조사 : 일정지역 내에서 일정 기간 동안의 질병 발생이 기대수준 이상으로 증가하거나 존재
하지 않았던 새로운 질병이 발생하는 것에 대한 조사를 말한다.
ⓒ 감염관리 프로그램의 운영

⑤ 병원감염의 예방활동
ⓐ 병원감염의 예방법

소독법	소독은 오염되어 있는 병원성 미생물을 제거하거나 파괴하여 감염을 방지할 목적으로 원인균을 죽여 질병의 전명을 막는 방법을 말한다. 例 피부소독, 기구소독
멸균법	• 멸균은 병원성 미생물은 물론이고 비병원성 미생물과 아포까지를 전부 사멸시키는 방법을 말한다. • 멸균법은 특수부서에서 관리한다. 例 열 멸균과 화학적 멸균

ⓑ 병원감염의 효과적인 예방법 : 간호사나 그 외 의료인이 병원감염을 예방하기 위해 손 씻기, 환자의 청결
관리, 각 단위에서 부관하고 있는 사용하는 기구 수독 등이다.

피부소독	환경소독	기구소독
• 면역기전이 저하된 환자들이 증가함에 따라 손 씻기는 더욱 중요한 감염예방법이 되었다. • 손 씻기는 일시적인 집락균을 제거하여 교차감염을 줄인다.	• 환경의 표면에 먼지, 오물, 미생물의 축적은 불쾌감과 병원감염의 잠재적인 근원이 된다. • 오염이 적은 영역에서 많은 영역으로 위치가 높은 곳에서 낮은 곳으로 진행한다.	• 기구관리에 주의하며 절차와 규정대로 기구를 소독하고 관리해야 하며 의료행위를 하는 과정에서 병원감염의 원인이 될 수 있다. • 소독제는 표면 파손 및 점막손상이 없으면서 소독 효과가 있어야 한다.

⑥ 병원감염의 관리지침
ⓐ 병원감염의 관리가 효과적으로 운영되기 위해서는 우선적으로 감염관리체계가 확립되어 있어야 한다.
ⓑ 병원감염의 관리를 위한 정책을 수립하고 우선순위를 결정한다.
ⓒ 병원감염에 대한 조사를 실시하여 병원감염의 실상을 파악한 후에 우선순위를 결정한다.
ⓓ 병원감염의 관리에 대한 사업 및 교육을 진행하는 등의 병원감염의 발생감시체계를 구축한다.
ⓔ 병원감염의 관리를 위한 세부적인 규칙 및 지침을 수립하고 병원 직원들에게 지속적인 교육을 실시한다.
ⓕ 전담하는 감염관리 전문간호사를 배치하는 것이 필수적이다.

⑦ 병원감염 관리점담부서의 설치
ⓐ 병원감염 관리전담부서는 의료법에 명시된 의료기관 내 감염관리의 핵심을 이루는 감염관리 담당기구이다.
ⓑ 병원감염 관리전담부서는 실제적인 업무를 수행하는 감염관리 전문간호사와 감염관리 담당의사로 구성
된다.

⑧ 병원감염 환자의 관리

　㉠ 모든 환자는 병원감염관리지침의 표준격리방법에 준하여 관리해야 한다.

특별한 격리가 필요하다고 판단되는 환자	감염관리실에 보고한 후에 표준격리방법에 따라 관리한다.
감염질환이 의심되는 환자	감염질환에 준하여 환자의 증상에 따른 격리방법을 적용한다.
감염질환이 확인된 환자	감염질환의 특성 및 환자의 증상에 따른 격리방법을 적용한다.

　㉡ 감염환자의 담당의료인은 환자 병실의 출입 시 주의사항을 직원, 환자, 보호자, 방문객 모두에게 교육해야 한다.

　㉢ 감염환자의 차트와 침상카드에 감염질환을 표시하는 스티커 등을 부착하여 의료인이 파악할 수 있도록 한다.

　㉣ 전염성 질병으로 확인된 환자의 관리를 위한 의료인들이 의사소통방법을 구축해야 한다.

⑨ 병원 직원의 병원감염 예방관리

　㉠ 병원에 내원하는 환자 중에는 병원의 특성에 따라 다르지만 3차 의료기관의 경우는 15 ~ 20%의 감염환자가 있다.

　㉡ 병원에서 병원 직원에게 빈번하게 문제가 되는 혈액을 통한 감염증에는 HIV 감염, B형 간염, C형 간염, 매독 등이 있다.

　㉢ 임신 3개월 미만일 때 감염되면 선천성 기형아의 발생이 높은 풍진은 임신 중인 여성직원에게 큰 위험이 되기 때문에 병원차원에서의 예방접종이 필요하다.

⑩ 병원 직원의 병원감염 예방 지침

　㉠ 병원 직원을 채용할 때 신체검사를 통해 감염질환의 유무와 예방접종의 접종 여부를 확인한다.

　㉡ 병원 직원들은 질병의 종류와 전파의 위험도에 따라 예방접종을 시행한다.

　㉢ 병원 직원들은 병원의 규정에 따라 매년 1회 정기 신체검사를 받아야 한다. 특히 중환자실, 수술실, 응급실 등과 같이 감염노출이 많은 부서의 직원들은 매년 2회 신체검사를 받아야 한다.

　㉣ 병원 직원이 전염성 질환에 감염된 경우는 근무를 제한시키고 근무부서를 이동할 때 의료인과 환자에게 노출될 수 있는 위험인자를 고려하여 결정한다.

　㉤ 주사침, 수술칼날, IV cannular 등의 날카로운 기구는 주사침용 쓰레기통에 폐기한다.

　㉥ 사용한 주사바늘은 뚜껑을 씌우지 않은 채로 바늘 끝이 사용자의 몸 쪽으로 향하지 않도록 하며 바늘을 부러뜨리거나 구부리지 않는다.

　㉦ C형 바이러스간염 환자의 혈액이나 체액에 오염된 주사침에 찔리거나 점막이 노출된 경우는 감염관리실을 통해 면역글로불린 주사를 맞는다.

　㉧ B형 간염 항원의 양성 가능성이 있는 환자의 혈액이나 체액에 오염된 주사침에 찔리거나 점막이 노출된 경우는 직원의 예방접종 여부에 따라 예방접종을 하거나 면역글로불린 주사를 맞는다.

⑪ 병원감염환자의 격리

　㉠ 병원감염환자의 격리확인

　　• 모든 환자는 표준격리방법에 준하여 관리한다.

　　• 특별한 격리가 필요한 환자의 경우는 감염관리실에 보고한 후에 병원감염 관리 지침 격리방법에 따른다.

　　• 의료인은 감염환자 병실의 출입 시의 주의사항에 대해 환자, 직원, 보호자, 방문객 모두에게 교육한다.

　　• 감염환자의 차트와 침상카드에 스티커 등을 표시하여 모든 의료인이 파악하도록 한다.

　　• 전산시스템에 전산 주의경고 표시를 등록한다.

　㉡ 병원감염환자의 질병확인 : 혈액, 접촉, 호흡기 등의 주의해야 할 질병의 항목을 확인하고 분류한다.

　㉢ 병원감염환자의 격리방법

　　• 격리병실의 이용 : 우선 1인실 이용, 출입문 반드시 닫는다.

　　• 표준전파의 주의 : 처치 전후에 항상 손 씻기, 장갑 · 마스크 · 가운 착용, 감염환자의 처치 기구를 소독한다.

　　• 접촉격리 : 처치 전후에 항상 손 씻고, MRSA, VRE 등은 장갑, 세탁 가운, 비닐 앞치마 착용하고 처치한다.

　　• 감염환자의 병실을 떠나기 전에 가운을 벗고 나온다.

　㉣ 공기전파의 주의

　　• Measles, varicella, Tb 등 질환이 있는 모든 환자는 격리실을 사용하고 출입문을 닫는다.

　　• 감염질환에 감수성이 있는 직원, 방문객은 병실의 출입을 금지하고 감염환자의 이동은 최소화한다.

　㉤ 비말전파의 주의

　　• 비말에 의해 전파되는 세균성, 바이러스성 호흡기계 감염환자는 다른 환자와 적어도 1m 정도 거리를 둔다.

　　• 감염환자가 사용한 청진기, 혈압기, 직장 체온계 등은 다른 환자에게 사용하지 않는다.

　㉥ 격리표시

　　• 감염환자의 침상과 차트에 스티커를 부착하여 표시한다.

　　• 감염환자 관리를 위한 의사소통의 수단이 될 수 있도록 효율적인 정보관리를 한다.

　㉧ 격리해제 이후의 청소방법

　　• 감염환자가 사용한 격리병실의 모든 물품은 오염된 것으로 간주하고 소독제로 닦거나 교체한다.

　　• 격리병실의 커튼도 교체하는 것을 원칙으로 한다.

(3) 물품관리

① 물품관리가 잘못되었을 경우 환자간호에 미치는 영향

　㉠ 물품수량이 부족한 경우

　　• 간호의 제공 중단 및 물품 공급 시까지 간호가 지연된다.

　　• 간호의 질, 간호사의 의욕이 저하된다.

　㉡ 기구가 고장 났을 경우 : 간호의 지연 및 사고발생의 위험이 있다.

　㉢ 물품공급과 순환이 원활하지 못한 경우 : 수간호사가 물품보관장을 잠그고 사용하기도 하는데, 수간호사가 간호단위에 없는 경우 물품을 사용할 수 없으므로 효과적인 물품관리방법으로 볼 수 없다.

② 물품관리지침의 마련
  ㉠ 물품의 점검수칙 : 유용성, 청결성, 안정성, 편리성 등을 고려한다.
  ㉡ 물품사용방법에 대한 지침서 게시 · 지휘 · 감독한다.
  ㉢ 물품목록을 비치한다.
  ㉣ 물품을 인계하고, 인수장부를 비치한다.
  ㉤ 물품관리의 문제점을 해결하고, 개선방안모색을 위한 간호단위 내의 집담회를 운영한다.

③ 물품관리방법
  ㉠ 적정 재고 유지 : 재고를 적정하게 유지함으로써 자본과 인력의 낭비를 줄일 수 있다. 기본적으로 기준량 설정, 물품청구와 교환, 물품의 보관, 물품의 목록작성 및 정기점검 등의 관리방법이 요구된다.
  ㉡ 물품의 표준화 : 기능 · 특성 · 규격 · 모양이 다양한 물품은 위원회 등을 통하여 품목을 표준화시켜 두면, 보관 및 입 · 출고 등의 물품관리와 구매가 용이하며 재고량이 감소되는 효과를 기대할 수 있다.
  ㉢ 물품의 재생 : 물품을 재생하기 위해서는 수집, 세척, 소독에 따른 비용이 들고, 이에 따른 인건비 등이 소모되므로 반드시 경제성을 검토하여 재생품을 결정해야 한다.
  ㉣ 비저장 재고의 처리 : 물품은 유효기간 내에 사용하도록 한다. 유효기간이 경과한 것은 빠른 시간 내에 폐기처분하는 것이 좋으나 아직 유효기간이 경과하지 않은 것은 구매처에 반납하거나 타 부서에서 활용하거나 처분할 수 있도록 한다.
  ㉤ 가치분석기법의 활용 : 물품의 용도와 기능을 분명히 파악하고, 물품의 구입가격이나 원가를 조사 · 분석하여 같은 성능을 발휘하면서 더 싼 물품은 없는지, 이를 규격화 또는 표준화시킬 수는 없는가 등을 분석한다.
  ㉥ 물품관리에 대한 직원교육 : 의료장비 및 비품에 대한 사용법이 지침서로 작성되어 있어야 하며, 새로운 기기가 구입되었을 때 수간호사는 모든 간호사에게 물품의 사용법 및 관리에 대하여 교육하고 훈련해야 할 책임이 있다.

④ 간호단위 물품 종류
  ㉠ 의료장비 : 환자의 진단 · 치료 목적의 장비로 내용연수가 1년 이상인 물품이다. 심실제세동기, 인공호흡기, 심전도 모니터, 자동 수액주입기 등이 있다.
  ㉡ 의료소모품 : 환자에게 사용하는 일회성 물품으로 주사기, 수액세트, 반창고, 마스크, 글러브 등이 있다.
  ㉢ 의료비품 : 환자의 진단 · 치료 목적의 의료용 비품으로, 내용연수가 1년 이상인 물품이다. 혈압기, 드레싱카트, 흡인기, 산소유량계, 휠체어, 보행기 등이 있다.
  ㉣ 수액 · 외약비품 : 약제부에서 관리하는 약품으로 수액, 소독제, 응급 약물 등이 있다.
  ㉤ 린넨비품 : 중앙공급실에서 공급하는 소독 · 멸균 · 비멸균 물품으로 입원물품세트, 수술포 · 방수포, 환의 · 시트 등이 있다.
  ㉥ 일반비품 : 환자의 직접적인 진료용 장비나 기구를 제외한 고정자산성 물품으로 내용연수 1년 이상인 물품이다. 의료비품을 제외한 비진료용 물품으로 물품장, 냉장고, 의자, 사무용 책상, 전화기, TV 등이 있다.

ⓐ 일반소모품 : 소모성 물품과 사무용품으로 볼펜, 연필, 클립, 복사지, 기록지 · 간호일지 · 진단서, 청소용품 등이 있다.

(4) 약품관리

① 약품처방체계

　㉠ **정규처방** : 의사가 그 처방을 취소하고 다른 처방을 낼 때까지 유지되거나 처방된 날짜가 만료될 때까지 지속된다.

　㉡ **임시처방** : 의사의 처방명령 변경 또는 응급상황에 발행되는 처방으로 투약은 1일분 이내로 제한한다.

　㉢ **퇴원처방** : 입원환자가 퇴원할 때 처방되는 것으로 투약일수는 의료보험기준과 외래처방에 준하여 제공된다.

　㉣ **공휴처방** : 일요일이나 공휴일에 발행되는 처방이다. 모든 입원환자에 대해서는 병동별로 정해진 요일에 일요일이나 공휴일 투약분까지 처방되는 것이 원칙이나 환자의 상황변화, 처방의 누락, 새로 입원한 환자 등에 대해서는 공휴처방을 할 수 있다.

② 투약관리 지침

　㉠ 약품준비 및 투약 전에 반드시 손을 씻고 무균술을 지킨다.

　㉡ 약물투여 시 5 right(정확한 양, 정확한 환자, 정확한 용량, 정확한 경로, 정확한 시간)를 정확히 지킨다.

　㉢ 의사의 처방을 완전하게 받고 이해한 후 투약준비를 한다(정확한 약어, 정확한 도량형 단위 알기).

　㉣ 약은 투약을 준비한 간호사가 즉시 투약하며 환자가 먹는 것을 확인한다.

　㉤ 설하, 질내, 직장 내, L-tube 등으로 투여되는 약은 보호자나 환자에게 맡기지 말고 간호사가 직접 투약한다.

　㉥ 물약, 침전이 생기는 약은 반드시 흔들어서 투약한다.

　㉦ 정신과 환자 및 환자가 알아서는 안되는 경우를 제외하고는 약의 작용, 투여방법, 기대효과를 환자에게 설명한다.

　㉧ 항생제 주사 시 시작 전 반드시 skin test를 시행하고 이상반응 시 즉시 담당의사에게 알리고 수간호사에게 보고하며, 환자기록지에 기록한다.

　㉨ 투약시간과 간격을 준수한다.

　㉩ 주사부위나 주사방법을 철저히 지키고 마비가 있는 부위에는 주사하지 않는다.

　㉪ 선 자세에서 채혈이나 정맥주사를 시작하지 않는다(혈관수축으로 현기증 유발).

　㉫ 정맥주사 부위와 정맥주사 line은 72시간마다 교환한다.

　㉬ 정맥류, 하지부종, 순환상태가 좋지 않은 환자에게는 하지에 정맥주사하는 것을 금한다.

　㉭ 투약에 실수가 있으면 즉시 담당의사와 수간호사에게 보고한다.

③ 약품관리 방법

    ㉠ 환자약은 경구약, 주사약을 개인별로 관리한다.

    ㉡ 사용이 중단된 주사약은 즉시 반납하도록 한다.

    ㉢ 응급약, 비상약은 반드시 인수인계하도록 한다.

    ㉣ 유효일이 지난 약은 즉시 교환하도록 한다.

    ㉤ 마약 관리 방법

- 마약은 반드시 마약대장과 함께 마약장에 보관하며, 마약장은 항상 잠겨 있어야 한다.
- 근무교대 시 마약, 마약장 열쇠를 인계하며, 마약대장은 사용할 때마다 개인별로 기록한다.
- 남은 마약은 즉시 약국에 반납한다.
- 마약류 주사제 파손 시, 파손 상태 그대로 깨진 조각까지 보존하며 '사고마약류 발생보고서'를 작성하여 약과 함께 약국으로 보낸다.

(5) 기록과 보고

① 기록

    ㉠ 어느 한 기간에 걸쳐 생긴 일들의 중요한 사실을 글로써 의사소통하는 것으로, 주·객관적인 자료를 요약하는 전문직 간호사의 고유한 책임이자 기술이다.

    ㉡ 기록은 법적 문제가 발생했을 때 증빙서류와 참고서류로 사용될 경우가 있으므로 기록의 정확성을 유지해야 한다.

    ㉢ 환자기록, 간호업무 분담기록, 근무시간표, 마약기록부, 환자일보, 각종 물품대장 등을 기록한다.

    ㉣ 기록에 대한 관리책임

- 환자의 기록에 분실되거나 파손되지 않도록 보호하는 일
- 환자기록의 내용을 보호하여 치료와 간호기록상 드러난 환자의 비밀을 유지하는 일
- 병원 당국이나 간호부 차원에서 필요한 기록을 유지하고, 기록에 대한 개발과 개선 등을 제안하는 일

    ㉤ **기록의 중요성** : 의사소통, 법적 증거, 통계 및 연구, 교육, 질 향상, 감사, 진료비 산정 근거

    ㉥ **기록체계**

- 정보중심기록체계 : 건강요원들이 자신의 영역별로 구분하고 특정한 시간 내 정보를 순서대로 기록하는 것
- 문제중심기록체계 : 미리 확인된 문제에 따라 기록하는 것

    ㉦ **기록 형식**

- 서술기록 : 시간의 경과에 따라 정보를 서술하는 방법
- SOAP 기록 : 문제 중심의 기록
- PIE 기록 : 대상자의 간호사정 위주 기록

◎ 기록 원칙

- 정확성 : 기록의 표기가 올바르고 정확해야 한다.
- 적합성 : 건강문제와 간호와 관련 있는 정보만을 기록해야 한다.
- 완전성 : 기록된 정보는 완전하여 다른 건강요원이 참고할 수 있어야 한다.
- 간결성 : 의사소통 시간을 절약하기 위해 간결해야 하며, 환자 이름이나 '환자'는 생략하고 존칭은 쓰지 않는다.
- 적시성 : 간호를 수행한 직후에 기록한다.

② 보고

㉠ 보고의 목적은 사실에 대한 정보제공, 문제에 대한 결론이나 의견, 추천 등을 포함한다.

㉡ 간단한 보고는 구두보고, 중요한 보고는 서면보고를 하는 것이 좋다.

㉢ 서면보고는 그 취지와 내용이 명확하고 기록이 간결해야 한다.

㉣ 보고서에 포함시켜야 할 내용은 보고의 제목, 보고를 받는 사람, 보고일자, 보고자의 직위 · 성명 · 날인 등이 있다.

㉤ 간호단위 관리자가 책임지는 보고

- 일일업무보고, 물품에 관한 보고
- 중환자보고, 입퇴원 및 전과환자보고
- 각종 간호업무의 사고보고
- 직원의 건강상태와 신상변화, 근무의욕, 업적과 과실
- 실무교육 실시결과의 보고
- 상급 간호관리자의 지시사항의 결과보고
- 근무교대 시의 보고

≡ 최근 기출문제 분석 ≡

2024. 6. 22. 지방직

1 간호단위 물품 중 유동자산에 해당하는 것은?

① 의료기기

② 기계설비

③ 일반 비품

④ 의료용 소모품

> **TIP** 의료용 소모품은 유동자산이다. 일회성으로 사용되거나 단기간 내에 소모되는 물품으로 주사기, 거즈, 붕대 등이 해당한다.
> ①②③ 고정자산

2024. 6. 22. 지방직

2 병원의 자본예산 항목만을 모두 고르면?

⊙ 병원의 전기수도료　　　　　　　ⓒ MRI 장비 구입비
ⓔ 중환자실의 환자 침대 구입비　　ⓒ 병원 확장을 위한 토지 구입비

① ⊙, ⓔ

② ⓒ, ⓒ

③ ⓒ, ⓔ, ⓒ

④ ⊙, ⓒ, ⓔ, ⓒ

> **TIP** ⓒⓔⓒ 자본예산은 장기적인 투자 항목, 고정 자산, 대규모 설비 구입 등에 사용되는 예산을 의미한다.
> ⊙ 운영비

2024. 6. 22. 지방직

3 간호단위의 약품 관리 방법으로 옳지 않은 것은?

① 혼동하기 쉬운 유사 발음 약품을 서로 다른 장소에 보관하였다.

② 약품 보관 냉장고의 온도를 섭씨 2 ~ 8도로 유지하였다.

③ 환자에게 사용하지 않은 혼합 조제 항암제를 재사용하도록 반납약 처리하였다.

④ 응급 상황에서 비품약 사용 시 처방을 받아 다시 채워 놓았다.

> **TIP** 혼합 조제 항암제를 재사용하는 것은 감염 및 안전 문제를 야기할 수 있기 때문에 위험하다. 항암제는 반드시 폐기한다.

Answer 1.④ 2.③ 3.③

2022. 6. 18. 제2회 서울특별시

4 FOCUS 간호기록에 대한 설명으로 가장 옳은 것은?

① 주관적 자료 객관적 자료, 사정, 계획에 대한 사항으로 문제중심기록이다.

② 환자중심의 기록으로 환자의 현재 상태, 앞으로의 목표, 중재결과 등에 초점을 맞추고 있다.

③ 간호과정의 문제, 중재, 평가에 초점을 맞추는 것으로 상례기록과 경과기록으로 구성된다.

④ 시간의 경과에 따라 정보를 서술하는 방법으로 정보 중심 기록과 관계가 있다.

> **TIP** ② FOCUS 간호기록은 Data, Action, Response로 구성되며 환자의 현재 상태, 목표, 간호중재 결과 등에 초점을 맞춘 환자중심 기록이다.
> ① SOAP 기록에 대한 설명이다.
> ③ PIE 기록에 대한 설명이다.
> ④ 서술 기록에 대한 설명이다.

2022. 4. 30. 제1회 지방직

5 일반 병동에서 비품 청구 시 수량의 기준이 되는 것은?

① 간호사 수   ② 보조 인력 수

③ 입원 환자 수   ④ 병동 침상 수

> **TIP** 물품 관리 시 비품의 기준량은 침상 수에 따르며 소모품은 환자 수에 따라 정한다.

2022. 4. 30. 제1회 지방직

6 간호기록의 원칙으로만 묶인 것은?

① 정확성, 완전성, 적시성   ② 적합성, 추상성, 고유성

③ 완전성, 간결성, 주관성   ④ 간결성, 투명성, 추상성

> **TIP** 간호기록의 원칙은 다음과 같다.

구분	내용
정확성	정확하고 올바른 표기
적합성	객관적인 기록
완전성	환자의 상태변화, 징후, 증상, 간호 등 필수 기록
적시성	간호행위 직후에 기록
간결성	간결한 기록

Answer 4.② 5.④ 6.①

출제 예상 문제

1 수간호사는 일반간호사와 의사 및 타직원들과의 관계를 원활하게 하여 조직을 관리해야 한다. 이와 같은 수간호사의 기능은?

① 지휘   ② 조정

③ 통제   ④ 지도

TIP ① 목표달성을 위하여 필요한 행동을 동기부여하고 지도하는 기능이다.
③ 조직목표 달성을 위해 구성원들의 행동을 확인하는 기능이다.
④ 공동목표의 달성을 위하여 영향력을 행사하는 기능이다.

2 다음 중 환경관리가 중요한 이유로 옳지 않은 것은?

> ㉠ 최적의 환경이 조성될 때 환자에게 필요한 진료와 간호를 해줄 수 있다.
> ㉡ 바람직한 병동구조는 동선을 줄여주므로 직접간호 시간이 감소되어 병원운영이 경제적이다.
> ㉢ 최적의 환경이 조성될 때 직원의 업무능률을 향상시킬 수 있다.
> ㉣ 안정된 분위기와 최적의 환경을 조성함으로써 환자의 기본욕구가 충족될 수 있다.

① ㉠㉡   ② ㉡㉢

③ ㉢㉣   ④ ㉠㉢㉣

TIP 환경관리의 중요성
㉠ 최적의 환경이 조성될 때 직원의 업무능률을 향상시킬 수 있다.
㉡ 안정된 분위기와 최적의 환경을 조성함으로써 환자의 기본욕구가 충족될 수 있다.

Answer 1.② 2.①

3 병원의 물리적 환경조성으로 옳지 않은 것은?

① 출입 여부를 알 수 있도록 문소리가 나게 한다.
② 산소를 이용하는 인접환경에는 화재위험을 알리는 표지판을 단다.
③ 벽의 색깔은 반사작용을 하기 때문에 흰색이나 형광은 좋지 않다.
④ 물품관리 시 무균법을 적용하도록 한다.

TIP 병원의 출입문은 문소리가 안 나도록 도어체크를 단다.

4 다음 중 특별히 안전관리에 더 관심을 기울여야 할 간호대상자가 아닌 것은?

① 골절로 석고붕대한 환자
② 정신차란으로 인하여 판단력이 결핍이 된 경우
③ 졸도, 심장마비 등 충격적인 급한 상황이 예측될 경우
④ 시력·청각장애가 있는 경우

TIP 안전관리에 특히 관심을 기울여야 할 간호대상자
   ㉠ 시력·청각장애가 있는 경우
   ㉡ 졸도, 심장마비 등 충격적인 급한 상황을 예측할 경우
   ㉢ 정신적·감정적인 변화로 인하여 판단력이 결핍이 된 경우
   ㉣ 질병, 약물로 인한 무기력한 상태
   ㉤ 부주의, 건망증이 있는 경우

5 다음은 병원감염을 예방하기 위한 방법들이다. 이 중 가장 효과가 적은 것은?

① 효과적인 감염발생 감시체계를 확립한다.
② 교차감염을 막기 위해 격리시설을 구비한다.
③ 간호사는 환자접촉 전·후 반드시 손을 씻는다.
④ 면회 온 어린이에게 덧가운을 착용하여 면회시킨다.

TIP 감수성이 있는 사람(특히, 어린이의 경우 감염위험성이 높으므로)은 가능한 감염환자와 접촉이 없도록 지도한다.

Answer 3.① 4.① 5.④

6 다음 중 물품관리의 중요성에 대한 설명으로 옳지 않은 것은?

① 간호업무와 간호의 결과에 우선하여 물품의 경제적 효율적인 사용을 우선적으로 관리할 책임이 간호관리자에게 있기 때문이다.

② 병원은 환자의 진료비, 지역사회 세금 등으로 운영되어 공익성을 추구하므로 낭비 없이 관리할 필요가 있기 때문이다.

③ 병원운영비 중 물품에 소요되는 예산적 비중이 인력에 소모되는 비용 다음으로 많이 차지하기 때문이다.

④ 물품관리의 소홀은 간호대상자에게 위험한 상황을 초래할 수 있는 요인이 될 수 있기 때문이다.

TIP 물품관리는 경제적인 면과 간호의 질적인 면을 동시에 고려해야 한다.

7 약품관리의 중요성을 설명한 것으로 옳지 않은 것은?

① 간호사는 환자에게 직접 투약하는 행위자로 약품관리의 최일선에 있다.

② 약품관리는 병원 전체에서 투약과 관련된 모든 약품의 구입, 분배, 통제 및 투약까지 의미한다.

③ 약품의 처방권은 의사에게 있으므로 약품관리의 최종책임은 의사에게 주어진다.

④ 약품관리의 질은 정확한 약품정보와 평가, 최신의 정보까지 포함된다.

TIP 약품관리의 책임은 처방내용은 의사에게, 처방된 약의 조제는 약사, 환자에게 제공되는 과정에는 간호사의 책임이 크다고 할 것이다.

Answer 6.① 7.③

8 다음 중 약품의 반납과 관련된 내용으로 옳지 않은 것은?

① 투약중지, 사망, 가퇴원 등은 반납의 이유가 된다.

② 반납처방은 의사가 쓰지 않도록 하여 신속히 처리되게 한다.

③ 반납수령확인은 처방수량과 투약된 양으로 확인하게 된다.

④ 반납처방과 원처방이 같이 약제부로 보내져야 한다.

TIP 반납처방은 의사가 써야 하며 빨간색으로 기재, 날인하게 한다.

02 간호업무의 법적 책임

01 간호사의 법적 지위와 의무

❶ 간호행위의 범위

(1) 보건의료법규

「간호법」 제12조 제1항에서는 '환자의 간호요구에 대한 관찰, 수료수집, 간호판단 및 요양을 위한 간호', '「의료법」에 따른 의사, 치과의사, 한의사의 지도하에 시행하는 진료의 보조', '간호 요구자에 대한 교육·상담 및 건강증진을 위한 활동의 기획과 수행, 그 밖에 대통령령으로 정하는 보건활동', '간호조무사가 수행하는 업무보조에 대한 지도'를 간호사의 임무로 하고 있다. 간호사의 간호전문지식을 기초로 한 범위 내에서 독자적 판단으로서의 요양과 방법에 대한 지도가 가능하며(독자적 업무영역), 의사의 지시와 감독하에 이루어지는 것으로 독자적인 판단과 진료행위가 허용되지 않는 것을 의미한다.

(2) 대법원 판례

대법원은 의료행위를 '의료인이 의학의 전문적 지식을 기초로 하여 경험과 기능으로써 진찰, 검안, 처방, 투약 또는 외과수술 등 질병의 예방이나 치료행위를 하는 것(대판 1987. 11. 24, 87도1942)'이라고 정의하였다. 최근의 판례에서는 의료행위의 범위를 보다 넓게 인정하고 '의료행위라 함은 질병의 예방과 치료행위뿐만 아니라 의료인이 행하지 아니하면 보건위생상 위해가 생길 우려가 있는 행위(대판 1992. 5. 22, 91도3219)'를 의미하는 것으로 판시하고 있다. 즉, 의료행위를 국민의 보건위생상 위해의 우려가 있는 행위를 포함하는 것으로 해석하고 있다.

(3) 보건복지부의 유권해석

보건복지부의 질의회신내용은 법적 강제력이나 구속력은 약하나 법 규정이 모호하거나 관련된 선행판례가 없는 경우 실무 의료인에게는 중요한 지침이 된다.

① 간호사의 혈맥주사는 의사의 지도하에 시행되어야 한다(의제 01254-67779, 85. 8. 29).

② 조산소에서의 약품구매행위 및 주사·투약행위는 적법하다(의정 01254-479, 92. 8. 11).

❷ 간호사의 법적 의무

(1) 주의의무

① 나쁜 결과가 발생하지 않도록 의식을 집중할 의무다.

② 특정 행위를 함에 있어서 해당 시점의 지식과 기술에 도달해야 할 의무가 있다.

③ 업무를 태만히 하여 타인의 생명 또는 건강에 위해를 초래할 경우 민·형사상 책임을 지게 된다.

④ 결과예견의무

  ㉠ 특정 영역의 통상인이라면 행위 시 결과 발생을 예견할 수 있다.

  ㉡ 발생 가능성이 낮은 경우라도 객관적으로 일반 간호사에게 알려진 상태의 것이라면 예견의무가 있다.

  ㉢ 일반 간호사에게는 알려지지 않은 단계라도 간호사가 이를 알 수 있는 위치에 있는 경우라면 예견의무가 있다.

  ㉣ 해야 할 행위를 하지 않는 것도 주의의무의 위반이다.

⑤ 결과회피의무

  ㉠ 예견 가능한 위험이 발생할 경우 이를 피할 수단을 강구해야 한다.

  ㉡ 위험이 발생했어도 이를 회피시켜 환자에게 손해를 입히지 않았다면 예견의무를 다하지 못하였더라도 문제가 되지 않는다.

  ㉢ 최선을 다해 위험을 회피하려 했으나, 현대의학의 지식과 기술로 회피 불가능한 경우 주의의무가 성립되지 않는다.

(2) 설명 및 동의의무

① 환자는 간호사로부터 간호행위를 제공받기 전 충분한 설명을 들을 권리가 있다.

② 간호사는 일반인 상식 수준에서 이해할 수 있는 언어로 설명해야 하며, 설명을 들은 환자는 간호행위의 여부를 스스로 결정할 수 있다.

③ 위험이 내포된 의료행위는 반드시 환자나 그의 대리인 동의를 얻어야 하며 동의를 얻지 않은 의료행위는 불법행위다.

④ 환자에게 필요한 정보를 제공하지 않고 일방적인 설명으로 동의를 구할 경우 동의는 무효가 된다.

(3) 비밀유지의 의무

① 의료인은 직무상 알게 된 환자에 관한 정보에 대해 비밀유지의 의무를 지게 된다(업무상 비밀 누설, 비밀 누설의 금지, 기록열람 등).

② 비밀유지 의무는 절대적인 것이 아니며, 환자 개인의 이익보다 공익을 우선시한다.

③ 비밀유지의무 예외
  ㉠ 환자 본인의 동의가 있는 경우
  ㉡ 감염병 환자 신고나 아동학대 신고 등 법령에 의해 요구되는 경우
  ㉢ 정당한 업무행위 : 직장 건강검진 결과 보고 등

(4) 확인의 의무

① 간호의 내용 및 행위가 정확하게 이루어지는가를 확인해야 하는 의무로 동료의료인, 간호보조인력, 의료장비 및 의료용 재료 · 의약품의 사용과정을 확인해야 한다.

② 의약품 및 기자재 확인 사항
  ㉠ 피투여자, 투여 또는 사용의 필요성, 시기 확인
  ㉡ 의약품, 재료의 변질 여부 및 수혈용 보존혈액 오염 여부 확인
  ㉢ 의료기구 및 장비의 사용 전 확인, 의약품 용량, 부위, 방법 확인

02 간호사고

❶ 간호사고의 개요

(1) 간호사고의 개념

① **간호과오** … 간호사가 간호행위를 행함에 있어서 평균수준의 간호사에게 요구되는 업무상의 주의의무를 게을리하여 환자에게 인신상의 손해를 발생하게 한 것이다.

② 간호과실
  ㉠ 간호과오가 객관적으로 입증되거나 인정되었을 때, 즉 법적 판단을 받은 경우(과실의 손해와 인과관계 성립) 성립된다. 간호사고에 기인되나 모든 간호사고가 과실이 되는 것은 아니다.
  ㉡ 간호사가 간호행위를 행함에 있어 업무상 요구되는 주의의무를 게을리하여 환자에게 손해를 끼치는 것을 말한다.
  ㉢ 책임에 응하는 간호행위를 이해하지 않은 결과로 상대방이 상해를 받게 되는 경우도 해당된다.

(2) 간호업무상 과실

① **기계와 스펀지 계산사고** … 기계나 바늘, 스펀지 등의 계산이 제대로 되지 않아 복강 내에 기계, 바늘, 스펀지가 그대로 남아 재수술이 필요하게 되는 사고이다.

② **화상** … 더운 물 주머니, 관장, 세척 · 좌욕, 목욕 시 물 온도를 잘 조절하지 못한 경우의 사고이다.

③ 낙상 … 허약한 환자나 혼수상태의 환자가 침대에서 떨어지는 사고와 병실이나 복도에서 걷다가 넘어지는 사고이다.

④ 투약사고 … 약명, 용량, 환자의 확인, 농도, 투여시간, 투약방법 등의 잘못과 부작용 등에 의해 발생한다.

⑤ 환자소유물의 분실 또는 파손 … 관리규정대로 환자가 귀중품을 맡겼는데, 분실 · 파손했을 경우 책임을 지게 된다.

⑥ 수혈을 할 때 환자를 확인하지 않는 경우 또는 혈액을 바꾸어 수혈하여 환자가 사망하는 경우

⑦ 방치 또는 물품 및 기구 불량에 의한 부상, 감염이나 환자의 병원이탈과 자살, 사망 등

(3) 간호사고의 요인과 원인

구분	세부요인	발생원인
인적 요인	간호사	• 부주의, 업무미숙과 사전교육 부족 • 간호학 지식과 기술부족 및 법적 책임에 대한 지식부족 • 업무과중과 정신적, 육체적 피로 • 새로운 장비 조작방법 미숙지 • 대상자에 대한 부적절한 의사소통 • 간호사의 비윤리적 행동
	환자	• 의료인에게 협조(지시와 교육)하지 않고 자의적으로 행동 • 본인의 정보를 의료인에게 왜곡되게 전달 • 의료인의 설명에 대한 이해부족 및 확인 미실시
물리적 요인	환경	• 병동 구조상의 결함, 병원환경 비계획적 설계 · 복잡성 • 안전관리시설 및 장비 미흡, 부족한 간호인력에 대한 미보충
과정적 요인	의료팀	• 간호부 조직과 명령체계의 비효율성 • 신뢰하지 못하는 의료팀원 관계 • 부서 간 부적절한 의사소통 • 처방이 불명확하여 오인 유발 또는 약사, 약 조제 오류
	불가항력	• 환자의 특이체질, 의약품의 불가항력적 부작용 • 현대의학상의 한계

❷ 간호사고와 법적 책임

(1) 민사책임

① 공동불법행위책임

　㉠ 의의 : 의료행위는 일련의 과정을 거치므로 각 과정에서 여러 사람이 관련되어 의료사고가 발생하는 경우가 있다. 복수의 사람이 손해발생의 원인에 공동으로 관여된 경우에는 공동불법행위책임을 부담하여야 한다.

ⓛ 성립조건 : 각자가 독립하여 불법행위의 요건을 갖추어야 하며 불법행위자 간의 행위의 관련성이 필요하다. 관련성은 행위자 간의 공모나 공동인식이 반드시 필요한 것은 아니고 그 행위가 객관적으로 관련하고 있으면 된다.

② 채무불이행과 불법행위책임

구분	채무불이행책임	불법행위책임
법적 근거	민법 제390조	민법 제750조
발생요건	간호사의 고의 · 과실, 불완전한 이행, 손해발생, 불완전이행과 손해의 인과관계	간호사의 고의 · 과실, 위법한 간호행위, 손해발생, 행위와 손해 사이의 인과관계
귀책사유	고의, 과실(주의의무 위반)	고의, 과실(주의의무 위반)
입증책임	간호사(채무자)	환자(피해자)
손해배상 책임주체	• 의료기관의 간호사 : 이행보조자의 고의 · 과실은 채무자(개설자)의 고의 · 과실과 전적으로 동일시됨 • 간호사가 독립적 요양원 개설 : 계약상의 채무자이므로 배상책임	• 의료기관의 간호사 : 피고용인의 불법행위에 대한 사용자 책임 • 의사의 진료협조에 응한 경우 : 의사가 간호사와 감독 · 확인관계에 있으면, 의사단독 또는 간호사와 공동불법행위책임 • 간호사의 고유업무인 경우 : 간호사 단독 책임지나, 대개 기관개설자와 공동불법행위책임
배상범위	통상손해(현실로 발생한 손해)	통상손해, 위자료
소멸시효	10년	3년

(2) 형사책임
① 범죄구성요건
   ㉠ **구성요건 해당성** : 죄형법정주의 원칙에 입각하여 아무리 반사회적 · 반도덕적 행위라 할지라도 구성요건에 해당하지 않으면 범죄가 아니다.
   ㉡ **위법성** : 구성요건에 해당하는 행위가 법률상 허용되지 않는 성질을 말한다. 그러나 형법상 위법성이 없는 것으로 되는 경우로 정당행위, 정당방위, 긴급피난, 피해자의 승낙, 자구행위 등이 있다(위법성조각사유).
   ㉢ **책임성** : 당해 행위자에 대한 비난가능성으로 행위자가 형사미성년자나 심실상실자의 행위 또는 강요된 행위는 책임이 없어 범죄가 성립되지 않는다.

② **주의의무제한원리** … 기술적 위험이 상존하는 현대사회는 예견가능성과 회피가능성에 기초를 둔 일반적인 주의의무(위험금지의무)를 무제한적으로 적용할 수 없는 한계가 있어 허용된 위험과 신뢰의 원칙이 적용된다.

③ **업무상 과실치사죄** … 업무상의 과실로 인하여 사람을 사상에 이르게 함으로써 성립하는 범죄이다. 이 죄는 생명이나 신체를 보호하기 위하여 이와 관련된 업무자에 대하여 법이 무겁게 벌한다.

≡ 최근 기출문제 분석 ≡

2024. 6. 22. 지방직

1 환자안전법령상 보건복지부장관에게 환자안전사고를 보고할 수 있는 사람만을 모두 고르면?

ㄱ 보건의료기관의 장   ㄴ 환자안전 전담인력
ㄷ 보건의료인   ㄹ 환자 보호자
---

① ㄱ   ② ㄴ, ㄷ

③ ㄱ, ㄴ, ㄷ   ④ ㄱ, ㄴ, ㄷ, ㄹ

> **TIP** 환자안전법 시행규칙 제12조(환자안전사고의 보고) 제1항에 따라 환자안전사고를 보고할 수 있는 사람은 보건의료인, 보건의료기관의 장, 전담인력, 환자, 환자 보호자에 해당한다.

2023. 6. 10. 제1회 서울특별시

2 〈보기〉에서 간호사의 법적 의무와 책임에 대한 설명 중 옳은 것을 모두 고른 것은?

--- 보기 ---
ㄱ 간호사는 환자에게 유해한 결과가 발생하지 않도록 예견하고, 예견 가능한 위험을 회피할 수 있는 수단을 강구하여야 할 의무가 있다.
ㄴ 간호사가 간호기록을 거짓으로 작성하거나 고의로 사실과 다르게 수정한 경우는 간호사 면허취소 사유에 해당한다.
ㄷ 간호사는 면허를 발급받은 해를 기준으로 3년마다 그 실태와 취업상황 등을 신고해야 하며, 신고하지 않는 경우 면허의 효력은 신고할 때까지 정지당할 수 있다.
ㄹ 간호학생의 임상실습 수련을 목적으로 예정된 분만 과정에 참관하는 경우에는 설명과 동의 의무가 면제 된다.
---

① ㄱㄷ   ② ㄴㄹ

③ ㄱㄴㄷ   ④ ㄱㄷㄹ

> **TIP** ㄱ 간호사의 주의 의무에 대한 설명이며 결과 예견 의무와 결과 회피 의무로 구성된다.
> ㄴ 간호기록을 거짓으로 작성하거나 수정하는 것은 면허 취소 사유에 해당하지 않는다.
> ㄷ 의료법 제25조(신고) 제1항에 따라 의료인은 최초로 면허를 받은 후부터 3년마다 실태와 취업상황을 신고해야 하며, 의료법 제66조(자격정지 등)에 의거하여 신고하지 않는 경우 신고할 때까지 정지당할 수 있다.

Answer 1.④ 2.①

② 간호학생의 분만 참관은 설명과 동의 의무가 면제되는 경우가 아니다.

※ **면허 취소와 재교부**(의료법 제65조) … 보건복지부장관은 의료인이 다음의 어느 하나에 해당할 경우에는 그 면허를 취소할 수 있다. 다만, ① · ⑧의 경우에는 면허를 취소하여야 한다.

① 제8조 각 호의 어느 하나에 해당하게 된 경우. 다만, 의료행위 중 「형법」 제268조의 죄를 범하여 제8조 제4호부터 제6호까지의 어느 하나에 해당하게 된 경우에는 그러하지 아니하다.

② 자격 정지 처분 기간 중에 의료행위를 하거나 3회 이상 자격 정지 처분을 받은 경우

③ 면허를 재교부 받은 사람이 제66조 제1항 각 호의 어느 하나에 해당하는 경우

④ 면허 조건을 이행하지 아니한 경우

⑤ 면허를 대여한 경우

⑥ 사람의 생명 또는 신체에 중대한 위해를 발생하게 한 경우

⑦ 사람의 생명 또는 신체에 중대한 위해를 발생하게 할 우려가 있는 수술, 수혈, 전신마취를 의료인 아닌 자에게 하게 하거나 의료인에게 면허 사항 외로 하게 한 경우

⑧ 거짓이나 그 밖의 부정한 방법으로 제5조 및 제6조에 따른 의료인 면허 발급 요건을 취득하거나 제9조에 따른 국가시험에 합격한 경우

※ **설명 의무가 면제되는 경우**

㉠ 환자가 거부할 경우

㉡ 환자에게 부정적 영향을 미칠 수 있는 경우

㉢ 환자가 이미 위험 가능성을 알고 있거나 설명했을 때 환자가 동의할 것임을 입증 가능한 경우

㉣ 응급처치가 필요하거나 위험이 중대할 경우

2023. 6. 10. 제1회 지방직

3 「의료법 시행규칙」상 간호 · 간병통합서비스의 제공 환자에 해당하지 않는 것은?

① 환자에 대한 진료 성격이나 질병 특성상 보호자 등의 간병을 제한할 필요가 있는 입원 환자

② 환자 상태의 중증도와 질병군 특성을 고려하여 종합병원급 진료가 필요하다고 인정되는 입원 환자

③ 환자의 생활 여건이나 경제 상황 등에 비추어 보호자 등의 간병이 현저히 곤란하다고 인정되는 입원 환자

④ 환자에 대한 의료관리상 의사 · 치과의사 또는 한의사가 간호 · 간병통합서비스가 필요하다고 인정하는 입원 환자

> **TIP** ② 간호, 간병통합 서비스의 제공은 환자의 중증도와는 무관하다.
> ① 보호자의 간병을 제한할 필요가 있는 경우에는 서비스 제공 대상에 해당한다.
> ③ 보호자의 간병이 필요하나, 간병할 여건이 어려울 경우 제공 대상에 해당한다.
> ④ 환자의 의료관리상 의사, 치과의사 또는 한의사가 필요를 인정한 경우에 해당한다.

Answer 3.②

4 「의료법」상 사람의 생명 또는 신체에 중대한 위해를 발생하게 할 우려가 있는 수술을 하는 경우 환자에게 설명하고 동의를 받아야 하는 사항만을 모두 고르면?

⊙ 환자에게 발생하거나 발생 가능한 증상의 진단명
ⓒ 수술의 필요성, 방법 및 내용
ⓒ 수술에 따라 전형적으로 발생이 예상되는 후유증 또는 부작용
ⓔ 수술 전후 환자가 준수하여야 할 사항

---

① ㉠㉣
② ㉠㉡㉢
③ ㉡㉢㉣
④ ㉠㉡㉢㉣

TIP ㉠ 환자에게 발생하거나 발생 가능한 증상의 진단명
㉡ 수술의 필요성, 방법 및 내용
㉢ 수술에 따라 전형적으로 발생이 예상되는 후유증 또는 부작용
㉣ 수술 전후 환자가 준수하여야 할 상황 모두 환자에게 설명하고 동의를 받아야 한다.
※ 의료 행위에 관한 설명〈의료법 제24조의2 제2항〉… 환자에게 설명하고 동의를 받아야 하는 내용은 다음과 같다.
① 환자에게 발생하거나 발생 가능한 증상의 진단명
② 수술 등의 필요성, 방법의 내용
③ 환자에게 설명을 하는 의사, 치과의사 또는 한의사 및 수술 등에 참여하는 주된 의사, 치과의사 또는 한의사의 성명
④ 수술에 따라 전형적으로 발생이 예상되는 후유증 또는 부작용
⑤ 수술 전후 환자가 준수하여야 할 상황

5 간호사고는 간호행위 과정에서 환자에게 예상외의 원치 않은 인신상의 불상사가 야기된 경우를 총칭하는 것이다. 조직적 대응 방안에 대한 설명으로 가장 옳지 않은 것은?

① 간호과오는 피할 수 있다는 인식을 가지며, 간호사는 간호과오에 대해서 책임을 지고 간호과오 사례를 공유하여 다시 발생하지 않도록 개선하여야 한다.
② 문제의 원인을 발견하기 위해서 적극적으로 자료를 수집하고 원인을 분석한다.
③ 관리자는 간호사가 병원을 위하여 잘못한 사실을 감추어야 할 책임이 있다는 가정을 주어서는 안된다.
④ 간호사고 시 누가 환자와 보호자에게 사실을 말하고, 추후 치료와 비용부담 등을 결정할 것인지에 대한 규정을 만든다.

TIP 조직적 대응 시 간호실무의 표준과 지침을 마련하고 관련 법적 의무에 대한 교육을 강화한다. 효과적인 사건보고 및 의사소통 체계를 마련한다.

Answer 4.④ 5.①

6 다음에서 설명하는 의료인의 의무는?

> • 환자의 자율성 존중 원칙을 바탕으로 한다.
> • 이 의무를 위반할 경우 전단적 의료(unauthorized medical care)에 해당한다.

① 기록의무
② 설명 및 동의의무
③ 확인의무
④ 비밀유지의무

> **TIP** 전단적 의료란 의료인이 어떤 위험성이 있는 의료행위를 실시하기 전에 환자로부터 동의를 얻지 않고 의료행위를 시행하는 것으로 불법행위이며 민형사상 책임을 진다.

7 「개인정보 보호 가이드라인」상 의료기관에서 인터넷이나 전화를 통한 진료·검사 예약 시 개인정보 처리 기준으로 옳지 않은 것은?

① 인터넷으로 수집한 주민등록번호는 암호화하여야 한다.
② 단순예약(시간약속)을 위한 주민등록번호 수집은 원칙적으로 허용되지 않는다.
③ 전화를 통하여 필요한 개인정보를 수집할 때 통화내용은 녹취할 수 없다.
④ 진료 목적일 경우에는 만 14세 미만 아동에게 법정대리인의 동의없이 개인정보를 수집할 수 있다.

> **TIP** 전화를 통하여 개인정보수집할 때 통화내용은 녹취가능하다.

8 「의료법 시행규칙」 제15조(진료기록부 등의 보존)에서 제시하고 있는 의무기록 유형별 보존기간으로 옳지 않은 것은?

① 환자 명부 : 5년   ② 수술기록 : 5년
③ 간호기록부 : 5년   ④ 진료기록부 : 10년

> **TIP** 수술기록 보존기간은 10년이다.

Answer 6.② 7.③ 8.②

출제 예상 문제

1 의약품 사용 전 그 변질 여부를 반드시 살펴보아야 하는 간호사의 의무는 무엇인가?

① 확인의무

② 설명 및 동의의무

③ 주의의무

④ 결과예견의무

> **TIP** 확인의무 … 간호사가 간호의 내용 및 그 행위가 정확하게 이루어지는가를 확인해야 하는 의무로, 동료의료인과 간호보조인력 그리고 의료장비 및 의료용 재료·의약품의 사용과정에 있어서 확인의무가 있다.

2 간호업무 수행 중 발생되는 모든 사고를 무엇이라 하는가?

① 업무태만

② 간호사고

③ 간호과실

④ 부정행위

> **TIP** 간호사고 … 환자가 간호사로부터 간호서비스를 제공받음에 있어서 간호행위가 개시되어 종료되기 전까지의·과정이나 그 종료 후 간호행위로 인하여 발생한 예상하지 못하고 원하지 않았던 일신상의 불상사고를 의미한다.

3 다음 중 수술실에서 주로 발생될 수 있는 사고는 무엇인가?

① 골절

② 화상

③ 스펀지 계산사고

④ 낙상

> **TIP** 기계나 바늘, 스펀지 등의 계산이 제대로 되지 않아 복강 내에 기계, 바늘, 스펀지가 그대로 남아 재수술이 필요하게 되는 사고를 말한다.

Answer 1.① 2.② 3.③

4 주의의무에 대한 설명으로 옳은 것은?

> ○ 주의의무에 예견의무도 있다.
> ○ 해야 할 일을 하지 않는 것도 주의의무 태만에 속한다.
> ○ 위반시 민·형사상의 처벌(책임)을 받는다.
> ○ 보통 간호사가 지켜야 할 것이다.

① ㉠㉡㉢㉣   ② ㉠㉢
③ ㉠㉢㉣   ④ ㉡㉣

TIP 주의의무
  ㉠ 타인에게 유해한 결과가 발생되지 않도록 집중할 의무이다.
  ㉡ 주의의무 태만은 업무능력이 있는 사람이 주의의무를 다하지 않는 경우를 말한다.
  ㉢ 결과예견의무와 결과회피의무로 구성된다.

5 다음 중 전단적 의료를 설명한 것으로 옳은 것은?

① 업무능력이 있는 사람이 주의해야 할 의무를 다하지 않음으로써 남에게 손해를 입히는 행위
② 의료인이 어떤 위험성이 있는 의료행위를 실시하기 전에 환자로부터 동의를 얻지 않고 의료행위를 시행하는 행위
③ 타인에게 위해한 결과가 발생되지 않도록 정신을 집중할 의무를 태만히 하는 행위
④ 고의 또는 과실에 의한 위법한 행위로 남에게 손해를 끼치는 행위

TIP 전단적 의료 … 의료인이 어떤 위험성이 있는 의료행위를 실시하기 전에 환자로부터 동의를 얻지 않고 의료행위를 시행한 것을 말하며, 형사 및 민사상의 모든 책임을 지게 된다.
  ①③ 주의의무 태만 ④ 불법행위

Answer 4.① 5.②

6 병실에서 일어날 수 있는 사고에 대한 일반적인 사고방지대책으로 옳지 않은 것은?

① 약명, 용량, 농도, 투약시간 등의 잘못으로 인해 발생될 수 있다.
② 환자의 부상이 기구의 보이지 않는 불완전에 의한 것이라도 간호사의 책임이 있다.
③ 환자가 혼자 있다가 부상당한 업무상 과실은 문책 당하게 된다.
④ 낙상사고로 인하여 뇌손상, 골절, 염좌 등이 발생될 수 있다.

> **TIP** 보이지 않는 불완전에 의한 간호사고는 간호사의 책임이 없다.

7 다음 중 법적인 요건의 구비가 꼭 필요한 의료행위는?

① 신체절단술 　　　　　　　　② 예방접종
③ 임신중절수술 　　　　　　　　④ 응급처치

> **TIP** 동의서와 법적 요건의 구비를 필요로 하는 것은 임신중절수술과 안락사 문제가 있다.

8 의료인은 환자에 관한 기록을 의료법 또는 다른 법령에서 규정한 경우를 제외하고는 타인에게 기록을 열람시키거나, 내용탐지에 응해서는 아니 된다. 이러한 기록열람과 관련된 규정은 환자의 무엇을 보호하기 위함인가?

① 비밀유지의무
② 사생활 보호의무
③ 환자의 자기결정권 보호의무
④ 통신의 비밀유지의무

> **TIP** 간호사는 환자가 국민으로서 헌법에 규정된 권리와 의료법 규정 및 한국소비자단체에서 발표한 환자의 권리장전에서 구현한 환자의 권리인 사생활 보호에 대해 인식하고, 간호상황에서 환자의 권리가 침해되지 않도록 해야 한다.

Answer 6.② 7.③ 8.②

03 간호윤리의 이해

01 간호윤리

❶ 간호윤리의 의의

(1) 간호윤리의 개념

① 간호사로서 마땅히 지켜야할 도리나 의무를 실천하는 행위이다.

② 윤리적 의사결정 기준 … 양심, 법, 관습, 전문직 의무, 윤리이론과 윤리원칙, 병원의 정책과 기준

(2) 간호윤리의 기능

① 간호행위를 안내하고 평가할 수 있는 일반적인 원칙을 제공한다.

② 윤리적 의사결정 시 또는 대상자와 다른 건강요원들에게 전문적 간호의 책임을 수행할 수 있는 틀을 제공한다.

❷ 철학적 기반

(1) 의무론(형식주의)

① 의무나 책임에 초점을 맞추고 행동의 특징 그 자체로서 옳고 그름을 결정한다.

② 본질적으로 옳거나 정당한 보편적 원칙 또는 규칙이 존재한다고 가정하며 형식주의, 법칙주의에 해당한다.

③ 의무론 분류
  ㉠ '판단의 기본인 원리의 수효'
    • 일원론적 의무론 : 옳고 그름에 관한 모든 판단을 위해 한 개의 유일한 원리를 적용
    • 다원론적 의무론 : 판단 시 하나 이상의 기본 규칙이나 원리 적용

ⓛ '규칙을 어떻게 적용하는가'

- 행위 의무론 : 직관에 의해 개별 행위 판단
- 규칙 의무론 : 도덕적으로 선택이나 판단 또는 추론하는 데 있어서 절대적인 규칙이나 원칙에 의거

(2) 목적론(공리주의)

① 목적이나 결과에 의해 행동의 옳고 그름을 결정한다. 도덕성의 목적은 최대 다수를 위해 최소의 이익과 최소한의 손해를 만드는 것이라고 주장한다.

② 딜레마나 도덕적 갈등에 대한 합리적인 방향을 제시하나, 소수의 권리는 다수의 이익을 위해 무시될 수 있다.

④ 공리주의 분류

ⓐ '무엇을 효율성으로 보는가'

- 쾌락적 공리주의 : 쾌락 최대화, 고통 최소화
- 선호 공리주의 : 주어진 상황에서 다수의 사람들이 선호하는 것을 최대한 만족시키는 것을 선택
- 다원적 공리주의 : 행복, 우정, 쾌락 등 다양한 내재적 가치 수용

ⓑ '효용의 원리를 어떻게 적용 하는가'

- 행위 공리주의 : 공리 원리를 개별 행위에 적용
- 규칙 공리주의 : 주어진 상황에서 최대의 효용을 가져오는 규칙 적용

❸ 도덕발달이론

(1) 길리건의 도덕발달이론

① 도덕발달은 여성중심성향(책임감의 윤리)이며, 도덕성은 인간관계를 통해 실현되는 것이다.

② 도덕성을 정의와 보살핌의 측면으로 구성한다.

③ 제1수준

ⓐ 실용주의적이고 자기중심적으로, 생존과 자기이익에 집착

ⓑ 제1과도기로 자신의 이기적인 부분을 비판하고 책임감으로 이행

④ 제2수준

ⓐ 다른 사람을 기쁘게 해주는 욕구와 자기희생 발달

ⓑ 제2과도기로 동조에서 내면적 성찰로 가는 시기

⑤ 제3수준

ⓐ 자기와 타인의 역동성 인식

ⓑ 인간관계의 상호부분에 대해 새로운 깨달음을 얻음

ⓒ 타인과 자신을 보살피며 이기심과 책임감의 대립을 해소

(2) 콜버그의 도덕발달이론

① 도덕발달은 남성중심성향(정의의 윤리)이며, 도덕성을 도덕적으로 옳은 행위원칙이다.

② 도덕적 판단의 합리성을 중시하며 도덕은 단계의 순서대로 발달하므로 단계의 도약이나 퇴행을 고려하지 않는다.

③ 도덕발달단계

구분		내용
관습이전수준	1단계	• 처벌과 복종 지향 단계 • 5 ~ 8세 아동에 해당하며 처벌은 피하고 권위에 복종하는 것을 가치 있는 것으로 간주
	2단계	• 도구적 목적과 상대주의 지향 단계 • 자신이나 타인의 욕구를 충족시키는 행위가 옳은 행위라고 간주
관습수준	3단계	• 개인 간의 기대와 관계 지향 단계 • 착하다고 인정받는 것이 도덕적 행동의 동기가 됨
	4단계	• 법과 사회질서 지향 단계로 청소년 중기부터 발달 • 옳은 행위란 권위를 존중하고 사회질서를 유지하기 위해 자신의 임무를 수행해야 한다고 여김
관습이후수준	5단계	• 권리와 사회계약 지향 단계 • 기본적 권리나 가치, 사회의 합법적 계약을 지지 • 생명이나 자유와 같은 절대적 가치는 어느 사회에서도 다수의 의견과는 무관하게 지지되어야 한다고 여김
	6단계	• 보편적인 윤리적 원리 지향 단계 • 법을 초월하는 어떠한 추상적이고 보편적인 우너리에 대해 보다 명확한 개념 형성

❹ 윤리의 원리

(1) 자율성의 원리

① 자율의 의의

　ㄱ 자율성은 스스로 계획하고 수행할 수 있는 스스로의 역량을 말한다.

　ㄴ 자신들의 안녕에 영향을 주는 사건이 있을 때 결정에 참여시키도록 해야 한다는 원리이다.

② 타인에 대한 존중의 원리는 자율성 원리와 관련이 있다.

　ㄱ 환자들은 그 자신의 삶을 관리할 권리를 가진 자율적인 행위자이다.

　ㄴ 환자 자신이 결정을 내리기 위해서는 정확한 정보가 필요하다.

　ㄷ 환자에게 정보를 제공하거나 그들을 위해 정보를 구하거나 그들에게 정보를 얻을 권리, 치료를 거부할 권리가 있음을 알린다.

③ 자율성 존중의 정신은 사람들이 자신에게 영향을 미칠 수 있는 결정을 자신의 능력만큼 관여할 수 있도록 도와주는 것이다.

　　㉠ 환자가 무능력하거나 비상시 : 의료전문가가 그 사람의 '최선의 이익'의 입장에서 행동한다.

　　㉡ 능력 있는 환자 : 스스로가 결정할 권리를 가진다(치료거부로 죽을 수도 있다).

　　㉢ 환자가 결정을 무시할 수 있기 위해서는 그 사람이 정말로 무능력하다는 '강력한' 증거가 필요하다.

④ 프라이버시(Privacy)와 비밀에 관한 권리도 자율성의 원리에서 나온다.

(2) 무해의 원리

① 무해의 원리란 "해를 끼치지 말라."는 것을 요구하는 원칙으로, 건강전문가들에 대한 가장 엄중한 의무로 간주되고 있다.

② 무해의 원칙에 따라 행동하기 위해서는 분별있고 유능하게 행동해야 하며, 적절한 지식과 기술을 가지고 있어야 한다.

③ 해(harm)의 개념은 고통, 죽음 또는 불구와 마찬가지로 정서적·재정적 비용의 손실 등노 해당되며, 이에 대한 인식이 서로 다를 때 갈등이 생길 수 있다.

(3) 선행의 원리

① 선행의 원리는 개인의 관심·기술·능력을 증진시킴으로써 위험을 최소한으로 하고, 가능한 선을 많이 행하도록 인도하며 해를 방지하고, 해가 되는 조건을 제거해야 하는 원리이다.

② 유효한 서비스를 제공하지 않은 것은 전문적 의무와 선행원칙의 위반을 의미한다.

(4) 정의의 원리

① 정의(공평)의 원리는 인간이 근본적으로 평등하다는 것에 그 기본이 있다.

　　㉠ 정의란 공평함을 의미하는 것으로, 각 개인에게 그 자신의 당연한 권리를 부여하는 것과 동일시된다.

　　㉡ 사람들은 자기들의 가치관이나 주어진 상황에 따라 타인을 취급하므로, 그 개인의 내면적인 가치관에 대한 동등한 대우를 하기 위해 문화적인 요소를 중요하게 고려해야 한다.

② 간호관리자는 환자별 간호요원의 비율을 결정할 때, 날마다 배당이 이루어질 때 정의(공정함)의 문제를 제기한다.

③ 간호관리자는 최대한 가능한 정도로 차별대우와 불공정함을 막기 위하여 그들 자신의 가치와 선입관을 알고 있어야 할 필요가 있다.

02 간호사의 역할 및 윤리적 갈등

① 한국간호사 윤리강령

(1) 한국간호사 윤리강령 제정 목적

① 간호의 근본이념은 인간 생명을 존중하고 인권을 지키는 것이다.

② 간호사의 책무는 인간 생명의 시작부터 삶과 죽음의 전 과정에서 간호 대상자의 건강을 증진하고, 질병을 예방하며, 건강을 회복하고, 고통이 경감되도록 돌보는 것이다.

③ 간호사는 간호 대상자의 자기결정권을 존중하고, 간호 대상자 스스로 건강을 증진하는 데 필요한 지식과 정보를 획득하여 최선의 결정을 할 수 있도록 돕는다.

④ 이에 대한간호협회는 국민의 건강과 안녕에 이바지하는 전문직종사자로서 간호사의 위상과 긍지를 높이고, 윤리 의식의 제고와 사회적 책무를 다하기 위하여 이 윤리 강령을 제정한다.

(2) 한국간호사 윤리강령

① 간호사와 간호 대상자
  - ⊙ **평등한 간호 제공**: 간호사는 간호 대상자의 국적, 인종, 종교, 사상, 연령, 성별, 정치적·사회적·경제적 지위, 성적 지향, 질병, 장애, 문화 등의 차이에 관계없이 평등하게 간호한다.
  - ⊙ **개별적 요구 존중**: 간호사는 간호 대상자의 관습, 신념 및 가치관에 근거한 개인적 요구를 존중하여 간호하는 데 최선을 다한다.
  - ⊙ **사생활 보호 및 비밀유지**: 간호사는 간호 대상자의 개인 건강 정보를 포함한 사생활을 보호하고, 비밀을 유지하며, 간호에 필요한 최소한의 정보 공유를 원칙으로 한다.
  - ⊙ **알 권리 및 자기결정권 존중**: 간호사는 간호의 전 과정에 간호 대상자를 참여시키며, 충분한 정보 제공과 설명으로 간호 대상자가 스스로 의사 결정을 하도록 돕는다.
  - ⊙ **취약한 간호 대상자 보호**: 간호사는 취약한 환경에 처해 있는 간호 대상자를 보호하고 돌본다.
  - ⊙ **건강 환경 구현**: 간호사는 건강을 위협하는 사회적 유해 환경, 재해, 생태계의 오염으로부터 간호 대상자를 보호하고, 건강한 환경을 보전·유지하는 데 적극적으로 참여한다.
  - ⊙ **인간의 존엄성 보호**: 간호사는 첨단 의과학 기술을 포함한 생명 과학 기술의 적용을 받는 간호 대상자를 돌볼 때 인간 생명의 존엄과 가치를 인식하고 간호 대상자를 보호한다.

② 전문인으로서 간호사의 의무

    ㉠ 간호 표준 준수 : 간호사는 모든 업무를 대한간호협회 간호 표준에 따라 수행하고 간호에 대한 자신의 판단과 행위에 책임을 진다.

    ㉡ 교육과 연구 : 간호사는 간호 수준의 향상과 근거 기반 실무를 위한 교육과 훈련에 참여하고, 간호 표준 개발 및 연구에 기여한다.

    ㉢ 정책 참여 : 간호사는 간호 전문직의 발전과 국민 건강 증진을 위해 간호 정책 및 관련 제도의 개선 활동에 적극적으로 참여한다.

    ㉣ 정의와 신뢰의 증진 : 간호사는 의료자원의 분배와 간호 활동에 형평성과 공정성을 유지함으로써 사회의 공동선과 신뢰를 증진하는 데에 기여한다.

    ㉤ 안전을 위한 간호 : 간호사는 간호의 전 과정에서 간호 대상자의 안전을 우선시 하며, 위험을 최소화하기 위한 조치를 취해야 한다.

    ㉥ 건강 및 품위 유지 : 간호사는 자신의 건강을 보호하고 전문인으로서의 긍지와 품위를 유지한다.

③ 간호사와 협력자

    ㉠ 관계 윤리 준수 : 간호사는 동료 의료인이나 간호 관련 종사자와 협력하는 경우 상대를 존중과 신의로서 대하며, 간호 대상자 및 사회에 대한 윤리적 책임을 다한다.

    ㉡ 간호 대상자 보호 : 간호사는 동료 의료인이나 간호 관련 종사자에 의해 간호 대상자의 건강과 안전이 위협받는 경우, 간호 대상자를 보호하기 위한 적절한 조치를 취한다.

    ㉢ 첨단 생명 과학 기술 협력과 경계 : 간호사는 첨단 생명 과학 기술을 적용한 보건 의료 연구에 협력함과 동시에, 관련 윤리적 문제에 대해 경계하고 대처한다.

❷ 간호사의 갈등

(1) 간호의 윤리적 쟁점

① 간호사가 겪는 윤리적 갈등내용

    ㉠ 간호사들이 환자들과의 개인적인 관계를 통한 인간적인 건강관리의 강한 전통을 가진 반면, 새로운 과학기술은 간호사에게 보다 세련된 의학적 기술을 습득하고 기본적인 병상간호에 적은 시간을 할애하는 것이 대단한 일인 것으로 유도한다.

    ㉡ 일반간호사는 노동자 대 관리자의 계보(系譜)에 따라 행정적 간호사와의 갈등을 갖고 있다.

    ㉢ 계속적인 투쟁 속에서 간호사는 직업적으로 더 많이 인정받으려고 하고 보다 많은 자율성을 획득하려 한다. 그러나 이러한 것은 관리자, 행정가, 투자가들의 이익과 건강관리의 지도와 전달에서 얻는 권한 획득이 잘 맞아떨어질 때 가능한 일이다.

② **활발한 간호참여와 영향력** … 간호윤리가 하나의 영역으로 계속 성장하고 많은 윤리적 갈등에 대한 해결책을 찾기 위해서는 활발한 간호참여와 영향력이 필요하다.

(2) 간호사와 의사와의 갈등

① **역사적인 유산**
  ㉠ 오늘날까지도 의사와 병원행정가가 병원간호사의 의사결정을 심각하게 제한하고 있다.
  ㉡ 의사들은 의사결정과정의 중심에 있고 간호사는 그 결정을 수행해야 하는 종속적인 관계가 형성됨으로써 두 직종 간의 협동이 제한을 받아 왔다.

② **간호실무영역의 확장**
  ㉠ 20세기 후반 급속한 기술적·사회적 변화와 확대된 지식은 간호업무영역의 재정을 필요로 하게 되었고, 간호사 – 의사관계에 긴장감을 초래하는 요인이 되었다.
  ㉡ 사회적·기술적 변화와 재교육, 대학원 과정의 교육, 독립적인 요구와 경험을 통하여 간호사들은 어떤 기계나 설비, 치료방법에 대하여는 의사들보다 폭넓게 알게 되었다.
  ㉢ 간호사에게는 자신의 지식에 근거하여 행위하는 것이 법률적으로 허용되지 않고 있으며, 그와 동시에 의사와 간호사 간의 의료영역의 업무경계가 불분명하여 이를 구별해 내기가 쉽지 않은 경우가 많다.
  ㉣ 간호사가 간호실무법령이나 관련 법규 및 규정을 잘 알고 있어도 간호사의 정당한 기능에 관해 의사와 일치하지 않을 경우 갈등이 생기게 된다.

③ **간호의 전문적 이념** … 최근 간호사들은 보다 높은 전문성을 갖기 위한 노력을 강화하고 있으나, 간호사의 전문성과 판단을 계속적으로 통제하려는 의사로 인하여 두 직종 간의 긴장이 유발되고 있다.

(3) 간호사 갈등해소방안

① **문제해결** … 갈등 당사자들이 공동의 노력으로 갈등의 원인이 되는 문제를 해결해야 한다.

② **회피**
  ㉠ 갈등을 야기할 수 있는 의사결정을 보류하거나 회피하고, 갈등상황이나 갈등 당사자의 접촉을 피하는 것을 말한다.
  ㉡ 갈등의 원인이 되는 문제는 계속 남아 있으므로 갈등의 소지는 계속 남아 있다.

③ **완화**
  ㉠ 갈등 당사자들의 의견 차이를 얼버무려 의견차이가 없는 것 같이 느끼도록 하고, 사소한 의견의 일치와 공동이익을 강조함으로써 갈등을 완화시키는 방법이다.
  ㉡ 갈등의 원인을 제거하지 못하는 단기적 해소방법이다.

④ **강압** … 강력한 힘을 가진 경쟁자, 상관 등 권위를 가진 사람, 중재인이나 조정자를 이용한다.

⑤ **협상** … 갈등 당사자들이 그들의 대립되는 입장을 부분적으로 양보하여 해결하는 것이다.

⑥ **자원의 증대** … 희소자원으로 인한 갈등을 해소하기 위해 자원을 늘리는 것이다.

⑦ **상위목표의 제시** … 갈등 당사자들이 공동으로 추구해야 할 상위목표를 제시함으로써 갈등을 완화시킨다.

❸ 간호사의 역할

(1) 간호사의 역할

① 최근까지 간호사는 의사의 명령과 감독하에서 활동하는 종속적인 기능자로 간주되었다.

② 대부분의 간호사와 간호전문직의 복지에 관심이 있는 사람들은 환자옹호자로서의 간호모델을 선호하고, 전통적인 대리모나 의사의 종속자로서의 모델을 부적절하고 부당하게 여긴다.

    ㉠ **간호사의 책임영역 확장**: 여성의 역할에 대한 고정관념의 붕괴, 경제적 상황의 변화(맞벌이 부부), 환자관리의 기술적인 진보, 고령인구의 증가 등으로 간호사의 책임영역이 확장되었다.

    ㉡ **주도적 간호(돌봄)의 역할 증대**: 만성적 질병으로 고통받는 고령층, 불치병환자 등이 증가하면서 주도적 간호의 역할이 증대되었다.

③ 간호사가 건강관리를 하는 데 있어서 가장 중요시해야 할 것은 인간적인 차원이다. 그리하여 간호사의 역할이 차갑고 비정하고 비인간적인 치료가 될 수 있는 것에 인간적인 요소를 불어넣을 수 있는 것이 되어야 한다.

④ 간호사의 역할은 근본적으로 도덕적인 것이며, 곤경에 처한 환자의 존엄성과 자율성을 지켜주는 것이다.

(2) 간호에서의 자율성

① 자율성의 정의

    ㉠ 자기의 업무영역 안에서 판단하고 선택할 수 있는 자유이다.

    ㉡ 환자에 대한 전체적인 간호를 계획하고 다른 의료진들과 독자적인 수준에서 교류할 수 있는 자유를 의미한다.

    ㉢ 스스로 계획하고 결정할 수 있는 의미있는 독자성이다.

    ㉣ **자기절제(Self Governance)**: 간호사의 자율성은 올바른 의지, 지식, 행위로 제한되어져야 한다는 것을 말한다.

② 환자의 자율성에 대한 지지자로서의 간호사

    ㉠ 간호의 주요 관심은 환자의 육체적·정신적 안녕을 증진시키는 데 있다. 따라서 간호업무에는 항상 도의적인 문제가 따르게 마련이며, 간호사가 환자에 대한 의사결정에 참여할 때 도덕적 판단를 요하게 된다.

    ㉡ 간호상황에서 환자의 자율성을 제한해야 할 때가 있을 수 있으며, 이러한 경우 간호사는 언제 그 환자의 자율성을 제한하고, 언제 그 환자를 위해 다른 사람이 결정권을 가질 수 있으며, 그것은 과연 윤리적으로 정당화될 수 있는지 냉철히 생각해 볼 필요가 있다.

ⓒ 치료에 대한 결정이 환자의 적극적인 참여 없이 이루어질 때 환자가 가진 문제 중 임상이 아닌 다른 영역은 전혀 알 수 없게 되며, 이것이 바로 전문적 지식이라는 명목하에 환자의 자율성을 위반하게 되는 것이다.

ⓔ 환자가 의료진에 갖는 의존성으로 인해 의료진이 인간의 자율성 존중에 대한 윤리적 중요성을 인식할 때조차도 환자의 자율성은 위협될 수 있다.

③ 환자의 옹호자로서의 간호사

ⓐ 옹호자의 개념은 전문적 환자간호의 근본철학으로, 옹호자는 환자를 돌보면서 그 환자들의 실제적인 의존과 자율성 존중의 의무를 인식한다.

ⓑ 간호사는 환자가 스스로 자신의 건강요구에 대처할 수 있도록 돕는 역할을 맡고 있다.

ⓒ 간호사는 환자가 자신의 존엄성과 인간성을 상실하지 않고서도 자율성을 발휘함으로써 스스로 건강관리를 할 수 있도록 해준다.

ⓓ 간호는 무엇보다도 환자의 자유로운 의사결정을 방해하는 요인들(고통, 불안, 예후와 선택 및 권리에 대한 지식부족 등)을 감소시키는 데 기여하며, 환자가 결정할 수 있도록 도와준다.

ⓔ 환자의 옹호자가 된다는 것은 환자의 소원이나 자율성을 무시하면서 일하는 다른 건강전문인들과 맞서는 것을 필요로 한다.

ⓕ 간호사가 유능한 환자옹호자로서 행동한다면 윤리적 책임이 더 확대될 수도 있고 대다수의 불유쾌한 충돌도 없어질 수 있다.

ⓖ 간호사는 의사보다 덜 권위적이어서 간호사와 환자는 더 가깝게 접촉할 수 있으며, 간호사로 하여금 환자의 희망·목표·공포 등을 알 수 있게 하는 독특한 위치가 되게 할 수 있다.

ⓗ 옹호자로서의 간호사는 자율성을 존중하는 것을 넘어서 자율성을 격려하고 개발하도록 도울 수 있다.

④ 간호사의 자율성

ⓐ 한 개인이 면허간호사가 되었다는 것은 대상자에게 안전하고 효과적이며 도덕적으로 책임있는 간호를 제공할 책임을 전제한 것이다.

ⓑ 어떠한 의학적 지시에 의문이 있다면 수행하지 않는 것이 간호실무법과 병원과의 계약으로 정의되는 법률적 책임을 완수하는 것이다.

• 응급상황인 경우 : 간호사가 생각하기에 다른 방법이 더 적합하더라도 의사의 지시가 수용 될 만한 범위에 속한다면 그 지시에 따르고 나중에 그 문제에 관해 의사와 의논해야 한다.

• 긴박성의 수준이 낮은 경우 : 의사의 지시에 의문이 있으면 간호사는 차분하고 합리적으로 의사와 토론을 해야 한다.

ⓒ 환자의 권리나 간호사 자신의 도덕 정체감을 지키기 위하여 발행하는 곤경의 횟수나 그 심각성을 완화시킬 수 있는 간호사와 의사관계, 즉 협동과 타협이 필요하다.

⑤ 간호사의 자율성과 윤리적 의사결정

    ㉠ 전문적 간호사들은 환자와 진정한 치료적 관계를 형성하고, 환자에 대한 도덕적 의무를 수행하기 위하여 행동의 자유와 융통성을 필요로 한다.

    ㉡ 역사적으로 볼 때 간호는 항상 건강관리체계 안에서 중요한 역할을 해 왔지만 자율적인 위치를 가지지 못했다. 이러한 자율성의 결여는 전문적 간호수행의 첫 번째 장애요인이 된다.

    ㉢ 전문직은 긴 기간의 전문화된 교육, 직무훈련 그리고 자율성을 요구한다. 따라서 전문직은 자율성을 소유한 덕으로 자신감과 자존심을 가지며, 권력 내지 권위를 누리고 사회에서 존경받는 위치를 차지하게 된다.

    ㉣ 자율성을 수행하는 데 가장 큰 장애요인은 병원의 관료주의적 체제이다.

    ㉤ 간호사가 부딪치는 자율성의 결여는 간호사의 윤리적 간호행위를 저해하고 있다.

    ㉥ 간호사는 의사의 전통적인 권위, 환자의 부상하는 권리, 점점 커지는 병원행정의 권력 틈에서 일하고 있는데, 이는 현실적인 면에서 볼 때 도덕적 행위를 이상적으로 실천하기 어렵다는 것을 암시한다.

    ㉦ 자율성에는 언제나 윤리와 책임이 수반되기 때문에 간호사의 자율성도 어떤 확실한 경계에 의해 제한되어야 한다. 즉, 간호사들의 사유는 올바른 의지, 올바른 지식, 올바른 재능, 올바른 행위로 제한되어야 한다.

    ㉧ 실제적으로 임상에서의 윤리적 결정은 환자, 가족, 간호사, 병원행정가와의 상호협조적인 노력에 의해 이루어지는 것이 원칙이다(절대적 자율성의 배제).

    ㉨ 자율성이 의미하는 두 가지 차원

      • 구조적 자율성 : 환경 자체가 자율성에 관여할 때 존재하는 것이다(존재적).

      • 태도적 자율성 : 전문인 스스로 의사결정에 자유롭지 못하다고 느끼는 것이다(주관적).

⑥ 간호사의 **자율성과 성숙도** … 윤리적 판단능력은 간호사의 성숙도와 직결되는데, 이 윤리적 판단능력은 단계적으로 변하는 인지발달과정으로 정의될 수 있으며 높은 수준의 도덕적 사고를 필요로 한다.

≡ 최근 기출문제 분석 ≡

2024. 6. 22. 지방직

1 「한국간호사 윤리강령」의 '전문인으로서 간호사의 의무' 영역에 속하는 항목만을 모두 고르면?

㉠ 인간의 존엄성 보호	㉡ 안전을 위한 간호
㉢ 정의와 신뢰의 증진	㉣ 간호 대상자 보호

① ㉠, ㉡

② ㉡, ㉢

③ ㉢, ㉣

④ ㉠, ㉢, ㉣

> **TIP** ㉡㉢ 「한국간호사 윤리강령」에서 전문인으로서 간호사의 의무에는 간호 표준 준수, 교육과 연구, 정책 참여, 정의와 신뢰의 증진, 안전을 위한 간호, 건강 및 품위 유지가 있다.
> ㉠ 「한국간호사 윤리강령」 간호사와 간호 대상자
> ㉣ 「한국간호사 윤리강령」 간호사와 협력자

2024. 6. 22. 지방직

2 다음 사례에서 환자의 의사를 확보하기 위해 적용한 표준은?

> 담당의사와 전문의 1인이 인공호흡기를 착용 중인 A 환자가 현재 임종과정에 있으며 의사능력이 없다고 판단하였다. 또한 연명의료정보처리시스템을 통해 A 환자가 수개월 전 작성한 사전연명의료의향서를 확인하였다. 이를 근거로 '연명의료중단등결정에 대한 환자의사 확인서(사전연명의료의향서)'를 작성하고 A 환자의 연명의료를 중단하였다.

① 대리 판단 표준

② 순수 자율성 표준

③ 합리적 성인 표준

④ 최선의 이익 표준

> **TIP** 순수 자율성 표준은 환자가 사전에 자신의 의사를 명확히 표현한 경우, 그 의사에 따라 결정을 내리는 표준으로 A 환자가 작성한 사전연명의료의향서를 근거로 환자의 의사를 존중하여 연명의료를 중단한 것은 순수 자율성 표준에 해당한다.
> ① 대리 판단 표준 : 환자가 의사 표현을 할 수 없을 때 환자의 의사를 대리인이 대신 판단하는 표준이다.
> ③ 합리적 성인 표준 : 환자의 상황에서 합리적인 성인이 내릴 법한 결정을 대신 내리는 것이다.
> ④ 최선의 이익 표준 : 환자의 최선의 이익을 위해 결정을 내리는 표준으로, 환자가 의사를 명확히 표현하지 않았을 때 주로 사용된다.

Answer 1.② 2.②

2021. 6. 5. 제1회 지방직

3 「한국간호사 윤리강령」상 '전문인로서의 간호사 의무' 영역에 해당하는 항목은? [기출변형]

① 대상자 보호

② 건강 환경 구현

③ 안전을 위한 간호

④ 관계 윤리 준수

> **TIP** 2023년 2월 개정된 한국 간호사 윤리강령 중 전문가로서의 간호사 의무는 간호 표준 준수, 교육과 연구, 정책참여, 정의와 신뢰의 증진, 안전을 위한 간호, 건강 및 품위 유지이다.

2019. 6. 15. 제2회 서울특별시

4 간호사와 의사 간 업무에 대한 의견 차이로 인해 갈등이 발생했을 때, 대상자의 결과 향상을 위해 할 수 있는 최선의 일이 무엇인지 생각하고, 문제의 근본 원인을 규명하여 통합적 대안을 도출함으로써 갈등을 해결하고자 하는 방법은?

① 회피   ② 수용

③ 타협   ④ 협력

> **TIP** 둘 다 만족할 수 있는 통합적 대안을 도출함으로써 갈등을 해결하고자 하는 방법은 협력이다.
> ① 회피 : 갈등이 없었던 것처럼 행동하여 이를 의도적으로 피하는 방법
> ② 수용 : 자신의 욕구충족은 포기하더라도 상대방의 갈등이 해소되도록 노력하는 방법
> ③ 타협 : 양보를 통해 절충안을 찾으려는 방법
> ※ 갈등관리 유형

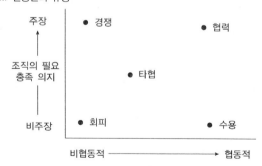

Answer 3.③ 4.④

출제 예상 문제

1 대상자의 자율성을 보장하기 위한 장치로 강조되는 윤리원칙은?

① 정의의 원칙

② 무해의 원칙

③ 사전동의의 원칙

④ 선행의 원칙

TIP 사전동의의 기본요소

ⓐ 동의할 사람의 동의할 능력이 있어야 한다.

ⓑ 자유로운 행사권을 위해 강요나 간섭은 없어야 한다.

ⓒ 결정을 위한 지식을 충분히 전해 듣고 이해할 수 있어야 한다.

2 다음 중 윤리적 문제의 분출이 될 수 있는 건강관리체계의 변화내용으로 옳지 않은 것은?

① 건강전문직은 매우 다양해졌고 그 숫자 또한 극적으로 늘어났다.

② 여성주의는 간호사에 대한 압박을 여성에 대한 차별로 연결시켰다.

③ 건강관리기술공학의 신속한 발전으로 인해 치료에 대한 판단과 전문직 자격에 대한 논란이 증가하게 되었다.

④ 질병양상과 노령인구에 대한 인구통계학적 변화로 인해 건강관리에 있어 급성질환 및 조기치료에 잘 대처해야 하는 시점에 있다.

TIP 최근 건강관리는 예방의 문제, 만성적인 질병, 핸디캡 등에 잘 대처해야 하는 시점에 있다.

Answer 1.③ 2.④

3 생의학적 윤리문제를 제기하기 위한 이론적 접근방식 중 목적론에 대한 설명은?

① 공리주의라고도 불리며 그 목적이나 결과에 의해 행동의 옳고 그름을 판단한다.

② 행동의 특징 그 자체로서 옳고 그름을 판단한다.

③ 정당한 보편적인 원칙이나 규칙이 존재한다는 것을 가정한다.

④ 의무나 책임에 초점을 맞춘다.

TIP ②③④ 의무론에 대한 설명이다.

4 다음 중 의무론에 관한 설명으로 옳지 않은 것은?

① 행동의 특징 그 자체로서 옳은지 그른지를 결정한다.

② 본질적으로 옳거나 정당한 보편적 원칙이나 규칙이 존재한다고 가정한다.

③ "약속은 지켜라."는 의무론에 속한다.

④ 공리주의라고도 불린다.

TIP 목적론 … 공리주의라고도 불리며 그 목적이나 결과에 의해 옳고 그름을 판단한다. 그리고 유용성으로 도덕성의 목적을 최대 다수를 위해 최소의 이익과 최소한의 손해를 만든 것이라고 주장하였다.

5 윤리의 원리 중 건강전문가들에 대한 가장 엄중한 의무로 간주되고 있는 것은?

① 선행의 원리   ② 자율성의 원리

③ 무해의 원리   ④ 정의의 원리

TIP 무해의 원리

ⓐ 무해의 원리란 해를 끼치지 말라는 것을 요구하는 원칙으로, 건강전문가들에 대한 가장 엄중한 의무로 간주되고 있다.

ⓑ 무해의 원칙에 따라 행동하기 위해서는 분별있고 유능하게 행동해야 하며, 적절한 지식과 기술을 가지고 있어야 한다.

ⓒ 해(harm)의 개념은 고통, 죽음 또는 불구와 마찬가지로 정서적·재정적 비용의 손실 등도 해당되며, 이에 대한 인식이 서로 다를 때 갈등이 생길 수 있다.

Answer 3.① 4.④ 5.③

PART

05 지역사회간호

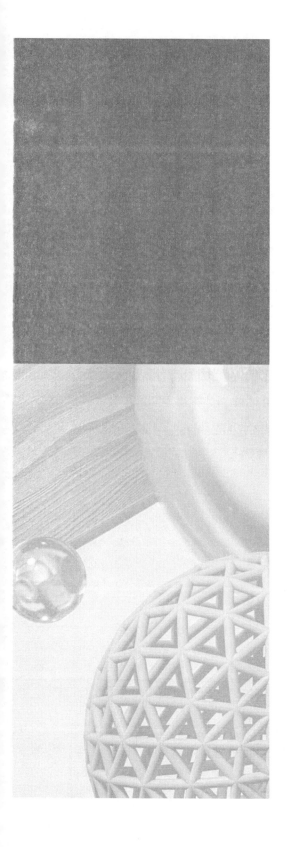

CHAPTER

01

지역사회
간호의 이해

01 지역사회 간호사업

01 지역사회간호의 이해

❶ 지역사회의 이해

(1) 지역사회의 정의
① 대상으로 간호제공 및 보건교육을 통해 지역사회 내 공동의식 및 공동요구에서 시작되는 사회적 행동
② 비슷한 관심, 위치, 특성으로 모여 상호작용하는 인간 공동체로, 인간의 집합 이상의 것을 의미한다.
③ WHO(1974) … 지리적 경계 또는 공동가치와 관심에 의해 구분되는 사회집단으로, 이들은 서로를 알고 상호작용하면서 특저 사회구조 내에서 기능하며 규범, 가치, 사회제도를 창출한다.

(2) 지역사회의 특성
① 분리성 … 다른 지역과의 물리적, 지역적 경계
② 독특성 … 다른 지역사회와 구분되는 문화적 독특성
③ 동질성 … 지역 주민들 간의 문화 공유
④ 합의성 … 공동의 목표 공유
⑤ 자조성 … 다른 지역과의 상호작용

(3) 지역사회의 기본 요소
① 지역사회의 유형
    ⊙ **구조적 지역사회** : 지역사회 주민들간의 시간적·공간적 관계에 의해서 모여진 공동체로, 대면공동체, 집합체, 지정학적 공동체, 조직, 생태학적 문제의 공동체, 문제해결공동체 등이 이에 속한다.
    ⊙ **기능적 지역사회** : 특정목적의 성취를 목적으로 지역의 공통적 감정을 기반으로 한 공동체로, 유동적이

며 자원공동체, 동일한 요구를 가진 공동체 등이 이에 속한다.

ⓒ 감정적 지역사회 : 공통의 연고 또는 관심을 기울여 모여진 공동체로, 소속공동체(고향, 동문회), 특수 흥미공동체(산악회, 낚시회) 등이 이에 속한다.

② **지역사회 보건** … 국가뿐만 아니라 지역사회의 건강을 위한 조직적인 노력을 모두 포괄한다.

③ **지역사회 보건 기본 요소**

ⓐ **인적 요소** : 지역사회 주민, 건강요구에 맞는 서비스를 제공하는 보건전문인

ⓑ **물적 요소** : 보건의료 시설, 장비, 재원

ⓒ **지역사회 조직의 구조** : 인적, 물적 요소의 원활한 사용을 위한 운영자, 운영체제

(4) 지역사회 간호

① **지역사회 간호의 개념** … 지역사회를 대상으로 간호제공 및 보건교육을 통해 지역사회의 적정기능수준의 향상에 기여하는 것을 궁극적 목표로 하는 과학적 실천이다.

② **지역사회 간호 속성**

ⓐ **건강지향성** : 건강 유지와 예방 강조

ⓑ **인구 집단 중심** : 개인뿐만 아니라 가족 및 인구집단 건강 강조

ⓒ **자율성** : 간호사가 대상자와 함께 건강관리 결정

ⓓ **지속성** : 포괄적이고 지속적인 건강관리 제공

ⓔ **협력** : 간호사와 대상자의 동등한 관계

ⓕ **상호작용** : 건강과 관련된 다양한 요인과의 상호작용

ⓖ **공중의 책임성** : 인구집단의 건강을 사회 책임으로 인지

ⓗ **다양성** : 건강관리 체계와 대상자에 따라 다양한 간호 제공

ⓘ **창의성** : 건강문제 해결과정에 있어서 혁신적인 접근 요구

③ **지역사회 간호의 목표**

ⓐ 대상자들이 스스로 자신들의 건강을 적정기능수준으로 향상(건강증진)할 수 있도록 하는 데 있다.

ⓑ WHO(1998) : 건강이란 질병이나 불구가 없을 뿐만 아니라 신체적 · 정신적 · 사회적 · 영적으로 완전히 안녕한 역동적 상태다.

　• 신체적 안녕 : 질병이 없는 상태

　• 정신적 안녕 : 사회와 문화권 내에서 받아들일 수 있는 행동을 하는 상태

　• 사회적 안녕 : 사회제도와 사회보장이 잘된 상태

ⓒ 건강결정요인

　• 생활습관 : 개인이 통제력을 가지며 건강에 영향을 미치는 의사결정으로 건강결정요인 중 60% 이상 차지

　• 보건사업조직 : 보건의료서비스를 제공하는 인력과 자원의 양과 질

　• 환경 : 외부에 존재하는 자연적, 사회적 요인

• 생물학적 요인 : 신체적 · 정신적 건강 요소

ⓔ 적정기능수준

• 고려될 수 있는 모든 요소에 대해 최대한 이룩할 수 있는 기능
• 이를 측정할 때 기능연속지표에 따라 긍정적 · 부정적 기능 요소를 동시에 조사하여 기능연속선상의 긍정적인 방향으로 대상자들을 도와야 한다.
• 적정기능 향상에 영향을 미치는 요소

구분	내용
정치적인 영향	정치적 통제는 사회의 안정 혹은 압박을 유도하고 범죄나 지역사회 안정의 결핍 정도에 따라 지역사회의 적정기능 수준 향상이 달라진다.
습관적인 영향	물리적 · 문화적 · 윤리적인 요소들과 관련된 습관은 적정기능 수준에 도달하는 데 영향을 미치는 요소로, 흡연, 운동 부족, 약품의 남용 등이다.
유전적인 영향	유전적인 영향으로 형성된 노력과 잠재력은 수정하기 어렵다.
보건의료 전달체계의 영향	건강을 유지하고 증진하는 지역사회 조직의 증가와 의료보험 가입률의 증가는 지역사회의 질병을 예방하고 건강을 증진하며 지역사회의 적정기능 수준 향상에 도움을 준다.
환경적인 영향	환경위생(오염)도 건강에 영향을 미치며 적정기능 수준 유지에 방해요소로 작용한다.
사회 · 경제적인 영향	어느 지역사회의 문제점을 쉽게 파악하고 해결하는 방법으로 그 지역사회를 떠나는 이주민에 대한 조사가 효과적이라는 연구가 있는데, 이는 그 지역사회의 사회 · 경제적인 측면에 대한 문제가 주민의 안녕과 직결되기 때문이다.

TIP 기능연속지표 … 긍정적으로 영향을 주는 기능과 부정적으로 영향을 주는 기능으로 분류하고 건강수준은 이러한 기능연속상에 위치한다.

④ 지역사회간호 활동

㉠ 단계별 지역사회 간호
• 1차 예방 : 환경위생 및 보존, 주거환경, 식품관리, 예방접종, 보건교육 등 건강유지 및 증진, 질병 예방 목표
• 2차 예방 : 질병의 전구기 · 잠복기 증상 등의 사정과 병원을 중심으로 하는 환자간호 제공 등 질병의 조기발견 및 조기치료 목표
• 3차 예방 : 기능의 회복, 장애의 최소화, 사회복귀 및 치료를 통한 기능회복 등의 활동으로 재발 예방 및 재활

㉡ 형태별 지역사회 간호
• 직접간호 : 주민봉사, 간호제공, 보건교육 및 상담, 개별간호 등 직접적이고 즉각적으로 취하며 대상자와 대면하는 활동
• 반직접간호 : 주민봉사 준비, 주민 · 마을단체의 조직 및 설치 등 직접간호를 위해 요구되는 활동
• 간접간호 : 지역사회 관리 및 건강요구, 정책 형성 등 대상자에게 도움이 되는 모든 간호 활동

⑤ 지역사회 간호사업

　　㉠ 사업 대상 : 지역사회 주민 전체

　　㉡ 사업 목적 : 지역사회 주민의 적정기능 수준 향상

　　㉢ 사업 내용 : 지역사회 주민의 삶의 질 향상, 건강한 삶

　　㉣ 사업 주체 : 정부와 민간기관, 그 지역사회

　　㉤ 사업 비용 : 세금이나 지역사회 재원

　　㉥ 사업 진행 및 전달 방식 : 지역사회 주민의 건강요구에 따라 이루어지며 수평식 전달

　　㉦ 시설 및 기구 : 가정, 보건소

❷ 지역사회 간호사업의 발전

(1) 우리나라 발전사

① 방문간호시대(1945년 이전)

　　㉠ 1923년

　　　• 로선복과 한신광(1923)이 태화여자관에 보건사업부 설치(지역사회간호 사업의 시초)

　　　• 아동건강관리, 감염병 예방, 외래 산부인과 및 치과 진료, 가정방문 등 실시

　　㉡ 1929년 : 이금전이 우리나라 간호사 중 최초로 보건간호사 자격증 취득

② 보건간호시대(1945 ~ 1980년)

　　㉠ 1946년

　　　• 미군정하에 보건후생국 설립

　　　• 이후 보건후생부로 개편, 보건후생부 산하에 간호사업국 개설

　　㉡ 1948년 : 대한민국 정부 수립 이후 보건후생부를 사회부 보건후생국으로 축소하고 간호사업국을 간호사
　　　　업과로 축소

　　㉢ 1949년 : 정부조직법 개정, 보건후생국은 보건부(~1955년)로 독립

　　㉣ 1955년 : 보건부에서 보건사회부(~1994년)로 변경

　　㉤ 1956년 : 「보건소법」 제정, 보건간호사업(결핵관리, 모자보건, 가족계획사업) 전국 실시

　　㉥ 1967년 : 「학교 보건법」 제정

　　㉦ 1973년 : 분야별 간호사의 하나로 보건간호사 제도 마련

　　㉧ 1977년 : 「의료 보험법」 시행

③ 지역사회 간호시대(1980년~)
　㉠ 1980년 : 「농어촌 보건의료를 위한 특별조치법」 공포
　㉡ 1981년 : 보건진료소에 보건진료원을 배치하여 지역사회의 일차보건의료 요구에 부응하는 포괄적인 지역
　　사회 간호사업 수행
　㉢ 1989년 : 전 국민 의료보험 실시
　㉣ 1990년 : 「산업안전보건법」 개정
　㉤ 1991년
　　• 가정간호사제도 시행
　　• 퇴원 후에도 전문적·지속적인 간호와 의료서비스의 연계 확립을 위한 임상간호영역과 지역사회 간호영역의
　　　통합
　㉥ 1994년 : 보건사회부에서 보건복지부(~2008년)로 변경
　㉦ 1995년 : 「국민건강증진법」 제정, 「보건소법」을 「지역보건법」으로 개정
　㉧ 2002년 : 양호교사에서 보건교사로 개칭
　㉨ 2003년 : 「의료법」 전문간호사제도 규정
　㉩ 2008년 : 보건복지부에서 보건복지가족부(~2010년)로 변경
　㉪ 2010년 : 보건복지가족부에서 보건복지부(2010년~)로 변경

(2) 국외 발전사

① 방문간호시대(~1900년)
　㉠ 종교 활동
　　• 푀베 : 최초의 지역사회 방문 간호사
　　• 파비올라 : 기독교계 첫 자선병원을 설립, 극빈자 중심의 간호활동
　　• 마르셀라 : 자신의 집을 수도원으로 만들고 가만하고 병든 자 간호
　　• 파울라 : 순례자를 위한 호스피스
　　• 십자군 전쟁 : 군 간호단체를 구성하여 순례자, 상병자를 위한 간호
　㉡ 비종교 활동
　　• 라스본
　　　-1895년 영국 리버풀에서 최초로 비종교적 방문간호 사업 시작
　　　-구역 간호 제공
　　　-구역공중보건간호협회 조직(훈련된 간호사 채용, 순수한 간호 제공, 간호사에 의한 개종 금지)
　　• 왈드
　　　-1893년 뉴욕 헨리가 집단부락에서 빈민가에서 방문간호 사업 시작
　　　-빈민자 간호, 생활환경 개선, 경제 지원 등으로 감염질환으로 인한 사망률 낮춤
　　　-간호지불제도 시행
　　　-1912년 공중보건간호사회 발족, 지역사회 중심의 보건간호사 조직 구성

② 보건간호시대(1900 ~ 1960년)

　　㉠ 영국

　　　• 1904년 : 학교간호사회 조직

　　　• 1907년 : 공립초등학교 간호사 임용

　　　• 1910년 : 지방행정부서 간호사 임용

　　㉡ 미국

　　• 1920년 : 모든 주, 대부분의 대도시에 보건소 설치

　　• 1923년 : 골드마크 보고서에서 지역사회 간호를 위해 기관에서의 상급 수준의 간호교육의 필요성 강조

　　• 1934년 : 미국보건국에서 첫 보건간호사 임명

　　• 1943년 : 볼트법 제정(간호교육을 위한 특별 기금)

　　• 1948년 : 브라운 보고서를 통해 간호교육을 기관에서 상급수준의 학습을 해야 함을 재차 강조

③ 지역사회간호시대(1961년~)

　　㉠ 영국

　　　• 1980년 : 블랙보고서에서 처음으로 건강형평성의 중요성을 강조하며 소득계층 간 사망률 차이를 보고

　　　• 1997년 : 에치슨 보고서 : 총리의 요청으로 영국사회의 건강불평등 문제를 해결하기 위한 방안 제시

　　　• 2008년 : 마뭇교수가 2010년 이후 영국의 건강불평등 감소 전략에 대한 마뭇리뷰 발표

　　㉡ 미국

　　　• 1964년 : 지역사회건강센터에 재정지원이 이루어지면서 모자보건, 정신보건 등의 사업과 인력 훈련에 재원 증가

　　　• 1965년 : 노인을 위한 보건의료혜택 메디케어(사회보험형), 저소득층 보건의료혜택 메디케이드(공공부조형) 제정, 가정간호기관의 급속한 증가

　　　• 1983년 : 포괄수가제 도입으로 지역사회간호활동 및 가정간호활동 활성화

　　㉢ 기타

　　　• 1974년 : 라론드 보고서에서 건강 생활습관의 중요성을 강조하며 건강증진 사업 활성화

　　　• 1978년 : WHO의 '알마아타 선언'으로 일차보건의료 중요성이 퍼지면서 이는 우리나라 「농어촌 등 보건의료를 위한 특별조치법」 제정 계기가 됨

③ 지역사회간호 관련 이론

(1) 체계이론

① 정의

　　㉠ 모든 유기체는 하나의 체계이며 상호작용하는 여러 구성요소로 이루어진 하나의 복합물이라 본다.

　　㉡ 체계란 그들 간에 환경과 상호작용하는 요소들의 집합체로 전체는 부분의 합보다 크다.

　　㉢ 간호학에서 체계이론의 활용은 전반적인 양상을 파악하도록 해주는 방법론인 기본 틀을 제공한다.

② 체계의 유형

　　㉠ 개방체계 : 외부환경과 구성요소 간의 상호작용이 있는 체계

　　㉡ 폐쇄체계 : 외부환경과 구성요소 간의 상호작용이 없는 체계

③ 체계의 구조와 기능

　　㉠ 경계

　　　• 체계를 환경으로부터 구분하는 것

　　　• 경계를 통해 환경과 상호작용하는 정도에 따라 개방적, 폐쇄적 체계로 구분한다.

　　㉡ 환경 : 경계외부의 세계로 속성의 변화가 이루어지는 곳

　　㉢ 계층 : 체계의 배열은 계층적 위계질서가 있으며, 하위체계의 계속적인 활동으로 체계가 유지된다.

　　㉣ 속성 : 체계의 부분이나 요소들의 특징, 체계의 기능은 체계에 의해 행해지는 행동으로 에너지(물질, 정보의 형태)를 필요로 한다.

④ 체계의 기능

　　㉠ 투입 : 체계가 활동하기 위한 에너지(물질, 정보)가 유입되는 과정

　　㉡ 변환 : 체계 내에서 에너지, 물질, 정보를 사용하는 과정

　　㉢ 산출 : 체계 내에 보유하지 않는 에너지를 배출하는 과정, 변환을 통해 나온 결과

　　㉣ 회환 : 체계가 완전한 기능을 발휘하기 위해 산출의 일부가 재투입되는 과정

⑤ 주요 개념

　　㉠ 물질과 에너지

　　　• 엔트로피(entropy) : 일로 전환될 수 없는 체계 내 에너지의 양, 무질서의 에너지

　　　• 네겐트로피(negentropy) : 체계에 의해 사용되는 자유에너지, 일할 수 있는 에너지의 양

　　　• 개방체계는 네겐트로피에 의해 물질 유입이 가능하여 폐쇄체계와 달리 고도의 질서와 분화를 통해 발달과 진화가 이루어 질 수 있다(엔트로피-체계 내 더 이상 유용하지 않은 에너지, 많아질수록 무질서).

　　㉡ 항상성(steady state) : 생성과 파괴가 일어나는데도 변화하지 않고 체계 내 요소가 균형 상태를 유지하는 것으로 체계 내 조절작용은 회환에 의해 이루어진다.

　　㉢ 균등종국(동일한 효과 ; equifinality)

　　　• 시작 상태와 관계없이 과정에 장애가 있어도 동일한 목표에 도달하는 것

　　　• 개방체계의 특성으로 체계는 목표지향적이고 서로 다른 시작조건과 과정을 거치면서 동일한 목표에서 도달한다.

　　㉣ 위계적 질서 : 모든 체계는 복잡한 계열, 과정을 통해 상호 연결되며 모든 체계의 부분이나 구성요소 간에 순차적이고 논리적인 관계가 있다.

⑥ 지역사회간호에의 적용

　　㉠ 목표 : 지역사회의 건강(적정기능수준의 향상)

　　㉡ 경계 : 지역사회

　　㉢ 지역사회 구성물 : 지역사회 주민과 지역사회 자원(물적, 인적, 사회환경적 자원)

② 상호작용 : 지역사회 구성물 간의 상호작용(주민들이 지역사회자원을 이용하는 과정, 상담횟수, 가정방문 실적)

⑩ 체계과정 : 지역사회체계는 항상 투입, 변환, 산출의 과정으로 목표를 달성하기 위해 움직이고 있다.

⑭ 구성물과 자원이 체계 속에서 투입되고 상호작용하는 일련의 변환과정을 거쳐서 산출의 결과에 도달한다.

(2) 교환이론

① 개념

㉠ 교환과정 : 주고받는 과정

㉡ 보상 : 교환을 통해 얻을 수 있는 것으로 심리적, 사회적, 물질적, 신체적 보상이 있다.

㉢ 비용 : 보상을 얻기 위해 지불하는 시간, 비용, 노력 등

㉣ 권력 : 교환에 영향을 미치는 요소로 상대방에게서 보상을 얻어내는 능력

㉤ 규범 : 상호관계에서 인정되는 상호규칙이다.

② 지역사회간호에서의 적용

㉠ 지역사회간호사와 주민 간의 교환과정에서는 물질적인 것과 비물질적인 것이 함께 이루어지는데, 이 과정에서 바람직한 결과, 즉 상호관계가 좋은 방향으로 변화하도록 노력할 수 있다.

㉡ 지역사회간호사는 보건의료서비스를 지역사회에 전달하고 지역사회는 전달된 서비스에 대한 합당한 보상이 이루어질 수 있도록 상호 교환과정을 적절하게 적용해야 한다. 교환과정을 위한 조직과 기준을 확립하고 교환결과에 대한 회환이 이루어져서 다음 과정에 참고해야 한다. 일방적인 교환이 되지 않도록 주민과 함께 보건사업 내용을 계획하고 그 교환과정을 정기적으로 평가함으로써 긍정적인 교환과정을 성립할 수 있도록 한다.

(3) 베티 뉴만의 간호관리체계이론

① 이론의 이해

㉠ 인간 : 간호의 대상인 인간을 총체적 인간으로 접근하는데, 생리적, 심리적, 사회문화적, 발달적, 영적변수로 구성된 하나의 체계로 생존의 필수요소로 구성된 기본구조와 이를 둘러싼 저항선, 정상방어선, 유연방어선으로 구성된다고 본다.

㉡ 환경 : 대상체계와 접하고 있으며 내적 환경과 외적 환경으로 이루어진다. 대상체계와 계속 상호작용하며, 지속적으로 영향을 미치는 스트레스원으로 구성된다.

㉢ 건강 : 간호의 목표인 건강은 인간체계 속에 기본구조와 방어선이 환경의 변수들인 스트레스원을 막아내어 안정상태를 이루는 것이다.

㉣ 간호(활동) : 기본구조를 보호하기 위하여 스트레스원을 제거 또는 약화시키거나 유연방어선 및 정상방어선을 강화시키는 일차예방활동과 저항선을 강화시키고 나타나는 반응에 대하여 조기발견하고 빠르고 정화학 처치를 시행하는 이차예방활동, 그리고 기본구조에 손상이 왔을 때 이를 재구성하도록 돕는 삼차예방활동으로 대별할 수 있다.

② 개념
　㉠ 기본구조
　• 간호대상자는 기본구조와 이를 둘러싼 저항선, 정상방어선, 유연방어선으로 형성된 체계이다. 또한 인간은 환경과 상호작용하는 개방체계이며, 대상자는 개인, 가족, 지역사회 또는 집단이 되므로 지역사회간호 대상자 모두 포함하고 있다.
　• 기본구조는 대상자의 생존요인, 유전적 특징, 강점과 약점이 모두 포함된 생존에 필요한 에너지 자원이라 볼 수 있다. 생리적, 심리적, 사회문화적, 발달적, 영적변수들이 역동적으로 구성되어 개인의 고유한 특성을 나타내며, 외부 스트레스원에 대한 방어선에 영향을 준다.
　㉡ 저항선
　• 내적저항요소, 스트레스원에 의해 기존구조가 침투되는 것을 보호하는 내적요인들
　• 저항선이 스트레스원에 함락되면 기본구조가 파괴되고, 이를 방치하면 사망에 이르게 된다.
　• 지역사회 주민들의 건강에 대한 태도, 가치관, 신념, 유대관계, 결속력 등
　㉢ 정상방어선
　• 저항선 바깥에 존재하는 것으로, 이는 대상자의 안녕상태 혹은 스트레스원에 대해 정상범위로 반응하는 상태를 말한다.
　• 한 체계가 오랫동안 유지해 온 평형상태에서 어떤 외부의 자극이나 스트레스에 대해 나타나는 정상적 반응의 범위 → 개인의 일상적인 대처유형, 삶의 유형, 발달단계와 같은 행위적 요인과 변수들의 복합물
　• 이 선이 외부에서 침입하는 스트레스원에 의해 무너지면 기본구조가 손상되어 생명이나 존재에 위협을 받게 된다.
　• 지역사회 주민건강수준, 경제수준의 적절성, 지역사회의 교통, 통신의 적절성, 물리적 환경요소의 적절성
　㉣ 유연방어선
　• 기본구조를 둘러싼 선 중 가장 바깥에 위치하는 것으로, 외적변화에 방어할 잠재력을 가지고 환경과 상호작용하여 수시로 변화하는 역동적 구조이다.
　• 유연방어선은 외부자극으로부터 대상체계를 일차로 보호하는 쿠션과 같은 기능을 한다. 즉, 외부자극이나 변화에 신속하게 축소되거나 확장되는 등 대처함으로써 스트레스원이 정상방어선을 침범하지 못하도록 완충적 역할을 한다.
　• 지역사회 보건의료체계의 적절성, 의료기관 분포상태의 적절성, 의료서비스의 질
　• 유연방어선이 대상체계를 보호할 수 없을 때 정상방어선이 침투된다. 침투범위와 침투반응 정도는 정상방어선과 저항선의 힘에 좌우된다.
　• 저항선과 방어선의 힘은 대상자의 발달변수, 생리적, 정신적, 사회문화적, 영적 변수들에 영향을 준다.
　㉤ 스트레스원
　• 대상체계 밖, 즉 모든 환경은 자극으로 존재하고 있어 대상체계에 계속적으로 자극하여 반응한다.
　– 내적요인(체계 내) : 개체 내에서 일어나는 요소로 다시 대상체계에 영향을 줄 수 있는 자극 – 통증, 상실, 분노
　– 대인적 요인(체계 간) : 개체 간에 일어나는 자극요인 – 역할기대
　– 외적요인(체계 외) : 개체외부에서 발생하는 요인 – 관습의 변화, 경제상황, 실적

- 스트레스원은 대상체계가 균형이나 평형을 유지하는 데 방해가 된다.
- 스트레스원의 영향력을 미치는 요인
- 스트레스의 강도와 수
- 스트레스원에 반응하기 위해 세 가지 방어선을 사용하는 대상자의 방어능력

ⓑ 예방단계
- 일차예방
- 대상체계에서 어떤 증상이 나타나지 않은 상태에서 수행되는 간호중재이다.
- 일차예방활동은 스트레스원 자체를 중재하며 없애거나 약화시키는 활동, 유연방어선을 강화함으로써 스트레스원이 정상방어선을 침범하지 못하게 보호하려는 간호중재이다.
- 이차예방
- 스트레스원이 정상방어선을 침입하여 저항에 도달함으로써 증상이 나타나기 시작했을 때 시행하는 중재방법이다.
- 증상을 완화하거나 저항선을 강화하여 스트레스원이 저항선을 뚫고 기본구조를 손상시키지 못하도록 보호한다.
- 삼차예방
- 스트레스원에 의하여 대상체계의 균형이 깨진 상태에서 다시 체계의 균형상태를 재구성함으로써 바람직한 안녕상태로 되돌리기 위한 중재이다.
- 기본구조가 파괴되었을 때 합리적인 적응 정도를 유지하는 것으로, 각 대상자의 기본 에너지 자원을 적당히 활용하여 재구성하는 적응과정을 돕는 중재활동이다.

(4) 오렘의 자가간호이론

① 이론의 이해
ⓐ 자가간호 : 개인이나 지역사회가 자신의 삶, 건강, 안녕을 유지하기 위해 시도되고 수행하는 범위
ⓑ 인간 : 생물학적, 사회적, 상징적으로 기능하는 하나의 통합된 개체로서 자가간호라는 행동형태를 통하여 계속적인 자기유지와 자기조절을 수행하는 자가간호요구를 가진 자가간호행위자. 인간 내부에는 자가간호를 위한 요구와 자가간호를 수행할 수 있는 역량을 동시에 가지고 있다. 자가간호요구가 자가간호역량보다 높을 경우 자가간호결핍현상이 나타난다.
ⓒ 간호 : 자가간호결핍이 있는 사람에게 제공되는 것으로, 개인을 위한 간호의 필요성을 결정하고 간호체계를 설계하여 제공하는 간호사들의 복합적인 능력으로 간호역량을 설명한다.
ⓓ 건강 : 대상자가 자가간호를 잘 수행하는 상태, 대상자 스스로 자신의 삶, 건강, 안녕을 위해 자가간호를 유지하는 것이 간호의 목표이다.

② 개념
ⓐ 자가간호요구
- 간호의 대상인 인간이 개인의 안녕, 삶, 건강을 유지하기 위한 기능화와 발달에 영향을 미치는 환경적 요소나 개인 자신의 요소를 조절하기 위해 개인 스스로가 수행할 행동이다.

- 일반적 자가간호요구 : 모든 인간이 공통적으로 가지고 있는 자가간호요구로서 인간이 구조, 기능을 유지하는 내적, 외적 조건과 관련된 요구를 의미 - 공기, 물, 음식, 휴식, 활동, 사회적 상호작용, 위험으로부터의 해방
- 발달적 자가간호요구 : 발달과정에서 특정하게 필요한 자가간호요구 - 유아의 배변훈련시키기, 임신, 배우자와 부모의 사망 등 상황에서 필요한 자가간호요구
- 건강이탈 자가간호요구
  - 질병상태, 진단, 치료와 관계된 비정상적 상태에 대한 자가간호요구
  - 적당한 의료서비스를 받으며, 건강이탈로 인한 결과에 대해 조치하고, 의사의 처방을 효과적으로 수행하며, 부작용 시 이에 대해 조치한다. 그리고 현재 건강상태의 현실적인 면을 받아들여 자신의 자가개념을 수정하며, 현재 건강상태와 필요한 치료방법을 고려하여 계속되는 개인의 발달을 증진하기 위해 자신의 생활유형을 조절한다.
  - ⓛ 자가간호역량
    - 자가간호 활동을 수행하는 힘
    - 개인이 생과 건강과 안녕을 유지하기 위해 건강활동을 시도하고 자가간호를 수행할 수 있는 지식, 기술과 태도, 신념, 가치, 동기화로 구성되어 있다.
  - ⓒ 자가간호결핍
    - 대상자 개인이 자가간호역량과 치료적인 자가간호 요구 간의 관계를 나타낸 것이다.
    - 기능을 유지하고 발달을 증진시키는 치료적 자가간호요구가 자가간호역량보다 클 때 나타나는 현상이다.
  - ⓒ 간호역량 : 자가간호결핍이 일어난 사람들에게 자가간호요구의 종류와 이를 충족시킬 수 있는 자가간호역량의 정도에 따라 대상자를 위한 간호의 필요성을 결정하고 간호체계를 설계, 제공하는 간호사들의 복합적인 능력이다.
  - ⓜ 간호체계
    - 자가간호요구를 충족시키고 자가간호역량을 조절하여 결손을 극복하도록 돕는, 간호상황에서 환자를 위하여 처방하고, 설계하고, 직접 간호를 제공하는 체계적인 간호활동으로 세 가지 종류가 있다.
    - 전체적 보상체계 : 개인이 자가간호활동을 거의 수행하지 못하는 상황으로, 간호사가 전적으로 환자를 위해 모든 것을 해주거나 활동을 도와주는 경우
    - 부분적 보상체계 : 개인 자신이 일반적인 자가간호요구는 충족시킬 수 있으나 건강이탈요구를 충족시키기 위해서는 도움이 필요한 경우로, 간호사와 대상자가 함께 건강을 위한 간호를 수행한다.
    - 교육지지적 체계 : 환자가 자가간호요구를 충족시키는 자원은 가지고 있으나 의사결정, 행위조절, 지식이나 기술을 획득하는 데 간호사의 도움이 필요한 경우를 말하며 돕는 방법은 주로 지지, 지도, 발전적 환경제공 및 교육 등이 있다.

④ 지역사회간호에의 적용
  - ⓐ 사정
    - 1단계 사정(치료적 자가간호요구 사정) : 일반적 자가간호요구, 발달적 자가간호요구, 건강이탈 자가간호요구
    - 2단계 사정(자가간호 역량 사정)
  - ⓑ 간호진단 : 자가간호결핍을 중심으로 기술

ⓒ **간호계획** : 적절한 간호체계를 결정하고 중재방법을 선택함

ⓔ **수행**

- 치료적 자가간호를 수행하고 환자의 자가간호능력을 증진시킨다.
- 자가간호능력의 한계점을 보완해준다.

(5) 로이(Roy)의 적응이론

① **이론의 이해**

ⓐ **인간**

- 하나의 체계로서 주위환경으로부터 계속적으로 투입되는 자극을 받고 있으며, 이러한 자극에 대하여 내부의 과정인 대처기전을 활용하여 적응양상을 나타내고, 그 결과 반응을 나타낸다고 보고 있다.
- 변화하는 환경과 끊임없이 상호작용하는 생물적, 심리적, 사회적 존재로서 환경에 긍정적으로 반응하기 위해서 인간 스스로가 환경변화에 효과적으로 적응해야 한다고 본다.

ⓑ **환경** : 인간행위의 발달과 관련된 주변을 둘러싼 모든 상태나 상황을 의미한다. 따라서 환경 내의 모든 것은 자극으로써 인간에게 영향을 미친다.

ⓒ **건강(간호의 목표)**

- 인간이 통합된 총제적 상태인 적응의 상태를 유지하는 것이다.
- 통합된 전체로 되어가는 과정 또는 상태로 환경변화인 자극에 대해 긍정적인 반응이 나타난 적응상태이다.

ⓓ **간호(간호활동)** : 자극 자체를 감소시키거나 내적 과정인 적응양상에 영향을 주고 인간이 적극반응을 나타낼 수 있게 돕는 것이다.

② **개념**

ⓐ **자극**

- 인간의 행동과 발달에 영향을 주는 모든 상황인 주위 여건이나 인간 내부에서 일어나는 상태는 적응체계인 인간에게 투입으로 적용하는 내·외적 자극이 된다.
- 초점자극 : 자극 중에서 인간의 행동유발에 가장 큰 영향을 미치는 즉각적이며, 직접적으로 직면하고 있는 사건이나 상황변화
- 관련자극 : 초점자극 이외의 행동유발과 관련된 다른 모든 자극, 현재 상태에 영향을 주며 대개 예측될 수 있는 내·외적 세계에 존재하는 자극 – 피로, 일이 늦어질 것에 대한 근심 →초점자극에 대한 대상자의 반응에 영향을 준다.
- 잔여자극 : 인간행동에 간접적으로 영향을 줄 수 있는 요인, 대부분 측정되기 어려운 신념, 태도, 개인의 성품 등, 초점자극에 대한 현재 반응에 영향을 줄 과거의 경험, 신념가치의 결과이다.

ⓑ **대처기전**

- 인간이 자극에 적응하는 과정에는 두 가지 서로 상호관계가 있는 대처기전과 적응양상이 작용한다.
- 대처기전을 적응을 하는 방법으로 이 대처기전의 활동으로 적응양상이 활성화되며, 이 적응양상이 반응으로 이어진다. 이 적응양상이 반응으로 일어나는 목적은 환경적 자극에 대하여 생리적, 정신적, 사회적으로 통합된 총제적 상태를 이루기 위함이다.

- 인간은 변화하는 환경에 대처하는 생물학적, 심리학적 능력이 있는데, 이를 대처기전이라 한다.
- 조정기전 : 자극이 투입되었을 때 중추신경계의 통로를 통하여 척수, 뇌를 중심으로 하는 자율신경계 반응 또는 내분비계를 중심으로 하는 호르몬계 반응, 지각을 중심으로 하는 정신신체 반응을 주로 관장하는 기전으로, 대개 자동적이고 무의식적인 반응을 나타낸다.
- 인지기전
  - 자극이 투입되었을 때 인지적 정보처리과정, 학습, 판단, 정서과정을 통하여 사회심리적 반응을 관장하는 기전이다.
  - 정보처리과정은 주의집중, 기억에 대한 행동을 포함하고, 학습은 모방, 강화의 행동을, 판단은 문제해결과 의사결정에 관한 행동을, 정서과정을 통해서는 애착, 애정, 불안해소 등의 행동을 관장한다.

  > **TIP** 대처기전의 작용은 네 가지 적응양상과 관련되며 조절기전은 생리적 적응양상과 연관되고, 인지기전은 자아개념, 역할기능, 상호의존 적응양상과 주로 연관된다.

ⓒ **적응양상**
- 대처기전의 활동으로 나타나는 적응방법의 종류로서, 인간의 기본적인 욕구를 나타내는 행위들의 모임이라 할 수 있다.
- 생리적 양상
  - 환경 자극에 대한 인간이 신체적으로 반응하는 방법
  - 생리적 통합성에 대한 인간의 기본욕구를 다루며, 이에 포함되는 욕구는 수분과 전해질, 활동과 휴식, 배설, 영양, 순환과 산소 그리고 감각, 체온 및 내분비계 조절 등이다.
- 자아개념 양상
  - 정신적 통합성을 유지하기 위해 일어나는 적응양상
  - 자아개념은 신념과 느낌의 복합체로서 신체적 자아와 개인적 자아로 구분할 수 있다. 신체적 자아란 신체적으로 자신을 지각하고 형성하는 능력 또는 자신의 신체에 대한 주관적인 생각으로 감각과 신체상이 포함된다. 개인적 자아란 자신의 성격, 기대, 가치에 대한 평가로서 도덕·윤리적 자아, 자아일관성, 자아이상, 기대가 포함된다.
- 역할기능 양상
  - 사회적 통합성에 대한 적응방식
  - 사회적 통합성을 유지하기 위해서는 환경 내의 다른 사람과 상호작용하고, 적합한 행동역할을 하며 능숙하게 역할을 수행해야 한다.
  - 역할이행에 대한 역할결핍이 생기면 역할상실과 역할갈등 문제가 나타난다.
- 상호의존 양상
  - 사회적 통합성 중에서도 특히 상호작용에 초점을 둔 적응방법
  - 상호의존감이란 독립심과 의존심 사이의 균형으로 의미 있는 타인이나 지지체계와의 관계, 사랑, 존경, 가치를 주고받는 것과 관련된다.
  - 인간은 상호의존을 통해 생의 목적과 의미를 찾게 되는데, 이에 대한 문제로는 분리, 거부, 미움, 고독, 경쟁 등이다.

ⓔ 반응 : 반응은 두 가지 형태로 구분되는데, 생존, 성장, 재생산, 자아실현과 같이 개인의 통합성을 증진시키는 효율적인 적응반응과 통합성을 증진시키지 못하거나 방해하는 비효율적 반응이 있다.

③ 지역사회간호에의 적용

  ㉠ 개인의 건강을 위한 간호접근에 생리적인 문제 뿐 아니라 자아개념, 역할기능, 상호의존 양상을 사정해야 하며, 이에 영향을 미치는 자극원도 항상 관련 자극과 잔여자극을 함께 고려하여 지역사회 접근에 매우 바람직한 방양을 제시해 준다.

  ㉡ 간호진단 : 비효율적 반응과 자극의 관련성을 중심으로 기술

  ㉢ 간호계획 : 네 가지 적응양상에 적응반응으로 변화할 수 있도록 적응양상반응과 자극에 대한 중재방법 모색

(6) 마가렛 뉴만(Margaret Newman)의 확장이론

① 이론의 이해

  ㉠ 인간·환경의 보이지 않는 패턴이 가시적으로 표현되는 것 그리고 움직임은 의식의 표현이다.

  ㉡ 질병이 있다면 이는 분리된 실재라기보다는 환경과의 상호작용에서 인간의 중요한 패턴에 의한 정보이다.

  ㉢ 병리적 상태는 개인의 총체적인 패턴을 나타내는 것으로 볼 수 있는데 결국 병리로서 나타나는 개인의 패턴은 일차적인 것이며 구조나 기능적 변화에 앞서서 존재하기 때문에 병리를 제거하는 그 자체가 개인의 패턴을 변화시키지는 않는다.

② 개념

  ㉠ 건강

    • 질병과 질병이 아닌 것을 모두 포함하며 인간과 환경의 기본적인 패턴을 설명하는 것으로 간주한다.

    • 건강은 다양한 방법으로 반응하고 대체안을 지각하는 능력이 증가되면서 환경과 자신에 대한 인식이 함께 발달되는 과정이다.

    • 건강은 인간의 총체적 패턴으로서 질병을 포함하며 삶에 있어서 의식의 확장이 지속되는 과정이라는 전제에 근거한다.

  ㉡ 패턴

    • 패러다임의 전환(질병의 증상치료 – 패턴추구)에서 패턴은 중심개념으로서 개인을 특별한 사람으로 정의한다.

    • 인간의 기본적인 패턴 특성의 예로는 인간이 되어감, 목소리 패턴, 움직임 패턴을 지시하는 유전패턴이 있다.

    • 인간·환경 상호작용의 패턴이 건강을 구성한다고 본다.

  ㉢ 의식

    • 체계의 정보능력, 즉 환경과 상호작용하는 체계의 능력

    • 의식과 상호 관련된 시간, 움직임, 공간의 개념은 전체 변화하는 패턴을 설명하는 건강이론의 주요 개념이다.

    • 삶의 과정은 의식의 더 높은 수준을 향한 진행과정이며, 의식의 확대는 삶과 건강에 관한 모든 것이다.

  ㉣ 움직임

    • 인간이 현실을 지각하고 자신을 알게 되는 수단

    • 공간을 통한 움직임은 인간의 시간 개념을 발달시키는 데 필수적이며 시간의 측정에 이용된다.

　　　　◎ 시간과 공간
　　　　　• 보완적 관계
　　　　　• 공간개념은 필연적으로 시간과 연결된다. 뉴만의 관점에서 시간은 시간관점, 즉, 과거, 현재, 미래에 대한 오리엔테이션이지만, 지각된 기간으로서의 시간에 우선적으로 중점을 둔다.
　　　　🅑 간호
　　　　　• 의식의 확장과정에서 파트를 제공하는 것으로 본다.
　　　　　• 간호사는 새로운 규칙을 찾는 시점에서 대상자와 연결될 수 있으며 개인, 가족, 지역사회가 자신의 패턴을 맞추도록 도와주는 촉진자이다.
　③ 지역사회간호에의 적용
　　　⊙ 움직임과 시간은 지역사회에서 간호사가 매일 이용하고 있는 가동범위, 이동, 기침하기, 심호흡하기 등의 간호중재에 활용될 수 있다.
　　　⊙ 지역사회간호과정에서 뉴만은 중재과정에서 해야 할 일들을 보건의료전문인이 자신의 패턴을 감지함으로써, 다른 사람의 패턴을 알게 되는 패턴인식이라고 하였다.
　　　⊙ 뉴만은 확장이론에서 의식의 진화패러다임을 설명하면서 간호사들은 특정시간이나 장소에 국한되지 않는 지속적인 파트너십을 유지하면서 대상자와의 관계를 자유롭게 할 수 있다고 보았다.

02 보건의료 전달체계와 지역사회 간호사업

① 보건의료 전달체계

(1) 보건의료 전달체계의 개념 및 구성요소

① **보건의료 전달체계의 개념** ⋯ 의료기관의 기술수준에 따라 기능분담과 협업관계를 결정함으로써 적시에 적절한 기관에서 적합한 인력에서 적정한 의료서비스를 받을 수 있는 장치이다.

② **국가보건의료체계의 구성요소**(WHO)
　　⊙ **보건의료자원의 개발**: 인력, 시설, 장비 및 물자, 지식
　　⊙ **보건의료자원의 조직적 배치**: 보건의료당국, 의료보험, 정부기관, 독립적 민간부분 등
　　⊙ **보건의료서비스 제공**: 개인 또는 집단의 건강증진과 질병예방(1차 예방), 질병의 조기 진단 및 조기 치료(2차 예방), 빠른 회복 및 재활(3차 예방)
　　⊙ **보건의료서비스 관리**: 지도력(리더십), 규제·조정(면허부여, 기관인가, 의약품 통제 등), 의사결정(기획, 실행, 감시 및 평가, 정보지원)

(2) 보건의료 전달체계의 특성

구분	내용	단점
자유방임형 (미국, 일본, 독일 등)	• 정부의 통제나 간섭을 극소화 • 민간주도 의료인과 의료기관 선택의 자유 • 의료제공이 효과적으로 이루어짐 • 의료서비스의 내용과 질적 수준이 높음	• 시설의 지역적 편중 • 의료혜택이 지역적, 사회계층적으로 균등하지 못함 • 의료비 증가(가장 큰 문제점) • 국가의 관여, 간섭, 통제의 불가피성
사회주의형 (영국, 캐나다 등)	• 정부주도형 보건의료제도 • 소외계층이 없도록 사회보장을 주목표로 함. • 국민의 건강요구에 맞추어 의료시설·물자·지식 등을 정책적으로 수행 • 개인의 선택이 어느 정도 보장	• 의료질의 하락 • 행정체계의 복잡성으로 의료서비스 공급이 비효율적 • 의료인의 열의가 낮음
공산주의형 (구소련, 북한 등)	• 중앙정부의 명령하달식 • 기본적인 목표는 의료자원과 서비스의 균등한 분포에 있음 • 의료자원 분포의 비효율성 • 조직이 조직적·체계적 • 개인의 선택이 불가능	• 경직된 의료체계(관료체계) • 의료질의 저하
개발도상국형	• 의료자원의 절대부족, 생활을 위한 기본적 의식 문제의 미해결 등으로 보건의료의 정책적인 우선순위가 하위에 있음 • 경제적, 정치적으로 보건의료 전달체계의 확실한 방향제시가 어려움 • 전반적인 뚜렷한 계획이나 방향이 없고, 부분적인 모방을 하게 됨	• 여러 종류의 보건의료 전달체계가 혼합되어 있어 혼란 속에 빠져 있음 • 부족한 자원도 활용이 잘 되지 않아 혼란 등의 문제해결이 더욱 어려움

❷ 우리나라 보건의료 전달체계

(1) 인력

우리나라의 경우 현재 법으로 규정되어 있는 보건의료인력의 종류는 다음과 같다.

① **의료인** … 의료법상 '의료인'이라 함은 보건복지부장관의 면허를 받은 의사·치과의사·한의사·조산사 및 「간호법」에 따른 간호사를 말한다〈의료법 제2조 제1항〉.

② **의료기사** … 의료기사의 종별은 임상병리사·방사선사·물리치료사·작업치료사·치과기공사 및 치과위생사로 한다〈의료기사 등에 관한 법률 제2조 제1항〉.

③ **기타** … 약사〈약사법 제2조〉, 간호조무사〈의료법 제80조〉, 의료유사업자〈의료법 제81조〉, 안마사〈의료법 제82조〉, 응급구조사〈응급의료에 관한 법률 제36조〉 등이 있다.

(2) 기본적 구상

① 지역주민의 의료이용이 생활화될 수 있도록 진료권을 설정하고 의료자원이 지역적인 의료수요에 맞도록 배분한다.

② 의료자원을 효율적으로 활용하여 각 의료기관은 수준에 적합한 서비스를 할 수 있도록 규모와 종류에 따라 역할과 기능을 발휘할 수 있도록 해야 한다.

③ 환자의 의료기관 이용이 단계적으로 이루어질 수 있도록 합리적인 후송의뢰체계가 확립되어야 한다.

(3) 시설

① 1차 의료기관

㉠ 보건의료 서비스 중 가장 처음 접촉하게 되는 곳으로, 대부분의 질병들이 이곳에서 해결될 수 있으므로 예방과 진료가 통합된 포괄적인 보건의료 서비스를 제공한다.

㉡ 단일 과목 또는 여러 과목을 진료하더라도 병상수가 30개 미만인 곳이다.

㉢ 일반 의료원, 특수과 의원, 보건소 및 보건지소, 보건진료소, 모자보건센터, 조산소 등이 해당한다.

㉣ 외래진료를 담당하며 특수과 전문의를 제외한 전문의는 의원에 근무하지 않는다.

㉤ 단 도서, 벽지 등 2차 의료기관까지의 접근도가 낮은 지역은 응급입원을 위한 시설을 인정한다.

② 2차 의료기관

㉠ 소속 중진료권 내 1차 의료기관에서 후송 의뢰된 외래 및 입원환자의 진료를 담당하며 소속된 소진료권의 주민에 대해서는 1차 의료기관의 기능도 동시에 가진다.

㉡ 과마다 해당 과목의 전문의를 두고 전문의 기준의 의료를 담당할 수 있는 시설 및 장비와 보조인력을 갖추어야 한다.

㉢ 기술적으로 2차 의료기관에서 다룰 수 없거나, 보건·경제적 측면에서 보다 중앙화하는 것이 유리하다고 생각되는 의료기능에 속하는 환자는 3차 의료기관으로 이송한다.

㉣ 치과병원, 한방병원, 요양병원, 종합병원 등이 해당되며 병상수가 30개 이상이어야 한다.

㉤ 종합병원의 경우 100개 이상의 병상과 7개 이상의 필수 진료과목을 갖추어야 한다.

③ 3차 의료기관

㉠ 대진료권 내의 중심도시에 설치하여 1차 의료기관 또는 2차 의료기관에서 후송 의뢰된 환자의 외래 및 입원진료를 특수분야별 전문의가 담당한다.

㉡ 보유하고 있는 병상의 50%는 소속 중진료권에 대하여 2차 의료기관으로서의 기능을 수행해야 한다.

㉢ 의과대학 부속 병원, 종합병원 등이 해당하며 병상수는 500개 이상이어야 한다.

㉣ 필수 진료과목 9개를 포함하여 20개 이상의 진료과목을 갖추고, 각 진료과목마다 전속하는 전문의를 한 명 이상 두어야 한다.

㉤ 환자진료와 더불어 본래의 역할인 의학연구와 의료인력의 교육훈련 및 개업의사의 보수교육 등의 기능도 충실히 수행함으로써 대진료권 내 모든 의료기관의 구심적 역할을 담당한다.

④ 특수병원
   ㉠ 일반병원에서 진료가 어렵거나 격리 또는 장기간의 치료가 필요하여 그 환자에 대한 전문적인 시설과 인력을 갖추는 것이 바람직한 질병은 별도의 특수병원을 설치하여 관리하여야 한다.
   ㉡ 특수병원에서의 환자진료는 대진료권 내의 모든 1차, 2차, 3차 의료기관에서 이송될 수 있으며 특수질환을 가진 환자의 외래 및 입원진료를 담당한다.
   ㉢ 정신병원, 결핵병원, 나병원, 재활원, 산재병원, 암센터 및 감염병원 등으로 구분한다.

(4) 지역사회 보건기관

① 보건소의 설치〈지역보건법 제10조〉
   ㉠ 지역주민의 건강을 증진하고 질병을 예방·관리하기 위하여 시·군·구에 1개소의 보건소(보건의료원을 포함한다. 이하 같다)를 설치한다. 다만, 시·군·구의 인구가 30만 명을 초과하는 등 지역주민의 보건의료를 위하여 특별히 필요하다고 인정되는 경우에는 대통령령으로 정하는 기준에 따라 해당 지방자치단체의 조례로 보건소를 추가로 설치할 수 있다.
   ㉡ 동일한 시·군·구에 2개 이상의 보건소가 설치되어 있는 경우 해당 지방자치단체의 조례로 정하는 바에 따라 업무를 총괄하는 보건소를 지정하여 운영할 수 있다.

② 보건소의 기능 및 업무〈지역보건법 제11조〉
   ㉠ 건강 친화적인 지역사회 여건의 조성
   ㉡ 지역보건의료정책의 기획, 조사·연구 및 평가
   ㉢ 보건의료인 및 「보건의료기본법」에 따른 보건의료기관 등에 대한 지도·관리·육성과 국민보건 향상을 위한 지도·관리
   ㉣ 보건의료 관련기관·단체, 학교, 직장 등과의 협력체계 구축
   ㉤ 지역주민의 건강증진 및 질병예방·관리를 위한 다음의 지역보건의료서비스의 제공
   • 국민건강증진·구강건강·영양관리사업 및 보건교육
   • 감염병의 예방 및 관리
   • 모성과 영유아의 건강유지·증진
   • 여성·노인·장애인 등 보건의료 취약계층의 건강유지·증진
   • 정신건강증진 및 생명존중에 관한 사항
   • 지역주민에 대한 진료, 건강검진 및 만성질환 등의 질병관리에 관한 사항
   • 가정 및 사회복지시설 등을 방문하여 행하는 보건의료사업
   • 난임의 예방 및 관리

③ 보건지소의 설치〈지역보건법 제13조〉 … 지방자치단체는 보건소의 업무수행을 위하여 필요하다고 인정하는 경우에는 대통령령으로 정하는 기준에 따라 해당 지방자치단체의 조례로 보건소의 지소를 설치할 수 있다.

③ 보건의료재정

(1) 국민의료비

① 국민의료비의 체계적 추계는 국민의 의료비 지출에 대한 재정적 부담뿐만 아니라 의료비 지출에 따른 국민 보건 향상의 효과를 측정하는 중요한 수단이 된다.

② 국민의료비의 범위와 관련하여 건강유지나 증진에 목적이 있다고 하더라도 간접적으로 영향을 끼치는 교육, 환경 및 위생 등에 관련된 지출은 국민의료비에서 제외하는 것이 보통 정례화되고 있다.

③ 국민의료비 증가요인 … 국민의료비 증가는 대상자 및 급여범위의 확대, 노인인구수 증가 등의 수요측 요인 과 의료수가 상승, 고급의료기술 사용, 의료인력 및 병상수 증가 등의 공급측 요인으로 나눌 수 있다.

④ 국민의료비 억제방안
  ㉠ 단기적 방안
   • 수요측 억제방안 : 본인부담률을 인상하고, 보험급여범위의 확대를 억제하여 의료에 대한 과잉된 수요를 줄이 는 방법이 있다.
   • 공급측 억제방안 : 의료수가 상승을 억제시키고, 고가의료기술의 도입 및 사용을 억제하여 도입된 장비의 공동 사용 방안 등을 강구하면서 의료비 증가폭을 줄이는 방법이 있다.
  ㉡ 장기적 방안
   • 지불보상제도의 개편 : 의료비 지불방식 중 사후결정방식은 과잉진료 등으로 인한 의료비 및 급여 증가를 가 속화시키고 있는 가장 큰 원인이 되므로 의료서비스 공급자에 대한 지불수준이 미리 결정되는 사전결정방식 의 형태로 개편할 필요성이 있다.
   • 의료전달체계의 확립 : 의료제도가 일차의료 중심으로 개편되는 것은 의학적 · 보건학적 관점에서 뿐만 아니라 경제적 관점에서도 바람직하며, 의료의 사회화와 공공성의 확대는 의료가 시장경제에 의해 흔들리지 않고 효 율적인 국가개입으로 안정적인 의료수가 수준을 유지하는 데 용이하다.
   • 다양한 의료대체 서비스 및 인력의 개발과 활용 : 지역사회 간호센터나 가정간호, 호스피스, 정신보건센터 등 의 대체의료기관 및 서비스의 개발과 활용은 저렴한 비용으로 이용가능하여 총의료비 억제효과를 얻을 수 있 다. 또한 보건진료원, 전문간호사제도, 정신보건 전문요원 등 다양한 보건의료전문가의 양성으로 최소의 비용 으로 국민보건의료 요구를 최대로 충족시킬 수 있는 효율적인 인력관리가 필요하다.

(2) 의료비 지불제도

① 사전결정방식 … 진료를 받기 전 병원 또는 의료인에게 지불될 총액이나 그 율이 미리 정해져 있어 실제로 받은 서비스와 무관하게 진료비가 지불되는 방식을 말한다.
  ㉠ 인두제
   • 개념 : 등록된 환자 또는 사람 수에 따라 의사가 보상받는 방식으로 대상자 1인당 보수단가를 의사등록부에 등재된 대상자 수에 따라 보상받는 제도이다.

- 장점
  - 환자에 대한 의사의 의료서비스의 제공 양과 의사의 수입은 거의 관계가 없어 과잉진료의 억제효과와 치료보다는 예방에 보다 많은 관심을 기울이게 되어 총진료비 억제효과가 있다.
  - 계속적이고 포괄적인 의료제공이 가능하며, 비교적 행정적 업무절차가 간편하다.
- 단점
  - 환자가 의료인이나 의료기관을 선택하는데 제한이 있을 수 있다.
  - 과소진료의 문제와 일반적으로 복잡한 문제를 가진 환자는 후송의뢰하게 되는 경향이 많아진다.

ⓛ 봉급제

- 개념 : 서비스의 양이나 제공받는 환자 수에 관계없이 일정 기간에 따라 보상받는 방식으로 사회주의나 공산주의 국가의 의료제도에서 일반적으로 채택되고 있으며 자유시장경제체제하에서는 2, 3차 의료기관에서 주로 채택되고 있는 제도이다.
- 장점
  - 의사의 직장이 보장된다.
  - 수입이 안정된다.
  - 의사 간의 불필요한 경쟁심을 억제한다.
- 단점 : 진료가 관료화 및 형식화될 수 있다.

ⓒ 포괄수가제

- 개념 : 서비스의 양과 관계없이 환자 요양일수별 또는 질병별로 보수단가를 설정하여 보상하는 방식으로 대체로 외래는 방문 빈도별로 결정되지만 입원은 질병별로 결정된 진료비가 지불되는 제도이다.
- 장점
  - 과잉진료의 억제효과와 총진료비 억제효과가 있다.
  - 행정적 업무절차가 간편하다.
  - 수익을 위해 의료기관의 자발적 경영효율화 노력을 기대할 수 있다.
- 단점
  - 과소진료로 의료의 질 저하의 우려가 있다.
  - 많은 의료서비스가 요구되는 환자에 대한 기피현상이 나타날 수 있다.
  - 분류정보 조작을 통한 부당청구가 성행할 가능성이 있다.

② 사후결정방식 … 진료를 받은 후 제공받은 서비스에 대한 합산된 진료비를 지불하는 방식을 말한다.

㉠ 행위별 수가제

- 개념 : 제공된 서비스의 단위당 가격과 서비스의 양을 곱한 만큼 지불하는 방식으로 진단, 치료, 투약과 개별 행위의 서비스를 총합하여 지불한다.
- 장점
  - 진료의 내역에 따라 의료비가 결정되므로 현실적으로 시행이 쉽다.
  - 의료인의 자율성이 보장되며 양질 서비스의 수혜가 가능하다.

- 단점
  - 수입극대화를 위한 과잉진료의 소인이 있다.
  - 예방보다는 치료중심의 의료행위로 치우치는 경향으로 인해 의료비 상승 효과가 있다.
  - 의료자원의 지역간 편재현상의 경향이 있다.
  - 의료비 지불심사상의 행정절차가 복잡하다.
- ⓛ **상대가치수가제**
  - 개념 : 관행수가제에 근거하여 책정된 현행 행위별 수가제의 비합리적 수가를 개선하기 위한 방법으로 의료인의 진료행위의 난이도에 대한 상대가치를 고려하여 수가를 책정하는 방식이다.
  - 문제점
    - 의료서비스에 투입된 의사들의 자원만이 고려되고 의료서비스 질 등 서비스 산출효과가 지표의 산정에 포함되지 못한다.
    - 의사들의 능력과 질이 투입자원을 고려하지 못한다.
    - 환자의 상태가 고려되지 못한다.

(3) 사회보장제도

① **목적** … 질병, 상해, 노령, 실업, 사망 등 사회적 위험으로부터 모든 국민을 보호하고 빈곤을 해소하며, 국민생활의 질을 향상시키는 목적으로 사회보험, 공공부조, 사회복지 서비스 및 관련 복지제도를 운영하고 있다.

② **기능**
- ㉠ **최저생활보장** : 사회보험에서 보장하는 소득 수준은 최저생활수준을 원칙으로 한다. 최저생계비 개념에 근거하여 소득 수준을 정한다.
- ㉡ **소득재분배**
  - 기여금의 납부 시에는 소득에 비례하거나 소득에 누진율을 적용하여 기여율을 책정함으로써 재분배 효과가 나타난다.
  - 급여의 지급에 있어 소득과 무관하게 요구의 크기에 따라 급여를 지급하여 재분배 효과를 기대한다.
  - 보편주의 원리 : 사회보험의 적용범위는 전 국민을 대상으로 하여야 한다. 특히, 혜택을 받을 시 자산조사 없이 조건만 되면 가능하다.
  - 비용부담의 원리 : 사회보험의 운영에 필요한 재원은 사용자, 피용자, 국가가 분담하여 조달하여야 한다.
- ㉢ **경제적 기능** : 정책을 통해 국민 경제의 성장과 경제 변동을 완화한다.
- ㉣ **사회적 기능** : 국민생활안정 목적을 수행한다.

③ **종류**
- ㉠ **사회보험** : 국민에게 발생하는 사회적 위험을 국가가 주체가 되어 보험 방식으로 대처하는 것으로 국민건강과 소득을 보장하는 제도이다. 이 제도 안에는 국민연금, 건강보험, 고용보험, 산재보험, 노인장기요양보험 등이 있다.

- 국민연금 : 급속한 산업화로 산업재해 및 실업 등의 증가, 핵가족화, 노령화, 노인부양의식의 악화현상 등의 사회적 위험으로부터 국민 개인을 보호하기 위한 사회보험제도로 장애, 사망, 노령화로 개인이 소득능력을 상실할 경우 국가가 본인 또는 유족에게 일정액의 연금을 매월 지급하여 기본적인 생활을 영위하는데 목적이 있다.
- 건강보험 : 피보험자가 질병·부상 등의 사고를 당하였을 경우 치료비 또는 요양비의 급여를 통하여 국민보건의 회복, 유지 및 증진을 도모하는 사회보험제도이다.
- 고용보험 : 근로자가 직업을 선택할 시점부터 직장선택을 체계적으로 지원하고, 근로자의 고용안정과 기업의 경쟁력 강화를 위한 고용안정사업과 직업능력개발사업을 실시하여 실업예방과 고용구조의 개선을 도모하고, 실직근로자의 생활안정을 위해 실업급여를 지급하고 재취업 촉진에 목적이 있다.
- 산재보험 : 근로자가 업무상 사유로 인해 부상·질병·장애 또는 사망한 경우에 이를 회복시키거나 소득을 보장하고 그 가족의 생활보호를 위해 지급되는 급여이다.
- 노인장기요양보험 : 노인 또는 노인성질환으로 의존적인 상태에 처하거나 생활상의 장애를 지닌 노인에게 장기간에 걸쳐서 일상생활 수행능력을 도와주기 위해 제공되는 모든 형태의 보호 서비스를 말한다.
ⓒ **공공부조** : 저소득 및 빈곤자들을 대상으로 기여금 납부 없이 국가가 조세를 자원으로 수급자의 자녀유무, 노령, 장애 등 인구학적 요소를 고려하며, 자산조사를 존재로 급여를 지급히는 방식이다.
- 국민기초생활보장제도 : 생존권 보장의 이념을 구체적으로 실현하기 위한 법으로 생활이 어려운 자에게 필요한 급여를 행하여 최저생활을 보장하고 자활 조성하는 것을 목적으로 한다.
- 의료급여 : 국민기초생활보장법에 의한 수급자 등 일정한 수준 이하의 저소득층을 대상으로 그들의 자력으로 의료문제를 해결할 수 없는 경우에 국가가 재정으로 의료 혜택을 주는 제도이다.
ⓒ **사회복지**(보건의료서비스) : 국가, 지방자치단체 및 민간부문의 도움이 필요한 국민에게 상담, 재활, 직업 소개 및 지도 등을 제공하여 정상적인 생활이 가능하도록 지원한다.

[사회보장제도]

≡ 최근 기출문제 분석 ≡

2024. 6. 22. 지방직

1 프라이(Fry)의 분류에 따른 자유방임형 보건의료체계의 일반적인 특징은?

① 국민의료비 절감에 효과적이다.

② 지역 간, 사회계층 간 보건의료 자원 배분의 형평성이 높다.

③ 국민이 의료기관과 의료인을 선택할 수 있는 재량권이 높다.

④ 예방과 치료를 포함하는 포괄적 보건의료서비스가 최대한 제공된다.

> **TIP** 자유방임형 보건의료체계에서는 개인이 의료기관과 의료인을 자유롭게 선택할 수 있는 재량권이 높다. 시장경쟁을 통한 자율적인 선택을 중시하는 체계의 특징이다.
> ① 시장의 자율성을 기반으로 국민의료비 절감에 효과적이지 않고 의료비가 증가할 수 있다.
> ② 시장의 논리에 따라 자원이 배분되므로 형평성이 낮아질 수 있다.
> ④ 예방과 치료를 포괄적으로 제공하기보다는 개인의 선택과 지불 능력에 따라 의료서비스가 제공된다.

2024. 6. 22. 지방직

2 질병의 자연사에 따른 예방단계 중 이차예방 활동은?

① 지역주민 대상 개인위생 보건교육

② 성장기 학생을 위한 균형 잡힌 급식 제공

③ 선별검사를 통한 자궁경부암 조기 진단

④ 뇌졸중 회복기 환자에 대한 작업요법

> **TIP** ③ 이차예방: 질병의 초기 단계를 발견하고 조기에 치료하여 진행을 막기 위한 활동으로 조기 진단과 조기 치료가 있다.
> ①② 일차예방: 질병 발생을 예방하기 위한 활동으로, 건강 증진과 위험요인 감소를 중점으로 한다.
> ④ 삼차예방: 이미 진행된 질병을 치료하고 합병증을 예방하거나 최소화하여 기능을 회복시키기 위한 활동이다.

Answer 1.③ 2.③

3 다음 사례에 해당하는 로이(Roy) 적응이론에 따른 적응 양상은?

> A 씨는 본인의 외모에 만족하고, 자신이 가치 있는 사람이라고 생각한다.

① 생리적 기능 양상　　　　　　　　② 자아개념 양상
③ 역할기능 양상　　　　　　　　　　④ 상호의존 양상

> **TIP** 자아개념 양상은 자신에 대한 생각과 느낌, 자아 존중감, 자신감, 자기 가치 등 심리적이고 정신적인 양상으로 본인의
> 외모에 만족하고 자신이 가치 있는 사람이라고 생각하는 것이 있다.
> ① 생리적 기능 양상 : 신체의 기본적인 생리적 요구와 기능을 유지하는 양상으로 호흡, 순환, 영양, 배설 등이 있다.
> ③ 역할기능 양상 : 사회적 역할과 책임, 직업적 기능, 가족 내 역할 등을 포함하여 사회적 관계와 역할 수행을 의미한다.
> ④ 상호의존 양상 : 타인과의 관계, 사랑, 소속감, 지원 시스템 등 사회적 상호작용이다.

4 다음 지역사회간호 활동에서 적용한 간호이론은?

> • 기본 구조와 에너지 자원의 상태를 사정한다.
> • 실제적 · 잠재적 스트레스원과 반응을 사정한다.
> • 저항선, 정상방어선, 유연방어선을 확인한다.
> • 스트레스원과 방어선과의 상호작용을 중심으로 간호진단을 기술한다.
> • 1차 · 2차 · 3차 예방활동을 초점으로 중재방법을 모색한다.

① 건강관리체계이론　　　　　　　　② 자가간호이론
③ 교환이론　　　　　　　　　　　　④ 적응이론

> **TIP** ① 기본구조, 저항선, 정상방어선, 유연방어선으로 되어있으며, 이 구조를 유지하기 위한 1, 2, 3차 예방 활동으로 중재
> 방법을 모색하고 있다.
> ② 인간 내부에 자가간호를 위한 요구와 수행할 수 있는 역량을 동시에 가지고 있다고 보았으며, 자가간호결핍이 있는
> 사람에게 간호가 제공되어야 한다고 보았다.
> ③ 지역사회간호사와 주민 간 물질적, 비물질적 교환과정을 통해서 바람직한 상호관계가 이루어지도록 노력한다.
> ④ 인간이 하나의 체계로서 주위 환경으로부터 계속적으로 투입되는 자극을 받고 있으며, 이러한 자극에 대하여 내부
> 의 과정인 대처기전을 활용하여 적응양상을 나타내고, 그 결과 반응을 나타낸다고 보고 있다.

Answer 3.② 4.①

5 보건의료체계 하부구조의 구성요소에서 보건의료자원 개발에 해당하는 것은?

① 외국 원조　　　　　　　　　　　② 공공재원

③ 국가보건당국　　　　　　　　　　④ 보건의료지식

> **TIP** ④ 보건의료지식은 보건의료자원 개발에 포함된다.
> ① 외국의 원조는 경제적 지원에 해당한다.
> ② 공공재원은 경제적 지원에 해당한다.
> ③ 국가보건당국은 자원의 조직적 배치에 해당한다.
> ※ 보건의료체계 하부구조의 구성요소
>   ㉠ 보건의료자원 개발 : 인력, 물자, 시설, 지식, 기술
>   ㉡ 자원의 조직적 배치 : 국가보건당국, 비정부기관, 정부기관 등
>   ㉢ 보건의료제공 : 예방, 치료, 재활
>   ㉣ 경제적 지원 : 공공재원 조달, 외국 원조, 고용주 등
>   ㉤ 관리 : 의사결정, 조정, 지도력 등

6 우리나라 지역사회 간호의 발달사에 대한 설명으로 가장 옳은 것은?

① 1956년 「보건소법」이 제정되면서 읍·면 단위의 무의촌에 보건진료소가 설치되었다.

② 1981년 「산업안전보건법」이 제정되면서 산업장 간호사가 보건관리자가 되었다.

③ 1995년 「국민건강증진법」이 제정되고 「보건소법」이 「지역보건법」으로 개정되었다.

④ 「노인장기요양보험법」이 2008년에 제정되었다.

> **TIP** ③ 이외에도 1995년에는 「정신보건법」이 제정되기도 하였다.
> ① 1956년에 「보건소법」이 제정된 것은 맞으나 보건진료소 설치는 1980년에 이루어졌다.
> ② 「산업안전보건법」은 1981년 제정되었으며 보건관리자로 개칭한 것은 1990년이다.
> ④ 「노인장기요양보험법」이 제정된 것은 2007년이며 전면 실시가 2008년이다.

7 진료비 지불제도의 장·단점에 대한 설명으로 옳은 것은?

① 총액계약제는 보험자와 의사단체 간의 계약 체결이 용이하나 과소진료의 가능성이 있다.

② 포괄수가제는 양질의 의료서비스가 제공되나 진료비 청구 방법이 복잡하다.

③ 인두제는 예방보다 치료중심의 의료서비스가 제공되나 의사가 중증질병 환자의 등록을 기피하는 경향이 높다.

④ 행위별수가제는 양질의 의료서비스가 제공되나 과잉진료로 의료비 증가가 우려된다.

Answer　5.④　6.③　7.④

②④ 행위별 수가제의 경우 양질의 의료서비스가 제공된다.
　　① 과소진료의 가능성이 있으나 보험자와 의사단체 간 계약 체결이 혼란스럽고 복잡하다.
　　③ 치료보다 예방 중심의 서비스가 제공된다.

2022. 6. 18. 제1회 지방직

8 **건강생활지원센터에 대한 설명으로 옳지 않은 것은?**

① 「보건의료기본법」에 근거하여 설치한다.

② 읍·면·동(보건소가 설치된 읍·면·동은 제외)마다 1개씩 설치할 수 있다.

③ 센터장은 보건소장의 지휘·감독을 받아 건강생활지원센터의 업무를 관장한다.

④ 지역주민의 만성질환 예방 및 건강한 생활습관 형성을 지원한다.

① 「지역보건법」에 근거하여 설치한다.

※ **건강생활지원센터** … 거주지 가까운 곳에서 전문가에게 건강 상담과 통합 건강증진서비스를 받을 수 있는 건강증진 전담기관으로, 건강상담과 건강증진 프로그램을 제공한다. 초기 슬로건은 "아쉽다 건강관리, 애 쉽다 건강관리"이다.

2022. 6. 18. 제1회 지방직

9 **「지역보건법」상 보건소의 기능 및 업무에 해당하는 것만을 모두 고르면?**

ⓐ 정신건강증진 및 생명존중에 관한 사항
ⓑ 감염병의 예방 및 관리
ⓒ 모성과 영유아의 건강 유지·증진
ⓓ 난임의 예방 및 관리

---

① ㉠   ② ㉡㉢
③ ㉠㉡㉢   ④ ㉠㉡㉢㉣

보건소의 기능 및 업무〈지역보건법 제11조 제1항〉
1. 건강 친화적인 지역사회 여건의 조성
2. 지역보건의료정책의 기획, 조사·연구 및 평가
3. 보건의료인 및 「보건의료기본법」 제3조 제4호에 따른 보건의료기관 등에 대한 지도·관리·육성과 국민보건 향상을 위한 지도·관리
4. 보건의료 관련기관·단체, 학교, 직장 등과의 협력체계 구축
5. 지역주민의 건강증진 및 질병예방·관리를 위한 다음의 지역보건의료서비스의 제공
　　가. 국민건강증진·구강건강·영양관리사업 및 보건교육

Answer　8.① 9.④

나. 감염병의 예방 및 관리

다. 모성과 영유아의 건강유지 · 증진

라. 여성 · 노인 · 장애인 등 보건의료 취약계층의 건강유지 · 증진

마. 정신건강증진 및 생명존중에 관한 사항

바. 바지역주민에 대한 진료, 건강검진 및 만성질환 등의 질병관리에 관한 사항

사. 가정 및 사회복지시설 등을 방문하여 행하는 보건의료 및 건강관리사업

아. 난임의 예방 및 관리

2022. 6. 18. 제1회 지방직

10 지역사회간호의 역사적 사건들을 이른 것부터 순서대로 바르게 나열한 것은?

㉠ 「학교보건법」 제정

㉡ 「농어촌 등 보건의료를 위한 특별조치법」 제정

㉢ 전 국민 의료보험(현 국민건강보험) 시행

㉣ 노인장기요양보험제도 시행

---

① ㉠→㉡→㉢→㉣

② ㉠→㉡→㉣→㉢

③ ㉡→㉠→㉢→㉣

④ ㉡→㉠→㉣→㉢

> **TIP** 1967년 「학교보건법」 제정→1980년 「농어촌 등 보건의료를 위한 특별조치법」 제정→1989년 전 국민 의료보험(현 국민건강보험) 시행→2008년 노인장기요양보험제도 시행(2007년 제정)이므로 '㉠→㉡→㉢→㉣' 순으로 나열해야 한다.

2022. 6. 18. 제2회 서울특별시

11 1920년대 전국 각지의 선교회에서 본격적인 간호사업이 시작되었다. 태화여자관에 보건사업부를 설치하여 보건 사업을 이끌었던 인물과 중심사업으로 옳게 짝지은 것은?

① 로젠버거(Rosenberger), 모자보건사업

② 페베(Pheobe), 방문간호사업

③ 윌리엄 라스본(William Rathbone), 구역간호사업

④ 릴리안 왈드(Lillian Wald), 통합보건간호사업

> **TIP** ① 1923년에 로젠버거(Rosenberger)와 한신광이 태화여자관에 보건사업부를 설치하여 모자보건사업 중심으로 임산부 위생, 아동 위생지도 등 감염병 예방과 환경위생사업을 실시했다.
> ② 페베(Pheobe)는 최초의 지역사회 가정방문 간호사이다.
> ③ 윌리엄 라스본(William Rathbone)은 1895년 영국에서 최초로 비종교적 방문간호사업을 실시했으며 1859년에 구역 공중보건간호협회를 조직했다.
> ④ 릴리안 왈드(Lillian Wald)는 1893년 미국 빈민구호소에서 방문간호사업을 시작하였으며 1912년 공중보건간호사회를 발족하여 지역사회 중심의 보건 간호사 조직을 구성했다.

Answer 10.① 11.①

12 우리나라 국민건강보험제도에 대한 설명으로 가장 옳은 것은?

① 국내에 거주하는 모든 국민이 적용대상이다.

② 모든 가입자의 균등한 부담으로 재원을 조성한다.

③ 모든 가입자에게 보험료 부담 수준과 관계없이 균등한 급여를 제공한다.

④ 모든 직장가입자는 가입자와 사용자가 각각 보험금의 10분의 30씩 부담한다.

> **TIP** ① 건강보험과 의료급여로 구분되므로 모든 국민이 적용대상이 되지 않는다.
> ② 가입자 보험료는 차등부담이다.
> ④ 사립학교의 교원은 본인 50%, 학교 30%, 국가 20%씩 부담한다.

13 〈보기〉의 사례에서 나타나는 노인장기요양 급여의 종류는?

───── 보기 ─────

노인장기요양 인정자인 갑(甲)씨는 자신의 집에 방문하여 자신의 신체활동과 가사를 지원하는 급여를 신청하였다.

① 방문요양   ② 방문간호

③ 단기보호   ④ 노인요양공동생활가정

> **TIP** ② 방문간호: 간호사 등이 방문간호지시에 따라 가정에 방문하여 간호를 제공한다.
> ③ 단기보호: 일정 기간 동안 신체활동 지원 및 교육·훈련 등을 제공한다.
> ④ 노인요양공동생활가정: 10인 미만의 대상자를 보호할 수 있는 비교적 정원이 작은 곳이다.
> ※ 재가 급여의 종류
> ㉠ 방문요양: 장기요양요원이 대상자 가정 등을 방문하여 신체활동 및 가사활동을 지원한다.
> ㉡ 방문간호: 간호사 등이 방문간호지시에 따라 가정에 방문하여 간호를 제공한다.
> ㉢ 방문 목욕: 목욕설비를 갖춘 장비를 이용하여 대상자 가정 등에 방문하여 목욕을 제공한다.
> ㉣ 주야간 보호: 일정 시간 동안 신체활동 지원 및 교육·훈련 등을 제공한다.
> ㉤ 단기보호: 일정 기간 동안 신체활동 지원 및 교육·훈련 등을 제공한다.

Answer 12.③ 13.①

14 지역보건법령상 지역보건의료계획에 대한 설명으로 옳은 것은?

① 시·도와 시·군·구에서 5년마다 계획을 수립한다.

② 보건복지부장관은 계획 시행에 필요한 경우에 보건의료 관련기관에 인력·기술 및 재정을 지원한다.

③ 보건복지부에서 심의를 받은 뒤 지방자치단체 의회에 보고하고 재심의를 받는다.

④ 시·도지사가 수립하는 계획은 의료기관 병상의 수요·공급에 관한 사항을 포함하여야 한다.

> **TIP** ① 시·도와 시·군·구에서 지역주민의 건강 증진을 위하여 지역보건의료계획을 4년마다 수립한다.
> ② 시·도지사 또는 시장·군수·구청장은 지역보건의료계획을 시행하는 데에 필요하다고 인정하는 경우에는 보건의료 관련기관·단체 등에 인력·기술 및 재정 지원을 할 수 있다.
> ③ 관할 시·군·구의 지역보건의료계획을 받은 시·도지사는 해당 위원회의 심의를 거쳐 시·도의 지역보건의료계획을 수립한 후 해당 시·도의회에 보고하고 보건복지부장관에게 제출하여야 한다.

Answer 1.④

출제 예상 문제

1 건강개념에 대한 내용으로 옳은 것은?

> ㉠ 정치 및 보건의료 전달체계와 관련이 있다.
> ㉡ 임상적 관점에서 본다.
> ㉢ 건강 – 질병의 연속선상에서 역동적 개념이다.
> ㉣ 지역사회주민이 질병이 없는 상태를 말한다.

① ㉠㉡　　　　　　　　　　　　　　② ㉠㉡㉢

③ ㉠㉢　　　　　　　　　　　　　　④ ㉡㉣

TIP ㉡ 지역사회간호에서 건강개념은 임상적 관점보다는 기능적 관점에서 본다.
㉣ 건강이란 질병이나 불구가 없을 뿐만 아니라 완전한 신체적 · 정신적 · 사회적 안녕상태를 말한다.

2 지역사회 간호사업에 대한 설명 중 옳은 것은?

① 지역개발사업과는 아무런 관련이 없다.

② 지역사회 간호사업은 지역사회 간호문제를 모두 해결해 주는 것에 그 목적이 있다.

③ 지역사회 간호사업은 선택된 지역주민을 대상으로 한다.

④ 적정기능 수준의 향상을 목표로 한다.

TIP ① 지역사회 간호사업은 그 지역주민의 적극적인 참여가 중요시되며 지역개발사업의 일환이기도 하다.
②④ 지역사회 간호사업은 지역주민 스스로가 자신들의 건강문제를 해결할 수 있는 적정기능 수준을 향상시키는 것에 목적이
있다.
③ 지역사회 간호사업의 대상은 지역사회주민 전체이다.

Answer 1.③ 2.④

3 다음 중 보건소 제도의 효시는?

① 헬레나의 질병간호활동   ② 보건진료소

③ 보건지소   ④ 라스본의 구역간호활동

....

TIP 1859년 영국 Liverpool시에서의 라스본(William Rathbone)의 가정방문 간호사업 실시가 보건소(Health Center) 제도의 효시가
되었다.

4 다음 중 보건의료의 사회·경제적 측면으로 옳지 않은 것은?

① 보건의료 요구자들이 보건의료에 지식이 결여되어 있다.

② 보건의료는 수요측정이 가능하다.

③ 공급의 독점성이 있다.

④ 보건의료는 외부효과를 갖는다.

....

TIP 보건의료는 수요발생을 예측하는 것이 불가능하다.

5 자유방임형 의료전달체계의 특징으로 옳은 것은?

㉠ 영국과 미국에 해당한다.	㉡ 의료기관의 선택이 자유롭지 않다.
㉢ 국가가 주도한다.	㉣ 의료의 질이 높아진다.

① ㉠㉡㉢   ② ㉠㉡㉢㉣

③ ㉠㉢   ④ ㉣

....

TIP 자유방임형 의료전달체계의 특징
    ㉠ 미국, 일본, 독일 등에서 채택하고 있다.
    ㉡ 정부의 통제나 간섭을 극소화해서 민간주도 의료기관과 의료인이 많다.
    ㉢ 의료서비스의 제공이 효과적으로 이루어진다.
    ㉣ 의료서비스의 수준이 높고 선택을 할 수 있는 폭이 넓다.

Answer   3.④   4.②   5.④

6 지역사회간호와 일차보건의료에 대한 설명으로 옳지 않은 것은?

① 현실적으로 일정 기간 교육 후의 인력으로 가장 적합한 인력은 간호사이다.

② 일차보건의료와 관련된 지역사회 간호분야는 보건소, 산업장, 가정간호사업 등이다.

③ 일차보건의료사업의 대상은 지불능력이 있는 일부 계층이다.

④ 지역사회 간호사들은 일차보건의료의 실현을 위해 공공보건 의료기관에 근무한다.

TIP 일차보건의료사업의 대상은 일부 계층이 아닌 지역사회주민 전체가 된다.

7 다음 중 우리나라가 보건간호시대에서 지역사회 간호시대로 전환한 계기로 옳은 것은?

① 건강증진법
② 가정간호사 제도
③ 보건소 설치
④ 보건진료원 제도

TIP 지역사회로의 전환

ⓙ 1980년에 '농어촌 등 보건의료를 위한 특별조치법'을 공포해서 지역사회 간호시대로 변화하였다.

ⓛ 1981년부터는 보건진료원이 배치되어 지역사회의 1차 의료를 담당하고 있다.

8 다음 중 지역사회 간호사업의 원리로 옳지 않은 것은?

① 모든 사업기관은 같은 목표를 가진다.

② 파악한 요구를 근거로 한다.

③ 지역건강상태를 정기적 · 지속적으로 평가한다.

④ 가족의 의사결정에 참여하게 한다.

TIP 모든 사업기관은 각기 다른 목표를 가질 수 있다.

Answer 6.③ 7.④ 8.①

02 지역사회 간호사업의 유형 및 역할

01 지역사회 간호사업의 유형

❶ 일반화 보건간호사업(전반화 사업)

(1) 개념

다목적사업 또는 통합보건사업이라고 하며, 간호사 개개인이 가족을 단위로 가족에게 전체 보건사업을 제공하는 것을 말한다.

(2) 장·단점

① 장점
  ㉠ 가족에게 균등한 보건사업을 제공할 수 있다.
  ㉡ 시간이 절약되고 경제적이다.
  ㉢ 사업의 중복과 누락을 피할 수 있다.
  ㉣ 문제의 통합적 접근이 가능하다.
② **단점** … 전반적·다목적으로 건강에 관한 여러 문제를 다루게 되므로 다소 특수한 문제나 전문성이 결여되기 쉽다.

❷ 전문화 보건간호사업(전문화 사업)

(1) 개념

대상을 유형별로 구분하여 1인 책임제로 하는 것이며 학교보건, 산업보건, 가족계획요원 등을 말한다.

(2) 장 · 단점

① 장점 … 전문화된 사업수행이 가능하며 깊이 있게 문제를 해결할 수 있다.

② 단점
  ㉠ 사업이 중복될 수 있고 비경제적으로 시간이 이용된다.
  ㉡ 한 가지 사업에만 치중하게 되어 포괄성이 결여되기 쉽다.

02 지역사회간호의 역할 및 기능

① 전문분야별 지역사회간호의 역할

(1) 정부 공중보건사업을 실시하고 있는 보건간호사

① 정의 … 보건소에서 보건간호사업을 전개하는 간호사를 말한다.

② 역할 … 다목적 보건사업 및 예방접종, 방역사업담당, 성병관리담당, 의료시혜담당 등의 기능을 수행하고 있다.

(2) 벽 · 오지의 일차보건의료를 담당하고 있는 보건간호사

① 정의 … 농어촌 벽 · 오지에 배치되어 일차보건의료를 담당하고 있는 지역사회간호사이다.

② 역할 … 지역사회 조직 및 개발, 지역사회 진단 및 사업계획, 모자보건 및 가족계획, 지역사회 보건, 보건진료소 운영관리, 보건정보체계 수립 및 관리 등의 기능을 수행하고 있다.

(3) 산업체 산업인구의 건강을 관리하는 산업간호사

① 정의 … 산업체 근로자의 건강을 관리하는 지역사회간호사이다.

② 역할 … 산업간호사는 근로자의 건강관리, 근로자의 보호, 유해환경요인의 제거 혹은 감시, 보건교육, 근로자의 복지후생업무, 산업보건 산업계획 및 평가, 의무실 운영 등의 기능을 수행하고 있다.

(4) 학교보건사업을 담당하고 있는 보건교사

① 정의 … 학교 내에서 학교보건을 담당하는 지역사회간호사이다.

② 교원의 자격〈초 · 중등교육법 제21조 제2항〉 … 교육부장관이 검정 · 수여하는 자격증을 받은 자이어야 한다.
  ㉠ 보건교사 1급의 자격기준 : 보건교사 2급 자격증을 가진 자로서 3년 이상의 보건교사 경력을 가지고 자격연수를 받은 자이다.

ⓛ 보건교사 2급의 자격기준
- 대학, 산업대학의 간호학과 졸업자로서 재학 중 일정한 교직학점을 취득하고 간호사 면허증을 가진 자이다.
- 전문대학의 간호과 졸업자로서 재학 중 일정한 교직학점을 취득하고 간호사 자격증을 가진 자이다.

③ 보건교사의 직무〈학교보건법 시행령 제23조 제4항 3호〉

가. 학교보건계획의 수립

나. 학교 환경위생의 유지 · 관리 및 개선에 관한 사항

다. 학생과 교직원에 대한 건강진단의 준비와 실시에 관한 협조

라. 각종 질병의 예방처치 및 보건지도

마. 학생과 교직원의 건강관찰과 학교의사의 건강상담, 건강평가 등의 실시에 관한 협조

바. 신체가 허약한 학생에 대한 보건지도

사. 보건지도를 위한 학생가정 방문

아. 교사의 보건교육 협조와 필요시의 보건교육

자. 보건실의 시설 · 설비 및 약품 등의 관리

차. 보건교육자료의 수집 · 관리

카. 학생건강기록부의 관리

타. 다음의 의료행위(간호사 면허를 가진 사람만 해당한다)

  1) 외상 등 흔히 볼 수 있는 환자의 치료

  2) 응급을 요하는 자에 대한 응급처치

  3) 부상과 질병의 악화를 방지하기 위한 처치

  4) 건강진단결과 발견된 질병자의 요양지도 및 관리

  5) 1)부터 4)까지의 의료행위에 따르는 의약품 투여

파. 그 밖에 학교의 보건관리

❷ 지역사회간호사의 역할 및 기능

(1) 지역사회간호사의 역할

① 직접간호 제공자

  ㉠ 한 지역사회의 특별한 요구가 있는 집단을 파악하고 이에 필요한 간호를 제공하며, 대상자의 건강문제 한 부분이 아니라 가족, 집단이나 지역사회는 둘 이상의 사람들과의 관계와 상호작용을 파악하여 전체성에 입각하여 건강문제를 파악한다.

  ㉡ 질병상태에 있는 대상자에게 일시적이고 치료적인 문제해결에 국한된 간호제공이 아니라 그 가족, 또는 지역사회주민의 질병예방과 최적의 건강수준을 성취할 수 있는 건강증진, 예컨대 적절한 음식섭취와 영양, 식이습관 형성, 금연, 운동 등 안녕과 복지를 지향하는 간호제공에 중점을 둔다.

© 지역사회간호사에게 요구되는 간호기술
- 퇴원 후 재가환자와 증가하는 노인의 건강문제를 다루기 위해 기초 간호기술부터 특수기구장착 후의 간호기술에 이르기까지의 신체 간호기술이 요구될 뿐만 아니라 면담기술, 의사소통기술, 관찰과 경청기법, 상담기법이나 교육 등의 간호기술도 요구된다.
- 점차 정신적·사회문화적인 요인들에 관한 관심이 증가되면서 환경오염, 도시화와 관계가 있는 지역사회단위의 건강문제를 사정하고 중재할 수 있는 새로운 기술도 필요하다.

② 교육자
- ㉠ 지역사회주민들은 건강을 최고의 수준으로 유지하기 위해서 많은 정보를 얻고자 노력하는데, 지역사회간호사는 이러한 대상자들의 학습을 촉진하고자 노력해야 한다.
- ㉡ 교육은 비공식적으로 실시되거나 공식적인 교육도 실시할 수 있다. 지역사회의 기존의 단체나 조직을 대상으로 교육하거나 때로는 대상자가 갖고 있는 특별한 문제나 주제인 경우에는 전문단체나 기관에 의뢰하여서 대상자의 교육요구를 충족시킬 수 있다.
- ㉢ 지역사회간호사는 대상자 스스로가 자신을 돌볼 수 있는 능력을 갖도록 교육하며 문제발생시 스스로 건강정보와 적절한 보건자원을 이용할 수 있는 능력을 갖도록 교육하기도 한다. 보건교육은 질병이 있을 때뿐만 아니라 질병예방과 건강증진을 위해서 건강연속선상에서 어느 때나 이루어지므로 지역사회 간호실무에 있어 하나의 도구라고 할 수 있다.

③ 대변자(옹호자)
- ㉠ 간호대상자에게 어떠한 보건의료가 유용한지, 무슨 보건의료를 받을 자격이 있는지 또 어떻게 이런 보건의료를 받을 수 있는지에 대해서 그들 스스로 정보를 얻는 능력이 생길 때까지 알려주고 안내하며 간호대상자가 독립적으로 되도록 돕는다.
- ㉡ 어느 기관에서나 대상자의 요구에 부응하기 위해 더 책임감 있고 적합한 기관으로 만들기 위하여 간호대상자를 대변하거나 옹호하며 대변자로서 지역사회간호사는 어떤 개인이나 집단의 유익을 위해 행동하거나 그들의 입장에 서서 의견을 제시한다.

④ 관리자 … 지역사회간호사가 관리자로서의 역할을 수행함에 있어서는 계획, 조직화, 조정기능을 이용한다.
- ㉠ 계획 : 가장 기본적인 기능으로 간호사는 상황을 파악하고 구체적인 계획을 수립하는 데 간호대상자의 요구와 관심을 파악하여 그 요구에 부응하는 목적을 설정하고 그에 타당한 활동방법과 과정을 선정한다.
- ㉡ 조직화 : 이미 설정된 목표에 도달하기 위해 활동을 구조화하고 인력을 배치함을 말한다. 관리자는 효과적으로 수립된 계획이 수행될 수 있도록 사람, 활동과 그들의 관계를 고안해야 하며 이러한 조직화의 과정에서 지역사회간호사는 목적을 성취하기 위해서 제공되는 다양한 사업을 위한 개념틀을 사용한다.
- ㉢ 조정 : 설정된 목표를 달성하기 위해서 사업을 추진해 가는 동안에 배치된 인력과 인력별 활동이 조화를 이루면서 기능할 수 있도록 인력별 활동의 연결을 촉진함을 말한다. 계획과 수행단계에서 행해지며 지역사회간호사와 간호대상자(개인, 가족, 집단, 지역사회)와의 관계에서 거의 대부분 행해진다.
- ㉣ 기타 : 그 외에 관리자로서의 역할을 수행하는 데는 사업활동의 감독·통제, 동기부여와 인력배치 등의 기능도 필요하다.

⑤ 협력자

    ㉠ 지역사회간호사는 단독으로 실무를 하는 경우는 드물고 다른 간호사, 약사, 의사, 물리치료사, 사회복지사, 영양사 또는 간호조무사 등 전문의료인이나 보건관계인력과 함께 활동을 하는 경우가 많다.

    ㉡ 보건팀의 일원으로서 지역사회간호사는 지역사회 보건사업을 전개하는 데 관련된 타 보건의료인력과 상호유기적인 관계를 구축하며 협력적으로 추진해 나가는 협력자의 역할을 수행한다.

⑥ 연구자

    ㉠ 연구자의 역할이란 지역사회 간호실무의 통합적 부분이다. 연구는 일종의 문제해결과정이고 체계적인 연구과정을 통해 과학적인 지식을 얻을 수 있다는 점에서 지역사회간호사가 연구자로서의 역할을 한다는 것은 건강관리전문가로서 의의가 큰 활동이라고 할 수 있다.

    ㉡ 연구를 하나의 조사과정으로도 볼 수 있다. 단순하게는 연구절차는 질문을 제기하고 그 질문을 검증하기 위해서 가설을 설정하고 연구를 위한 설계를 고안하여 자료를 수집 · 분석하고 결론을 유출하는 과정을 거친다.

⑦ 변화촉진자

    ㉠ 개인, 가족, 지역사회 수준의 건강문제에 대처하는 능력을 증진시키는 역할로서, 의사결정을 하는 데 영향력을 행사하여 보건의료를 위한 변화를 효과적으로 가져오도록 돕는다.

    ㉡ 농어촌의 경우 지역사회간호사는 지역사회 보건사업의 대표자로서 의료적인 감독, 산전관리, 높은 예방접종률의 유지 등 포괄적인 보건사업을 이끌어 나간다. 최근에는 개인, 가족, 지역사회가 건강을 위한 적합한 의사결정을 내리도록 도와주는 데 중추적인 역할도 하고 있다.

⑧ 상담자

    ㉠ 지역사회간호사가 관할하는 지역사회의 건강문제에 관한 정보를 기초로 2차 의료기관과 3차 의료기관 또는 지역사회 타 기관들과 서로 정보를 주고받으며 상담할 수 있다. 그 외 학교교사, 지역행정가, 사무원 등 지역사회주민에게 영향을 미칠 수 있는 모든 사람들과 상담한다.

    ㉡ 간호사의 지식과 기술의 확대에 따라 상담의 분야도 확장되고 있다. 예를 들면 가족유전에 대한 상담, 결혼상담, 아동발달에 관한 문제상담 등이다. 보건전문분야의 상담을 위해서는 훌륭한 면접기술, 자료분석기술, 교육에 대한 전략 등 간호도구로 사용되는 각종 기술을 학습하고 적절히 활용해야 한다.

⑨ 평가자

    ㉠ 필요한 간호활동을 결정하고 시행된 간호활동이 지역사회주민에게 미친 효과가 어떻게 나타났는지를 평가한다.

    ㉡ 전체적으로 사업이 처음에 계획한 목적에 적절하게 도달되었는지, 그 결과가 궁극적인 목표와 일관성이 있는지 등을 평가하고 궁극적인 목표를 향해 계속 진행해 나가기 위한 효율적인 방안을 고려한다.

⑩ 정보수집자 및 보존자

    ㉠ 자료수집, 간호진단, 연구 등을 위해서 지역사회간호사는 조사하여야 할 분야가 무엇이며 수집되어 보존해야 하는 정보가 무엇인가를 인지하고 이 정보의 수집과 보존의 책임을 갖는다.

ⓛ 간호사업 수행이 보다 나은 방향으로 이루어지기 위해서는 간호사에 의해서나 혹은 다른 여러 가지 방법으로 조직화된 정보를 얻는 일을 소홀히 해서는 안 된다. 특히 발전적이고 혁신적인 측면으로 지역사회 간호사업을 유도하려면 보수적인 행정가의 저항을 받기 쉬운데 지역사회간호사는 과학적인 접근방법으로 수집된 확고한 자료를 준비하고 보존하여야 한다.

⑪ 알선자

　　㉠ 의뢰자 또는 사업연계자라고 부르기도 하며, 주민들의 다양한 요구를 지역사회간호사가 여러 분야와 접촉하여 의뢰하여야 하므로 매우 중요하게 다루어져야 한다.

　　ⓛ 지역사회 보건문제와 관련하여 흔히 부딪히거나 예상되는 전문적인 기술의 범위에서 벗어나거나 그 이상의 어떤 조치가 필요한 문제를 다루는 데에는 유용한 기관이나 자원에 대한 지식을 알아야 한다. 그리고 언제, 어디서, 어떻게 도움을 줄 것인가를 알아야 한다.

(2) 지역사회간호사의 기능

① 보건사업 수행팀 일원으로서의 기능 … 간호대상의 안녕·유지를 위하고 육체적·정신적 또는 사회적인 건강균형이 깨어지거나 흔들릴 때 원상태로 회복하도록 시간과 노력을 아껴쓰고 능률적 성과를 위하여 보건팀 구성요원간의 기능 분담과 공동목표를 향하여 균형과 질서가 계속 유지되도록 하여야 한다.

② 교육과 지도의 기능

　　㉠ 지역사회 간호사업에서 교육적 기능은 어느 기능보다 중요하다. 사업의 내용에 따라서는 각각 상이한 개인이나 가족 또는 집단(어머니회, 반상회), 학교와 공장(산업장)의 집단 등 그 집단마다의 성격적 특색을 갖게 된다.

　　ⓛ 교육이나 지도의 내용은 교육목적, 지도이유, 간호대상의 사회·경제적 교육, 연령, 지위, 개성에 따라 달리 하여야 한다.

③ 건강관리실 운영의 기능 … 지역사회간호사가 건강관리실 운영을 통하여 직접적인 전문적 혜택을 건강관리실에 등록된 대상자에게 줄 수 있으며 그 대상자들을 독자적으로 지도하고 이들을 위한 건강관리실 운영계획이나 평가사업추진의 책임을 지게 된다.

④ 가정방문의 기능

　　㉠ 가정방문은 지역사회 간호사업에 있어 간호대상자에게 가장 능률을 낼 수 있는 효과적인 간호제공수단이다.

　　ⓛ 가정방문을 통하여 대상가정의 실정을 정확하게 파악할 수 있고 파악된 실정에 맞추어 간호계획을 세울 수 있으므로 지역사회 간호제공은 노력 및 시간에 있어서 대단히 경제적이다.

　　ⓒ 개인이나 가족의 입장에서는 자신들의 생각을 익숙한 분위기에서 긴장없이 교류할 수 있으며, 자신들도 모르는 숨어있는 건강문제들을 조기에 발견할 수 있다. 또한 새로운 건강지식이나 사업내용을 전달하는 수단으로서도 가정방문은 중요하다.

⑤ **환자 병상간호의 기능**… 상병자와 입원실이라는 제한된 대상과 공간적 이유 때문에 지역사회 간호사업의 수행에는 가정에 있는 약간의 상병자만이 대상이 되어 왔으나, 만성질병의 증가와 수명의 연장으로 노령의 노인병 환자가 증가하고 이로 인해 병원과 병상수의 부족을 초래하게 되어 응급처치나 가료를 받은 회복기에 있는 많은 환자가 가정에서 치료나 간호를 받는 경우가 많아지고 또한 치료기간도 길어지므로 가정간호의 수요가 증가되게 되었다.

[지역사회간호사 역할]

역할	활동
직접 간호제공자	• 대상자 건강 사정 • 간호진단 도출 • 간호수행 계획 • 간호수행 • 간호수행 결과평가
교육자	• 대상자 교육요구 사정 • 보건교육 계획 • 보건교육 수행 • 보건교육 결과평가
상담자	• 해결할 문제 확인 및 이해 • 선택된 해결방법의 확인과 대상자 도움 • 해결할 범위의 결정과 대상자 조력 • 선정된 해결방법의 평가나 대상자 도움 • 대상자와 문제해결과정 공유
자원의뢰자	• 지역사회자원에 대한 정보수집 • 의뢰의 요구와 적합성 결정 • 의뢰수행 • 의뢰에 대한 추후관리
옹호자	• 옹호에 대한 요구결정 • 적합한 방법의 진상규명 • 결정자에게 대상자의 사례 제시 • 대상자가 홀로서기 할 수 있도록 준비
일차간호제공자	• 대상자 건강 사정과 문제확인 • 문제에 대한 치료계획과 수행 • 대상자 중심 건강서비스 연계 • 교육과 감독 • 필요시 간호계획 수정 • 대상자 자가간호 교육 • 대상자 중심 복지 서비스 연계
조정자	• 대상자의 상태와 요구에 대해 다른 요원과 의사소통 • 사례관리 집담회

사례관리자	• 사례관리의 대상자 선정 • 대상자 건강요구의 사정과 확인 • 요구에 부합되는 간호계획 • 다른 사람이 수행한 간호의 감독
협력자	• 타 건강팀과의 의사소통 • 공동 의사결정 참여 • 대상자의 문제해결을 위한 공동활동 참여
관리자	• 감독 • 업무관리 • 건강관리실 운영
지도자	• 활동에 대한 요구확인 • 적합한 지도력의 유형 결정과 추종자 사정 • 팀원의 활동 촉진을 위한 동기부여 • 활동계획과 팀원의 활동 조정 • 활동에 대한 효과평가 • 팀원의 적응촉진 • 협력 팀 간의 역할조정
변화촉진자	• 변화에 작용하는 방해 및 촉진요인 확인 • 변화를 위한 동기부여와 조력 • 변화의 수행을 도움 • 자기 것으로 굳히도록 집단을 도움
연구자	• 연구결과의 검토 및 실무적용 • 연구문제 확인 및 간호연구의 계획 수행 • 자료수집 • 연구결과의 보급

최근 기출문제 분석

2023. 6. 10. 제1회 서울특별시

1 〈보기〉에서 설명하고 있는 지역사회간호사의 주된 역할로 가장 옳은 것은?

─────── 보기 ───────

A보건소의 방문건강관리팀은 당뇨병을 앓고 있는 독거노인을 대상으로 혈당 관리, 복약지도, 영양상담 등의 서비스를 제공하는 프로그램을 추진하기 위해 방문간호사, 의사, 약사, 영양사, 사회복지사 등의 보건·의료 전문가들과 건강관리 서비스의 내용과 제공과정을 결정하는 회의를 시행하였다.

① 교육자(educator)

② 조정자(coordinator)

③ 협력자(collaborator)

④ 사례관리자(case manager)

TIP ③ 〈보기〉의 내용은 다른 보건·의료 전문가들과 협력을 통해 의사결정에 참여하며 지역사회간호를 제공하는 노력을 하고 있으므로 협력자 역할에 해당한다.
① 대상자의 교육 요구를 사정하고 보건교육을 계획-수행-결과 평가를 진행한다.
② 대상자에 관한 상태와 요구에 대해 다른 요원과 의사소통하며 사례관리 집담회를 연다.
④ 사례관리 대상자를 선정하여 사정-계획-수행-평가의 사례관리를 진행하는 역할이다.

Answer 1.③

2 〈보기〉에서 설명하고 있는 지역사회간호사의 역할로 가장 옳은 것은?

─── 보기 ───

A시 지역사회간호사는 복합적인 건강문제를 가진 기초 생활 수급권자의 문제해결을 위하여 다학제적 팀 구성원 간의 협력적 활동을 계획하고 모니터링하였다. 보건소의 여러 가지 사업을 통합적으로 분석하여 서비스 제공에 중복, 결핍이 없는지를 확인하였다.

① 상담자(counselor)　　　　　　　② 변화촉진자(facilitator)

③ 옹호자(advocator)　　　　　　　④ 조정자(coordinator)

TIP ④ **조정자**(coordinator) : 건강관리 전달 중심 역할이다. 대상자에게 중복되는 서비스나 불충분한 서비스가 이루어지고 있는지를 확인하고 조정하여 대상자에게 충족되는 최선의 서비스가 제공되도록 한다.
　　① **상담자**(counselor) : 대상자 중심의 역할이다. 전문적인 지식과 기술을 바탕으로 대상자가 자신의 건강문제를 이해하고 해결과정을 알도록 상담한다.
　　② **변화촉진자**(facilitator) : 인간 중심의 역할이다. 대상자의 행동이 바람직한 방향으로 변화할 수 있도록 능기를 부여하고 촉진한다. 대상자의 의사결정과정에 영향력을 행사한다.
　　③ **옹호자**(advocator) : 대상자 중심의 역할이다. 대상자가 자신의 이익을 위한 활동과 권리를 주장할 수 있도록 대상자의 입장을 대변한다.

3 지역사회간호사의 역할에 대한 설명으로 옳지 않은 것은?

① 조정자(coordinator) − 대상자의 행동이 바람직한 방향으로 변화되도록 유도하는 역할

② 의뢰자(refer agent) − 문제해결을 위해 대상자를 적절한 지역사회 자원이나 기관에 연결해주는 역할

③ 사례관리자(case manager) − 대상자의 욕구를 충족시키고 자원을 비용−효과적으로 사용하도록 유도하는 역할

④ 사례발굴자(case finder) − 지역사회 인구 집단 중 서비스가 필요한 개인 및 특정 질환 이환자를 발견하는 역할

TIP **조정자**(coordinator) ⋯ 조정이란 가능한 최대의 유효한 방법으로 대상자의 요구를 충족시키는 최선의 서비스를 조직하고 통합하는 과정을 말한다. 사례관리자와는 다르게 조정자는 다른 건강관리 전문가가 수행한 간호를 계획하지 않는다.

Answer　2.④　3.①

출제 예상 문제

1 보건팀을 구성하여 기획하고 목적달성을 위해 의견을 수렴할 때, 의견을 수렴할 수 있는 사람은 누구인가?

① 지역사회주민
② 환자
③ 지역사회 보건요원
④ 보건복지부

> **TIP** 지역사회의 팀 접근 시 지역사회간호사의 업무는 보건팀을 구성하고 의견을 수렴하며 직접간호를 수행하는 역할이다.

2 지역사회간호사 역할 중 주민에게 유용한 정보를 알려주고 주민의 입장에서 그들의 권리를 찾을 수 있도록 도와주는 간호사의 역할은?

① 대변자
② 변화촉진자
③ 의뢰자
④ 교육자

> **TIP** 대변자로서의 지역사회간호사는 어떤 개인이나 집단의 유익을 위해 행동하거나 그들의 입장에서 의견을 제시하는 역할이다.

3 다음 중 지역사회간호사의 역할과 기능이 아닌 것은?

① 보건의료팀 기능
② 지역사회 조직관리기능
③ 의약품 등의 안정성 및 유효성에 관한 검사기능
④ 건강자료 수집기능

> **TIP** 지역사회간호사의 역할은 직접간호 제공자, 교육자, 대변자, 관리자, 협력자, 연구자 등이다.

Answer 1.③ 2.① 3.③

4 다음 중 지역사회간호사의 역할에 대한 설명으로 옳지 않은 것은?

① 교육자 – 최근의 정보와 지식으로 직접·간접방법을 통해 보건교육 실시

② 팀요원 – 주민건강을 위한 보건의료팀간의 협조적 활동

③ 대변인 – 간호사업의 효과나 필요에 대해 주민과 동료 기타 관련요원들에게 주지시키는 활동

④ 직접간호 제공자 – 개인이나 가족의 건강문제 발생시 시행되는 간호 제공

TIP ③ 대변인의 역할은 간호대상자가 좀 더 독립적으로 되도록 돕기 위해 그들 스스로 정보를 얻는 능력이 생길 때까지 알려주는 활동이다.

5 다음 중 지역사회 건강진단을 위해서 요구되는 간호사의 기술과 관계없는 것은?

① 조사기술

② 관찰력

③ 비판력

④ 판단력

TIP 간호사는 우수한 조사기술, 관찰력, 판단력을 통하여 지역사회 건강진단을 정확하게 내릴 수 있다.

Answer 4.③ 5.③

03 지역사회 간호과정

01 지역사회 간호과정

1 지역사회 건강사정

(1) 간호과정

① 지역사회 주민과 주민에게 영향을 미치는 하부체계, 하부체계의 상호관련성으로 나타나는 건강문제를 규명한다.

② 지역사회가 건강을 회복할 수 있도록 간호계획을 세우고 실천하는 활동이다.

③ 궁극적으로 지역사회가 최적의 건강을 유지하고 증진하는 과정이다.

④ 지역사회 간호과정은 지역사회 사정으로 시작하고, 지역사회 간호사업의 기획은 기획팀 조직 및 전제조건을 통한 법적 합법성을 확보하는 것부터 시작한다.

[지역사회 간호과정]

사정	진단	계획	수행	평가
자료수집 및 분석	• 지역사회 간호사업의 기준 • 우선순위	• 목적 및 목표 설정 • 간호방법 및 수단 • 수행 및 평가계획	• 계획된 활동 수당 • 조정, 감시 및 감독	평가 및 피드백

(2) 사정영역

① 지역사회 특성

　　㉠ 지리적 특성 : 지역사회 유형(도·농), 면적, 위치, 가구 및 시설 분포, 지형의 특성, 지역사회 건강을 위한 시설 등

　　㉡ 인구학적 특성

구분	내용
일반적인 인적 특성에 관한 정보	인구수, 연령, 성별, 결혼 여부, 직업·교육수준에 대한 분포, 출생률, 사망률, 인구이동상태, 종교별 분포, 경제수준 등
건강상태에 관한 정보	사망원인, 연령별·성별·질환별 사망률, 시점유병률, 기간유병률, 발생률 등

　　㉢ 지역사회 자원

구분	내용
공간적·물리적 자원	지역사회의 면적·경계·지형, 화장실 시설, 상·하수도, 주택, 공기오염 등 인위적 환경, 산업장의 작업공정 등
사회적 자원	지역사회개발위원회, 청년회의소, 노동조합, 정부, 지자체 공공조직 등 공적 조직 및 사적 조직의 지역사회 조직
인적 자원	보건의료 전문인, 타 분야 전문인, 자원봉사자 등
보건의료시설	보건소, 병원, 의원, 조산소, 약국, 한약방 등

(3) 사정 유형

① 포괄적 사정

　　㉠ 방법론에 근거하여 1차 자료를 생성하고 지역사회와 관련한 자료 전부를 찾아낸다.

　　㉡ 시간과 비용이 과다 소요되며 다른 방법과 중복되어 거의 사용하지 않는 방법이다.

② 친밀화 사정

　　㉠ 건강기관, 사업장, 정부기관 등을 직접 사찰하여 필요한 자원을 파악한다.

　　㉡ 이용가능한 자료를 연구하며 일정량의 자료만 직접 수집한다.

③ 문제중심 사정

　　㉠ 아동보호, 노인보건 등 지역사회의 특정한 중요 문제에 초점을 둔다.

　　㉡ 전체 지역사회와 관련하여 사정하므로 하위체계 사정과는 차이가 있다.

④ 하위체계 사정

　　㉠ 지역사회의 종교기관, 보호기관의 역할에 대한 사정 등 어떠한 하위체계에 초점을 둔다.

　　㉡ 지역사회의 특정 부분을 한정적으로 조사한다.

(5) SWOT 분석

① **개념** … 보건 프로그램 개발을 위해 수집된 일반적 특성, 건강문제 및 건강행태, 자원, 환경 등 자료를 분석하여 문제점을 파악하기 위한 기법이다.

② **목적**
   ㉠ 불확실한 미래 환경 및 외부환경의 변화를 예측하고 내부 역량을 감안하여 적합한 사업전략을 수립하기 위함이다.
   ㉡ 공공조직에서는 보건사업 전략 개발에 활용한다.

③ **SWOT 전략**
   ㉠ SO 전략(강점, 기회전략) : 강점을 바탕으로 기회를 잡는 공격적인 전략으로 시장 확대가 대표적이다.
   ㉡ ST 전략(강점, 위협전략) : 강점을 가지고 위기(위협)를 벗어나고자 하는 전략으로, 다각화 전략이 대표적이다.
   ㉢ WO 전략(약점, 기회전략) : 약점을 보완하고 기회를 활용하는 전략으로 예상 밖의 시도로 국면을 전환한다.
   ㉣ WT 전략(약점, 위협전략) : 약점을 극복하고 위기를 회피하기 위해 방어 전략을 세우는 것이다.

[SWOT 사분면]

구분	강점(Strength)	약점(Weakness)
기회(Opportunity)	외부환경이 유리하고 내부역량에 강점이 있는 경우 보건사업을 확대하는 전략이 필요	외부환경은 유리하나 내부역량이 취약할 경우 구조조정이나 혁신운동으로 조직 역량 강화 필요
위협(Threat)	내부역량에 강점이 있으나, 외부환경이 불리할 경우 불리한 환경을 극복하기 위한 새로운 대상 개발 필요	외부환경이 불리하고 내부역량도 취약할 경우 보건 사업을 중단하거나 축소하는 전략 필요

❷ 자료수집

(1) 직접 자료 수집(1차 자료 수집)

① **정보원 면담** … 지역사회의 가치, 규범, 신념, 권력구조, 문제해결과정 등에 대한 정보를 지도자나 종교지도자, 사회사업가 등을 통해 수집하는 방법이다.

② **참여관찰** … 지역사회 주민들에게 영향을 미치는 의식, 행사 등에 직적 참여하여 관찰하는 방법으로 주민들의 참여 정도와 상호관계 파악에 유용하다. 완전참여관찰은 폐쇄적 집단 자료 수집에 적절하다.

③ **차창 밖 조사(지역 시찰)** … 자동차 또는 빠른 걸음으로 신속하게 지역사회의 환경이나 생활상 등을 살피는 방법으로 지역사회의 다양한 면을 신속하게 관찰할 수 있다. 행사에 직접 참여하는 참여관찰과는 다르다.

④ **공청회** … 질적 면접으로 비교적 짧은 시간에 광범위한 정보를 얻을 수 있다.

(2) 간접 자료 수집(2차 자료 수집)

① 출처가 분명하고 표준화된 기존 자료 수집 및 활용하는 방법이다.

② 직접 자료 수집보다 먼저 진행되는 것이 효율적이다.

❸ 자료 분석

(1) 자료 분류

① 수집된 자료를 연관 있는 것끼리 특성별로 분류하여 범주화한다.

② 지역사회 인구학적 특성 및 건강 수준, 건강행태, 환경 등이 포함된다.

(2) 자료 요약

① 분류된 자료를 차트나 표 · 그림 · 그래프, 지도 등으로 요약한다.

② 지역사회의 전반적인 분위기나 역사적 배경 및 지리적 특성을 요약서술한다.

(3) 비교 및 확인

① 다른 지역, 과거 자료와 비교하여 보완할 부분을 확인한다.

② 규명된 자료 간의 불일치나 누락 자료 등을 고려한다.

③ 포괄적이고 총체적인 지역사회 문제를 평가하기 위한 단계다.

(4) 결론 및 추론

① 수집된 자료의 의미를 찾는 단계다.

② 지역사회의 건강요구 및 구체적 문제(잠재적이거나 실제적인 건강문제로 지역사회 간호사업을 통해 변화 가능한 문제)를 찾아 결론을 내린다.

(5) 지역사회 간호사업의 기준 및 지침확인

지역사회간호사의 근본적인 역할과 기능은 어느 지역사회이건 동일하나 지역사회의 목적에 따라 지역사회간호사의 역할 및 기능의 정도에 차이가 있다. 그러므로 지역사회간호사는 그가 담당하고 있는 지역사회와 관계되는 각종 법령, 규정, 기준, 지침, 업무 분장표 등을 통하여 자신의 역할범위와 깊이를 파악해야 한다.

① **보건진료원** … 간호사업을 전개하면서 지역주민에게 제공할 수 있는 직접 치료기능의 범위와 치료에 사용할 수 있는 처치와 약품의 종류 및 범위를 확인하고 간호서비스를 제공해야 한다.

② **학교보건사업을 담당하는 보건교사** … 학교보건사업을 전개하면서 학교보건 관리기준을 확인해야 한다.

③ **산업간호사** … 산업안전보건법, 동 시행령 및 시행규칙, 산업체 내의 각종 업무지침 및 기준을 확인하여 산업간호문제를 도출해야 한다. 간호사업지침 및 기준을 확인하고 이를 기초로 지역사회 건강진단자료에서 지역사회 간호문제를 도출하게 된다. 이러한 과정에서 간호사업지침 및 기준 자체를 연구하는 자세로 분석하고, 이를 계속 활용하면서 연구 · 개발해야 한다.

④ 지역사회 간호계획

(1) 계획과 과정의 특징

① **협력적 과정** … 협력이란 사업제공자와 지역사회 구성원들이 함께 무엇이, 언제, 누구에 의해 무엇보다도 왜 그래야 하는지를 정의하는 것으로 협력은 모든 참여자들이 함께 가능한 모든 관점을 고려하는 것이며 최소한 그들이 규정할 수 있는 범위 내에서 상호 공동이익이 되는 의사결정을 나누는 것이므로 계획과정의 결과에 의해 영향을 받을 모든 사람들의 지속적이고 능동적인 참여가 필수적이다.

② **순차적 과정** … 지역사회 구성원들의 협력을 통해 의식적이며 고의적으로 계획한 변화로서 필요한 때에 피드백(반응)을 제공하는 경고기전이 필수적이다.

③ **순환적 과정** … 계획참여자들이 바라는 이상적 미래의 대부분은 비교적 광범위한 것이기 때문에 중요한 시기별로 여러 가지 계획과정을 필요로 하고 이 계획과정에서는 진행과정과 밀접하게 관련된 활동들의 계속적인 순환과정의 한 부분으로 보아야 한다.

④ **상호동의한 이상적 미래** … 사업제공자인 지역사회간호사와 지역사회주민들간의 협력에는 계획의 전과정에서 분담과 합의를 이루는 접근이 필수적이며 참여자들이 지역사회의 미래상에 합의를 이루는 것이 무엇보다도 중요하다.

⑤ **활동의 예측** … 결과는 활동수행에 의해 얻어지는 계획의 한 단계이며 변화란 일반적으로 결과를 나타낸다. 계획을 세움으로써 어려운 결정이나 위험한 활동을 피할 수도 있지만, 계획을 세우며 아무리 바쁘게 움직여도 실천이 없다면 계획된 변화는 일어나지 않고 지역사회나 집단이 동의한 미래로의 전환은 없다.

⑥ **결과에 대한 평가와 결말** … 한 계획순환의 최종단계이며 다음 순환을 위한 사정단계이다. 평가는 활동의 즉각적인 또는 장기적인 효과를 보는 것을 의미한다.

(2) 계획지침

계획지침은 각국마다 약간의 차이를 보인다. 사회의 모든 부문에서 계획은 여러 가지 형태로 이루어지며 여러 집단에 의해 실행된다. 공공복지분야 중에서도 공공비용이 지출되는 분야에서 계획의 조정은 필수적이다.

(3) 계획도구의 선택

계획을 위해 사용되는 여러 가지 도구 중의 하나가 의사결정가치를 따라가는 방법이다. 이 방법은 계획가들이 선택가능한 그 결과들을 시각적으로 나타낸다. 이러한 시각화는 사람들로 하여금 어떤 선택이 가져다주는 위험이나 이익에 대해 더 잘 알게 해준다.

(4) 변화과정(전략)

① 합리적 · 경험적 변화 ··· 제시된 사실이나 경험상의 정보에 기초하여 결정을 내린다. 이 접근은 사업이 그들을 위해 무엇을 하는 것인지를 알려주며, 사람들이 지역사회 참여를 기대하기 전에 명백한 대답이 무엇인지를 알려주는 매우 현실적인 전략이다.

② 규범적 · 재교육적 변화 ··· 사람들이 그들 나름대로의 가치관, 규범, 태도, 행동을 가지고 있다는 신념에 입각한 전략이다. 변화에 대한 의지는 그들의 가치관, 규범, 태도를 재관찰하고 변화하려는 개방성의 정도에 따라 달라지므로 사업을 위한 노력은 사람들이 상황을 다르게 보게 될 것이라는 희망을 가지고 그들의 가치관을 재관찰하도록 돕는 데 초점을 둔다.

③ 권력적 · 강제적 변화 ··· 이 전략은 정치적 · 경제적 힘의 제재나 적용이 포함되며, 위의 두 전략이 실패했을 때 시도되는 마지막 대안이 된다. 그러나 지역사회 구성원들의 태도와 요구가 변화되지 않는다면 이 접근법은 미약할 수밖에 없다는 단점이 있다.

(5) 목표설정

무엇, 범위, 누가, 어디서, 언제의 내용이며 필요에 따라 그 중 어느 항목을 생략할 수도 있다. 여기서 '무엇'이란 변화 혹은 달성해야 하는 상태나 조건을 말하는 것이며, '범위'는 달성하고자 하는 상태나 조건의 양, '누가'란 바람직하게 달성되어져야 할 환경의 부분 혹은 인간의 특정집단, 즉 대상이다. '어디서'란 사업에 포함되어지는, '언제'란 의도된 바람직한 상태 혹은 조건이 수행되어야 할 기간이나 때 등을 말한다.

(6) 방법 및 수단의 선택

① 지역사회 간호활동에는 크게 나누어 간호제공과 보건교육 그리고 관리가 있다. 이러한 간호활동도 클리닉활동, 방문활동, 의뢰활동, 개인상담, 지역사회 조직활동 등의 수단을 통하여 수행한다. 그러므로 지역사회 간호활동 및 수단은 지역사회 간호업무활동이라고 할 수 있다.

② 활동 및 수단의 네 가지 선택절차

　　㉠ 목표달성을 위한 서로 다른 각종 방법 및 수단을 모색한다.

　　㉡ 문제해결을 위하여 요구되는 자원과 이용가능한 자원을 조정한다.

　　㉢ 가장 최선의 방법 및 수단을 선정한다.

　　㉣ 구체적인 활동을 기술한다.

③ 타당성 고려

　　㉠ **기술적 타당성** : 그 방법이 기술적으로 가능하고 효과가 있어야 한다.

　　㉡ **경제적 타당성** : 우선 경제적으로 시행가능하고 나아가서는 그 효과가 경제적 측면에서 분명한 것을 의미한다.

　　㉢ **사회적 타당성** : 주로 사업대상자들의 수용도, 즉 얼마만큼 받아들여 줄 것이냐의 문제이다.

　　㉣ **법률적 타당성** : 목표달성을 위한 행위가 법적으로 받아들여질 수 있는가, 즉 법률제도적으로 보장이 되는 것이어야 한다는 의미로 해석할 수 있다.

(7) 집행계획

① **누가 업무활동을 하는가** … 어떤 지식과 기술을 갖춘 요원 몇 명이 하여야 할 것인가를 계획하는 것이다.

② **무엇을 가지고 업무활동을 할 것인가** … 그 업무활동에 필요한 도구와 예산을 계획하는 것이다. 이용가능한 도구의 목록 및 더 청구해야 할 도구의 목록, 가능한 예산을 어떻게 사용해야 하며 얼마만큼 사용해야 하는가 하는 예산명세서를 작성한다.

③ **어디서 업무활동을 할 것인가** … 어느 지역, 어느 장소에서 할 것인가를 명확히 기술한다.

④ **언제 업무활동을 할 것인가**

　　㉠ **연간계획** : 사업의 성격, 그 지역의 특성에 따라 사업의 수행기간을 월별로 동일한 간격으로 구분할 필요는 없지만 농촌인 경우 농번기를 고려하여야 할 것이고, 그 지역의 특수한 집단적 행사가 있을 경우도 또한 참고로 해야 한다. 그러나 특별한 이유가 없을 경우에는 월별, 분기별로 균등하게 구분하는 것이 상례이다.

　　㉡ **월별사업 수행계획** : 하나의 도표로 작성하여 한번에 연간계획을 볼 수 있도록 눈에 잘 띄는 곳에 비치하는 것이 좋다.

　　㉢ **월간계획** : 연간계획을 바탕으로 하여 활성화하는데 일별, 요일별로 구분하여 작성한다.

(8) 평가계획

① **평가를 무엇을 가지고 할 것인가** … 수행이 끝난 뒤 평가를 위한 평가도구를 의미한다. 그 사업의 평가를 위한 평가도구는 사업을 시작하기 전에 마련하여야 하며, 평가도구는 타당성과 신뢰성이 있어야 한다. 타당성이라 함은 평가하고자 하는 내용을 올바르게 평가하고 있는 것을 의미하며, 신뢰성은 평가하고 있는 기준이 정확한 것인지를 의미한다.

② 평가를 언제 할 것인가 … 평가는 사업이 완전히 끝났을 때와 사업이 진행되는 도중에 수시로 하여야 하며 수시로 시행하는 것이 더 좋은 방법이라 할 수 있다. 평가에 대한 계획안은 사업이 시작되기 전에 작성해야 한다.

③ 평가의 범주를 어느 것으로 할 것인가 … 평가의 범위로는 사업의 성취, 투입된 노력, 사업의 진행과정, 사업의 적합성, 사업의 효율 등이 있다. 즉, 사업의 평가를 평가범위 중 어느 부분에 중점적으로 할 것인가를 결정해야 한다. 이들 평가계획도 지역주민들의 참여를 유도해야 한다.

❺ 지역사회 간호수행

(1) 간호수행 메커니즘

계획은 수행을 위한 지침이 되므로 사업의 수행은 계획된 대로 활동들이 이루어지고 이러한 활동의 누적으로 사업은 완결된다. 계획을 사업대상자에게로 전달하기 위해서는 수행 메커니즘 또는 통로가 필요하다. 지역사회간호사 한 사람만의 활동으로 지역사회 건강수준의 향상이란 변화를 가져오기는 어려우므로 지역사회간호사는 소집단모임, 조언가, 대중매체, 보건정책 등의 다양한 메커니즘을 이용하는 것이 필요하다.

① 소집단모임 … 지역사회에 있는 공식적 그리고 비공식적 소집단모임은 지역사회에 살고 있는 주민 개인과 지역사회 전체를 이어주는 매개적인 역할을 하므로 지역사회의 변화를 지지하거나 저해하기도 한다. 지역사회간호사는 어느 소집단이 변화에 대해 긍정적인 시각을 가지고 있는가, 또는 어느 소집단이 부정적 시각을 가지고 있는가를 파악하는 것이 필요하다. 변화를 촉진하기 위해 필요시에는 새로운 소집단모임을 구성할 수도 있다.

② 조언가 … 새로운 정보를 받아들이거나 거부하는 데 영향력을 행사하는 개인으로서, 이들은 대중매체로부터 새로운 생각을 받아들이는 능력과 넓은 시야를 가진 자들인 조기 적응자들과 유사하게 기능한다. 특히 많은 공식적인 사회활동에 참여하며 특정분야의 전문가이고 비교적 추종자들보다는 사회적 신분이 높은 편이다.

③ 대중매체 … 소집단모임과 조언가들은 후기 적응자들 간에 변화를 유도하는 데 유용한 편이다. 신문, 텔레비전과 라디오 등의 대중매체는 비인격적이며 공식적인 유형의 의사소통이고, 빠르고 신뢰할 만한 방법으로, 대단위 집단에게 정보를 줄 수 있는 유용한 방법이다. 특히 중재 시 효과적인 보조자 역할을 한다.

④ 보건정책 … 지역사회 건강수준을 변화시키기 위한 중재방안들을 촉진하는 데 유용하다. 만일 공공정책이 지역사회주민들의 건강을 향상시킬 수 있는 방안이 된다면 지역사회간호사는 정책에 반영되도록 적극적으로 활동해야 한다.

(2) 사업진행의 감시와 감독

① 감시 … 업무활동의 질적 표준을 유지하기 위하여 업무의 수행수준, 수행절차, 수행결과에 대한 결여를 규명하고 그들 결여의 원인이 무엇인지를 찾는다. 감시하는 방법으로는 계속적인 관찰, 기록의 감사, 물품의 점검, 요원과 지역사회와의 토의 등이 있으며 계속적인 감시를 하기 위하여 정보체계를 통한 감시목록을 기록하기도 한다.

② 감독 … 업무활동의 감독은 감독계획을 만들어 정기적으로 지역사회를 방문하여 실시한다. 어느 정도 자주 방문하여 감독을 할 것인가는 지역사회의 상태, 지역사회 간호사업의 수준, 교통망과 자원의 동원가능성에 의하여 결정된다.
  - ⊙ 지역사회간호사가 감독을 위한 방문 전 알아야 할 사항
    - 감독해야 할 지역사회가 도달해야 할 목표량
    - 요원들이 해야 할 활동, 목표량과 관련된 사업의 진행정도
    - 사업진행 동안 발생한 문제 및 요구되는 물품의 종류
  - ⓒ 지역사회간호사의 방문 시 감독활동
    - 목표량을 향하여 잘 진행되고 있는지 요원들이 기록한 기록부 감사
    - 도구의 소독방법, 물품의 비축, 상병자 간호, 보건교육 등 주어진 업무활동에 대한 관찰
    - 주민의 요구와 주어진 사업이 잘 부합되는지를 지역사회주민들과의 대화를 통해 사업수행에 대한 이해와 요구를 파악
    - 방문의 끝에는 지역사회간호사가 무엇을 발견했는지에 대하여 요원들과 토의 후 조언
    - 다음 방문날짜 재확인

❻ 지역사회 간호평가

(1) 평가의 개념

① 일의 양 또는 가치를 측정하여 어떠한 기준에 따라 성취한 것을 비교하는 것을 말하며, 지역사회 간호과정의 최종단계이자 시작이므로 사업을 수행하고 난 후에 이루어지고 또한 후속사업의 계획에 반영된다.

② 평가의 목적은 사업수행결과를 파악하고 측정하여 계획단계에서 설정된 사업목표를 달성할 수 있도록 추진하고 또한 기획과정에서 수정할 사항이 있는지 없는지를 알아내는 데 있다.

③ 평가를 하는 데에는 그 사업의 성취를 측정할 수 있는 도구나 기준이 있어야 하며 평가는 사업을 완전히 성취한 후에만 하는 것이 아니라 사업의 수행 등 각 단계에서도 시행해야 한다.

④ 평가의 결과는 사업의 계획에 반영되어야 함은 물론 사업의 지침 및 기준, 사업에 관련된 법령 등에도 영향을 주어야 한다.

(2) 평가의 범주

① **투입된 노력에 대한 평가** … 재정적 예산에 대한 것보다는 지역사회간호사, 간호조무사, 지역사회 자원봉사자 등의 간호팀이 사업을 위하여 제공한 시간, 간호팀의 가정방문횟수, 의사 및 전문가 방문횟수 등을 총망라한 것으로 결과가 효과적으로 나타날 수 있는 노력이 투입되어야 한다.

② **사업진행에 대한 평가** … 계획단계에서 마련된 수단 및 방법을 통해 집행계획을 수립한 것을 기준으로 하여 내용 및 일정에 맞도록 수행되었는지 혹은 되고 있는지를 파악하는 것이다. 분석한 결과 그 원인을 제거하거나 혹은 변형할 수 있는 것인지 우선 살펴본다. 만약 수정이 불가능하다면 관련된 수단이나 방법을 변형해야 하는지, 일정표를 조정해야만 하는지 등의 계획변경 여부를 평가해야 한다.

③ **목표달성 정도에 대한 평가(결과평가)** … 계획된 목표수준에 설정된 목표가 제한된 기간 동안에 어느 정도 도달했는가를 구체적 목표, 즉 하위목표에서 파악하는 것이다.

④ **사업효율에 대한 평가** … 효율에 대한 평가라 함은 사업을 수행하는 데 투입된 노력, 즉 인적 자원, 물적 자원 등을 비용으로 환산하여 그 사업의 단위목표량에 대한 투입된 비용이 어느 정도인가를 산출하는 것으로 산출된 단위목표량에 대한 비용을 다른 목표량에 대한 비용 혹은 계획된 비용 등에 비추어 많고 적음을 평가한다. 즉, 적은 비용으로 최대의 목표에 도달하자는 의도이다.

⑤ **사업의 적합성에 대한 평가** … 사업의 목표는 지역사회의 요구와 정부의 정책 및 지침을 기본으로 하되 투입되는 인적·물적 자원의 한계 내에서 설정된다. 그러므로 그 목표 자체가 지역사회 요구에 적합하다거나 충분하다는 것과 일치하지 않는다. 사업의 적합성은 투입된 노력에 대한 결과, 즉 모든 사업의 실적을 산출하고 그 산출한 자료의 지역사회 요구량과의 비율을 계산한다.

(3) 평가의 절차

① 지역사회 간호팀은 월별, 분기별, 연도별 평가계획에 따라 자체 평가를 상위기관 간호사와 같이 평가하며, 평가에 지역사회 인구집단을 참여시켜야 한다.

② 평가의 다섯 가지 접근단계

  ㉠ **평가대상 및 기준** : 무엇을 평가하며 어떠한 측정기준으로 평가할 것인가를 결정한다. 즉, 평가되어야 할 것의 결정과 평가를 위한 측정기준을 설정하는 것이다. 예를 들면 평가범주 중 목표달성 정도에 관한 평가를 하고자 했을 때 사업목표를 영아사망률의 감소라고 정한다면, 무엇을 평가할 것인가에 영아사망률과 관련된 항목으로 영아사망수의 증감을 평가하여야 하며 측정기준으로는 1,000명의 출생아에 대한 사망아를 계산하는 것이다.

  ㉡ **평가자료 수집** : 평가하기 위한 정보 및 자료를 수집한다. 평가대상을 알아내기 위하여 관련된 정보나 자료를 수집해야 한다. 예를 들면 사망수의 증감을 평가하기 위하여 현재 영아사망실태에 대한 자료를 어디에서 수집해야 하는가를 결정하고 이를 근거로 자료를 수집한다. 사망신고서 혹은 지역사회주민에게 실시하는 설문지 조사 등의 방법이 이에 속한다.

ⓒ **설정된 목표와 비교** : 설정된 목표와 현재 이루어진 상태를 비교한다.

ⓔ **가치판단** : 목표에 도달하였는지, 혹은 도달하지 못했다면 어느 정도 도달했는지 등의 범위를 판단하고 그 원인을 분석한다.

ⓜ **재계획 수립** : 미래의 사업진행방향을 결정한다. 진행했던 사업을 변화없이 계속할 것인지, 그것을 변화하여 수행할 것인지, 혹은 사업을 중단할 것인지 등을 결정한다.

❼ 보건사업의 평가유형

(1) 평가 주체에 따른 유형

구분	특징	장점	단점
내부평가	실제 지역사회 보건사업을 수행하고 있는 실무자에 의해 이루어지는 평가	수행실무자가 지역사회 보건사업에 대하여 평가하기 때문에 기관의 특성이나 보건사업의 독특한 성격이 반영할 수 있다.	평가자가 관련되어 있으므로 객관적이고 공정한 평가활동을 하기 어려워서 결과에 대한 신뢰성 문제가 제기될 수 있다.
외부평가	내부평가로는 지역사회 보건사업에 대하여 객관적으로 평가할 수 없다는 가정하에 주로 전문기관, 전문가들로 구성된 패널에 의해 실시	보건사업에 대한 전문적인 지식을 가지고 객관적으로 평가할 수 있다.	비용과 시간이 많이 소요되고 사업의 고유한 특성을 반영하기 어렵다.

(2) 평가자료에 따른 유형

구분	특징	장점	단점
질적평가	검사도구로 측정하여 수량화할 수 없는 경우에 활용한다.	특성의 달성 정도나 수준을 상세하게 기술하고 묘사할 수 있다.	• 기준의 신뢰성, 객관성을 보장 받기 어렵다. • 고도의 전문성이 요청되거나 자료 수집에 비용, 시간, 노력이 많이 소요된다.
양적평가	• 수량화된 자료를 적절한 통계적 방법을 이용하여 기술, 분석하는 평가이다. • 체계적이고 과학적이고 경험적인 평가이다. • 일정한 과정에 따라 진행되어야 한다. • 심층적인 탐구의 전통에 따라 평가대상을 다양한 형태로 수량화한다.		

(3) 평가시기에 따른 유형

① **진단평가** … 진단평가는 보건사업을 수행하기 이전에 실시하는 사전평가이다. 대상자들의 프로그램에 대한 이해도, 흥미, 준비도, 지식수준, 동기여부 등 사전에 측정하기 위하여 실시한다.

② **형성평가** … 보건사업을 수행하는 중간에 실시하는 평가이다. 형성평가의 평가항목으로는 다음과 같은 것이 있다.

　　㉠ 지역사회 보건사업이 계획한 대로 진행되고 있는지?

　　㉡ 무엇을 어느 정도 수행했는지?

　　㉢ 수행 중에 어떤 문제점이 발생했는지?

③ **총괄평가** … 보건사업을 수행한 이후에 실시하는 평가이다. 총괄평가의 평가항목으로는 다음과 같은 것이 있다.

　　㉠ 투입된 노력의 대가로 무엇이 나타났는지?

　　㉡ 설정된 목표를 달성했는지?

　　㉢ 보건사업이 어떤 영향을 끼쳤는지?

(4) 사업 진행과정에 따른 유형

종류	정의	특징
구조평가	프로그램을 수행하기 이전에(사전조사 포함) 자료나 전략의 강점 및 약점을 평가하기 위해 실시하는 것	• 모든 노력이 진행되기 전에 필요한 수정을 할 수 있도록 한다. • 프로그램을 성공시키기 위한 기회를 최대화한다. 〈평가항목〉 • 사업에 투입되는 자료 • 사업에 필요한 인력의 양적 적절성과 전문성 • 시설 및 장비의 적절성
과정평가	프로그램을 수행하는 중간에 실시하는 평가	• 프로그램의 계획과 진행정도를 비교하여 목표달성이 가능하도록 내용을 조정한다. • 목표달성을 저해하는 요인을 조기에 발견 · 시정하고 촉진요인은 강화하기 위함이다. 〈평가항목〉 • 프로그램 진행 일정의 준수 • 프로그램 자원의 적절성 효율성 • 프로그램 이용자의 특성과 형평성 • 프로그램의 전략 및 활동의 적합성 • 제공된 서비스의 질
영향평가	프로그램의 단기적 결과에 대한 평가	• 프로그램의 즉각적인 결과를 측정하고 평가한다. • 프로그램의 효과인 인식, 지식, 태도, 기술, 행위의 변화를 측정하고 평가한다. 〈평가항목〉 • 프로그램 영향으로 주민들의 지식, 태도, 행위에 변화가 있는가? • 다른 프로그램에 어떤 파급 효과가 있었는가?

02 지역사회 간호진단 분류체계

1 간호진단 및 분류체계

(1) 오마하(OMAHA) 분류체계

① 오마하 방문간호사 협회에서 1975년부터 1993년까지 개발된 분류체계로 보건간호실무영역에서 문제중심 접근방법에 기초하여 개발되었다.

② 오마하 분류체계는 문제분류, 중재, 결과를 모두 다루고 있다.

③ 대상자의 건강문제를 규명하기 위한 4개의 수준
  ㉠ 제1단계 영역 : 환경, 사회심리, 생리, 건강관련행위의 네 가지
    • 환경영역 : 4개의 문제
    • 사회심리영역 : 12개의 문제
    • 생리영역 :18개의 문제
    • 건강관련행위영역 : 8개의 문제
  ㉡ 제2단계 문제 : 개인/가족의 건강상태에 영향을 미치는 간호요구와 문제, 강점을 나타낸다.
  ㉢ 제3단계 수정인자 : 대상과 심각성을 나타낸다. 여기서 심각성이란 건강과 질병의 연속선상에서 나타날 수 있는 건강증진, 잠재적 손상, 실제적 손상을 의미한다.
  ㉣ 제4단계 증상/증후 : 개인, 가족, 지역사회로 분류하며, 주관적 증거인 증상과 객관적 증거인 증후로서 378개를 포함한다.

④ 영역과 문제

영역	문제
환경영역 – 물리적 자원과 물리적 환경	수입, 위생, 주거, 이웃, 직장의 안전 등
사회 심리적 영역 – 행동, 감정, 의사소통, 관계형성, 발달양상	지역사회자원과의 의사소통, 사회접촉, 역할변화, 대인관계, 영성, 슬픔, 정신건강, 성욕, 돌봄/양육, 아동/성인무시, 아동/성인학대, 성장/발달
생리적 영역 – 생명 유지 기능이나 상태	청각, 시각, 언어와 말, 구강건강, 인지, 동통, 의식, 피부, 신경근/골격기능, 호흡, 순환, 소화와 수분, 배변기능, 배뇨기능, 생식기능, 임신, 산후, 감염병/감염성 상태
건강관련 행위 – 안녕유지, 향상, 회복과 재활	영양, 수면과 휴식양상, 신체활동, 개인위생, 약물사용, 가족계획, 건강관리감독, 투약처방

⑤ 지역사회간호사가 지역사회문제를 진단하고 이를 통해 지역사회건강증진을 위한 의사결정을 하는데 유용한 도구를 제공할 수 있다.

(2) 가정간호(HHCCs) 분류체계

① 가정간호가 필요한 관련 대상자로부터 데이터를 수집하고 범주화하여 가정간호서비스에 대한 요구예측 및 결과측정을 위한 분류체계이다.

② 가정간호서비스를 범주화하여 가정간호서비스에 대한 요구예측과 결과를 측정하기 이하여 1988년부터 1991년까지 조지타운대학의 간호대학에서 전국 646개의 가정간호기관을 대상으로 이들 기관에서 퇴원한 메디케어 환자들에 관한 자료를 바탕으로 개발하였다.

③ 분류체계는 4단계, 간호요소는 20개, 가정간호진단은 145개로 구성되어 있다.

④ 4단계 분류체계

   ㉠ 1단계 간호요소 : 활동, 배변, 심장, 인지, 대처, 체액량, 건강행위, 투약, 대사, 영양, 신체조절, 호흡, 역할관계, 안전, 자가간호, 자아개념, 감각, 피부통합성, 조직관류, 배뇨

   ㉡ 2단계 대분류 : 50개의 대분류로 구성

   ㉢ 3단계 하위분류 : 95개의 하위분류로 구성

   ㉣ 4단계 수정인자 : 호전, 안정, 장애 등 3개의 수정인자로 구성

⑤ 가정간호분류체계는 사정, 비용예측, 평가하기 위한 분석적 모델을 제시해 준다.

(3) 국제간호실무(ICNP) 분류체계

① 1989년 국제간호협회가 국제적으로 통용될 수 있는 공동의 언어와 분류체계를 만들기 위해 개발되었다.

② 8개의 축

A	간호실무의 초점
B	판단
C	빈도
D	기간
E	해부학적 범위
F	신체부위
G	가능성
H	간호현상이 있는 실체

③ 적용원칙과 내용

   ㉠ 진단을 내리기 위해서는 간호실무의 초점 축과 판단과 가능성 축으로부터 나온 용어를 포함해야 하고, 하나의 진단 시 각 축은 한 번씩 사용해야 한다.

   ㉡ 다축구조 : 적은 수의 개념과 코드로 구성될 수 있고, 개념정의가 간단하나, 데이터 입력이 복잡하고, 여러 개의 축으로부터 조합하여 의미가 모호할 수 있다.

ⓒ 분류체계 : 2,498개의 개념이 있으며, 이론적으로 융통성이 높지만, 의미가 모호할 수 있으며, 일부는 반복적으로 나타나 향후 더 해결해야 할 문제가 있다.

ⓔ 우리나라에서는 실증적으로 가족간호현상을 분류하는데, 14개 현상으로 분류하여 활용되고 있다.

(4) 북미간호진단협회(NANDA) 분류체계

① 실제 또는 잠재적 건강문제 또는 생의 과정 속에서 개인, 가족, 지역사회의 반응을 임상적으로 판단하는 것을 말한다. 임상의 개개인에게 초점이 맞춰져 있어 지역사회간호현상을 폭넓게 적용하기에 제한적이다.

② 분류체계 … 통합된 인간에 대한 인간과 환경의 상호작용 양상에 대해 5단계로 진단분류를 제시하였다.
　ⓐ 제1단계 : 9개의 인간반응양상 - 교환, 의사소통, 관계형성, 가치, 선택, 기동, 지각, 지식, 감정
　ⓑ 제2단계 : 제2단계부터 제5단계까지 진단명으로 제시하며, 148개의 진단을 포함

③ 2000년 개발된 NANDA Taxonomy Ⅱ
　ⓐ 13개 영역 : 건강증진, 영양, 배설, 활동/휴식, 지각/인지, 자각, 역할관계, 성, 대처/스트레스 내성, 삶의 원리, 안전/보호, 편안감, 성장/발달
　ⓑ 7개의 축
　　• 1[진단초점] : 불안, 출혈, 낙상, 피로
　　• 2[진단대상] : 개인, 가족, 집단, 지역사회
　　• 3[판단] : 장애, 비효과적
　　• 4[부위] : 심장, 대장, 방광 등
　　• 5[연령] : 영아, 성인, 노인 등
　　• 6[시간] : 만성, 급성, 간헐적
　　• 7[진단상태] : 실제적, 위험, 건강증진

❷ 지역사회 간호진단의 우선순위 결정

(1) 우선순위 결정 기준

① BPRS(Basic Priority Rating System)
　ⓐ 공식

$$BPRS = (A + 2B) \times C$$
※ A = 문제의 크기, B = 문제의 심각도, C = 사업의 효과성

　　• A : 건강문제를 가진 인구비율로, 만성질환은 유병률을, 급성질환은 발생률로 나타낸다.
　　• B : 긴급성, 중증도, 경제적 손실, 사회적 영향 등을 나타낸다.
　　• C : 전문가의 조언, 평가, 선행연구를 통한 문헌고찰 등으로 사업의 효과를 추정한다.

ⓛ 특징
- 객관적 · 절대적 평가로 각 10점 만점으로 총 300점 만점이다.
- 보건소 등 지역사회 보건사업의 우선순위 결정 기준으로 쓰인다.
- 문제의 크기나 심각도보다 사업의 효과성이 우선순위 결정에 더 큰 영향을 미친다.

② PEARL
ⓐ BPRS 계산 후 사업의 실현 가능성 여부를 판단하는 기준이다.
ⓛ 각 항목에서 0점 또는 1점을 부여한 후 항목 다섯 가지 항목의 점수를 곱하여 사업 시행 여부를 결정한
다. 하나의 평가항목이라고 0점(불가판정)이면 우선순위에서 제외된다.
ⓒ 평가 항목 : 적절성(Propriety), 경제성(Economic Feasibility), 수용도(Acceptability), 자원이용 가능성
(Resources Availability), 합법성(Legality)

③ PATCH
ⓐ 미국 질병관리본부의 보건사업 기획 지침서로 개발된 기획모형이다.
ⓛ 브레인스토밍을 이용하여 여러 건강문제를 파악하여 나열한다.
ⓒ 각문제의 중요도와 변화가능성을 고려하여 정리하고, 중요하고 변화가능성이 높은 문제들을 중심으로
다시 우선순위를 결정한다.
ⓡ 중요도 판단 기준
- 유병률, 발생률(절대적)
- 지역 건강수준에 해당 문제가 얼마나 심각한 영향을 미치는가
ⓜ 변화가능성 판단 기준 : 과학적 근거

④ Bryant
ⓐ 감염성 질환 선정을 위해 사용된다.
ⓛ PATCH 기준에 주민의 관심도가 추가되어 문제의 크기, 심각도, 해결 가능성, 주민의 관심도로 우선순
위를 결정한다.

⑤ Stanhope&Lancaster
ⓐ 지역사회 건강문제에 대한 지역사회 주민들의 인식 정도
ⓛ 건강문제 해결에 영향을 미치는 간호사 능력

(2) 우선순위 결정 시 유의사항

① 비교대상 건강문제 선정

② 평가기준별 점수 부여

③ 의사결정의 공정성과 전문성

≣ 최근 기출문제 분석 ≣

2024. 6. 22. 지방직

1 SWOT 분석에서 다음 내용에 해당하는 것은?

> ─────〈보건소 간호사가 파악한 지역사회 현황〉─────
>
> • 대기오염, 기후 변화에 따른 건강문제 발생 증가
> • 신종 감염병 대유행에 따른 국내 불안감 증대

① 강점   ② 약점
③ 기회   ④ 위협

> **TIP** 대기오염과 기후 변화로 인한 건강문제 증가, 신종 감염병 대유행으로 인한 불안감 증대는 모두 외부 환경에서 발생하는 위협 요소에 해당한다.

2024. 6. 22. 지방직

2 지역사회 간호사업 목표 기술 시 갖추어야 할 기준이 아닌 것은?

① 측정 가능성   ② 추상성
③ 실현 가능성   ④ 지역사회 문제와의 연관성

> **TIP** 목표는 구체적이고 명확해야 한다. 추상적인 목표는 평가나 실현이 어렵기 때문에 목표 기술 시 갖추어야 할 기준이 아니다.
> ① 목표는 구체적이고 측정 가능해야 하며 목표 달성 여부를 평가할 수 있어야 한다.
> ③ 목표는 현실적이고 달성 가능한 것이어야 한다.
> ④ 목표는 지역사회의 실제 문제와 연관성이 있어야 지역사회의 요구와 필요를 반영할 수 있다.

2024. 6. 22. 지방직

3 의료기관 가정간호에 대한 설명으로 옳지 않은 것은?

① 기본간호와 치료적 간호가 제공된다.
② 누구에게나 무료로 제공되는 서비스이다.
③ 가정간호를 실시하는 간호사는 가정전문간호사이어야 한다.
④ 대상자는 담당의사가 의뢰한 조기퇴원환자 등이다.

> **TIP** 가정간호 서비스는 건강보험 또는 본인 부담금을 통해 제공되며, 무료로 제공되지 않는다.

Answer 1.④ 2.② 3.②

2024. 6. 22. 지방직

4 지역사회 간호사정 시 다음 설명에 해당하는 자료분석 단계는?

> A 지역 보건소 간호사는 수집한 정보를 서로 연관성 있는 항목끼리 묶어 범주화하였다.

① 분류단계
② 요약단계
③ 확인 · 비교단계
④ 결론단계

> **TIP** 분류단계는 수집한 정보를 연관성 있는 항목끼리 묶어 범주화하는 단계로 데이터를 체계적으로 정리하고 분석하기 쉽게 만드는 과정이다.
> ② 요약단계: 요약단계는 분류된 정보를 요약하여 주요 내용을 간략하게 정리하는 단계이다.
> ③ 확인 · 비교단계: 요약된 정보를 다른 데이터나 기준과 비교하여 분석하고, 자료의 정확성과 일관성을 확인하는 단계이다.
> ④ 결론단계: 분석된 자료를 바탕으로 최종 결론을 도출하는 단계이다.

2024. 6. 22. 지방직

5 오마하체계(Omaha System)를 구성하는 영역(domain)이 아닌 것은?

① 인지적 영역
② 환경적 영역
③ 생리적 영역
④ 사회심리적 영역

> **TIP** 오마하체계를 구성하는 영역은 환경적, 생리적, 사회심리적, 건강 관련 행위가 있다.

2024. 6. 22. 지방직

6 브라이언트(Bryant) 우선순위 결정방법에 대한 설명으로 옳은 것은?

① 캐나다 토론토 보건부가 개발하였다.
② 결정기준에 주민의 관심도가 포함된다.
③ 보건지표의 상대적 크기와 변화의 경향을 황금다이아몬드 상자에 표시한다.
④ 평가항목별로 0점 혹은 1점을 부여하며, 한 항목이라도 0점을 받으면 사업을 수행하지 못하게 된다.

> **TIP** 우선순위를 결정하는 기준은 보건문제의 크기, 보건문제의 심각성, 사업 해결가능성, 주민 관심도가 있다.
> ③ 황금 다이아몬드 방식에 해당한다.
> ④ 평가항목별로 1~4점의 점수를 부여하고 배정받은 수를 곱하여 우선순위를 부여한다.

Answer 4.① 5.① 6.②

7 **다음 설명에 해당하는 지역사회 간호수행 활동은?**

• 지역사회사업 담당자의 기술 수준이나 능력에 맞게 일이 분배되었는지 대조한다.

• 담당자들 간에 업무가 중복되거나 누락되지 않도록 확인한다.

---

① 감독   ② 감시

③ 조정   ④ 직접간호

> **TIP** 조직 내에서 다양한 업무나 활동이 효율적으로 이루어지도록 담당자들 간의 활동을 정리하고 조율하는 과정인 조정은
> 업무 분배의 적절성을 확인하고, 중복이나 누락을 방지하는 역할이다.

8 **BPRS(Basic Priority Rating System)를 적용했을 때 가장 먼저 해결해야 할 건강문제는?**

	건강문제	문제의 크기	문제의 심각도	사업의 효과
①	높은 흡연율	8	6	4
②	높은 고위험 음주율	2	4	7
③	낮은 고혈압 인지율	4	8	5
④	낮은 신체활동 실천율	10	5	3

> **TIP** ③ $(4+16) \times 5 = 100$으로 가장 먼저 해결해야 한다.
> ① $(8+12) \times 4 = 80$으로 두 번째로 해결해야 한다.
> ② $(2+8) \times 7 = 70$으로 세 번째로 해결해야 한다.
> ④ $(10+10) \times 3 = 60$으로 마지막으로 해결해야 한다.
> ※ BPRS에서는 사업의 추정 효과, 문제의 심각도, 문제의 크기 순서로 우선순위에 영향을 미치며 "(문제의 크기+2(문제의 심각도))×사업의 효과"로 점수를 계산한다.

Answer   7.③ 8.③

9 지역사회 간호진단의 우선순위 결정 기준 중 BPRS(Basic Priority Rating System)의 구성요소에 해당하는 것은?

① 문제의 중요성, 변화 가능성

② 문제의 크기, 문제의 심각성, 해결 가능성, 주민의 관심도

③ 대상자의 취약성, 문제의 심각성, 주민의 관심도

④ 문제의 크기, 문제의 심각성, 사업의 추정효과

> **TIP** ④ BPRS에서는 사업의 추정 효과, 문제의 심각도, 문제의 크기 순서로 우선순위에 영향을 미친다.
> ① 문제의 변화 가능성은 우선순위 결정 기준에 속하지 않는다.
> ② 문제의 해결 가능성과 주민의 관심도는 BPRS의 구성요소가 아니다.
> ③ BPRS에서는 대상자와 주민의 관심 정도는 우선순위에 영향을 미치는 요인이 아니라고 보았다.

10 보건소에서 과체중 중년 여성을 대상으로 8주간의 운동프로그램을 실시하였다. 간호과정의 사정단계 내용으로 옳은 것은?

① 체중감소율을 4주, 6주, 8주 후에 각각 평가하기로 하였다.

② 과체중 중년 여성이 다른 지역에 비해 얼마나 많은지 비교하였다.

③ 지역사회간호사가 운동프로그램을 실시하였다.

④ '프로그램 참여자의 20%가 체중이 감소한다'로 목표를 설정하였다.

> **TIP** ①④ 계획단계
> ③ 수행단계
> ※ 지역사회 간호과정
> ㉠ **사정**: 자료 수집 및 분석, 건강문제 도출
> ㉡ **진단**: 간호문제 도출 진단의 분류체계 우선순위 설정
> ㉢ **계획**: 목표설정 및 수단 선택, 수행계획 및 평가계획
> ㉣ **수행**: 사업의 수행
> ㉤ **평가**: 평가 및 피드백

Answer 9.④ 10.②

11 SWOT분석에서 강점-위협전략(ST전략)에 해당하는 것은?

① 불리한 환경을 극복하기 위한 신사업 개발

② 위협을 회피하기 위한 사업의 축소

③ 내부조직의 역량 강화를 위한 혁신 및 구조조정

④ 공격적인 사업영역 확대

> **TIP** ① 다각화 전략으로 위협을 최소화하고 내부 강점을 사용하는 전략이다. 따라서 불리한 환경 극복을 위한 신사업 개발
> 은 강점-위협(ST)이다.
> ② 외부의 위협을 피하고 내부 약점을 최소화하는 약점-위협(WT) 전략이다.
> ③ 약점을 최소화하기 위해 외부의 기회를 활용하는 약점-기회(WO) 전략이다.
> ④ 내부의 강점으로 외부의 기회를 극대화하는 강점-기회(SO) 전략이다.

12 PATCH(Planned Approach to Community Health) 모형의 단계를 순서대로 바르게 나열한 것은?

㉠ 자료수집과 분석	㉡ 우선순위 선정
㉢ 지역사회 조직화(동원)	㉣ 포괄적인 중재안 개발
㉤ 평가	

① ㉠→㉡→㉢→㉣→㉤

② ㉠→㉢→㉡→㉣→㉤

③ ㉢→㉠→㉡→㉣→㉤

④ ㉢→㉠→㉣→㉡→㉤

> **TIP** PATCH 모형…미국 질병관리본부의 보건사업 기획 지침서로 개발된 기획모형이다. 집단과 지역사회 수준의 보건사업
> 기획모형이다. 1단계 지역사회 조직화, 2단계 자료 수집 및 자료 분석, 3단계 건강문제 우선순위 설정, 4단계 포괄적
> 수행전략, 5단계 평가 과정을 거친다.

Answer 11.① 12.③

2022. 6. 18. 제2회 서울특별시

13 지역사회간호과정 중 〈보기〉에서 설명하는 지역사회 사정 유형으로 가장 옳은 것은?

보기

- 지역사회 특정 부분에 초점을 두고 실시한다.
- 다양한 영역에 대한 사정을 실시한다.
- 정태성보다는 역동성을 고려하여 실시한다.
- 어디에 중심을 둘 것인지에 따라 다양하게 정보를 수집할 수 있다.

① 포괄적 사정

② 친밀화 사정

③ 문제 중심 사정

④ 하위체계 사정

TIP ④ 하위체계 사정: 지역사회의 특정 부분(하위체계)에 초점을 두고 다양한 영역에 한정적으로 조사하는 방법이다.
① 포괄적 사정: 방법론에 근거하여 1차 자료를 생성하고 지역사회에 관련된 자료 전부를 찾아낸다.
② 친밀화 사정: 사업장이나 정부기관 등 직접 시찰하며 자원을 파악하는 방법으로 일정량의 자료를 직접 수집한다.
③ 문제 중심 사정: 아동보호, 노인보건 등 지역사회의 중요 문제에 초점을 두고 사정하는 방법이다. 전체 지역 사회와 관련되므로 하위체계 사정과는 상이하다.

2022. 6. 18. 제2회 서울특별시

14 PATCH 모형에 대한 설명으로 가장 옳지 않은 것은?

① 건강증진과 질병예방 프로그램을 기획하기 위해 사용된다.

② 집단 및 지역사회 수준의 보건사업 기획 모형이다.

③ 3단계에서 중요성과 변화가능성을 기준으로 건강문제 우선순위를 선정한다.

④ 1단계에서 가장 먼저 대상 지역의 건강문제에 관한 자료를 수집하고 분석한다.

TIP PATCH 모형 … 미국 질병관리본부의 보건사업 기획 지침서로 개발된 기획모형이다. 집단과 지역사회 수준의 보건사업 기획모형이다. 1단계 지역사회 조직화, 2단계 자료 수집 및 자료 분석, 3단계 건강문제 우선순위 설정, 4단계 포괄적 수행전략, 5단계 평가 과정을 거친다.

Answer 13.④ 14.④

출제 예상 문제

1 지역보건의료계획에 포함되어야 할 사항으로 옳은 것은?

> ⊙ 보건의료 전달체계
> ⓒ 보건의료 수요측정
> ⓒ 보건의료 자원의 조달 및 관리
> ⓔ 지역보건의료에 관련된 통계의 수집 및 정리

① ⊙ⓒ   ② ⊙ⓒⓒ
③ ⓒⓒⓔ   ④ ⊙ⓒⓒⓔ

....

TIP 지역보건의료계획에 포함될 사항
    ⊙ 보건의료 수요측정
    ⓒ 보건의료에 관한 장·단기 공급대책
    ⓒ 보건의료 자원(인력, 조직, 재정 등)의 조달 및 관리
    ⓔ 보건의료 전달체계
    ⓜ 지역보건의료에 관련된 통계의 수집 및 정리

Answer 1.④

2 다음 내용에 대한 평가범주가 평가한 측면으로 옳은 것은?

> 어린아이를 가진 부모를 대상으로 어린이 안전에 관한 9차례의 세미나를 개최하여 350가구 이상이 참여하였다. 세미나의 의사일정, 참석자수, 배포된 자료의 종류, 세미나를 준비하고 개최하는 데 종사한 실무자들의 시간, 사용비용 등을 각 세미나 마다 기록하였다.

① 사업실적 평가　　　　　　　　　　② 사업과정 평가
③ 사업효율성 평가　　　　　　　　　④ 투입된 업무량 평가

．．．

TIP 사업진행에 대한 평가
　㉠ 계획단계에서 마련된 수단 및 방법을 통해 집행계획을 수립한 것을 기준으로 하여 내용 및 일정에 맞도록 수행되었는지 혹은 되고 있는지를 파악하는 것이다.
　㉡ 분석한 결과 그 원인을 제거하거나 혹은 변형할 수 있는 것인지 우선 살펴본다. 만약 수정이 불가능하다면 관련된 수단이나 방법을 변형해야 하는지, 일정표를 조정해야만 하는지 등의 계획변경 여부를 평가해야 한다.

3 다음 중 지역사회 간호계획 시 우선순위 기준에 포함되는 것은 무엇인가?

> ㉠ 간호사의 능력　　　　　　　　　㉡ 전문가의 유용성
> ㉢ 간호의 방법　　　　　　　　　　㉣ 지역주민의 요구도

① ㉠㉡　　　　　　　　　　　　　② ㉠㉡㉣
③ ㉠㉢㉣　　　　　　　　　　　　④ ㉢㉣

．．．

TIP 우선순위 결정의 기준(Stanhope & Lancaster, 1995)
　㉠ 지역사회 건강문제에 대한 지역사회주민들의 인식 정도
　㉡ 건강문제 해결에 영향을 미치는 간호사의 능력
　㉢ 건강문제를 해결에 필요한 적절한 전문가의 유용성
　㉣ 건강문제를 해결하려는 지역사회의 동기수준
　㉤ 건강문제가 해결 안 될 때 후속적으로 생길 결과의 심각성
　㉥ 건강문제를 해결하는 데 걸리는 시간

Answer　2.②　3.②

4 다음 중 지역사회 특성으로 옳지 않은 것은?

① 지리적 영역의 공유   ② 사회적 상호작용
③ 공동유대감   ④ 사회통제

TIP 지역사회는 인간의 기능적 집단으로 볼 수 있기 때문에 공동체적 특징을 지니고 있다. 공동체적 사회를 구성하기 위한 특성은 지리적 영역, 상호작용 및 공동유대감 등을 들 수 있다.

5 지역사회 간호사업에 지역주민의 참여가 높아질 때의 단점은?

┌───┐
│ ㉠ 전문성의 저하   ㉡ 문제해결시간의 지연 │
│ ㉢ 책임의 불명확화   ㉣ 사업진행의 이해도 저하 │
└───┘

① ㉠㉡㉢   ② ㉠㉡㉢㉣
③ ㉠㉢   ④ ㉡㉣

TIP ㉣ 지역사회주민의 참여가 높아지면 사업진행의 이해도를 높일 수 있다.

6 다음 중 지역보건의료계획의 내용으로 옳지 않은 것은?

① 보건소 업무의 추진현황 및 추진계획
② 지역사회 보건문제에 관한 조사연구계획(건강증진)
③ 지역보건의료와 사회복지사업간의 연계성 확보
④ 보건의료 수요측정

TIP 지역보건의료계획의 내용〈지역보건법 제7조 제1항〉
  ㉠ 보건의료 수요의 측정
  ㉡ 지역보건의료서비스에 대한 장기·단기 공급대책
  ㉢ 인력·조직·재정 등 보건의료자원의 조달 및 관리
  ㉣ 지역보건의료서비스의 제공을 위한 전달체계 구성 방안
  ㉤ 지역보건의료에 관련된 통계의 수집 및 관리

Answer   4.④   5.①   6.②

7 지역사회 간호사업계획에서 목적을 설정하려고 한다. 목적에 대한 설명으로 옳지 않은 것은?

① 목적의 구성은 무엇, 범위, 누가, 어디서, 언제의 내용이다.

② 목적의 구성내용은 어느 항목이라도 생략되어서는 안 된다.

③ 어디서란 사업에 포함되어지는 지역을 말한다.

④ 언제란 의도된 바람직한 상태 혹은 조건에 수행되어야 할 시간이나 때를 말한다.

> **TIP** 목적의 구성은 무엇, 범위, 누가, 어디서, 언제의 내용으로 구성되며 필요에 따라 특정항목이 생략될 수 있다.

8 다음 중 간호문제의 우선순위에 영향을 주는 가장 큰 요인으로 옳은 것은?

① 예방가능성

② 지역자원 동원가능성

③ 문제해결방법에 대한 주민의 자세

④ 문제이 해결가능성

> **TIP** 간호문제의 우선순위를 정할 때 중점을 두어야 하는 것은 그 문제의 해결가능성이다.

9 다음 중 지역사회 간호계획과정을 순서대로 나열한 것은?

㉠ 평가계획   ㉡ 방법 및 수단선택
㉢ 간호수행계획서 작성   ㉣ 간호문제의 구체적 목적설정
㉤ 문제규명 및 우선순위설정

---

① ㉣ - ㉡ - ㉤ - ㉢ - ㉠   ② ㉣ - ㉢ - ㉠ - ㉡ - ㉤

③ ㉤ - ㉡ - ㉢ - ㉣ - ㉠   ④ ㉤ - ㉣ - ㉡ - ㉢ - ㉠

> **TIP** 지역사회 간호과정
> ㉠ **사정**: 자료수집 – 분석 – 건강문제도출
> ㉡ **진단**: 간호문제도출 – 간호진단수집 – 우선순위결정
> ㉢ **계획**: 목표설정 – 간호방법, 수단 선택 – 집행계획 수립 – 평가계획 수립
> ㉣ **수행**: 직접간호 – 보건교육 – 보건관리(감시, 감독, 조정)
> ㉤ **평가**: 평가대상 및 기준설정 – 평가자료수집 – 비교 – 가치판단 – 재계획

Answer 7.② 8.④ 9.④

04 지역사회 간호수단

01 가정방문활동

❶ 가정방문활동의 개요

(1) 가정방문활동의 목적

① **사례발굴과 의뢰** ··· 대상자를 확인한 후 그들의 요구 충족을 위해 적당한 자원에 의뢰한다.

② **건강증진과 질병예방** ··· 지역사회간호사가 행하는 방문활동의 중요한 부분이다.

③ **환자간호** ··· 가정에서 대상자의 건강회복과 건강유지에 목적이 있다.

(2) 가정방문활동의 원칙

① 가정방문 참여는 자발적이어야 하며, 대상자와 방문자의 관계는 협동적인 관계이어야 한다.

② 프로그램 목적과 개인의 목적을 향해 진행되도록 대상자를 양육해야 한다.

③ 다양한 목적을 설정해야 하며, 단기목적에서 건강상태에 대한 정보를 얻는 것과 마찬가지로 장기목적도 포함해야 한다.

④ 제공되는 서비스의 강도와 기간에 융통성이 있어야 한다.

⑤ 다양한 대상자와 제공되는 다양한 서비스에 민감해야 한다.

⑥ 잘 훈련된 직원이 요구된다.

⑦ 기대되는 결과는 현실성이 있어야 한다.

⑧ 가정방문의 평가는 대상자의 결과, 비용 – 효과 그리고 간호중재의 과정 등에 초점을 두어야 한다.

(3) 가정방문 우선순위

① 개인보다는 집단을, 특히 취약한 집단을 우선으로 한다.

② 만성 질환보다는 급성 질환을 우선으로 하며, 급성 질환이더라도 감염성 질환인 경우 감염우려가 있으므로 나중에 방문한다.

③ 문제가 있는 대상자보다 의심 대상자를 우선으로 하며, 신규 환자를 우선으로 한자.

④ 감염성 질환을 우선으로 하나, 하루에 여러 곳을 방문할 경우 비감염성 질환과 면역력이 낮은 집단 대상자부터 우선 방문한다.

⑤ 상황별 방문 우선순위

ㄱ 영아→임부 · 산부→노인

ㄴ 급성 질환→만성 질환

ㄷ 신규 환자→구환자

ㄹ 비감염→직접 감염→간접 감염

ㅁ 질환 의심자→질환자

ㅂ 집단→개인

(4) 방문활동과정

① 방문 전 계획

ㄱ 방문대상을 이해한다. 즉, 개인 · 가족 · 지역사회에 대한 기록과 보고서가 있을 경우 그 자료를 전부 검토한 후 구체적인 간호계획을 세운다.

ㄴ 대상이 가지고 있는 문제가 무엇인지 예측하고 이에 대비한다.

ㄷ 방문일시와 방문목적을 대상자에게 사전 연락한다.

② 방문 중 활동

ㄱ 관찰과 질문 · 분석을 통해 개인 · 가족 · 지역사회의 간호요구, 건강에 대한 가치관 및 기대 등을 파악한다.

ㄴ 환자와 가족이 간호사를 신뢰하여 치료적 동맹관계를 맺도록 한다.

ㄷ 동원가능한 자원을 최대한 활용하여 필요한 간호를 제공한다.

ㄹ 간호대상자가 해결해야 할 활동에 대한 계획을 스스로 수립할 수 있도록 도와주어 그들의 문제를 스스로 해결하는 방법을 모색한다.

ㅁ 성공적이고 효율적인 간호수행을 위해서는 방문간호의 목적과 한계에 대한 명확한 인식이 있어야 한다.

ㅂ 한 가정의 방문시간은 30 ~ 60분 사이로 시간전략을 수립한다.

③ 방문 후 활동

　㉠ 감시(monitoring) : 개인·가족·지역사회와 함께 설정한 방문 중 계획에 대하여 지역사회간호사가 해야 될 부분을 처리하고 간호대상자의 수행과정을 계속 감시한다. 또 계속적인 추후관리계획을 세워 추후관리카드를 보관한다.

　㉡ 평가 : 개인·가족·지역사회를 방문한 목적에 대한 달성 정도와 방문활동에 대한 진행과정 및 적합성을 평가하여 필요에 따라 자문관을 요청하여 방문활동의 결과에 대하여 논의한다.

　㉢ 기록 : 문제점, 간호활동내용, 대상자의 태도, 간호의 결과, 합의된 활동시행, 앞으로 고려해야 할 문제점 등을 기록한다.

　㉣ 보고 : 동료 및 상급자에게 방문결과를 구두 혹은 서면으로 보고하여 필요시 방문결과에 대한 평가와 토의를 할 수 있도록 한다.

(4) 방문의 장·단점

① 장점

　㉠ 편익성 : 가정방문은 건강관리사업에서 대상자의 일상적인 과정으로 통합되어 있으며 대상자의 입장에서 교통에 걸리는 시간이나 기관에서의 대기시간이 불필요해진다.

　㉡ 접근성

　　• 이동이 용이하지 못하거나 다른 기관으로 갈 수 없는 대상자들의 건강관리가 가능하다.

　　• 서비스의 요구가 있는 대상자를 확인하는 기회를 지닌 지역사회간호사들이 제공한다.

　㉢ 정보 : 간호사는 대상자 개인 및 가족과 대상자의 환경 등 대상자의 완전한 상황을 파악할 수 있고, 대상자의 문제를 예방하는 활동을 할 수 있다.

　㉣ 관계성 : 대상자를 자율적으로 연습하게 하고 통제할 수 있으며 친밀감을 가지게 되므로 정보를 더 많이 얻을 수 있다.

　㉤ 비용 : 가정방문은 의료비 절감에 크게 기여한다.

　㉥ 결과 : 대상자는 가정방문을 통해 빠르게 회복된다.

② 단점

　㉠ 친밀성과 전문직업적 관계 거리유지 : 간호사와 대상자 간의 친밀감이 장점이 될 수도 있으나 치료를 위한 적절한 전문적 거리를 유지하는 데 어려움을 초래할 수 있다.

　㉡ 대상자 조력과 평가절하 : 다른 사람의 도움을 받을 때 자신을 미숙하다고 인지하기 쉬우므로 대상자가 스스로를 평가절하하지 않도록 자기효능감을 전해주어야 한다.

　㉢ 대상자의 의존성 : 대상자들이 독자성을 가지지 못하고 계속 지역사회간호사에게 의존할 가능성이 많다.

　㉣ 애타주의와 현실주의 : 애타주의와 현실주의 간의 균형을 유지하여야 한다.

　㉤ 자원활용 : 가정환경에서는 물질과 자원이 부족한 경우가 많다.

　㉥ 비용과 질 : 비용억제와 질의 균형에서 문제가 발생할 수 있다.

❷ 방문가방

(1) 방문가방의 준비

① 지역사회 간호사가 간호대상을 방문할 때에는 필수적으로 방문가방을 가지고 가야 한다.

② 방문가방의 내용물
- ㉠ 종이 2장(깔개용, 휴지통용), 종이수건, 비누(손소독용), 비눗갑, 필기도구, 기록지
- ㉡ 검사용구 : 진공채혈관, 소변검사용 스틱, 시험관, 객담통, 변통, 소변검사용 컵
- ㉢ 간호용품 : 관장기, 연고, 압설자, 소독솜, 장갑(소독, 일회용), 주사기(2cc, 5cc, 10cc), 거즈, 면붕대, 생리식염수, 증류수
- ㉣ 드레싱용구 : 포셉, 가위, 헤모스테이트, 드레싱용 멸균소독용구, 드레싱포, 드레싱종지
- ㉤ 측정용구 : 줄자, 체중기, 청진기, 혈압계, 체온계(구강용, 항문용), 윤활유

(2) 방문가방 사용절차

① 가능한 안전한 장소에 놓는다. 책상이 있으면 책상 위에, 책상이 없으면 문에서 먼 곳에, 간호대상이 비말 전염성 환자인 경우에는 환자로부터 먼 거리에 방문가방을 놓는다.

② 가방뚜껑을 열어 신문지를 꺼내고 이를 가방 놓을 장소에 깐다.

③ 신문지를 깐 종이 위에 가방과 종이봉지를 세워 놓는다.

④ 가방에서 신문지를 꺼내어 손 씻을 장소에 펴놓고 비누, 비눗갑, 수건을 놓는다.

⑤ 간호시행에 불필요한 시계·반지 등은 빼서 주머니에 넣는다.

⑥ 대야에 물을 떠서 손을 씻은 후 꺼내어 놓은 수건으로 닦는다(되도록이면 흐르는 물에 씻는다).

⑦ 사용한 수건과 비누, 비눗갑을 가지고 들어와서 신문지 한 귀퉁이에 놓는다.

⑧ 필요한 앞치마를 꺼내 입는다.

⑨ 간호에 필요한 물품을 꺼내어 종이 위에 놓고 가방을 놓는다.

⑩ 필요한 처치를 하고 난 후 다 쓴 기구들은 종이 위에 가지런히 놓는다.

⑪ 체온기나 소독이 필요하지 않은 기구들은 마른 솜으로 닦고, 다시 알코올 솜으로 닦아 준다.

⑫ 다른 물품은 정리해서 가방 속에 넣는다.

⑬ 감염병 환자나 감염우려가 있는 기구, 앞치마는 따로 싸가지고 온다.

⑭ 처치 후 나온 쓰레기는 종이봉지에 모았다가 가방 밑에 깔았던 신문지에 싸서 태우도록 가족들에게 요청하거나 혹은 처리하는 방법을 시범으로 보인다.

❸ 방문건강관리사업

(1) 방문건강관리사업의 개요

① 개념

    ㉠ 방문건강관리사업은 빈곤, 질병, 장애, 고령 등 건강위험요인이 큰 취약계층 가구를 간호사 등 전문인력이 직접 찾아가 건강관리서비스를 제공하는 사업을 말한다.

    ㉡ 방문건강관리사업 전문인력은 만성질환자, 영유아, 노인 등을 대상으로 주기적인 건강문제 스크리닝을 통해 건강행태 및 건강위험요인을 파악하고 영양, 운동, 절주, 금연 등 건강행태 개선, 만성질환 및 합병증 예방관리, 임산부·허약노인 등 생애주기별 건강문제 관리 등의 건강관리서비스를 제공하고 있다.

② 목표

    ㉠ **지역주민의 건강행태 개선** : 건강상태 인식, 건강생활 실천 유조, 건강지식 향상

    ㉡ **취약계층의 건강문제 관리** : 건강문제 정기적 스크리닝, 증상 조절, 치료 순응 향상

③ **법적근거** … 국민건강증진법 제3조, 지역보건법 제11조 제1항 제5호, 보건의료기본법 제31조, 공공보건의료 관한 법률 제7조 제1항

(2) 건강관리서비스 운영

① 건강관리 서비스 대상

    ㉠ 건강관리 서비스 이용 및 접근이 어려우면서 건강관리가 필요한 군민(건강행태개선이 필요한 자, 만성질환 위험군 또는 질환군), 허약 관리가 필요한 어르신

    ㉡ 우선순위 고려 대상

      • 연령기준 : 65세 이상 노인

      • 경제적 기준 : 기초생활수급자, 차상위 계층 등

      • 사회적 특성 : 독거노인, 다문화 가족, 한부모 가족, 조손가족, 북한이탈주민 등

      • 건강 특성 : 관리되지 않는 만성질환자 및 만성질환 위험군, 장애인, 재가 암환자 등

② 대상자 선정 기준

    ㉠ 집중관리군

      • 대상자 특성 : 건강위험요인 및 건강문제가 있고 증상조절이 안 되는 경우

      • 관리 횟수 : 3개월 이내 8회 이상 건강관리 서비스 실시

• 판정 기준

구분	내용
고혈압	• 수축기압 140mmHg 이상 또는 이완기압 90mmHg 이상 • 수축기압 140mmHg 이상 또는 이완기압 90mmHg 이상이면서 흡연 · 고위험 음주 · 비만 · 신체활동 미실천 · 복약 미순응 중 2개 이상의 건강행태 개선이 필요한 경우
당뇨	• 공복혈당 126mg/dL 이상 또는 식후혈당 200mg/dL 이상 또는 당화혈색소 7.0% 이상 • 공복혈당 126mg/dL 이상 또는 식후혈당 200mg/dL 이상 또는 당화혈색소 7.0% 이상이면서 흡연 · 고위험 음주 · 비만 · 신체활동 미실천 중 2개 이상의 건강행태 개선이 필요한 경우
관절염 · 뇌졸중 · 재가암	• 관절염, 뇌졸중, 재가암 등록자로 흡연 · 고위험 음주 · 비만 · 신체활동 미실천 중 2개 이상의 건강행태 개선이 필요한 경우 • 암 대상자로 암 치료 종료 후 5년이 경과되지 아니한 경우
임신부 · 신생아 · 영유아 · 다문화가족 · 고독사 위험군	• 임부 또는 분만 8주 이내, 산부, 출생 4주 이내 신생아, 영아(출생 후 한 달에서 1년 이내) · 유아(출생 후 1~5세), 다문화가족으로 집중관리가 필요한 경우 • 고독사 예방 및 관리 시범사업 연계 의뢰 대상자
허약노인	허약노인 판정점수가 4~12점인 경우
북한이탈주민	• 북한이탈주민으로 감염성 질환이 1개 이상 • 흡연 · 고위험 음주 · 비만 · 신체활동 미실천 중 2개 이상의 건강행태 개선이 필요한 경우

ⓒ 정기관리군

• 대상자 특성 : 건강위험요인 및 건강문제가 있고 증상이 있으나 조절이 되는 경우
• 관리 횟수 : 3개월마다 1회 이상 건강관리 서비스 실시
• 판정 기준

구분	내용
고혈압	• 수축기압 120~139mmHg 또는 이완기압 80~89mmHg • 수축기압 120~139mmHg 또는 이완기압 80~89mmHg이면서, 흡연 · 고위험 음주 · 비만 · 신체 활동 미실천 중 1개 이상의 건강행태 개선이 필요한 경우
당뇨	• 공복혈당 100~125mg/dL 또는 식후혈당 140~199mg/dL • 공복혈당 100~125mg/dL 또는 식후혈당 140~199mg/dL이면서 흡연 · 고위험 음주 · 비만 · 신체 활동 미실천 중 1개 이상의 건강행태 개선이 필요한 경우
관절염 · 뇌졸중 · 암	• 관절염, 뇌졸중, 암 등록자로 흡연 · 고위험 음주 · 비만 · 신체활동 미실천 중 1개의 건강행태 개선 필요한 경우 • 암 대상자로 암 치료 종료 후 5년이 경과되지 아니한 경우
북한이탈주민	북한이탈주민으로 흡연 · 고위험 음주 · 비만 · 신체활동 미실천 중 1개 이상의 건강행태 개선이 필요한 경우

ⓒ 자기역량지원군
- 대상자 특성 : 건강위험요인 및 건강문제가 있으나 증상이 없는 경우
- 관리 횟수 : 6개월마다 1회 이상 건강관리서비스
- 판정 기준

구분	내용
고혈압	• 수축기압 120 미만 또는 이완기압 80mmHg 미만 • 수축기압 120 미만 또는 이완기압 80mmHg 미만이면서 흡연 · 고위험 음주 · 비만 · 신체 활동 미실천 중 1개 이상의 건강행태 개선이 필요한 경우
당뇨	• 당화혈색소 7.0% 미만 또는 공복혈당 100mg/dL 미만 또는 식후혈당 140mg/dL • 당화혈색소 7.0% 미만 또는 공복혈당 100mg/dL 미만 또는 식후혈당 140mg/dL 미만이면서 흡연 · 고위험 음주 · 비만 · 신체활동 미실천 중 1개 이상의 건강행태 개선이 필요한 경우
기타	• 질환은 없으나, 흡연 · 고위험 음주 · 비만 · 신체활동 미실천 중 1개 이상의 건강행태 개선이 필요한 경우 • 기타 집중관리군과 정기관리군에 해당되지 않는 경우

③ 건강관리 서비스 방법
ㄱ 건강문제 스크리닝
- 건강행태 및 건강위험요인 파악
- 건강상태 스크리닝 위해 조사표 활용
- 대상자 군 분류
ㄴ 건강관리 서비스
- 기본 건강관리
- 만성질환 예방 및 관리 : 건강검진 결과 질환 의심 및 유질환자가 있는 대상자, 만성질환자
- 생애주기별 관리 : 65세 이상 어르신, 임산부, 신생아 · 영유아
- 특성별 관리 : 다문화가족, 북한이탈주민, 기초 재활 서비스가 필요한 재가 장애인
ㄷ 보건소 내 · 외 자원연계 : 보건 · 복지서비스 제공

(3) 건강관리서비스 조직 및 인력

① 조직 구성
ㄱ 건강관리서비스를 제공하기 위해 팀 접근이 가능하도록 다양한 전문 인력으로 구성
ㄴ 의사, 한의사, 간호사, 물리치료사, 치과위생사, 영양사, 사회복지사 등으로 구성된 전문 인력과 자원봉사자를 활용하여 운영

② 인력 자격 및 업무
ㄱ 의사, 한의사
- 서비스 대상자 및 가족, 집단 등의 방문 진료 및 건강관리서비스 제공
- 대상자의 혈액 검사 등 필요시 처방, 채혈 등 관리 및 감독

- 임상적 소견과 의학적 자문 제공, 사례관리 집담회 참여 등
ⓛ 간호사
- 대상자별 주요 건강문제 선정 및 관련 업무 계획
- 지역사회 내 건강위험요인이 있는 대상 가수 및 집단 발굴 및 등록관리
- 건강문제 스크리닝, 건강관리서비스 제공, 보건소 내·외 자원 연계 실시
ⓒ 물리·작업치료사
- 간호사가 의뢰한 대상자 및 집단 등에 재활 상담 및 건강관리서비스 제공
- 대상자 및 가족 등 주요 건강문제 선정 및 관련 업무 계획
- 재활 관련 서비스 제공 : 통증감소, 균형 및 협응 촉진으로 가동성 개선, 영구적 신체장애 지연 및 예방 등
ⓔ 운동 관련 전문인력
- 간호사가 의뢰한 대상자 및 집단 등에 신체활동 상담 및 건강관리서비스 제공
- 대상자 및 가족 등 주요 건강문제 선정 및 관련 업무 계획
- 신체활동 관련 서비스 제공 : 균형감각 촉진, 근력강화, 자가관리 훈련, 체력 및 건강 촉진·유지·회복 등
ⓜ 치과위생사
- 간호사가 의뢰한 대상자 및 집단 등에 구강 상담 및 건강관리서비스 제공
- 대상자 및 가족, 집단 등의 주요 건강문제 선정 및 관련 업무 계획
- 구강 관련 서비스 제공 : 구강보건교육, 구강위생관리법, 칫솔질 교육, 틀니 관리, 구강위생용품 사용법 교육 등
ⓗ 영양사
- 간호사가 의뢰한 대상자 및 집단 등에 영양 상담 및 건강관리서비스 제공
- 대상자 및 가족, 집단 등의 주요 건강문제 선정 및 관련 업무 계획
- 영양 관련 서비스 제공 : 대상자의 영양 평가 및 개인 특성별 영양상담 등
ⓢ 사회복지사
- 간호사가 의뢰한 대상자 및 집단 등 복지 상담 및 연계서비스 제공
- 대상자 및 가족, 집단 등 주요 건강문제 선정 및 관련 업무 계획
- 복지 관련 서비스 제공 : 지역사회 내 자원 연계 및 신규 자원 발굴 등
ⓞ 북한이탈주민 상담사 : 신규대상 발굴 및 전화상담, 북한이탈주민의 사회 적응을 위한 정보제공, 정서적 지지 등
ⓩ 그 외 보건소 인력
- 약사 : 대상자 및 가족, 집단 등 건강관리를 위한 임상약리학적 자문 제공
- 자원봉사자 : 신체적·정서적 지지, 가시일 보조, 차량봉사 등
※ 재가 말기암 대상자 및 가족 등에 대한 자원봉사는 호스피스 자원봉사자 교육 이수자 우선 활동

③ 방문건강관리사업 비정규직 인력의 정규직 전환 필요

    ㉠ 방문건강관리사업은 상시 · 지속적으로 국고보조사업이다.

    ㉡ 상시 · 지속적 업무라 함은 연중 9개월 이상 계속되는 업무로 향후 2년 이상 계속될 것으로 예상되는 업무이다.

    ㉢ 고용개선을 위한 국정과제 및 정부종합대책에 따라 공공부문의 상시 · 지속적 업무를 수행하는 비정규직의 정규직 전환이 차질 없이 추진되도록 노력하여야 한다.

02 건강관리실(클리닉) 활동

❶ 건강관리실의 개요

(1) 건강관리실의 분류

① **고정건강관리실** … 학교 내 보건실과 보건소 내 모성실 · 유아실 · 가족계획실 · 결핵실 · 치료실 · 진료실 등 계속적으로 고정되어 있는, 지역사회간호사가 간호계획을 수립 · 실행하는 건강관리실 형태이다.

② **이동건강관리실** … 배 또는 버스 안에 건강관리실을 운영하는 형태이다.

(2) 건강관리실 활동에 관한 지역사회간호사의 업무

① 건강관리실에 대한 개실을 결정한다.

② 건강관리실을 위한 사전활동으로 대상자에 대한 광고 및 이용을 권장한다.

③ 건강관리실에 필요한 기구 · 기계 및 장소를 준비한다.

④ 건강관리를 위한 정규적인 업무순서를 설정한다.

⑤ 행정적인 절차를 확인한다.

⑥ 보건교육의 조직을 형성한다.

⑦ 자원봉사자 혹은 노조원들을 지도 · 감독한다.

⑧ 기록제도와 추후관리방법 등을 계획한다.

(3) 건강관리실의 장 · 단점

① 장점

    ㉠ 시간과 비용이 절약된다.

ⓛ 간호사 이외에 다른 전문인의 서비스를 받을 수 있고, 전문적인 시설을 이용할 수 있다.

ⓒ 같은 문제를 가진 대상자들끼리 서로의 경험을 나누어 집단효과가 있다.

ⓔ 대상자 스스로가 자신의 건강문제에 적극성을 가지고 자력으로 문제를 해결할 수 있는 능력을 갖게 할 수 있다.

② 단점

ⓐ 대상자가 처한 상황을 직접적으로 파악할 수 없다.

ⓑ 가족이 미처 발견하지 못한 문제를 발견할 수 없다.

ⓒ 시범이 필요한 간호행위일 때 상황에 적절한 시범을 보일 수 없다.

ⓓ 건강관리실 방문이 불가능한 대상자들의 접근성이 떨어진다.

ⓔ 대상자가 심리적으로 위축하는 경우 자신의 문제를 솔직하게 드러내지 않는다.

❷ 건강관리실의 설치 및 관리

(1) 건강관리실의 설치장소

① 교통이 편리한 곳에 설치한다.

② 종교 및 정치에 관련이 없는 건물에 일시적인 건강관리실을 준비한다(단, 응급시에는 예외).

③ 대상자들에게 널리 알려지고 쉽게 찾을 수 있는 곳에 설치한다.

④ 건강관리실의 특성을 고려한다.

⑤ 화장실, 수도시설이 이용가능한 곳으로 정한다.

⑥ 냉·난방시설과 환기장치가 적당한 곳으로 정한다.

⑦ 대기실 및 적절한 수의 의자 혹은 장의자를 준비한다.

⑧ 주민과의 대화 및 주민의 건강검진에 비밀이 보장될 수 있는 개별적인 방을 준비하거나 휘장을 사용한다.

⑨ 건강관리실 바닥은 청소하기 쉬운 딱딱한 것이어야 하고 벽은 벽지보다 페인트를 사용하는 것이 좋다.

(2) 건강관리실의 기구확보 및 준비

① 고정적인 건강관리실은 능률적인 기구를 사용하고 이동건강관리실은 감염관리와 효율성을 고려하여 일회용으로 사용하는 것이 편리하다.

② 건강관리실의 물품은 가급적 그 지역의 물품을 사용하여 지역주민들에게 친밀감을 유도한다.

③ 기구나 물자를 보관할 수 있는 창고를 구비한다.

④ 건강관리실의 기록과 보고를 할 수 있는 공인된 서식을 구비한다.

(3) 건강관리실의 관리

① 건강관리실에 대한 행정적 절차 확립 … 간호대상자가 건강관리실을 방문하였을 때 건강관리를 받는 수속절차를 명확히 한다.

② 건강관리실에 포스터, 사진, 소책자 등을 전시 … 지역사회주민의 방문만으로도 보건교육이 되도록 하고, 보건교육자료는 수시로 교환한다. 이러한 교육자료는 지역사회주민들의 교육참여를 활성화되게 한다.

(4) 추후관리방법

① 환자가 약속된 날짜에 건강관리실로 오지 않을 경우에는 이유를 조사할 수 있는 제도를 마련하고, 편지나 엽서를 즉각 보내면 압박감을 느끼므로 일주일 정도 기다렸다가 연락한다.

② 대상자의 상태가 중요하거나 즉각적인 조치가 필요할 때에는 다음날 즉시 가정방문한다.

03 면접 및 상담

❶ 면접

(1) 면접활동

① 의의 … 면접활동은 지역사회 간호방법 중의 하나인 보건교육을 전달하는 수단으로 많이 이루어지고 있다. 면접이란 두 사람이 의도한 공공목적을 가지고 생각이나 정보를 교환하는 과정을 말하며, 언어적 혹은 비언어적 방식으로 이루어진다. 즉, 공공목적에 도달하기 위한 두 사람 사이의 의사소통이며 고의적인 대화의 성격을 지닌다.

② 면접자의 자질
　㉠ 부드럽고 친절하며 사람들에 대한 순수한 관심을 가진 태도와 상대방에게 도움이 되어 주겠다는 마음의 자세가 필요하다.
　㉡ 도움을 필요로 하는 사람의 인격에 대한 존경심을 가진 태도를 지닌다.
　㉢ 자기결정, 자기지휘에 대한 권리를 인정하는 태도를 지닌다.
　㉣ 비판적이며 강제적이 아닌 남을 수용하는 태도를 지닌다.
　㉤ 걱정되는 일에 대하여 안심하고 이야기할 수 있도록 신뢰감을 얻을 수 있는 능력이 필요하다.
　㉥ 정확한 관찰과 민감한 이해력, 좋은 청취자가 될 수 있는 능력이 필요하다.
　㉦ 자신의 태도나 편견에 대한 자각능력이 있어야 한다.
　㉧ 자제력 및 융통성과 적응능력이 있어야 한다.

ⓩ 효과적인 의사소통능력과 건강관리에 대한 지식이 풍부해야 한다.

ⓒ 인간행동에 영향을 주는 기본원리에 대한 지식이 있어야 한다.

ⓚ 개인·가족·지역사회의 사회문화적 배경에 대한 지식이 필요하다.

ⓔ 소속기관에 대한 지식(기능, 목적, 사업내용, 정책 등)이 필요하다.

ⓟ 지역사회 자원에 대한 지식(의뢰방법)이 있어야 한다.

ⓗ 그 지역 혹은 그 사회계층에서 통용하는 언어를 사용한다.

(2) 면접방법

① 관찰…관찰에 있어서는 언어를 통한 표현, 즉 면접자가 말하는 것, 말 안하는 것, 급작스런 화제의 변경, 이야기 줄거리의 간격뿐만 아니라 비언어적 표현, 즉 신체의 긴장도, 얼굴의 표정, 몸의 움직임, 몸의 자세 등을 주의하여 관찰한다.

② 청취

ㄱ 대상자가 효과적으로 도중에 잠깐씩 중지하는 점에 관심을 기울인다.

ㄴ 지나친 간섭, 혹은 지나치게 적은 간섭을 피한다.

ㄷ 대상자가 계속 대화를 할 수 있도록 가끔 반응을 나타내어 경청하고 있다는 것을 알린다. 경우에 따라서 환자의 말을 반복하고 조언이나 질문을 한다.

③ 질문

ㄱ 질문시기

• 피면접자가 하고 있는 말을 이해하지 못했을 때 질문을 한다.

• 피면접자 본인이 가지고 있는 문제를 혼동하고 있을 때 질문을 한다.

• 구체적으로 필요한 정보를 얻으려고 할 때 질문을 한다.

• 화제의 방향이 빗나갔을 때 질문을 한다. 피면접자가 좀 더 구체적인 설명을 할 필요가 있을 때 질문을 한다.

ㄴ 질문방법

• 직접적인 질문보다는 일반적인 유도질문을 한다.

• '예' 혹은 '아니오'로 대답을 유도하는 것보다 설명을 요하는 질문을 한다.

• 관심과 친절감이 있는 언어를 사용한다.

• 지나치게 많은 질문은 피면접자를 혼동시키고 너무 적은 질문은 관심이 없어 보이므로 주의한다.

④ 이야기

ㄱ 이야기하는 시기와 이유

• 피면접자가 화제를 계속하도록 조장할 때 이야기를 해야 한다.

• 필요한 정보, 지식, 조언을 제공할 때 이야기를 해야 한다.

• 각종 보건관리방법을 설명할 때 이야기를 해야 한다.

• 대상자를 안심시키려고 할 때 이야기를 해야 한다.

• 대상자의 질문에 답변할 때 이야기를 해야 한다.

ⓛ 이야기 방법
  • 대상자와 같은 수준의 언어를 사용한다.
  • 간단하고 정확히 전달이 되는 용어를 사용하며 대상자와의 상호 이해를 명백히 해야 한다.
  • 허식적인 칭찬 또는 공을 내세우는 것을 피한다.
  • 질문에 대한 답변은 짧고 솔직하게 하고 대상자에게 다시 주의를 기울여야 한다.
⑤ 해석 … 지역사회간호사는 관찰 · 청취 · 대화과정에서 어떤 단서나 인상 등을 종합하여 대상자가 가지고 있는 문제에 대한 상황을 파악하며, 임시적으로 가설하여 문제해결에 접근한다.

② 상담

(1) 상담의 개념
① 상담은 개인이나 가족들의 건강문제를 정의하고 문제를 해결함에 있어서 그들의 실력 또는 능력을 증강시켜 주는 것을 목적으로 전문지식 및 기술과 전문직업적 관계를 응용하는 것이다.
② 건강상담이란 개인과 가족이 건강을 위한 지식을 습득하고, 태도를 변화시키고, 건강한 행위를 할 수 있도록 환경을 조성하고, 그들의 건강문제를 해결할 수 있는 능력을 개발하기 위해서 개인과 가족의 생각에 대한 자원과 용기를 북돋아 주는 의사소통 전체를 말한다.

(2) 상담의 목표
① 자기이해 … 피상담자는 상담을 통하여 자신의 내부와 자신을 둘러싼 환경 속에서 어떤 일이 일어나고 있는지를 올바로 이해하게 되고 자신의 장 · 단점을 포함하여 자신과 관련된 많은 문제들을 파악하게 된다.
② 효과적인 의사소통능력 … 많은 문제들이 의사소통의 단점 또는 잘못된 의사소통으로 발생한다는 사실을 알게 되고, 이에 따라 감정과 생각 · 태도를 정확하게 효과적으로 전달하는 방법과 능력을 기르게 된다.
③ 학습 및 행동변화 … 대부분의 행동은 학습되어진 것임을 전제하여 비효과적이거나 바람직하지 못한 행동을 버리고, 보다 효과적으로 행동하는 방법을 터득(학습)하여 실질적인 행동변화를 일으킨다.
④ 자아실현 … 개인이 가지고 있는 풍부한 잠재력을 개발함과 동시에 삶의 의미를 깨닫거나 또한 삶의 의미를 부여하여 자신을 완성된 하나의 인격체로 실현시키게 된다.
⑤ 지지 … 자신의 모든 측면의 자원들을 재동원해서 삶의 문제를 효과적으로 대처할 수 있을 때까지 지지받기를 원한다.

> **TIP** 효과적인 상담자의 자질
> 상담자는 온정, 성실함, 공감능력, 겸손, 자기성찰, 선행, 인내력 등의 자질을 갖추어야 한다.

(3) 상담의 실제

① 상담기법

  ㉠ '예', '아니오'로 대답되는 폐쇄식 질문이 아닌 개방식 질문을 한다.

  ㉡ 피상담자의 호소에 경청하면서 반사, 인도, 질문, 직면, 정보제공, 해석, 지지와 격려 등을 적절히 사용하여 반응한다. 반응은 피상담자로 하여금 자신의 이야기에 집중하고 있다는 느낌을 받게 한다.

  ㉢ 상담을 통해 파악된 피상담자의 문제와 관련된 내용을 교육한다.

② 상담과정

  ㉠ 1단계 : 상담자와 피상담자간의 관계를 거치면서 진행된다.

  ㉡ 2단계 : 피상담자가 가진 문제를 명확하게 이해하고 규명한다.

  ㉢ 3단계 : 상담의 목적을 탐색한다. 즉, 피상담자가 가진 문제들을 어떻게 처리할 수 있는지 결정하기 위하여 가능한 모든 방법을 탐색한다.

  ㉣ 4단계 : 변화를 요하는 피상담자의 행동방향을 결정한다.

  ㉤ 5단계 : 피상담자가 행동변화를 일으키도록 자극한다.

  ㉥ 6단계 : 상담과정을 평가하고 추후행동을 결정한다.

  ㉦ 7단계 : 상담자의 도움 없이 추진해 나갈 수 있도록 격려 · 지지 · 지도하면서 관계를 종결시킨다.

(4) 상담 시 주의점

① 상담자는 말과 태도가 일치하도록 신중하여 피상담자가 신뢰하고 마음을 열 수 있도록 해야 한다.

② 피상담자에 대한 긍정적인 태도를 가진다.

③ 현재의 문제만을 갖고 공감대를 형성하도록 노력한다.

④ 피상담자가 자유롭게 의사를 표시할 수 있도록 부드럽고 조용한 상담분위기를 조성한다.

⑤ 피상담자가 스스로 말할 수 있을 때까지 말이나 해답을 강요하지 말아야 한다.

⑥ 피상담자의 부정적 감정의 표시를 잘 수용해야 한다.

⑦ 명령이나 지시는 피상담자로 하여금 강압적인 느낌을 받게 하므로 도와주는 역할 이외의 지시나 명령을 금한다.

≡ 최근 기출문제 분석 ≡

2023. 6. 10. 제1회 서울특별시

1 방문건강관리 사업 대상자 중 정기관리군을 〈보기〉에서 모두 고른 것은?

─────────────── 보기 ───────────────

㉠ 북한이탈 주민으로 감염성 질환이 1개 있는 자

㉡ 암 대상자로 암 치료 종료 후 3년이 경과한 자

㉢ 뇌졸중 등록자로 신체활동 미실천자

㉣ 당화혈색소가 6.8%인 자

㉤ 출생 후 22일이 경과한 아기가 있는 다문화 가족

① ㉠㉣

② ㉡㉢

③ ㉡㉤

④ ㉢㉤

TIP ㉡ 암 치료 종료 후 5년이 경과되지 않은 경우 정기관리군에 해당한다. 암 등록자로 암 치료 종료 후 5년이 경과되지 않은 경우이면서 흡연, 고위험 음주, 비만, 신체활동 미실천 중 2개 이상의 건강 행태 개선이 필요할 경우는 집중관리군에 해당한다.

㉢ 정기관리군에 해당하며, 뇌졸중 등록자로 흡연, 고위험 음주, 비만, 신체활동 미실천 중 2개 이상의 건강 행태 개선이 필요할 경우는 집중관리군에 해당한다.

㉠ 북한이탈 주민은 감염성 질환이 1개 이상이거나, 흡연, 고위험 음주, 비만, 신체활동 미실천 중 2개 이상의 건강행태 개선이 필요할 경우 집중관리군에 해당한다.

㉣ 당화혈색소 7% 미만인 자는 자기역량지원군에 해당한다.

㉤ 출생 4주 이내의 신생아가 있는 다문화 가족은 집중관리군에 해당한다.

※ 방문건강관리 사업 대상자

㉠ **집중관리군** : 건강위험요인의 적극적 개선을 위하여 보건소 다분야 보건 · 의료 전문가 참여를 통한 전문적 건강관리 서비스 제공이 필요하다. 건강 문제가 있고 증상 조절이 안 되는 경우가 해당한다.

㉡ **정기관리군** : 3개월마다 대상별 맞춤 건강 교육 및 상담, 정보제공을 한다.

㉢ **자기역량지원군** : 연 1회 이상 대상별 맞춤 건강정보를 제공한다. 건강문제가 있으나 증상이 없는 경우에 해당한다.

Answer 1.②

출제 예상 문제

1 면접에 대한 설명 중 옳은 것은?

㉠ 언어적 혹은 비언어적 방식으로 이루어진다.

㉡ 어떤 뚜렷한 목표를 가지고 두 사람 사이에 교환되는 대화이다.

㉢ 면접 시 전문직에 대한 학문과 기술이 있어야 한다.

㉣ 개인의 배경을 확인하기 위하여 이루어진다.

---

① ㉠㉡

② ㉠㉡㉢

③ ㉠㉢

④ ㉡㉣

TIP ㉣ 면접활동은 지역사회 간호방법 중의 하나인 보건교육을 전달하는 수단으로 많이 이루어지며 공공목적에 도달하기 위한 두 사람 사이의 생각이나 정보를 교환하는 과정을 말한다. 즉, 개인의 배경을 확인하기 위하여 면접이 이루어지는 것은 아니다.

2 다음 중 가정방문 시 먼저 방문해야 할 대상자는?

① 임신 9개월의 임산부

② 신생아

③ 결핵환자

④ 에이즈환자

TIP 지역사회간호사가 가정방문활동 시 방문순서는 비전염성 영유아부터 방문하고 전염성 환자의 경우에는 가장 나중에 방문한다.

Answer 1.② 2.②

3 다음 중 분열병적 성격장애로 인해 의심이 많고 부적절한 사회성으로 주위 사람들과 마찰이 잦은 자녀를 둔 어머니가 상담을 의뢰해 왔을 때 정신보건간호사가 취할 행동으로 옳지 않은 것은?

① 대상자를 상담하고 사례를 관리한다.

② 정신요양원을 소개한다.

③ 정신과 전문의를 소개한다.

④ 같은 증상을 가진 사람을 소개하고 조언을 듣도록 한다.

───────────────────────────────

TIP 문제를 해결하고 대상자와 가족들이 정서적 안정을 찾도록 정신보건상담을 하도록 한다. 대상자가 적절한 대처와 일상생활을 할 수 있도록 문제해결을 위해 구체적으로 상담을 해야 하는데 요양원 소개는 맞지 않은 행동이다.

4 다음 중 효율적인 건강관리실의 장소선정을 위해 고려해야 할 점으로 옳지 않은 것은?

① 개인 사생활 보호를 위해 한적한 곳

② 종교와 관련된 장소

③ 수도시설의 이용이 가능한 곳

④ 교통이 편리한 곳

───────────────────────────────

TIP 종교 및 정치에 관련이 없는 건물에 건강관리실을 준비하나 응급시에는 예외가 된다.

5 다음 중 교육자가 직접 수행해 보여줌으로써 교육하는 효과적 방법은?

① 시범   ② 강의

③ 영화상영   ④ 집단토론

───────────────────────────────

TIP 교육자가 직접 수행해서 보여주는 교육방법으로 매우 효과적이다.

Answer 3.② 4.② 5.①

6 다음 중 가정방문의 단점으로 옳지 않은 것은?

① 시간과 비용이 많이 요구된다.
② 간호사 이외의 다른 전문인의 서비스를 받을 수 없다.
③ 대상자의 상황파악이 늦어 상황에 맞는 간호를 제공할 수 없다.
④ 같은 문제를 가진 사람들끼리 서로 정보를 나누는 집단효과를 볼 수 없다.

TIP 가정방문은 대상자의 상황파악을 할 수 있고 상황에 맞는 간호를 제공할 수 있다는 장점이 있다.

7 다음 지역사회 간호활동 중 집단간호활동에 속하지 않는 것은?

① 연구　　　　　　　　　　　　② 관리
③ 공적 관계　　　　　　　　　　④ 예방접종

TIP 간호활동 중 예방접종은 개별간호활동에 속한다고 볼 수 있다.

8 지역사회간호사의 방문활동의 원리로서 옳지 않은 것은?

① 기록은 유지·보관한다.
② 같은 날 방문할 때는 전염성 환자를 먼저 방문하고 비전염성 영유아는 나중에 방문한다.
③ 질적인 간호사업 제공에 힘써야 한다.
④ 지역사회 자원을 적절히 활용한다.

TIP 간호사가 감염병의 매체가 되어서는 안 된다. 따라서 하루에 여러 곳을 방문할 경우에는 비전염성 영유아부터 방문하고 전염성 문제가 있는 환자는 마지막에 방문한다.

Answer 6.③ 7.④ 8.②

05 건강증진과 보건교육

01 건강증진과 국민건강증진종합계획

❶ 건강증진

(1) 건강증진의 개념 및 목표

① 개념 … 사람들로 하여금 자신의 건강을 향상시키고 통제할 수 있도록 촉진하는 과정이다.

② 건강증진의 목표

 ㉠ 국민에게 건강에 대한 가치와 책임의식을 함양할 수 있도록 올바른 건강 지식을 보급한다.

 ㉡ 국민 스스로 건강생활을 실천할 수 있는 여건을 조성한다.

 ㉢ 질병 예방과 건강증진 비교

구분	질병 예방	건강증진
개념	건강 악화를 막으려는 노력으로 부정적, 소극적 측면의 건강개념	지금보다 더 나은 건강을 위한 긍정적, 적극적 건강개념
목표	임상적 증상 예방	총체적 건강을 위한 생활환경 개선
대상	위험요인 집단	전체 인구 집단

(2) 건강증진 개념의 발달 과정

① 라론드 보고서(1974)

 ㉠ 건강, 질병, 사망을 결정하는 요인을 생물학적 요인, 환경적 요인, 생활양식 요인, 보건의료조직 요인으로 구분하였다.

 ㉡ 이 중 생활양식 요인이 60% 이상을 차지한다고 강조하였다.

② WHO 알마알타선언(1978) … WHO가 알마아타 회의에서 'Heath for All by the year 2000'을 목표로 설정하여 일차보건의료를 전략적 수단으로 채택했다.

③ WHO 오타와 헌장(1986)
  ㉠ 제1차 오타와 국제회의에서 선포한 헌장으로, 건강증진 3대 원칙과 건강증진을 위한 5대 활동 전략을 제시하였다.
  ㉡ 건강증진 3대 원칙
    • 옹호 : 사람들의 관심을 불러일으키고 보건정책을 수립해야 함
    • 협력 : 대상자와 관련 분야 전문가들은 협력해야 함
    • 역량 강화 : 개인과 가족의 건강권을 인정하고 스스로 건강관리에 적극 참여하며 책임을 갖도록 해야 함
  ㉢ 건강증진을 위한 5대 활동 전략 : 건강한 공공정책 수립, 지지적 환경 조성, 지역사회 활동 강화, 보건의료 서비스 방향 재설정, 개인 기술의 개발

(2) 우리나라 건강증진사업

① 1995년 국민건강증진법 및 시행령 제정·공포(건강증진사업 전개의 법적 기반 구축)

② 국민건강증진사업은 1997년 국민건강증진기금 조성으로 재원을 확보, 1998년 10월 9개 보건소를 시작으로 1999년 18개 보건소, 2001년 6월까지 3년간 건강증진 거점 보건소 시범사업을 진행하였다.

③ 2002년 10월 이후 제2차 건강증진시범사업으로 금연, 절주, 운동, 영양 등 건강생활 실천사업이 보건소에서 추진하였다.

④ 2005년 건강증진기금 대폭 확충, 전체 보건소로 확대하였다.

⑤ 노동부 1990년 산업안전보건법 제정으로 근로자의 뇌심혈관계질환 및 돌연사 예방

⑥ 초·중·고등학교 학교보건사업으로 금연, 영양, 운동프로그램을 진행하였다.

⑦ 국민건강증진종합계획을 5년마다 수립하고 있다.

(3) 국민건강증진사업의 기본 개념

① 소득 증가에 따라 건강한 삶에 대한 국민들의 욕구가 증가하고 있다.

② 노인인구가 급증함에 따라 국가의료비의 부담이 증가하고 있다.

③ 복잡한 도시생활 등에서 오는 스트레스와 불건전한 생활습관 등으로 질병구조가 다양화·만성화되고 있다.

④ 지역사회 주민들의 보건의료에 대한 관심이 높아지고 이를 통합·조정할 필요성이 제고되었다.

⑤ 건강생활실천, 만성질환 예방·관리, 생애주기별 건강증진 등 건강증진사업을 체계적으로 수행하여 75세 건강장수가 가능한 사회실현이 목적이다.

(4) 국민건강증진법

① **목적** … 국민에게 건강에 대한 가치와 책임의식을 함양하도록 건강에 관한 바른 지식을 보급하고 스스로 건강생활을 실천할 수 있는 여건을 조성함으로써 국민의 건강을 증진함을 목적으로 한다.

② **용어**

    ㉠ **국민건강증진사업**: 보건교육, 질병예방, 영양개선, 신체활동장려, 건강관리 및 건강생활의 실천 등을 통하여 국민의 건강을 증진시키는 사업을 말한다.

    ㉡ **보건교육**: 개인 또는 집단으로 하여금 건강에 유익한 행위를 자발적으로 수행하도록 하는 교육을 말한다.

    ㉢ **영양개선**: 개인 또는 집단이 균형된 식생활을 통하여 건강을 개선시키는 것을 말한다.

    ㉣ **신체활동장려**: 개인 또는 집단이 일상생활 중 신체의 근육을 활용하여 에너지를 소비하는 모든 활동을 자발적으로 적극 수행하도록 장려하는 것을 말한다.

    ㉤ **건강관리**: 개인 또는 집단이 건강에 유익한 행위를 지속적으로 수행함으로써 건강한 상태를 유지하는 것을 말한다.

    ㉥ **건강친화제도**: 근로자의 건강증진을 위하여 직장 내 문화 및 환경을 건강친화적으로 조성하고, 근로자가 자신의 건강관리를 적극적으로 수행할 수 있도록 교육, 상담 프로그램 등을 지원하는 것을 말한다.

③ **책임**

    ㉠ 국가 및 지방자치단체는 건강에 관한 국민의 관심을 높이고 국민건강을 증진할 책임을 진다.

    ㉡ 모든 국민은 자신 및 가족의 건강을 증진하도록 노력하여야 하며, 타인의 건강에 해를 끼치는 행위를 하여서는 아니 된다.

④ **보건의 날**

    ㉠ 보건에 대한 국민의 이해와 관심을 높이기 위하여 매년 4월 7일을 보건의 날로 정하며, 보건의 날부터 1주간을 건강주간으로 한다.

    ㉡ 국가와 지방자치단체는 보건의 날의 취지에 맞는 행사 등 사업을 시행하도록 노력하여야 한다.

⑤ **국민건강증진종합계획의 수립**

    ㉠ 보건복지부장관은 국민건강증진정책심의위원회의 심의를 거쳐 국민건강증진종합계획을 5년마다 수립하여야 한다.

    ㉡ **종합계획 포함 사항**

- 국민건강증진의 기본목표 및 추진방향
- 국민건강증진을 위한 주요 추진과제 및 추진방법
- 국민건강증진에 관한 인력의 관리 및 소요재원의 조달방안
- 국민건강증진기금의 운용방안
- 아동 · 여성 · 노인 · 장애인 등 건강취약 집단이나 계층에 대한 건강증진 지원방안
- 국민건강증진 관련 통계 및 정보의 관리 방안
- 그 밖에 국민건강증진을 위하여 필요한 사항

⑥ 건강증진사업

　ᄀ 국가 및 지방자치단체는 국민건강증진사업에 필요한 요원 및 시설을 확보하고, 그 시설의 이용에 필요한 시책을 강구하여야 한다.

　ᄂ 건강증진사업에 필요한 시설·운영에 관하여는 보건복지부령으로 정한다.

　ᄃ 특별자치시장·특별자치도지사·시장·군수·구청장은 지역주민의 건강증진을 위하여 보건복지부령이 정하는 바에 의하여 보건소장으로 하여금 다음의 사업을 하게 할 수 있다.
- 보건교육 및 건강상담
- 영양관리
- 신체활동장려
- 구강건강의 관리
- 질병의 조기발견을 위한 검진 및 처방
- 지역사회의 보건문제에 관한 조사·연구
- 기타 건강교실의 운영 등 건강증진사업에 관한 사항

⑦ 보건교육

　ᄀ 국가 및 지방자치단체는 모든 국민이 올바른 보건의료의 이용과 건강한 생활습관을 실천할 수 있도록 그 대상이 되는 개인 또는 집단의 특성·건강상태·건강의식 수준 등에 따라 적절한 보건교육을 실시한다.

　ᄂ 보건교육 내용
- 금연·절주 등 건강생활의 실천에 관한 사항
- 만성퇴행성질환 등 질병의 예방에 관한 사항
- 영양 및 식생활에 관한 사항
- 구강건강에 관한 사항
- 공중위생에 관한 사항
- 건강증진을 위한 체육활동에 관한 사항
- 그 밖에 건강증진사업에 관한 사항

❷ 국민건강증진종합계획

(1) 국민건강증진종합계획의 개요

① **정의** … 국민건강증진종합계획의 효율적인 운영 및 목표 달성을 위해 모니터링, 평가, 환류하는 사업을 말한다.

② **목적** … 국민건강증진법 국민건강증진종합계획의 수립에 따라, 성과지표 모니터링 및 평가를 통해 국민의 건강수준 및 건강정책의 효과를 평가하고 국가건강증진전략 도출 및 건강증진정책 개발의 근거 확보에 목적이 있다.

③ **사업대상** … 보건복지부, 국민건강증진 관련 부처, 지방자치단체, 관련 전문가, 국민

④ 연혁
  ㉠ 2002년 : 제1차 국민건강증진종합계획(HP2010, 2002 ~ 2005) 수립
    • 75세의 건강장수 실현이 가능한 사회
    • 건강 실천의 생활화를 통한 건강 잠재력 제고
    • 효율적인 질병의 예방 및 관리체계 구축
    • 생애주기별로 효과적인 건강증진서비스 제공
    • 「선택과 집중」의 원리에 의한 보건산업의 체계적 추진
    • 건강증진위원회를 통해 추진사업을 지속적으로 평가 · 환류
  ㉡ 2005년 : 제2차 국민건강증진종합계획(HP2010, 2006 ~ 2010) 수립
    • 온 국민이 함께 하는 건강세상
    • 건강수명 연장과 건강형평성 제고
    • 건강 잠재력 강화
    • 질병과 조기사망 감소
    • 인구집단간 건강 격차 완화
  ㉢ 2011년 : 제3차 국민건강증진종합계획(HP2020, 2011 ~ 2015) 수립
    • 온 국민이 함께 만들고 누리는 건강세상
    • 건강수명 연장과 건강형평성 제고
  ㉣ 2015년 : 제4차 국민건강증진종합계획(HP2020, 2016 ~ 2020) 수립
    • 온 국민이 함께 만들고 누리는 건강세상
    • 건강수명 연장과 건강형평성 제고
  ㉤ 2021년 : 제5차 국민건강증진종합계획(HP2030, 2021 ~ 2030) 수립
    • 모든 사람이 평생 건강을 누리는 사회
    • 건강수명 연장과 건강형평성 제고

(2) 제5차 국민건강증진종합계획(HP2030)

① 장기 비전 및 목표
  ㉠ 비전 : 모든 사람이 평생 건강을 누리는 사회
    • 모든 사람 : 성, 계층, 지역 간 건강 형평성을 확보하고 적용 대상을 모든 사람으로 확대
    • 평생 건강을 누리는 사회 : 출생부터 노년까지 전 생애주기에 걸친 건강권 보장, 정부를 포함한 사회 전체 포괄
  ㉡ 목표 : 건강수명 연장, 건강 형평성 제고

② 기본 원칙
  ㉠ 국가와 지역사회의 모든 정책 수립에 건강을 우선적으로 반영한다.
    • 건강의 사회적 결정요인을 확인하고 건강증진과 지속가능 발전을 도모하기 위한 다부처 · 다분야 참여 추진
    • 모든 정책에서 건강을 우선적으로 고려하는 제도 도입 지향

ⓛ 보편적인 건강수준 향상과 건강 형평성 제고 추진
- 중점과제별로 취약한 집단 및 계층을 확인하고 이들에게 편익을 제공할 수 있는 정책목표와 우선순위 결정
- 세부 사업 및 성과지표 선전 시 기본적으로 성별 분리지표를 설정하고, 소득·지역 등 건강의 사회적 결정요인에 따른 격차 감소를 고려
ⓒ 모든 생애과정과 생활터에 적용 : 영유아·아동·청소년·성인·노인 등 생애주기별 단계와 학교·군대·직장 등 생활터 내에서 적절한 건강 정책이 투입될 수 있도록 정책 설계
ⓔ 건강친화적인 환경 구축 : 모든 사람이 자신의 건강과 안녕(well-being)을 위한 잠재력을 최대한 발휘할 수 있는 사회적·물리적·경제적 환경 조성
ⓜ 누구나 참여하여 함께 만들고 누릴 기회 보장 : 전문가·공무원뿐만 아니라 일반 국민의 건강정책 의견 수렴 및 주도적 역할 부여
ⓗ 관련된 모든 부문이 연계하고 협력 : SDGs 등 국제 동향과 국내 분야별·지역별 건강정책과의 연계성 확보, 향후 분야별·지역별 신규 계획 수립 시 지침으로 기능

③ 사업 분야별 중점 과제(6개 분과, 28개 과제)

건강생활실천	정신건강관리	비감염성질환 예방관리	감염 및 기후변화성질환 예방 관리	인구집단별 건강관리	건강친화적 환경 구축
• 금연 • 절주 • 영양 • 신체활동 • 구강건강	• 자살예방 • 치매 • 중독 • 지역사회 정신건강	• 암 • 심뇌혈관질환(심뇌혈관질환, 선행질환) • 비만 • 손상	• 감염병 예방 및 관리(결핵, 에이즈, 의료감염·항생제 내성, 예방행태개선) • 감염병 위기 대비·대응(검역·감시, 예방접종) • 기후변화성 질환	• 영유아 • 아동·청소년 • 여성 • 노인 • 장애인 • 근로자 • 군인	• 건강친화적 법제도 개선 • 건강정보 이해력 제고 • 혁신적 정보기술의 적용 • 재원 마련 및 운용 • 지역사회 자원 확충 및 거버넌스 구축

④ 제4차 및 제5차 국민건강증진종합계획 비교

제4차 국민건강증진종합계획(HP2020)		구분	제5차 국민건강증진종합계획(HP2030)	
온 국민이 함께 만들고 누리는 건강세상		비전	모든 사람이 평생 건강을 누리는 사회	
건강수명 연장과 건강 형평성 제고		목표	건강 수명 연장, 건강 형평성 제고	
–		기본 원칙	• HiAP • 건강형평성 • 모든 생애과정	• 건강친화환경 • 누구나 참여 • 다부문 연계
6개 분과	27개 중점과제		6개 분과	28개 중점과제
건강생활 실천 확산	• 금연 • 신체활동 • 절주 • 영양	사업분야	건강생활 실천	• 금연 • 신체활동 • 절주 • 구강건강 • 영양
만성퇴행성 질환과 발생 위험요인관리	• 암 • 비만 • 건강검진 • 정신보건 • 관절염 • 구강보건 • 심뇌혈관질환		정신건강 관리	• 자살예방 • 치매 • 중독 • 지역사회정신건강
감염질환 관리	• 예방접종 • 결핵 • 비상방역체계 • 에이즈 • 의료관련감염		비감염성 질환 예방 관리	• 암 • 심뇌혈관질환(심뇌혈관질환, 선행질환) • 비만 • 손상
인구집단 건강관리	• 모성건강 • 영유아건강 • 노인건강 • 근로자건강증진 • 군인건강증진 • 학교보건 • 다문화가족건강 • 취약가정방문건강 • 장애인건강		감염 및 기후변화성 질환 예방 관리	• 감염병 예방 및 관리(결핵, 에이즈, 의료감염·항생제 내성, 예방행태 개선) • 감염병위기대비대응(검역·감시, 예방접종) • 기후변화성 질환
안전환경 보건	• 식품정책 • 손상예방		인구집단별 건강관리	• 영유아 • 장애인 • 아동·청소년 • 근로자 • 여성 • 노인 • 군인
사업체계 관리	사업체계관리(인프라, 평가, 정보·통계, 재원)		건강친화적 환경 구축	• 건강친화적법제도개선 • 건강정보이해력 제고 • 혁신적 정보기술의 적용 • 재원마련 및 운용 • 지역사회자원(인력, 시설) 확충 및 거버넌스 구축

02 건강증진 관련 이론 및 보건교육

❶ 건강증진 관련 이론

(1) 타나힐(Tannahill)의 건강증진모형

① 개념 … 건강증진은 보건교육을 통해 학습자의 지식, 태도, 행동에 영향을 줌으로써 자기건강관리능력을 갖출 수 있게 육성하는 것이다.

② 구성요소

　ㄱ 보건교육 : 건강증진은 보건교육을 통해 학습자의 지식, 태도, 행동에 영향을 줌으로써 자기건강관리능력을 갖출 수 있게 육성하는 것이다.

　ㄴ 예방 : 의학적 중재를 통해 질병과 불건강을 감소시키는 것으로 3단계가 있나.

　　• 일차예방 : 건강위험요인을 감소시켜 질병이나 특정 건강문제가 발생하지 않도록 하는 것

　　• 이차예방 : 질병이나 건강문제를 조기 발견하여 예방하는 것

　　• 삼차예방 : 질병이나 건강문제로 인해 발생할 수 있는 합병증 예방과 재발 방지

　ㄷ 건강보호

　　• 법률적, 재정적, 사회적 방법을 통해 건강에 유익한 환경을 제공함으로써 인구집단을 보호하는 것이다.

　　• 환경에서 발생하는 환경적 위험과 감염을 통제하려는 노력, 자발적인 규칙과 정책을 정해 법률적, 재정적 통제를 하는 것이다.

　　• HACCP제도와 같은 식품안전정책, 자동차 안전벨트 착용 의무화, 공공장소에서의 금연 활동 등이 그 예이다.

③ 건강증진영역

　ㄱ 예방영역 : 예방접종, 자궁경부암 선별검사, 선천성장애 선별검사

　ㄴ 예방적 보건교육 영역 : 불건강을 예방하기 위해 생활양식의 변화를 유도하고 예방사업을 이용하도록 권장하는 노력

　　예 금연상담, 정보제공

　ㄷ 예방적 건강보호 영역 : 건강보호차원에서 소개된 여러 법률, 정책, 규칙의 제정과 시행

　　예 충치 예방을 위한 수돗물 불소화 사업

　ㄹ 예방적 건강보호를 위한 보건교육 영역

　　• 안전벨트 착용 의무화하는 법안을 통과시키도록 강력하게 운동을 전개하거나 로비활동 하는 것

　　• 예방적 건강보호를 위한 방법들이 성공을 거두기 위해 대중들에게 도움이 되는 사회적 환경을 조성하려는 노력

ⓜ 적극적 보건교육 영역 : 개인이나 전체 지역사회가 적극적으로 건강의 기초를 세우도록, 건강 관련 기술과 자신감 등을 개발할 수 있도록 도와주는 보건교육

　　　　예 청소년 대상의 생활기술 습득 활동

ⓗ 적극적 건강보호 영역 : 금연을 위해 직장 내에서의 흡연금지 정책 시행이나, 적극적 건강상태를 증진하기 위해 사용이 편리한 여가시설을 마련하기 위해 공공자금을 제공하는 것

　　　　예 작업장 금연 정책

ⓢ 적극적 건강보호를 위한 보건교육 영역 : 대중이나 정책 결정자들에게 적극적 건강보호 수단의 중요성을 인식시키고 이들에 대한 지원을 보장받기 위한 노력

　　　　예 담배광고 금지를 위한 로비활동

(2) 합리적 행동이론(TRA)&계획된 행동이론(TPB)

① 합리적 행동이론

ⓐ 개념
- 신념(행동적, 규범적), 태도, 의도, 행위 사이의 관계에 관심을 두고 태도와 행위 간의 관계를 찾기 위해 개발되었다.
- 인간은 이성적 존재이고 가능한 정보를 체계적으로 사용하며, 행위에 대한 개인의 의도가 그 행위의 직접적인 결정요인이다.
- 인간은 합리적이며 자신이 이용할 수 있는 정보를 활용하여 행동을 결정한다.
- 인간이 특정 행동을 선택할 때, 행동의 결과로 야기될 수 있는 것들 중 좋은 것은 최대로 하고, 나쁜 것은 최소로 하겠다는 기대감으로 합리적 행동을 선택한다.

ⓑ 합리적 행동이론의 구성요소 : 행위, 행위의도, 행위에 대한 태도, 주관적 사회규범, 행동의 결과평가, 행동에 대한 주위의 태도
- 행위의 결정요소 : 개인의 행위 의도
- 행위 의도의 직접적인 결정요소
-그 행위를 수행하는 것에 대한 태도 : 행위의 결과 또는 행위 수행에 대한 개인적 신념에 의해 결정되며, 행위 결과에 긍정적 가치를 부여할 때 행위가 수행된다.
-그 행위와 관련된 주관적인 규범 : 사회적 압력에 대한 인식, 어떤 행위에 대한 주위 사람들의 찬성이나 반대, 주위 사람들의 의견을 따를 것인지에 따라 결정된다.
- 개인이 특정 행위의 결과에 만족하고 그 행위를 하도록 사회적 압력이 있다고 인식할 때 행위 수행이 일어난다.

② 계획된 행동이론

ⓐ 개념 : 합리적 행동이론이 확장된 이론으로 인지된 행동통제 개념을 추가하여 확대·발전시킨 이론이다.

ⓑ 의도를 결정하는 요인
- 행위에 대한 태도 : 행위 수행에 대한 개인의 긍정적 또는 부정적 평가 정도 → 행위 신념(행동적 신념)에 의해 영향을 받음

- 주관적 규범 : 제시된 행위를 선택하도록 만드는 사회적 기대감을 개인이 지각하는 정도 → 규범적 신념에 의해 영향을 받음
- 인지(지각)된 행위 통제 : 특정행위를 수행하는 데 있어서 어려움이나 용이함을 지각하는 정도 → 통제신념에 의해 영향을 받음
- 행위신념(행동적 신념) : 어떤 행위가 특정한 결과를 이끌어 낼 것이라는 기대 혹은 대가에 대한 신념
  - **예** 체중조절이 체중을 감소시킬 가능성이 있음
- 규범적 신념 : 주위의 의미 있는 사람들이 행위 실천에 대해 지지할지 반대할지에 대한 믿음
  - **예** 주치의가 체중을 조절해야 한다고 생각하다고 믿음
- 통제신념 : 행위수행에 필요한 자원, 기회 및 장애물의 존재유무 등에 대한 행위통제에 대한 신념
  - **예** 식당에서 흡연금지에 직면할 가능성
- ⓒ 특성
  - 행동보다는 중간단계의 결과인 행동의도에 초점 - 내적인 동기유발과 외적 환경영향을 구분
  - 태도가 믿음으로 구성되는 것으로 정의 - 태도에 대한 정확한 측정이 가능(여러 가지 믿음을 측정함으로써 태도를 결정)
  - 동기유발이 태도에 의해 영향을 받는다는 점을 제시 - 행위결과에 대한 기대감은 그것이 현실적이든 그렇지 않든 동기유발에 결정적 영향을 수행함
  - 주관적 규범을 모형에 포함 - 개인의 행동결정과정에 타인의 영향력이 행사된다는 것을 이론적으로 정립
  - 행동수행능력에 대한 개인의 인식 고려 - 동기유발은 개인의 자신감에 의해 증가되고, 자신감 결핍에 의해 감소됨

⑶ 사회인지이론

① 사회인지이론의 발달

- ㉠ 사회인지이론 = 사회학습 + 인지과정 : 학습된 행동을 합리적인 사고를 통해 올바른 가치관을 형성하는 것이다.
- ㉡ 건강행위와 행위변화의 증진방법에 영향을 미치는 심리 · 사회적 역동성을 설명해 주는 주요 행동과학이론이다.
- ㉢ 개인의 행동과 인지가 앞으로의 행동에 영향을 준다는 점을 강조한다.
- ㉣ 반두라는 상호결정론을 통해 인간의 행동은 인지를 포함하는 개인의 요소, 행동과 관련된 요소, 환경의 요소 이렇게 세 가지 요소가 서로 영향을 미치는 결과로 만들어진 역동적 · 상호적인 것으로 설명한다.
- ㉤ 행동변화의 이해를 위해 인지적 · 정서적 · 행동적 요소를 종합적으로 제시하고, 이론에서 파악된 개념과 과정이 건강교육 실무와 건강행위변화에 이론적 아이디어의 적용을 가능하게 해주는 것이 이 이론의 장점이라 할 수 있다.
- ㉥ 건강행위는 개인이 자신의 건강과 안녕을 위하여 스스로 실행하는 활동이므로 행위에 영향을 미치는 개인적 요소를 고려하여야 한다.

ⓐ 사회인지이론을 창의적으로 적용하여 개인의 인지요소에 영향을 미치는 기술과 방법을 개발하고 행동변화의 가능성을 증가시키는 노력이 매우 중요하다.

② 사회인지이론 구성요소

㉠ 개인적 요소
- 결과기대 : 어떠한 행동으로 인한 특정 결과가 초래될 것이라는 개인의 기대
- 자기효능감 : 특정 행동을 성공적으로 수행할 수 있다는 개인의 신념

㉡ 행동적 요소
- 자기조절행동 : 자신을 관찰하고 목표 행동을 분명히 하며 행동의 기준을 정하고, 이러한 내적 기준에 따라 행동이 통제
- 자기관찰 → 자기평가 → 자기반응

㉢ 환경적 요소
- 상황 제공 및 행위를 위한 동기 제공
- 강화, 관찰학습, 자기규제행동 등 환경의 영향에서 이루어짐

③ 사회인지이론의 주요 개념

㉠ 행동능력
- 특정행동을 수행할 수 있는지의 여부를 의미한다.
- 행동이 무엇인지(지식), 어떻게 그 행동을 실행하는지(기술)를 알아야 한다.
- 특별한 행위를 수행하는 사람이 누구이든지 간에, 그 행위가 지식을 습득하는 것이든 기술로써 수행하는 것이든 나름대로 습득방법을 통해서 얻어진다.
- 건강교육자들은 학습을 전제로 목표행동을 분명히 하는 것이 중요하다.
- 주어진 업무가 학습되어도 수행되지 않을 수가 있으므로 행동능력에 대한 개념은 학습을 전제로 한 실행에 둔다.
- 행동능력은 개인의 훈련, 지적 수준, 학습형태의 결과이다.
- 숙련학습 : 무엇을 수행해야 되는지에 대한 인지적 지식을 제공해 주고, 실제 그 행동을 실행하여 개인이 사전에 세운 기준에 맞는 행동을 실행할 때까지 수행을 정확히 하도록 피드백해 주는 것을 말한다.

㉡ 관찰학습
- 사회인지이론에서 사람은 타인을 통해 강화받고, 관찰함으로써 배우게 되며, 주위 환경이 행동에 대한 모델을 제시하므로 환경이 매우 중요하다.
- 관찰학습을 통해 타인의 행위를 보고 그 사람이 강화받는 것을 보면서 대리경험 혹은 대리강화를 경험한다.
- 복잡한 행동을 학습하는데 조작적 학습보다 더 효율적이다.
- 조작적 접근 : 특정 행위에 따라 강화를 받게 되며, 시행착오를 통해 개인은 반복적으로 계속 행동하고, 점차 의도하는 결과에 가깝도록 행동을 하게 된다.
- 관찰학습 : 조작적 접근과 같이 시간 소모적인 과정을 거칠 필요 없이 다른 사람의 행동을 관찰하고 그들이 행동에 대한 강화를 받는 것을 관찰함으로써 다른 사람의 행동에서 고려되는 법칙을 발견한다.

- 개인은 다른 사람의 행동과정, 성공과 실패를 관찰함으로써 무엇이 적합한 행동인지를 배우게 된다.
  - **예** 이아들이 부모의 생활습관(식습관 등)을 관찰하는 것, 또래 친구를 관찰하며 그들이 받는 처벌과 보상을 주목하게 되는 것
- 관찰을 통해 배울 수 있는 다양한 행동 유형들을 흔히 가족 또는 함께 몰려다니는 급우들이 서로 공통적인 행동 형태를 갖는 것에서 알 수 있다.
- 전강교육자 또는 행동과학자들은 바람직한 행동에 대한 관찰학습을 위하여 다른 사람들의 성공적 행위 실천을 모델링하여 볼 수 있는 기회를 제공하고 그에 대한 긍정적 평가를 함으로써 강화하고 특정 행동을 시도할 수 있도록 이끌어 주는 역할을 할 수 있다.

ⓒ 강화
- 학습에서 중요하게 다루어지는 개념이다.
- 긍정적 강화 혹은 보상은 긍정적 자극을 줌으로써 그 행동이 반복될 수 있는 가능성을 증가시켜 주는 개인의 행동에 대한 반응이다.
- 긍정적 강화 : 칭찬해 주는 사람의 의견이나 판단이 행동을 하는 사람에게 가치 있는 것으로 여겨지면 더욱 강화된다
  - **예** '잘한다!'라고 긍정적인 격려를 해주었을 시 칭찬받을 만한 행동을 할 가능성이 많아진다.
- 부정적 강화 : 부정적 자극을 제거해 줌으로써 특정 행동의 가능성을 증가시켜 바람직한 행동을 이끌도록 만든다.
  - **예** 흡연의 행동을 지속하는 이유로 담배에 들어 있는 니코틴 성분으로 인해 우울·불안·분노와 같은 부정적 정서가 제거되는 상황
- 긍정적 처벌 : 어떠한 행동을 줌으로써 처벌받는 상황 → 벌금
- 부정적 처벌 : 무엇인가를 제거하는 것을 처벌로 간주하는 것 → 주차권리의 박탈
- 강화의 유형
- −외적 강화 : 예측 가능한 강화가치를 가진 사건이나 행동이 외부에서 제공되는 것
- −내적 강화 : 개인 자신의 경험이나 지각을 가치 있는 일로 판단하는 것
- −직접강화(조작적 조건화)
- −대리강화(관찰학습)
- −자기강화(자기통제)
- 건강교육자나 행동과학자는 모든 건강증진활동에 대하여 무조건 외적 보상을 제공하지 말고 이들 행동에 대한 내적 흥미가 강화된 프로그램을 고안하여야 할 것이다.

ⓔ 결과기대
- 행동에 선행하는 결정요소 = 특정 행동으로 인하여 기대되는 측면
- 개인은 특정 사건이 특별한 상황에서 그들의 행동에 따라 발생된다는 것을 학습하고, 그 상황이 다시 주어지면 그러한 사건이 다시 발생하리라고 기대하게 된다.
- 습관적인 행동이라기보다 사람들은 실행한 행동에 따른 여러 가지 상황을 예상하고 그 상황에 대처하기 위한 전략을 개발하고 테스트하고 그 상황에서 그들의 행동의 결과가 어떻게 나타날까 기대하는 것이다.

- 실제 그 상황에 직면하기 전에 그에 대한 기대를 하고 그에 따라 그들의 행동 결과를 발전시킨다.
- 대부분 이러한 예상된 행동은 그들의 걱정을 줄여주고 상황을 처리할 수 있는 능력을 높여준다.
- 결과기대는 실행에 대한 자신감인 자기효능의 증진방법으로 학습된다.

ⓜ **결과기대치**
- 특정결과에 대하여 개인이 부여하는 가치나 유인가라는 점에서 결과 기대와는 구별된다.
- 다른 모든 조건들이 동일시 될 때 사람들은 긍정적 결과를 최대화하고 부정적 결과를 최소화하는 방향으로 행동을 실천하게 된다.

ⓗ **자기효능**
- 개인이 특정 행동을 수행할 때 느끼는 자신감으로 그 행위를 수행하는 데 따르는 장애요소의 극복을 포함하고 있다.
- 반두라는 자기 효능이 행동 변화를 위한 가장 중요한 선결조건이라고 하였다. → 주어진 과제에 얼마만큼 노력을 해야 하고 어느 정도로 수행을 달성해야 하는 지에 영향을 주기 때문
- 지각된 자기효능은 특정행위를 수행하는 데 그 행위를 조작하고 집행하는 과정에서의 자기능력에 대한 개인적 판단으로 자기 조절의 중요한 역할을 하는 내적 요소 중의 하나이다.
- 자신이 무엇을 할 수 있는지에 대한 지기효능의 지각은 자신과 타인의 성공과 실패에 대한 직접적·대리적 경험으로 영향을 받는다.
- 자기효능을 높게 지각한 사람은 더 성취하려는 노력을 하고 실천하고자 하는 과제를 지속적으로 실천해 낸다.

ⓐ **자기통제**
- 건강교육의 목표 중 하나는 수행이하는 목표 성취에 초점을 두고 개인의 자기조절능력을 키워 자기통제 아래 건강행동을 수행하도록 만드는 것이다.
- 자기조절행위는 순환적 과정으로 자신의 행동을 관찰, 판단, 반응함으로써 목표를 성취해 나간다.
- 자신의 행동을 다양하게 감시하여 관찰한 후 자신의 평가 기준과 비교, 판단하고 그에 따른 긍정적, 부정적 자기 반응으로 보상과 처벌을 부여하는 일련의 과정을 통해 행위가 조절되는 것이라고 볼 수 있다.
- 자기조절과정에서 가장 중요한 요소는 행동을 변화시키는 동기화로서 자신이 무엇보다도 강력한 영향을 미칠 수 있다는 점에서 자기통제력의 정도는 행동수행을 결정하는 요소가 된다.

ⓞ **정서적 대처**
- 지나친 정서적 대처는 학습과 실천을 방해한다고 제시되었는데, 특정 자극은 공포감을 야기시키고(결과 기대치 자극), 이러한 공포감이 정서적 각성인 감정을 유발시켜 방어적 행동을 촉발한다.
- 방어적 행동이 효과적으로 자극을 처리하면 공포, 불안, 적대감 또는 정서적 각성 등이 감소된다.
- 정서적·생리적 각성에 대한 행동관리의 방법
  - 생리적 방어기제(부정, 억압, 억제 등)
  - 인지적 기술이나 문제의 재구성법
  - 정서적 고통증상을 관리하는 스트레스 관리기술(운동)
  - 문제를 효과적으로 해결하는 방법(문제규명과 확인, 정서적 각성의 원인해결)이 있음

- 건강교육자나 행동과학자들은 개인의 행동변화를 돕기 위해 개인에게 동반되는 정서적 각성이 최소화되도록 돕거나 불안이 해소되는 것을 전제로 하고 중재계획을 세우는 것이 좋다.

ⓩ **상호결정론**
- 사회인지이론 안에서 행동이란 역동적이고, 사람과 환경의 양상에 달려 있으며, 각각 다른 것에 동시에 영향을 주는 것이다.
- 상호결정론 : 사람들의 특성 사이에서의 지속되는 상호작용, 그 사람의 행동, 행동이 수행되는 환경과의 상호작용
- 이 세 가지의 환경요소는 지속적으로 서로에게 영향을 미치며 한 구성요소의 변화는 다른 것들에게 영향을 미친다.

ⓩ **환경과 상황**
- 환경 : 물리적 외부요인으로 사람의 행동에 영향을 미치는 객관적 요소
  - 사회적인 환경 : 가족구성원, 친구, 회사 및 학급동료 등
  - 물리적인 환경 : 방 크기, 온도 등
- 상황 : 행동에 영향을 줄 수 있는 인지적, 정신적 환경을 말하며 상황은 개인이 인지에 따른 환경을 나타낸다.
- 환경은 건강행위변화의 주요 요인으로 인식된다.

(4) 건강신념모형

① **개요**
ㄱ 인간의 행위가 개인이 그 목표에 대하여 생각하는 가치와 목표를 달성할 가능성에 대한 생각에 달려 있다고 가정하는 심리학과 행동이론을 기본으로 한다.
ㄴ 초기에는 사람들이 유료나 무료로 제공되는 질병예방 프로그램에 참여하지 않는 이유를 알고자 하는 의도로 개발되기 시작하여, 후에는 예방행위, 질병행위, 환자역할행위 등을 포함한 검진행위를 설명하는데 활용되었다.
ㄷ 행동과학을 건강증진에 응용한 첫 번째 이론이며, 건강행위에 대해 가장 널리 알려진 개념 틀이다.
ㄹ 보건의료분야에 제공되는 많은 사업 중 사람들의 건강 관련 행위는 질병을 두려워하는 정도에 따라 달라지고, 건강행위는 질병으로 인한 심각성의 정도와 어떤 행위를 함으로써 기대되는 심각성 감소에 대한 잠재성에 따라 달라진다고 설명한다.

② **건강신념모형도** … 지각된 민감성, 지각된 심각성, 지각된 유익성, 지각된 장애성 등으로 나타내어지는 네 가지 구성요인으로 설명된다. 또한 행동하는 데 방아쇠 역할을 하는 자극이 있을 때 행동의 계기가 되어 적절한 행위가 일어난다. 최근에는 자기효능의 개념이 추가되었다. 이는 행동을 성공적으로 수행할 능력에 대한 자신감이다.

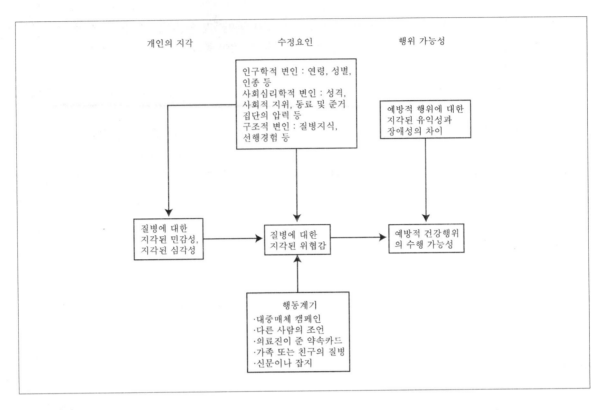

③ **주요 개념**

　　㉠ **지각된 민감성** : 어떤 건강상태가 될 것이라는 가능성에 대한 생각이다. 자신이 어떤 질병에 걸릴 위험
　　　이 있다고 지각하거나, 질병에 이미 걸린 경우 의료적 진단을 받아들이거나 재발할 위험성이 있다고 생
　　　각하는 등 일반적으로 질병에 민감하다고 믿는 것이다.

　　• 위험 인구 집단이나 위험 수준 규정
　　• 개인의 특징이나 행동에 근거한 위험요인의 개별화
　　• 개인의 실제 위험을 좀더 일관성 있게 인지하도록 만듦

　　㉡ **지각된 심각성** : 질병에 걸렸을 경우나 치료를 하지 않았을 경우 어느 정도 심각하게 될 것인지에 대한
　　　지각이다. 또는 이미 질병에 걸린 경우 이를 치료하지 않고 내버려 두었을 때 죽음, 장애, 고통을 느끼
　　　거나 사회적으로 직업상실, 가족생활과 사회관계에 문제가 생길 것 등에 대한 심각성이며 민감성과 심
　　　각성의 조합은 지각된 위협감으로 나타난다.

　　• 위험요인과 상황결과를 세분화
　　• 상황을 위험하게 느끼는지에 대한 개인의 신념

　　㉢ **지각된 유익성** : 특정 행위를 하게 될 경우 얻을 수 있는 혜택에 대한 지각이다. 어떤 상황에 대해 개인
　　　의 민감성이 위협감을 느껴 취하는 행동의 과정은 특정한 행위의 효과가 질병의 위험을 감소시킬 수 있
　　　다고 여겨질 때 나타난다는 것이다. 즉, 사람들이 자신의 건강문제에 대해 민감하고 심각하게 느낄지라
　　　도 다양한 행위가 질병의 위험을 감소시키는데 유용하다고 믿을 때 행동하게 된다는 것이다.

- 언제, 어떻게 행동할 지 규정
- 기대되는 긍정적 효과를 명확히 함
- 결과의 심각성이나 위험을 감소시키기 위해 권고된 효능에 대한 개인의 믿음
ⓔ 지각된 장애성 : 특정 건강행위에 대한 부정적 지각으로 어떤 행위를 하려고 할 때 그 건강행위에 잠재되어 있는 부정적인 측면이다. 어떤 행위를 취할 시에 거기에 들어가는 비용이나 위험성, 부작용, 고통, 불편함, 시간소비, 습관변화 등이 건강행위를 방해하게 된다는 것이다. 그러므로 민감성과 심각성이 적절한 조화를 이루는 것이 행동 에너지를 만들고, 장애를 덜 가져오는 유익성의 지각이 행동을 하게 만드는 것이다.
- 잘못된 정보, 보상, 도움을 수정할 지각된 장애를 감소시켜 주거나 확인시켜 줌
- 권고된 행동에 대해서 실제적이고 심리적인 비용의 개인 신념
ⓜ 기타 변인 : 다양한 인구학적, 사회심리학적, 구조적 변인들이 개인의 지각에 영향을 줄 수도 있고, 건강 관련 행동에 간접적으로 영향을 주게 된다. 특별히 사회 인구학적 요인이나 교육적 성취들은 민감성, 심각성, 유익성, 장애성의 지각에 영향을 줌으로써 행동에 간접적인 작용을 하게 된다.
ⓗ 자기효능감 : 반두라가 정의한 자기효능감은 주어진 행위가 어떤 성과를 끌어낼 것이라는 개인의 기재를 정의한 것이다. 그중 효능기대감은 자신의 건강에 필요한 행위를 잘 해낼 수 있다는 확신으로 행위수행에 대한 훈련, 자신감 등이다. 로젠스톡이나 베커 등은 건강신념모형에 민감성, 심각성, 유익성, 장애성의 초기 개념과 분리된 구성요소로서 자기효능을 추가하였다.
- 인지를 증진시킬 정보, 행동수행에 대한 훈련 및 안내 제공
- 추진력 있는 목표 설정 언어적 강화
- 바람직한 행동 설명으로 불안 감소
- 개인의 행동할 능력에 대한 신뢰

(5) 펜더(Pender)의 건강증진모형(HPM)

① 개념

ⓐ 건강신념모형이 질병 관련 행위를 주로 설명한 것이라면 건강증진모형은 전반적인 건강증진행위를 설명한 것이다.
ⓑ 건강증진행위의 7가지 가정
- 인간은 각 개인의 독특한 건강잠재력을 표현할 수 있는 생활조건을 창출하고자 한다.
- 인간은 자신의 능력을 사정하고, 반성적으로 자기지각을 할 수 있는 능력을 가지고 있다.
- 인간은 긍정적인 방향으로 성장하는 것을 가치 있게 생각하며, 개인이 수용할 수 있는 변화와 안정 사이의 균형을 얻고자 노력한다.
- 개인은 자신의 행동을 능동적으로 조절하고자 한다.
- 신체·심리·사회적 복합성을 지닌 개인은 환경과 상호 작용하면서 점진적이고도 지속적으로 환경을 변화시킨다.
- 건강전문가는 인간 상호간의 환경 중 일부에 해당하며, 인간의 일생에 영향을 미친다.
- 자발적으로 인간·환경 간의 상호작용방식을 바꾸는 것은 행동변화에 필수적이다.

② 구성
  ㉠ 개인적 특성과 경험
    • 이전의 관련 행위 : 현재와 비슷한 행위를 과거에 얼마나 자주 했는지를 의미하는 것으로, 이전의 행위는 자신 도 모르게 자동적으로 행위를 하게 만들며 이것은 지각된 자기효능, 유익성, 장애성, 활동 관련 정서를 통해 건강증진행위에 간접적인 영향을 준다.
    • 개인적 요인 : 건강증진행위뿐만 아니라 행위에 따른 인지와 정서에 직접적인 영향을 미치는 요소로 행위를 변화시키기 위한 중재로 구체화하기에는 어려움이 있다.
      − 생물학적 요인 : 연령, 성, 비만도, 사춘기상태, 완경상태, 힘, 균형성 등
      − 심리적 요인 : 자존감, 자기 동기화, 개인능력, 지각된 건강상태, 건강의 정의 등
      − 사회문화적 요인 : 종족, 보건교육, 사회·경제적 수준 등
  ㉡ 행위별 인지와 정서
    • 활동에 대한 지각된 유익성 : 특정 행위에 따른 긍정적 결과나 강화된 결과로부터 얻어짐
      − 내적인 이익 : 피로감의 감소, 각성 수준의 증가 등
      − 외적인 이익 : 경제적 보상인자 사회적 상호작용의 증가
    • 활동에 대한 지각된 장애성 : 활동을 할 때 부정적인 측면을 인지, 이용하기 불가능한 것을 의미, 불편함, 값 이 비쌈, 어려움, 시간소요가 많음 등
    • 지각된 자기효능감
      − 수행을 확실하게 성취할 수 있는 개인의 능력으로 판단
      − 직접적으로 건강증진행위를 동기화시키고 지각된 장애에 영향을 줌으로써 행위의 시행이나 유지에 간접적으로 영향
    • 활동과 관련된 정서 : 행위를 시작하기 전, 하는 동안, 한 후에 일어나는 주관적인 느낌으로 행동 자체가 가지는 자극의 특성에 기초한다. 감정 상태는 행위를 반복하거나 지속하는데 영향을 미치며 긍정적인 감정을 동반한 행위일수록 반복될 가능성이 크고, 부정적인 감정을 느끼게 하는 행위일수록 피할 가능성이 크다.
    • 인간 상호 간의 영향
      − 다른 사람의 태도와 신념, 행위 등에 영향을 받는 것
      − 건강증진행위에 대한 인간 상호 간의 일차적인 원천은 가족(부모, 형제), 또래집단, 보건의료제공자이며, 규범 (의미 있는 타인의 기대), 사회적 지지(도구적, 정서적 격려), 모델링(특정행위에 참여하는 타인을 관찰하여 학습함) 등 사회적 압력이나 행동계획 수립의 격려를 통해 직·간접적으로 행위에 영향
    • 상황적 영향 : 상황에 대해 개인이 지각하고 인지하는 것으로 행위를 촉진시키거나 저해
  ㉢ 행위결과 : 활동계획에 몰입하고 건강행위가 이루어지는 단계
    • 활동계획 수립 : 주어진 시간과 장소에서 특정 사람이나 환자와 구체적인 활동을 하거나 행위를 수행, 강화하기 위한 전략
    • 즉각적인 갈등적 요구와 선호성
    • 건강증진행위 : 건강증진행위는 개인이나 집단이 최적의 안녕상태를 이루고 자아실현 및 개인적 욕구충족을 유지, 증진하려는 행위로서 질병을 예방하는 것 이상을 의미하며 균형과 안정성을 지키게 하고 최적의 기능 상태로 만들며 조화를 증진시키며 적응을 강화시키고 안녕을 극대화하고 의식을 확대시키는 것 등을 포함한다.

③ 특징

　　㉠ 인지지각을 변화시켜 건강증진 행위를 촉진할 수 있다는 데 초점이 있으며, 건강증진에 인지지각 요인이 미치는 영향이 크다는 점을 강조한 것이다.

　　㉡ 지나치게 많은 변수들을 고려함으로써 실제적인 적용이 어렵다.

　　㉢ 이론으로서의 간편성이 부족하다.

(6) PRECEDE-PROCEED 모형

① 개념

　　㉠ 수행평가 과정의 연속적인 단계를 제공하여 포괄적인 건강증진계획이 가능한 모형이다.

　　㉡ PRECEDE 과정은 보건교육사업의 우선순위 결정 및 목적 설정을 보여주는 진단단계이다.

　　㉢ PROCEED 과정은 정책수립 및 보건교육사업 수행과 사업평가에서의 대상과 그 기준을 제시하는 건강증진계획의 개발단계이다.

　　㉣ 건강, 건강행위의 사회적, 생태학적(가족, 지역사회, 문화, 신체적·사회적 환경)요인 등 직·간접요인들을 분석한 후 그를 바탕으로 포괄적인 사업을 계획하도록 모형이 개발되었다.

　　㉤ 건강행위에 사회적, 생태학적 측면이 중요한 요인임을 강조한 것으로, 건강행위 변화에 대한 책임을 대상자 중심으로 본 다른 건강행위 관련 모형과 구별된다.

② 모형의 8단계

　　㉠ 사회적 사정단계(1단계)

　　　• 사람들 자신의 요구나 삶의 질을 이해하기 위한 과정으로 광범위한 지역사회에 대한 이해를 위해 계획된 다양한 정보수집활동

　　　• 지역사회와 삶의 질을 사정하도록 격려하고 돕는 것에서 시작

　　　• 삶의 질 측정

　　　－객관적 측정 : 고용률, 결근율, 교육수준, 실업률과 같은 사회적 지표, 주택밀도, 사회복지 수준, 대기상태와 같은 환경적 지표

　　　－주관적 측정 : 지역주민의 적응(스트레스 생활사건, 개인적 또는 사회적 자원)과 삶의 만족도(긍정적 생활경험, 개인적 또는 사회적 자원) 등을 포함하여 대상 집단에게 삶의 질을 방해하는 주요 장애물이 무엇인지를 물어보는 것

　　　• 자료수집방법 : 면담, 지역사회 포럼, 포커스 그룹 활용, 설문조사, 사회적 지표, 연구기록, 국가적 자료의 지역수준으로 합성된 통계

　　㉡ 역학적 사정단계(2단계)

　　　• 사회적 관점에서 규명된 삶의 질에 영향을 미치는 구체적인 건강문제 또는 건강목표 규명, 우선순위를 선정하여 제한된 자원을 사용할 가치가 큰 건강문제를 규명하는 단계

　　　• 건강문제를 나타내는 지표 : 사망률, 이환율, 장애율, 불편감, 불만족

　　　• 건강문제 우선순위 설정

ⓒ 교육 및 생태학적 사정 단계(3단계)

  • 행위에 영향을 주는 요인

  −성향요인 : 행위를 초래하거나 행위의 근거가 되는 요인(개인이나 집단의 동기화와 관련) → 인지, 정서적 요
    인으로 지식, 태도, 신념, 가치, 자기효능, 의도 등

  −촉진요인 : 건강행위를 수행하는데 필요한 기술과 자원, 실제로 행위가 나타나도록 하는 요인 → 지역사회의
    보건의료나 지역사회의 자원에 대한 이용가능성, 접근성, 시간적 여유 등

  −강화요인 : 행위가 계속되거나 반복되도록 보상을 제공하는 행위와 관련된 요인 → 사회적 지지, 동료영향, 의
    료제공자의 충고와 피드백, 신체적으로 얻은 결과

  • 행위와 환경변화 요인 선택 및 우선순위 결정

  • 학습과 자원목표

  −학습목표 : 성향요인과 중재내용을 서술 → 사업평가의 기준

  −자원목표 : 사업의 환경적 촉진요인 정의

ⓓ 행정 및 정책 사정 단계(4단계)

  • PRECEDE에서 PROCEED로 넘어가는 단계

  • 사정단계에서 규명된 계획이 건강증진사업으로 전환되기 위한 행정 · 정책사정과정

  • 건강증진 프로그램을 촉진하거나 방해하는 정책, 자원 및 조직의 환경 분석

  −정책 : 조직과 행정활동을 안내하는 일련의 목표와 규칙

  −규제 : 정책을 수행하거나 규칙이나 법을 강화하는 활동

  −조직 : 사업 수행에 필요한 자원을 모으고 조정하는 활동

  −수행 : 행정, 규제, 조직을 통해 정책과 사업을 활동으로 전화시키는 것

  • 행정 사정 단계 : 필요한 자원의 사정, 이용가능한 자원의 사정, 수행에 있어서 장애물 사정

  • 정책 사정 단계 : 계획이 수행되기 전 기존의 정책, 규제 및 조직에 적합한지 검토

ⓔ 수행 단계(5단계)

  • 계획, 예산, 조직과 정책의 지지, 인력과 감독

  • 사람들의 요구에 대한 민감성, 상황에 따른 융통성, 인식, 유머감각

ⓕ 과정평가(6단계) : 프로그램 수행이 정책과 이론적 근거, 프로토콜 등에 의해 잘 이루어졌는지 평가하는
    단계(단기평가)

ⓖ 영향평가(7단계) : 행동적, 환경적 요인의 변화 및 성향요인, 강화요인, 촉진 요인 변화를 평가하는 단계

ⓗ 결과평가(8단계) : 건강 상태와 삶의 질 변화를 평가하는 단계(장기평가)

(7) 범이론적 모형

① 개요

  ㉠ 횡이론적 변화단계이론

  ㉡ 심리치료자들이 다양한 이론의 통합을 통해 새로운 시개 정신을 찾기 위한 하나의 방법으로 범이론적
    접근을 시도

ⓒ 시간적인 차원을 포함한 단계의 개념으로 이해함으로써 성공적인 금연을 유도할 수 있다는 새로운 접근법을 제시

ⓔ 성인의 금연에 대한 폭넓은 연구 : 스스로 담배를 끊는 사람이 어떠한 단계를 거치면서 행동의 변화를 보이는지를 이해

ⓜ 개인의 행위에 영향을 주는 인적 요소가 어떤 것이 있는지에 초점을 두고 건강행위를 설명한다.

② 변화의 단계

ㄱ **계획 전 단계, 인식 전 단계**
  - 6개월 내에 행동변화의 의지가 없는 단계
  - 인식을 갖도록 하기 위해 문제점에 대한 정보를 주어야 한다.

ㄴ **계획단계, 인식단계**
  - 6개월 내에 행동변화의 의지가 있는 단계
  - 구체적인 계획을 세울 수 있도록 긍정적인 부분을 강조한다.

ㄷ **준비단계**
  - 1개월 내에 행동변화의 의지를 가지고 있으며, 적극적으로 행동변화를 계획하는 단계
  - 기술을 가르쳐 주고, 실천계획을 세울 수 있도록 도와주고, 할 수 있다는 자신감을 준다.

ㄹ **행동단계**
  - 6개월 내에 명백한 행동의 변화를 갖는 단계
  - 칭찬을 하며, 실패를 막을 수 있는 방법을 가르치며, 이전행동으로 돌아가려는 자극을 조절하는 계획을 세우도록 한다.

ㅁ **유지단계**
  - 6개월 이상 행동변화가 지속되는 단계
  - 유혹을 어떻게 조절해야 하는지 긍정적인 부분을 강조한다.

③ 변화과정

ㄱ 변화단계를 계속 유지하기 위하여 사람들이 사용하는 암묵적이거나 명백한 활동

ㄴ **경험적 과정(인지적 과정)** : 행동과 관련된 정서, 믿음, 가치 등 대상자의 인지적인 과정(동기부여, 의식형성, 극적 전환, 자기재평가, 사회적 조건, 환경 재평가)

ㄷ **행동적 과정** : 행동변화에 적용이 되는 과정 → 조력관계, 대응조건, 강화관리, 자극조절, 자기해방

④ 변화과정

ㄱ **의식형성** : 높은 수준의 의식과 보다 정확한 정보를 찾는 과정

ㄴ **극적 안도** : 감정경험과 표출

ㄷ **환경 재평가** : 자기 환경과 문제들에 대한 감정적, 인지적 재인식

ㄹ **자기 재평가** : 자기 자신과 문제들에 대한 감정적, 인지적 재인식

ㅁ **자기해방** : 신념에 근거하여 변화하고 행할 수 있다는 믿음

ㅂ **조력관계** : 개발, 보호, 신뢰, 진실, 감정이입을 포함한 관계

    ⓧ **사회적 조건** : 개인적 변화를 지지하는 사회적 변화 의지

    ⓞ **대응조건** : 문제행위를 보다 긍정적 행위나 경험으로 대치

    ⓩ **강화관리** : 긍정적 행위는 강화하고 부정적 행위는 처벌

    ⓧ **자극조절** : 환경 또는 경험을 재구축하여 문제자극이 덜 발생하도록 함

⑤ **변화단계 모형**

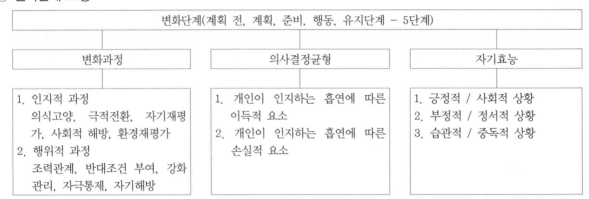

⑥ **적용**

    ㉠ 단계모델은 광범위한 건강부분 및 정신보건영역으로 확대되어 적용된다.

    ㉡ 알코올중독 및 물질남용, 불안 및 공포장애, 섭취장애 및 비만, 에이즈 예방, 유방암 검진과 자궁암 검진

    ㉢ 치료권고에 대한 이행, 임신과 흡연 등 다양한 영역의 건강 프로그램에서 활용

(8) PATCH(Planned Approach to community Health) 모형

① **개요**

    ㉠ 지역사회에서 건강증진 및 질병예방 프로그램의 계획과 수행을 위한 계획된 접근방법으로 사용된다.

    ㉡ 지방정부와 중앙정부가 종적으로 상호협력하여 건강문제의 우선순위를 다루어야 한다.

    ㉢ 각 지역의 물적·인적자원과 보건체계를 강화하도록 계획하고 지역사회의 주인의식과 파트너십을 중시한다.

② **주요개념**

    ㉠ 1단계 지역사회 자원의 동원 : 프로그램의 대상지역을 정하고 참여자를 모집한다.

    ㉡ 2단계 자료수집과 분석 : 프로그램 대상지역의 사망률, 유병률, 지역사회 주민의 건강행위, 인식 및 견해 등에 대한 자료를 수집하여 분석한 후 가장 우선순위가 높은 건강문제를 결정한다.

    ㉢ 3단계 우선순위 설정과 표적집단 결정 : 대상지역의 건강문제가 지역사회에 얼마나 심각한 영향을 미치는지, 건강문제가 변화되면 어느 정도의 효과가 나타나는지 등을 평가하는 기준을 중요하게 다룬다.

    ㉣ 4단계 중재전략 개발 및 실행 : 현재 제공되고 있는 프로그램을 파악하고 사용 가능한 자원을 파악하여 실행계획을 세운다.

ⓜ 5단계 평가 : 패치 전 과정의 진행을 모니터링하여 프로그램의 성공을 측정할 수 있는 지표를 설정하며 자료를 수집한다.

(9) MATCH(Multilevel Approach Community Health) 모형

① 개요
　㉠ 보건프로그램의 실행을 강조하는 모형으로 중재를 수행할 표적집단을 설정한다.
　㉡ 중재전략을 생태학적인 여러 수준으로 나누어 다양한 접근법을 적용한다.
　㉢ 개인의 특성과 환경의 특성이 서로 상호작용하면서 영향을 미치는 요인을 개인, 집단, 지역사회, 국가 등의 수준으로 나누어 보건프로그램을 기획한다.

② 주요개념
　㉠ 목적/목표 설정
　　• 건강상태 목적(목표) 및 우선순위 목적(목표) 선정
　　• 건강 행위요인과 관련된 목적(목표) 선정
　　• 환경요인과 관련된 목적(목표) 선정
　㉡ 중재 계획
　　• 중재 목표 파악 : 중재 활동의 목표가 되는 중재 대상 결정
　　• 중재 목표 선정 : 1단계에서 파악된 건강행동 요인, 환경적 요인, 중재 대상을 조합하여 목표 선정
　　• 중재 목표를 이루기 위한 매개변인(지식, 태도, 기술 등) 파악
　　• 중재 접근방법 선정 : 중재 목표의 수준에 맞게 중재 활동의 종류를 선택
　㉢ 프로그램 개발 : 각 프로그램의 내용적인 구성요소 등 프로그램 개발과 관련된 내용을 상세하게 기술하는 단계
　㉣ 실행
　　• 변화 채택을 위한 계획안을 작성하고 자원활동 준비
　　• 변화를 위한 요구, 준비 정도, 환경적인 지지조건 등에 대한 사안 개발
　　• 중재가 효과적이라는 증거 수집
　　• 중재를 통한 변화를 지지하여 줄 수 있는 사회적 지도자나 기관 단체를 파악
　　• 사회적인 의사 결정권이 있는 사람들과 협조 관계 유지
　　• 프로그램 수행자들을 모집, 업무 훈련, 수행 업무 모니터 및 지지할 수 있는 시스템 개발
　㉤ 평가
　　• 과정평가 : 중재기획과 과정에 대한 유용성, 실제 수행에 대한 정도와 질, 프로그램 수행 후 즉시 나타난 교육적인 효과 등
　　• 영향평가 : 보건프로그램의 단기적인 결과로 지식, 태도, 기술을 포함한 중간 효과와 행동 변화 또는 환경적인 변화를 포함
　　• 결과평가 : 장기적인 보건프로그램 효과 측정

❷ 보건교육

(1) 보건교육의 이해

① 보건교육의 개념

　㉠ 정의
- WHO : 보건교육은 개인과 지역사회의 건강에 도움이 되는 지식을 향상시키고, 삶의 기술을 개발하는 것을 포함하여 건강에 대하여 읽고 행동할 수 있는 능력을 향상시키도록 구성된 의사소통을 포함한 학습의 기회이다.
- 국민건강증진법 : 보건교육은 개인 또는 집단으로 하여금 건강에 유익한 행위를 자발적으로 수행하도록 하는 교육을 말한다.

　㉡ 보건교육의 목적과 목표
- 목적 : 대상자들이 최적의 건강을 유지·증진시킬 수 있는 자가건강관리능력을 함양하여 삶의 질을 향상시키는 것이다.
- 목표
- 개인의 삶의 질 향상 증진
- 보건의료자원의 올바른 이용
- 건강한 생활양식 행동의 실천 강화
- 대상자들의 자가건강관리능력 함양
- 건강행위를 스스로 실천할 수 있도록 도움

② 보건교육의 일반적 원리 및 필요성

　㉠ 일반적 원리
- 보건교육은 모든 연령층을 대상으로 한다.
- 개인이나 집단의 건강에 관한 지식, 태도, 행위를 바람직한 방향으로 변화시키는 데 목적이 있다.
- 형제, 동료, 친구 사이에도 이루어진다. 전문적 기초지식의 결여로 부정확한 측면도 있지만 모르는 것을 알도록 도와주는 데서 개인적인 신뢰나 우정이 크게 작용할 수 있다.
- 거의 실제 경험과 비슷한 학습환경에서 이루어질 때 그 효과가 크다.
- 가정, 학교, 지역사회 간의 접촉 및 매개수단이 되어야 한다.
- 보건교육계획을 세우려면 명확한 목표가 설정되어 있어야 한다.
- 보건교육은 다른 관련 분야들과 협조관계가 필요하다.
- 보건교육계획 시 그 지역사회 주민의 건강에 대한 태도, 신념, 미신, 습관, 금기사항, 전통 등 일상생활의 전반적인 사항을 반드시 알고 있어야 한다.
- 양과 질을 측정할 수 있는 평가 지표의 준비가 필요하다. 사전평가, 중간평가, 사후평가를 실시하여 재계획에 반영하여야 한다.
- 개인, 가정, 지역사회 주민의 요구 또는 흥미에 따라 실시해야 효과적이다. 보건교육 실시 전에 지역사회의 요구도를 미리 사정하여야 한다
- 대상자의 연령, 교육수준, 경제수준에 맞게 실시하여야 한다.

- 단편적인 지식이나 기술(기능)을 전달하는 데 그쳐서는 아니 되며, 일상생활에서 응용될 수 있도록 해야 하며, 보건교육을 실시할 때는 인간의 신체적 · 정신적 · 사회적 측면의 조화를 고려하여야 한다.
- 대상자가 자발적으로 보건교육에 참여하도록 유도하여야 한다.
- 보건문제 해결은 일정한 공식이나 틀이 없으므로 일종의 창의적인 과정이라 할 수 있다.

ⓒ 필요성
- 보건교육을 통해 자신이 이용하는 서비스 수준을 판단할 수 있는 능력을 키워야 한다.
- 질병 양상의 변화와 의학기술의 한계에 따른 보건교육의 상대적 가치가 부각되고 있다.
- 의료비 상승으로 인한 조기 퇴원으로 가정에서 환자와 가족이 건강관리를 해야 할 필요성이 증가하고 있다.
- 개인이나 지역사회가 건강 관련 문제를 스스로 해결할 수 있는 능력을 기를 필요가 있다.
- 소비자 의식의 향상으로 삶의 질 향상을 추구하려는 인식이 전반적으로 확산되었다.

③ 보건교육 관련 이론 정리

㉠ 행동주의 학습이론
- 개념
  - 인간의 학습 현상을 행동과 그 행동의 발생 원인이 되는 외부환경에 초점을 두고 설명하는 이론으로 목표한 행동의 변화가 일어나면 학습이 이루어진다고 본다.
  - 인간의 행동은 자연법칙의 지배를 받기 때문에 과학적으로 연구되어야 하고, 겉으로 나타나는 행동을 연구의 대상으로 한다.
  - 환경은 개체의 행동에 영향을 주는 외적 변인이며, 행동 변화를 목표로 하는 학습도 환경이 개체에 작용해서 나타난 결과로 볼 수 있다.
  - 환경을 조절함으로써 인간의 행동을 변화시키거나 수정할 수 있다. 환경을 적절히 조성하면 학습도 의도한 대로 조절이 가능하다.
- 기본원리
  - 행동은 보상, 칭찬, 처벌 등과 같은 강화에 의해 증가된다.
  - 행동은 이전의 경험에 의해 영향을 받으며, 다음에 올 결과에 의해 더 큰 영향을 받는다.
  - 처벌은 행동을 억제한다. 처벌이 제거되면 행동은 증가하는 경향이 있다.
  - 각성은 주의 집중에 영향을 준다.
  - 반복적인 행동으로 강화가 이루어지며 강화를 통해 학습을 증진시킨다.
  - 불규칙적인 강화가 행동을 오래 지속하게 한다.
  - 즉각적이고 일관성 있는 강화가 효과적이다. 정확하고 즉각적인 회환은 학습을 향상시킨다.
  - 명백하게 행동과 연결된 보상이나 체벌이 행동을 강화시킨다. 결과에 상응하는 적절한 보상제공이 학습을 증진시킨다.
  - 대상자가 원하는 보상일 때 행동이 증가한다.
  - 욕구를 충족시키지 못하는 행위는 소멸된다.

ⓒ 인지주의 학습이론
- 개념 : 학습은 본질적으로 내적인 사고과정의 변화이기에 개인이 환경으로부터 받은 자극이나 정보를 어떻게 지각하고 해석하고 저장하는가에 관심을 둔다.
- 기본원리
  - 주의집중은 학습을 증가시킨다.
  - 정보자료를 조직화할 때 학습을 증가시킨다.
  - 정보를 관련지음으로써 학습을 증가시킨다.
  - 개개인의 학습유형은 다양하다.
  - 우선적인 것은 정보의 저장에 영향을 준다.
  - 새로이 학습한 내용을 다양한 배경에서 적용하는 것은 그 학습의 일반화를 돕는다.
  - 모방은 하나의 학습방법이다.
ⓒ 인본주의 학습이론
- 개념 : 심리학에 근본을 두고 있으며 학습은 개인이 주위 환경과의 능동적인 상호작용을 통하여 자아성장과 자아실현을 이루는 과정이다.
- 기본원리
  - 학습자가 자발적인 사람이기 때문에 교육자의 역할은 학습자의 요청에 반응하는 것이며 교사는 촉진자, 조력자, 격려자가 되어야 한다.
  - 학습에서 필수적인 것은 학습자가 경험에서 의미를 이끌어내는 것(스스로 학습하며 학습이 유용했는지 평가)이다.
ⓔ 구성주의 학습이론
- 개념
  - 구성주의 학습은 자신의 개인적인 경험에 근거해서 독특하고 개인적인 해석을 내리는 능동적이며 개인적인 과정을 의미하는 학습이론이다.
  - 구성주의는 지식이 인간의 경험과는 별도로 외부에 존재한다는 객관주의와는 상반되는 이론으로 지식이란 인간이 처한 상황의 맥락 안에서 사전 경험에 의해 개개인의 마음에 재구성하는 것이라고 주장한다.
  - 구성주의는 문제중심학습의 철학적 배경이 되며 의미 만들기 이론 또는 알아가기 이론이라고도 하며 의학이나 간호학의 학습방법으로 도입되고 있다.
- 기본원리
  - 학습자는 학습의 주체이며 능동적으로 학습과정에 참여하여 자신의 경험의 의미를 구성할 때 학습이 일어난다.
  - 교사는 실제와 같은 복잡하고 역동적인 상황이나 문제를 제시하고 다양한 관점을 개발할 수 있는 기회와 학습에 대한 안내를 줄 수 있는 학습 환경을 조성해야 한다.
  - 학습이 의미를 가지지 위해서는 학습한 지식이 실제로 사용될 수 있는 맥락과 함께 제공되어야 한다. 맥락은 실제 상황과 유사한 것이어야 한다.
  - 학습자는 문제 상황에서 관련 정보를 회상하고, 문제 해결 과정에 집중하며 전문가들이 실세계의 문제 해결 과정에서 경험하는 사고력을 촉진하고자 문제 상황을 제공한다.

- 문제 상황은 학습자의 학습동기를 유발하고, 관련 지식을 점검하거나 습득하게 하며, 지식을 문제 해결에 적용하도록 유도한다.
- 교사는 학습자의 흥미를 유발하고, 지속적인 피드백과 지지를 통하여 학습자의 의미 구성 과정을 촉진한다.
- 학습자는 사회공동체 내에서 다른 사람들과 아이디어를 공유하고 다양한 관점을 접하게 되는데, 이때 모순되거나 불일치함을 경험하면서 반성적인 사고를 통해서 자신의 관점을 재해석하거나 변형하는 등 조정이 가능하고 공동체와 공유된 의미를 갖게 된다.
- 평가는 학습과정에서 이루어져야 한다고 본다. 평가는 학습자가 문제를 해결하는 과정에서 지식과 기능을 새로운 상황에 전이할 수 있는 능력에 초점을 두고 이루어져야 한다.

(2) 보건교육의 계획

① 학습목표의 설정

ㄱ) 학습목표 : 학습경험을 통하여 바람직하게 변화되어야 할 학습자의 지식, 태도, 행위를 말하며, 학습과정의 결과로 기대되는 행동이다.

ㄴ) 학습목표가 갖추어야 할 조건
- 연관성 : 목적과 밀접한 관련을 가져야 한다.
- 논리성 : 논리적으로 기술되어야 한다.
- 명백성 : 학습자와 교육자가 모두 명확히 이해하고 이에 기준하여 교육이 일어날 수 있도록 명확하게 설정되어야 한다.
- 실현 가능성 : 학습을 통해 실현 가능한 목표가 설정되어야 한다.
- 관찰 가능성 : 관찰 가능한 목표가 되도록 구체적으로 설정하여야 한다.
- 측정 가능성 : 측정 가능하도록 설정되어야 한다.

ㄷ) 학습목표의 분류
- 인지적 영역
- 지식의 증가와 이를 활용하는 능력
- 행동의 복합성에 따라 가장 낮은 수준의 지식 습득부터 가장 높은 수준의 평가로 분류
- 지식 : 정보를 회상해 내거나 기억하는 것
  예 대상자들은 흡연의 피해를 열거할 수 있다.
- 이해 : 하급자는 의사소통이 되고 있는 물질이나 아이디어를 다른 것과 관련시키지 않고도 무엇이 의사소통되고 있는지 앎
  예 대상자들은 니코틴의 작용을 말할 수 있다.
- 적용 : 구체적이고 특수한 상황에 일반적인 아이디어나 규칙, 이론, 기술적인 원리, 일반화된 방법의 추상성 사용
  예 대상자들은 심장질환과 니코틴의 작용을 관련지어 말할 수 있다.
- 분석 : 의사소통을 조직적·효과적으로 하기 위해 표현된 아이디어의 위계와 관계가 분명해지도록 의사소통을 부분으로 나눔

예 대상자들은 흡연으로 인한 증상과 자신에게서 나타나는 증상을 비교한다.

-종합 : 부분이나 요소를 합하여 분명하도록 완성된 구조로 구성

예 대상자들은 금연방법을 참고하여 자신의 금연계획을 작성한다.

-평가 : 주어진 목표에 대해 자료와 방법이 범주를 충족시키는 정도에 관해 질적 · 양적으로 판단

예 대상자들은 자신들이 계획한 금연계획을 실천 가능성에 따라 평가한다.

• 정의적 영역

-느낌이나 정서의 내면화가 깊어짐에 따라 대상자의 성격과 가치체계에 통합되어 가는 과정

-감수 : 학습자는 단순히 어떤 것에 의식적이거나 선호하는 자극에 주의를 기울임

예 대상자는 담배연기로 죽어가는 쥐를 들여다본다.

-반응 : 학습자의 반응

예 대상자는 담배가 자신이나 가족에게 매우 해롭다고 말한다.

-가치화 : 학습자가 스스로 몰입하여 가치를 갖고 있음을 타인이 확인 가능

예 대상자는 금연계획을 세우고 담배를 줄이며 금연 스티커를 자신이 볼 수 있는 곳에 붙여 놓는다.

-조직화 : 복합적인 가치를 적절히 분류하고 순서를 매겨 체계화하고 가치들의 관계가 조화롭고 내적으로 일관
성을 이루도록 함

예 대상자는 흡연의 유혹을 피하기 위해 기상과 함께 조깅을 하고, 아침식사 후 커피 대신 과일을 먹는 등의
생활양식을 체계적으로 실행한다.

-성격화 : 새로운 가치를 생활 속으로 통합하여 효과적으로 행동

예 대상자는 지역사회 금연운동에서 자원봉사자로 활동한다.

• 심리 운동적 영역

-관찰이 가능하므로 학습목표의 확인과 측정 용이

-복합성의 수준이 증가함에 따라 심리운동 영역의 수준도 증가

-심리운동 영역이 높아질수록 신체적 기술을 좀 더 효과적으로 수행

-지각 : 감각기관을 통해 대상, 질 또는 관계를 알아가는 과정

예 노인들은 운동 시범자가 보이는 근력운동을 관찰한다.

-태세 : 특정 활동이나 경험을 위한 준비

예 노인들은 운동을 하기 위해 필요한 고무 밴드를 하나씩 집어 든다.

-지시에 따른 반응 : 교육자의 안내 하에 학습자가 외형적인 행위를 하는 것으로 활동에 앞서 반응할 준비성과
적절한 반응을 선택

예 노인들은 운동시범자의 지시에 따라 고무 밴드를 이용한 운동을 한다.

-기계화 : 학습된 반응이 습관화되어 학습자는 행동수행에 자신감이 있으며 상황에 따라 습관적으로 행동

예 노인들은 음악을 들으며 스스로 운동을 한다.

-복합 외적 반응 : 복합적이라고 여겨지는 운동 활동의 수행을 의미, 고도의 기술이 습득되고 최소한의 시간과
에너지 활동을 수행

예 노인들은 집에서 TV를 보면서 고무 밴드를 이용한 운동을 능숙하게 실행한다.

－적응 : 신체적 반응이 새로운 문제 상황에 대처하기 위해 운동 활동을 변경

　　　예 노인들은 고무 밴드가 없는 노인 회관에서 고무 밴드 대신 긴 타월을 이용하여 운동을 한다.

② 학습내용의 조직 원리

　㉠ **계속성의 원리** : 학습내용의 구성요소가 계속 반복됨으로써 학습자에게 연속적으로 연습의 기회를 제공하여야 하며, 인지적 영역－심리 운동적 영역－정의적 영역의 순서로 더 긴 시간의 교육을 요구한다.

　㉡ **계열성의 원리** : 학습내용의 위계적 · 순차적 반복을 통해 학습의 선행 내용을 기초로 후속 내용을 전개함으로써 수준을 달리한 동일 교육내용을 반복적으로 학습하는 심화 학습이 이루어져야 한다.

　㉢ **통합성의 원리** : 교육내용을 구성하는 요소들이 서로 연결되고 통합됨으로써 효과적인 학습이 이루어져야 하며 통합성을 고려하지 않으면 교육내용이나 경험들 간의 불균형과 부조화, 내용의 중복이나 누락 등을 가져올 수 있다.

　㉣ **균형성의 원리** : 여러 거지 학습경험들 사이에 균형이 유지되어야 한다.

　㉤ **다양성의 원리** : 학생들의 요구를 반영할 수 있는 다양하고 융통성 있는 학습경험이 되도록 조직해야 한다.

　㉥ **보편성의 원리** : 민주시민으로서 가져야 할 건전한 가치관, 이해, 태도, 기능을 기를 수 있는 학습경험을 조직해야 한다.

③ 보건교육의 수행

　㉠ 영유아기 및 학령기
　　• 보건교육 시 돌보는 사람의 건강정보를 얻고자 하는 준비성, 아기의 발달 수준과 건강 상태를 파악
　　• 아동의 기질적인 차이와 발달과정, 안전, 좋은 식습관의 형성, 예방접종 등에 관한 교육 수행

　㉡ 청소년기
　　• 청소년기에는 개념 이해에 필요한 기본적 지식은 충분하나 기존의 가치에 대한 의문이 발생 가능
　　• 다양한 생활양식에 관한 정보와 그 결과 제공
　　• 현재 하고 있는 건강행위를 강화
　　• 자가간호행위에 관한 의사결정에 적극적으로 참여함으로써 그 효과 증대

　㉢ 성인기
　　• 이미 많은 경험과 정보를 가지고 학습에 참여하므로 그들이 가지고 있는 사고와 기술을 재표현
　　• 학습한 것을 현실적으로 즉각 적용하기 원하며 교과 중심의 학습보다는 문제 해결 중심의 학습으로 이행

　㉣ 노년기 : 학습자는 노화로 인한 신체적 변화와 인지, 감각 운동 수준이 저하되므로 게임, 역할극, 시범, 재시범 등의 교육방법이 효과적

④ 보건교육의 평가

　㉠ 평가시점에 따른 분류
　　• 진단평가
　　－대상자들의 교육에 대한 이해 정도를 파악하고 교육 계획을 수립할 때 무엇을 교육할지를 알아보기 위해 실시
　　－대상자의 지식수준, 태도, 흥미, 동기, 학습자의 준비도 등을 파악할 수 있고 필요한 교육 내용을 알 수 있음
　　－학습자의 개인차를 이해하고 이에 알맞은 교수－학습 방법을 모색하는데 유용

- 형성평가
  - 교수-학습활동이 진행되는 동안 주기적으로 학습의 진행 정도를 파악하여 교육방법이나 내용 향상을 위해 실시
  - 보건교육 중 하나의 체계가 끝나기 전에 하위체계 단위에서 각 단계마다 평가를 실시하는 것
  - 대상자의 주위 집중과 학습의 동기유발을 증진
  - 중간목표 도달을 점검하여 효과적인 학습에 영향을 주는 요인을 알아보고 이에 대처하여 교육목표에 도달하려고 하는 것
- 총괄평가
  - 일정한 교육이 끝난 후 목표 도달 여부를 확인
  - 자신의 능력, 교육자의 교육방법 및 교육과정을 대상자가 평가하여 교육자와 대상자 간에 동등한 관계로 존중받았다는 느낌을 갖게 되며 스스로 평가할 수 있는 자신감을 부여

ⓛ 평가 성과에 초점을 둔 분류
- 과정평가
  - 지도자의 훈련수준과 관련된 사업의 외적 특징 등 과정의 적절성, 난이도, 과정의 수, 각 과정의 진행시간, 참석자의 수, 대상자의 참여율 등이 포함
  - 프로그램이 계획한 대로 시행되었는지를 사정하여 프로그램을 관리하는데 필요한 기초정보와 평가의 영향 또는 성과적 결과를 해석하는 기초
  - 시행된 사업이 다른 환경에서도 적용할 수 있는 실현 가능성과 일반화, 프로그램의 확산에 관한 판단의 실마리 제공
- 영향평가
  - 프로그램을 투입한 결과로 대상자의 지식, 태도, 신념, 가치관, 기술, 행동 또는 실천 양상에 일어난 변화를 사정하려는 것이 목적
  - 위험요인의 감소, 효과적인 대처 등이 지표
  - 보건사업을 투입한 결과로 단기적으로 나타난 바람직한 변화를 평가
- 성과평가
  - 프로그램을 시행한 결과 얻은 건강 또는 사회적 요인의 개선점을 측정
  - 보건사업을 통해 나타난 바람직한 변화가 시간이 흐름에 따라 긍정적으로 나타난 장기적 효과를 평가
  - 평가된 지역사회 보건사업의 당위성과 필요성을 설명하는 중요한 수단

ⓒ 평가기준에 따른 분류
- 절대평가 : 기준에 따른 평가로, 보건교육 계획 시 목표를 설정하고 교육 후 목표도달 여부를 확인
- 상대평가 : 다른 학습자에 비해 어느 정도 잘하고 있는지를 평가하는 것으로 학습자 개인의 상대적인 위치와 우열 파악

최근 기출문제 분석

2024. 6. 22. 지방직

1 다음 사례에 해당하는 범이론 모형의 변화단계는?

> A 씨는 20년간 하루 20개비 이상의 담배를 피웠다. 그는 숨이 가쁘고 가래가 많이 생겨서 보건소 금연클리닉에 방문했고, 이달 내로 담배를 끊겠다고 서약서를 작성했다.

① 계획이전단계   ② 준비단계
③ 행동단계   ④ 유지단계

> **TIP** A 씨는 금연을 결심하고 금연클리닉에 방문하여 서약서를 작성했으므로 준비단계에 해당한다.

2023. 6. 10. 제1회 지방직

2 (개), (내)에 해당하는 건강신념모형의 개념을 바르게 짝 지은 것은?

> (가) 흡연자는 비흡연자보다 폐암에 걸릴 가능성이 높다고 생각한다. (나) 폐암에 걸리면 다른 암보다 치료가 어렵고 사망확률이 높다고 생각한다.

	(가)	(나)		(가)	(나)
①	지각된 민감성	지각된 심각성	②	지각된 심각성	지각된 민감성
③	지각된 민감성	지각된 장애성	④	지각된 심각성	지각된 장애성

> **TIP** (개)는 어떤 건강 상태가 될 것이라는 가능성에 대한 생각이므로 지각된 민감성, 질병이 걸렸을 경우 심각하게 될 것인지에 대한 지각인 (내)는 지각된 심각성의 예시이다.
> ※ 건강 신념 모형
> ⓛ **지각된 심각성** : 질병에 걸렸을 경우나 치료를 하지 않았을 경우 어느 정도 심각하게 될 것인지에 대한 지각으로 위험요인과 상황 결과를 세분화한다.
> ⓒ **지각된 유익성** : 특정 행위를 하게 될 경우 얻을 수 있는 혜택에 대한 지각으로 결과의 심각성이나 위험을 감소시키기 위해 권고된 효능에 대한 개인의 믿음이다.
> ⓔ **지각된 장애성** : 특정 건강행위에 대한 부정적 지각이며, 어떤 행위를 취할 시에 거기에 들어가는 비용이나 위험성 등이 건강행위를 방해하게 된다는 것이다.
> ⓜ **자기효능감** : 주어진 행위가 어떤 성과를 끌어낼 것이라는 개인의 기재를 정의한 것으로 개인의 행동할 능력에 대한 신뢰이다.
> ⓗ 기타 변인

Answer 1.② 2.①

3 20~30대 여성을 대상으로 자궁경부암 예방접종률을 높이기 위한 보건교육을 건강신념모형(health belief model, HBM)에 따라 기획하고 있다. 구성요소 중에서 '행동의 계기'에 대한 설명으로 옳은 것은?

① 자궁경부암 예방접종으로 예상되는 건강효과를 제시 한다.

② 자궁경부암에 걸려 수술, 항암치료, 방사선치료를 받은 어려움을 소개한다.

③ 자궁경부암 예방접종에 대한 퀴즈 이벤트를 실시한다.

④ 자궁경부암 예방접종을 잘 받을 수 있도록 자신감을 불어넣어 준다.

> **TIP** ③ 대중매체 캠페인, 다른 사람의 조언, 의료진의 약속 카드, 지인의 질병 등을 통해 행동의 계기를 얻는다.
> ① 예방접종의 효과를 제시함으로써 유익성을 지각한다.
> ② 질병에 걸렸을 경우나 치료를 하지 않았을 경우에 심각하게 될 것인지에 대한 지각을 하게 하는 것이다.
> ④ 예방접종을 잘 받을 수 있도록 지지하는 것은 개인이 행동할 능력에 대한 신뢰를 불어넣어 자기효능감을 높여준다.

4 A방문간호사는 지역주민을 대상으로 범이론모형(transtheoretical model, TTM)을 이용하여 고위험음주에 대한 중재를 하려고 한다. 〈보기〉가 설명하고 있는 변화과정은?

─── 보기 ───

스트레스 해소를 위하여 음주를 하고 있다면 스트레스 해소를 위해 음주 이외에 더 긍정적인 행동, 즉 운동이나 이완요법 등 음주를 대체할 다른 행위를 하도록 한다.

① 강화관리(contingency management)

② 역조건화(counterconditioning)

③ 자극조절(stimulus control)

④ 자기해방(self-liberation)

> **TIP** ② 역조건화는 부정적 행동을 제거하기 위해 대체할 다른 긍정적 행위를 하도록 하는 것이다.
> ① 강화관리는 긍정적인 행위는 강화하고 부정적 행위는 처벌하는 중재법이다.
> ③ 환경 또는 경험을 재구축하여 문제자극이 덜 발생하도록 하는 것이 자극조절 중재법이다.
> ④ 신념에 근거하여 변화하고 실행할 수 있다는 믿음을 주는 것이다.
> ※ 범이론모형은 횡이론적 변화단계 이론으로 개인의 행위에 영향을 주는 인적 요소가 어떤 것이 있는지에 초점을 두고 건강행위를 설명한다. 변화의 단계로는 계획(인식) 전 단계, 계획(인식) 단계, 준비단계, 행동단계, 유지단계로 5단계로 구분되었다.

Answer 3.③ 4.②

5 제1차 국제 건강증진 회의(1986)에서 채택한 오타와 헌장의 건강증진 5대 활동요소 중 〈보기〉의 내용에 해당하는 것은?

보기

• 운동시설 이용료에 대해 소비세를 경감하도록 관련법을 개정하였다.

• 입법 조세 및 조직변화 등과 같은 다양하고 보완적인 접근방식이 결합되었다.

① 지지적인 환경 조성(create supportive environment)

② 건강한 공공정책 수립(build healthy public policy)

③ 지역사회 활동의 강화(strengthen community action)

④ 개인의 건강기술 개발(develop personal skills)

> **TIP** ② 입법, 조세 및 조직변화, 운동시설 이용료 소비세 경감을 위한 관련법 개정은 모두 건강 지향적 공공정책을 수립하는 것이다.
> ① 건강증진을 즐겁고 유익한 생활을 위한 것으로 인식하는 지지적 환경 조성을 하는 것이다.
> ③ 지역사회의 발전을 위하여 지원을 강화하는 것이다.
> ④ 건강증진에 대한 지식과 정보를 통해 스스로 생활에 반영 및 유지할 수 있도록 하는 것이다.
> ※ WHO 오타와 헌장(1986)의 건강한 생활환경을 조성하기 위한 5가지 요소
> ㉠ 건강 지향적 공공정책의 수립
> ㉡ 건강 지지적 환경 조성
> ㉢ 지역사회활동의 강화
> ㉣ 개개인의 기술개발
> ㉤ 보건의료서비스의 방향 재설정

Answer 5.②

6 지역사회간호사가 PRECEDE-PROCEED 모형을 적용하여 만성질환과 관련된 건강행위에 영향을 주는 소인요인, 가능요인, 강화요인을 사정하였다면 이에 해당하는 진단(사정)단계는?

① 사회적 진단

② 역학적 진단

③ 교육 및 생태학적 진단

④ 행정적, 정책적 진단 및 중재설계

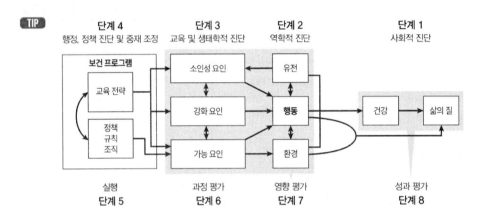

ⓣ 1단계(사회적 진단)
- 삶의 질에 영향을 미치는 사회적 요인 규명(건강문제 제외)
- 객관적 사정: 환경지표(대기환경), 사회적지표(실업률), 지역사회 관련한 대중매체 등
- 주관적 사정: 주민의 반응·적응 정도

ⓛ 2단계(역학적 진단): 건강문제 규명, 생활양식 및 환경요인

ⓒ 3단계(교육생태학적 진단)
- 보건교육 프로그램 설정
- 성향요인: 지식이나 태도, 신념, 가치관 등 행위의 근거나 동기를 부여하는 인지·정서적 요인
- 촉진요인: 자원의 이용 가능성, 접근성, 기술 등 건강행위 수행을 가능하게 도와주는 요인
- 강화요인: 보상이나 칭찬, 처벌과 같이 긍정·부정적인 반응으로 행위를 지속시키거나 중단시키는 요인

ⓔ 4단계(행정·정책적 진단): PRECEDE에서 PROCEED로 진행되는 단계로, 건강증진 프로그램으로 전환시키기 위해 행정·정책적 사정이나 진단이 요구된다.

ⓜ 5단계(실행): 프로그램 개발 및 방안을 마련하여 수행하는 단계

ⓗ 6단계(과정 평가): 프로그램 실행이 제대로 잘 이루어졌는지 평가(단기 평가)

ⓐ 7단계(영향 평가): 행동, 환경적 요인의 변화와 성향·촉진·강화요인의 변화 평가

ⓞ 8단계(결과 평가): 초기에 사정된 건강상태와 삶의 질 변화 평가(장기 평가)

Answer 6.③

7 고도비만인 C 씨가 가족들에게 "저 오늘부터 비만 탈출하겠습니다."라고 선언하는 것은 범이론 모형 (Transtheoretical Model, TTM)의 어떤 변화과정에 해당하는가?

① 자기 해방(self liberation)

② 의식 고취(consciousness raising)

③ 자기 재평가(self reevaluation)

④ 사회적 해방(social liberation)

> **TIP** ① 자기 해방(self liberation) : 스스로에게 행동 변화의 의지와 능력을 주위에 말하고 다니는 것을 말한다.
> ② 의식 고취(consciousness raising) : 행위 변화에 도움을 주는 정보나 조언 등을 찾아 습득하여 인식을 개선하는 것을 말한다.
> ③ 자기 재평가(self reevaluation) : 스스로를 인지·정서적으로 비교평가하며 동기 부여하는 것을 말한다.
> ④ 사회적 해방(social liberation) : 사회규범이 자신을 지지한다고 인식하며 사회적 장치를 발견하거나 대안을 제공하는 것을 말한다.
> ※ 범이론모형 … 개인별로 상이한 변화단계에 따라 차별화된 보건교육 필요성을 강조하는 이론이다. 계획이전단계(전숙고) → 계획 단계(숙고) → 준비 단계(준비) → 행동 단계(실행) → 유지 단계(유지) → 종료 단계(종료)를 거친다.

과정	내용
의식 고취	행위 변화에 도움을 주는 정보나 조언 등을 찾아 습득하여 인식을 개선하는 것
극적해소	부정적인 정서 해소와 이후에 나타나는 감정을 경험하고 표출하여 해소하는 것
환경 재평가	개인의 특정한 행동이 주변인에게 미치는 영향을 평가하고 인식하는 것
자기 재평가	스스로를 인지·정서적으로 비교평가하며 동기 부여하는 것
자기 해방	스스로에게 행동 변화의 의지와 능력을 주위에 말하고 다니는 것
역조건 형성	문제행동을 대처하는 건강한 행동을 학습하는 것
지원관계 형성	긍정적인 변화에 대한 지지와 관심, 신뢰, 라포형성, 작업 동맹 등
강화관리	개인의 변화 노력에 대한 적절한 보상을 제공하는 것
자극통제	문제행동을 촉진시키는 요인을 통제하거나 피하는 것
사회적 해방	사회규범이 자신을 지지한다고 인식하며 사회적 장치를 발견하거나 대안을 제공하는 것

Answer 7.①

2022. 6. 18. 제2회 서울특별시

8 사례관리의 원칙 중 대상자의 요구를 충족시킬 수 있도록 사후관리, 지지적 체계, 재평가 등의 서비스를 제공하는 것은?

① 포괄성(comprehensiveness)

② 통합성(integration)

③ 연속성(continuity)

④ 책임성(responsibility)

> **TIP** ③ **연속성(continuity)** : 사례에 따라 전 생애에 걸쳐 적절한 서비스를 제공하고 문제와 파생되는 고통 등을 관리해야 한다. 일회성으로 그치지 않고 대상자의 요구를 충족시키기 위해 포괄적인 서비스를 제공하는 것을 말한다. 대표적으로 퇴원 후 환자의 사후관리가 해당된다.
> ① **포괄성(comprehensiveness)** : 특정한 시점에서 대상자가 가지고 있는 다양한 욕구를 반영하여 전반적인 생활의 질 유지를 위해 다각적인 서비스를 제공하는 것을 말한다.
> ② **통합성(integration)** : 사례관리의 다양한 서비스 체계, 즉 분리된 서비스를 대상자 중심으로 연결시키는 것을 말한다.
> ④ **책임성(responsibility)** : 담당 대상자 관리 시 끝까지 책임지는 것을 말한다.

2022. 6. 18. 제2회 서울특별시

9 〈보기〉에 해당하는 보건교육 방법은?

──────── 보기 ────────

A보건소 간호사가 소수의 보건교육 대상자들에게 교육목표를 제시하고 교육지침을 알려준 다음, 대상자 스스로 자료를 수집하고 교육내용을 찾아서 자신의 건강문제를 이해하고, 해결방안을 찾아가도록 하였다.

① 플립러닝

② 시뮬레이션

③ 블렌디드 러닝

④ 프로젝트 학습

> **TIP** ④ **프로젝트 학습** : 실제 상황에서 목적 달성하기 위한 활동으로, 문제중심의 학습법이다. 학습목표 달성을 위해 대상자 스스로 계획하고 수행하게 하여 학습에 대한 동기 유발 및 자주성과 책임감이 개발된다.
> ① **플립러닝** : 온라인 선행학습 후 오프라인 강의를 통해 토론을 진행하는 학습법이다.
> ② **시뮬레이션** : 실제와 유사한 환경에서 중요한 요소를 선별하여 실제 상황에 적용할 수 있는 능력을 향상시킨다.
> ③ **블렌디드 러닝** : 오프라인 수업에서 온라인 자료(채점 관리 프로그램, 영상 자료 등)를 사용하는 등 다양한 형태가 가능한 온·오프라인 혼합형 학습법이다.

Answer 8.③ 9.④

10 학습내용을 조직하는 일반적인 원리로 옳은 것은?

① 어려운 것에서 쉬운 것으로

② 구체적인 것에서 추상적인 것으로

③ 거리가 먼 것에서 직접적인 것으로

④ 모르는 것에서 알고 있는 것으로

> **TIP** ① 쉬운 것에서 어려운 것으로
> ③ 가까운 것에서 먼 것으로
> ④ 아는 것에서 모르는 것으로
> ※ 보건교육 계획 시 학습내용 조직법
>   ㉠ 아는 것에서 모르는 것으로
>   ㉡ 구체적인 것에서 추상적인 것으로
>   ㉢ 쉬운 것에서 어려운 것으로
>   ㉣ 전체적인 것에서 세부적인 것으로
>   ㉤ 단순한 것에서 복잡한 것으로
>   ㉥ 가까운 것에서 먼 것으로

11 다음에서 설명하는 사회인지이론의 구성개념은?

> • 행동을 성공적으로 수행할 수 있다는 신념을 말한다.
> • 수행경험, 대리경험, 언어적인 설득을 통해 높일 수 있다.

① 자기조절   ② 결과기대

③ 대리강화   ④ 자기효능감

> **TIP** ④ **자기효능감**: 주어진 행동을 성공적으로 할 수 있다는 개인의 신념으로 행위변화 시 우선적으로 필요한 구성이다. 수행경험, 대리경험, 언어적 설득, 생리적 상태에 대한 인식 등에 영향을 받는다.
> ① **자기조절**: 자신을 관찰하고 목표 행동을 분명히 한다. 행동의 기준을 정하고 그 기준에 따라 행동을 통제한다.
> ② **결과기대**: 어떠한 행동이 특정 행동을 야기할 것이라는 기대이다.
> ③ **대리강화**: 관찰학습, 자기규제행동 등이 환경의 영향하에서 이루어지는 것을 말한다.

Answer 10.② 11.④

출제 예상 문제

1 다음 중 Pender의 건강증진모형에 대한 설명으로 옳지 않은 것은?

① 개인적 요인은 변화가 쉽게 일어나 구체화할 수 있다.

② 경쟁적이고 즉각적인 요구와 선호는 건강증진행위를 하는 데 방해가 된다.

③ 행위의 수행이나 강화를 위해 명확한 전략을 확인하는 것은 활동계획에의 몰입이다.

④ 이전 관련된 행위는 건강증진행위에 직 · 간접적으로 영향을 미쳐 행위를 하는 습관을 만든다.

> **TIP** 개인적 요인은 생물학적 요인, 심리적 요인, 사회 문화적 요인으로 변화가 쉽게 일어나지 않는다.

2 그린(Green)의 PRECEDE–PROCEED Model을 적용하여 청소년 대상 보건교육사업을 기획하고자 한다. 이때, 관내 청소년 흡연율 조사가 실시되는 단계는?

① 사회적 사정 단계

② 역학, 행위 및 환경적 사정 단계

③ 교육 및 생태학적 사정 단계

④ 행정 및 정책적 사정 단계

> **TIP** 그린(Green)의 PRECEDE–PROCEED Model
> ㉠ 1단계 : 사회적 사정단계로 대상 인구집단의 관심 있는 문제나 일반적인 요구 등에 대한 사정
> ㉡ 2단계 : 역학적 진단으로 1단계에서 드러난 사회적 문제들을 확인하는 것으로 어떤 건강 문제가 중요한 지 객관적으로 측정된 자료를 이용하여 확인하는 것이 보통이다.
> ㉢ 3단계 : 행동적, 환경적 진단으로 주요 보건의료 문제와 관련되는 구체적 건강행위와 생활양식, 환경적 요인들을 파악
> ㉣ 4단계 : 교육적, 생태학적 진단으로 대상자의 건강행위, 생활양식에 영향을 주는 결정요인으로 성향요인, 강화요인, 촉진요인을 파악
> ㉤ 5단계 : 행정적, 정책적 진단으로 프로그램의 개발 및 시행과 관련되는 조직적, 행정적 능력과 자원을 검토하고 평가하는 것 (인력, 물자, 시설, 예산 등)
> ㉥ 6단계 : 수행단계
> ㉦ 7단계 : 과정평가로서 수행 중에 처음으로 문제점을 찾아냈을 때 그 문제가 표면화되기 전에 수정하는 것
> ㉧ 8단계 : 영향평가로 대상행위와 성향요인, 강화요인, 촉진요인 그리고 행위에 영향을 미치는 환경요인에 대한 즉각적인 효과에 대한 평가
> ㉨ 9단계 : 결과평가로 계획과정의 가장 첫 단계에서 만들어진 건강상태와 삶의 질을 평가하는 것

Answer 1.① 2.②

3 다음은 범이론적 모형의 변화과정 중 하나에 대한 설명이다. 이에 해당하는 것은?

> 개인의 건강습관 유무가 어떻게 사회적 환경에 영향을 미치는지를 정서적, 인지적으로 사정한다.

① 인식 제고(consciousness raising)
② 자아 재평가(self reevaluation)
③ 환경 재평가(environmantal reevaluation)
④ 자극 통제(stimulus control)

....

TIP 범이론적 모형의 변화과정
    ㉠ **인식 제고**: 문제를 이해하기 위해 대상자가 하는 과정으로 높은 수준의 의식과 관련된 정보를 찾는다. 계획단계에서 가장 많이 행하여진다.
    ㉡ **극적 전환**: 심리극, 역할극 등을 통해 문제행위의 결과에 대한 감성을 느끼는 과정이다.
    ㉢ **자기 재평가**: 자신의 가치관과 신념에 비추어 자신의 행동을 평가하는 과정으로 계획단계에서 준비단계로 이동할 때 행하여진다.
    ㉣ **사회적 해방**: 사회에서의 생활방식에 대해 인식하는 과정이다.
    ㉤ **환경 재평가**: 개인의 습관이 사회적 환경에 어떤 영향을 미치는지를 정서적, 인지적으로 평가하는 과정이다.
    ㉥ **조력 관계**: 타인과의 행동에 대한 지지관계를 형성하는 과정으로 문제가 생겼을 때 도와주거나 들어주는 조력자를 형성한다.
    ㉦ **자극 통제**: 문제행동을 유발하는 자극이나 상황을 조정한다.
    ㉧ **강화 관리**: 긍정적 행동은 강화하고 부정적 행동은 처벌한다. 물질적, 사회적 또는 자신을 통해 강화가 이루어질 수 있다.
    ㉨ **역조건 형성**: 문제행동을 보다 긍정적인 행동이나 경험으로 대치한다.
    ㉩ **자기 해방**: 자기 스스로 변화할 수 있다고 믿고 결심하는 것이다.

4 팬더(Pender)의 건강증진모형을 이용하여 건강한 젊은 성인들을 대상으로 제공할 수 있는 운동프로그램 중재로 옳지 않은 것은?

① 대상자의 자기효능감을 증진시킨다.
② 대상자에게 운동의 이점을 설명한다.
③ 건강 위협을 통해 대상자를 동기화한다.
④ 대상자 가족들이 대상자를 지지하도록 한다.

....

TIP ② 인지, 정서의 중요성에 대한 부분이다.
    ③ 건강위협을 통한 동기화는 옳지 않다.

Answer 3.③ 4.③

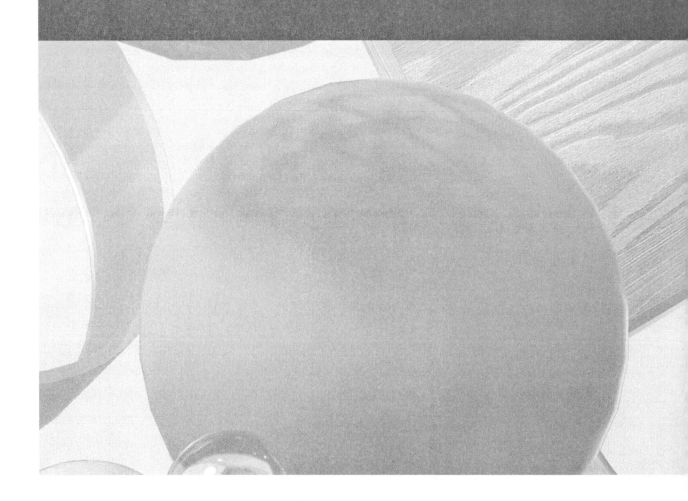

PART

05 지역사회간호

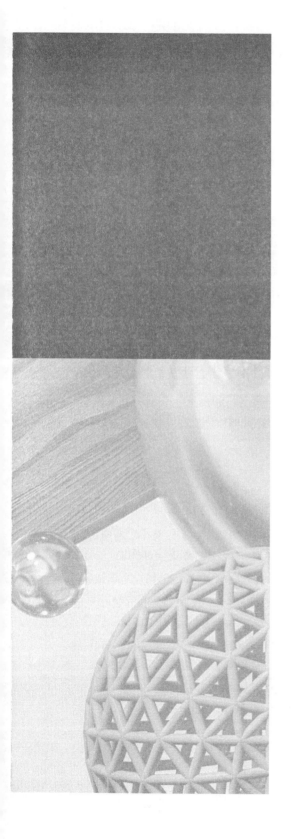

CHAPTER
02
가족간호

01 가족과 가족간호

01 가족

❶ 가족의 개념과 특징

(1) 가족의 개념

① **전통적 의미** … 전통적 혼인관계로 맺어진 남녀, 즉 부부와 그들 사이에서 출생한 자녀 또는 양자로 이루어진 혈연집단을 말한다.

② **현대적 의미** … 함께 기거하면서 한 집단으로서의 특별한 정서적 지원을 할 수 있는 개인들의 집합체로 혈연관계를 넘어선 인간관계를 포괄한다.

(2) 가족의 특징과 기능

① **특징**

　㉠ **시간과 장소에 따라 변화** : 농업사회에서 현대산업사회로의 변화에 따라 확대가족에서 핵가족 형태로 가족의 구조가 변화하는 등 가족의 구조와 기능은 사회적 · 경제적 · 지리적 조건에 따라 변화한다.

　㉡ **가족 고유의 가치관, 행동양상, 생활방식을 개발** : 특별한 정서적 관계를 가진 개인의 집단인 가족 고유의 생활양식, 태도, 행동양상, 의사소통방법, 역할의 분담방법 등을 가지고 있어서 다른 가족과 구분된다.

　㉢ **집단으로 작용** : 가족들이 문제나 위기에 직면할 때 가족은 집단으로서 대처방법을 갖게 된다.

　㉣ **개인 구성원들의 욕구를 충족** : 가족 개인의 성장발달에 따른 욕구가 충족될 때 집단으로서의 가족은 발달한다.

　㉤ **지역사회와 상호작용** : 지역사회에 속하면서 지역사회와 유기적 관계를 가진다.

　㉥ **성장 · 발달의 과정** : 가족은 결혼과 더불어 태어나 자녀의 탄생과 함께 성장 · 발달한다.

② 기능

구분	대내적 기능	대외적 기능
애정 및 성기능	성적요구의 충족	성적 욕구 통제
생식기능	자녀 출산	종족 보존, 사회구성원 제공
경제적 기능	생산과 소비, 경제적 협동과정	노동력 제공, 경제 질서 유지
사회화기능	자녀 교육 및 사회화	문화 전달 및 사회적 역할과 지위 창출
정서적 안정 및 휴식기능	신체적 · 정신적 보호, 지지 및 건강관리	사회의 안정화

❷ 가족이해의 이론적 배경

(1) 체계이론적 접근

① 내용

ㄱ 개인보다는 가족 전체를 체계로서 접근할 수 있어서 가족건강, 지역사회의 접근 및 건강전달에 접근하는 다양한 분야에도 많이 활용된다.

ㄴ 내부 상호작용의 결과와 외부체계와의 관련에 중점을 두는 접근법이다.

ㄷ 가족 구성원들 간의 상호작용, 가족 내 하부체계 간의 관계, 외부 환경체제와의 교류에 의한 균형, 즉 항상성을 유지하는 것이 체계의 목적을 달성하는 것이다.

② 가정

ㄱ 가족은 그 자체가 하부체계들로서 구성되어 있는 계층적 구조로 더 큰 상위체계의 일부인 하나의 체계이다.

ㄴ 가족체계는 각 부분들의 역동적인 상호작용으로 통합된 전체로서 기능하며, 그 부분의 합보다 크고 합과는 다르다.

ㄷ 가족체계 일부분에 받은 영향은 다른 부분에 영향을 주며, 또한 전체 체계에 영향을 주고 체계 전체의 변화는 체계를 구성하는 부분에 영향을 끼친다.

ㄹ 가족체계는 외부체계와의 지속적인 상호작용과 교류를 통하여 변화와 안정 간의 균형을 잡는다.

ㅁ 가족체계는 지역사회와는 구별되는 특징적 성격이다.

ㅂ 서로 다른 가족체계에도 구조적인 동질성이 있다.

ㅅ 가족체계 안에 있는 양상은 선형적이 아니라 원형적이다.

③ 한계와 단점

ㄱ 다양한 이론들이 있지만 이론의 많은 개념들을 조직화하기 힘들다.

ㄴ 개념들 중 일부분은 일상적인 용어와 일치하지 않는다.

ㄷ 체계로서 가족에 대한 측정변수들이 구체적이지 않고 측정하기 어렵다.

(2) 구조 · 기능주의적 접근

① 내용

    ㉠ 가족은 사회 안에서 다른 체계와 상호작용하는 하나의 사회체계이다.

    ㉡ 가족과 학교, 직장, 보건기관 등 사회체제와의 상호작용을 분석하고 가족과 가족의 하부체계(남편과 아내의 관계, 형제관계, 개인 가족들의 개인성격의 체계)의 분석에 초점을 둔다.

    ㉢ 가족의 사회적 기능과 사회와 가족 개개인을 위해 가족이 수행하는 기능을 중요시한다.

    ㉣ 가족과 다른 사회체계 사이의 관계를 규명한다.

    ㉤ 가족과 가족 구성원 간의 관계에 관심을 가진다.

    ㉥ 사회가 가족에게 무엇을 수행했는가 하는 기능을 검토하는 동시에 가족이 사회와 그 가족의 구성원에게 무엇을 수행하는지에 관심을 가진다.

    ㉦ 가족은 외부의 영향을 받고 상호교류하는 개방체계이다.

    ㉧ 가족과 가족 구성원들은 변화에 수동적인 구성요소이다.

② 가정

    ㉠ 체계는 질서라는 속성, 그리고 각 부분들 간의 상호의존이라는 속성을 가진다.

    ㉡ 체계는 자기유지를 위한 질서 또는 균형을 지향한다.

    ㉢ 체계는 정형적일 수도 있고, 질서 있는 변동과정에 포괄될 수도 있다.

    ㉣ 체계의 한 부분의 특성이 다른 부분들이 취할 수 있는 형태의 형성에 영향을 준다.

    ㉤ 체계는 그 환경과 경계를 유지한다.

    ㉥ 체계는 자기유지 성향을 지닌다.

(3) 성장 · 발달주의적 접근

① 내용

    ㉠ 가족성장주기(family life cycle)를 통해 가족의 발달을 분석하고, 가족과업과 어린이, 부모 그리고 가족의 역할기대와 가족성장주기를 통한 가족의 변화를 조사한다.

    ㉡ 가족형태에 따라 발달단계를 먼저 사정한 후 그 시기의 발달과업을 어느 정도 수행하고 있는가를 사정한다.

② 가정

    ㉠ 가족의 구조는 핵가족이며 결혼에서부터 배우자가 모두 사망할 때까지 존재하며 자녀를 양육하는 가족이다.

    ㉡ 가족 내의 개별적인 행위자에게 기본적인 초점을 두는 것은 가족발달연구를 진작시키기 위해서는 배제되어야 한다. 즉, 가족에 관한 연구에서는 연구의 질문이 하나의 사회체계의 기본단위인 가족을 대상으로 설정되어야 한다.

③ 장점

ㄱ 가족의 변화를 시간적 차원에서 고찰하는 방법으로, 다른 접근법보다 단순하여 성장·발달과정에 따라 예측이 가능하므로 짧은 시간에 사정을 해야 될 경우 또는 많은 가족을 관리해야 하는 보건간호사에게 유용한 접근방법이다.

ㄴ 개인의 발달수준이 가족발달에 미치는 효과에 대한 연구의 가능성을 제시해주는 혁신적인 접근법이다.

ㄷ 해석학적 방법론이나 상호작용 분석이 용이하다.

ㄹ 가족발달에 관련된 여러 변수를 규명하는 데 다변량 분석기법을 이용한 연구도 유용하다.

④ 단점

ㄱ 학자들에 따라 성장·발달기를 분류하는 체계가 다르다.

ㄴ 기존의 가족발달단계가 핵가족 중심의 분류이기 때문에 확대가족에 적용하기 어렵다.

ㄷ 우리나라의 가족특성에 맞는 발달과업이 아직 개발되어 있지 않다.

(4) 상징적 상호주의적 접근

① 내용

ㄱ 가족 구성원 개인 간의 관계를 고찰하는 방법으로서, 가족을 서로 상호작용하는 인격체로 보고 접근하는 방식이다.

ㄴ 개인의 행위는 상호작용을 통해 형성되며, 개인이 다른 사람의 관점을 취함으로써 자신의 행동을 평가하며 그 결과로 대안적 행위를 선택한다.

② 가정

ㄱ 인간은 인간이 사물에 대해 가지고 있는 의미에 근거하여 행동한다.

ㄴ 사물에 대한 의미는 인간이 동료들과 관계를 형성하고 있는 사회적 상호작용으로부터 나온다.

ㄷ 의미는 인간이 접하는 사물들을 처리하는 데 단순히 형성된 의미의 적용이 아니라 해석의 가정을 통해 의미를 사용한다.

ㄹ 인간은 반응자일 뿐만 아니라 행위자로써 자신에게 반응하는 주위환경을 선택하고 해석한다.

③ 한계

ㄱ 이론의 개념과 가정 간의 일치가 결여되어 있다.

ㄴ 이론이 과정에 관심이 있는데도 상호주의자들의 연구는 과정의 일부분에 머무르는 경향이 있다.

❸ 가족발달과업

(1) 가족발달과업과 가족성장주기

① **가족발달과업** … 가족생활주기의 발달단계에서 구체적으로 주어진 기본적인 가족의 과업을 말하며, 특정시기에 있는 가족의 안녕과 연속성을 충족시키는 방향을 취한다.

② **가족성장주기**(Family Life Cycle) … 두 남녀가 결혼을 하여 가족이 탄생하고 양 배우자가 사망함으로써 소멸되는 성장발달과정을 말하며, 이 과정은 연속적으로 변화되고 발달하는 역동체계를 말한다.

(2) 각 발달단계의 발달과업

가족생활주기단계		특징과제
형성기	신혼기	• 새로운 가정과 부부관계의 기초 확립 • 부모가정과의 협력관계 • 가정의 장기기본계획(교육, 주택, 노후설계) • 가족계획(임신, 출산준비) • 주부의 가사노동 합리화 • 부부와 함께하는 여가 계획 • 가계부 기록
	유아기	• 유아 중심의 생활 설계 • 유치원, 놀이방 활용 계획 • 조부모와의 협력관계 • 가사노동의 능률화와 시간의 합리화 • 자녀의 성장에 대한 가계 설계 • 자녀중심의 교육비와 주택 중심의 장기가계 계획 재검토 • 부부역할의 재조정
확대기	학교교육 전기	• 가족 여가를 위한 지출계획 • 자녀의 교육비와 부부의 교양비 설계 • 자녀 성장에 따른 용돈계획 • 자녀의 공부방 계획 • 자녀 성장에 따른 부부역할 재검토
	학교교육 후기	• 단체활동 참가 • 자녀의 진학과 교육비 계획 • 자녀의 학습 환경 설계 • 수험생 자녀를 위한 의식주 계획 • 자녀의 역할 분담 • 성인교육 참가 계획

축소기	자녀독립기	• 부부관계 재조정 • 부인회 활동 등과 단체활동에의 적극 참가 • 자녀부부와의 역할 기대 관계 조정 • 노부를 위한 가계소득, 지출(저축, 연금, 퇴직금, 재산소득)의 설계 • 유산분배 계획 • 자녀의 취직, 결혼지도
관계 재정립기	노부부기	• 노후생활 설계 • 건강과 취미를 위한 자주적 생활시간 설계 • 사회적 활동 시간 • 성인병 예방, 건강 증진 계획 • 취미, 문화그룹에의 참가 • 노인학교, 노인그룹 참가
중년기 가족	자녀들이 집을 떠난 후 ~ 은퇴	• 생리적 노화에 직면한 새로운 흥미의 개발과 참여 • 부부관계의 재확립 • 경제적 풍요 • 출가한 자녀 가족과의 유대관계 유지
노년기 가족	은퇴 후 ~ 사망	• 은퇴에 대한 대처 • 건강문제에 대처 • 사회적 지위 및 경제적 감소의 대처 • 배우자 상실, 권위의 이양, 의존과 독립의 전환 • 자신의 죽음 준비, 삶의 통합과 비평

(3) 듀발(Duvall)의 가족생활주기 8단계

① 신혼기

　　㉠ 결혼에서 첫 자녀 출생 전까지(아내, 남편 구성)

　　㉡ 결혼에 적용, 건전한 부부관계 수립, 가족계획 등

　　㉢ 친척에 대한 이해와 관계수립

② 양육기

　　㉠ 첫 자녀의 출생 ~ 30개월

　　㉡ 자녀를 갖고 적응, 부모의 역할과 기능

　　㉢ 각 가족 구성원의 갈등이 되는 역할 조정, 만족한 가족 형성

③ 학령전기

　　㉠ 첫 자녀가 30개월 ~ 6세

　　㉡ 자녀들의 사회화 교육 및 영양관리, 안정된 부부관계 유지

　　㉢ 자녀들의 경쟁 및 불균형된 자녀와의 관계 대처

④ 학령기

    ㉠ 첫 자녀가 6 ~ 13세

    ㉡ 자녀들의 사회화, 가정의 전통과 관습 전승, 학업성취의 증진

    ㉢ 부부관계유지, 가족 내 규칙과 규범의 확립

⑤ 청소년기

    ㉠ 첫 자녀가 13 ~ 19세

    ㉡ 안정된 결혼관계 유지, 수입의 안정화, 세대 간 충돌 대처

    ㉢ 10대의 자유와 책임의 균형, 자녀 성문제 대처, 자녀 독립성 증가, 자녀 출가에 대처

⑥ 진수기

    ㉠ 첫 자녀가 결혼 ~ 막내 결혼, 자녀들이 집을 떠나는 단계

    ㉡ 부부관계의 재조정, 노부모에 대한 지지, 새로운 흥미의 개발과 참여

    ㉢ 자녀 출가에 따른 부모 역할 적응

⑦ 중년기

    ㉠ 자녀들이 집을 떠난 후 은퇴할 때까지

    ㉡ 경제적 풍요, 부부관계 재확립

    ㉢ 신구세대간에 친족 결속 유지, 출가한 자녀 가족과의 유대 관계 확립

⑧ 노년기

    ㉠ 은퇴 후 사망

    ㉡ 은퇴에 대한 대처, 건강문제에 대한 대처, 사회적 지위 및 경제력 감소 대처

    ㉢ 배우자 상실, 권위의 이양

        TIP WHO 가족생활주기

            ㉠ 형성기 : 결혼 ~ 첫 자녀 출생

            ㉡ 확대기 : 자녀출생 ~ 막내 자녀 출생

            ㉢ 확대완료기 : 자녀 출생 완료 ~ 자녀의 첫 독립

            ㉣ 축소기 : 자녀의 첫 독립 ~ 자녀 모두 독립

            ㉤ 축소완료기 : 자녀 모두 독립 ~ 배우자 사망

            ㉥ 해체기 : 배우자 사망 후 혼자 남는 시기

02 가족간호

❶ 목적 및 접근방법

(1) 가족간호의 목적

① 가족간호에서 간호대상자인 가족

  ㉠ 개인들과 가족들 하나하나가 개성의 뚜렷한 개체이다.

  ㉡ 가족이 건강문제에 대해 결정을 할 때에는 가족 내 결속력, 지각, 적응, 가치, 문화, 역할, 종교, 경제, 가족의 상호작용, 가족의 구조와 힘, 사회심리적인 변수와 물리적인 변수 등에 의해 영향을 받는다.

  ㉢ 간호사는 조언자일 뿐이며 보건의료에 대한 가족의 결정은 간호사와는 무관하다.

  ㉣ 목적달성은 가족이 스스로 목적을 결정할 때 가장 잘 이루어진다.

  ㉤ 가족의 건강은 역동적이며 복합적이고 다양한 측면을 가진 개념이다.

  ㉥ 간호대상자는 개인적으로 적합하다고 생각하는 건강행위를 하며, 그들의 사회적 맥락 속에서 수용가능한 건강행위를 한다.

  ㉦ 모든 가족은 그들이 건강수준을 향상시키려는 잠재력을 가지며 이는 간호사에 의해 촉진될 수 있다.

  ㉧ 가족간호사는 가족의 건강상태를 사정하고 이를 개선한다.

② **가족간호의 목적** … 가족간호의 목적은 가족건강을 유지·증진하고 삶의 질을 향상시키는 데 있으며 가족간호의 핵심적인 개념은 가족건강이므로 가족건강에 대한 개념 정의에 따라 가족간호의 목적은 달라진다.

(2) 가족간호 접근방법

① 환자 또는 대상자의 주요 배경으로서의 가족접근

  ㉠ 전통적인 방법으로 환자는 드러난 전경이며 가족은 배경이 된다.

  ㉡ 가족은 환자의 가장 근원적이며 필수적인 사회환경이다.

  ㉢ 가족은 스트레스원, 문제해결의 기본자원으로 본다.

  ㉣ 간호사의 관심의 초점이나 접근의 시작은 환자 개인이다.

  ㉤ 대상자의 정확한 사정이나 좀더 나은 중재방법을 위하여 가족을 포함시키며 지지체계로 환자간호계획에 동참한다.

② **가구원들의 총화(sum)로서의 가족접근**

  ㉠ 가족 구성원 개개인 모두를 중점으로 하여 가족 자체를 포함하는 간호를 제공하려는 시도이다.

  ㉡ 간호사는 가족 전체를 하나의 통합체로서 보려고 노력하나, 초점은 아프거나 문제가 있는 가구원 개개인이다.

ⓒ 가족은 부분들의 합 이상인 상호작용하는 체계라는 체계적 관점에서 가족을 보는 방법이다.

ⓔ 구성원들 간의 상호작용을 강조한다.

ⓜ 사업제공 시 가족단위로 문제점들을 포괄하여 함께 중재하려고 노력한다.

③ 대상자(서비스 단위)로서의 가족접근

　ⓖ 가족 자체를 대상자로 보는 접근법이다.

　ⓛ 가족이 환자나 가구원 개인과 관련되어 관심을 받는 것이 아니라 가족 자체가 주 관심이 되며 모든 구
　　성원을 위해 간호가 제공된다.

　ⓒ 환자는 가족의 이해를 돕기 위한 배경으로 취급한다.

　ⓔ 가족 내 상호관계나 가족역동 또는 가족기능이 중심이 되고 이를 파악하기 위하여 가구원 개인이나 다
　　른 사회조직과의 관계를 분석한다.

　ⓜ 간호중재 시 가구원 개인의 문제나 환자의 질병치료가 우선순위가 되지 않는 경우가 많다.

❷ 가족간호에 있어서 간호사의 역할

(1) 의의

지역사회 배경 속에서 개인, 가족과 일하는 것은 일련의 간호역할이며 중재이다. 가족의 조직과 기능은 가족
개인과 가족 전체 그리고 지역사회의 건강에 중요한 영향을 미친다. 그러므로 지역사회간호사는 가족이 건강
문제에 효과적으로 대처하도록 가족의 기능을 향상시켜준다.

(2) 지역사회간호사의 역할

① 계속적인 건강감시자로서의 역할을 한다. 가족건강상태를 계속적으로 사정함으로써 정상건강상태로부터 이
　탈한 건강문제를 발견한다.

② 가족이 건강문제가 있을 때 간호서비스를 제공하며 간호제공자로서의 역할을 한다.

③ 가족의 건강관리를 위해 지역사회의 자원을 효과적으로 이용하도록 돕는 자원의뢰자의 역할을 한다.

④ 필요한 자원과 기술을 이용하도록 가족을 격려하고 부족한 자원을 발견하여 연결시켜주는 촉진자로서 역할을
　한다.

⑤ 가족건강과업을 수행하기 위해 요구되는 보건지식을 제공하는 보건교육자로서의 역할을 한다.

⑥ 신뢰관계를 기반으로 가족의 문제를 의논할 수 있는 상담자로서의 역할을 한다.

⑦ 가족의 역할장애가 있을 때 역할모델로서의 역할을 한다.

⑧ 가족의 건강문제를 타 기관에 의뢰하는 의뢰자, 협조자의 역할을 한다.

최근 기출문제 분석

2024. 6. 22. 지방직

1 다음 설명에 해당하는 가족 관련 이론은?

- 가족 내 구성원의 배열, 구성원 간의 관계, 전체와 구성원의 관계에 관심을 둠
- 가족 구성원 간 다양한 내적 관계뿐 아니라 가족과 더 큰 사회와의 관계를 강조함

① 위기이론
② 가족발달이론
③ 교환이론
④ 구조-기능이론

> **TIP** 구조-기능이론은 가족을 하나의 사회적 체계로 보는 것이다. 가족 내 구성원의 배열, 구성원 간의 관계, 전체와 구성
> 원의 관계에 관심을 가지며, 가족 구성원 간의 다양한 내적 관계뿐 아니라 가족과 더 큰 사회와의 관계를 강조하여 가
> 족의 역할과 규범, 상호작용이 사회적 질서와 어떻게 연결되는지를 설명하는 이론이다.
> ① **위기이론** : 가족이 위기 상황에서 어떻게 반응하고 적응하는지를 설명하는 것으로 스트레스와 위기 관리가 중요하다.
> ② **가족발달이론** : 가족이 생애 주기 동안 어떻게 변화하고 발달하는지를 설명하는 것으로 가족의 생애 단계와 각 단계
> 에서의 과업과 역할이 중요하다.
> ③ **교환이론** : 사회적 교환의 관점에서 가족 내 구성원 간의 상호작용을 설명하는 이론으로 비용과 보상의 관점에서 인
> 간의 행동을 분석한다.

2023. 6. 10. 제1회 지방직

2 성인이 되어 결혼해 출가한 첫 자녀, 그리고 부모와 동거하며 취업 중인 막내가 있는 가족의 발달과업은?

① 직업의 안정화
② 부부관계의 재조정
③ 자녀의 사회화 교육
④ 친척에 대한 이해와 관계 수립

> **TIP** ② 진수기에 해당하며 이 시기에는 부부관계의 재조정, 노부모지지, 새로운 흥미 개발과 참여가 필요하다.
> ① 직업(수입)의 안정화는 청소년기에 해당한다.
> ③ 자녀들의 사회화가 필요한 것은 학령기에 해당한다.
> ④ 결혼에 적응하는 단계인 신혼기에 해당한다.
> ※ **듀발(Duvall)의 가족생활주기 8단계**
> ㉠ **신혼기**(결혼~첫 자녀 출생 전) : 건전한 부부관계를 수립하고 친척에 대한 이해관계 수립, 가족계획 등을 하는 시기
> ㉡ **양육기**(첫 자녀의 출생~30개월) : 만족한 가족 형성을 하는 시기로 부모의 역할과 기능에 적응이 필요
> ㉢ **학령전기**(첫 자녀가 30개월~6세) : 자녀들의 사회와 교육 및 영양 관리, 불균형된 자녀와의 관계 대처가 필요
> ㉣ **학령기**(첫 자녀가 6~13세) : 자녀들의 학업과 사회화 증진이 필요하며, 가족 내 규칙과 규범을 확립하는 시기
> ㉤ **청소년기**(첫 자녀가 13~19세) : 안정된 수익, 결혼 관계의 유지시기로 세대 간 충돌 대처가 필요
> ㉥ **진수기**(첫 자녀가 결혼~막내 결혼) : 부부관계의 재조정, 노부모지지, 새로운 흥미의 개발과 참여가 필요
> ㉦ **중년기**(자녀들 독립~은퇴) : 경제적으로 풍요롭고 출가한 자녀 가족과의 결속과 유대 확립이 필요
> ㉧ **노년기**(은퇴~사망) : 배우자 상실, 은퇴, 건강문제, 사회적 지위 및 경제력 감소에 대한 대처가 필요

Answer 1.④ 2.②

3 가족 이론 중 〈보기〉에서 설명하는 이론은?

─────── 보기 ───────

가족구성원 간의 상호작용에 대한 개인의 중요성을 강조하고 가족의 역할, 갈등, 의사소통, 의사결정 등 가족의 내적인 과정에 초점을 두었다.

① 가족발달 이론
② 가족체계 이론
③ 구조기능주의 이론
④ 상징적 상호작용 이론

TIP ① 가족발달 이론: 가족이 각 단계의 과업을 효과적으로 달성하는가를 중심으로 가족문제를 파악한다.
② 가족체계 이론: 가족은 각 부분의 특성을 합한 것 이상의 특징을 지니며 외부체계와의 지속적인 상호작용을 한다.
③ 구조기능주의 이론: 가족이 사회구조의 하나로써 사회의 요구에 가족구조의 기능이 어느 정도 적합한지에 중점을 둔다.

4 세계보건기구(WHO)의 가족생활주기(family life cycle)에서 첫 자녀 독립부터 막내 자녀 독립까지의 시기에 해당하는 발달 단계는?

① 형성기(formation)
② 해체기(dissolution)
③ 축소기(contraction)
④ 확대완료기(completed extension)

TIP WHO는 첫 자녀의 독립부터 모든 자녀의 독립을 축소기라고 정의한다.
① 결혼부터 첫 자녀 출생까지를 일컫는다.
② 배우자가 사망한 후 혼자 남는 시기를 일컫는다.
④ 모든 차녀의 출생부터 첫 자녀의 독립까지를 일컫는다.
※ WHO와 듀발(Duvall)의 가족생활주기

WHO	듀발(Duvall)
㉠ 형성기: 결혼부터 첫 자녀 출생까지	㉠ 신혼기: 결혼부터 첫 자녀 출생까지
㉡ 확대기: 첫 자녀 출생부터 막내 자녀 출생까지	㉡ 양육기: 첫 자녀 출생부터 30개월까지
㉢ 확대완료기: 모든 자녀 출생 완료부터 첫 자녀의 독립까지	㉢ 학령전기: 첫 자녀 30개월부터 6세까지
㉣ 축소기: 첫 자녀 독립부터 모든 자녀 독립까지	㉣ 학령기: 첫 자녀 6세부터 13세까지
㉤ 해체기: 배우자가 사망한 후 혼자 남는 시기	㉤ 청소년기: 첫 자녀 13세부터 20세까지
	㉥ 진수기: 첫 자녀의 독립부터 모든 자녀 독립까지
	㉦ 중년기: 모든 자녀 독립부터 부부의 은퇴까지
	㉧ 노년기: 부부의 은퇴 후 사망

Answer 3.④ 4.③

출제 예상 문제

1 가족간호이론 중 가족의 내적 역동에 초점에 둔 이론은?

① 상징적 상호작용이론

② 체계이론

③ 기능주의적 이론

④ 발달주의적 이론

TIP 상징적 상호주의적 접근

㉠ 사회학자 Mead가 만들었으며 Blumer(1973)가 처음 이 용어를 사용하였다.

㉡ 가족 구성원 개인간의 관계를 고찰하는 방법으로서 가족을 서로 상호작용하는 인격체로 보고 접근하는 방법이다.

㉢ 이론의 개념과 가정간의 일치가 결여되어 있다.

㉣ 일반적인 가정간호이론에서는 이론의 과정에 관심이 있는데, 상호주외자들의 연구는 과정의 일부분에 미무르는 경향이 있다.

2 다음 중 가족이 지역사회 간호사업의 기본이 되는 이유를 고른 것으로 옳은 것은?

> ㉠ 가족은 지역사회 사업수행시 효과적인 단위이기 때문이다.
> ㉡ 구성원의 건강문제는 가족의 건강문제를 반영하기 때문이다.
> ㉢ 가족은 구성원의 건강에 가장 큰 영향력을 발휘하기 때문이다.
> ㉣ 가족의 건강문제는 상호관련적이기 때문이다.

① ㉠㉡

② ㉢㉣

③ ㉡㉢㉣

④ ㉠㉡㉢㉣

TIP 가족의 지역사회 간호사업의 기본단위로 이용되는 이유

㉠ 가족은 가장 자연적·기본적·사회적·경제적 기본단위이다.

㉡ 가족은 가족집단의 문제를 함께 해결하는 문제해결활동의 단위이다.

㉢ 가족의 건강문제는 상호 탄력적·협력적이다.

㉣ 가족은 가족 구성원의 개인 건강관리에 영향을 끼치는 가장 중요한 환경이다.

㉤ 가족은 가족 건강행동형태를 결정한다.

㉥ 가족은 지역사회 간호사업을 수행하는 데 있어서 효과적이고 유용한 매개체이다.

Answer 1.① 2.④

3 박 씨는 큰아이가 30개월이며 안정된 부부관계를 유지하는 30대 직장인이다. 이 가족이 가지는 건강에 대한 관심은 주로 산모교육, 육아, 예방접종, 건강증진활동이다. 이 가족의 발달단계는?

① 진수기

② 출산기

③ 학령 전기

④ 학령기

TIP 출산기의 발달과업

㉠ 자녀출산, 영아기 자녀의 부모역할 적응

㉡ 영아의 발달 지원

㉢ 시간과 가사의 재조정

㉣ 만족스런 부부관계 유지 노력

㉤ 부모와 영어 모두를 위한 만족스러운 가족관계 형성

4 다음 중 가족이론에 해당하는 것을 모두 고른 것은?

㉠ 구조·기능적 접근	㉡ 상호작용적 접근
㉢ 조직이론	㉣ 발달주의적 접근

① ㉠㉡

② ㉠㉡㉢

③ ㉠㉡㉣

④ ㉠㉢

TIP ㉢ 지역사회간호 관계이론이다.

Answer 3.② 4.③

5 지역사회간호사가 진수기의 가족을 접하게 되었다. 그들에게서 기대되는 독특한 발달과업이라고 할 수 있는 것은?

① 자녀의 사회화

② 은퇴에 적응

③ 자녀를 성인으로 독립시킴

④ 만족스러운 결혼관계 유지

TIP ①④ 학령기 가족 ② 노년기 가족

※ **진수기 가족의 발달과업**

ⓐ 자녀의 발달과업에 직면하여 성인기로 자녀를 진수시키기

ⓑ 자녀의 독립지원, 자녀의 출가에 따른 부모의 역할 적응

ⓒ 지지기반으로서의 가족 기능을 유지

ⓓ 재정계획 및 실천

ⓔ 만족스런 부부관계 유지 노력, 중·노년기 준비

6 지역사회간호사는 누구의 요건에 중점을 두고 가족간호를 수행해야 하는가?

① 가족의 요구

② 개별적인 요구

③ 기관의 요구

④ 간호사의 요구

TIP 가족간호의 결정주체는 가족이다.

7 다음 중 가족의 발달과업에 대한 설명으로 옳지 않은 것은?

① 가족생활순환의 각 단계마다 변한다.

② 모든 가족의 생활순환마다 같다.

③ 가족의 생리적 및 문화적 요구를 만족시킨다.

④ 가족 전체의 요구에 중점을 둔 것이다.

TIP 가족의 발달과업은 각 가족의 특성에 따라 약간의 차이를 보인다.

Answer 5.③ 6.① 7.②

8 가족의 건강과 간호문제를 다루기 위하여 자원을 조직하는 데 있어서 간호사는 다음과 같은 자원을 활용할 책임이 있다. 1차적으로 가장 중요한 것은?

① 지역사회   ② 어머니

③ 가족   ④ 간호사

TIP 가족간호에서의 가족 전체는 좋은 자원이 될 수 있다.

9 지역사회 간호사업은 가족을 단위로 하는 것이 바람직한데 그 이유로 옳지 않은 것은?

① 가족은 자연적이며 기본적인 사회단위이기 때문이다.

② 건강에 관한 사항을 결정하는 데 관여하기 때문이다.

③ 비용과 시간면에서 유익하기 때문이다.

④ 가족의 건강문제는 상호협력적이기 때문이다.

TIP 가족을 기본단위로 사용하는 이유
ⓐ 가족은 자연적 · 사회적 · 경제적 기본단위이다.
ⓑ 가족은 가족집단의 문제를 함께 해결하는 문제해결활동의 단위이다.
ⓒ 가족의 건강문제는 상호탄력 · 협력적이다.
ⓓ 가족은 가족 구성원의 개인 건강관리에 영향을 끼치는 가장 중요한 환경이다.
ⓔ 가족은 가족 건강행동형태를 결정한다.

Answer 8.③ 9.③

02 가족간호과정

01 간호사정 및 간호계획

❶ 가족간호과정의 개념과 가족의 건강사정

(1) 가족간호과정의 개념

① **체계적인 접근** … 가족에 대한 사정, 진단, 계획, 중재, 평가단계를 말하며 이 과정은 순서적이며 논리적인 방식으로 간호사가 기능하도록 함을 의미한다.

② **과학적인 문제해결** … 가족의 요구와 이에 따른 간호중재에 대한 결정으로 과학적인 원칙에 근거하여 건강과 질병예방과 관련된 자료를 수집 · 분석하여 가족의 능력을 최대화하는 간호중재를 제공하는 데 최근의 과학적인 지식을 활용한다는 뜻이다.

③ **순환적이며 역동적인 행위** … 간호과정의 각 단계마다 건전한 의사결정과 효과적인 간호중재가 이루어지도록 하며 필요시 간호계획이 수정되고 평가되어 다시 가족체계로 환류됨을 말한다.

(2) 가족의 건강사정

① 목적
   ㉠ 가족의 건강, 기능, 과업수준을 파악하는 것이다.
   ㉡ 가족 구성원의 상호작용하는 방법을 이해함으로써 중재가 구체적이고 효과적으로 실시되며, 가족들로 하여금 기능상태를 알게 하여 부정적인 면을 변화시키고 긍정적인 측면을 강화해 나가도록 돕기 위함이다.
   ㉢ 가족의 입장에서는 현존하는 건강문제에 대처하여 앞으로 일어날 건강문제에 대해 예측적인 안내를 받아 대처해 나가도록 도움을 준다.

② 원칙
   ㉠ 가족 구성원 개개인보다 가족 전체에 초점을 맞춘다.
   ㉡ 가족의 다양성과 변화성에 대한 인식을 가지고 접근한다.

© 가족의 문제점뿐만 아니라 장점도 사정한다.

② 사정단계에서부터 가족이 전체 간호과정에 함께 참여함으로써 대상가족과 간호사가 동의하에 진단을 내려야 하며 그에 따라 목표를 수립하고 중재방법을 결정하도록 한다.

③ **사정단계에서 간호사의 책임** … 가족과의 신뢰적인 관계를 수립하며, 모든 가능한 자료원으로부터 가족에 대한 자료를 얻도록 다양한 방법을 이용하고, 가족건강에 관한 모든 변수를 수집하여 사정한다.

④ **신뢰관계 형성**

⊙ 가족을 방문한 목적과 제공될 간호의 내용을 설명하고 온화한 분위기를 조성하는 것은 대상자와 간호사 간에 필요한 자료의 공유를 용이하게 한다.

⊙ 방문목적을 분명히 하는 것 또한 필수적이다. 방문목적이 명확하지 않으면 갈등과 불신을 갖게 되어 대상자가 감정, 느낌, 자료 등을 제고하는 데 장애가 된다. 즉, 목적이 없는 방문은 절대 이루어져서는 안 된다.

© 간호사는 대상자의 안녕을 위해 순수한 관심을 가지고 개방적이며 진실한 태도로 관계를 형성한다. 면담시에는 민감성 있고 무비판적이며 수용적인 태도로 대상자의 결정권을 존중하는 태도를 가짐으로써 신뢰적인 관계형성을 촉진한다.

② 대상자가 불필요한 의존이 생기지 않도록 주의해야 한다.

◎ 의사결정을 하는 데 다른 사람으로부터 관심과 지지와 돌봄의 태도, 순수한 관심을 보여주는 것이 의미 있는 인간관계를 형성하는 데 도움이 된다. 이러한 전문간호사의 태도가 대상자로 하여금 변화할 수 있는 자신이 내적인 능력을 발휘하는 데 도움을 준다.

⑤ **자료수집방법**

⊙ **1차적인 자료** : 간호사가 직접적으로 관찰하고, 보고, 듣고, 환경에서 나는 냄새를 직접 맡음으로써 얻어지는 자료를 말한다. 간호사는 가족이 구두로 제공한 정보뿐만 아니라 관찰내용도 주의깊게 기록한다.

⊙ **2차적인 자료**

• 가족에 관련된 중요한 타인, 보건 및 사회기관의 직원, 가족의 주치의, 성직자, 건강기록지 등 다양한 자료원으로부터 가족에 관한 정보를 얻을 수 있다.

• 자료를 이용하고자 할 때는 가족의 구두 또는 서면 동의를 받는 것이 필요한데, 이는 간호사가 가족의 비밀을 지킬 의무이며 치료적인 관계에서 신뢰감을 증진하는 방법이다.

• 2차적인 자료는 정확하게 대상자가 지각한 내용이기보다는 제3자가 가족을 보는 지각정도를 나타낸다.

© 1차적인 자료와 2차적인 자료를 얻을 때 사용되는 구체적인 방법은 면담, 관찰, 신체사정술(청진, 타진, 촉진, 시진)과 계측이 활용되고 또 2차적인 자료원에 접하면 관련된 기록 검토 등이 복합적으로 사용된다.

ⓐ 자료수집을 위해 간호사가 가족을 만날 수 있는 방법

방법	장점	단점
가정방문	• 가족의 상황을 직접 관찰함으로써 가족관계, 시설, 능력에 대한 정확한 평가가 용이 • 실정에 맞는(기구, 시설) 보건지도 • 가족 구성원들에게 질문하기에 편함 • 가족 구성원이 수행한 간호를 관찰하는 기회 (원칙과 지시사항) • 가족 구성원을 지지 • 새로운 건강문제 발견	• 시간, 비용이 비경제적(방문 전 준비, 방문 후 정리) • 가정 내 많은 요인들로 산만해짐 • 공통의 문제를 가진 사람들과의 경험을 나눌 기회 결여
서신	• 비용이 적게 듦 • 가족 중심의 행동을 상기시킬 때	• 전체 가족에 대한 상황파악이 안됨 • 문제발견, 도울 기회 결여 • 가족 구성원이 받았는지 불확실
기관모임	• 간호시간이 절약 • 가정에 없는 전문적 기구에 대한 시범가능 • 산만함을 최소화 • 필요시 타 보건인력의 도움이 가능 • 자조에 대한 책임 강조	• 가정, 가족상황 파악이 어려움 • 찾아오는 부담(신체 · 경제적 부담) • 가정방문보다 개인적 문제에 대한 대화가 어려움 • 간호사 업무에 지장(시간약속이 안된 경우)
소집단 모임	• 같은 질병을 가진 구성원들간의 경험교환 및 서로간에 도움을 주는 기회 • 구성원들의 지도성을 고양 • 문제에 대한 실질적인 해답을 얻기가 용이 • 기분전환의 기회(불안, 슬픔 등 문제해결 접근의 기회가 됨)	• 관심이 적거나 부끄러워하는 경우 또는 너무 일반적인 경우에는 해결방안이 어려움 • 가능한 집단구성원이 동질성일 때 문제해결 용이
전화	• 시간, 비용이 경제적 • 구성원들의 지도성을 고양 • 가정방문보다 부담이 적음 • 서신연락보다 개인적 관계 유지 • 문제를 찾아내는 도구의 역할	• 상황판단의 기회가 적음 • 화로 사정이 어려움 • 전화가 없는 가정이나 전화통화가 되지 않으면 소용없음

⑥ 가족의 건강사정 시 유의점

　ⓐ 가족 구성원 개인이 아니라 가족을 하나의 단위로 하여 가족 전체에 초점을 둔다.

　ⓑ 자료수집에 적절한 시간을 들인다. 타당한 가족사정을 위해서는 시간이 걸리며 전체 간호제공 시에도 병행한다. 첫 번째 방문으로 모든 결정을 내리지 말고 관찰이 정확하다고 판단되면 가족 구성원에게 질문을 해서 간호사의 소견을 정당화시키도록 한다.

　ⓒ 가족의 건강사정을 위해 수집되는 자료는 질적인 내용과 양적 자료를 보완적으로 이용한다.

⑦ 가족의 건강사정도구의 종류

　㉠ 가족사정지침서

　　• 가족 개개인의 건강상태와 가족기능에 초점을 둔 도구이다.

　　• 가족기능의 강화 또는 변화가 필요하거나 예측적인 인내가 필요한 가족의 행위를 신속히 볼 수 있도록 시각적으로 요약한 도구이다.

　　• 환경 · 가족과의 관계, 가족 전체와 가족의 내적인 기능과의 관계를 조사하는 데 도움을 준다.

　　• 사용이 용이하고 시간을 최소화한다는 점이 특징이며 자료를 다룰 수 있는 이론적 배경이 있을 때 더욱 유용하다.

　　• 국내에서도 체계론적인 관점으로 우리나라의 사회문화적인 특성에 맞는 지표 또는 변수를 이용하여 개발한 가족사정지침서를 사용하고 있다.

　㉡ 가계도(가족 구조도)

　　• 유전학자, 의사, 간호사가 사용하여 온 도구로 3세대 이상에 걸친 가족성원에 관한 정보와 그들의 관계를 도표로 기록하는 방법을 말한다.

　　• 가계도에서는 가족 전체의 구성과 구조를 그림이나 도표로 그리기 때문에 복잡한 가족유형의 형태를 한눈에 파악할 수 있다.

　　• 가계도는 가족 구성원이 자신들을 새로운 시점에서 볼 수 있도록 도와줌으로써 치료에서 가족과 합류하는 중요한 방법이 된다.

　　• 가계도 면접은 체계적인 질문을 하기에 용이하여 임상가에게는 좋은 정보를 제공함과 동시에 가족 자신도 체계적인 관점으로 문제를 볼 수 있게 한다.

　　• 가계도는 가족의 연령, 성별, 질병 상태에 관하여 한눈에 볼 수 있게 하여 추후 필요한 정보가 무엇인지 확인 가능하다.

　　• 가족체계를 역사적으로 탐색하고 생활주기의 단계를 어떻게 거쳐 왔는가를 살펴봄으로써 현재의 가족문제를 어떻게 발전시켜 왔는지를 파악할 수 있다.

　　• 가족구조나 생활에 큰 차가 생겨 변화된 가족관계나 과거의 질병양상을 가계도상에서 정리하면 무엇이 가족에게 영향을 주었는지를 추론하기 용이하다.

　㉢ 외부체계도(가족 생태도)

　　• 가족관계와 외부체계와의 관계를 그림으로 나타내는 도구를 말하며, 외부환경과 가족의 상호작용을 분석하기 위한 시각적인 방법으로 전문보건 의료인들이 이용한다.

　　• 체계론적 관점으로 도식하면 에너지의 유출, 유입을 관찰할 수 있다.

　　• 많은 건강 또는 복지기관과 접촉하는 구성원, 지지체계, 가족체계를 유지하는 데 필요한 에너지의 결여 등을 파악할 수 있다.

　　• 가족 구성원들에게 영향을 미치는 스트레스원을 찾는 데 도움이 된다.

　　• 한 장에 가족체계 밖에 있는 기관들과 개인 구성원과의 상호작용 측면에서 관련된 스트레스, 갈등, 가족의 감정 등을 요약할 수 있는 유용한 도구이다.

　　• 복합적인 관계가 불분명하거나 도구표현이 어려운 경우에는 사용이 어렵다는 것이 단점이다.

ⓔ 가족연대기
- 가족의 역사 중에서 개인에게 영향을 주었다고 생각되는 중요한 사건을 순서대로 열거한 것이며, 중요한 시기만의 특별한 연대표를 작성하는 경우도 있다.
- 가족연대기는 개인의 질환과 중요한 사건의 관련성을 추구하려 할 때 사용한다.
- 개인의 연대표를 만들어 두면 전 가족 구성원의 증상, 역할 등을 가족이라는 맥락 안에서 추적하는 데 유용하다.
- 가족이 필요한 건강행위나 건강에 대해 집중적인 관심을 쏟지 못하는 가족관계의 문제를 다룰 때 도움이 되며 가족 구성원들이 가족관계를 어떻게 할 때 성공적이었나를 볼 수 있도록 도와줌으로써 긍정적인 강화가 된다.

ⓜ 가족생활 사건도구(생의 변화 질문지)
- 질병을 앓을 위험에 있는 사람들을 파악하기 위해 이용되는 도구이다.
- Holmes, Rahe, Masuda 등에 의해 개발된 생의 변화 질문지는 생의 변화를 가져온 사건들과 질병 간의 관계를 보기 위해 미국 및 여러 나라에서 이용되고 있다.
- 가정이나 지역사회, 또는 임상에서 복합적인 스트레스를 경험하는 개인을 신속히 가려내는 데 유용하다.

ⓗ 사회지지도
- 가족 중 가장 취약한 구성원을 중심으로 부모형제관계, 친척관계, 친구와 직장동료 등 이웃관계, 그 외 지역사회와의 관계를 그려봄으로써, 취약가족 구성원의 가족하위체계뿐만 아니라 가족 외부체계와의 상호작용을 파악할 수 있다.

ⓢ 가족밀착도
- 가족을 이해함에 있어 가족의 구조뿐 아니라 구조를 구성하고 있는 관계의 본질을 파악해야 한다.
- 가족 구성원 간의 밀착 관계와 상호 관계를 그림으로 도식화하는 것이다.
- 현재 동거하고 있는 가족구성원 간의 애정적 결속력, 밀착관계, 애착정도, 갈등정도를 알 수 있다.
- 평소 가족이 알지 못하던 관계를 새롭게 조명해 볼 수 있고, 가족의 전체적인 상호작용을 바로 볼 수 있어 가족 간 문제를 확인하기가 용이하다.
- 가족밀착도 작성
  - 가족 구성원을 둥글게 배치하여 남자는 □, 여자는 ○ 로 표시
  - 기호 안에는 간단하게 구성원이 가족 내 위치와 나이를 기록하고, 가족 2명을 조로하여 관계를 선으로 표시
  - 밀착관계, 갈등관계, 소원한 관계, 단절, 갈등적 관계, 융해된 갈등관계 등을 각각의 다른 모양의 선으로 표시

ⓞ 가족기능평가도구(Family APGAR)
- 가족이 문제에 대처하여 해결해 나가는 가족의 자가 관리 능력과 더불어 가족 기능수준을 사정하는 도구이다.
- 가족이 인지하는 가족의 일반적 기능인 가족의 적응능력, 협력, 성숙도, 애정, 해결에 대한 만족도를 10점 만점으로 측정하여 판단한다.

점수	평기
0~3점	문제가 있는 가족기능
4~6점	중등도의 가족기능
7~10점	좋은 가족기능

• 가족의 적응능력 : 가족위기 때 문제해결을 위한 내·외적 가족자원 활용능력의 정도
• 가족 간의 동료의식 정도 : 가족 구성원끼리 동반자 관계에서 의사결정을 하고 서로 지지하는 정도
• 가족 간의 성숙도 : 가족 구성원 간의 상호지지와 지도를 통한 신체적 정서적 충만감을 달성하는 정도
• 가족 간의 애정 정도 : 가족 구성원 간의 돌봄과 애정적 관계
• 문제해결 : 가족 구성원들이 다른 구성원의 신체적 정서적 지지를 위해 서로 시간을 내어주는 정도

(3) 가족간호 진단

① 개념 ⋯ 실재하거나 잠재적인 가족의 건강문제를 발견하고 문제의 원인 또는 요인을 규명하여 간호중재가 가능하도록 하는 단계다.

② 우선순위 결정 시 고려사항
  ㉠ 간호 제공자 : 시간, 비용, 이용가능한 인력 및 예산, 자원의 접근 가능성 등
  ㉡ 가족 문제 : 문제의 특성, 문제 해결능력, 예방 가능성, 문제 인식의 차등성
  ㉢ 가족의 자가관리 : 문제에 대한 인식도, 문제 대응을 위한 지식 및 기술의 정도, 생활수준, 문제의 심각성 정도
  ㉣ 가족들이 실제로 행동함으로써 변화를 경험할 수 있고 가족 전체에서 영향을 줄 수 있는 것
  ㉤ 도미노 현상을 일으킬 수 있는 근본적인 문제
  ㉥ 가족의 관심도가 높은 것, 응급 또는 긴급을 요하는 것
  ㉦ 가족이 쉽게 수행할 수 있으며 문제 해결 가능성이 높은 것
  ㉧ 실재하는 문제>잠재적인 문제>건강증진적 문제 순으로 우선순위 결정

② 가족간호계획

(1) 목적설정

① 가족이 스스로 다룰 수 있는 문제는 무엇이며 간호사의 중재가 필요한 문제와 외부기관이나 단체에 의뢰해야 할 문제는 무엇인지를 분류한다.

② 가족이나 간호사의 활동을 구체화하고 기대하는 결과나 성과를 기술한다.

③ 목적과 목표는 어떠한 간호행위를 택할 것인가를 결정하는 데 기준이 되며 간호중재에 대한 지속적이고 종합적인 평가를 내리기 위한 기준이 되므로 중요하다.

④ 목적은 전반적이고 추상적인 진술로 목표와 평가의 방향을 제시해 주는 진술이다.

⑤ 목표는 목적보다는 구체적인 진술로서 간호대상자 중심의 성취해야 할 내용, 성취해야 할 양, 기간, 변화가 있어야 할 가족 구성원과 장소가 포함된 진술이다.

⑥ 목적과 목표진술은 기회의 가치, 목적, 신념과 일치하도록 한다.

⑦ 목표의 구성요소는 누가(who), 무엇을(what), 언제까지(when)의 3요소를 반드시 포함해야 한다.

(2) 계획단계

① **총체적인 접근** … 가족의 문화적·사회적인 맥락에서 접근한 가족 스스로의 건강에 대한 책임, 자기돌봄, 보건교육, 건강증진, 질병이나 불구의 예방, 가족 구성원 개인의 발달단계와 과업 등을 전체적으로 파악하고 가족의 독자성에 중점을 둔다. 부수적으로 영양과 관련된 행위, 운동, 스트레스 해소방법, 질병발생시 가족의 도움을 받는 곳 등에 대한 파악도 필요하다.

② **계약**

  ㉠ **목적** : 가족이 간호에 대한 목적을 구체적으로 이해하고 가족과 간호사와의 관계를 명확히 구체적으로 이해하도록 도움을 준다. 그리고 가족이 누구보다도 가족 건강에 대한 책임이 있음을 인식하는 데 근본적인 목적이 있다.

  ㉡ 구두로 할 것인지 서면으로 할 것인지에 대한 선택은 기관의 정책에 달려 있다.

  ㉢ 가족간호를 적용하는 실무영역별로 차이가 있겠으나 가정간호사업인 경우에는 가정은 병원과는 다른 환경이므로 의사처방이나 시행절차의 변형을 요하는 경우가 발생하므로 이 방법은 필수적이다.

  ㉣ 계약은 전통적인 간호행위 또는 치료, 처치에서 보면 새로운 접근법이고 우리나라에서는 생소한 간호계획의 접근방법이다. 보건의료 제공자들은 수혜자와 상호관계적이며 협력적인 유형을 지향하는 경향이 있고 이 접근은 일반대중의 지식수준이 향상되고 자기돌봄운동과 일치하는 방법이다. 적극적인 가족이나 가족 구성원의 참여와 자기결정권을 인정함을 의미하며 이는 환자의 권리이기도 하다는 점에서 미국에서 널리 이용되고 있다.

  ㉤ **특징**
  • 동반자 관계로 간호사와 가족 간의 힘의 배분이 개방적이며 탄력적이고 협상적이다.
  • 계약의 목적을 이행하기 위해 제공자와 수혜자를 묶는 방법으로 목적에 대한 몰입을 의미한다.
  • 목적적인 관계, 책임을 분명히 문서화함으로써 간호사, 환자, 가족간의 앞으로 제공될 서비스의 내용과 구체적인 제한점을 명시한다.
  • 누가, 무엇을, 언제 수행할 것인가를 명확히 기술한다.
  • 서비스를 주고받는 기간, 어떻게 목적에 가장 잘 도달할 수 있는가에 대한 제안을 계속적으로 나눌 수 있는 협상의 기회가 된다.

  ㉥ **포함되는 내용**
  • 목적성취를 위한 간호계획으로 구체적인 활동, 누가 무엇을 언제 할 것인가 하는 내용, 가족과 환자의 기대, 포함된 모든 사람들의 역할과 기대를 명백히 하고 구체적인 절차에 대한 윤곽과 책임을 포함한다.
  • 방문횟수 및 기간과 간호사와 가족 간의 상호작용의 목적, 간호진단, 바람직한 결과, 간호요구의 우선순위, 중재와 수행방법, 구체적인 활동, 방문시간 등도 포함한다.

ⓐ 장점

- 환자 자신의 참여와 구체적인 측정가능한 목표설정은 환자가 필요한 과업을 수행하도록 동기화한다.
- 환자의 개별적 욕구에 초점을 둠으로써 간호계획이 개별화될 수 있다.
- 양자 모두 목적을 알기 때문에 목적성취의 가능성이 높아진다.
- 간호사, 환자 모두의 문제해결능력이 향상된다.
- 의사결정과정에서 환자가 능동적인 참여자가 된다.
- 스스로 자신을 돌볼 수 있는 기술을 배움으로 해서 환자의 자율성과 자긍심이 고취된다.

ⓞ 단점 : 가족이나 건강문제가 있는 가족 구성원이 적극적으로 참여하기보다 간호사나 의료인에게 의존적일 때는 적용이 어렵다.

02 간호수행 및 간호평가

❶ 가족간호수행

(1) 가족간호수행 의의

① 간호중재

ㄱ 수립된 수행 계획을 실시하는 것으로, 중재단계는 가족과 함께 이미 설정된 목적과 목표를 성취하기 위해 간호수행계획에 따라 필요한 행위를 시작해서 마무리 하는 단계다.

ㄴ 가족의 전반적인 기능, 질적인 삶, 건강증진과 질병이나 불구를 예방하기 위한 스스로의 능력을 강화시키고 자율성과 자기경각심을 증진시키려는 단계다.

② 간호중재 지침

ㄱ 개인의 문제가 아닌 가족 전체의 문제로 접근

ㄴ 중재 계획 시 도미노의 첫 단계를 파악

ㄷ 가족들이 참여하여 대상자 스스로 문제를 해결하도록 해야 함

ㄹ 가족의 장점을 활용

(2) 가족 간호중재 유형

① 예측적 안내

ㄱ 가족생활주기를 통해 가족들이 경험할 수 있는 문제들을 예측하여 대처할 수 있는 능력을 키워주는 것이다.

ㄴ 주로 문제해결의 접근방법을 통해 이루어진다. 즉, 가족들은 부딪히게 될 특별한 문제들에 대해서 알고, 문제를 어떻게 다룰 수 있을까에 대해 논의할 필요가 있다.

ⓒ 가족들은 문제상황에 대해 효율적인 결정을 하기 위해서 정보를 알고 평가하는 데 도움을 필요로 한다. 그러므로, 문제해결의 접근을 통해서 가족들의 얘기치 않은 문제뿐만 아니라 기대되는 문제를 다루는 법을 배울 수 있다.

ⓔ 문제해결은 조사, 공식화, 사정, 문제해결을 위한 기꺼움 또는 준비성의 개발, 계획, 수행, 평가의 단계를 거쳐 이루어진다.

② 건강상담

ⓐ 상담의 일반적인 규칙
- 상담자는 상담의뢰자에게 관심을 보이며 보호자와 같은 태도를 취해야 하고 처음부터 자신이 돕고자 하는 사람과 긴밀한 유대를 맺도록 노력하여야 한다.
- 상담자는 상담의뢰자의 문제를 바로 그 사람의 시각에서 이해하려고 노력하여야 하며 상담의뢰자 자신의 문제를 확실하게 구체화할 수 있도록 상담자가 직접 문제를 거론하며 정의내리지 않아야 한다.
- 상담자는 상담의뢰자의 감정에 대해 이해와 수용의 감정이입의 상태가 필요하며, 동정이나 애도의 태도는 필요하지 않으므로 상담의뢰자로 하여금 자신의 감정상태를 알게 하는 것이 중요하다.
- 상담자는 자신의 충고를 받아들이도록 강요해서는 안 되며, 상담의뢰자로 하여금 문제에 영향을 미치는 제반 요소들을 인식할 수 있도록 도와주고, 자신에게 가장 적합한 해결방안을 선택할 수 있도록 격려한다.
- 상담자는 상담의뢰자의 특별한 승인 없이는 그 사람의 비밀을 누설해서는 안 된다.
- 상담의뢰자가 적절한 결정을 하는데 필요한 각종 정보와 자료를 제공한다.

ⓑ 상담의 과정요소
- 경청 : 상담과정에서 경청은 적극적인 상담이 이루어지도록 하는 데 기본적인 요소이므로 간호대상자가 무엇을 말하는지 혹은 말하려고 하는지 충분히 주의깊게 들을 필요가 있다.
- 시간설정 : 상담시간을 설정하여 간호사와 대상자간의 관심의 초점을 맞추도록 이끌어야 한다.
- 관심표명 : 간호사가 편안한 자세, 비언어적 표현 등으로 대상자의 문제에 관심이 있음을 보여주어야 한다.
- 반복 : 대상자가 처한 입장을 명확히 하며 말하려고 하는 의도가 무엇인지를 진실로 표현하고, 그 자신의 문제를 더욱 규명하도록 돕고자 대상자의 진술을 재언급하거나 반복한다.
- 질문 : 대상자의 문제에 대해 충분히 숙고할 수 있도록 그 처한 상황, 영향을 미치는 여러 요인들을 검토하고, 대안들을 찾아내기 위한 하나의 방법이다.
- 안심 : 대상자의 자신감을 강화하거나 도움의 중요성을 확신시킴으로써 문제를 스스로 해결할 수 있다는 안도감을 부여한다.
- 정보제공 : 상담과정의 한 부분으로써 상담자가 전공분야에 관한 정보를 주는데, 결정을 내려 주는 것이 아니라 대상자가 결정을 내릴 수 있는 뒷받침이 되도록 하는 데 있다는 점을 유의해야 하며 정보는 정확하고 신뢰적이어야 한다.

ⓒ **추후관리** : 대상자가 상담 이후에 결과가 어떠한지를 전화로 보고할 수 있고, 간호사가 상담의 결과가 긍정적인지 부정적인지를 파악하기 위한 방문 등이 필수적이다.

③ 보건교육

  ㉠ 가족교육 시 고려할 점 : 가족을 대상으로 보건교육을 하는 간호사들이 직면하는 현실적인 문제는 가족과 가정간호기관의 자원에 영향을 주는 것이다.

  • 간호사는 새로운 대처기술을 배우는 것이 궁극적으로 현존하는 문제의 해결에 어떻게 도움이 되는가를 가족들이 깨달을 수 있도록 도와야 한다.

  • 가족의 자원은 주어진 시점에서 매우 제한적이어서 간호사는 가족이 다른 문제에 대한 해결책을 찾는 것을 돕고 자원에 대한 지식을 더해줌으로써 학습의 장해요인을 제거할 필요가 있다.

  • 가족에게 교육을 제공할 수 있는 시간과 전문성의 제약에 대한 한계는 간호기록에 명확하게 가족교육을 위해 수행한 활동내용과 그러한 중재로 인해 얻어진 결과를 기록하는 것을 통해 해결한다.

  • 가족간호를 수행할 간호사는 가족교육에 관한 보수교육을 받는 것이 필요하다.

  ㉡ 가족교육을 위한 교육과정의 활용

  • 사정 : 초기의 사정을 위해서 서로 편리한 시간에 면담을 할 수 있도록 계획하는 것이 중요한데, 초기의 면담은 사정과 계획을 위한 기초자료를 제공해줄 뿐만 아니라 가족과 간호사가 서로 잘 알게 되고, 교육·학습과정을 위한 신뢰를 형성하는 데에 도움이 된다.

  • 교육적 진단 : 교육적 진단은 현존하는 건강문제의 관리에 대한 지식이나 기술, 또는 동기에 있어서의 구체적인 취약점을 규명하는 것이고 이러한 진단은 가족을 돕고자 하는 수용가능한 목적과 목표를 설정하기 위한 기초로서 활용된다.

  • 계획 : 계획단계에서는 가족과 간호사가 함께 학습목표를 설정하고, 각 가족 구성원의 요구에 따른 적절한 전략을 개발하여야 하며 학습자 중심의 목표는 곧 평가의 근거로 사용될 수 있다.

  • 수행 : 간호사와 가족이 학습전략을 수행할 때 관심을 갖고 있는 모든 사람이 무엇이 일어나고 있는가를 인식하는 것이 중요하다.

  • 평가 : 계획된 목표를 실현했는가의 여부에 기초를 두고 수행전략이 얼마나 잘 실행되었는가를 보는 것이다.

  ㉢ 가족교육을 위한 학습방법

  • 시범 : 이론과 아울러 시각적으로 볼 수 있는 실물을 사용하거나 실제장면을 만들어 지도하는 교육방법으로 현실적으로 실천을 가능하게 하는 효과적인 방법이다.

  • 사례연구 : 사례연구는 실제적 사실과 사건에 근거하여 문제를 해결할 수 있는 능력을 키우는 데 도움이 되고 다른 가족이 직면한 문제를 읽고 들음으로써 대상가족의 문제를 스스로 어떻게 해결해 갈 것인가를 생각할 수 있다.

  • 가족집담회 : 가족집담회는 참여가족들이 이전에 있었던 문제를 깊이 조사하기보다는 가능한 문제들을 다루기 위한 양자택일의 방법을 배울 수 있도록 고안된 것으로 한 가족이나 여러 가족의 구성원으로 이루어질 수 있으며 집단이 작을 때 가장 효과적이다.

  • 역할극 : 역할극은 강의와 토의에 보충적으로 사용될 수 있는 효과적인 교육방법이다. 행동적인 경험을 해봄으로써 문제해결을 위한 방법으로 활용되는 데 흉내내기, 사회극, 극화들을 통해 행해질 수 있으며 가족들이 참여할 수 있는 경험적 학습방법이다.

  • 어린이가 있는 가족에서는 인형극, 우화, 속담, 노래 등을 이용하는 것이 효과적이다.

④ 직접적인 간호제공
　　㉠ 직접적인 간호활동은 드레싱 교환, 도뇨관 삽입, 활력증상 측정 등 간호사의 전문적인 기술로 직접적이고 기술적인 간호행위이다.
　　㉡ 가족의 건강증진을 촉진하는 간호활동보다는 만성질환자의 가정간호에서 더욱 요구가 많아질 것이며 이러한 중재활동에서 기기나 기구가 필요한 경우가 있다.
　　㉢ 보건교육이나 상담, 의뢰활동도 직접적인 간호활동들이다.

⑤ 의뢰
　　㉠ 의뢰는 간호사의 중요한 역할로 복합적인 가족의 건강문제나 위기시에 여러 전문인의 도움이 필요할 때 하는 행위이다.
　　㉡ 간호사는 여러 기관이나 시설 또는 인력에 대한 정보를 가지고 필요시 적절히 활용한다.
　　㉢ 기관이나 시설의 설립목적, 이용절차, 수혜대상자, 의뢰시의 구비서류, 담당자 이름 · 주소 · 전화번호 등의 정보와 목록을 구비하여야 한다.
　　㉣ 경우에 따라서는 의뢰서를 요청하는 경우도 있으므로 의뢰서와 구비서류 등을 사전에 준비해 두는 것이 필요하다.
　　㉤ 타 기관이나 시설에 의뢰하고자 할 때에는 사전에 가족에게 알리고 동의가 필요하다.

⑥ 가족의 자원 강화
　　㉠ 가족이 가진 자원에 대한 강화는 가족간호중재의 한 영역으로, 가족의 자원은 경제적 · 물리적인 것과 인력도 포함한다.
　　㉡ **경제적인 자원** : 경제적인 자원의 적절성 여부는 가족 구성원의 소득의 총액과 지출, 가족 구성원의 앓고 있는 질병의 종류와 이용가능한 의료기관의 접근도, 의료비용, 의료보험에서의 지원 또는 충당범위에 따라 달라진다. 이러한 가족자원의 적절성 여부는 간호사에 의해 1차적인 사정이 이루어지나 나라에 따라서는 사회사업가에게 의뢰되어 파악되기도 한다.
　　㉢ **물리적인 자원** : 건강한 가정환경을 유지하며 특히 환자가 있는 가족의 경우에는 적절한 기구나 물품의 조달이 필수적이다. 경우에 따라서는 가족이 가지고 있는 기구나 기기를 재구성 또는 재배치하거나 변형하여 사용할 수도 있다. 물리적인 시설의 설치나 재배치는 집단에서의 안전하고 자유스런 이동, 개인위생, 안정된 수면, 절족동물 매개에 의한 감염병 예방, 안전한 상수와 음식공급을 위해 필요하다.
　　㉣ **인적 자원** : 가족이나 가족 구성원의 건강을 돌보는데 중요한 요소이며 가족 구성원, 가족 구성원간의 관계, 건강행위와 돌보는 기술에 대한 지식과 기술, 문제해결능력 등도 자원이 된다.

⑦ 스트레스 관리
　　㉠ 어떤 가족은 스트레스에 효과적으로 대처하나, 또 어떤 가족은 위기를 겪게 되거나 비조직화되기도 한다.
　　㉡ Boss(1987) : 가족의 가치가 운명론적인가 승부욕이 있는가에 따라 어떻게 가족이 대처할 것인가에 중요한 영향을 미친다고 하였다. 승부욕이 있는 가족은 상황을 조절하고 통제할 수 있으며 그래서 어떤 활동을 취할 가능성이 높다. 능동적인 전략은 수동적인 접근보다 더 효과적이라고 가정한다.

ⓒ Curran(1985): 건강한 가족은 스트레스를 취약점으로 보지 않고 정상적인 자극으로 받아들인다고 본다. 이 가족은 잘 적응하여 갈등해결과 창의적인 대처기술을 발달시킨다.

ⓔ 모든 가족은 자아실현의 가능성과 건강을 유지·증진시킬 수 있는 잠재력을 갖고 있으므로 간호사는 정보를 제공하여 바람직한 방향으로 행동수정과 생활양식의 변화를 촉진시킴으로써 안녕상태에 이르도록 도울 수 있다.

ⓜ 스트레스 관리에 있어서 첫 단계는 스트레스를 인식하고 예방하며 미리 예측하고 피할 수 있는 스트레스원을 제거하는 것이다. 개별적인 스트레스를 효과적으로 감소시키는 방법으로는 이완요법, 회상요법, 음악요법, 적절한 영양, 약물과 알코올의 최소한 사용, 바이오피드백(biofeedback)이 있다.

❷ 평가

(1) 평가의 방법과 시기

① 평가의 방법

ⓐ 평가는 간호사 이외에도 동료, 상급자 또는 타 보건전문인과의 상담, 자문 등을 통해 할 수도 있다. 동료, 상급자 또는 타 전문인에게 자문을 받아 평가함으로써 간호과정의 진행에서 부족한 부분을 검토하는 데 도움이 된다.

ⓑ 간호기록지 중 요약지는 가족의 간호과정을 체계적으로 평가하여 확인하는 하나의 과정이다.

ⓒ 미국의 경우에는 제3자인 의료보험회사에서 간호비용을 지불하므로 평가를 시행하기도 한다. 그리고 계약관계인 경우에는 가족이 변화의 필요성을 인정하여 지속적으로 간호사의 도움을 필요로 할 때에는 재계약하여 관계를 지속한다.

② 평가의 시기

ⓐ 사업을 제공하는 기관에 따라서 정책적으로 평가시기를 정하기도 한다. 기관의 정해진 규정이 없다 해도 정기적인 평가시기를 정하여 제공된 사업의 결과를 측정하고 요약·정리하는 것이 중요하다. 만일 평가가 없다면 치료적인 또는 문제해결을 위한 간호과정이 불필요하게 지연되며 가족건강 향상의 역효과를 초래하게 될 것이다.

ⓑ 평가는 시기에 따라 중간평가와 최종평가로 구분하며, 중간평가나 최종평가의 시기는 간호기관에 따라 달라진다.

(2) 평가의 내용

① 목표가 설정될 때부터 어떻게 평가할 것인지를 결정해야 한다. 그래서 잘 설정된 목표진술은 평가를 위한 가능성을 그 자체가 가지고 있다.

② 평가를 용이하게 하기 위해서는 목표진술부터 측정가능한 용어로 진술하는 것이 바람직하다.

③ 가족 전체의 변화인 가족의 결속력이나 책임의 공유, 가족 구성원 개인의 불안, 변화된 역할의 만족 등의 사회심리적인 변수는 질문을 통해 가족의 구술적인 표현을 직접 들어 측정하거나 가족 구성원들간의 상호 작용을 관찰하여 측정·평가할 수 있다.

④ 이미 개발되어 신뢰도와 타당도가 검증된 간단한 도구를 이용하는 설문지법을 사용함으로써 객관적인 평가를 할 수도 있다.

⑤ 우리나라의 간호실무에서 가족을 대상으로 하는 실무는 주로 지역사회간호에서 이루어지고 있다. 보건소의 경우에 정기적인 중간평가는 월별, 분기별로 이루어지며 종합평가는 연말에 이루어진다.

03 취약 가족 간호

1 취약 가족 정의

(1) 취약 가족 개념

장기적 또는 일시적 위험 요인이 개인, 가족, 지역사회에 작용하여 생활 속에서 바람직하지 못한 결과를 보다 많이 경험하는 가족이다. 가족적 차원과 사회적 차원의 접근으로 집중적인 간호를 제공해야 한다.

(2) 취약 가족 분류

① 구조적으로 취약한 가족
  ㉠ 구조적 결손에 의한 취약 가족
  ㉡ 한부모 가족, 이혼 가족, 단독 가구, 새싹가족(가족구성원 전체가 미성년자인 가족), 조손가족

② 기능적으로 취약한 가족
  ㉠ 경제적 결핍이나 만성질환, 장애 등에 의한 취약 가족
  ㉡ 저소득층 가족, 실업가족, 만성질환자 가족, 장애인 가족

③ 발달단계 취약 가족
  ㉠ 생애주기 발달단계의 미숙으로 인한 취약 가족
  ㉡ 미혼모·미혼부 가족, 미숙아 가족

④ 가족 내 상호작용 취약 가족
  ㉠ 가족 내 상호작용의 단절로, 탈선이나 비행, 약물중독 등에 의한 취약 가족
  ㉡ 폭력(학대)가족, 비행청소년 가족, 알코올의존증 가족, 다문화 가족

(3) 취약 가족 공통 문제

① 대부분 재정적 어려움을 겪고, 가족 내 역할변화를 경험한다.

② 위험 상황이 장기화되면서 많은 스트레스를 동반하므로 복합적 위기를 겪는다.

③ 다른 가족구성원들의 신체적 · 정서적 욕구가 무시되는 경우가 많다.

② 취약 가족 간호중재

(1) 취약 가족 중재

① **인지적 중재** … 구체적이고 정확한 지식, 기술을 제공한다.

② **행위적 중재** … 가족구성원들이 문제해결을 위한 하나의 팀으로서, 역할과 과제를 할당한다.

③ **정서적 중재** … 경험이나 상담을 통해 자신들의 문제를 스스로 확인하고 해결하고자 하는 의지를 찾도록 격려하고 지지한다.

(2) 취약 가족 유형별 간호중재

① **만성질환자 가족**
  ㉠ 권력과 역할 관계 재조정 및 가족 내 결속강화 프로그램 제공
  ㉡ 만성질환자뿐만 아니라 환자의 가족도 간호대상
  ㉢ 개별적 · 집단적 사회적지지 제공

② **결손 가족(한부모, 미혼가족)**
  ㉠ 심리적인 문제로 인한 정신적, 신체적 질병 가능성이 높으므로 건강상태 사정
  ㉡ 생활보조금, 주거지원서비스 등 제도적 지원 연계

③ **저소득 가족**
  ㉠ 직업훈련, 근로복지 프로그램 등 제도적 지원 연계
  ㉡ 기초생활보호 대상 자격 여부 파악

④ **다문화 가족** … 타문화 대상자의 건강에 대한 가치 및 신념을 포함한 문화적 맥락 이해 및 언어 적응 지원

⑤ **폭력(학대) 가족**
  ㉠ **예방적 대책** : 가정폭력에 대한 사회 인식의 전환 및 신고의식 변화
  ㉡ **개인적 대책** : 가족 단위 지원책 마련, 예방교육 활성화, 반복적 교육 실시
  ㉢ **사회복지적 대책** : 가정폭력 피해자 지원 시설의 확충 및 지원 확대

≡ 최근 기출문제 분석 ≡

2024. 6. 22. 지방직

1 다음 그림에 해당하는 가족사정 도구는?

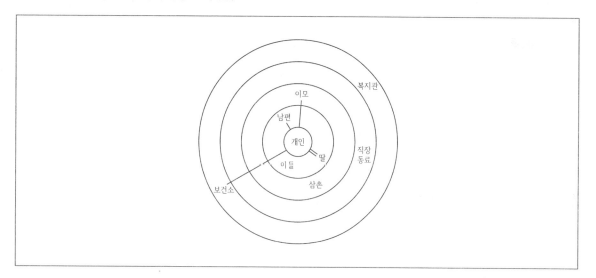

① 사회지지도　　　　　　　　② 외부체계도

③ 가족밀착도　　　　　　　　④ 가족구조도

TIP

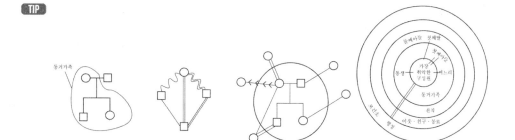

※ **사회지지도** … 개인이 의지할 수 있는 사회적 지원망을 시각적으로 표현한 것이다. 개인을 중심으로 가족, 친척, 친구, 동료 등과의 관계를 나타내며, 사회적 지원체계와의 관계를 평가한다. 개인을 중심으로 가족과 외부의 사회적 관계(이모, 남편, 아들, 딸, 삼촌, 직장 동료, 복지관, 보건소)들이 원형으로 배치된 것이다.

Answer　1.①

2023. 6. 10. 제1회 지방직

2 **취약가족의 분류상 기능적으로 취약한 가족에 해당하는 것은?**

① 학대 가족

② 한부모 가족

③ 미혼모 가족

④ 저소득 가족

> **TIP** ④ 저소득 가정은 기능적으로 취약한 가족에 해당한다.
> ① 가족 내 상호작용이 취약한 가족 유형으로는 폭력 가족, 비행 청소년 가족, 학대 가족 등이 있다.
> ② 한부모 가족은 구조적으로 취약한 가족에 해당한다.
> ③ 발달 단계의 취약 가족으로는 미숙아 가족, 미혼모 가족 등이 있다.

2023. 6. 10. 제1회 지방직

3 **가족밀착도를 이용하여 파악할 수 있는 정보가 아닌 것은?**

① 가족의 생활사건

② 가족 간의 관계

③ 가족의 정서적 지지

④ 가족의 전체적인 상호작용

> **TIP** ① 가족의 생활사건은 가족연대기로 파악할 수 있다.
> ② 가족 간의 관계를 선으로 표시하기 때문에 파악할 수 있다.
> ③ 밀착 관계, 갈등 관계, 단절 등을 각각 다른 모양의 선으로 표시하여 정서적 관계를 알 수 있다.
> ④ 평소 가족이 알지 못하던 관계를 새롭게 조명해 볼 수 있고, 가족의 전체적인 상호작용을 바로 볼 수 있어 가족 간의 문제를 확인하기 용이하다는 장점이 있다.

Answer 2.④ 3.①

4 〈보기〉 유형의 가족건강사정도구에 대한 설명으로 가장 옳은 것은?

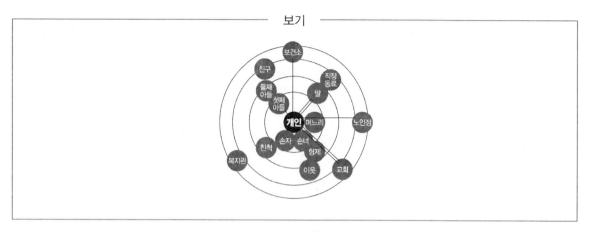

① 가족의 적응력, 협력성, 성장성, 애정성 등을 확인할 수 있다.

② 가족 구성원들과 외부체계와의 접촉, 지지, 스트레스를 파악할 수 있다.

③ 가족 구성원 중 한 명을 중심으로 가족, 친척, 이웃 및 지역사회의 지지를 파악할 수 있다.

④ 가족에 대한 정보를 도식화하여 가족의 질병력 및 상호관계를 확인할 수 있다.

> **TIP** ③ 〈보기〉의 유형은 사회지지도이다. 사회지지도는 가족 중 가장 취약한 구성원을 중심으로 지역사회관계를 그린다. 선을 이용하여 지지 정도를 표시하고 소원한 경우에는 선을 그리지 않는다. 보통은 1개, 친밀한 경우는 2개의 선을 그린다.
> ① 가족밀착도에 대한 설명이다.
> ② 외부체계도에 대한 설명이다.
> ④ 가계도에 대한 설명이다.

Answer 4.③

5 다음에서 설명하는 가족사정도구는?

> • 가족구성원 전체를 둘러싼 외부환경과 가족구성원 사이의 상호작용을 명료하게 파악할 수 있다.
> • 가족에게 유용하거나 스트레스·갈등이 있는 외부체계를 파악할 수 있다.

① 가계도

② 생태도

③ 가족밀착도

④ 사회지지도

> **TIP** ② **생태도**(외부체계도) : 외부환경과 가족구성원 간의 다양한 상호작용을 한눈에 파악할 수 있으며 가족에게 유용한 체계나 스트레스 및 갈등이 발생하는 외부체계를 파악할 수 있다. 교류의 정도, 스트레스 등을 나타낸다.
> ① **가계도** : 가족 구성원의 전체 구조를 한눈에 볼 수 있다. 부부를 중심으로 가족구성원의 관계를 기록한다. 일반적으로 이혼이나 별거, 사망 등을 기입하며 동거가족은 점선으로 표기한다.
> ③ **가족밀착도** : 동거 중인 가족구성원 간의 상호관계 및 밀착관계를 도식화한 것이다. 전체적인 상호작용을 쉽게 파악할 수 있으며 점선이 아닌 실선으로 표기한다.
> ④ **사회지지도** : 가족구성원 중 가장 취약한 구성원을 중심으로 친구, 이웃, 직장동료 등 지역사회 관계를 나타낸다. 가족 하위체계와 외부환경과의 상호작용을 파악할 수 있다.

6 Holmes와 Rahe의 '생의 변화 질문지(life change questionnaire)'를 이용한 가족사정방법에 대한 설명으로 옳은 것은?

① 가족과 가족구성원에게 발생했던 주요 사건을 시간 흐름에 따라 순서대로 기술한다.

② 최근 1년 동안 가족이 경험한 사건들을 생의 사건단위로 합산하여 질병 발생 가능성을 예측한다.

③ 가족이 문제를 해결하는 자가관리능력과 가족기능수준을 파악할 수 있다.

④ 가족의 발달 단계, 구조요인, 기능요인, 대처요인 등에 대한 면담 결과를 기록한다.

> **TIP** ① 가족연대기
> ③ 가족기능평가도구
> ④ 가족구조도
> ※ **생의 변화 질문지** … 가족 구성원들이 경험하는 표준화된 사건 목록에 점수를 부여하여 질병을 앓을 위험이 있는 구성원을 파악하기 위한 도구이다. 홀름(Holmes), 라에(Rahe), 마쓰다(Masuda) 등에 의해 개발되었으며 경험한 사건의 변화 척도로 스트레스를 측정할 수 있다. 경험한 사건 단위가 높을수록 질병에 대한 감수성이 높다.

Answer 5.② 6.②

7 가족사정도구에 대한 설명으로 옳은 것은?

① 가계도 : 3대 이상에 걸친 가족구성원에 관한 정보와 이들의 관계를 도표로 기록하는 방법으로 복잡한 가족 형태를 한눈에 볼 수 있다.

② 가족밀착도 : 가족과 이웃, 외부 기관 등과의 상호관계와 밀착 정도를 도식화한 것이다.

③ 사회지지도 : 가족 중 부부를 중심으로 부모, 형제, 친척, 친구, 직장 동료와 이웃 및 지역사회의 지지 정도와 상호작용을 파악할 수 있다.

④ 가족생활사건 : 가족의 역사 중에서 가족에게 영향을 주었다고 생각되는 중요한 사건들을 순서대로 열거하고, 가족에게 미친 영향을 파악하는 것이다.

> **TIP** 가족사정도구
> ㉠ **가족구조도(가계도)** : 3세대 이상에 걸친 가족구성원에 관한 정보와 그들 간의 관계를 도표로 기록하여 복잡한 가족유형의 형태를 한눈에 볼 수 있도록 한 도구로 가계도를 그리는 방법
> ㉡ **가족밀착도** : 현재 동거하고 있는 가족구성원들 간의 밀착관계와 상호관계를 이해하는 데 도움
> ㉢ **외부체계도** : 가족관계와 외부체계와의 관계를 그림으로 나타내는 도구로 가족의 에너지 유출과 유입을 관찰할 수 있고 가족구성원들에게 영향을 미치는 스트레스원을 찾는 데 도움을 준다.
> ㉣ **가족연대기** : 가족의 역사 중에서 개인에게 영향을 주었다고 생각되는 중요한 사건을 순서대로 열거한 것으로 개인의 질환과 중요한 사건의 관련성을 추구하려 할 때 사용한다.
> ㉤ **가족생활 사건** : 가족이 최근에 경험한 일상사건의 수를 표준화한 가족생활 사건도구를 사용하여 가족에게 일어나는 문제가 스트레스와 관련된 문제인지, 특정한 스트레스에 잘못된 대처로 인하여 더욱 악화되고 있는지의 여부를 확인하는데 사용된다.

Answer 7.①

출제 예상 문제

1 다음 중 가족간호의 방법수행을 위해 필요한 간호수단으로 옳은 것은?

① 집단교육, 클리닉 활동, 보건교육

② 상담, 직접간호 제공, 가정방문

③ 가정방문, 직접간호 제공, 클리닉 활동

④ 가정방문, 집단교육, 클리닉 활동

TIP 가족간호의 수단
ⓐ 목표달성을 위한 방법 : 보건교육, 직접간호의 제공 등이 있다.
ⓑ 방법수행을 위한 수단 : 클리닉 활동, 집단교육, 가정방문 등이 있다.

2 다음 중 가족간호사정의 보조적 도구로서 가구원 중 취약하거나 우선적으로 간호중재가 필요한 가족에 대한 지지정도와 외부사회의 상호작용을 사정할 수 있는 것은?

① 외부체계도

② 사회지지도

③ 가족밀착도

④ 가족구조도

TIP 사회지지도 … 가족 구성원 중 가장 취약한 가족을 중심으로 부모형제 · 친척관계 및 이웃관계, 지역사회와의 관계를 그려서 그 구성원의 가족하위체계 이외에 외부체계와의 상호작용을 파악하는 것이다. 이는 가족 지지체계의 이해를 통해 가족중재에도 활용이 가능하다.

Answer 1.④ 2.②

3 가계도에 대한 설명으로 옳은 것은?

① 가족 구성원의 스트레스원을 알 수 있다.

② 가족 구성원 개인의 질환과 중요 사건의 관련성을 알 수 있다.

③ 가족 외부체계와의 상호작용을 알 수 있다.

④ 가족의 구조를 알 수 있다.

TIP ① 외부체계도
② 가족연대기
③ 사회지지도

4 다음 중 가족치료접근법의 대상으로 옳은 것은?

① 가족 구성원으로서의 개인

② 유기적인 전체로서의 가족

③ 가족과 접근하는 지역사회

④ 가족 구성원 중 의사결정권자

TIP 가족간호를 할 때 치료접근 대상은 통합적인 가족이어야 한다.

Answer 3.④ 4.②

PART

05 지역사회간호

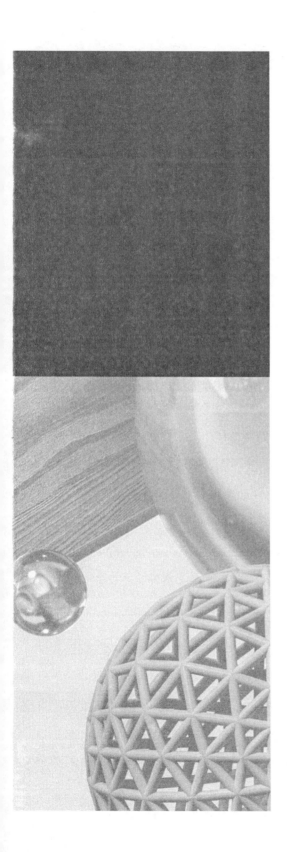

CHAPTER
03
학교간호

01 학교보건과 학교간호

01 학교보건

❶ 학교보건의 의의 및 인력

(1) 학교보건의 정의와 중요성

① **학교보건의 정의** … 학교의 구성원인 학생 및 교직원과 그 가족, 나아가 지역사회를 대상으로 학생, 가족, 교직원 및 보건의료 전문가가 참여하여 보건서비스와 환경기능의 수준을 향상시켜 질병을 예방하고 증진시켜 안녕상태에 이르도록 하는 포괄적인 건강사업으로 보건학의 한 영역이다.

② **학교보건의 목적** … 학생과 교직원 스스로 그들의 질병을 관리하고 예방함, 건강 보호·유지·증진할 수 있는 능력을 갖추도록 한다.

③ **학교보건의 중요성**

　㉠ 학생기의 건강상태는 당시의 학습에 영향을 미칠 뿐만 아니라 생애 전 과정의 질적 생활을 좌우한다.

　㉡ 학교는 교육뿐만 아니라 여러 방면으로 지역사회의 중심체적인 역할을 하고 있다.

　㉢ 학교는 집단적인 관리가 가능하므로 보건교육의 대상으로서 가장 효과적이며, 그들을 통하여 교육을 받지 못한 학부모에게까지 건강지식이나 정보를 전할 수 있기 때문에 파급효과가 크다.

　㉣ 교직원은 그 지역사회의 지도적 입장에 있고 항상 보호자와 접촉하고 있다.

④ **학교보건의 8가지 영역(WHO)** … 학교보건서비스, 보건교육, 정신건강서비스, 상담, 건전한 학교환경 조성, 학교 급식, 교직원 건강증진, 체육교육, 가족－지역사회 연계

(2) 학교보건의 인력

① **보건교사** … 학교 내에서 학교보건을 담당하는 자로서 학생 및 교직원에 대한 건강진단실시의 준비와 실시에 관한 협조, 학교보건계획의 수립, 학교 환경위생의 유지관리 및 개선에 관한 사항, 기타 학교의 보건관리 등의 업무를 수행한다.

② 학교의 · 학교약사 … 대부분 촉탁의사나 약사로서 학교장이 위촉하며 학교의에는 한의사도 포함된다. 학교 보건계획의 수립에 관한 자문, 학생 및 교직원에 대한 건강진단과 건강평가, 각종 질병의 예방처치 및 보건지도, 기타 학교보건관리에 관한 지도 등의 업무를 수행한다.

③ 영양사 … 1979년 국가공무원법에 의해 정규 보건직 공무원으로 임명되어 학교급식 업무를 담당하고 있는 자를 말한다.

④ 행정관계인 … 보건복지부장관, 교육구청장, 서울특별시장, 시 · 도지사, 학교의 설립경영자, 학교장 등이 이에 속한다.

② 학교보건교육

(1) 학교보건교육의 양성

① 개인건강지도 … 교사, 보건교사, 학교의 등과 부모는 학생과 직접 접촉하며 개인적인 보건지도의 기회를 많이 갖게 된다. 보건교육도 일반교육과 마찬가지로 집단교육보다는 개인지도가 더욱 효과적이다.

② 일상경험을 통한 수시 보건교육 … 학교시설환경, 학교급식, 신체검사, 체육 등과 같이 매일의 학교생활을 통하여 수시로 이루어지는 비공식적인 보건교육이 있다.

③ 계통적 보건교육 … 보건과목 또는 특별 보건과정을 통해 교육한다.

(2) 학교보건교육의 계획

① 보건교육의 계획은 종합적인 전 학업과정 작성에 있어서 그 일부분을 차지한다.

② 보건교육계획은 전직원의 책무이다.

③ 계획생활에 학생을 참여시켜야 한다.

④ 학교에 있어서의 보건교육계획은 학교와 지역사회의 종합적인 전체 보건사업계획의 일부분으로서 이루어져야 한다.

⑤ 지역사회로부터 협조를 얻도록 한다.

⑥ 계획은 계속적이어야 하며, 주도적 역할이 있어야 한다.

⑦ 계획은 행동적인 결과를 가져와야 한다.

02 학교간호

① 학교간호의 개념

(1) 목적

학교간호는 보건교사의 지식과 기술로 이루어지는 간호를 학교에 제공함으로써 학교가 그들의 건강을 스스로 관리하는 능력을 향상시키는 것이다. 즉, 학교간호의 대상은 학교이며 여기에 간호제공과 보건교육 그리고 관리라는 간호행위를 통하여 학교가 그 건강문제를 스스로 해결하는 능력을 향상시키도록 하는 데에 학교간호의 목적이 있다.

(2) 보건교사의 역할

보건교사는 학교간호의 대상인 학교에 접근하기 위하여 간호과정을 적용하며, 간호행위를 위해서는 간호수단을 동원한다. 또한 보건교사는 학교가 스스로 건강관리기능을 향상시키는 과정, 즉 기능지표를 개발한다.

(3) 학교간호체계

보건교사가 학교를 담당하여 학교간호사업을 하는 데에는 체계를 이룬다. 학교, 자원, 보건교사가 투입되어 학교간호과정을 거쳐 학교간호의 목적에 도달하게 된다.

(4) 학교간호의 필요성

① 학교교육의 능률을 위한 건강증진

② 사고의 위험으로부터 보호

③ 건강문제 조기발견 및 적절한 조치

(5) 학교보건 전문 인력의 직무

보건교사	학교장

• 학교보건계획의 수립
• 학교 환경위생의 유지 관리 및 개선에 관한 사항
• 학생과 교직원에 대한 건강진단의 준비와 실시에 관한 협조
• 각종 질병의 예방처치 및 보건지도
• 학생과 교직원의 건강관찰과 학교의사의 건강상담, 건강
  평가 등의 실시에 관한 협조
• 신체가 허약한 학생에 대한 보건지도
• 보건지도를 위한 학생가정 방문
• 교사의 보건교육 협조와 필요시의 보건교육
• 보건실의 시설, 설비 및 약품 등의 관리
• 보건교육자료의 수집 관리
• 학생건강기록부의 관리
• 의료행위
－이상 등 흔히 볼 수 있는 환자의 치료
－응급을 요하는 자에 대한 응급처치
－부상과 질병의 악화를 방지하기 위한 처치
－건강진단결과 발견된 질병자의 요양지도 및 관리
－의료행위에 따르는 약품투여
	• 공기정화설비 및 미세먼지 측정기기 설치
	• 학교시설의 환경위생과 식품위생 유지관리
	• 학생 및 교직원의 건강검사 실시 및 건강검사기록 작성
	  관리
	• 감염병에 감염, 감염된 것으로 의심, 감염될 우려가 있는
	  학생 및 교직원에 대하여 등교중지시킬 수 있음
	• 학생의 신체발달 및 체력증진, 질병의 치료와 예방, 음주,
	  흡연과 약물 오남용의 예방, 성교육, 정신건강 증진 등을
	  위하여 보건교육을 실시하고 필요한 조치
	• 매년 교직원 대상으로 심폐소생술 등 응급처치에 관한 교
	  육 실시
	• 초·중학교의 장 : 학생 입학일로부터 90일 이내에 예방접
	  종 완료여부 검사
	• 선상검사결과에 대한 치료 및 예방조치
	• 학생의 안전관리
	• 교직원의 보건관리
	• 감염병 예방과 학교의 보건에 필요할 때에 휴업할 수 있음

❷ 학교간호과정

(1) 간호사정

① 자료수집방법

　㉠ 1차 자료 : 보건교사가 직접 수집한 신체검사 및 각종 검사 자료, 설문조사, 면담, 관찰 자료 등

　㉡ 2차 자료(기존자료 활용) : 학교에서 얻을 수 있는 모든 기록 및 자료(학생출석부, 보건일지, 건강행태 보
　　고서, 보건교육 평가서, 학생건강기록부 등)

② 자료수집내용

　㉠ 특성

　　• 인구통계 : 학생 및 교직원의 수, 연령, 성별, 이동상태, 결석률 등을 파악한다.

　　• 학교환경

　　－물리적 환경 : 학교시설인 의자, 책상, 건물, 시설의 설비와 학교의 부지, 학생들의 통학거리, 주변환경, 급수
　　　원, 토질, 높이 및 방향, 학교건물의 위치, 면적, 출입구, 지하실, 옥상의 이용, 복도, 계단, 교실, 상수 및
　　　하수시설, 쓰레기 처리, 화장실, 운동장, 수영장 등의 위생적 시설이 이에 속한다.

　　－사회적 환경 : 행정체계, 학부모의 교육 정도, 지역사회와의 조직체계 등이 이에 속한다.

- 학교 외 환경 : 정화구역을 설정하고 이용가능한 지역사회 자원을 파악한다.
- 학교보건사업의 실태 : 보건실 이용률, 예방접종률, 보건교육횟수, 학교급식실태 등 보건교사와 학생의 상호작용 정도를 파악한다.
- ⓒ **건강수준** : 신입생들의 건강과 예방접종상태에 대한 자료 기록지를 학부모로부터 수집하여 그 후 계속 주기적으로 수집, 최신 정보로 보완한다. 또한 건강행위를 파악하기 위하여 흡연 및 약물복용상태, 식습관, 취미활동 등을 확인한다.

- ⓒ **자원**
  - 인적 자원 : 보건교사, 학교의, 학교약사, 교직원, 학부모 등의 자원을 파악한다.
  - 물적 자원 : 시설물, 기구·도구, 자료, 재정, 시간, 지역사회 지원체계 등을 파악한다.

(2) 간호진단

자료분석을 통해 파악된 학교간호문제를 관련있는 것끼리 묶어 문제의 중요성, 인구집단에 영향하는 정도, 법적 의무사항 여부, 자원 동원가능성, 실천가능성 등을 고려하여 간호진단을 내린다.

(3) 간호계획

① **목표설정** … 관련성, 실현가능성, 관찰가능성, 측정가능성, 정확성 등의 조건을 갖추어 장소, 대상, 문제, 시기, 범위를 포함하여 기술되어야 한다.

② **방법 및 수단**
  - ㉠ 보건실활동, 방문 및 의뢰활동, 상담, 집단지도, 매체활용 등 여러 수단 중에서 간호계획에 적절한 방법 및 수단을 선택한다.
  - ㉡ **방법 및 수단을 선택하는 절차**
    - 목표달성을 위한 서로 다른 방법 및 수단을 찾는다.
    - 문제해결을 위해 요구되는 자원과 이용가능한 자원을 조정한다.
    - 가장 최선의 방법 및 수단을 선택한다.
    - 구체적인 활동(방법 및 수단)을 기술한다.

③ **수행 및 평가계획** … 누가, 무엇을, 언제, 어떻게, 어디서 할 것인지가 기술되어야 한다.

(4) 간호수행

① **직접간호수행** … 응급처치, 상담, 보건교육실시, 예방접종, 신체검사 등 간호사 면허증 소지자인 보건교사만이 실시할 수 있는 전문가로서의 역할을 한다.

② **간접간호수행** … 예산작성, 기록, 보고, 통계자료 정리 등 조정자, 감시자, 지도감독자의 역할을 한다.

(5) 간호평가

① 학교간호의 평가대상 및 기준을 선정한다.

② 자료를 수집하고 계획과 실적을 비교한다.

③ 결과분석을 통해 학교간호사업의 가치를 판단한다.

④ 재계획을 실시한다.

③ 교육부 학생 감염병 예방 위기대응 매뉴얼(2016)

(1) 목적 및 목표

① 목적 ⋯ 감염병 위협으로부터 학생과 교직원을 보호하고 정상적인 학교기능을 유지함을 목적으로 한다.

② 목표 ⋯ 학생과 교직원의 감염병 이환을 예방하고 학교 내 감염병을 조기 발견하고 사후 조치를 신속히 함으로써 유행 확산을 방지한다. 학교 내 감염병 유행 시 체계적으로 대응함으로써 학교기능을 유지하고 지역사회 전파를 차단한다.

[평상시 학생 감염병 발생 단계]

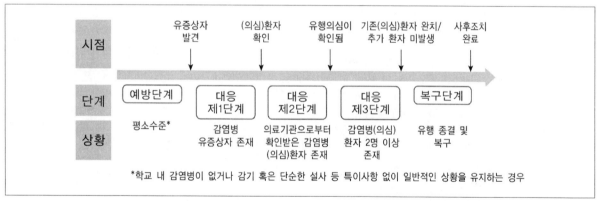

(2) 매뉴얼의 활용

① 학교 내 감염병 조기 발견 및 확산 방지를 위한 조직적 대응

② 국가위기 상황에 따른 체계적 대응

③ 학생 빈발 감염병 정보 제공

④ 감염병 예방 교육, 학교 환경 개선 등의 활동

[대응단계의 기간 및 후속조치]

단계	상황	시작 시점	종료 시점		후속 조치
대응 제1단계	감염병 유증상자 존재	유증상자 발견	의료기관 진료 결과 감염병 (의심)환자 발생을 확인	⇒	대응 제2단계
			감염병이 아닌 것으로 확인	⇒	예방단계
대응 제2단계	의료기관으로부터 확인받은 감염병 (의심)환자 존재	의료기관 진료 결과 감염병 (의심)환자 발생을 확인	추가 (의심)환자 발생 확인을 통해 유행의심 기준을 충족	⇒	대응 제3단계
			기존 (의심)환자가 완치되고 추가 (의심)환자가 미발생	⇒	예방단계
대응 제3단계	감염병 (의심)환자 2명 이상 존재	추가 (의심)환자 발생 확인을 통해 유행의심 기준 충족	기존의 모든 (의심)환자가 완치되고 추가 (의심)환자가 미발생	⇒	복구단계

[감염병으로 인한 국가위기 단계별 학교 및 교육행정기관 대응]

단계		판단기준	학교 내 발생 가능성	대응
예방		평상시	없음	• 일반적 대비 • 대응체계 구축
국가 위기 단계	관심 (Blue)	해외 신종 감염병 발생 (세계보건기구 : '국제 공중보건 위기상황' 선포)	없음	• 감염병 발생 동향 파악 • 구체적 대응 방안 검토
		국내의 원인불명 · 재출현 감염병 발생	산발적	• 구체적 대응 방안 검토 • 징후 감시 활동(필요시)
	주의 (Yellow)	• 해외 신종 감염병의 국내 유입 및 제한적 전파 (세계보건기구 : '감염병 주의보' 발령) • 국내에서 원인불명 · 재출현 감염병의 제한적 전파	해당지역	• 구체적 대응 방안 마련 • 유관기관 협조체계 가동 • 환자발생 지역에 대한 감시 및 대응 실시
	경계 (Orange)	• 해외 신종 감염병의 국내 유입 후 추가 전파에 따른 지역사회 전파 • 국내 원인불명 · 재출현 감염병의 추가 전파에 따른 지역 전파	해당지역	• 대응체제 가동 • 유관기관 협조체계 강화 • 환자발생 지역에 대한 감시 및 대응 강화
	심각 (Red)	• 해외 신종 감염병의 전국적 확산 징후 • 국내 원인불명 · 재출현 감염병의 전국적 확산 징후	전국적	• 대응역량 총동원 • 범정부적 협조체계 강화 • 전국으로 감시 및 대응 강화 확대
복구		유행 종료	산발적	• 평가 및 보완 • 복구 • 감시 활동 유지

≡ 최근 기출문제 분석 ≡

2024. 6. 22. 지방직

1 「학교보건법 시행령」상 보건교사의 직무에 해당하는 것은?

① 학교보건계획의 수립에 관한 자문

② 학생과 교직원의 건강상담

③ 학생과 교직원의 건강진단과 건강평가

④ 보건지도를 위한 학생가정 방문

> **TIP** ①②③ 학교의사의 직무〈학교보건법 시행령 제23조(학교에 두는 의료인·약사 및 보건교사) 제4항 제1호〉
>
> ※ **보건교사의 직무**〈학교보건법 시행령 제23조(학교에 두는 의료인·약사 및 보건교사) 제4항 제3호〉
> ㉠ 학교보건계획의 수립
> ㉡ 학교 환경위생의 유지·관리 및 개선에 관한 사항
> ㉢ 학생과 교직원에 대한 건강진단의 준비와 실시에 관한 협조
> ㉣ 각종 질병의 예방처치 및 보건지도
> ㉤ 학생과 교직원의 건강관찰과 학교의사의 건강상담, 건강평가 등의 실시에 관한 협조
> ㉥ 신체가 허약한 학생에 대한 보건지도
> ㉦ 보건지도를 위한 학생가정 방문
> ㉧ 교사의 보건교육 협조와 필요시의 보건교육
> ㉨ 보건실의 시설·설비 및 약품 등의 관리
> ㉩ 보건교육자료의 수집·관리
> ㉪ 학생건강기록부의 관리
> ㉫ 다음의 의료행위(간호사 면허를 가진 사람만 해당한다)
> • 외상 등 흔히 볼 수 있는 환자의 치료
> • 응급을 요하는 자에 대한 응급처치
> • 부상과 질병의 악화를 방지하기 위한 처치
> • 건강진단결과 발견된 질병자의 요양지도 및 관리
> • 위에 해당하는 의료행위에 따르는 의약품 투여
> ㉬ 그 밖에 학교의 보건관리

Answer 1.④

2 「학교 감염병 예방·위기대응 매뉴얼」(제3차 개정판)상 다음 내용에 해당하는 학교 내 감염병 발생 시 대응단계는?

> 감염병 유증상자를 발견하여 의료기관 진료를 통해 감염병(의심)환자 발생 여부를 확인하는 단계

① 예방단계

② 대응 제1단계

③ 대응 제2단계

④ 대응 제3단계

> **TIP** 대응 제1단계는 감염병 유증상자를 발견하여 의료기관 진료를 통해 감염병(의심)환자 발생 여부를 확인하는 단계이다.
> ① 예방단계 : 수동감시를 실시하는 단계이다.
> ③ 대응 제2단계 : 의료기관으로부터 확인받은 감염병 (의심)환자가 있어 감염병 (의심)환자의 추가 발생 및 유행 의심 여부를 판단하는 단계이다.
> ④ 대응 제3단계 : 동일 학급에서 감염병 (의심)환자가 2명 이상 존재하는 것을 확인하여, 학생 감염병 관리 조직의 유행 시 대응활동을 통해 유행 확산을 방지하는 단계이다.

3 「학교보건법」에 근거한 학교의 장의 업무로 가장 옳지 않은 것은?

① 학생 건강검사 결과 질병에 감염된 학생에 대하여 질병의 치료에 필요한 조치를 하여야 한다.

② 학생 정신건강 상태를 검사한 결과 필요하면 해당학생에 대해 의료기관을 연계하여야 한다.

③ 안전사고를 예방하기 위하여 학생에 대한 안전교육 및 그 밖에 필요한 조치를 하여야 한다.

④ 학생이 새로 입학한 날로부터 180일 이내에 시장·군수 또는 구청장에게 예방접종증명서를 발급받아 예방접종을 모두 받았는지를 검사한 후 이를 교육정보시스템에 기록하여야 한다.

> **TIP** 초등학교와 중학교의 장은 학생이 새로 입학한 날부터 90일 이내에 시장·군수 또는 구청장에게 예방접종증명서를 발급받아 예방접종을 모두 받았는지를 검사한 후 이를 교육정보시스템에 기록하여야 한다〈학교보건법 제10조(예방접종 완료 여부의 검사) 제1항〉.

Answer 2.② 3.④

≡ 출제 예상 문제

1 다음 중 학교보건법상 보건교사의 업무가 아닌 것은?

① 학교보건계획의 수립

② 보건지도를 위한 학생가정의 방문

③ 학교환경위생의 유지관리 및 개선에 관한 사항

④ 학생 및 교직원의 건강진단과 건강평가

··

TIP 학교의사의 업무에 해당한다.

2 다음 중 학교 보건교사가 가장 먼저 해결해야 할 문제는?

① 1학년 중 홍역에 걸린 학생이 5명이다.

② 2학년 중 비만인 학생이 100명이다.

③ 고지혈증에 걸린 3학년 학생이 50명이다.

④ 비만학생이 70명이다.

··

TIP 우선순위를 결정할 때는 파급효과가 얼마나 큰 문제인지 확인하여야 하는데, 홍역은 학교 내에서 파급효과가 크기 때문에 가장 먼저 해결해야 할 문제이다.

3 학교보건업무의 계획 및 감독과 행정상의 1차적 책임자는?

① 보건교사
② 시·군·구청장

③ 학교장
④ 학교의사

··

TIP 학교의 보건업무계획을 하고 감독을 맡는 행정의 1차적 책임자는 학교장이다.

Answer 1.④ 2.① 3.③

4 다음 중 학교보건에 관한 설명으로 옳지 않은 것은?

① 보건교사 자격기준에서는 반드시 1년간의 인턴십이 요구된다.

② 학생과 교직원의 1차 건강관리는 보건교사에 의해 수행되는 것이 효과적이다.

③ 학교의가 1차적으로 모든 학생의 건강상태를 검진하는 것은 보건업무 효과면에서도 생산적이지 못하다.

④ 담임교사가 건강을 관찰할 수 있도록 체계화시킨 관찰양식이 있어야 한다.

> **TIP** ① 보건교사 2급의 자격은 '대학의 간호학과 졸업자 혹은 전문대학의 간호과 졸업자로서, 재학 중 소정의 교직학점을 취득하고 간호사 면허를 취득한 자'이다. 따라서 반드시 1년간의 인턴십이 요구되는 것은 아니다.

5 학교간호사정시 보건실 이용률, 예방접종률, 보건횟수 등을 통하여 파악할 수 있는 내용은?

① 학교환경요소
② 학교보건사업의 실태
③ 학교간호수단 및 방법
④ 학교보건사업을 위한 자원 동원가능성

> **TIP** 학교보건사업의 실태를 파악하기 위해 보건실 이용률, 예방접종률, 보건횟수 등이 이용된다.

6 학교보건사업을 평가하려 할 때 일반적으로 가장 먼저 평가해야 하는 것은?

① 사업의 효율
② 사업의 진행
③ 목표달성 정도
④ 투입된 노력

> **TIP** 학교보건사업을 평가할 때 시행 완료된 사업의 효율을 가장 먼저 평가해야 한다.

7 학교간호의 개념을 진술하고자 할 때 학교간호행위와 학교간호의 목표 사이에 상호작용은 무엇을 통하여 이루어지는가?

① 학교간호수단
② 학교간호과정
③ 학교간호제공
④ 학교보건교육

> **TIP** 학교간호의 목표는 학교간호수단을 통해 간호행위와 서로 상호작용한다.

Answer 4.① 5.② 6.① 7.①

8 학교지역사회 건강진단을 실시함에 있어서 학교지역사회의 구성물에 대한 자료를 수집하려고 한다. 이를 위한 자료로 적절한 것은?

① 학교보건예산
② 학교 내의 위해요인이 되는 환경
③ 교지, 교사, 의자와 책상 등에 관한 상태
④ 학생 및 교직원의 연령, 성별, 이동상태

TIP 학교지역사회의 구성물에 대한 자료를 수집할 때는 학교의 구성원의 상황, 이동상태 등을 파악하여야 한다.

9 학교보건사업의 내용과 범위의 정도는 학교의 특성에 따라 영향을 받는다. 주요 요인에 해당하는 것을 모두 고른 것은?

㉠ 보건교사의 능력	㉡ 학교의 지리적 조건
㉢ 학교행정가의 학교보건사업에 대한 인지	㉣ 학교인구의 건강요구
㉤ 학교보건 자원의 정도	

① ㉠㉡㉢㉣
② ㉠㉡㉣㉤
③ ㉠㉢㉣㉤
④ ㉡㉢㉣㉤

TIP ㉡ 학교의 지리적 조건은 학교보건사업과는 관계가 적다.

10 보건교육의 내용선정 시 고려되어야 하는 사항끼리 연결된 것은?

㉠ 대상자의 요구	㉡ 대상자의 사회문화적 배경
㉢ 대상자의 관심	㉣ 대상자의 학력 및 지식정도

① ㉠㉡
② ㉠㉡㉣
③ ㉠㉢㉣
④ ㉠㉡㉢㉣

TIP 보건교육시 고려할 점
㉠ 대상자의 연령 ㉡ 대상자의 학력·지식정도 ㉢ 대상자의 요구 ㉣ 대상자의 관심 ㉤ 대상자의 사회문화적 배경
㉥ 대상자의 수

Answer 8.④ 9.③ 10.④

02 학교건강관리와 환경관리

01 학교건강관리

① 건강검사

(1) 건강검사의 실시

① 학교의 장은 학교보건법의 규정에 의한 건강검사를 원활하게 실시하기 위하여 건강검사에 필요한 소요예산을 포함한 구체적인 건강검사 실시계획을 매년 3월 31일까지 수립하여야 한다.

② 건강검사는 신체의 발달상황, 신체의 능력, 건강조사, 정신건강 상태 검사 및 건강검진으로 구분한다.

③ 신체의 발달상황, 신체의 능력, 건강조사 및 정신건강 상태 검사는 해당 학교의 장이 실시하고, 건강검진은「건강검진기본법」의 규정에 의한 검진기관에서 실시한다.

④ 건강검진을 실시하는 학생에 대한 신체의 발달상황 및 건강조사는 검진기관에서 실시하되, 건강조사는 문진표의 작성으로 갈음할 수 있다.

(2) 건강검사 내용

① 신체의 발달상황에 대한 검사항목 및 방법

    ㉠ 신체의 발달상황은 키와 몸무게를 측정한다.

    ㉡ 신체의 발달상황에 대한 검사항목 및 검사방법

검사항목	측정단위	검사방법
키	센티미터 (cm)	㉠ 검사대상자의 자세 • 신발을 벗은 상태에서 발꿈치를 붙일 것 • 등·엉덩이 및 발꿈치를 측정대에 붙일 것 • 똑바로 서서 두 팔을 몸 옆에 자연스럽게 붙일 것 • 눈과 귀는 수평인 상태를 유지할 것 ㉡ 검사자는 검사대상자의 발바닥부터 머리끝까지의 높이를 측정

몸무게	킬로그램(kg)	옷을 입고 측정한 경우 옷의 무게를 뺄 것
비만도	–	㉠ 비만도는 체질량지수(BMI, Body Mass Index : kg/m^2)와 표준체중에 의한 상대체중으로 각각 산출한다. ㉡ 표기방법 • 학생의 신장과 체중을 이용하여 계산된 체질량지수를 성별, 나이별 체질량지수 백분위수 도표에 대비하여 다음과 같이 판정하여 표기한다. 1) 체질량지수 백분위수 도표의 85 이상 95 미만인 경우 : 과체중 2) 체질량지수 백분위수 도표의 95 이상인 경우 : 비만 3) 성인 비만기준인 체질량지수 $25kg/m^3$ 이상인 경우는 백분위수와 무관하게 비만 4) 체질량지수 백분위수 도표의 5 미만인 경우 : 저체중 5) 1)부터 4)까지에 해당되지 않는 경우 : 정상 • 표준체중에 의한 상대체중으로 산출된 비만도는 다음과 같이 판정하여 표기한다. 1) 몸무게가 키에 대한 표준체중보다 20퍼센트 이상 30퍼센트 미만 무거운 경우 : 경도비만 2) 몸무게가 키에 대한 표준체중보다 30퍼센트 이상 50퍼센트 미만 무거운 경우 : 숭등도비만 3) 몸무게가 키에 대한 표준체중보다 50퍼센트 이상 무거운 경우 : 고도비만

② 건강조사

㉠ 건강조사는 예방접종 및 병력, 식생활 및 비만, 위생관리, 신체활동, 학교생활 및 가정생활, 텔레비전 · 인터넷 및 음란물의 이용, 안전의식, 학교폭력, 흡연 · 음주 및 약물의 사용, 성의식, 사회성 및 정신건강, 건강상담 등에 대하여 실시한다.

㉡ 실시 대상

• 초등학교 1 · 4학년, 중학교 1학년, 고등학교 1학년 : 검진기관
• 초등학교 2 · 3 · 5 · 6학년, 중학교 2 · 3학년, 고등학교 2 · 3학년 : 학교 자체

③ 건강검진 … 건강검진은 근 · 골격 및 척추, 눈 · 귀, 콧병 · 목병 · 피부병, 구강, 기관능력, 병리검사 등에 대하여 검사 또는 진단하여야 한다.

④ 신체의 능력검사

㉠ 대상 : 초등학교 제5학년 및 제6학년 학생과 중학교 및 고등학교 학생에 대하여 실시하되 심장질환 등 신체허약자와 지체부자유자에 대하여는 실시하지 아니할 수 있다.

㉡ 방법 : 왕복오래달리기, 오래달리기–걷기, 스텝검사, 앉아윗몸앞으로굽히기, 종합유연성검사, 팔굽혀펴기(남), 무릎대고팔굽혀펴기(여), 윗몸말아올리기, 악력, 50미터달리기, 제자리멀리뛰기, 체질량지수(BMI) 등을 검사한다.

❷ 예방 · 치료사업

(1) 예방사업

① 예방접종 완료 여부의 검사
- ㉠ 초등학교와 중학교의 장은 학생이 새로 입학한 날부터 90일 이내에 시장·군수 또는 구청장에게 「감염병의 예방 및 관리에 관한 법률」에 따른 예방접종증명서를 발급받아 예방접종을 모두 받았는지를 검사한 후 이를 교육정보시스템에 기록하여야 한다.
- ㉡ 초등학교와 중학교의 장은 검사결과 예방접종을 모두 받지 못한 입학생에게는 필요한 예방접종을 받도록 지도하여야 하며, 필요하면 관할 보건소장에게 예방접종 지원 등의 협조를 요청할 수 있다.

② 감염병 예방접종의 시행 ⋯ 시장·군수 또는 구청장이 「감염병의 예방 및 관리에 관한 법률」에 따라 학교의 학생 또는 교직원에게 감염병의 정기 또는 임시 예방접종을 할 때에는 그 학교의 학교의사 또는 보건교사(간호사 면허를 가진 보건교사로 한정)를 접종요원으로 위촉하여 그들로 하여금 접종하게 할 수 있다.

(2) 치료사업

① 치료 및 예방조치
- ㉠ 학교의 장은 건강검사의 결과 질병에 감염되었거나 감염될 우려가 있는 학생에 대하여 질병의 치료 및 예방에 필요한 조치를 하여야 한다.
- ㉡ 학교의 장은 학생에 대하여 정신건강 상태를 검사한 결과 필요하면 학생 정신건강 증진을 위한 다음의 조치를 하여야 한다.
  - 학생·학부모·교직원에 대한 정신건강 증진 및 이해 교육
  - 해당 학생에 대한 상담 및 관리
  - 해당 학생에 대한 전문상담기관 또는 의료기관 연계
  - 그 밖에 학생 정신건강 증진을 위하여 필요한 조치
- ㉢ 교육감은 검사비, 치료비 등 조치에 필요한 비용을 지원할 수 있다.

② 질병의 예방
- ㉠ 등교 중지 : 학교의 장은 건강검사의 결과나 의사의 진단 결과 감염병에 감염되었거나 감염된 것으로 의심되거나 감염될 우려가 있는 학생 및 교직원에 대하여 대통령령으로 정하는 바에 따라 등교를 중지시킬 수 있다.
- ㉡ 질병의 예방 : 감독청의 장은 감염병 예방과 학교의 보건에 필요하면 해당 학교의 휴업 또는 휴교를 명할 수 있으며, 학교의 장은 필요할 때에 휴업할 수 있다.

02 학교환경관리

① 교내환경관리

(1) 교사 내 환경

① 목적 ⋯ 학교교사 내 환기·채광·온습도·미세분진 및 소음 등 환경위생을 적정기준으로 유지·관리함으로 써 학생 및 교직원의 건강을 보호·증진하기 위해서이다.

② 온습도
  ㉠ 실내온도는 섭씨 18℃ 이상 28℃ 이하로 하되, 난방온도는 섭씨 18℃ 이상 20℃ 이하, 냉방온도는 섭씨 26℃ 이상 28℃ 이하로 한다.
  ㉡ 비교습도는 30% 이상 80% 이하로 한다.

③ 환기
  ㉠ 오염된 실내공기를 희석 혹은 배제하기 위하여 신선한 공기와 교환하는 것을 말하며, 교실 내의 학생 수와 공기오염 물질의 양에 따라서 환기량과 환기횟수가 결정된다.
  ㉡ 환기용 창 등을 수시로 개방하거나 기계환기설비를 수시로 가동하여 1인당 환기량이 시간당 $21.6m^3$ 이 상이 되도록 하여야 한다.

④ 채광과 조명
  ㉠ 채광(자연조명)
    • 직사광선을 포함하지 아니하는 천공광에 의한 옥외 수평조도와 실내조도와의 비가 평균 5% 이상으로 하되, 최소 2% 미만이 되지 아니하도록 한다.
    • 최대조도와 최소조도의 비율이 10대 1을 넘지 아니하도록 한다.
    • 교실 바깥의 반사물로부터 눈부심이 발생되지 아니하도록 한다.
  ㉡ 조도(인공조명)
    • 교실의 조명도는 책상면을 기준으로 300LuX 이상이 되도록 한다.
    • 최대조도와 최소조도의 비율이 3대 1을 넘지 아니하도록 한다.
    • 인공조명에 의한 눈부심이 발생되지 아니하도록 한다.

⑤ 소음
  ㉠ 소음은 학생들의 정신집중을 방해하여 학습능률을 저해시키고 피로와 두통을 유발하는 등 교육활동에 직접적인 영향을 준다.
  ㉡ 교사 내의 소음은 55dB(A) 이하로 하여야 한다.

(2) **교사 외 환경**

① **교지** … 각급 학교의 교지는 교사용 대지와 체육장의 면적을 합한 용지로서 교사의 안전 · 방음 · 환기 · 채광 · 소방 · 배수 및 학생의 통학에 지장이 없는 곳에 위치하여야 한다.

② **교사** … 각급 학교의 교사(교실, 도서실 등 교수 · 학습활동에 직 · 간접적으로 필요한 시설물을 말함)는 교수 · 학습에 적합하여야 하고, 그 내부환경은 학교보건법에 의한 환경위생 및 식품위생의 유지 · 관리에 관한 기준에 적합하여야 한다.

③ **식수**

　ㄱ **급수시설 설치**
　　• 상수도 또는 마을상수도에 의하여 먹는 물을 공급하는 경우에는 저수조를 경유하지 아니하고 직접 수도꼭지에 연결하여 공급하여야 한다. 다만, 직접 수도꼭지에 연결하기가 곤란한 경우에는 제외한다.
　　• 지하수 등에 의하여 먹는 물을 공급하는 경우에는 저수조 등의 시설을 경유하여야 한다.

　ㄴ **급수시설관리**
　　• 급수시설 · 설비는 항상 위생적으로 관리하여야 하며, 저수조는 매월 1회 이상 정기점검과 연 2회 이상 청소를 실시하여야 한다.
　　• 지하수 등을 먹는 물로 사용하는 경우에는 원수의 수질 안정성 확보를 위하여 노력하여야 하며, 정기적으로 소독을 실시하여야 한다.

　ㄷ 먹는 물의 공급 등 학생 및 교직원에게 공급하는 먹는 물은 먹는물관리법에 의한 수질기준에 적합한 물을 제공하되, 가급적 끓여서 제공하여야 한다.

　ㄹ 지하수 등의 수질검사 : 상수도 또는 마을상수도 외에 지하수 등에 의하여 공급하는 먹는 물에 대하여는 먹는물관리법에 의한 먹는 물 수질검사기관의 수질검사를 먹는물 수질기준 및 검사 등에 관한 규칙에 준하여 실시하여야 한다.

④ **화장실**

　ㄱ **화장실의 설치기준**
　　• 화장실은 남자용과 여자용으로 구분하여 설치하되, 학생 및 교직원이 쉽고 편리하게 이용할 수 있도록 필요한 면적과 변기수를 확보하여야 한다.
　　• 대변기 및 소변기는 수세식으로 하여야 한다. 다만, 상 · 하수도시설의 미비 또는 수질오염 등의 이유로 인하여 수세식 화장실을 설치하기 어려운 경우에는 제외한다.
　　• 출입구는 남자용과 여자용이 구분되도록 따로 설치하여야 한다.
　　• 대변기의 칸막이 안에는 소지품을 두거나 옷을 걸 수 있는 설비를 하여야 한다.
　　• 화장실 안에는 손 씻는 시설과 소독시설 등을 갖춰야 한다.

　ㄴ **화장실의 유지 · 관리기준**
　　• 항상 청결이 유지되도록 청소하고 위생적으로 관리하여야 한다.
　　• 악취의 발산과 쥐 및 파리 · 모기 등 해로운 벌레의 발생 · 번식을 방지하도록 화장실의 내부 및 외부를 4월부터 9월까지는 주 3회 이상, 10월부터 다음해 3월까지는 주 1회 이상 소독을 실시하여야 한다.

② 교육환경보호구역

(1) 교육환경보호구역의 설정

① **절대보호구역** : 학교출입문으로부터 직선거리로 50미터까지인 지역(학교설립예정지의 경우 학교경계로부터 직선거리 50미터까지인 지역)

② **상대보호구역** : 학교경계등으로부터 직선거리로 200미터까지인 지역 중 절대보호구역을 제외한 지역

③ 학교설립예정지를 결정·고시한 자나 학교설립을 인가한 자는 학교설립예정지가 확정되면 지체 없이 관할 교육감에게 그 사실을 통보하여야 한다.

④ 교육감은 학교설립예정지가 통보된 날부터 30일 이내에 교육환경보호구역을 설정·고시하여야 한다.

(2) 교육환경보호구역에서의 금지행위 등〈교육환경 보호에 관한 법률 제9조〉

단, 상대보호구역에서는 제14호부터 제27호까지 및 제29호부터 제32호까지에 규정된 행위 및 시설 중 교육감이나 교육감이 위임한 자가 지역위원회의 심의를 거쳐 학습과 교육환경에 나쁜 영향을 주지 아니한다고 인정하는 행위 및 시설은 제외한다.

① 「대기환경보전법」 제16조 제1항에 따른 배출허용기준을 초과하여 대기오염물질을 배출하는 시설

② 「물환경보전법」 제32조 제1항에 따른 배출허용기준을 초과하여 수질오염물질을 배출하는 시설과 제48조에 따른 폐수종말처리시설

③ 「가축분뇨의 관리 및 이용에 관한 법률」 제11조에 따른 배출시설, 제12조에 따른 처리시설 및 제24조에 따른 공공처리시설

④ 「하수도법」 제2조 제11호에 따른 분뇨처리시설

⑤ 「악취방지법」 제7조에 따른 배출허용기준을 초과하여 악취를 배출하는 시설

⑥ 「소음·진동관리법」 제7조 및 제21조에 따른 배출허용기준을 초과하여 소음·진동을 배출하는 시설

⑦ 「폐기물관리법」 제2조 제8호에 따른 폐기물처리시설(규모, 용도, 기간 및 학습과 학교보건위생에 대한 영향 등을 고려하여 대통령령으로 정하는 시설은 제외한다)

⑧ 「가축전염병 예방법」 제11조 제1항·제20조 제1항에 따른 가축 사체, 제23조 제1항에 따른 오염물건 및 제33조 제1항에 따른 수입금지 물건의 소각·매몰지

⑨ 「장사 등에 관한 법률」 제2조 제8호에 따른 화장시설·제9호에 따른 봉안시설 및 제13호에 따른 자연장지(같은 법 제16조 제1항 제1호에 따른 개인·가족자연장지와 제2호에 따른 종중·문중자연장지는 제외한다)

⑩ 「축산물 위생관리법」 제21조 제1항 제1호에 따른 도축업 시설

⑪「축산법」제34조 제1항에 따른 가축시장

⑫「영화 및 비디오물의 진흥에 관한 법률」제2조 제11호의 제한상영관

⑬「청소년 보호법」제2조 제5호 가목7)에 해당하는 업소와 같은 호 가목8), 가목9) 및 나목7)에 따라 여성가족부장관이 고시한 영업에 해당하는 업소

⑭「고압가스 안전관리법」제2조에 따른 고압가스, 「도시가스사업법」제2조 제1호에 따른 도시가스 또는「액화석유가스의 안전관리 및 사업법」제2조제1호에 따른 액화석유가스의 제조, 충전 및 저장하는 시설(관계 법령에서 정한 허가 또는 신고 이하의 시설이라 하더라도 동일 건축물 내에 설치되는 각각의 시설용량의 총량이 허가 또는 신고 규모 이상이 되는 시설은 포함하되, 규모, 용도 및 학습과 학교보건위생에 대한 영향 등을 고려하여 대통령령으로 정하는 시설의 전부 또는 일부는 제외한다)

⑮「폐기물관리법」제2조 제1호에 따른 폐기물을 수집·보관·처분하는 장소(규모, 용도, 기간 및 학습과 학교보건위생에 대한 영향 등을 고려하여 대통령령으로 정하는 장소는 제외한다)

⑯「총포·도검·화약류 등의 안전관리에 관한 법률」제2조에 따른 총포 또는 화약류의 제조소 및 저장소

⑰「감염병의 예방 및 관리에 관한 법률」제37조 제1항 제2호에 따른 격리소·요양소 또는 진료소

⑱「담배사업법」에 의한 지정소매인, 그 밖에 담배를 판매하는 자가 설치하는 담배자동판매기(「유아교육법」제2조 제2호에 따른 유치원 및「고등교육법」제2조 각 호에 따른 학교의 교육환경보호구역은 제외한다)

⑲「게임산업진흥에 관한 법률」제2조 제6호, 제7호 또는 제8호에 따른 게임제공업, 인터넷컴퓨터게임시설제공업 및 복합유통게임제공업(「유아교육법」제2조 제2호에 따른 유치원 및「고등교육법」제2조 각 호에 따른 학교의 교육환경보호구역은 제외한다)

⑳「게임산업진흥에 관한 법률」제2조 제6호 다목에 따라 제공되는 게임물 시설(「고등교육법」제2조 각 호에 따른 학교의 교육환경보호구역은 제외한다)

㉑「체육시설의 설치·이용에 관한 법률」제3조에 따른 체육시설 중 무도학원 및 무도장(「유아교육법」제2조 제2호에 따른 유치원, 「초·중등교육법」제2조 제1호에 따른 초등학교, 같은 법 제60조의3에 따라 초등학교 과정만을 운영하는 대안학교 및「고등교육법」제2조 각 호에 따른 학교의 교육환경보호구역은 제외한다)

㉒「한국마사회법」제4조에 따른 경마장 및 제6조 제2항에 따른 장외발매소, 「경륜·경정법」제5조에 따른 경주장 및 제9조 제2항에 따른 장외매장

㉓「사행행위 등 규제 및 처벌 특례법」제2조 제1항 제2호에 따른 사행행위영업

㉔「음악산업진흥에 관한 법률」제2조 제13호에 따른 노래연습장업(「유아교육법」제2조제2호에 따른 유치원 및「고등교육법」제2조 각 호에 따른 학교의 교육환경보호구역은 제외한다)

㉕「영화 및 비디오물의 진흥에 관한 법률」 제2조 제16호가목 및 라목에 해당하는 비디오물감상실업 및 복합영상물제공업의 시설(「유아교육법」 제2조 제2호에 따른 유치원 및 「고등교육법」 제2조 각 호에 따른 학교의 교육환경보호구역은 제외한다)

㉖「식품위생법」 제36조 제1항 제3호에 따른 식품접객업 중 단란주점영업 및 유흥주점영업

㉗「공중위생관리법」 제2조 제1항 제2호에 따른 숙박업 및 「관광진흥법」 제3조 제1항 제2호에 따른 관광숙박업(「국제회의산업 육성에 관한 법률」 제2조 제3호에 따른 국제회의시설에 부속된 숙박시설과 규모, 용도, 기간 및 학습과 학교보건위생에 대한 영향 등을 고려하여 대통령령으로 정하는 숙박업 또는 관광숙박업은 제외한다)

㉘「화학물질관리법」 제39조에 따른 사고대비물질의 취급시설 중 대통령령으로 정하는 수량 이상으로 취급하는 시설

㉙「통계법」 제22조 제1항에 따라 통계청장이 고시하는 한국표준산업분류에 따른 제조업 중 레미콘 제조업(시멘트와 모래, 자갈 등의 광물성 물질 혼합물에 물을 첨가하여 굳지 아니한 상태로 구매자에게 공급하는 콘크리트용 비내화 혼합물을 제조하는 산업활동)

㉚「정신건강증진 및 정신질환자 복지서비스 지원에 관한 법률」 제3조 제7호에 따른 정신재활시설 중 중독자재활시설(알코올 중독, 약물 중독 또는 게임 중독 등으로 인한 정신질환자 등을 치유하거나 재활을 돕는 시설)

㉛「관광진흥법」 제3조 제1항 제5호에 따른 카지노업

최근 기출문제 분석

2021. 6. 5. 제1회 서울특별시

1 「학교건강검사규칙」상 건강검진의 내용으로 가장 옳지 않은 것은?

① 척추는 척추옆굽음증(척추측만증)을 검사한다.

② 고등학교 1학년 여학생은 혈액검사 중 혈색소검사를 한다.

③ 시력측정은 안경 등으로 시력을 교정한 경우에는 교정시력을 검사한다.

④ 초등학교 4학년과 중학교 1학년 및 고등학교 1학년 학생 중 비만인 학생은 허리둘레와 혈압을 검사한다.

TIP 건강검진 항목 및 방법

검진항목		검진방법
척추		척추옆굽음증(척추측만증 검사)
눈	시력측정	– 공인시력표에 의한 검사 – 오른쪽과 왼쪽의 눈을 각각 구별하여 검사 – 안경 등으로 시력을 교정한 경우에는 교정시력을 검사
	안질환	결막염, 눈썹찔림증. 사시 등 검사
귀	청력	– 청력계 등에 의한 검사 – 오른쪽과 왼쪽의 귀를 각각 구별하여 검사
	귓병	중이염, 바깥귀길염(외이도염) 등 검사
콧병		코곁굴염(부비동염), 비염 등 검사
목병		편도선비대 · 목부위림프절비대 · 갑상샘비대 등 검사
피부병		아토피성피부염, 전염성피부염 등 검사
구강	치아상태	충치, 충치발생위험치아, 결손치아(영구치로 한정) 검사
	구강상태	치주질환(잇몸병) · 구내염 및 연조직질환, 부정교합, 구강위생상태 등 검사
병리검사 등	소변	요컵 또는 시험관 등을 이용하여 신선한 요를 채취하며, 시험지를 사용하여 측정(요단백 · 요잠혈 검사)
	혈액	1회용 주사기나 진공시험관으로 채혈하여 다음의 검사 ㉠[1) 혈당(식전에 측정), 총콜레스테롤, 고밀도지단백(HDL) 콜레스테롤, 중성지방, 저밀도지단백(LDL) 콜레스테롤 및 간 세포 효소(AST-ALT) ㉡[2) 혈색소
	결핵[3)	흉부 X-선 촬영 및 판독
	혈압	혈압계에 의한 수축기 및 이완기 혈압
허리둘레[1)		줄자를 이용하여 측정
그 밖의 사항		위 항목 외에 담당의사가 필요하다고 판단하여 추가하는 항목(검진비용이 추가되지 않는 경우로 한정)

※ 특정항목 검사 대상
1) 초등학교 4학년, 중학교 1학년, 고등학교 1학년 학생 중 비만인 학생
2) 고등학교 1학년 여학생
3) 중학교 1학년, 고등학교 1학년 학생

Answer 1.④

2 교육부의 「학생 감염병 예방 · 위기대응 매뉴얼(제3차 개정판)」에 따르면, 평상시 학교에서 감염병 유증 상자를 처음 발견하여 감염병 여부를 확인하는 시점까지의 단계는? [기출변형]

① 예방 단계

② 대응 제1단계

③ 대응 제2단계

④ 대응 제3단계

TIP 대응단계의 기간 및 후속조치

단계	상황	시작 시점	종료 시점	후속 조치
대응 제1단계	감염병 유증상자 존재	유증상자 발견	의료기관 진료 결과 감염병(의심) 환자 발생을 확인	→ 대응 제2단계
			감염병이 아닌 것으로 확인	→ 예방단계
대응 제2단계	의료기관으로부터 확인 받은 감염병 (의심)환자 존재	의료기관 진료 결과 감염병 (의심)환자 발생을 확인	추가 (의심)환자 발생 확인을 통해 유행의심 기준을 충족	→ 대응 제3단계
			기존 (의심)환자가 완치 되고 추가 (의심)환자가 미발생	→ 예방단계
대응 제3단계	감염병 (의심)환자 2명 이상 존재	추가 (의심)환자 발생 확인을 통해 유행의심 기준 충족	기존의 모든 (의심)환자가 완치되고 추가 (의심)환자가 미발생	→ 복구단계

Answer 2.②

출제 예상 문제

1 다음 중 절대보호구역의 범위는?

① 학교출입문으로부터 50m

② 학교출입문으로부터 100m

③ 학교출입문으로부터 150m

④ 학교출입문으로부터 200m

TIP 절대보호구역은 학교출입문으로부터 직선거리로 50m까지의 지역으로 한다.

2 다음 중 도서실이나 실험실, 강의실에 적당한 조도로 옳은 것은?

① 100 ~ 150Lux

② 150 ~ 200Lux

③ 300 ~ 400Lux

④ 400 ~ 500Lux

TIP 강의실, 실험실, 사무실, 공작실, 학습하는 교실, 도서실, 흑판 등의 적당한 조도는 360Lux이다.
  ※ 교실의 밝기
    ㉠ 최저 300Lux
    ㉡ 표준 400Lux
    ㉢ 최고 600Lux

Answer 1.① 2.③

3 냉난방이 필요한 실내온도로 옳은 것은?

① 5℃ 미만일 때 난방, 26℃ 이상일 때 냉방
② 5℃ 미만일 때 난방, 30℃ 이상일 때 냉방
③ 10℃ 미만일 때 난방, 26℃ 이상일 때 냉방
④ 10℃ 미만일 때 난방, 30℃ 이상일 때 냉방

TIP 하절기에는 26℃ 이상일 때 냉방을, 동절기에는 10℃ 미만일 때 난방을 실행한다.

4 감염병이 크게 유행할 때에는 휴교조치를 취할 수 있다. 휴교조치를 취하는 조건으로 옳은 것끼리 연결된 것은?

> ㉠ 보건교사의 판단
> ㉡ 감염원의 규명에도 불구하고 환자가 계속 발생할 때
> ㉢ 감염원이 교내 접촉이라는 증거가 있을 때
> ㉣ 휴교가 전염에 폭로될 가능성을 감소시킨다는 이유가 될 때

① ㉠㉡㉢
② ㉠㉡㉣
③ ㉠㉢㉣
④ ㉡㉢㉣

TIP ㉠ 학교장이 상부관청에 연락을 취하는 동시에 학교의의 의견을 들어 휴교조치를 할 수 있다.

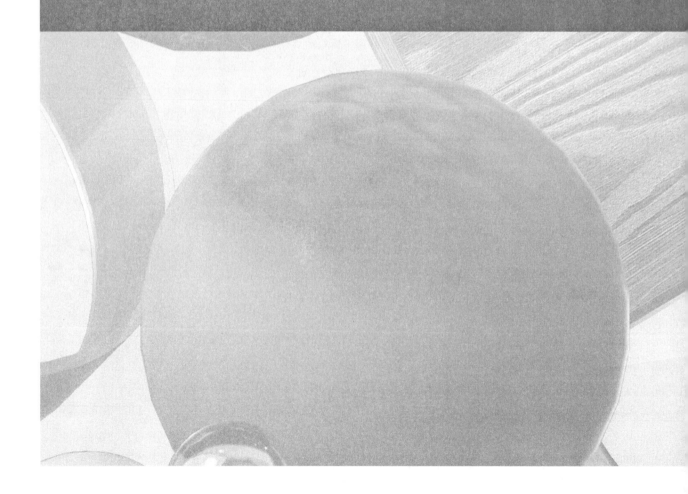

PART

05 지역사회간호

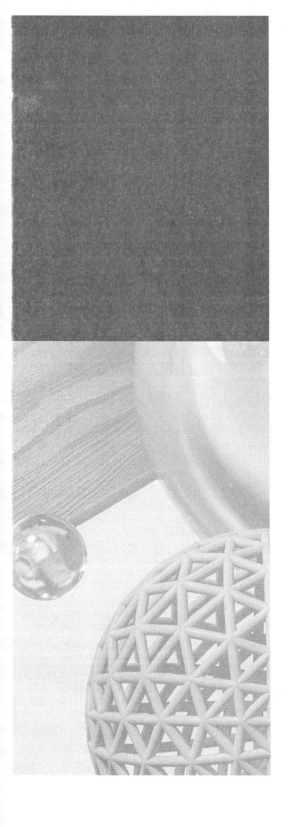

01 산업간호와 산업보건

01 산업간호의 발전

❶ 산업간호

(1) 산업간호의 개념

근로자의 신체적·정신적·사회적 건강을 최고도로 유지·증진하기 위해 산업공동체를 대상으로 근로자의 건강관리, 산업위생관리, 보건교육을 1차 보건의료 수준에서 제공함으로써 산업간호의 목표를 달성하고자 하는 과학적 실천이다.

(2) 산업간호의 목표

산업체의 자기건강 관리능력을 적정기능 수준까지 향상시키는 데 있다.

(3) 산업간호 대상

① 산업공동체의 경제 내부에 있는 신체적·정신적·사회적 존재로서의 근로자들을 대상으로 한다.

② 물리적·화학적·생물학적인 작업환경들을 포함한다.

③ 산업체를 구성하고 있는 근로자와 환경들간의 상호작용 및 공정과정을 대상으로 한다.

④ 생산품도 산업간호대상에 포함시킨다.

(4) 산업간호 수단

건강력, 사정, 질병감시, 행정관리, 건강관리실 운영, 작업장 순회 및 방문, 상담 및 면접, 의뢰 및 자원활용, 집단지도, 매체활용 등의 수단이 이용된다.

(5) 산업간호과정

산업간호는 일반적으로 산업체의 건강진단→산업간호사의 직무에 대한 지침 및 법규 확인→사업의 우선순위 설정→목적설정→목적달성을 위한 방법 및 수단 선택→집행계획 및 평가계획 수립→수행→평가 및 재계획의 과정을 거친다.

(6) 산업간호활동

근로자의 건강문제나 산업환경 위생문제 중 산업체에서 흔히 발생하는 문제들인 근로자 건강관리, 산업위생관리, 보건교육 등을 포괄적으로 처리하는 1차 보건의료활동을 한다.

(7) 산업간호의 방향

① **산업간호사의 지위 강화** … 산업간호사의 위상과 사업장 내의 지위확보 및 영향력이 강화되어야 한다.

② **환경변화에 대처**
  ㉠ **고령근로자와 여성근로자의 증가** … 여성근로자의 선상문제 및 만성질환관리에 대처하여야 한다.

③ **건강증진사업 및 예방사업** … 질적인 삶의 차원 향상을 위하여 생활양식의 개선을 위한 건강증진사업과 새로운 종류의 전염성 질환 예방사업을 추진한다.

④ **전문적 역량강화** … 증가하는 유해물질과 신종 유해물질이 근로자의 건강에 미치는 영향 등에 대한 신속한 지식과 정보수집, 직업병 조기발견과 작업환경관리를 위한 전문적 역할을 강화한다.

⑤ **체계적 운영** … 산업장 내에서의 건강관찰, 건강진단, 사후관리의 과정을 체계적으로 운영할 수 있는 능력을 소지한다.

⑥ **근로자의 참여보장** … 산업간호사업 추진에 있어서 근로자의 참여를 보장하는 구체적인 전략을 확보한다.

② 산업간호사

(1) 산업간호사의 역할 및 기능

① **팀요원 역할** … 산업근로자를 직업적으로 안전하게 하기 위한 안전대책에 관한 위원회의 일원으로 다른 요원들과 하나의 팀이 되어 기능을 한다.

② **상담자 역할** … 산업근로자의 신체적·정신적·정서적 문제뿐만 아니라 근로자 집단 내에서 사회적 건강문제에 대해서도 상담한다.

③ **촉진자 역할** … 산업근로자들이 그들의 건강문제를 스스로 해결할 수 있는 적정기능 수준의 개발을 위한 동기조성 및 근로자들이 당면한 근로환경의 개선을 위한 능동적 접근행동의 촉진적 역할을 한다.

④ 교육자 역할
  ㉠ 산업장의 안전교육사업의 중요성을 고용주에게 설명하여 안전교육사업이 개발되도록 한다.
  ㉡ 근로자의 안전수칙과 실천을 개발하기 위한 교육을 실시한다.
  ㉢ 안전보호기구의 성능유지 및 착용을 장려한다.
  ㉣ 근로자 개인 및 집단의 건강증진에 관한 교육을 실시한다.
  ㉤ 작업조건, 환경과 관련된 직업성 질환예방을 위한 교육을 실시한다.

⑤ **정보수집자 및 보존자 역할** … 산업간호사는 계속적인 정보수집망을 설치하여 근로자의 직업병 및 상해의 원인이 되는 정보를 수집하고 보존한다.

⑥ **의뢰자 역할** … 산업장의 건강 및 복지를 위한 기관과 유대를 강화하여 근로자들의 건강과 복지를 위하여 근로자들을 적합한 기관으로 의뢰하는 역할을 한다. 산업재해 및 직업병 보상보험에 있어서 근로자들의 건강과 복지를 위하여 근로자들을 의뢰한다.

(2) 산업간호사의 보수교육

산업간호사는 산업보건 분야의 건강문제를 직접 해결하고 산업근로자 및 가족, 산업장의 의료요원 등을 대상으로 상담 혹은 자문하며 이들과의 관계를 협동적으로 이끌 수 있는 유능한 조직관리자로서 역할을 수행할 수 있도록 매년 1회 이상 계속적인 보수교육을 받고 있다. 교육시간은 8시간 이상으로 한다.

02 산업보건

❶ 산업보건사업

(1) 우리나라 산업보건

① 1950 ~ 1970년대
  ㉠ 1953년 산업보건에 관한 법령인 근로기준법이 제정, 1960년대에는 산업보건관리의 법적인 기초가 구성되었다.
  ㉡ 산업보건의 실질적인 활동은 대한석탄공사에서 시작되었으며, 1962년 가톨릭의과대학 내에 산업의학연구소를 설립하였다.
  ㉢ 1963년 산업보건관리규칙에 의하여 처음으로 사업장의 보건관리자와 의료요원들에 의한 산업보건교육이 실시됨을 계기로 대한산업보건협회가 창립되었고, 1971년 우리나라에서 처음으로 산재병원이 설립되었다.
  ㉣ 1977년 직장의료보험제도는 산재보상보험제도와 아울러 근로자의 상병치료와 의료보건 향상을 위한 획기적인 전기를 마련하였다.

② **1980년대 이후** ··· 1980년대에 들어와 노동청이 노동부로 승격되었고, 산업안전보건법이 제정되었으며 한국 산업안전공단, 산업의학회, 산업위생학회, 산업간호학회 등이 설립되었다.

(2) 산업보건의 정의

① **ILO(1950)** ··· 모든 직업인의 육체적 · 정신적 · 사회적인 복지를 최고로 유지 · 증진하고, 근로자들이 건강한 시민으로서 높은 작업 능률을 유지하면서 오랜 기간 일할 수 있고 생산성을 높이기 위해 근로 방법 및 생활 조건을 어떻게 정비할 것인가를 연구하는 과학적 실천

② **ILO & WHO(1995)**
　㉠ 모든 직업에 종사하는 근로자들의 육체적 · 정신적 · 사회적 건강을 최고도로 유지 · 증진
　㉡ 작업조건으로 발생하는 건강 문제 예방
　㉢ 건강에 해를 끼치는 위험요인으로부터 근로자 보호
　㉣ 근로자가 신체적 · 정신적으로 적성에 맞는 작업환경에서 일할 수 있도록 배치

❷ 보건관리 대행사업

(1) 보건관리 대행사업의 정의

① **개념** ··· 상시 근로자 300인 미만을 사용하는 사업 및 벽지로서 고용노동부장관이 정하는 지역에 소재하고 있는 사업장을 대상으로 산업안전보건법상의 보건관리에 대한 사업주의 의무사항을 산업보건사업 전문기관이 사업장의 보건관리 업무를 위탁받아 지도 및 지원해 주는 것을 말한다.

② **목표** ··· 산업재해를 예방하고 사업장에 쾌적한 작업환경을 조성함으로써 근로자의 안전과 보건을 유지 · 증진하는 데 있다.

(2) 보건관리 대행사업의 수행

① **수행방법** ··· 작업장 순회 점검지도, 작업환경 측정결과 및 건강진단 실시결과의 사후관리지도, 건강상담, 직업병 발생 원인조사 및 대책수립, 산업보건위원회의 참석 등이다.

② **업무내용**
　㉠ 초기 방문 시
　　• 사업장 내 대행업무 관리자에게 보건관리 대행사업의 취지 및 목적, 수행할 보건관리 업무내용을 설명한다.
　　• 사업장의 보건관리 현황을 파악하고 관련 서류를 검토한다.
　　• 작업공정도 및 사업장의 위생시설 등의 파악을 위해 작업장을 순시한다.
　　• 점검결과와 조치사항에 대하여 사업장 대행업무 관리자에게 설명하고, 보건관리 상태, 업무수행내용, 구체적인 개선의견 등의 내용을 포함한 보고서를 작성하여 사업주에게 제출한다.

ⓛ 정기 방문 시
- 근로자 및 사업장의 보건관리 현황에 대한 점검을 한다.
- 작업환경측정의 계획 및 건강진단 계획을 수립하고 실시결과를 확인·지도한다.
- 건강상담과 보건교육을 실시한다.
- 보건업무를 기록, 작성하고 보고 및 관리한다.

(3) 보건관리전문기관의 인력·시설·장비기준
① 수탁하려는 사업장 또는 근로자의 수가 100개소 이하 또는 1만 명 이하인 경우
　ㄱ 인력기준
- 다음의 어느 하나에 해당하는 의사 1명 이상
- 「의료법」에 따른 직업환경의학과 전문의 또는 직업환경의학과 레지던트 4년차의 수련과정에 있는 사람
- 「의료법」에 따른 예방의학과 전문의(환경 및 산업보건 전공)
- 직업환경의학 관련 기관의 직업환경의학 분야에서 또는 사업장의 전임 보건관리자로서 4년 이상 실무나 연구
업무에 종사한 의사. 다만, 임상의학과 전문의 자격자는 직업환경의학 분야에서 2년간의 실무나 연구업무에
종사한 것으로 인정한다.
- 「의료법」에 따른 간호사 2명 이상
- 산업보건지도사나 산업위생관리기술사 1명 이상 또는 산업위생관리기사 자격 취득 후 산업보건 실무경력이 5
년 이상인 사람 1명 이상
- 산업위생관리산업기사 이상인 사람 1명 이상
　ㄴ 시설기준 : 사무실(건강상담실·보건교육실 포함)
　ㄷ 장비기준
- 작업환경관리장비
- 분진·유기용제·특정 화학물질·유해가스 등을 채취하기 위한 개인용 시료채취기 세트
- 검지관 가스·증기농도 측정기 세트
- 주파수분석이 가능한 소음측정기
- 흑구·습구온도지수(WBGT) 산출이 가능한 온열조건 측정기 및 조도계
- 직독식 유해가스농도측정기(산소 포함)
- 국소배기시설 성능시험장비 : 스모크테스터, 청음기 또는 청음봉, 절연저항계, 표면온도계 또는 초자온도계,
정압 프로브가 달린 열선풍속계, 회전계(R.P.M측정기) 또는 이와 같은 수준 이상의 성능을 가진 장비
- 건강관리장비 : 혈당검사용 간이검사기, 혈압계

② 수탁하려는 사업장 또는 근로자의 수가 101개소 이상 또는 10,001명 이상인 경우 규정하는 인력을 추가로
갖추어야 한다.

③ 사업장수에 따른 인력기준과 근로자수에 따른 인력기준이 서로 다른 경우에는 그 중 더 중요한 기준에 따
라야 한다.

❸ 산업보건의 조직

(1) 한국산업안전보건공단

산업재해예방 기술의 연구개발, 산업안전에 관한 정보 및 자료를 수집·제공하는 법정단체로서, 산업안전에 관한 교육, 사업장 안전진단 및 점검, 산업재해 예방시설의 설치 및 운영, 산업안전에 관한 국제협력, 산업안전에 관하여 고용고용노동부장관과 기타 중앙행정기관의 장이 수락하는 사업 등을 수행한다.

(2) 대한산업보건협회

쾌적한 작업환경의 조성 및 직업병 예방과 근로자의 건강을 유지·증진하기 위한 목적으로 설립된 비영리기관으로 산업재해 또는 사고의 발생원인 규명, 작업환경측정, 보건관리대행, 근로자 건강진단 및 보건교육지원 등 산업위생과 관련한 제반적인 업무를 수행한다.

(3) 대한산업안전협회

근로사의 권익을 보호하고 근로자로 하여금 새로운 정보와 신기술을 습득하게 하여 사업장의 자율안전관리 정착을 지원함으로써 근로자의 직무수행능력 향상에 기여함을 목적으로 하며, 산업재해예방을 위한 제반업무를 효율적으로 수행하는 비영리법인이다.

(4) 직업건강협회

직업건강에 관계되는 학술연구 및 기술개발에 기하여 사업장 근로자의 건강증진을 도모함으로써 국가산업발전에 기여함을 목적으로 하며, 보건관리자·보건관리 전문기관 종사자에 대한 교육훈련에 관한 사업, 직업건강과 관련된 홍보에 관한 사항, 직업건강 기술개발 및 지도에 관한 사항, 직업건강과 관련된 학술연구에 관한 사항, 직업건강 업무관련 제도개선 및 정책에 대한 건의, 직업건강사업의 국제교류에 관한 사항, 사업장 근로자의 건강증진에 관한 사업 등을 수행한다.

[산업보건공공조직]

고용노동부	노동에 관한 전반적인 업무관장
산업안전보건공단	• 산업재해예방에 관한 사업을 효율적으로 수행 • 사업주의 재해예방 활동을 촉진
근로복지공단	• 산업재해보상보험법에 의거 • 근로자의 업무상 재해를 신속, 공정하게 보상
근로자 건강센터	보건관리자 선임의무가 없는 50인 미만의 소규모사업장 근로자의 건강을 체계적으로 보호, 관리하기 위해 산업재해보상보험 기금으로 운영함

최근 기출문제 분석

2022. 6. 18. 제1회 지방직

1 근로자의 업무상 재해에 대한 신속·공정한 보상과 재해근로자의 재활 및 사회복귀를 촉진하기 위한 보험시설 운영 등을 주요 목적으로 하는 기관은?

① 근로자건강센터

② 대한산업보건협회

③ 근로복지공단

④ 한국산업안전보건공단

> **TIP** ① **근로자건강센터**: 건강관리가 취약한 50인 미만 소규모 사업장 노동자의 건강관리를 위해 설치되어 직종별 유해 요인 파악을 통한 전문 건강상담 등 다양한 건강 서비스를 지원하는 기관이다.
> ② **대한산업보건협회**: 근로자 중심으로 1963년에 설립한 비영리기관이다. 건강진단, 쾌적한 작업환경 조성을 위한 작업환경측정과 근로자 건강을 관리하는 보건관리대행 업무를 수행하고 있다.
> ④ **한국산업안전보건공단**: 산업재해 예방기술의 연구·개발과 보급, 산업안전보건 기술지도 및 교육, 안전·보건진단 등 산업재해 예방에 관한 사업을 수행하는 기관이다.

2022. 4. 30. 제1회 지방직

2 다음에 해당하는 자료는?

> • 유해 화학물질을 제조·수입하려는 자가 해당 물질에 대한 유해성 평가결과를 근거로 작성한 자료
> • 화학제품에 대한 정보, 구성 성분의 명칭 및 함유량, 유해성·위험성, 취급 및 저장 방법 등에 관한 자료

① 물질안전보건자료   ② 노출평가분석자료

③ 산업재해평가자료   ④ 작업환경측정자료

> **TIP** **물질안전보건자료(MSDS)** … 화학물질 또는 이를 포함한 혼합물을 제조 및 수입하려는 자가 해당 물질에 대한 유해성 평가결과를 근거로 작성한 자료이다. 대상 물질을 양도 혹은 제공하는 자는 양도 혹은 제공받는 자에게 물질안전보건자료를 제공해야 한다. 물질안전보건자료는 제품명, 화학물질의 명칭 및 함유량, 안전 및 보건상의 취급주의사항, 건강 및 환경에 대한 유해성·물리적 위험성, 물리·화학적 특성 등 고용노동부령으로 정하는 사항으로 구성되어야 한다.

Answer 1.③ 2.①

출제 예상 문제

1 산업체에서 근로자 건강관리, 산업위생관리, 보건교육 등의 역할을 한 1차 보건의료의 활동은?

① 산업간호

② 근로자간호

③ 회사간호

④ 지역사회간호

TIP 산업간호 … 근로자의 신체적·정신적·사회적 건강을 유지·증진시키기 위해 산업체를 대상으로 근로자의 건강관리, 산업위생관리, 보건교육을 1차 보건의료의 수준에서 제공하는 과학적 실천이다.

2 다음 중 산업보건간호사의 주된 역할은?

① 직업병 진단

② 사고방지교육

③ 유해환경 감시

④ 구급처치

TIP 교육자의 기능이 가장 중요시된다.

※ 산업보건간호사의 역할

㉠ 팀요원 역할

㉡ 상담자 역할

㉢ 촉진자 역할

㉣ 교육자 역할

㉤ 정보수집자 및 보존자 역할

㉥ 의뢰자 역할

3 다음 중 근로자에 대한 산업보건행정의 주관기관으로 옳은 것은?

① 고용노동부

② 환경부

③ 보건복지부

④ 기획재정부

TIP 근로자에 대한 산업보건행정은 고용노동부에서 주관한다.

Answer 1.① 2.② 3.①

4 정규신체검사를 수행하는 것은 산업간호사의 어떤 역할에 해당하는가?

① 촉진자   ② 상담자

③ 팀요원   ④ 직접간호 제공자

TIP 검사수행을 하거나 교육을 하는 것은 직접간호 제공자의 역할이다.

5 다음 중 산업간호사로서 직접간호 제공의 내용으로 옳은 것끼리 묶인 것은?

> ㉠ 근로자의 상병 및 결근에 대한 감독
> ㉡ 2차 보건의료에 의한 의사의 처방에 따른 처치 및 간호
> ㉢ 응급처치 및 간호
> ㉣ 정규신체검사, 특수검사 운영 · 실시

① ㉠㉡㉢   ② ㉠㉡㉢㉣

③ ㉠㉡㉣   ④ ㉡㉢㉣

TIP 직접간호 제공자로서의 기능
    ㉠ 응급처치 및 간호
    ㉡ 1차 의료제공
    ㉢ 2차 보건의료에 의한 의사의 처방에 따른 처치 및 간호
    ㉣ 정기신체검사, 특수신체검사 운영 · 실시
    ㉤ 근로자의 상병 및 결근에 대한 감독

6 다음 중 산업장의 안전을 위한 민간조직단체가 아닌 것은?

① 근로복지공단   ② 대한산업보건협회

③ 대한산업안전협회   ④ 한국산업간호협회

TIP 우리나라 산업보건분야의 공공기관
    ㉠ 노동부 근로복지공단
    ㉡ 산업안전공단
    ㉢ 지방행정조직

Answer 4.④ 5.② 6.①

7 다음 중 산업간호사가 산업간호사업 수행단계에서 이루게 되는 간호업무가 아닌 것은?

① 건강진단   ② 건강사정
③ 예방 및 추후관리   ④ 보건교육

TIP ② 건강사정은 수행하기 전 사정단계에서 이루어져야 한다.

8 산업간호사의 역할 중 직접간호 제공자로서의 기능이라 할 수 없는 것은?

① 응급처치 및 간호
② 산업간호사업의 계획수립
③ 2차 보건의료에 의한 의사의 처방에 따른 처치 및 간호
④ 근로자의 상병 및 결근에 대한 감독과 가정간호 제공

TIP ② 산업보건조직의 관리자로서의 기능이다.

9 산업간호사의 역할 중 대변자에 대한 설명으로 옳은 것끼리 묶인 것은?

> ㉠ 근로자의 건강문제에 대하여 상담한다.
> ㉡ 근로자의 건강상태를 산업장의 책임자에게 설명한다.
> ㉢ 근로자가 의사의 진료를 필요로 하는 경우 의사에게 근로자의 건강상태를 설명한다.
> ㉣ 근로자를 직업적으로 안전하게 하기 위해 조직의 일원이 된다.

① ㉠㉡   ② ㉠㉢
③ ㉡㉢   ④ ㉡㉣

TIP 산업간호사의 대변자 역할
    ㉠ 근로자의 건강상태를 산업장의 책임자에게 설명한다.
    ㉡ 근로자가 의사의 진료와 치료를 필요로 할 때 의뢰와 동시에 근로자의 건강상태를 설명한다.

Answer 7.② 8.② 9.③

02 작업환경의 유해물질과 건강

01 작업환경 유해요인

❶ 화학적 유해요인

(1) 물리적 성상에 의한 분류

① **기체(gas)와 증기(vapor)** … 기체는 25℃, 760mmHg(1기압)에서 가스상태로 있는 물질이고, 증기는 같은 조건에서 액체 또는 고체상태로 있는 물질이다.

② **입상물질(particulate matters)** … 연무질, 먼지, 안개, 흄, 미스트, 스모그, 연기 등이 있다.

(2) 화학적 성상에 의한 분류

① **자극제** … 피부 및 점막에 작용하여 부식 또는 수포를 형성하며 고농도일 때는 호흡정지를 일으킨다. 구강에는 치아산식증, 눈에는 결막염·각막염 또는 안구를 부식시킨다.

   ㉠ **상기도 점막 자극제** : 알데히드, 알카리성 먼지와 미스트, 암모니아, 크롬산, 산화에틸렌, 염화수소, 불화수소, 아황산가스 등이 이에 속한다.

   ㉡ **상기도 점막 및 폐조직 자극제** : 염소, 브롬, 불소, 요오드, 염소산화물, 염화시안, 브롬화시안, 디에틸 및 황산염, 황염화물, 3염화인, 5염화인, 오존 등이 이에 속한다.

   ㉢ **종말기관지 및 폐포 점막 자극제** : 이산화질소, 3염화비소, 포스겐 등이 이에 속하며, 수용성이 낮으므로 상기도에서 종말기관지까지 이를 수 있다.

② **질식제** … 혈액 및 조직 중 산소결핍을 일으키고 탄산가스와 분압을 증가시키는 물질이다.

   ㉠ **무산소성 무산소병** : 대기층의 산소가 생리적으로 비활성인 기체로 대치되거나 희석되어 폐 또는 혈액에 산소가 공급되지 않아서 결과적으로 혈중의 산소분압이 떨어져 조직세포의 호흡작용을 할 수 없게 되며, 에탄, 헬륨, 수소, 질소, 일산화탄소 등이 이에 속한다.

   ㉡ **빈혈성 무산소병** : 혈액 내 적혈구 중의 혈색소가 산소운반능력을 완전히 또는 부분적으로 상실한 것을 말하며, 비소, 일산화탄소, 아닐린, 톨루엔이 이에 속한다.

ⓒ **조직독성 무산소병** : 조직에서의 산화대사작용에 필요한 세포 내 촉매체의 작용을 저해하거나 완전히 차단하여 세포 내에서의 산소이용이 이루어지지 않는 것이며, 사이노젠, 질산화물 등이 이에 속한다.

③ **마취제와 진통제** … 단순 마취작용이며 전신중독을 일으키지 않는다.

④ **전신독** … 1인 이상의 내장에 기질적인 손상을 입히는 것으로 대다수의 할로겐화 탄화수소이다.

⑤ **감작물질** … 항원 · 항체반응을 일으켜서 알레르기성 반응을 일으킬 수 있는 물질은 대개 완전 또는 불완전 단백질이다. 이들 반응의 산물로서 체내에 히스타민이 유리되고, 리아진 항체인 IgE 또는 항원에 대한 보체결합물과 침강항체인 IgG, IgM이 형성된다.

⑥ **기타 입상물질** … 전신독에 속하지 않는 입상물질로서 유리, 규산 등의 조직의 섬유화를 일으키는 분진, 비활성 분진, 단백질 분해효소 등이다.

❷ 물리적 유해요인

(1) 고온폭로에 의한 장애 및 예방

① 고온폭로에 의한 장애

　ⓖ **신체적인 장애** : 고온 · 다습의 환경에서 심한 근육작업이나 운동을 할 경우 잘 발생하는 급격한 장애를 총칭하여 열중증이라 하며 열경련, 열탈진, 열사병 또는 일사병 등이 있다. 이들 증세는 보통 중복되어 나타나며 확실하게 구별하기 어렵다.

　ⓛ **심리적인 장애** : 짜증, 지각력과 사고력 감퇴, 생산활동에 있어서 생산량 감소, 불량품 증가, 재해발생률 증가 및 결근율이 높아진다.

② 고온장애에 대한 예방

　ⓖ **최적온도** : 생리적으로 체온조절이 가장 원활하게 이루어지고 감각적으로 쾌적한 온도범위, 즉 최적온도를 유지하도록 환경을 관리한다.

　ⓛ **고온작업의 허용기준** : 최적온도를 유지하기에 현실적으로 어려운 작업환경(용광로, 가열로, 보일러 시설 등)에서는 생리적인 면에서 하루 8시간 작업을 계속하더라도 신체적으로 아무런 장애를 일으키지 않는 고온작업의 허용온도기준이 마련되어야 한다.

　ⓒ **고온작업조건의 허용한계** : 직장온도(항문측정온도) 38.3℃($101cm^3$), 심박수 125beats/min[단, 단시간 폭로될 때는 직장온도 38.9℃($102cm^3$), 심박수 160 ~ 170beats/min]이다.

> 📢 **작업시간의 적정화**
> 고온작업의 환경온도 허용기준을 지키기 어려울 땐 작업시간을 조정해야 한다. 미국의 난방 및 환기공학회에서 정한 고온환경에서 허용폭로시간은 맥박수 125beats/min, 항문측정온도 38.3℃의 생리적 부담을 기준으로 하고 있다.

③ 보건관리

ㄱ 적성에 적합한 인사배치와 고온순화한다.

ㄴ 수분과 식염을 공급한다.

ㄷ 방열보호구를 착용하도록 한다.

(2) 유해광선

① 자외선(100 ~ 400μm)

ㄱ 발생원 : 저압수은등, 태양등, 흑광등, 고압수은증기, 고압카세논등, 카본등, 프라스마토취, 용접아크등에서 발생한다.

ㄴ 생물학적 작용

• 피부 : 자외선 조사 후 2 ~ 3시간이면 홍반이 생기고 색소가 침착되며 비타민 D가 형성된다. 또한 살균작용(254 ~ 280nm)도 한다. 과도한 조사 후에는 모세혈관의 투과성이 증가되고 조직의 부종과 수포가 형성된다.

• 눈 : 전기용접공이나 자외선 살균취급자에게 급성 각막염을 일으킨다. 눈물이 나고 결막이 충혈되며 눈이 아프고, 수 시간 후 각막·결막에 염증이 생기며 심하면 각막표면의 궤양, 수포형성, 혼탁 각막 및 안검의 부종, 안검 경련이 일어난다. 노년에 백내장의 위험이 있다.

ㄷ 예방 : 전기용접시에는 검은색 보조안경, 차광안경을 착용하고 피부에는 보호의복과 보호용 크림을 바른다.

② 적외선(760 ~ 6,000μm)

ㄱ 발생원 : 주로 고열물체에서 발생한다.

ㄴ 생물학적 작용 : 주로 열작용으로 조사된 국소의 피부를 덥히고 혈류를 통해 전신을 가온한다. 15,000 Å 이상의 파장을 가진 적외선은 피부와 눈을 투과하지 못하나 7,500 ~ 13,000 Å의 적외선은 피하 1.5 ~ 4.0cm까지의 조직을 투과하며 국소혈관의 확장, 혈액순환 촉진 및 진통작용을 나타낸다.

ㄷ 예방 : 방열장치, 방열복, 황색계통의 보호안경 등을 착용한다.

③ 가시광선 … 강하면 망막에 장애를 일으키고 시세포를 자극하여 광각과 색각이 된다.

(3) 소음

① 소음성 난청 … 내이의 corti 기관이 신경말단의 손상으로 청력이 저하되는 것이다.

ㄱ 100dB이 넘는 소음에는 일시적 청력손실이 발생할 수 있으며 소음 수준이 높을수록, 폭로시간이 길수록, 고주파일수록 유해하다.

ㄴ 난청 여부의 평가 : audiometer, audiogram으로 표시하여 평가한다.

ㄷ 작업환경의 측정 : 작업환경 측정 시에는 지시소음계를 사용하며 측정가능범위는 20 ~ 150dB, 20 ~ 2,000cps까지 가능하다.

② 생체반응 … 혈압이 상승하고, 맥박수가 증가하며, 호흡이 억제되고, 근육의 긴장도가 증가하는 등 자율신경계와 관련된 증상이 나타난다.

③ 예방 … 공장위치를 설계할 때 작업장의 격리, 작업공정의 변화, 소음원을 제거·억제하고 방음벽, 흡음설치, 귀마개, 귀덮개(2,000cps에서 20dB 이상, 4,000cps에서 25dB 이상의 음을 가려야 함) 등을 한다.

(4) 진동

① 발생원

㉠ 국소진동 : 어느 계, 장치 등의 한정된 범위의 장소에서 생기는 진동. 병타기, 착암기, 연마기, 자동식 톱 등의 진동공구를 사용할 때 발생한다.

㉡ 전신진동 : 차량, 선박, 항공기 등 진동물체 상에 있어서 일어섰다 앉았다 혹은 신체를 기대거나 하는 상태로 발이나 둔부 등에서 진동이 전반되어 신체 전체가 흔들려 움직이는 조건하에서의 진동. 지지구조물을 통해 발생한다.

② 발생결과

㉠ 국소진동(Raynaud현상) : 작업자 손가락에 있는 말초혈관의 폐색, 순환장애로 수지가 창백하고 통증을 느끼며(dead finger 또는 white finger라고도 함), 무릎 등 관절이 비특이성 관절염을 일으키기도 한다.

㉡ 전신진동 : 시력 저하, 피부로부터 열발산 촉진, 혈액순환 촉진 또는 억제, 장기에 진동을 주어 위장장애 등을 유발한다.

③ 예방

㉠ 국소진동에 대한 대책 : 진동공구를 개선해서 진동 자체를 감소시키고, 가볍고 강한 압력이 불필요하게 만들며, 14℃ 이하에서는 보온을 하고 작업시간을 단축한다.

㉡ 전신진동에 대한 대책 : 원인제거, 전파경로 차단, 완충장치, 작업시간 단축, 보건교육 등이 필요하다.

(5) 이상기압

① 고압환경과 장애

㉠ 기계적 장애(1차적 압력현상) : 생체강과 환경간의 압력 차이에 의한 울혈, 부종, 출혈, 통증, 불쾌감과 같은 장애이다.

㉡ 화학적 장애(2차적 압력현상) : 호기 중의 공기성분 중 산소, 이산화탄소, 질소의 분압 상승으로 생체 내 유입되는 가스의 증가에 의한 장애이다.

② 감압과정 환경과 장애

㉠ 증상 : 높은 기압에서 감압하는 과정에서 너무 급격히 감압할 때 혈액과 조직에 용해되어 있던 질소가 산소나 이산화탄소와 함께 체외로 배출되지 않고 혈중으로 유입되어 기포를 형성하여 순환장애와 조직손상을 일으키는 것이다. 통증성 관절장애, 중증 합병증으로 마비가 나타날 수 있으며 잠수부, 공군비행사 등에서 비감염성 골괴사가 나타난다.

㉡ 예방 : 단계적 감압, 고압폭로시간의 단축, 감압 후 적당한 운동으로 혈액순환 촉진, 감압 후 산소공급, 고압작업 시 질소를 헬륨으로 대치한 공기 흡입, 고압작업 시 고지질·알코올 섭취를 금하는 것 등이다.

③ **저압환경과 장애** … 고공에서 비행업무에 종사하는 사람에게는 산소부족이 문제가 되며, 통증성 관절장애, 질식양 증상, 신경장애, 공기전색, 항공치통, 항공이염, 항공부비감염, 기타 급성고산병, 폐수종의 위험이 있다.

(6) 중금속 중독

① 납중독

구분	유기연	무기연
종류	4메틸연, 4에틸연	금속연(pb), 연의 산화물, 연의 염류
경로	피부	호흡기, 소화기
장해	• 조혈기능장애 : 적혈구 수명단축 • heme의 생합성 과정에 장애 : 혈색소의 합성방해, 골수에서 망상 적혈구 증가, 용혈성 빈혈증	
예방	호흡기를 통한 연호흡 및 소화기를 통한 연섭취를 방지, 작업공정 밀폐, 배기장치 설치	

② 수은중독

- ㉠ **경로** : 흡입경로는 주로 수은증기가 기도를 통해 흡수되는데, 80%는 폐포에서 흡수되고, 경구섭취일 경우에는 소화관 점막에서 0.01%를 흡수한다. 금속수은은 피부에서도 흡수한다.
- ㉡ **장해**
  - 급성 중독 : 근육마비, 통증, 창백, 구토, 설사, 혈변 등이 나타난다.
  - 만성 중독 : 구역질, 변비 등의 위장역, 근육마비, 전신장애, 환각, 두통, 빈혈 등이 나타난다.
- ㉢ **급성 중독 시 치료** : 계란의 흰자를 먹여 수은과 단백질을 결합시켜 침전시킨다.

③ 크롬중독

- ㉠ **경로** : 6가 크롬은 피부를 통해 쉽게 흡수된다.
- ㉡ **장해**
  - 급성 중독 : 심한 신장장애와 과뇨증을 일으키고, 진전되면 무뇨증을 일으켜 요독증으로 짧으면 1~2일, 길면 8~10일 안에 사망한다.
  - 만성 중독 : 코 및 폐·위장점막에 병변을 일으키고, 장기간 폭로시 기침, 두통, 호흡곤란, 흉통, 발열, 체중감소, 구토 등이 나타난다.
- ㉢ **치료** : 우유, 비타민 C를 섭취하고, 호흡기로 흡입한 경우에는 빨리 병원을 찾는다.
- ㉣ **예방** : 고무장갑·장화·앞치마를 착용하며, 피부보호용 크림을 바르고 비중격 점막에는 바셀린을 바른다.

④ 카드뮴중독

- ㉠ **경로** : 호흡기, 소화기를 통해 침해한다.
- ㉡ **장해**
  - 급성 중독 : 구토, 설사, 급성 위장염, 두통, 근육통, 복통, 체중감소, 착색뇨, 간 및 신장의 기능장애가 나타난다.

• 만성 중독 : 신장장애, 만성 폐쇄성 호흡기질환 및 폐기종, 골격계장애, 심혈관장애 등을 일으킨다.

ⓒ 예방 및 치료 : 확진 후에는 신장이나 폐를 검사하고, 카드뮴 흄이나 카드뮴 금속의 먼지를 $0.05mg/m^2$ 이하로 유지하며, 작업장 내에는 음식물 반입을 금지한다.

⑤ 베릴륨중독

ㄱ 경로 : 호흡기, 위장관, 피부를 통해 흡수된다.

ㄴ 장해 : 인후염, 기관지염, 폐부종 등을 일으키고 피부접촉시에는 피부염, 피하육아종, 육아종성 변화를 일으킨다.

ㄷ 예방 및 치료 : 베릴륨 분진이나 흄이 발생되는 작업은 필히 밀폐되어야 하고 환기장치가 필요하며, 보호장갑 및 보호안경을 착용해야 한다.

(7) VDT 증후군

① 개념 … 단말기(VDT ; Visual Display Terminal)는 정보시대의 발전에 따라 사용이 급증되는 기기로 사용자의 시선이 CRT 화면에 오랫동안 노출되고 키보드를 장시간 사용하여 생기는 건강질환을 말한다.

② 증상 … 눈의 증상(안정피로), 근육계 증상(경견완증후군), 정신신경계 증상 등이 있으며 피부증상과 임신·출산에 관한 문제가 논의대상이 되고 있다.

02 유해물질관리

❶ 호흡기 유해물질관리

(1) 호흡기 유해물질의 종류

① 공기 중의 유해물질은 호흡기를 통해 들어가는 일이 가장 많으며, 폐로 흡수되는 유해물질의 형태는 가스, 휘발성 물질의 증기 및 분진이다.

② 상기도 점막제는 물에 잘 녹는 물질로 알데히드, 알칼리성 먼지, 아황산가스 등이며 상기도 점막 및 폐조직 자극제는 물에 대한 용해도가 중등도인 물질로 염소, 브롬, 불소, 요오드 등이다. 종말기관지 및 폐포점막 자극제는 물에 잘 녹지 않는 물질로 이산화질소, 포스겐 등이 이에 속한다.

③ 진폐증을 일으키는 분진은 유리규산, 규산화합물, 알루미늄 및 화합물 등이며, 유기용제 중독을 일으키는 것은 벤젠, 클로로포름, 메탄올, 이황화탄소, 에틸에테르 등이다.

④ 중금속은 고열 시 흄의 형태로 들어오며, 중금속 중독을 유발하는 것은 납, 수은, 크롬, 카드뮴 등이다.

TIP 라돈

ⓐ 라돈은 지각의 암석 중에 들어있는 우라늄이 몇 단계의 방사성붕괴 과정을 거친 후 생성되는 무색, 무취, 무미의 기체로 지구상 어디에나 존재하는 자연방사능 물질이다.

ⓑ 실내에 존재하는 라돈의 80~90%는 토양이나 지반의 암석에서 발생된 라돈 기체가 건물바닥이나 벽의 갈라진 틈을 통해 들어오거나 건축자재에 들어있는 라듐 등으로부터 발생하고, 지하수에 녹아 있는 라돈이 실내로 유입되기도 한다.

ⓒ 라돈의 전체 인체노출경로 중 약 95%가 실내공기를 호흡할 때 노출되는 것이며, 이 밖에 라돈이 들어 있는 지하수를 사용할 때 노출될 수 있다.

ⓓ 호흡을 통해 인체에 흡입된 라돈과 라돈자손은 붕괴를 일으키면서 α선을 방출한다. 방출된 α선은 폐조직을 파괴한다. 지속적으로 라돈에 노출되는 경우 폐암을 유발하게 된다. 세계보건기구는 라돈을 흡연 다음으로 폐암 발병원인의 3~14% 차지한다고 보고하고 있으며 일반적으로 같은 농도의 라돈에 노출된 경우 흡연자가 비흡연자에 비해 훨씬 높다.

(2) 관리

① 독성이 적은 물질로 대체하거나 작업공정 및 환경개선을 한다.

② 환기, 국소 배기장치를 설치하고 호흡용 보호구를 착용한다.

③ 근로자 교육을 하고 작업장의 청결을 위해 정리정돈을 한다.

❷ 피부 유해물질관리

(1) 피부 유해물질의 종류

기체인 유해물질은 피부를 통해 흡수되기도 하며, 기체 이외의 친수성 물질이나 지방친화성 물질은 땀이나 피지에 녹아 국소적인 피부장애를 일으켜 흡수성을 증가시키고 한선 및 피지선에 있는 모세혈관으로부터 흡수되어 전신장애를 일으킨다. 주로 피부를 통해 흡수되는 유해물질로는 유기용제, DDT, PCB, 유기인 등 지용성 물질을 들 수 있다.

(2) 관리

① 작업공정을 완전 폐쇄식 설비로 자동화하는 것이 가장 좋으나 현실적으로 불가능할 경우에는 환기, 배기, 차폐설비를 효과적으로 배치한다.

② 분진작업은 가능한 한 습윤상태로 조작하며 분쇄기는 뚜껑이 있는 것을 사용한다.

③ 덜 해로운 물질로 대체하고 개인위생시설을 구비하는 등 작업환경을 개선한다.

④ 개인보호구를 착용하고 보호크림을 발라 작업 중 자극물질이 직접 피부에 닿는 것을 막는다.

❸ 작업환경관리

(1) 작업환경관리 기본 원리

① 우선순위 … 대치 → 격리 또는 국소환기 → 개인 보호구 착용

② 대치
 ㉠ 가장 효과적인 환경개선의 근본적인 방법이나, 기술적 어려움이 따른다.
 ㉡ 대치방법 : 시설의 변경, 공정의 변경, 물질의 변경

③ 격리
 ㉠ 물체, 거리, 시간과 같은 방호벽을 통해 작업자와 유해인자를 분리한다.
 ㉡ 격리 방법 : 격리 저장, 위험시설 격리, 공정과정 격리, 차열, 개인보호구 착용

④ 환기
 ㉠ 고열이나 유해물질의 농도를 허용기준 이하로 낮추고 유해성을 예방 및 공기를 정화한다.
 ㉡ 환기 방법 : 전체 환기, 국소 환기

⑤ 교육 … 관리자, 기술자, 감독자, 작업자를 교육, 훈련하여 관리한다.

(2) 유해인자 노출 허용기준

① 개념 … 근로자가 단일 유해요인에 노출되는 경우 허용기준 이하 수준에서는 거의 모든 근로자에게 건강상 나쁜 영향을 미치지 아니하는 기준이다.

② 유해물질의 체내 독성에 영향을 미치는 요인 … 유해물질 농도, 작업 강도, 시간, 기상 조건 등

③ 시간가중 평균노출기준(TWA)
 ㉠ 1일 8시간, 주 40시간 동안의 평균 농도
 ㉡ 거의 모든 근로자가 매일 반복하여 노출되더라도 건강장애를 일으키지 않는 농도 수치

④ 단시간 노출기준(STEL)
 ㉠ 1회 15분간 유해인자에 노출되는 경우의 허용 농도
 ㉡ 이 기준 이하에서는 노출 간격이 1시간 이상인 경우 1일 작업시간 동안 4회까지 노출 허용

⑤ 최고노출기준
 ㉠ 1일 작업시간 동안 잠깐이라도 노출되어서는 안 되는 기준으로 최고 수준의 농도
 ㉡ 어떤 시점에서 수치를 넘어서는 안 되는 상한치

최근 기출문제 분석

2023. 6. 10. 제1회 지방직

1 다음에 해당하는 작업환경 관리 방법은?

> 화재 예방을 위해 가연성 물질의 저장을 플라스틱 통에서 철제 통으로 바꾸었다.

① 대치   ② 격리

③ 환기   ④ 교육

> **TIP** ① 변경의 의미로서 공정변경, 시설변경, 물질 변경 등을 말하며 저장 통을 바꾼 것은 대치에 해당한다.
> ② 작업장과 유해인자 사이에 물체, 거리, 시간 등을 격리하는 원리이다.
> ③ 오염된 공기를 작업장으로부터 제거하고 신선한 공기로 치환하는 원리이다.
> ④ 관리자, 기술자, 감독자, 작업자를 교육, 훈련하여 관리하는 원리이다.

2020. 6. 13. 제2회 서울특별시

2 작업환경 관리의 기본원리 중 대치에 해당하는 것은?

① 교대근무를 실시하도록 한다.

② 페인트를 분무하던 것을 전기이용 흡착식 분무로 한다.

③ 개인용 위생보호구를 착용하도록 한다.

④ 인화물질이 든 탱크 사이에 도랑을 파서 제방을 만든다.

> **TIP** 작업환경 관리의 기본원리
> ㉠ **대치** : 변경의 의미로써 공정변경, 시설변경, 물질변경 등이 있다.
> ㉡ **격리** : 작업장과 유해인자 사이에 물체, 거리, 시간 등을 격리하는 원리이다.
> ㉢ **환기** : 오염된 공기를 작업장으로부터 제거하고 신선한 공기로 치환하는 원리이다.
> ㉣ **교육 및 훈련** : 관리자, 기술자, 감독자, 작업자를 교육·훈련하여 관리하는 원리이다.

Answer 1.① 2.②

3 〈보기〉에서 설명하는 작업환경에서의 건강장애로 가장 옳은 것은?

보기

옥외 작업환경에서 격심한 육체노동을 지속하는 경우 일어나는 현상이다. 중추성 체온조절 기능장애로서, 체온 방출 장애가 나타나 체내에 열이 축적되고 뇌막혈관의 충혈과 뇌 내 온도 상승에 의해 발생한다. 땀을 흘리지 못하여 체온이 41~43℃까지 급격히 상승하여 혼수상태에 이를 수 있으며, 피부 건조가 나타나게 된다.

① 열피로(heat exhaustion)

② 열경련(heat cramp)

③ 열사병(heat stroke)

④ 열실신(heat syncope)

TIP 열사병(heat stroke) … 고온, 다습한 환경에 노출될 때 갑자기 발생해 심각한 체온조절장애를 일으킨다. 중추신경계통의 장해, 전신의 땀이 배출되지 않음으로 인해 체온상승(직장온도 40도 이상) 등을 일으키며, 생명을 잃기도 한다. 태양광선에 의한 열사병은 일사병이라고도 하며 우발적이거나 예기치 않게 혹심한 고온 조건에 노출될 경우 잘 발생한다. 열사병은 체온조절중추의 장애가 원인이므로 체온을 낮추기 위해 옷을 벗기고 찬물로 몸을 닦는다.

Answer 3.③

출제 예상 문제

1 다음 중 자외선이 인체에 미치는 영향으로 옳은 것은?

㉠ 피부홍반 및 색소침착 ㉡ 지나친 발한에 의한 탈수 및 염분소실
㉢ 결막염 및 백내장 ㉣ 신진대사 및 적혈구 생성촉진

---

① ㉠㉡ ② ㉠㉢
③ ㉢㉣ ④ ㉡㉢㉣

TIP 자외선이 인체에 미치는 영향
㉠ 피부에 작용해 피부암을 일으킬 수 있다.
㉡ 급성각막염을 일으킬 가능성이 있고 나이가 많을수록 백내장이 일어날 수 있다.

2 다음 중 규폐증과 관계있는 작업장소에 해당하는 것을 모두 고른 것은?

㉠ 채석장 ㉡ 대장간
㉢ 유리공장 ㉣ 탄광

---

① ㉠㉡㉢ ② ㉠㉡㉢㉣
③ ㉠㉡㉣ ④ ㉡㉢㉣

TIP 규폐증 … 먼지의 흡입으로 폐조직에 이물반응에 의한 결정형성, 섬유증식이 일어나는 진폐증의 한 종류로서 만성 섬유증식을 일
으키며 납중독, 벤젠중독과 함께 3대 직업병이다.
채광업, 채석업, 요업, 연마업, 야금업, 규산 사용의 화학공업 등의 직업을 가진 사람에게 나타난다.

Answer 1.② 2.②

03 건강진단과 직업병

01 근로자 건강진단

❶ 일반건강진단

(1) 정의

상시 사용하는 근로자의 건강관리를 위하여 사업주가 주기적으로 실시하는 건강진단을 말한다.

(2) 실시

① **실시기관** ··· 사업주는 일반건강진단을 지방노동관서의 장이 지정하는 의료기관(특수건강진단기관) 또는 국민건강보험법에 의한 건강진단을 실시하는 기관에서 실시하여야 한다.

② **실시시기**

　㉠ 사업주는 상시 사용하는 근로자 중 사무직에 종사하는 근로자(공장 또는 공사현장과 동일한 구내에 있지 아니한 사무실에서 서무·인사·경리·판매·설계 등의 사무업무에 종사하는 근로자를 말하며, 판매업무 등에 직접 종사하는 근로자를 제외함)에 대하여는 2년에 1회 이상, 그 밖의 근로자에 대하여는 1년에 1회 이상 일반건강진단을 실시하여야 한다.

　㉡ 다만, 사업주가 다음에 해당하는 건강진단을 실시한 경우에는 그 건강진단을 받은 근로자에 대하여 일반건강진단을 실시한 것으로 본다.

　　• 국민건강보험법에 의한 건강검진
　　• 항공법에 의한 신체검사
　　• 학교보건법에 의한 신체검사
　　• 진폐의 예방과 진폐근로자의 보호 등에 관한 법률에 의한 정기건강진단
　　• 선원법에 의한 건강진단
　　• 그 밖의 일반건강진단의 검사항목을 모두 포함하여 실시한 건강진단

③ 검사항목 및 실시방법

　　㉠ 일반건강진단의 제1차 검사항목은 다음과 같다.

　　　• 과거병력, 작업경력 및 자각·타각증상(시진·촉진·청진 및 문진)

　　　• 혈압·혈당·요당·요단백 및 빈혈검사

　　　• 체중·시력 및 청력

　　　• 흉부방사선 간접촬영

　　　• 혈청 GOT 및 GPT, 감마 GPT 및 총 콜레스테롤

　　㉡ 제1차 검사항목 중 혈당·총 콜레스테롤 및 감마 GPT는 고용노동부장관이 따로 정하는 근로자에 대하여 실시한다.

　　㉢ 검사결과 질병의 확진이 곤란한 경우에는 제2차 건강진단을 받아야 하며, 제2차 건강진단의 범위·검사항목·방법 및 시기 등은 고용노동부장관이 따로 정한다.

　　㉣ 건강진단의 검사방법 기타 필요한 사항은 고용노동부장관이 따로 정한다.

❷ 특수건강진단

(1) 정의

특수건강진단대상 유해인자에 노출되는 업무에 종사하는 근로자 및 근로자 건강진단 실시결과 직업병 유소견자로 판정받은 후 작업전환을 하거나 작업장소를 변경하고, 직업병 유소견 판정의 원인이 된 유해인자에 대한 건강진단이 필요하다는 의사의 소견이 있는 근로자의 건강관리를 위하여 사업주가 실시하는 건강진단을 말한다.

(2) 실시

① 실시기관 … 지방노동관서의 장이 지정하는 의료기관에서 실시하여야 한다.

② 실시시기

　　㉠ 사업주는 특수건강진단 대상업무에 종사하는 근로자에 대하여는 특수건강진단 대상 유해인자별로 정한 시기 및 주기에 따라 특수건강진단을 실시하여야 한다.

　　㉡ 다만, 사업주가 다음에 해당하는 건강진단을 실시한 경우에는 그 근로자에 대하여는 당해 유해인자에 대한 특수건강진단을 실시한 것으로 본다.

　　　• 원자력법에 의한 건강진단(방사선에 한함)

　　　• 진폐의 예방과 진폐근로자의 보호 등에 관한 법률에 의한 정기건강진단(광물성 분진에 한함)

　　　• 진단용 방사선 발생장치의 안전관리 규칙에 의한 건강진단(방사선에 한함)

　　　• 그 밖의 특수건강진단의 검사항목을 모두 포함하여 실시한 건강진단(해당하는 유해인자에 한함)

ⓒ 사업주는 근로자 건강진단 실시결과 직업병 유소견자로 판정받은 후 작업전환을 하거나 작업장소를 변경하고, 직업병 유소견 판정의 원인이 된 유해인자에 대한 건강진단이 필요하다는 의사의 소견이 있는 근로자에 대하여는 직업병 유소견자 발생의 원인이 된 유해인자에 대하여 당해 근로자를 진단한 의사가 필요하다고 인정하는 시기에 특수건강진단을 실시하여야 한다.

③ 검사항목
ⓐ 특수건강진단의 검사항목은 1차 검사항목과 2차 검사항목으로 구분한다.
ⓑ 1차 검사항목은 특수건강진단의 대상이 되는 근로자 모두에 대하여 실시한다.
ⓒ 2차 검사항목은 1차 검사항목에 대한 검사결과 건강수준의 평가가 곤란한 자에 대하여 실시하되, 당해 유해인자에 대한 근로자의 노출정도·과거병력 등을 고려하여 필요하다고 인정하는 경우에는 2차 검사항목의 일부 또는 전부를 1차 검사항목 검사시에 추가하여 실시할 수 있다.

❸ 배치 전 건강진단과 수시건강진단

(1) 정의

① **배치 전 건강진단** … 특수건강진단 대상업무에 종사할 근로자에 대하여 배치예정업무에 대한 적합성 평가를 위하여 사업주가 실시하는 건강진단을 말한다.

② **수시건강진단** … 특수건강진단 대상업무로 인하여 해당 유해인자에 의한 직업성 천식·직업성 피부염 기타 건강장해를 의심하게 하는 증상을 보이거나 의학적 소견이 있는 근로자에 대하여 사업주가 실시하는 건강진단을 말한다.

(2) 실시

① **실시기관** … 지방노동관서의 장이 지정하는 의료기관에서 실시하여야 한다.

② **실시시기**
ⓐ 배치 전 건강진단
• 사업주는 특수건강진단 대상업무에 근로자를 배치하고자 하는 때에는 당해 작업에 배치하기 전에 배치 전 건강진단을 실시하여야 하고, 특수건강진단기관에 당해 근로자가 담당할 업무나 배치하고자 하는 작업장의 특수건강진단 대상 유해인자 등 관련 정보를 미리 알려주어야 한다.
• 다만, 다음에 해당하는 경우에는 배치 전 건강진단을 실시하지 아니할 수 있다.
－다른 사업장에서 당해 유해인자에 대한 배치 전 건강진단을 받았거나 배치 전 건강진단의 필수검사항목을 모두 포함하는 특수건강진단·수시건강진단 또는 임시건강진단을 받고 6월이 경과하지 아니한 근로자로서 건강진단결과를 기재한 서류(건강진단개인표) 또는 그 사본을 제출한 근로자

－당해 사업장에서 당해 유해인자에 대한 배치 전 건강진단을 받았거나 배치 전 건강진단의 필수검사항목을 모두 포함하는 특수건강진단·수시건강진단 또는 임시건강진단을 받고 6월이 경과하지 아니한 근로자

ⓛ **수시건강진단** : 사업주는 특수건강진단 대상업무에 종사하는 근로자가 특수건강진단 대상 유해인자에 의한 직업성 천식·직업성 피부염 기타 건강장해를 의심하게 하는 증상을 보이거나 의학적 소견이 있는 경우 당해 근로자의 신속한 건강관리를 위하여 고용노동부장관이 정하는 바에 따라 수시건강진단을 실시하여야 한다.

③ 검사항목

㉠ 특수건강진단의 검사항목은 1차 검사항목과 2차 검사항목으로 구분한다.

ⓛ 1차 검사항목은 특수건강진단의 대상이 되는 근로자 모두에 대하여 실시한다.

ⓒ 2차 검사항목은 1차 검사항목에 대한 검사결과 건강수준의 평가가 곤란한 자에 대하여 실시하되, 당해 유해인자에 대한 근로자의 노출정도·과거병력 등을 고려하여 필요하다고 인정하는 경우에는 2차 검사항목의 일부 또는 전부를 1차 검사항목 검사시에 추가하여 실시할 수 있다.

❹ 임시건강진단

(1) 정의

① 동일 부서에 근무하는 근로자 또는 동일한 유해인자에 노출되는 근로자에게 유사한 질병의 자각 및 타각증상이 발생한 경우에 특수건강진단 대상 유해인자 기타 유해인자에 의한 중독의 여부, 질병의 이환 여부 또는 질병의 발생원인 등을 확인하기 위하여 지방노동관서의 장의 명령에 따라 사업주가 실시하는 건강진단을 말한다.

② 직업병 유소견자가 발생하거나 다수 발생할 우려가 있는 경우 또는 기타 지방노동관서의 장이 필요하다고 판단하는 경우에 특수건강진단 대상 유해인자 기타 유해인자에 의한 중독의 여부, 질병의 이환 여부 또는 질병의 발생원인 등을 확인하기 위하여 지방노동관서의 장의 명령에 따라 사업주가 실시하는 건강진단을 말한다.

(2) 검사항목

임시건강진단의 검사항목은 특수건강진단의 검사항목 중 전부 또는 일부와 건강진단 담당의사가 필요하다고 인정하는 검사항목으로 한다.

❺ 근로자 건강진단 실시기준에서의 건강관리구분, 사후관리내용 및 업무수행 적합여부 판정

(1) 건강관리구분 판정

① A ··· 건강관리상 사후관리가 필요 없는 근로자(건강한 근로자)

② C_1 ··· 직업성 질병으로 진전될 우려가 있어 추적검사 등 관찰이 필요한 근로자(직업병 요관찰자)

③ C_2 ··· 일반 질병으로 진전될 우려가 있어 추적관찰이 필요한 근로자(일반 질병 요관찰자)

④ D_1 ··· 직업성 질병의 소견을 보여 사후관리가 필요한 근로자(직업병 유소견자)

⑤ D_2 ··· 일반 질병의 소견을 보여 사후관리가 필요한 근로자(일반 질병 유소견자)

⑥ R ··· 건강진단 1차 검사결과 건강수준의 평가가 곤란하거나 질병이 의심되는 근로자(제2차 건강진단 대상자)

⑦ U ··· 2차 건강진단대상임을 통보하고 30일을 경과하여 해당 검사가 이루어지지 않아 건강관리구분을 판정할 수 없는 근로자, U로 분류한 경우에는 해당 근로자의 퇴직, 기한 내 미실시 등 2차 건강진단의 해당 검사가 이루어지지 않은 사유를 산업안전보건법 시행규칙 제105조제3항에 따른 건강진단결과표의 사후관리소견서 검진소견란에 기재하여야 한다.

(2) 야간작업 특수건강진단 건강관리구분 판정

① A ··· 건강관리상 사후관리가 필요 없는 근로자(건강한 근로자)

② C_N ··· 질병으로 진전될 우려가 있어 야간작업 시 추적관찰이 필요한 근로자(질병 요관찰자)

③ D_N ··· 질병의 소견을 보여 야간작업 시 사후관리가 필요한 근로자(질병 유소견자)

④ R ··· 건강진단 1차 검사결과 건강수준의 평가가 곤란하거나 질병이 의심되는 근로자(제2차 건강진단 대상자)

⑤ U ··· 2차 건강진단대상임을 통보하고 30일을 경과하여 해당 검사가 이루어지지 않아 건강관리구분을 판정할 수 없는 근로자, U로 분류한 경우에는 당 근로자의 퇴직, 기한 내 미실시 등 2차 건강진단의 해당 검사가 이루어지지 않은 사유를 산업안전보건법 시행규칙 제105조제3항에 따른 건강진단결과표의 사루관리소견서 검진소견란에 기재하여야 한다.

(3) 사후관리조치 판정

구분	사후관리조치 내용 [사후관리조치 내용은 한 근로자에 대하여 중복하여 판정할 수 있음]
0	필요 없음
1	건강상담(　　　　　　　　　　) [생활습관 관리 등 구체적으로 내용 기술]
2	보호구지급 및 착용지도 (　　　　　　　　　　)
3	추적검사 (　　　　　　　)검사항목에 대하여 20　년　월　일경에 추적검사가 필요 [건강진단의사가 직업병 요관찰자, 직업병 유소견자 또는 야간작업 요관찰자, 야간작업 유소견자에 대하여 추적검사 판정을 하는 경우에는 사업주는 반드시 건강진단의사가 지정한 검사항목에 대하여 지정한 시기에 추적검사를 실시하여야 함]
4	근무 중 (　　　)에 대하여 치료
5	근로시간 단축(　　　　　　　)
6	작업전환(　　　　　　　)
7	근로제한 및 금지 (　　　　　　　　　　)
8	산재요양신청서 직접 작성 등 해당 근로자에 대한 직업병확진의뢰 안내 [직업병 유소견자 중 요양 또는 보상이 필요하다고 판단되는 근로자에 대하여는 건강진단을 한 의사가 반드시 직접 산재요양신청서를 작성하여 해당 근로자로 하여금 근로복지공단 관할지사에 산재요양신청을 할 수 있도록 안내하여야 함]
9	기타 (　　　　　　　　　　) [교대근무 일정 조정, 야간작업 중 사이잠 제공, 정밀업무적합성평가 의뢰 등 구체적으로 내용 기술]

(4) 업무수행 적합여부 판정

① 가 … 건강관리상 현재의 조건하에서 작업이 가능한 경우

② 나 … 일정한 조건(환경개선, 보호구착용, 건강진단주기의 단축 등)하에서 현재의 작업이 가능한 경우

③ 다 … 건강장해가 우려되어 한시적으로 현재의 작업을 할 수 없는 경우(건강상 또는 근로조건상의 문제가 해결된 후 작업복귀 가능)

④ 라 … 건강장해의 악화 또는 영구적인 장해의 발생이 우려되어 현재의 작업을 해서는 안되는 경우

02 직업병

① 산업보건 통계

(1) 의의

① 질병발생이나 재해발생의 증감은 그 문제의 심각성에 대한 관심을 불러일으키게 된다.

② 보건통계는 계획수립과 방침결정에 도움이 된다.

③ 효과판정에 도움을 준다.

④ 원인규명의 자료가 됨으로써 다음 행동의 길잡이가 되게 한다.

> **TIP** 기록의 종류
> ㉠ 개인건강기록카드 : 건강진단개인표, 개인진료기록표
> ㉡ 집단건강기록카드 : 건강진단결과표, 의무기록일지
> ㉢ 특수카드 : 재해기록표, 재해통계표

(2) 통계의 유형

① **질병통계**

㉠ 발생률 $= \dfrac{\text{특정기간 중에 발생한 발병수}}{\text{동일기간 중에 근로자수}}$

㉡ 유병률 $= \dfrac{\text{특정기간 중에 존재하는 환자수}}{\text{동일기간 중의 평균 근로자수}}$

㉢ 근로자 1인당 평균 이병일수 $= \dfrac{\text{특정기간 중의 총 이병일수}}{\text{동기간 중 1회 이상 이병한 환자수}}$

㉣ 시간손실률 $= \dfrac{\text{특정기간 중에 발생한 질병의 총 시간수}}{\text{동기간 중 위험에 폭로된 총 시간수}}$

② **작업동태 통계**

㉠ 결근도수율 $= \dfrac{\text{특정기간 중 총결근건수}}{\text{동기간 중 평균 재적인원수}} \times 1,000$

㉡ 1인 평균 결근일수 $= \dfrac{\text{특정기간 중 총 결근일수}}{\text{동기간 중 평균 재적인원수}}$

㉢ 1건 평균 결근일수 $= \dfrac{\text{특정기간중 총 결근일수}}{\text{동기간중 결근건수}}$

㉣ 결근일수 백분율 $= \dfrac{\text{특정기간 중 총 결근일(시간)수}}{\text{동기간 중 소정 연노동일(시간)수}} \times 100$

❷ 산업피로와 직업병

(1) 산업피로

① 정의
  ㉠ 수면이나 휴식으로 회복되는 생리적 현상이 과로 등으로 건강이 회복되지 않고 피로가 누적되는 것을 의미한다.
  ㉡ 정신적 · 육체적 · 신경적인 노동부하에 반응하는 생체의 태도이다.
  ㉢ 노동생산성과 직결된다.
  ㉣ 잠재적인 기능수준, 작업수행능력이 저하된다.

② 산업피로요인
  ㉠ 내적 요인 : 성, 연령, 숙련도와 작업적성, 작업숙련도, 작업적응성 등이 있다.
  ㉡ 외적 요인 : 작업부하, 노동시간, 인간관계 등이 있다.

③ 산업피로 판정법
  ㉠ **생리적** : 순환기능, 호흡, 청력, 시력, 뇌파검사 등을 실시한다.
  ㉡ **생화학적** : 혈액의 농도, 뇨단백측정, 혈액응고시간 검사 등을 실시한다.
  ㉢ **심리적** : 행동기록 검사, 피부전기반사(GSR) 등을 실시한다.

④ 산업피로의 대책
  ㉠ **근로자 측면** : 근로자의 적성별로 재배치하고 휴식 · 운동 권장, 음료수, 영양관리, 수면을 할 수 있어야 한다.
  ㉡ **환경 측면** : 작업환경의 위생적 관리, 휴식시간 적정배분, 작업방법 및 자세를 합리화하여야 한다.

(2) 직업병

① 정의
  ㉠ 특정직업에 종사함으로써 생기는 질병으로 오랜 직업생활로 건강장애가 축적되어 발생하는 직업성 질병과 재해로 생기는 재해성 질병이 있다.
  ㉡ 산업재해는 급격히 생기며 직업병은 만성적으로 오는 특징이 있다.

② 발생요인
  ㉠ 환경요인
    • 분진 : 진폐증, 규폐증 등의 질환이 나타날 수 있다.
    • 조명 : 조명부족으로 근시, 피로가 나타난다.
    • 온도 · 습도 : 열경련증, 열사병 등의 직업병이 발생한다.
    • 가스중독 : 중독증상(발열, 구토, 의식상실 등)이 나타난다.
    • 소음 : 직업성 난청이 발생한다.

ⓛ 작업요인
- 작업자세 : 부적절한 작업자세로 인해 정맥류, 디스크, 신경통 등이 발생할 수 있다.
- 근육운동 : 과도한 근육사용으로 근육통, 관절염, 건초염 등이 나타날 수 있다.
- 정신작업 : 신경증, 불면증, 위장(소화계)질환이 생긴다.

03 산업재해

❶ 산업재해의 개념

(1) 정의

작업장에서 사고로 인해 발생하는 부상, 사망, 장해 또는 질병과 장기간 유해작업이나 유해요인에 의하여 발생한 직업병을 의미한다.

(2) 원인

① 직접원인 … 재해를 일으키는 물체 또는 행위 그 자체

② 간접원인
  ㉠ 인적요인 : 작업자가 작업 순서나 규칙을 준수하지 않거나 부주의하여 일어나는 경우가 전체 재해의 75 ~ 80% 차지한다.
  ㉡ 물적요인 : 불안전한 시설물, 부적절한 공구, 불량한 작업환경들, 불적절한 온도, 습도, 조명, 소음 등
  ㉢ 관리적 요인 : 부적절한 작업 규칙이나 순서, 과다한 업무량 및 속도의 요구, 야간 근로, 연장 근무 등

❷ 산업재해 통계지표

(1) 발생 규모

① 도수율
  ㉠ 연 근로시간 100만 시간당 재해발생 건수로, 재해발생 상황을 파악하기 위한 표준 지표다.
  ㉡ 순수한 재해빈도나 건수를 파악하는 데 도움이 된다.
  ㉢ 도수율 $= \dfrac{\text{재해건수}}{\text{연 근로시간수}} \times 1{,}000{,}000$

② 건수율

  ㉠ 근로자 1,000명당 재해발생건수로, 천인율 또는 발생률이라고도 한다.

  ㉡ 산업재해의 발생상황을 총괄적으로 파악하기 적합하나 작업시간이 고려되지 않는다.

  ㉢ 건수율 $= \dfrac{\text{재해건수}}{\text{평균 실근로자수}} \times 1,000$

(2) 손상 규모

① 강도율

  ㉠ 연 근로시간 합계 1,000시간당 재해로 인한 근로손실일수로, 재해로 인한 손상의 정도와 재해의 규모를 나타낸다.

  ㉡ 강도율 $= \dfrac{\text{손실작업일수}}{\text{연근로시간수}} \times 1,000$

② 평균손실 일수

  ㉠ 재해 건당 평균 작업 손실 규모 정도를 측정한다.

  ㉡ 평균손실 일수 $= \dfrac{\text{작업손실 일수}}{\text{재해 건수}} \times 1,000$

❸ 재해예방의 4원칙

(1) 손실우연의 원칙

사고와 상해 정도 사이에는 어느 정도 우연의 확률이 존재한다는 것으로 예측이 어렵다.

> 📢 **TIP** 하인리히 법칙
>   ㉠ 1개의 대형사고가 발생하기 전에는 그와 관련된 29건의 경미한 사고와 300건의 징후들이 존재한다는 것을 밝힌 법칙이다.
>   ㉡ 현성재해 : 불현성재해 : 잠재성재해 = 1 : 29 : 300

(2) 원인연계의 원칙

사고와 그 원인과의 사이에는 필연적인 인과관계가 있다.

(3) 예방가능의 원칙

천재지변과는 달리 예방가능하므로 사전대책에 중점을 두어야 한다.

(4) 대책선정의 원칙

안전사고의 예방은 재해예방대책(3E)인 기술적 대책, 교육적 대책, 관리적 대책이 필요하다.

❹ 예방대책 수립

(1) 3E 예방대책

① 안전교육(Safety Education) … 안전보건교육 및 훈련(교육적 대책) 실시

② 안전공학(Safety Engineering) … 안전설계, 작업행정 및 환경설비 개선, 기준 설정 등(기술적 대책) 실시

③ 안전단속(Safety Enforcement) … 엄격한 규제에 따른 제도적 시행(규제적 대책)

(2) 예방대책 수립 원리

① 1단계(관리조직) … 안전관리 조직을 구성하고 활동방침 및 계획 수립 등

② 2단계(사실 발견) … 기록 검토, 불안전 요소 발견, 작업 분석 등

③ 3단계(분석) … 현장조사결과, 재해보고서, 사고원인 발견 등

④ 4단계(개선 방법 선정) … 규정 개선, 교육·훈련 개선 등

⑤ 5단계(개선 방법 적용) … 3E 대책 시행

❺ 「산업재해보상보험법」상의 재해보상

종류	지급사유	급여수준
요양급여	업무상 재해로 인한 부상 질병에 걸린 경우	요양비 전액(단 요양기간 4일 이상 시 적용)
휴업급여	업무상 재해로 요양하여 휴업한 기간	1일당 평균급여의 70%(단 4일 이상 휴업 시 적용)
장해급여	업무상 재해로 인한 부상 질병 치유 후에도 장해가 남는 경우	장해등급에 따라 장애보상연금 또는 장해보상일시금으로 지급한다.
간병급여	요양급여를 받은 자가 치료 후 의학적으로 상시 또는 수시 간병이 필요시	간병 받은 기간의 간병료에 준함
유족급여	업무상 재해로 사망하였을 때 유족이 청구하는 경우	유족보상연금 또는 유족보상일시금으로 지급
상병보상연금	요양급여를 받은 자가 요양 개시 후 2년이 경과한 후에도 치유되지 않고 중증요양상태의 정도가 지급사유에 해당하는 경우	중증요양상태 등급에 따라 지급
직업재활 급여	장해급여를 받은 자 중 취업을 원하여 직업훈련이 필요한 자	직업훈련비용, 직업훈련수당, 직장복귀지원금, 직장적응훈련비, 재활운동비
장의비	업무상 재해로 사망하였을 때 그 장제를 실행한 사람에게 지급	평균임금의 120일분

≣ 최근 기출문제 분석 ≣

2024. 6. 22. 지방직

1 다음에서 '나' 판정이 의미하는 것은?

> 근로자 건강진단 상 질병 유소견자가 업무수행 적합여부 평가 결과에서 '나' 판정을 받았다.

① 건강관리상 현재의 조건하에서 작업이 가능한 경우
② 건강장해가 우려되어 한시적으로 현재의 작업을 할 수 없는 경우
③ 일정한 조건(환경개선, 보호구착용, 건강진단주기의 단축 등)하에서 현재의 작업이 가능한 경우
④ 건강장해의 악화 또는 영구적인 장해의 발생이 우려되어 현재의 작업을 해서는 안 되는 경우

> **TIP** ① '가' 판정
> ② '다' 판정
> ④ '라' 판정
> ※ 업무수행 적합여부 판정(「근로자 건강진단 실시기준」 별표4)
>
> | 구분 | 업무수행 적합여부 내용 |
> |------|------------------------|
> | 가 | 건강관리상 현재의 조건하에서 작업이 가능한 경우 |
> | 나 | 일정한 조건(환경개선, 보호구착용, 건강진단주기의 단축 등)하에서 현재의 작업이 가능한 경우 |
> | 다 | 건강장해가 우려되어 한시적으로 현재의 작업을 할 수 없는 경우(건강상 또는 근로조건상의 문제가 해결된 후 작업복귀 가능) |
> | 라 | 건강장해의 악화 또는 영구적인 장해의 발생이 우려되어 현재의 작업을 해서는 안되는 경우 |

Answer 1.③

2022. 4. 30. 제1회 지방직

2 동일한 유해인자에 노출된 근로자들에게 유사한 질병의 증상이 발생하여 고용노동부장관의 명령으로 실시하는 건강진단은?

① 임시건강진단   ② 일반건강진단

③ 특수건강진단   ④ 배치전건강진단

> **TIP** ① **임시건강진단**: 당해 근로자 본인 또는 동료 근로자들의 건강보호를 강구하기 위하여 실시한다. 동일 부서에 근무하는 근로자나 동일 유해인자에 노출되는 근로자에게 유사한 증상이 발생하는 경우, 집단발병이 우려되는 경우에 유해인자에 의한 중독, 질병의 이환 여부, 원인 등을 파악하기 위해서 고용노동부장관의 명령으로 사업주가 실시한다.
> ② **일반건강진단**: 일정한 주기로 모든 근로자에게 실시하는 건강진단이다.
> ③ **특수건강진단**: 유기용제 등 화학물질 취급자, 소음 및 광물성분진·목재분진 취급자, 석면분지 및 면분진을 포함한 그 외 취급자를 대상으로 직업성 질환을 조기에 발견하여 관리 또는 치료를 위해 실시한다.
> ④ **배치전건강진단**: 특수건강진단을 받아야 하는 대상이거나 법정 유해인자에 노출될 수 있는 부서로 배치될 시 실시하는 진단이다.

2021. 6. 5. 제1회 지방직

3 다음에 해당하는 근로자의 건강관리구분은?

> 직업성 질병으로 진전될 우려가 있어 추적검사 등 관찰이 필요한 근로자

① C_1 ② C_2

③ D_1 ④ D_2

> **TIP** 근로자 건강관리구분
>
> | | 건강관리구분 | 의미 |
> |---|---|---|
> | A | 건강인(정상) | 건강관리상 사후관리가 필요없는 자 |
> | C_1 | 직업병 요관찰자 | 직업성 질병으로 진전될 우려가 있어 추적검사 등 관찰이 필요한 자 |
> | C_2 | 일반질병 요관찰자 | 일반질병으로 진전될 우려가 있어 추적관찰이 필요한자 |
> | D_1 | 직업병 유소견자 | 직업성 질병의 소견을 보여 사후관리가 필요한 자 |
> | D_2 | 일반질병 유소견자 | 일반질병의 소견을 보여 사후관리가 필요한 자 |
> | R | 제2차 건강진단 대상자 | 일반건강진단에서의 질환의심 |
> | U | 판정 불가 | 퇴직 등의 사유로 건강관리구분을 판정할 수 없는 근로자 |

Answer 2.① 3.①

4 다음에 해당하는 근로자 건강진단은?

> - 근로자는 법적 유해인자에 노출된 작업을 하고 있다.
> - 근로자는 직업성 천식 증상을 호소하였다.
> - 이에 사업주는 건강진단 실시를 계획하고 있다.

① 수시건강진단   ② 일반건강진단

③ 임시건강진단   ④ 배치전건강진단

> **TIP** 수시건강진단 … 급성으로 발병하거나 정기적 건강진단으로는 발견하기 어려운 직업성 질환을 조기진단하기 위해 시행함
> ㉠ 대상자: 특수 건강진단 대상업무로 인하여 유해인자에 의한 직업성 천식, 직업성 피부염, 그 밖에 건강장애를 의심하게 하는 증상을 보이거나 의학적 소견이 있는 근로자
> ㉡ 실시 항목
> - 특수 건강진단 대상 유행인자 : 특수 건강진단 항목에 준함
> - 직업성 천식, 직업성 피부질환

5 산업재해 통계지표로 옳은 것은?

① 강도율=(손실노동일수/연근로시간수)×1,000

② 도수율=(재해건수/상시근로자수)×1,000

③ 건수율=(재해건수/연근로시간수)×1,000,000

④ 평균작업손실일수=작업손실일수/연근로시간수

> **TIP**
>
> | 도수율 | 재해건수 / 연 근로시간 수 × 1,000,000 |
> |---|---|
> | 강도율 | 손실작업일수 / 연 근로시간 수 × 1,000 |
> | 건수율 | 재해건수 / 평균 실근로자 수 × 1,000 |
> | 평균작업손실일수 | 작업손실 일수 / 재해건수 × 1,000 |

Answer 4.① 5.①

출제 예상 문제

1 산업재해를 나타내는 도수율과 강도율의 분모로 옳은 것은?

① 재해건수

② 평균 재적인원수

③ 연 근로시간수

④ 평균 근로자수

TIP 산업재해지표

⊙ 도수율 = $\dfrac{\text{재해건수}}{\text{연 근로시간수}} \times 1{,}000{,}000$

ⓒ 강도율 = $\dfrac{\text{손실작업일수}}{\text{연 근로시간수}} \times 1{,}000$

2 산업장 근로자를 대상으로 한 건강검진에서 직업병 소견이 있어 사후관리가 필요한 판정결과는?

① A

② C₁

③ D₁

④ R

TIP 건강관리 구분

A	건강자 또는 경미한 이상소견이 있는 자
C1	직업성 질병으로 진전될 우려가 있어 추적검사 등 관찰이 필요한 자(요관찰자)
C2	일반질병으로 진전될 우려가 있어 추적관찰이 필요한 자(요관찰자)
D1	직업성 질병의 소견이 있는 자(직업병 유소견자)
D2	일반질병의 소견이 있는 자(일반질병 유소견자)
R	일반건강진단에서 질환의심자(제2차 건강진단대상)

Answer 1.③ 2.③

3 다음 중 건강진단에 대한 설명으로 옳지 않은 것은?

① 일반건강진단 : 상시 사용하는 근로자의 건강관리는 위하여 주기적으로 실시

② 특수건강진단 : 직업병 유소견자가 발생하거나 여러 명이 발생할 우려가 있는 경우 실시

③ 배치 전 건강진단 : 특수건강진단 대상 유해인자에 노출되는 업무에 종사할 근로자에 대하여 배치 예정업무에 대한 적합성 평가를 위한 건강진단

④ 수시건강진단 : 특수건강진단 대상 유해인자에 노출되는 업무로 인하여 직업성 천식·피부염 등의 증상을 보이는 근로자에게 실시

TIP **특수건강진단**〈산업안전보건법 제130조 제1항〉… 사업주는 다음의 어느 하나에 해당하는 근로자의 건강관리를 위하여 건강진단 (이하 "특수건강진단"이라 한다)을 실시하여야 한다. 다만, 사업주가 고용노동부령으로 정하는 건강진단을 실시한 경우에는 그 건강진단을 받은 근로자에 대하여 해당 유해인자에 대한 특수건강진단을 실시한 것으로 본다.
1. 고용노동부령으로 정하는 유해인자에 노출되는 업무(이하 "특수건강진단대상업무"라 한다)에 종사하는 근로자
2. 건강진단 실시 결과 직업병 소견이 있는 근로자로 판정받아 작업 전환을 하거나 작업 장소를 변경하여 해당 판정의 원인이 된 특수건강진단대상업무에 종사하지 아니하는 사람으로서 해당 유해인자에 대한 건강진단이 필요하다는 「의료법」 제2조에 따른 의사의 소견이 있는 근로자

-----

4 산업통계 중 질병통계를 나타낼 때 쓰이는 것은?

① 결근도수율   ② 강도율

③ 유병률   ④ 도수율

TIP ① 작업동태 통계 ②④ 재해통계

-----

5 다음 중 근로자 건강검진판단 'C'는 무엇을 뜻하는가?

① 질환자   ② 건강자

③ 직업병 유소견자   ④ 직업병 요관찰자

TIP C는 C_1, C_2로 구분되는데 C_1은 직업성 질병으로 진전될 우려가 있어 추적검사 등 관찰이 필요한 자(요관찰자)이고 C_2는 일반질병으로 진전될 우려가 있어 추적관찰이 필요한 자이다.

Answer 3.② 4.③ 5.④

6 다음 중 만성질환의 집단검사 시 갖추어야 될 요건으로 옳은 것은?

> ㉠ 질환의 초기발견이 가능해야 한다.
> ㉡ 조기치료 시 질환예방이 가능해야 한다.
> ㉢ 질환의 발견 후 치료와 관리에 대한 계획이 있어야 한다.
> ㉣ 가격이 저렴해야 한다.

① ㉠㉡㉢
② ㉠㉢
③ ㉡㉣
④ ㉠㉡㉢㉣

TIP 집단검진의 조건
  ㉠ 정확한 검진방법이어야 한다.
  ㉡ 검사에 대해 거부감이 있으면 안 되고 비용이 저렴해야 한다.
  ㉢ 그 질병이 흔해 여러 사람에게 효과가 있어야 한다.
  ㉣ 조기진단이 가능해야 한다.
  ㉤ 조기발견 시 효과적인 치료방법이 있어야 한다.

7 산업현장에서 사고율에 영향을 주는 주된 요인이 아닌 것은?

① 직업종류
② 경험도
③ 성격구조
④ 산업현장규모

TIP 산업현장의 사고율은 경험도, 성격구조, 직업종류, 연령, 성별 등이 영향을 끼친다.

Answer 6.④ 7.④

8 다음 직업병 중 잠함병의 원인과 관계되는 것은?

① 가압

② 감압

③ 고열

④ 비교습도

TIP **잠함병**(감압증)

⊙ **발생원인**: 고기압 환경에서 저기압 환경으로 갑자기 감압하면 질소가스가 체외로 배출되지 못하고 체내에서 기포가 되어 이들 기포가 순환장애와 조직손상을 초래한다.

ⓒ **증상**: 관절통, 근육통, 흉통, 호흡곤란, 중추신경마비, 소양감, 골괴사 등의 증상이 발생한다.

9 다음 중 산업재해 평가와 관련없는 것은?

① 건수율

② 강도율

③ 평균손실일수

④ 이환율

TIP 산업재해통계 종류 … 도수율, 강도율, 평균손실일수, 전수율

10 직업병에 대한 설명으로 옳은 것은?

① 특수한 작업에서 특이하게 발생하는 질병이다.

② 일상적 작업에서 발생하는 상해만을 지칭한다.

③ 직장에서 방치할 수 없는 특수질환을 말한다.

④ 직장에서 흔히 발생하는 질병이다.

TIP 일반적으로 직업병이란 직업의 종류에 따라 그 직종이 가지고 있는 특정한 이유로 그 직업에 종사하는 사람들에게만 발생하는 특정의 질환을 말한다.

Answer 8.② 9.④ 10.①

11 다음 중 산업피로의 대책으로 옳은 것은?

| ㉠ 피로징후의 조기발견과 조치 | ㉡ 노동시간 조정 |
| ㉢ 휴식, 휴양의 확보 | ㉣ 작업환경의 개선 |

① ㉠㉡㉢
② ㉠㉡㉢㉣
③ ㉠㉢㉣
④ ㉡㉢㉣

TIP 산업피로의 대책
㉠ 노동시간의 조정
㉡ 휴식, 휴양의 확보
㉢ 피로징후의 조기발견과 조치
㉣ 작업공간, 작업방식, 작업환경의 개선

12 다음 중 산업피로에 영향을 주는 요인끼리 짝지어진 것은?

| ㉠ 심리적 요인 | ㉡ 작업장의 불청결 |
| ㉢ 부당보수 | ㉣ 신체적 적합성 여부와 건강부족 |

① ㉠㉡㉢
② ㉠㉡㉣
③ ㉠㉢㉣
④ ㉡㉢㉣

TIP ㉢ 부당보수는 산업피로의 원인으로 볼 수 없다.

Answer 11.② 12.②

13 1,000,000 작업시간 중에 발생되는 재해건수로 표시되는 것은?

① 도수율 ② 강도율
③ 이환율 ④ 건수율

....

TIP 도수율 $= \dfrac{\text{재해건수}}{\text{연 근로시간수}} \times 1,000,000$

14 다음 중 산업재해의 사고발생과 생산력 감퇴의 주요 요인은?

① 의무직의 부재 ② 보건교육의 미실시
③ 적절치 못한 응급처리 ④ 산업피로

....

TIP 산업피로는 정신적·육체적·신경적인 노동부하에 반응하는 생체의 태도로 회복되지 않고 축적되는 피로로 인해 생산성이 저해되고 재해와 질병의 원인이 된다.

Answer 13.① 14.④

15 근로자 건강관리의 주된 내용으로만 묶인 것은?

ⓧ 건강진단   ⓛ 응급처치 및 치료
ⓒ 근로자의 처우개선   ⓔ 건강상태에 대한 기록
ⓜ 다음 사업을 위한 재계획

---

① ㄱㄴㄷ   ② ㄱㄴㄷㄹ

③ ㄱㄴㄹ   ④ ㄱㄴㄹㅁ

TIP 근로자의 건강관리는 직접간호 제공과 사업계획 정립의 두 가지로 대변될 수 있다.

CHAPTER

05

모자보건

01 모자보건관리

01 모자보건의 이해

❶ 모자보건의 정의

(1) 모자보건

① 모성의 생명과 건강을 보호하고 건전한 자녀의 출산과 양육을 도모함으로써 국민보건 향상에 이바지함을 목적으로 임산부 또는 영유아에게 전문적인 의료봉사를 통한 신체적 · 정신적 건강을 유지하게 하는 사업이다.

② 넓은 의미로는 출산할 수 있을 때부터 완경기까지 모든 여성과 18세까지의 미성년자의 보건을 말하나 좁은 의미로는 임신 · 분만 · 산욕기에 있는 임산부 및 영유아 및 학령전기 아동을 대상으로 하는 보건을 말한다.

(2) 임산부

임신 중에 있거나 분만 후 6개월 미만의 여자를 가리킨다.

(3) 모성

① 협의 … 임신 · 분만 · 출산 후 6개월 미만 또는 1년 미만의 여자를 가리킨다.

② 광의 … 출산할 수 있을 때부터 완경기에 이르는 모든 여자를 가리킨다.

③ 모성이란 임산부와 가임기 여성을 말한다〈모자보건법 제2조 제2호〉.

(4) 영유아

① 협의 … 생후부터 미취학 아동까지를 의미한다.

② 광의 … 생후부터 15 ~ 18세까지의 미성년자를 말한다.

③ 영유아란 출생 후 6년 미만인 사람을 말한다〈모자보건법 제2조 제3호〉.

(5) 신생아

출생 후 28일 미만의 영유아를 신생아라 한다.

❷ 모자보건의 대상

(1) 모성인구

① 협의 … 임신, 분만, 산욕기, 수유기의 여성을 의미한다.

② 광의 … 초경에서 완경에 이르는 모든 여성을 의미한다.

(2) 아동인구

① 협의 … 미취학 아동을 의미한다.

② 광의 … 출생에서 사춘기에 이르는 남자 · 여자를 의미한다.

02 모자보건사업

❶ 모자보건사업의 목적 및 특징

(1) 목적

① 지역사회 건강수준을 증진시키는 방법의 하나로서 모성건강을 유지해야 한다.

② 임신과 분만에 수반하는 합병증의 발생위험과 신생아 사망률을 줄인다.

③ 불임증을 예방하고 치료하며, 다음 임신에 대한 준비를 한다.

(2) 범위

근로여성의 건강관리, 완경기관리, 신생아 및 영유아 관리, 학동기와 사춘기 보건관리, 출산 조절, 가족계획 상담 및 지도, 임산부의 산전관리, 분만관리, 산후 관리, 임신의 준비, 결혼 전 건강상담과 임신 계획 등이 포함된다.

(3) 특징

① 모자보건 대상 인구는 전체 인구의 50 ~ 55% 범위로 광범위하다.

② 적은 비용으로 지역사회 건강증진에 기여하며 지속적인 건강관리, 질병예방에 힘쓰는 예방사업에 효과적이다.

③ 다음 세대의 인구자질에 영향을 준다.

② 모자보건사업의 역사

(1) 해외

① Hippocrates(B.C. 460 ~ 370) ··· 어린이에게 관심이 필요함을 강조하였고 특히 기침, 구토, 불면을 지적하였다.

② 영국 헨리 8세(1421) ··· 신생아 등록제도를 시작하여 생정통계의 시작이 되었다.

③ 17세기 영국 ··· 성 빈센트가 육아, 무의탁여인 보호사업을 시작하였다.

④ 18세기 영국 ··· 의사인 John & Jeorge Amstrong 형제가 치료적 사업, 예방적인 사업을 수행하였다.

⑤ 19세기 ~ 20세기 초 ··· 1891년 '사회과학협회'에서 영아사망에 대한 사회조사를 실시하였다.

⑥ 위의 시기에 뉴욕에는 어린이를 위한 우유보급소가 설치되고 영국, 스코틀랜드에는 영아복지센터, 어머니교실이 개설되었다. 점차 방문간호 쪽으로 변하며 정부가 관심을 가지기 시작하였다.

(2) 우리나라

① 1923년 ··· 선교사인 로선복과 한신광의 어머니교실, 산전진찰, 두유급식소 등이 모자보건사업의 시작이라고 볼 수 있다.

② 1960년 ··· 경제개발 5개년 계획과 가족계획사업으로 모자보건사업이 뒷전으로 밀려나게 되었다.

③ 1979년 ··· 정부와 세계은행 간의 인구차관사업이 체결되었다.

④ 1989년 ··· 의료보험 확대실시로 산전, 분만, 산후관리가 병·의원에서 주로 이루어짐에 따라 보건소, 모자보건센터에서의 모자보건사업의 변화가 요구되었다.

③ 모자보건사업 내용

(1) 모자보건 사업 포함 사항

① 임산부·영유아 및 미숙아 등에 대한 보건관리와 보건지도

② 인구조절에 관한 지원 및 규제

③ 모자보건에 관한 교육·홍보 및 연구

④ 모자보건에 관한 정보의 수집 및 관리

(2) 모자보건사업 지표

① 모성사망비 … $\dfrac{\text{같은 해 임신, 분만, 산욕으로 사망한 모성사망 수}}{\text{특정 연도의 출생아 수}} \times 100,000$

② 모성사망률 … $\dfrac{\text{모성사망자 수}}{\text{15 ~ 49세 가임기 여성 수}} \times 100,000$

③ 영아사망률 … $\dfrac{\text{같은 해 1세 미만의 사망아 수}}{\text{특정 연도의 출생아 수}} \times 1,000$

④ 신생아 사망률 … $\dfrac{\text{같은 해 생후 28일 이내 사망아 수}}{\text{특정 연도의 출생아 수}} \times 1,000$

⑤ 주산기 사망률 … $\dfrac{\text{같은 해 임신 28주 이후 태아 사망수 + 생후 1주 이내 신생아 사망 수}}{\text{1년간 출생 수}} \times 1,000$

⑥ 사산율 … $\dfrac{\text{임신 28주 이후의 사산아 수}}{\text{특정 연도 출신아(출생아 + 사산아) 수}} \times 1,000$

⑦ α - 인덱스 … $\dfrac{\text{같은 연도의 영아 사망 수}}{\text{어떤 연도의 신생아 사망 수}}$

최근 기출문제 분석

2023. 6. 10. 제1회 지방직

1 다음 지표 중 분모가 '당해연도 연간 출생아수'가 아닌 것은?

① 영아사망률

② 저체중아 출생률

③ 모성사망비

④ 모성사망률

> **TIP** ④ **모성사망률** : 임신, 분만, 산욕 합병증으로 인한 모성사망 수 ÷ 15 ~ 49세 가임기 여성 수 × 1,000이다.
> ① **영아사망률** : 영아기 사망 수 ÷ 당해 연도 출생아 수 × 1,000이다.
> ② **저체중아 출생률** : 저체중아 출생아 수 ÷ 당해 연도 출생아 수 × 1,000
> ③ **모성사망비** : 임신, 분만, 산욕 합병증으로 인한 모성사망 수 ÷ 당해 연도 출생 수 × 100,000이다.

2022. 4. 30. 제1회 지방직

2 모성사망비의 분모로 옳은 것은?

① 당해 연도의 중앙 인구

② 당해 연도의 출생아 수

③ 당해 연도의 모성 사망 수

④ 당해 연도의 15~49세 가임기 여성 수

> **TIP** 모성사망은 임신 또는 관련으로 인해 임신 중 또는 분만 후 42일(6주) 이내에 사망한 것으로 모성건강지표로 쓰인다.
> 모성사망비는 당해 연도 출생아 10만 명당 임신, 분만, 산욕으로 인한 모성사망의 수로 산출하며, 출생아수를 분모로 한다.
>
> $$모성사망비 = \frac{당해\ 연도\ 임신 \cdot 분만 \cdot 산욕으로\ 인한\ 모성\ 사망\ 수}{당해\ 연도\ 출생아\ 수} \times 100,000$$

Answer 1.④ 2.②

3 2016년도 신생아 및 영아 사망 수를 나타낸 표에서 알파인덱스(α -index)를 비교할 때, 건강수준이 가장 높은 경우는?

사망 수(명) \ 구분	A	B	C	D
신생아 사망 수	5	5	10	10
영아 사망 수	10	6	15	11

① A   ② B

③ C   ④ D

> **TIP** α-index는 생후 1년 미만의 사망수(영아 사망수)를 생후 28일 미만의 사망수(신생아 사망수)로 나눈 값이다. 유아 사망의 원인이 선천적 원인만이라면 값은 1에 가깝다. 따라서 D의 건강수준이 가장 높다.

출제 예상 문제

1 다음 중 협의의 모성에 해당하는 것은?

① 임신·분만·출산 후 6개월 미만 또는 1년 미만의 여자

② 출산할 수 있을 때부터 완경기에 이르는 모든 여자

③ 임신 중에 있는 여자

④ 산욕기·수유기의 여자

....

TIP 모성
　ⓐ **협의**: 임신·분만·출산 후 6개월 미만 또는 1년 미만의 여자
　ⓑ **광의**: 출산할 수 있을 때부터 완경기에 이르는 모든 여자

2 다음 중 모자보건사업에 해당되는 것으로 옳은 것은?

㉠ 예방접종	㉡ 산전, 산후관리
㉢ 분만관리와 응급처치에 관한 사항	㉣ 가족건강에 관한 교육 및 관리증진

① ㉠㉡㉢ 　　　　　　　　　　② ㉠㉢

③ ㉡㉣ 　　　　　　　　　　　④ ㉠㉡㉢㉣

....

TIP 모자보건사업의 내용
　ⓐ 임신의 준비 : 결혼 전 건강상담 및 임신계획
　ⓑ 임산부의 산전, 분만 및 산후관리
　ⓒ 출산조절
　ⓓ 신생아 및 영유아 관리
　ⓔ 학령기 및 사춘기 보건관리
　ⓕ 근로여성 건강관리
　ⓖ 가족계획 상담 및 지도
　ⓗ 완경기 여성관리

Answer 1.① 2.④

3 다음 중 어느 지역의 남자 흡연율 56%, 음주율 50%, 비만율 26%일 때 흡연율을 감소시키기 위해 금연사업을 실시하였다면 사업 후에 자료를 비교하기 위한 조사방식으로 옳은 것은?

① 납세인구조사

② 표본조사

③ 상주인구조사

④ 전수조사

TIP ① 관계가 없다.

③④ 경제적인 비용과 시간이 많이 소요되어 타당하지 않다.

※ 표본조사

㉠ 특수목적으로 한정된 내용의 통계자료를 수집할 때 사용한다.

㉡ 표본의 대표성을 확보해야 하고 센서스 조사시 표본선정을 1∼5% 범위 내에서 함께 실시하기도 한다.

4 다음 중 신생아사망률을 나타낸 것은?

① $\dfrac{\text{그 해 동안의 생후 28일 미만의 영아 사망수}}{\text{그 해의 출생수}} \times 1,000$

② $\dfrac{\text{신생아 사망수}}{\text{총 신생아수}} \times 1,000$

③ $\dfrac{\text{같은 해의 영아 사망수}}{\text{1년 동안의 신생아 사망수}} \times 1,000$

④ $\dfrac{\text{같은 해의 출생 후 1년 이내에 사망한 영아수}}{\text{특정연도의 1년간의 출생수}} \times 1,000$

TIP 신생아사망률은 초생아사망률과 함께 연기된 사산으로 선천적 원인이 지배적이며, 예방이 불가능하다. 보건상태가 향상될수록 영아사망률과 신생아사망률의 차이가 감소한다.

Answer 3.② 4.①

02 모성 · 영유아보건사업

01 모성보건사업

❶ 모자보건사업의 내용과 간호과정

(1) 내용

① **임신 전 관리** … 임신 전 관리는 모성보건사업에 있어서 첫 단계로서, 신체검사, 병력조사, 신체적 불구상태 교정, 영양상태 지도, 혼전 지도, 혈청검사(매독), 부모의 역할과 책임에 대한 교육, 발달단계 상담 등의 일을 한다. 임신 전 관리의 목적은 임신, 분만 등을 순조롭게 할 수 있는 쾌적의 건강상태를 유지할 수 있도록 도와주는 것이다.

② **산전 관리**
   ㉠ **정의** : 임신 중인 모성을 대상으로 한 건강관리로 모성, 태아 및 신생아의 건강을 보호하고 유지 · 증진하도록 정기적으로 검사와 진찰을 받는 것이다.
   ㉡ **처음 방문 시 사정내용** : 일반적 병력, 월경력, 임신 및 출산력, 현재의 임신상태를 묻는다.
   ㉢ **신체검사** : 혈압, 체중, 자궁저의 높이, 태아심음, 태위, 자궁경부상태 등을 검사한다.
   ㉣ **임상검사** : 혈액형, Rh인자, 소변검사, 혈액검사(CBG), 매독혈청검사(VDRL), 자궁경부 스미어(Smear), 흉부 X선 촬영 등을 한다.
   ㉤ **보건교육** : 임신에 따른 불편감, 이상상태, 일상생활에서의 주의점 등에 대해 설명한다.
   ㉥ **산후의 방문계획** : 첫 주에는 매일, 그 후 2주일째, 4주일째 각각 한 번씩 방문한다.

③ **분만간호**
   ㉠ 분만준비에 대하여 산모와 가족을 교육하고 준비된 물품을 확인한다.
   ㉡ 분만시작을 아는 방법, 처치방법, 의사나 간호사 및 조산사를 부르는 시간 혹은 병원에 가는 시간 등을 가족과 산모에게 지도한다.
   ㉢ 직접분만 개조 및 분만을 개조하러 온 의사나 조산사와 협력한다.
   ㉣ 분만 직후 산모와 아기에게 간호를 제공한다.
   ㉤ 산후출혈, 제대출혈, 아기 눈의 상태 등을 포함한 산모와 아기의 증후와 증상을 관찰하여 필요한 조치를 한다.

④ 산욕기 간호
　　㉠ 정의 : 산욕기(산후 6～8주까지) 동안 임신과 분만으로 인하여 변화되었던 여성 성기와 그 부속기관이 완전히 임신 전 상태로 회복되는 것을 돕는 간호를 말한다.
　　㉡ 가족간호인을 선정하여 산모 및 신생아 간호법을 시범해 보여주고 또한 가족간호인의 간호를 감독한다.
　　㉢ 산후 6주에 진찰을 받아야만 하는 이유를 설명하여 진찰을 꼭 받도록 한다.
　　㉣ 전수유기간을 통하여 건강관리를 받도록 도와준다.

(2) 지역사회 간호과정

① 산전, 분만, 산욕기에 있는 임산부를 찾아내어 모성실에 등록시키고 그들의 간호요구를 파악한다. 특히, 분만 전에 있는 임산부를 조기발견하여 이들의 건강문제를 파악하고 간호요구를 규명한다.

② 이들의 간호요구를 분석하여 구체적 간호방법, 시간계획, 업무분담, 예산 등 간호계획을 수립한다.

③ 계획에 따라 개업의원, 조산소, 병원 등에 의뢰하고 서로 협력한다.

④ 모성을 간호하는 데 필요한 업무를 가족, 지역사회간호사 등이 분담하고 가족이 책임을 다하도록 교육한다.

⑤ 모성이 요구하는 기본적인 간호를 제공한다.

⑥ 가족 중의 한 사람을 교육하여 모성간호에 협력하도록 한다.

⑦ 계획대로 수행하도록 진행사항을 감독한다.

⑧ 제공된 간호에 대하여 평가한다.

> **TIP** 인공임신중절수술의 허용한계
>
> 　㉠ 의사는 다음의 어느 하나에 해당되는 경우에만 본인과 배우자(사실상의 혼인관계에 있는 사람 포함)의 동의를 받아 인공임신중절수술을 할 수 있다.
> 　　• 본인이나 배우자가 대통령령으로 정하는 우생학적(優生學的) 또는 유전학적 정신장애나 신체질환(연골무형성증, 낭성섬유증 및 그 밖의 유전성 질환으로서 그 질환이 태아에 미치는 위험성이 높은 질환)이 있는 경우
> 　　• 본인이나 배우자가 대통령령으로 정하는 전염성 질환(풍진, 톡소플라즈마증 및 그 밖에 의학적으로 태아에 미치는 위험성이 높은 전염성 질환)이 있는 경우
> 　　• 강간 또는 준강간(準强姦)에 의하여 임신된 경우
> 　　• 법률상 혼인할 수 없는 혈족 또는 인척 간에 임신된 경우
> 　　• 임신의 지속이 보건의학적 이유로 모체의 건강을 심각하게 해치고 있거나 해칠 우려가 있는 경우
> 　㉡ 인공임신중절수술은 임신 24주 이내인 사람만 할 수 있다.
> 　㉢ 배우자의 사망·실종·행방불명, 그 밖에 부득이한 사유로 동의를 받을 수 없으면 본인의 동의만으로 그 수술을 할 수 있다.
> 　㉣ 본인이나 배우자가 심신장애로 의사표시를 할 수 없을 때에는 그 친권자나 후견인의 동의로, 친권자나 후견인이 없을 때에는 부양의무자의 동의로 각각 그 동의를 갈음할 수 있다.

❷ 산후조리업

(1) 개념

① 산후조리업이라 함은 산후조리 및 요양 등에 필요한 인력과 시설을 갖춘 곳(산후조리원)에서 분만 직후의 임산부 또는 출생 직후의 영유아에게 급식·요양 그 밖의 일상생활에 필요한 편의를 제공하는 업을 말한다.

② 산후조리는 출산 후 이완되고 불균형한 신체적·정신적 상태를 임신 전의 상태로 회복시키고 산후후유증을 예방하는 것이다.

③ 산후후유증으로는 냉증, 비만, 월경불순, 기미, 골다공증, 관절염, 신경통 등을 들 수 있다.

(2) 산후조리업의 운영

① **신고** … 산후조리업을 하고자 하는 자는 산후조리원의 운영에 필요한 간호사 또는 간호조무사 등의 인력과 시설을 갖추고 시장·군수·구청장에게 신고하여야 한다.

② **산후조리업자의 준수사항** … 산후조리업자는 임산부, 영유아의 건강 및 위생관리와 위해방지 등을 위하여 다음의 사항을 지켜야 한다.

    ㉠ 보건복지부령이 정하는 바에 따라 건강기록부를 비치하여 임산부와 영유아의 건강상태를 기록하고 이를 관리하여야 한다.

    ㉡ 감염 또는 질병을 예방하기 위하여 소독 등 필요한 조치를 취해야 한다.

    ㉢ 임산부 또는 영유아에게 감염 또는 질병이 의심되거나 발생하는 때에는 즉시 의료기관으로 이송하는 등 필요한 조치를 취해야 한다.

③ **건강진단** … 산후조리업에 종사하는 자는 건강진단을 받아야 하며, 산후조리업자는 건강진단을 받지 아니한 자와 타인에게 위해를 끼칠 우려가 있는 질병이 있는 자로 하여금 산후조리업에 종사하도록 하여서는 아니 된다.

④ **산후조리 교육**

    ㉠ 산후조리업자는 보건복지부령이 정하는 바에 따라 감염예방 등에 관한 교육을 정기적으로 받아야 하며, 산후조리업의 신고를 하고자 하는 자도 미리 교육을 받아야 한다.

    ㉡ 다만, 질병이나 부상으로 입원 중인 경우 등 부득이한 사유로 신고 전에 교육을 받을 수 없는 경우에는 보건복지부령이 정하는 바에 따라 당해 산후조리업을 개시한 후 교육을 받아야 한다.

⑤ 산후조리업자는 산후조리업을 영위하기 위하여 명칭을 사용함에 있어서 '산후조리원'이라는 문자를 사용하여야 하며, 모자보건법에 따라 개설된 산후조리원이 아니면 산후조리원 또는 이와 유사한 명칭을 사용하지 못한다.

02 영유아보건사업

❶ 영유아보건사업의 정의와 기본 목적

(1) 정의

① 영유아보건사업은 영유아에게 전문적인 의료봉사를 함으로써 신체적·정신적 건강을 유지하게 하는 사업을 말한다.

② 영유아의 건강관리는 임신 및 태아발육 기간으로부터 시작된다.

③ 영유아의 건강관리는 모자보건관리사업의 3대 요소 중 하나를 차지한다.

④ 모자보건법에서는 영유아를 출생 후 6세 미만의 자로, 한부모가족지원법에서의 이동은 18세 미만(취학 중인 때에는 22세 미만)의 자로 정하고 있다.

(2) 기본 목적

① 건강한 어린이를 건강하게 유지한다.

② 육아에 관해서 부모를 돕고 상담을 한다.

③ 질병예방과 질병의 조기발견 및 건강문제 발견에 그 목적이 있다.

❷ 영유아보건관리

(1) 건강진단

① 영유아의 건강관리를 위해 보건소에 내소·등록한 영유아에 대하여 건강기록부를 작성하여 주기적으로 영유아건강관리를 해야 하는데, 이는 생후 아기의 발육상태 또는 질병 여부를 확인하기 위함이다.

② 신생아 및 영아기의 정기건강진단 실시기준
  ㉠ 1개월까지는 2주에 1회 실시한다.
  ㉡ 1~6개월까지는 4주에 1회 실시한다.
  ㉢ 7~12개월까지는 2개월에 1회 실시한다.
  ㉣ 13~30개월까지는 3개월에 1회 실시한다.

③ 영유아건강진단 내용

　　㉠ 성장발달사정 : 사정도구는 특이성과 민감성이 높을수록 바람직한 도구이며, 현실의 적용가능성, 보건소
　　　의 역량, 사업대상자의 수와 관련되어 있다. 복잡하고 시간이 많이 걸리는 도구를 사용할수록 이상발견
　　　의 가능성은 높은 반면, 많은 대상자에게 실시하기가 어렵고 사정하는데 걸리는 시간이 많이 요구되며,
　　　전문적 기술을 요한다.

　　㉡ 신체검진

　　　• 영아 : 키, 몸무게, 가슴둘레, 머리둘레, 팔둘레 등을 검진한다.

　　　• 유아 : 키, 몸무게, 가슴둘레, 팔둘레, 시력, 청력, 운동기능, 언어, 수면, 대·소변 가리기, 영유아심리검사
　　　　등을 한다.

　　㉢ 임상병리검사 : 소변검사(당, 단백, 잠혈), 혈액검사(헤모글로빈, 헤마토크릿), B형 간염 등이 있다.

　　㉣ 상담교육

　　　• 주기적 건강평가로 신체발달 이상이나 성장발육 부진아 및 과체중아를 선별한다.

　　　• 고위험 영유아를 의뢰한다.

　　　• 흔한 질병 및 증상의 응급처치에 관한 정보를 제공한다.

　　　• 목욕, 의복과 기저귀, 운동과 수면, 놀이와 장난감, 장난감의 선택, 사고예방, 배변·배뇨훈련, 영유아 정신건
　　　　강 등에 관해 상담 및 교육한다.

(2) 예방접종

① 예방접종 전후의 주의사항

　　㉠ 접종 전날 목욕시키고 접종 당일의 목욕은 하지 않는다.

　　㉡ 고열일 경우 예방접종을 미룬다.

　　㉢ 청결한 의복을 입혀서 데리고 온다.

　　㉣ 영유아의 건강상태를 잘 아는 보호자가 데리고 온다.

　　㉤ 건강상태가 좋을 때 오전 중에 접종한다.

　　㉥ 귀가 후 심하게 보채고 울거나 구토·고열증상이 있을 때는 의사의 진찰을 받는다.

　　㉦ 접종 당일과 다음날은 과격한 운동을 삼간다.

　　㉧ 모자보건수첩을 지참한다.

② 필수 예방접종 종류(2025년 기준)

구분	내용
출생	HepB(B형간염) 1차
1개월 이내	BCG(결핵)
1개월	HepB(B형간염) 2차
2개월	DTap(디프테리아 · 파상풍 · 백일해) 1차, IPV(폴리오) 1차, PCV(폐렴구균 단백결합) 1차, Hib(b형헤모필루스인플루엔자) 1차, RV1 · 5(로타바이러스) 1차
4개월	DTap(디프테리아 · 파상풍 · 백일해) 2차, IPV(폴리오) 2차, PCV(폐렴구균 단백결합) 2차, Hib(b형헤모필루스인플루엔자) 2차, RV1 · 5(로타바이러스) 2차
6개월	HepB(B형간염) 3차, DTap(디프테리아 · 파상풍 · 백일해) 3차, IPV(폴리오) 3차, PCV(폐렴구균 단백결합) 3차, Hib(b형헤모필루스인플루엔자) 3차, RV5(로타바이러스) 3차, IIV(인플루엔자)
12개월	IPV(폴리오) 3차, PCV(폐렴구균 단백결합) 4차, Hib(b형헤모필루스인플루엔자) 4차, MMR(홍역 · 유행성이하선염 · 풍진) 1차, VAR(수두), HebA(A형간염) 1 ~ 2차, IJEV(일본뇌염;불황성화 백신) 1 ~ 2차, LJEV(일본뇌염;약독화 생배신) 1 ~ 2치, IIV(인플루엔자)
15개월	IPV(폴리오) 3차, PCV(폐렴구균 단백결합) 4차, Hib(b형헤모필루스인플루엔자) 4차, DTap(디프테리아 · 파상풍 · 백일해) 4차, MMR(홍역 · 유행성이하선염 · 풍진) 1차, VAR(수두), HebA(A형간염) 1 ~ 2차, IJEV(일본뇌염 : 불황성화 백신) 1 ~ 2차, LJEV(일본뇌염 : 약독화 생배신) 1차, IIV(인플루엔자)
18개월	DTap(디프테리아 · 파상풍 · 백일해) 4차, IPV(폴리오) 3차, HebA(A형간염) 1 ~ 2차, IJEV(일본뇌염 : 불황성화 백신) 1 ~ 2차, LJEV(일본뇌염 : 약독화 생백신) 1차, IIV(인플루엔자)
19 ~ 23개월	HebA(A형간염) 1 ~ 2차, IJEV(일본뇌염 : 불황성화 백신) 1 ~ 2차, LJEV(일본뇌염;약독화 생백신) 1차, IIV(인플루엔자)
24 ~35개월	PPSV(폐렴구군감염증 : 고위험군에 한하여 접종), HebA(A형간염) 3차, 1 ~ 2차, IJEV(일본뇌염 : 불황성화 백신) 3차, LJEV(일본뇌염 : 약독화 생백신) 2차, IIV(인플루엔자)
4세	PPSV(폐렴구군감염증 : 고위험군에 한하여 접종), DTap(디프테리아 · 파상풍 · 백일해) 5차, IPV(폴리오) 4차, MMR(홍역 · 유행성이하선염 · 풍진) 2차, IIV(인플루엔자)
6세	PPSV(폐렴구군감염증 : 고위험군에 한하여 접종), DTap(디프테리아 · 파상풍 · 백일해) 5차, MMR(홍역 · 유행성이하선염 · 풍진) 2차, IJEV(일본뇌염;불황성화 백신) 4차, IPV(폴리오) 4차, IIV(인플루엔자)
11세	PPSV(폐렴구군감염증 : 고위험군에 한하여 접종), DTap(디프테리아 · 파상풍 · 백일해) 6차, HPV(사람유두종바이러스감염증) 1 ~ 2차, IIV(인플루엔자)
12세	PPSV(폐렴구군감염증 : 고위험군에 한하여 접종), DTap(디프테리아 · 파상풍 · 백일해) 6차, IJEV(일본뇌염 : 불황성화 백신) 5차, HPV(사람유두종바이러스감염증) 1 ~ 2차, IIV(인플루엔자)

※ IIV(인플루엔자)는 매년 접종한다.

(3) 구강관리

① **구강관리의 목적** … 영유아보건에서의 구강보건은 구강의 기형을 조기에 발견하여 건강한 치아를 유지할 수 있도록 하기 위해서이다.

② **유치와 영구치**

　　㉠ 유치 : 20개로 출생 후 2년 반이 되면 이가 다 나온다.

　　㉡ 영구치 : 32개로 6~8세부터 유치인 내절치가 빠지고 영구치가 솟아 나온다. 제2대 구치는 12~14세 때 나오며, 제3대 구치는 기간에 차이가 많아 17~30세 사이에 나온다. 6세 때에 나오는 제1대 구치는 치주모형에 기본이 되는 치아이므로 잘 보존해야 한다.

③ **충치예방**

　　㉠ 치아가 나면서부터 충치균에 노출되므로 수유 후에는 보리차를 마시게 하거나 젖은 거즈를 손가락에 감아 부드럽게 닦아 준다.

　　㉡ 생후 2년부터는 올바른 칫솔사용법을 교육한다.

　　㉢ 건강한 치아유지를 위한 식이 등을 교육한다.

　　㉣ 정기적인 치과의사의 진찰을 받아 구강질환의 조기발견 및 치료가 이루어지도록 한다.

　　㉤ 치근조직보호와 특히 충치예방에 주력하여 부모를 교육한다.

　　㉥ 불소를 상수도 학교급수에 주입하여(0.7ppm 정도) 식수로 사용하거나 불소정제, 불소시럽을 복용하기도 하며 식염, 우유, 소맥분 등에 첨가하여 섭취한다.

　　㉦ 전문가가 2% 불화소다용액을 치아에 도포(3세, 7세, 10세, 13세에 1주 간격으로 4번씩 면봉을 이용하여 치아표면에 도포)하는 불소도포법과 불소치약, 불소용액 양치법으로 도포하기도 한다. 도포 전에는 치아표면을 깨끗이 하고 건조시켜야 한다.

(4) 영양관리

① **영양관리의 목적** … 유아기는 신체적·정신적 발육이 왕성한 시기로서 장래의 체격 및 체질, 식생활의 기초가 형성되는 시기이다. 유아기 때의 식습관은 평생의 건강을 좌우하며, 영유아기의 영양관리가 성인기 건강으로 이어진다. 유아는 소화능력도 미숙하고 식습관의 기초를 형성하는 시기임을 고려하여야 한다.

② **이유식** … 이유식은 모유나 분유 같은 액체형 식사에서 고형 식사로 바뀌어 가는 시기에 주는 영양보충식이다.

　　㉠ **이유식 시작** : 백일 이후 체중이 약 6~7kg(출생 시의 2배) 정도 되었을 때 시작하는 것이 좋다.

　　㉡ **이유식의 보관방법**

　　　• 냉장실에 보관할 때는 음식을 잘 밀봉한다.

　　　• 냉동실에 보관할 때는 1회용 용기 등 오목한 홈이 있는 용기를 이용한다.

　　　• 얼릴 때는 우선 얼음 그릇에 넣어서 얼린 다음 꺼내어 비닐봉지나 랩에 1회분씩 넣어 보관한다.

　　　• 얼렸던 아기 음식은 냉장실에서 해동하고 지나치게 오랫동안 조리하지 않아야 된다.

© 주의점
- 수유시간을 규칙적(4시간 간격)으로 습관화하도록 한다.
- 같은 시간, 같은 장소에서 규칙적으로 먹인다.
- 새로운 식품을 줄 때에는 일주일의 간격을 두고 처음에는 1 ~ 2숟가락으로 시작하며, 조금씩 몇 번에 나누어서 먹인다.
- 이유식은 소화기능이 활발한 오전 중이나 수유와 수유 사이에 아기의 기분이 좋을 때 준다.
- 1일 2종류 이상 새로운 음식을 먹이지 않도록 한다.
- 설탕이나 소금을 과다하게 첨가하지 않고 조리는 단순하고 자극성이 없는 부드러운 방법을 이용한다.
- 먹기 싫어할 때는 강제로 먹이지 말고 기다린다.
- 스푼이나 컵을 이용하여 삼키는 능력을 개발시킨다.

≡ 최근 기출문제 분석 ≡

2021. 6. 5. 제1회 서울특별시

1 예방접종을 통해 집단의 면역수준이 높아져 주변 사람들이 감염병에 걸릴 가능성이 감소하는 현상을 설명하는 보건의료서비스의 사회경제적 특성으로 가장 옳은 것은?

① 외부효과   ② 의사유인 수요

③ 수요와 치료의 확실성   ④ 노동집약적 대인서비스

> **TIP** 보건의료서비스의 사회경제적 특성
> ㉠ 생활필수품으로서의 보건의료
> ㉡ 비영리성
> ㉢ 소비자 무지(정보의 비대칭성)
> ㉣ 질병(의료수요)의 불확실성, 불규칙성
> ㉤ 치료 및 산출의 불확실성
> ㉥ 수요와 공급의 시간적 불일치
> ㉦ 경쟁제한(공급의 독점성 및 비탄력성)
> ㉧ 공공재적 성격
> ㉨ 외부효과 : 각 개인의 자의적 행동이 타인에게 파급되는 좋은 혹은 나쁜 효과로서의 결과를 말함 (예 : 예방접종, 치료를 통한 감염성 질환에 면역이 되는 경우)
> ㉩ 우량재(가치재)
> ㉮ 소비적 요소와 투자적 요소의 혼재
> ㉯ 노동집약적인 인적 서비스
> ㉰ 공동생산물로서의 보건의료와 교육

2019. 6. 15 제2회 서울특별시

2 임신 22주인 산모 A 씨는 톡소플라즈마증으로 진단받았다. A 씨가 취할 수 있는 행위로 가장 옳은 것은?

① 법적으로 인공임신중절수술 허용기간이 지나 임신을 유지하여야 한다.

② 인공임신중절수술 허용기간은 지났지만 톡소플라즈마증은 태아에 미치는 위험이 높기 때문에 본인과 배우자 동의하에 인공임신중절수술을 할 수 있다.

③ 인공임신중절수술을 할 수 있는 기간이지만 톡소플라즈마증은 태아에 미치는 위험이 낮기 때문에 임신을 유지하여야 한다.

④ 인공임신중절수술을 할 수 있는 기간이고 톡소플라즈마증은 태아에 미치는 위험이 높기 때문에 본인과 배우자 동의하에 인공임신중절수술을 할 수 있다.

> **TIP** 톡소플라스마증은 충의 일종인 톡소포자충(Toxoplasma gondii)의 감염에 의해 일어나며, 여성이 임신 중에 감염될 경우 유산과 불임을 포함하여 태아에 이상을 유발할 수 있는 인수공통 전염병이다. 임신 22주는 인공임신중절수술을 할 수 있는 기간이므로 톡소플라즈마증 진단을 받았다면 인공임신중절수술을 할 수 있다.

Answer 1.① 2.④

출제 예상 문제

1 MMR 접종시기로 옳은 것은?

① 생후 1개월　　　　　　　　　　② 생후 2, 4, 6개월

③ 생후 12 ~ 15개월　　　　　　　④ 만 1세

> **TIP** MMR의 1차 접종은 생후 12 ~ 15개월에 실시하며, 추가접종은 만 4 ~ 6세에 실시한다.

2 다음 중 모자보건법에서 영유아 기준으로 옳은 것은?

① 출생 후 28일 미만　　　　　　② 출생 후 3년까지

③ 출생 후 6년 미만　　　　　　　④ 출생 후 10년 미만

> **TIP** 영유아
> ㉠ **협의**: 출생 후 6년 미만의 미취학 아동까지를 말한다(모자보건법의 기준).
> ㉡ **광의**: 생후부터 15 ~ 18세까지의 미성년자를 말한다.

3 임산부의 산전관리 시 체중의 측정을 정기적으로 하는 이유는?

① 태아의 발육상태를 알아보기 위해서이다.

② 임산부의 건강상태를 측정하기 위해서이다.

③ 양수과다증을 조기에 발견하기 위해서이다.

④ 임신중독증을 조기에 발견하기 위해서이다.

> **TIP** 임산부의 산전관리 시 체중의 측정을 정기적으로 하는 이유는 임신중독증을 조기에 발견하기 위함이다.

Answer 1.③ 2.③ 3.④

4 다음 중 신생아 기준으로 옳은 것은?

① 생후 1주일

② 생후 28일 미만

③ 생후 3개월

④ 생후 1년

TIP 신생아 … 출생 후 28일 미만의 영유아를 말한다.

5 다음 중 1개월 이내에 실시해야만 하는 예방접종은?

① DTaP

② PCV

③ BCG

④ IPV

TIP 1개월 이내에 실시하는 예방접종
  ㉠ BCG
  ㉡ HepB(B형 간염) 1차

6 임신소모(pregnancy wastage) 중에서 가장 치명적인 것은?

① 간질

② 사고

③ 인공유산

④ 출생시 손상

TIP 임신소모 … 임신의 결과가 정상적이지 못하고 태아 또는 영아에게 불리한 결과를 초래하는 모든 경우를 말한다.

Answer 4.② 5.③ 6.③

7 영아를 대상으로 하는 기본 · 추가 예방접종시기가 나라마다 다른 이유는?

① 의학수준의 차이   ② 경제수준의 차이

③ 보건법의 차이   ④ 질병의 유행 양상의 차이

TIP 각 나라마다 유행하는 질병이 다르기 때문에 추가 접종시기가 다르다.

8 건강한 임산부에게 필요한 1일 철분권장량은?

① 10 ~ 30mg   ② 30 ~ 60mg

③ 100 ~ 120mg   ④ 150 ~ 200mg

TIP 임산부의 1일 철분권장량은 18mg + 30 ~ 60mg이다.

9 다음 중 영유아 클리닉과 관계없는 것은?

① 건강상담   ② 예방접종

③ 철분투여   ④ 성장발달의 측정

TIP 산모 클리닉의 주요 업무 중 하나는 산모에게 부족해지기 쉬운 철분의 섭취를 권장하는 것이다.

Answer 7.④ 8.② 9.③

10 임신 4주된 산부가 모성실을 방문하였을 때 간호사가 취해야 할 업무가 아닌 것은?

① 혈청검사　　　　　　　　　　　　② 소변검사

③ 혈압측정　　　　　　　　　　　　④ 체중측정

TIP ① 임신 전 관리내용이다.

　※ 산전 관리내용
　　　㉠ 흉부 X선 촬영, 심전도, 결핵 유무 확인
　　　㉡ 혈압측정
　　　㉢ 소변검사(단백뇨, 당뇨, 임신반응 검사)
　　　㉣ 혈액검사(ABO, RH, 매독반응 검사)
　　　㉤ 체중증가 확인

11 일반적으로 아동의 질병양상에 영향을 미치는 주요 요소를 모두 고른 것은?

㉠ 가족의 교육수준	㉡ 가족의 태도
㉢ 경제상태	㉣ 부모의 직업
㉤ 법률	

① ㉠㉡㉢　　　　　　　　　　　　② ㉠㉡㉣

③ ㉠㉢㉣　　　　　　　　　　　　④ ㉢㉣㉤

TIP 아동의 질병양상에 영향을 미치는 주요 요인…교육수준, 가족의 태도, 주거환경, 경제상태, 부모의 가치관

Answer 10.① 11.①

12 다음 중 영아보건사업의 대상끼리 짝지어진 것은?

> ㉠ 출생아   ㉡ 영아
>
> ㉢ 유아   ㉣ 신생아
>
> ㉤ 학령아

① ㉠㉡㉢   ② ㉠㉡㉣

③ ㉠㉣   ④ ㉡㉣

TIP 영아보건사업의 대상은 출생아, 신생아, 영아(생후 1년까지)이다.

13 출생 시 또는 생후 1일된 아기의 사망 주요 원인은?

① 질식   ② 출생 시 손상

③ 미숙아   ④ 기형

TIP 신생아의 사망원인의 1위는 미숙아, 2위는 선천성 기형이다.

Answer 12.② 13.③

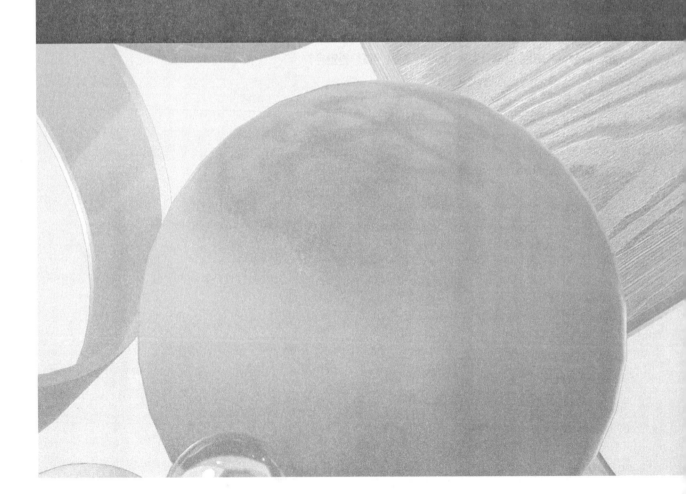

PART

05 지역사회간호

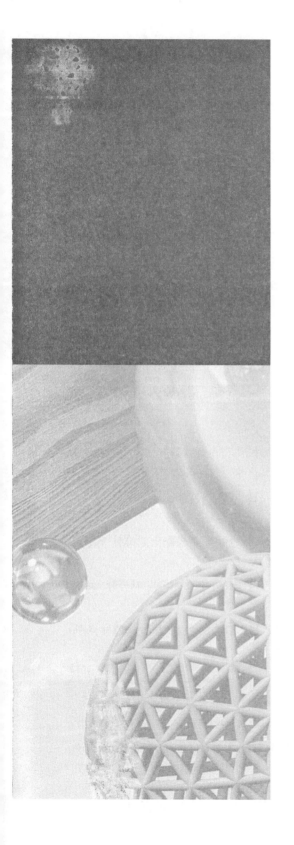

01 인구

01 인구통계

❶ 인구의 이해

(1) 인구의 개념

인구란 포괄적 개념으로 시공간 공동체를 의미하며, 지구 전체 혹은 정치 · 경제 · 지리적으로 구분되어 있는 일정지역에 살고 있는 주민의 집단을 말한다. 인종(유전 공동체), 국민(국적 공동체), 민족(문화 공동체)의 의미와 구분되어야 한다.

(2) 인구의 구분

① 이론적 인구
  ㉠ 폐쇄인구 : 인구의 이동이 없고 출생과 사망에 의해서만 변동되는 인구로 가장 기본적인 인구이다.
  ㉡ 개방인구 : 인구이동에 의한 인구증가가 있는 경우이다.
  ㉢ 안정인구 : 인구이동이 없는 폐쇄인구의 특수한 경우로 연령별 사망률과 연령별 출생률이 같아서 연령별 구조 및 인구의 자연증가율이 일정하다.
  ㉣ 정지인구 : 출생률과 사망률이 같아 자연증가가 일어나지 않는 경우, 생명표의 기초이론을 제공함으로써 인구분석에 가장 기초적인 개념이다.
  ㉤ 적정인구 : 인구의 과잉을 식량에만 국한할 것이 아니라 생활수준에 둠으로써 주어진 여건 속에서 최대의 생산성을 유지하여 최고의 생활수준을 유지할 수 있는 인구이다.

② 실제적 인구
  ㉠ 현재인구 : 어떤 특정한 시점에서 현존하고 있는 인구집단을 모든 지역의 인구로 간주하였을 때의 인구다.
  ㉡ 상주인구 : 특정한 관찰시각에 있어 특정한 지역에 거주하고 있는 인구집단이다.
  ㉢ 법적 인구 : 특정한 관찰시각에 있어 어떤 법적 관계에 입각하여 특정한 인간집단을 특정지역에 귀속시킨 인구이다. 선거법에 의한 유권자 인구, 조세법에 의한 납세 인구 등이 이에 해당한다.
  ㉣ 종업지 인구 : 어떤 일에 종사하고 있는 장소를 결부시켜 분류한 인구이다.

❷ 통계

(1) 자료

① **센서스(Census)** … 5년 또는 10년의 간격을 두고 실시하며 어떤 한 시점에서 일정지역에 거주하거나 머물러 있는 사람 모두에 대한 특정의 정보를 개인단위로 수집하는 정기적인 조사이다.

② **신고자료** … 일정한 기간에 나타난 출생, 사망, 결혼, 이혼, 이주에 관한 내용을 당사자나 혹은 관련자가 일정한 양식에 따라 등록한 자료이다.

③ **표본조사** … 특수한 목적의 한정된 통계자료를 수집하고자 할 때 이용된다.

(2) 측정지표

① **출생**

    ㉠ **정의(WHO)** : 임신기간에 관계없이 수태에 의한 생성물이 그 모체로부터 완전히 만출 또는 석출되는 것으로서 수태에 의한 생성물이 이러한 분리 후 탯줄의 절단이나 태반의 부착 여하에 관계없이 호흡을 하거나 심장의 고동, 탯줄의 박동, 수의근의 명확한 운동과 같은 생명의 증거를 나타내는 출산의 각 생성물이다.

> 📢 **TIP** 출생지수
>
> ㉠ 조출생률 $= \dfrac{\text{연간 총 출생아수}}{\text{연 중앙인구}} \times 1,000$
>
> ㉡ 일반출산율 $= \dfrac{\text{연간 총 출생아수}}{\text{가임여성인구}(15 \sim 49\text{세}, \ 15 \sim 44\text{세})}$
>
> ㉢ 연령별 출산율 $= \dfrac{\text{그 연령군에서의 연간 출생수}}{\text{어떤 연령군의 가임여성인구}} \times 1,000$
>
> ㉣ 모아비 $= \dfrac{0 \sim 4\text{세 인구}}{\text{가임여성인구}(15 \sim 49\text{세}, \ 15 \sim 44\text{세})} \times 1,000$
>
> ㉤ 재생산율 : 한 여성이 일생동안 여아를 몇 명 낳는가를 나타낸 것이다.
>
> ㉥ 합계출산율 : 한 명의 여자가 일생동안 총 몇 명의 아이를 낳는가를 나타낸 것이며, 연령별(15 ~ 49세) 출산율을 합쳐서 산출한다.
>
> ㉦ 차별출산력 : 사회 · 경제적 배경에 따른 출산율 차이(교육수준, 경제상태, 지역, 인종, 종교별 출산율 비교)를 나타낸다.
>
> ㉧ 출산 순위별 출산율 $= \dfrac{\text{출산한 순위별 출생아수}}{15 \sim 19\text{세 여자인구}}$

    ㉡ **출생에 영향을 미치는 요인**

      • 생물학적 요인 : 남녀 모두 생식능력(가임력)을 가져야 한다.

      • 사회문화적 요인

      －혼인연령이 낮아질수록 출산력이 높다.

      －자녀수에 대한 가치관이다.

      －결혼의 안정성이며 피임과 인공유산이다.

② 사망

　㉠ 정의 : 인구의 잠재적 성장속도 및 인구구조 유형을 결정짓는 인간사회에 있어서 중요한 요인이다.

> **TIP** 사망지수
>
> ㉠ 조사망률 $= \dfrac{\text{연간 총 사망수}}{\text{연 중앙인구}} \times 1,000$
>
> ㉡ 연령별 사망률 $= \dfrac{\text{그 연령군의 연간 총 사망수}}{\text{어떤 연령군의 연 중앙인구}} \times 1,000$
>
> ㉢ 비례사망지수 $= \dfrac{\text{그 해 50세 이상의 사망수}}{\text{연간 총 사망수}} \times 1,000$

　㉡ 사망에 영향을 미치는 요인

　　• 남녀의 성, 연령, 보건의료혜택, 경제수준, 종교 등 생물학적 · 사회 · 경제 · 문화적 요인들이 있다.

　　• 선진국의 경우 선천적 기형, 출생 상해 등 내생적 원인과 만성 퇴행성 질환, 간경화, 당뇨 등이 주요 사망요인이다.

　　• 개발도상국의 경우 불결한 환경, 부적절한 의료시설 등 외생적 원인과 전염성 질환 등이 주요 사망요인이다.

❸ 인구통계

(1) 인구동태

① 일정한 기간에 걸쳐 일어나는 인구의 변동사항에 대한 통계다.

② 출생, 사망, 사산, 이혼, 입양, 이동 등의 동태 상황이 발생할 때마다 신고하여 파악할 수 있다.

③ 피조사자의 법적 신고의무에 의하나, 개발도상국의 경우 제대로 신고가 이루어지지 않아 정확성이 떨어진다.

(2) 인구정태

① 특정 시점의 인구 상태, 인구 크기, 구성 및 성격을 나타내는 통계다.

② 연령별, 성별, 인구밀도, 산업별, 직업별, 농촌, 도시별, 결혼 상태별, 업종별, 실업상황, 국세조사, 사후표본 조사, 연말인구 조사로 파악할 수 있다.

02 인구이론과 인구구조

❶ 인구이론

(1) 맬서스주의

① 인구는 기하급수적으로 증가하지만, 식량은 산술급수적으로 증가한다는 것을 전제하였다.

② 인구증가가 빈곤·악덕 등 사회악의 원인이 되므로 식량에 맞도록 인구를 억제해야 한다고 주장하였다.

(2) 신맬서스주의

인구증가 억제를 위해 산아제한 또는 수태조절의 필요성을 주장하는 입장이다.

(3) 인구변천이론

① 제1기 … 다산다사(多産多死)로 출생률과 사망률이 모두 높은 상태이다. 현재 세계인구의 5분의 1이 이 시기에 있다고 본다. 인구증가가 낮은 단계로 고잠재적 성장단계이다.

② 제2기 … 다산소사(多産小死)로 공업화에 도달하여 사망률이 낮아지고 출생률이 높은 상태 또는 출생률보다 사망률이 느린 속도로 떨어지는 상태이다. 현재 세계인구의 3분의 5가 이 시기에 있다고 본다. 인구가 급증하는 단계로 과도기적 성장단계이다.

③ 제3기 … 소산소사(少産少死)로 인구의 급속한 증가를 거친 이후에 나타난다. 즉 사망률과 출생률이 모두 낮은 상태로 인구증가가 낮은 안정단계로 인구감소의 시작단계이다. 현재 세계인구의 5분의 1이 이 시기에 있는 것으로 본다.

❷ 인구구조

(1) 성구조

① 성비

　㉠ 성비 $= \dfrac{\text{남자수}}{\text{여자수}} \times 100$

　㉡ 여자 100명에 대한 남자수로 100보다 크면 남자수가 여자수보다 많음을 의미한다.

② 1차 성비 … 태아의 성비를 나타내는 것으로 항상 남자가 여자보다 많다.

③ **2차 성비** … 출생 시 성비로 1차 성비와 마찬가지로 항상 남자가 여자보다 많다. 또, 장래인구를 추정하는 데 좋은 자료가 된다.

④ **3차 성비** … 현재 인구의 성비를 나타낸다.

　　㉠ 0 ~ 4세 : 남자가 여자보다 많다.

　　㉡ 50 ~ 54세 : 남녀의 성비가 균형을 이룬다.

　　㉢ 고령 : 남자보다 여자가 많아진다.

> **TIP** 성비에 직접적인 영향을 주는 요인
> 사망률의 수준, 사망률의 남녀별차이, 인구이동 등이 있다.

(2) 연령구조

① 연령구조는 인구의 출생, 사망, 인구이동에 의해서 결정된다.

② 연령구조를 보는데 가장 흔히 사용되는 지수는 중위연령으로, 이는 전체 인구가 연령별로 분포되어 있을 때 양분되는 점의 연령을 말한다.

③ 인구의 출생률과 사망률이 높아질수록 중위연령은 낮아지며, 출생률과 사망률이 낮아질수록 중위연령은 높아진다.

(3) 부양비

① **개념** … 인구의 사회 · 경제적 구성을 나타내는 지표로서, 생산능력을 가진 인구와 생산능력이 없는 어린이와 노인인구의 비를 말하는 것이다.

② **총 부양비** … 총 부양비가 높을수록 경제적 투자능력이 상대적으로 떨어져 경제발전에 어려움이 많다.

> **TIP** 부양비지수
> ㉠ 총 부양비 $= \dfrac{0 \sim 14세\ 인구 + 65세\ 이상\ 인구}{15 \sim 64세\ 인구} \times 100$
> ㉡ 유년부양비 $= \dfrac{0 \sim 14세\ 인구}{15 \sim 64세\ 인구} \times 100$
> ㉢ 노년부양비 $= \dfrac{65세\ 이상\ 인구}{15 \sim 64세\ 인구} \times 100$

(4) 노령화지수

노인인구의 증가에 따른 노령화 정도를 나타낸다.

$$노령화지수 = \dfrac{65세\ 이상\ 인구}{0 \sim 14세\ 인구} \times 100$$

> **TIP** 고령화 사회 … UN은 고령인구 비율(총 인구 중 65세 이상 인구 비율)이 7%를 넘으면 고령화사회, 14%를 넘으면 고령사회, 20%를 넘으면 초고령사회로 분류한다. 우리나라는 2017년에 고령사회로 진입하였으며 2025년에는 초고령사회가 될 것으로 전망하고 있다.

(5) 인구구조의 유형

① 인구구성

    ㉠ 인구동태에 관여하는 출생, 사망 및 이주에 의하여 어느 시점에서의 지역주민의 성별, 연령별 인구가 어떻게 되는지 나타낸 것이다.

    ㉡ 한 인구집단에서의 병명·연령별 특성을 일목요연하게 나타낸다.

    ㉢ 두 개 이상의 인구집단 간의 인구학적 특성차이를 쉽게 구분할 수 있다.

② 구성의 형태

    ㉠ 피라미드형
- 다산다사형(발전형)이다.
- 0 ~ 14세 인구가 50세 이상 인구의 2배가 넘는다.
- 저개발 국가, 1960년 이전 우리나라의 유형이다.
- 고출생률, 고사망률의 형태이다.

    ㉡ 종형
- 선진국형으로 출생률과 사망률이 모두 낮다.
- 0 ~ 14세 인구가 50세 이상 인구의 2배와 같다.
- 인구가 정지(자연증가율 ≒ 0)되어 정지인구 구조와 비슷하다.
- 노인인구의 비중이 커져 노인문제가 야기된다.

    ㉢ 항아리형
- 인구가 감소하는 유형(감퇴형)이다.
- 0 ~ 14세 인구가 50세 이상 인구의 2배가 못 된다.
- 출생률이 사망률보다 낮다.
- 저출생률, 저사망률의 형태이다.
- 산업사회로 진행되면서 많이 나타나는 유형이다.

    ㉣ 별형
- 도시형(유입형)이다.
- 15 ~ 49세 인구가 전체 인구의 50%를 차지한다.
- 생산연령 인구비율이 높다.

    ㉤ 호로형
- 농촌형(유출형)이다.
- 15 ~ 49세 인구가 전체 인구의 50% 미만이다.
- 노동력 부족현상이 나타난다.
- 청장년층의 유출에 의한 출산력 저하로 유년층의 비율이 낮다.

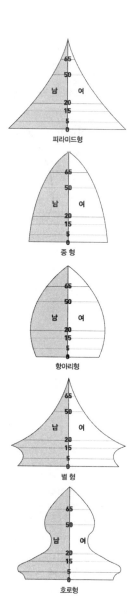

피라미드형

종 형

항아리형

별 형

호로형

≣ 최근 기출문제 분석 ≣

2024. 6. 22. 지방직

1 인구구조 유형 중 항아리형에 대한 설명으로 옳은 것은?

① 생산연령층의 유출이 큰 농촌형 구조

② 생산연령층의 유입이 큰 도시형 구조

③ 출생률과 사망률이 모두 높은 다산다사형 구조

④ 출생률과 사망률이 모두 낮고, 출생률이 사망률보다 낮아 인구가 감소하는 구조

TIP

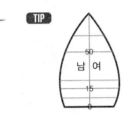

항아리형
① 호로형
② 별형
③ 피라미드형

Answer 1.④

2 〈보기〉에서 두 지역의 인구 현상을 설명한 것으로 옳은 것은?

─────────── 보기 ───────────

〈단위 : 명〉

지역	인구수			
	14세 이하	15~64세	65세 이상	총인구
A지역	3,500	2,500	4,000	10,000
B지역	2,000	8,000	10,000	20,000

① B지역은 A지역보다 총부양비가 높다.

② B지역은 A지역보다 노령화지수가 높다.

③ B지역은 A지역보다 유년부양비가 높다.

④ B지역은 A지역보다 노년부양비가 높다.

TIP ② 노령화지수 = 65세 이상 인구 ÷ 0 ~ 14세 인구 × 100으로 A지역 114, B지역 500으로 B지역이 높다.
　　① 총부양비 = (1 ~ 14세 인구 + 65세 이상 인구) ÷ 15 ~ 64세 인구 × 100으로 A지역 300, B지역 150으로 A지역이 높다.
　　③ 유년부양비 = 0 ~ 14세 인구 ÷ 15 ~ 64세 인구 × 100으로 A지역 140, B지역 25로 A지역이 높다.
　　④ 노년부양비 = 65세 이상 인구 ÷ 15 ~ 64세 인구 × 100으로 A지역 160, B지역 125로 A지역이 높다.

Answer 2.②

3 다음 설명에 해당하는 지표는?

> 지역 간 사망률 수준을 비교할 때 각 지역의 인구학적 특성의 차이가 사망률 수준에 영향을 미칠 수 있다. 이를 보정하기 위해 두 집단 간의 인구학적 특성의 차이를 통제하고 같은 조건으로 만들어 각 지역별로 한 개의 객관적 측정치를 산출한다.

① 조사망률   ② 연령별사망률

③ 비례사망지수   ④ 표준화사망률

> **TIP** ① **조사망률**: 보통사망률이라고도 한다. 조사망률이 높으면 개도국, 낮으면 선진국이라고 할 수 있으나 그 나라의 건강 수준 외에 인구 성별이나 연령 등 인구학적 특성 차이에 의한 영향을 받으므로 인구집단의 사망수준을 비교하는 데 한계가 있다.
> ② **연령별사망률**: 한 해 동안 발생한 특정 연령의 사망자수를 해당 연도의 특정 연령군의 연중앙인구로 나눈 수치를 일컫는다.
> ③ **비례사망지수**: 같은 해에 발생한 50세 이상 사망자수를 토대로 구한 수치이다. 값이 클수록 그 지역의 건강수준이 좋다는 것을 의미한다.

4 B 지역의 지난 1년간 사망 관련 통계가 다음과 같을 때, α-index 값은?

구분	사망자 수(명)
생후 28일 미만	10
생후 28일부터 1년 미만	20

① $\dfrac{10}{20}$ ② $\dfrac{20}{10}$

③ $\dfrac{10}{30}$ ④ $\dfrac{30}{10}$

> **TIP** 출생 ~ 28일(4주) = 신생아 사망률, 출생 ~ 1년 = 영아사망률이므로
> $$\alpha\text{-index} = \frac{\text{영아사망수}}{\text{신생아사망수}} = \frac{30}{10}$$

Answer 3.④ 4.④

5 〈보기〉는 인구변천단계에 대한 그림이다. (A) ~ (D)에 해당하는 단계로 가장 옳은 것은?

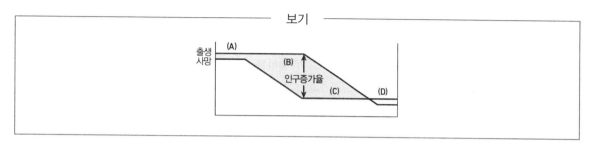

① (A) – 저위정지기　　　　　　　② (B) – 과도기적 성장단계

③ (C) – 고잠재적 성장단계　　　　④ (D) – 확장기

> **TIP** ② **과도기적 성장단계**: Thompson 분류 2단계에 해당한다. 다산소사형으로 인구폭증이 일어나는 단계이다.
> ① **저위정지기**: Blacker 분류 4단계에 해당한다. 출생률과 사망률이 최저에 달하는 인구증가 정지형이다.
> ③ **고잠재적 성장단계**: Thompson 분류 1단계에 해당한다. 다산다사형으로 출생률과 사망률이 모두 높다.
> ④ **확장기**: Blacker 분류 2, 3단계에 해당한다. 고출생률·저사망률 시기인 초기 확장기와 저출생률·저사망률 시기인 후기 확장기로 구분할 수 있다.

6 〈보기〉의 (　) 안에 들어갈 수로 옳은 것은?

보기

모성사망 측정을 위해 개발된 지표 중 가장 많이 사용되는 지표인 모성사망비는 특정 연도 출생아 (　　) 명당 같은 해 임신, 분만, 산욕으로 인한 모성사망자 수로 표시된다.

① 100

② 1,000

③ 10,000

④ 100,000

> **TIP** **모성사망비** … 모성사망 측정의 대표적인 지표로 해당 연도 출생아 10만 명당 임신, 분만 산욕으로 인한 모성사망의 수로 산출한다.

Answer 5.② 6.④

2022. 4. 30. 제1회 지방직

7 (가), (나)에 들어갈 용어로 옳게 짝 지은 것은?

| (가) | – 조사 시점에 해당 지역에 주소를 둔 인구 |
| (나) | – 조사 시점에 해당 지역에 실제로 존재하는 인구 |

	(가)	(나)
①	상주 인구	현재 인구
②	현재 인구	상주 인구
③	종업지 인구	상주 인구
④	현재 인구	종업지 인구

TIP 귀속 인구(실제적 인구)는 시간 및 지역 등의 속성으로 분류하여 도시계획 등의 정책 기초자료로 활용한다.

구분	내용
상주 인구	거주지를 중심으로 조사 시점에 해당 지역에 거주하고 있는 인구집단을 모두 그 지역의 인구로 간주한다.
현재 인구	조사 시점에 현존하고 있는 인구 집단을 모두 그 지역의 인구로 간주한다.
법적 인구	법에 입각하여 조사 시점에 특정한 집단을 그 지역에 귀속시킨 인구로 간주한다. 예 「선거법」에 따른 유권자 인구

2021. 6. 5. 제1회 지방직

8 A 지역의 노년부양비(%)는?

연령(세)	A 지역 주민 수(명)
0 ~ 14	100
15 ~ 64	320
65 이상	80

① 16

② 20

③ 25

④ 30

TIP 노년부양비 = 65세 이상 인구수 / 15 ~ 64세 인구 수 × 100

Answer 7.① 8.③

출제 예상 문제

1 인구구조를 조사한 결과 0 ~ 14세의 인구가 50세 이상 인구의 두 배가 되지 못했을 경우 이것의 의미는 무엇인가?

① 출생률은 낮고 사망률은 높다.

② 생산 활동의 인구가 높다.

③ 출생률, 사망률이 모두 낮아 인구가 감소 중이다.

④ 출생률도 높고 사망률도 높다.

TIP 항아리형
 ㉠ 인구가 감소하는 유형(감퇴형)이다.
 ㉡ 0 ~ 14세 인구가 50세 이상 인구의 2배가 못 된다.
 ㉢ 출생률이 사망률보다 낮다.
 ㉣ 저출생률, 저사망률이 나타난다.
 ㉤ 산업사회로 진행되면서 많이 나타난다.

2 다음 중 인구구조모형에서 별형의 의미로 옳지 않은 것은?

① 도시형이다.

② 15 ~ 49세가 전체의 50% 이상이다.

③ 유입형이다.

④ 발전형이다.

TIP ④ 피라미드형이다.
 ※ **별형**
  ㉠ 도시형(유입형)이다.
  ㉡ 15 ~ 49세의 인구비율은 전체의 50% 이상을 차지한다.
  ㉢ 생산연령 인구비율이 높다.

Answer 1.③ 2.④

3 다음 중 고령화 사회의 기준으로 옳은 것은?

① 노년부양비

② 노령화 지수

③ 노인사망률

④ 노인인구 구성비

TIP 고령화 사회 … 총 인구 중에서 65세의 인구가 총 인구의 7% 이상인 사회를 말한다.

4 성비에 대한 내용으로 옳은 것은?

① 남자 100명에 대한 인구이다.

② 1차는 태아의 성비이다.

③ 2차는 현재의 성비이다.

④ 1, 2차 성비는 여자가 많다.

TIP 성비

ⓐ **남성 성비**: 보통 여자 100명에 대한 남자의 수를 말한다.

ⓑ **1차 성비**: 태아의 성비를 나타내는 것으로 항상 남자가 여자보다 많다.

ⓒ **2차 성비**: 출생 시 성비로 1차 성비와 마찬가지로 항상 남자가 많다.

ⓓ **3차 성비**: 현재 인구의 성비를 나타낸다.

5 한 국가의 인구구조에 영향을 미치는 요소로만 묶인 것은?

㉠ 출생	㉡ 사망
㉢ 혼인	㉣ 이혼
㉤ 이민	㉥ 인구유입

① ㉠㉡㉢

② ㉠㉡㉤㉥

③ ㉢㉣㉤㉥

④ ㉢㉣㉥

TIP 출생, 사망, 이민, 인구유입 등은 인구구조에 영향을 미친다.

Answer 3.④ 4.② 5.②

6 14세 이하의 인구가 50세 이상 인구의 2배와 같다면 이 인구의 가까운 장래는?

① 인구가 증가한다.

② 인구가 감소한다.

③ 인구가 정지된다.

④ 피라미드형 인구구조가 된다.

TIP 14세 이하의 인구가 50세 이상 인구의 2배와 같은 경우는 인구구조모형 중 종형을 나타낸다. 종형은 출생률과 사망률이 모두 낮은 선진국형이다.

7 인구성장의 단계 중 소산소사의 특징이 있으며, 인구가 정지상태에 머물게 되는 시기는?

① 감퇴기

② 저위 정지기

③ 고위 정지기

④ 후기 확장기

TIP 종형 ··· 소산소사형으로 인구증가가 정지되어 저위 정지기이고 주로 선진국의 인구구조가 이에 속한다.

※ 인구성장의 단계

㉠ **초기 확장기**: 고출산율과 저사망률

㉡ **감퇴기**: 저출산율과 저사망률

㉢ **고위 정지기**: 고출산율과 고사망률

8 다음 빈칸에 들어갈 말이 차례로 짝지어진 것은?

인구의 자연증가란 (   )인구 – (   )인구이다.

① 연초, 연말

② 출생, 사망

③ 자연, 사회

④ 전입, 전출

TIP 인구의 자연증가 = 출생인구 – 사망인구

Answer   6.③   7.②   8.②

02 가족계획

01 가족계획사업

❶ 가족계획사업의 개념 및 역사

(1) 가족계획사업의 개념

① 부부가 그들의 자녀에 대한 출산계획(출산시기, 간격, 자녀수)을 수립하여 건강한 자녀의 출산과 양육을 결정하고 모성 및 가족의 건강을 향상시키기 위한 사업이다.

② '가족'이라는 사회단위를 유지·발전시키는 데 필요한 자체적인 계획은 물론 가족과 연계성을 갖는 사회생활의 종합적인 계획을 포괄한다.

(2) 가족계획사업의 필요성

가족계획은 모자보건, 여성해방, 경제생활수준의 향상과 개선 및 윤리·도덕적 측면에서 필요하다.

(3) 가족계획사업의 역사

① 1939년 영국에서 가족계획(family planning)이란 용어를 처음 사용하였으며, 미국에서는 1942년 계획된 부모기(planned parenthood)라는 용어를 사용하였다.

② 1914년 산아제한연맹이 창립되었다.

③ **수태조절의 창시자**(Magaret Sanger) … 1916년에 뉴욕에 시술소를 설치하여 수태조절사업을 시작하였다.

④ 제2차 세계대전 이후 국제가족계획연맹이 창설되었고 1961년에 한국이 정회원국으로 가입하였다.

② 우리나라의 가족계획사업

(1) 제1차(1961 ~ 1965)

당시 합계출산율 6.0%, 인구증가율 3%로 '가족계획'이라는 새로운 단어를 국민에게 우선 주지시키는 것이 필요한 시기였으며, 다남다복(多男多福)의 전통관념을 타파하기 위해 숫자를 제한할 수 없었다.

(2) 제2차(1966 ~ 1970)

3자녀를 3살 터울로 낳아 35세 내에 단산하자는 내용의 '3 · 3 · 35'라는 슬로건을 내세운 시기로 비로소 자녀 수를 제한하게 되었다. 주로 인구문제의 인식을 높이고, 모자보건과 자녀교육, 노후문제 해결에 역점을 두었으며 먹는 피임약이 보급되기도 하였다.

(3) 제3차(1971 ~ 1976)

"딸 · 아들 구별말고 둘만 낳아 잘 기르자."고 하는 표어 아래 가속계획협회의 둘만 낳자는 운동을 정부에서 받아들였고, 근본적으로 해결해야 할 문제가 남아선호 사상이었음을 알게 된 시기였다. 난관수술이 보급되기 시작하였으며 정부에서는 불임수술에 역점을 두기 시작하였다.

(4) 제4차(1977 ~ 1981)

타인에 의해서가 아닌 스스로 생활안정에 목표를 두고 가족계획을 세워야 한다는 의식을 불어넣기 시작한 시기였다.

(5) 제5차(1982 ~ 1986)

암암리에 한 자녀 운동을 전개하여 57%의 실천율을 가져왔다.

(6) 제6차(1987 ~ 1991)

그동안의 인구증가 억제측면에서 물량위주의 양적인 사업에 치중하였던 것과는 달리 인구의 자질향상을 고려한 가족계획사업으로 방향이 전화된 시기였다.

(7) 제7차(1992 ~ 1996)

인구증가율이 둔화되고 선진국형의 저출산시대에 진입하게 된 시기로 가족계획사업의 전환기를 맞게 되었다. 인구, 가족계획, 성, 모자보건 등과 관련된 교육, 지도, 홍보, 상담 등을 통한 프로그램 개발에 역점을 두고 각 지역별 여건에 적합한 가족계획사업을 개발 · 실시함으로써 가족계획사업의 질적 향상을 꾀하고 국민보건 향상에 이바지하였다.

02 가족계획방법

❶ 일시적 피임방법

(1) 복합경구피임약

① 효과 … 피임효과의 우수성이 가장 크고, 월 경시 출혈량의 현저한 감소와 자궁경관 점액의 탁도가 증가하고, 자궁수축의 강도를 감소시키므로 여성 상부 생식기 감염과 골반의 염증질환, 각종 유방질환을 감소시킨다. 아울러 류마티스 관절염이 경감되는 효과도 있다.

② 부작용 및 대책

증상	대책
반점	30세 이하의 부인에게 나타났을 땐 의사와 상담
무월경	프로게스틴이 강한 피임약이나 더 강한 에스트로겐 피임약으로 교체
수분 저류로 인한 주기적 체중증가	에스트로겐 0 ~ 50mcg 사용
기름기 있는 피부나 두피, 여드름	• 낮은 농도의 프로게스틴 • 남성호르몬 피임약 및 50mcg의 에스트로겐 피임약 사용
발모증	에스트로겐이 50mcg 이하인 낮은 온도의 남성호르몬 피임약을 사용
고혈압	• 에스트로겐 50mcg 이하의 피임약을 사용 • 3 ~ 6개월간 고혈압 치료 후 프로게스틴 단독 경구피임약으로 대체
기타	의사와 상담

③ 금기대상자

   ㉠ 혈전성 색전증, 뇌졸중 또는 뇌졸중 병력이 있는 자는 절대적으로 사용을 금해야 한다.

   ㉡ 현재 간기능 상태가 나쁘거나 간에 선종 또는 병력이 있는 자는 절대적으로 사용을 금해야 한다.

   ㉢ 생식기나 유방의 암 또는 병력이 있는 자는 절대적으로 사용을 금해야 한다.

   ㉣ 임신이 의심될 때에는 상대적으로 사용을 금해야 한다.

④ 선택방법

   ㉠ 절대적 금기사항 이외일 때는 에스트로겐이 함유되지 않은 프로게스틴 단독 경구피임제를 권장한다. 에스트로겐을 함유한 복합경구피임약을 사용하기 시작할 때는 50mcg나 그 이하인 약제를 사용한다.

   ㉡ 경구피임약을 투여할 때는 처음 방문시 3개월분을 주고 그 후에는 피임약의 위험한 증상을 살피면서 6개월분씩 준다.

⑤ **투약방법** … 경구피임약제에는 한 주기분의 21정과 28정짜리가 있는데, 약리작용은 같고 먹는 방법이 다를 뿐이다. 28정짜리는 월경시작 후 5일째 되는 날 1알을 먹기 시작하여 매일 정해진 시간에 1알씩 복용하고 이전의 약이 끝나면 그 다음날부터 새로운 포장약을 시작하면 된다. 21정짜리는 처음부터 21알까지의 성분이 여성호르몬이 포함되어 있는 것이 같고 21일 이후 7알의 영양제가 없을 뿐이다. 먹는 방법은 21알을 다 먹은 후 7일간(월경일)쉬고 8일째부터 다시 21알짜리를 시작한다. 복용 도중 1일분을 잊어버렸을 때는 생각난 즉시 복용하고 그 당일분은 정해진 시간에 복용한다.

⑥ **투약량의 변경을 요하는 증상**
 ㉠ 초기 또는 후기의 반점 형성이 나타나게 되는데 매일 정확한 시간에 투여할 때 조절될 수 있다.
 ㉡ 에스트로겐이 20mcg과 50mcg인 경우 난관타계출혈과 반점 형성률이 더 높은 것으로 나타났다.
 ㉢ 에스트로겐이 50mcg 또는 50mcg 이하의 피임약 복용 시 나타나는 반점은 잠재적 문제이며, 2~3개월 후 프로게스틴의 함량이 더 높은 복합경구피임약으로 교체할 필요가 있다. 이때는 의사에게 의뢰한다.

⑦ **피임약 사용자의 관리**
 ㉠ 1년간 피임약 복용 후 아무 문제가 없고 계속 사용하기를 원할 때는 6개월분을 배부하며 2년간 복용 후 계속 사용하기를 원할 때는 1년분을 배부한다. 피임약이 떨어질 때 중단율이 제일 높기 때문이다.
 ㉡ 위험한 5가지 신호인 심한 복통, 흉통이나 숨가쁨, 두통, 눈이 침침하거나 섬광, 눈이 보이지 않거나 하는 증상이나 다리의 심한 동통이 있을 때는 혈전증의 위험이 크므로 복용을 중단하고 속히 의료기관을 방문하도록 교육한다.
 ㉢ 피임약을 구입하려고 방문할 때마다 사용자로부터 명백하고 요약된 정보를 수집해 놓는다.

(2) 자궁 내 장치(IUD)

① **작용**
 ㉠ 자궁 내 장치는 배낭포의 용해 또는 국소적 이물 염증성 반응을 일으킨다.
 ㉡ 착상을 억제하는 프로스타글란딘의 국소적 생성을 증가시킨다.
 ㉢ 자궁 내 장치에 감긴 구리는 아연이온과 경쟁한다. 아연은 carbonic anhydrase와 alkakine phosphatase 활동을 억제하며, 구리는 에스트로겐 흡수를 방해하여 에스트로겐의 자궁내막에 대한 세포 내 효과를 억제한다.
 ㉣ 착상을 방해하는 프로게스틴이 함유된 자궁 내 장치는 자궁내막증과 분비의 성숙과정을 방해한다.
 ㉤ 자궁내막에 착상된 배낭포를 기계적으로 추출한다.
 ㉥ 난관 내에 있는 난자의 운동성을 증가시킨다.
 ㉦ 정자의 자궁강내 통과를 방해한다.

② **크기와 강도**
 ㉠ 크기가 작을수록 출혈·통증 등의 부작용이 줄어들고, 반면 임신과 배출가능성이 높아진다.
 ㉡ 강도가 높을수록 배출가능성이 낮고 통증과 출혈가능성이 높아진다.

③ 부작용

　ⓐ 주요 부작용

　　• 자궁의 감염가능성이 있다.

　　• 자궁 외 임신율이 증가할 수 있다.

　　• 골반염증성 질환으로 인한 반흔으로 불임의 원인이 된다.

　ⓑ 경미한 부작용

　　• 자연배출의 가능성이 있다.

　　• 경구용 피임약에 비해 월경 시 동통과 경련, 출혈이 심하다.

　　• 질분비물이 증가한다.

　　• 월경주기 사이에 반점 형성 또는 착색이 있고 월경 동안에 월경량이 증가하고 기간이 연장될 수 있다.

④ 장 · 단점

　ⓐ 장점

　　• 효과가 경구피임약 다음으로 좋고 국가적인 가족계획사업과 같은 대규모의 사업에 적절하다.

　　• 한번 삽입하면 반영구적이며, 성생활과 사용이 무관하고 비용이 적게 든다.

　ⓑ 단점 : 국소적인 부작용과 가끔 장기의 감염이나 자궁천공의 우려가 있다.

⑤ 금기대상자 … 임신 중인 자, 생식기 암에 걸린 자, 성병 기왕력이 있는 자, 난관에 감염 또는 재발위험이 있는 자, 원인 모르는 질 출혈이 있는 자, 자궁 선천성 기형자, 심한 빈혈자, 선천성 심장질환자의 경우에는 사용을 금한다.

(3) 콘돔

① **사용방법** … 임시피임법 중 유일하게 남성이 사용하는 피임기구로 현재 사용되는 것은 고무제품으로 1회 사용한다. 남자의 음경에 씌워 정자가 질 내에 사정되는 것을 방지하는 방법이다.

② **효과** … 콘돔은 발기된 음경에 꼭 맞아서 사정액 통과를 막는 역할을 한다. 콘돔의 피임효율은 사용법을 잘 지킬 경우 평균 96% 정도로 매우 높은 편이다.

③ 장 · 단점

　ⓐ 장점

　　• 경제적 피임방법이다.

　　• 성교로 전염되는 감염병의 예방이 가능하다.

　　• 쉽게 구입이 가능하고 부작용이 없다.

　　• 성교자체나 체위에 관계없이 사용가능하다.

　ⓑ 단점

　　• 질에 남아있을 수 있다.

　　• 장기 사용할 때 외상으로 인한 질염을 일으킬 가능성이 있다.

(4) 자연출산 조절법

① **기초체온법** … 건강인이 잠을 깨었을 때의 안전상태에서 잰 체온을 기초체온이라 한다. 배란 직후 24 ~ 72 시간은 눈에 띄게 체온이 상승하므로 배란기를 파악하여 임신을 방지할 수 있으며, 기초체온을 3 ~ 4개월 기록하여 배란기를 파악할 수도 있다.

② **점액법** … 수태기간을 파악하는 데 자궁경관에서 배출되는 점액을 확인함으로써 배란기를 알 수 있다. 배란 기의 점분은 염분성분이 적고 에스트로겐의 농도가 높으므로 계란 흰자와 같은 색깔과 점성을 나타낸다. 기초체온법을 병행 실시하면 안전하다.

③ **월경력 이용법**

ⓐ **가정**
- 배란은 차기 월경일 전 14일(±2일)에 생긴다.
- 정자는 2 ~ 3일간의 생명력이 있다.
- 난자는 24시간 생존이 가능하다.

ⓑ **방법**
- 출혈이 시작된 첫 날부터 기록하여 월경력 중 가장 주기가 짧은 기간에서 18일을 빼고 긴 기간에서 11일을 뺀 날짜를 계산한다.
- 이 기간이 월경시작일 후에 수태가능기간이므로 이 기간에 피임법을 택하거나 성관계를 피한다.

ⓒ **기타**
- 월경주기에 대한 기록이 되어 있는 달력이 필요하다.
- 매 월경기간은 적어도 최근 8개월 ~ 1년까지의 월경력을 파악해야 한다.

(5) 살정제

① **개념**

ⓐ 정자의 운동성을 약화시키거나 정자가 경관에 들어가기 전 죽이는 약품이다.

ⓑ 성교 5 ~ 10분 전에 질 안에 넣고 성교 이후 6 ~ 8시간 후에 질세척을 해야 하며 더 일찍 하는 경우에는 효과가 없다.

ⓒ 콘돔이나 다이아프램을 겸해서 사용하면 좋다.

② **금기대상자** … 살정제 발포, 젤리, 크림에 알레르기가 있는 자나 발포제를 사용할 수 없는 신체적 불구자는 사용할 수 없다.

③ **부작용**

ⓐ 알레르기가 일어날 수 있다.

ⓑ 좌약이 녹지 않거나 발포제의 발포가 제대로 안 되는 경우 피임에 실패한다.

(6) 다이아프램, 경관캡

① **기전** … 성교 전에 검지와 엄지를 사용하여 질내에 삽입하여 경관을 씌워 정자가 경관으로 들어가지 못하게 하는 방법이다. 피임효과를 높이기 위해 살정제 크림, 젤리를 발라 사용한다.

② **효과** … 100명이 1년간 사용한 경우 임신율은 2~17명이다.

③ **금기대상자** … 고무나 살정제에 알레르기가 있는 자나 반복적 요도감염이 있는 자는 사용할 수 없으며, 크기를 정할 의사가 없거나 정확히 지시를 받을 시간이 없을 때, 사용자가 사용불능일 때에도 불가능하다.

④ **부작용**
  ㉠ 너무 오래 삽입된 상태에서 악취가 난다.
  ㉡ monilia vaginitis에 감염될 우려가 있다.
  ㉢ 방광염에 걸릴 수 있으며 살정제로 인한 자극이 있다.
  ㉣ 고무나 살정제에 알레르기 반응을 일으킬 수 있다.

⑤ **장 · 단점**
  ㉠ 장점
    • 월경기간 중에도 사용이 가능하다.
    • 성병의 전파를 예방할 수 있다.
    • 부작용이 없고 피임효과가 좋다.
  ㉡ 단점
    • 비용이 비싸다.
    • 사용 전 골반계측을 받아 크기를 정해야 한다.
    • 부작용의 우려가 크다.

❷ 영구적 피임방법

(1) 남성불임술(정관절제술)

① **개념** … 정자의 통로인 정관을 막아 고환에서 계속 만들어지는 정자가 배출하지 못하게 하는 수술로서 성생활에 아무런 지장이 없다.

② **장 · 단점**
  ㉠ 장점
    • 피임효과가 정확하다.
    • 수술이 간단하고 복원이 가능하다.
    • 국소마취로 하는 간단한 수술이기 때문에 작은 시설의 병, 의원, 외래에서도 시술가능하다.

ⓛ 단점
　　　• 터울조절에 활용이 불가하다.
　　　• 자연복원으로 인한 임신가능성이 있다.

③ 부작용
　　㉠ 동통과 음낭의 혈반, 혈류, 감염, 충만성 고환염, 후발성 정관절제술 증후군 등이 나타날 수 있다.
　　㉡ 피임효과는 정확하나 1% 미만의 실패가 있다.

④ 기타
　　㉠ 격한 운동은 2 ~ 3일간 피하도록 한다.
　　㉡ 시술 후 성관계는 5 ~ 7일 후에 시작한다.
　　㉢ 정관절제술 후 6회까지는 정액 속에 임신시킬 수 있는 정자가 나오므로 12회까지는 피임을 해야 한다.
　　㉣ 항생제 복용은 수술 후 3일간 계속한다.
　　㉤ 음낭 고정은 수술 후 1주일간 지지대 같은 거고대로 거상 · 고정한다.

(2) 여성불임술(복강경불임술)

① 개념 … 난자의 통로인 난관의 조작으로 정자와 난자의 수정을 방지하는 피임법이다. 현재 복강경난관불임
　　술이 가장 많이 사용되고 있으나 질식방법, 자궁경부를 통하는 방법 등도 있다.

② 장 · 단점
　　㉠ 장점
　　　• 수술이 간단하여 외래로 할 수 있고 반흔이 남지 않는다.
　　　• 실패율이 낮고 회복이 빠르다.
　　㉡ 단점 : 고가의 장비가 필요하다.

③ 금기대상자 … 비만자, 탈장이 있는 자, 급성 또는 만성 골반 내 염증이 있는 자, 기왕의 개복술에 의한 광
　　범위한 복부 반흔이 있는 자, 골반 및 장 유착이 의심되는 자는 사용할 수 없다.

④ 기타
　　㉠ 수술 후 2 ~ 3시간에 귀가할 수 있고 항생제가 필요없다.
　　㉡ 2 ~ 3일 후부터 샤워, 성교, 가벼운 운동 등이 가능하다.
　　㉢ 수술 후 1주일 이후에 추후진찰이 필요하다.

출제 예상 문제

1 자궁 내 장치의 금기사항에 해당하지 않는 것은?

① 심한 빈혈증   ② 혈전성 정맥염

③ 선천성 기형   ④ 임신 중

TIP 경구피임약의 절대적 금기사항에 해당한다.

2 경구피임약 복용 후의 부작용으로 옳지 않은 것은?

① 골반 내 염증   ② 오심

③ 유방압통   ④ 체중증가

TIP 경구피임약의 장기간(적어도 2년 이상) 복용시 염증성 질환의 예방효과가 있다.

3 가족계획의 필요성으로 옳지 않은 것은?

① 모자보건   ② 경제생활수준의 후퇴

③ 윤리 · 도덕적 측면   ④ 여성해방

TIP 가족계획은 모자보건, 여성해방, 경제생활수준의 향상과 개선, 윤리 및 도덕적 측면에서 필요하다.

Answer 1.② 2.① 3.②

4 경구피임약의 복용방법으로 알맞은 것은?

① 임신 중
② 월경 시작 후 3일째
③ 월경 시작 후 5일째
④ 월경 시작 후 7일째

....

TIP 경구피임약은 월경 시작 후 5일째부터 복용한다.

5 결혼한 부부의 불임원인 중 남성측 요인은 40%에 해당된다. 그 요인에 해당하지 않는 것은?

① 임질
② 폐결핵
③ 요도질환
④ 정낭선의 감염

....

TIP 남성측 불임원인 … 임질, 요도질환, 정낭선의 이상, 정자수 감소 등이 있다.

6 가족계획의 지도내용에 속하지 않는 것은?

① 불임교정
② 초산시기
③ 출산계절
④ 임신상태

....

TIP 임신기에는 모자보건사업에 의해 산전관리를 시행한다.

Answer 4.③ 5.② 6.④

PART

05 지역사회간호

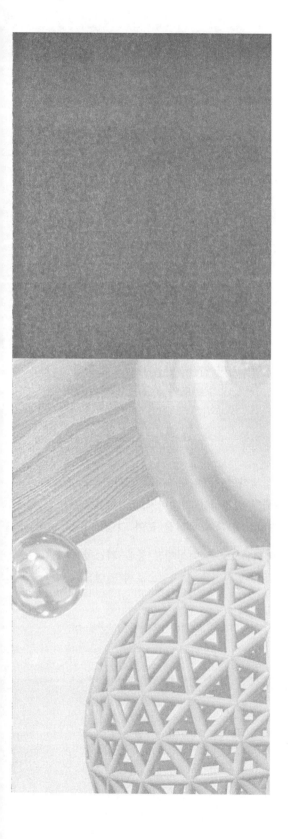

01 역학

01 역학의 이해

❶ 역학의 개념과 역할

(1) 역학(Epidemiology)의 개념

어원적으로 역학은 인간집단에 발생하는 건강문제를 다루는 학문으로써, 의역하자면 인간집단을 대상으로 출생부터 사망의 과정을 다루는 모든 생리적 상태와 질병·결손·불능과 같은 이상상태의 빈도와 분포를 관찰하고, 그와 관련된 요인을 규명하여 건강문제의 효율적인 관리와 예방법을 개발하는 학문이다.

(2) 역학의 역할

① **기술적 역할** … 특수 및 환경이 서로 다른 인구집단에서 문제사건이 발생하여 끝날 때까지의 경과인 자연사, 건강수준과 질병양상, 인구동태 등에서 나타나는 특성, 즉 건강문제의 자연사를 기술하고, 또 건강문제가 어떤 집단에서 더 발생하는지 집단별 발생규모와 빈도를 측정, 관찰하고 역학적 해석을 붙여 기술한다.

② **원인규명의 역할** … 잘 알려져 있지 않은 질병의 원인과 전파기전을 밝혀냄으로써 백신개발 등을 가능하게 하고 전파를 차단할 수 있으며, 잘 알려진 질병의 경우에도 그 유행의 발생원인을 찾아냄으로써 만연으로 인한 손실을 방지할 수 있다.

③ **연구전략 개발의 역할** … 사람의 건강에 영향을 전혀 미치지 않으면서 특정요인의 존재나 부재가 건강에 미치는 영향을 명백히 증명할 수 있는 인과관계 규명에 필요한 과학적인 방법을 개발한다.

④ **질병 또는 유행발생의 감시역할** … 질병이나 이상상태의 발생분포에 대하여 항상 정밀히 감시함으로써 그 만연 규모에 대한 예측을 가능하게 한다.

⑤ **보건사업평가의 역할** … 보건사업의 필요도, 새로운 사업설계, 진행사업의 과정과 효율성, 사업성과로 얻어진 효과 등에 관하여 평가한다.

② 역학의 내용

(1) 질병발생의 3대 요인

① 병원체
- ㉠ **특이성과 항원성** : 병원체의 특이성은 화학적 구성성분과 형태에 따라 분류하며 이 화학적 구성성분과 형태가 항원성을 결정한다.
- ㉡ **병원체의 양** : 감염이나 발병에 큰 영향을 미치며 장티푸스, 콜레라 등과 같은 수인성 감염병은 소량의 병원체가 침입해도 감염이 잘 일어나게 된다.
- ㉢ **감염력** : 병원체가 숙주에 침입하여 알맞은 기관에 자리 잡아 증식하는 능력을 말하며, 감염을 성공시키는데 필요한 최저 병원체의 수가 감염력이다.
  - 감염력 측정은 현성 감염과 불현성 감염을 모두 포함한다.
  - 항체형성 여부로 감염을 판단하기 때문에 직접 측정이 불가능하다.
  - 간접적으로 이차발병률을 통해 감염력을 측정할 수 있다.
- ㉣ **발병력(병원력)** : 병원체가 임상적으로 질병을 일으키는 능력을 말한다.
  - 감염된 숙주 중 현성 감염을 나타내는 수준을 말한다.
  - 질병보균자 : 감염되었으나 뚜렷한 임상적 증상과 징후가 없어 전파차단의 필요성을 깨닫지 못하여 다른 숙주에게 위험이므로 통제적 관점에서 중요하다.
- ㉤ **기타** : 건강문제 발생에 직접 원인이 되는 기타 병원체 요인으로 독력과 외계에서의 생존능력 등이 있다.
  - 독력은 발병된 증상의 심각한 정도를 나타내는 미생물의 능력으로, 현성 감염으로 인한 사망이나 후유증이 나타나는 정도를 말한다.
  - 질병의 가장 심각한 결과는 사망이며 독력을 평가하는 지표는 치명률이다.

② 숙주
- ㉠ 어떤 특정한 감염균의 침입을 받았을 때 그에 대한 감수성이나 저항력에 따라서 발병 여부가 결정된다.
- ㉡ 숙주는 연령, 성, 인종, 일반적인 건강상태, 가족력 등에 따라 병원체에 대한 감수성이나 저항성에 차이를 지닌다.
- ㉢ 관습, 습관, 문화와 같은 인간행동은 병원체에 폭로되는 기회, 병원체의 전파로, 전파방법 및 개인의 질병예방과 치료에 큰 영향을 미친다.

③ 환경
- ㉠ **생물학적 환경요인** : 병원체의 발생 및 전파과정에 관여하는 인간 주위의 모든 동식물이다.
- ㉡ **물리적 환경요인** : 기후, 기압, 습도, 지리, 지질, 광선, 열, 상수, 하수 등이다.
- ㉢ **사회 · 경제적 환경요인** : 관습이나 직업문명에 따라서 병원체요인에 접촉하는 기회가 달라지는데, 경제수준이 낮을 때는 영양장애, 주거환경의 불량, 의료비 지출의 감소로 질병발생의 감수성이 높아지며 의료사회제도에 따라 보건의료의 혜택을 받는 정도가 달라지므로 질병발생과 밀접한 관계가 성립된다.

(2) 질병의 단계

① 1단계(전 발병기) … 질병발생에 유리한 요인이 존재하고 있으나 발병하지 않는 상태를 말한다. 예컨대 좋지 못한 식습관, 수면부족으로 인한 피로 등은 감기발병에 유리한 위험요인이 된다.

② 2단계(발병기)

    ㉠ **질병전구기(전 증상기)**: 발병초기로 질병의 증상은 없다.

    ㉡ **발병의 초기**: 정밀한 임상검사로 발견될 수 있는 증상이 있다.

③ 3단계(중화기) … 이 시기에는 완전히 회복될 수 있고 불능이나 결합, 사망의 결과를 가져올 수도 있다.

❸ 역학모형

(1) 생태학적 모형

① 숙주, 환경, 병원체 요인 간의 상호작용에 따라 결정되며 어느 하나에 변화가 생기면 다른 요인에도 영향을 미치므로 균형이 깨지고 질병 발생이 쉬워진다.

② 감염병 발생에는 적합하나 유전적 요인이 있는 질병이나 비감염성 질환 설명에는 한계가 있다.

③ 고든의 지렛대 이론이 대표적이다.

(2) 수레바퀴모형

① 숙주인 인간과 환경의 상호작용에 의해 만성질환이 발생한다.

② 인간의 유전적 요인과 생물학적 · 물리적 · 사회적 환경의 상호작용에 의해 질병이 발생한다.

③ 각 바퀴의 크기를 다르게 하여 숙주에 영향을 미치는 주요 환경 요인을 설명한다.

(3) 거미줄모형

① 사람의 내 · 외부 여러 환경들이 서로 복잡하게 연결되어 만성질환이 발생한다.

② 질병의 여러 복잡한 원인 중 몇 가지 또는 1차 원인과 가장 가까운 곳을 단절하면 질병을 예방할 수 있다.

③ 질병의 예방대책 수립 및 비감염성 질환 예방에 효과적이다.

02 역학조사와 역학적 상사 측정

❶ 역학조사 계획 및 연구방법

(1) 역학조사 계획

① 연구과제를 선정한다.

② 문헌을 고찰한다.

③ 연구과제에 따른 가설을 설정한다.

④ 계획을 세운다.

⑤ 역학조사를 수행한다.

⑥ 연구결과를 분석하고 해석한다.

(2) 역학조사 연구방법

① 기술역학

　㉠ **개념** : 건강 수준, 질병양상에 대해 있는 그대로의 상황을 관찰·기록한다. 이것은 건강문제의 특성이 무엇이고, 얼마나, 언제, 어디에서, 누구에게 발생하는지 알기 위한 과정이다.

　㉡ **기본적 기법** : 발생한 사건을 단순하게 세어서 관찰집단 전체에서의 비율로 계산하여 사건이 발생한 대상자의 인적 속성·시간적 속성·자연적 속성별 빈도와 비율에 따라 분류하며, 각 변수별로 나타나는 분포의 차이가 유의한 것인지 통계적 검증방법을 이용한다.

② 분석역학

　㉠ **개념** : 분석역학은 기술역학적 연구에서 얻은 정보를 기초로 세운 가설을 검증하기 위해 수행하는 연구이다.

　㉡ **환자·대조군 연구** : 이미 특정질병에 걸려 있는 환자군을 선정하고 각각의 환자와 짝지어질 수 있는 그 질병에 걸려 있지 않은 대조군을 선정하여, 이 두 소집단이 원인이라고 의심되는 요인에 폭로되었던 비율의 차이를 통계적으로 검증하여 폭로요인과 질병발생과의 연관성을 판단한다.

　㉢ **코호트 연구**(Cohort study)

　　• 코호트 : 같은 특성을 지닌 집단을 말하는 것으로, 2000년 출생 코호트라고 하면 2000년에 태어난 인구를 의미한다.

　　• 건강한 사람을 대상으로 조사하고자 하는 여러 특성을 지닌 소집단으로 나누어 시간이 경과함에 따라 달라지는 각 집단에서의 질병발생률을 비교·관찰하는 방법이다.

- 대상 코호트는 조사하려는 질병이 발생하기 이전의 특성에 따라 확정되며, 이 집단 중에 발생하는 질병빈도를 일정 기간 관찰함으로써 그 발생에 영향을 주리라고 의심되는 요인에 대한 폭로 유무가 코호트 선정의 기준이 된다.
- 영국의 의사집단을 대상으로 한 흡연과 폐암연구가 전형적인 코호트 연구에 해당한다.
ㄹ) 단면연구 : 한 시점에서 한 모집단에 대한 유병조사라는 관점은 기술역학과 유사하나, 구체적인 가설을 증명하고 특정한 질병과 특정한 속성과의 관계를 유추하기 위하여 모집단을 대표할 수 있는 표본인구를 추출하여 정확한 방법으로 조사, 분석, 검증하게 되는 관점이 다르다.

③ 실험역학 … 일반적으로 역학적 연구에서의 마지막 단계의 연구로써, 질병의 원인이나 건강증진, 질병예방 등에 관여하는 요인을 인위적으로 변동시켜보고 이로 인한 영향을 분석하는 방법으로 목적에 따라 예방적 실험, 치료적 실험, 중재실험으로 구분된다. 객관적 연구결과를 얻기 위해서는 반드시 실험군과 대조군이 설정되어야 하며, 이중 맹검법(double blind method)을 사용하여야 한다.

④ 작전역학 … 보건의료 서비스의 향상을 목적으로 하는 지역사회 보건의료사업 운영에 관한 계통적인 연구방법이다. 보건사업의 효과를 목적달성 여부에 따라 평가하며, 연구영역으로는 사업의 운영과정에 관한 연구, 투자에 비해 얻어진 결과의 경제성, 사업의 수용 또는 거부와 관련된 요인 규명, 보건문제의 해결을 위한 효율적 접근법 등이 있다.

⑤ 이론역학 … 일반화된 가정에 따라 설정한 여러 가지 역학적 현상을 수리적 또는 통계적인 모델을 적용하여 그 적합성을 검정하고, 실제로 나타난 결과와 비교해 봄으로써 역학현상의 일반화와 그 전제된 가정들이 얼마나 타당한가를 보는 방법이다.

⑥ 자료원
ㄱ) 인구센서스 및 인구동태자료 : 인구 및 주택센서스 자료, 출생·사망·혼인·이혼 등에 관한 자료 등으로, 보건통계를 산출하는데 분모로 쓰이는 모집단 추출이 가능하다.
ㄴ) 상병자료 : 전반적인 상병양상 파악에 도움이 되며, 보건의료인력 및 시설 추정을 가능하게 하는 보건기획에 필수적인 자료이다. 예컨대 법정감염병 신고자료, 특정질병 등록자료, 국민건강 조사자료, 특수집단 상병자료 등이다.

⑦ 측정의 오차문제
ㄱ) 관측자 오차 : 관측자의 기술적 능력 및 주관적 판단에 의해서 발생하는 오차이다.
ㄴ) 피조사자 오차 : 조사대상자의 실수 및 오답 때문에 생기는 오차를 말한다.
ㄷ) 확률오차 : 측정을 반복할 때 특별한 이유없이 우연히 발생하는 오차이다.
ㄹ) 계통오차 : 측정하는 사람이나 계기에 따라서 한쪽으로 항상 치우친 결과가 나타나는 오차이다.

⑧ 검사법이 구비해야 할 조건
ㄱ) 신뢰도(정밀도) : 동일대상을 동일한 방법으로 측정할 때 얼마나 일관성을 가지고 일치하느냐를 결정한다. 즉, 오차의 정도에 따라 신뢰도가 높다 또는 낮다로 표현할 수 있다.

ⓛ 타당도(정확도)

구분		내용
	민감도	• 해당 질환자에게 검사법을 실시한 결과, 양성으로 진단할 확률 • $\frac{a}{a+c} \times 100$
	특이도	• 해당 질환에 걸리지 않은 사람에게 검사법을 적용시켰을 때 결과가 음성으로 나타나는 확률 • $\frac{d}{b+d} \times 100$
예측도	양성예측도	• 검사법에 의해 양성으로 나온 사람 중 실제로 질환에 걸린 사람의 비율 • $\frac{a}{a+b} \times 100$
	음성예측도	• 검사법에 의해 음성으로 나온 사람 중 실제로 질환에 걸리지 않은 사람의 비율 • $\frac{d}{c+d} \times 100$

[타당도 측정]

검사결과 \ 질병	유	무	계
양성	a	b	a + b
음성	c	d	c + d
계	a + c	b + d	a + b + c + d

TIP 타당도 척도의 상호연관성

ⓐ 특이도가 높으면 양성예측도가 높고, 민감도가 높으면 음성예측도가 높다.
ⓑ 진단기준을 높이면(완화) 민감도는 낮아지고 특이도는 높아진다.
ⓒ 진단기준을 낮추면(엄격) 민감도는 높아지고 특이도는 낮아진다.
ⓓ 유병률이 높으면(양성예측도↑, 음성예측도↓) 민감도가 높은 도구로 보완한다.
ⓔ 유병률이 낮으면(양성예측도↓, 음성예측도↑) 특이도가 높은 도구로 보완한다.

❷ 역학적 측정 지표

(1) 비율

단위인구, 성, 연령, 직업과 같은 소규모 집단별로 사건의 빈도를 표시한 것으로 분자, 분모, 인구 또는 분모의 단위, 시간, 지역에 관한 5개 항목이 명시되어야 한다.

① **유병률** … 어떤 시점, 또는 일정 기간 동안에 특정 시점 또는 기간의 인구 중 존재하는 환자의 비율을 말한다.

  ㉠ **시점유병률** : 특정 시점에서 인구질병 또는 질병을 가진 환자수의 크기를 단위인구로 표시한 것을 말한다.

  ㉡ **기간유병률** : 일정 기간의 인구 중에 존재하는 환자수의 크기를 단위인구로 표시한 것을 말한다.

② **발생률** ⋯ 일정 기간에 새로 발생한 환자수를 단위인구로 표시한 것을 말하며, 질병에 걸릴 확률 또는 위험도를 직접 추정가능하게 하는 측정이다.

③ **발병률** ⋯ 어떤 집단이 한정된 기간에 한해서만 어떤 질병에 걸릴 위험에 놓여 있을 때 전체 인구 중 특정 집단 내에 새로 발병한 총수의 비율을 말한다.

④ **이차발병률** ⋯ 발단환자를 가진 가구의 감수성이 있는 가구원 중 이 병원체의 최장 잠복기간 내에 환자와 접촉하여 질병으로 진전된 환자의 비율을 말한다.

> **TIP** 유병률과 발생률과의 관계
> 발생률이 높으면 기간유병률은 높아지고, 발생률이 낮으면 유병률은 낮아진다.

(2) 비

① **위험비** ⋯ 의심요인에 폭로된 집단에서의 질병발생률과 비폭로집단에서의 질병발생률의 대비를 나타낸 것을 말하며, 이 차이가 클수록 통계적 관련성은 크다.

② **상대위험비**(비교위험도)
　㉠ 특정 위험요인에 노출된 사람들의 발생률과 노출되지 않은 사람들의 발생률을 비교하는 것을 말한다.
　㉡ 상대위험비가 클수록 노출되었던 원인이 병인으로 작용할 가능성도 커지며, 상대위험비가 1에 가까울수록 의심되는 위험요인과 질병과의 연관성은 적어진다.
　㉢ 상대위험비 $= \dfrac{\text{위험요인에 노출된 군에서의 질병 발생률}}{\text{비노출군에서의 질병 발생률}}$

③ **교차비**(대응위험도)
　㉠ 특정 질병이 있는 집단에서 위험요인에 노출된 사람과 그렇지 않은 사람의 비, 특정 질병이 없는 집단에서의 위험요인에 노출된 사람과 그렇지 않은 사람의 비 간의 비를 구한 것을 말한다.
　㉡ 평균 발생률이나 누적 발생률을 계산할 수 없는 환자-대조군 연구에서 요인과 질병과의 관계를 알고자 할 때 사용하며, 질병 발생률이 매우 드문 희귀성 질환의 경우 상대 위험비와 교차비는 비슷하다.
　㉢ 교차비 $= \dfrac{\text{환자군에서의 특정요인에 노출된 사람과 노출되지 않은 사람의 비}}{\text{대조군에서의 특정요인에 노출된 사람과 노출되지 않은 사람의 비}}$
　㉣ 결과
　　• 교차비가 1보다 큰 경우 : 환자군이 대조군에 비해 위험요인에 더 많이 노출된 것으로 위험요인에 노출이 질병 발생의 원인일 가능성이 크다.
　　• 교차비가 1일 경우 : 환자군과 대조군의 노출 정도가 같으며, 위험요인에 대한 노출이 질병 발생과 연관이 없다.
　　• 교차비가 1보다 적을 경우 : 대조군이 환자군에 비해 위험요인에 더 많이 노출된 것으로 위험요인에 대한 노출이 질병의 예방효과를 가져온다.

④ **기여위험도**(귀속위험도)
　㉠ 노출군과 비노출군의 발생률의 차이를 말하며, 특정 요인에 노출된 군에서 질병 또는 건강 관련 사건 발생 위험이 노출되지 않은 군에 비해 얼마나 더 높은가를 나타낸다.
　㉡ 기여위험도 = 노출군에서의 발생률 − 비노출군에서의 발생률

≡ 최근 기출문제 분석 ≡

2024. 6. 22. 지방직

1 다음 간 초음파 검사의 간암 진단에 대한 특이도[%]와 민감도[%]는?

(단위 : 명)

간 초음파	간암	
	있다	없다
양성	40	10
음성	10	190

	특이도	민감도
①	40	95
②	80	95
③	95	40
④	95	80

TIP 특이도 $= \left(\dfrac{진음성}{진음성 + 위양성} \right) \times 100 = \left(\dfrac{190}{190 + 10} \right) \times 100 = 95(\%)$

민감도 $= \left(\dfrac{진양성}{진양성 + 위음성} \right) \times 100 = \left(\dfrac{40}{40 + 10} \right) \times 100 = 80(\%)$

Answer 1.④

2 다음 환자-대조군 연구 결과에 대한 교차비는?

(단위 : 명)

오염원으로 의심되는 음식 섭취 여부	식중독 발생	
	예	아니오
예	240	360
아니오	40	460

① $\dfrac{360 \times 40}{240 \times 460}$

② $\dfrac{240 \times 460}{360 \times 40}$

③ $\dfrac{240(40+460)}{40(240+360)}$

④ $\dfrac{40(240+360)}{240(40+460)}$

TIP ② $(240 \times 460) \div (360 \times 40)$

※ **교차비** … 질병이 있는 경우 위험인자 유무의 비와 질병이 없는 경우 위험인자 유무의 비의 비를 말한다. 환자-대조군 연구에서 주로 사용하며, 통계분석에서 수학적인 장점이 있다.

3 〈보기〉에서 설명하는 역학 연구방법으로 가장 옳은 것은?

─── 보기 ───

A지역사회간호사는 2023년 A지역 주민들을 대상으로 대사증후군 발생위험을 파악하기 위한 연구를 설계하였다. B병원에서 2010 ~ 2022년까지 2년 단위로 건강검진을 받은 주민 중, 2010년 대사증후군으로 진단받았거나 위험 요인이 있는 사람을 제외한 주민들의 건강검진 결과를 통해 2022년까지 대사증후군 발생 여부에 영향을 미치는 요인을 파악하였다.

① 단면조사 연구

② 환자-대조군 연구

③ 전향적 코호트 연구

④ 후향적 코호트 연구

Answer 2.② 3.④

TIP ④ 이미 질병이 발생한 상황에서 과거를 조사하여 관련 위험요인을 파악하는 조사 방법이므로 후향적 코호트 연구에 해당한다.
① 한 시점에서 한 모집단에 대한 유병 조사이며, 구체적인 가설을 증명하고 특정한 질병과 특정한 속성과의 관계를 유추하기 위하여 모집단을 대표하는 표본인구를 추출하여 정확한 방법으로 조사한다.
② 분석역학의 한 종류이며, 이미 특정 질병에 걸려 있는 환자군과 질병에 걸려 있지 않은 대조군을 선정하여 진행한다.
③ 실험자가 먼저 코호트를 구성하고 추적 관찰 조사하는 방법이다.

2023. 6. 10. 제1회 서울특별시

4 〈보기〉는 COVID-19의 선별을 위해 신속항원검사의 사용가능성을 판단하기 위한 자료이다. 옳은 것은?

보기

〈단위 : 명〉

| | | 실시간 역전사 중합효소연쇄반응법(real-time RT-PCR)에 의한 COVID-19 확진 | | 계 |
		양성	음성	
신속항원 검사결과	양성	180	80	260
	음성	20	720	740
계		200	800	1,000

① 민감도 – (180/260) ×100

② 특이도 – (720/790) ×100

③ 양성예측도 – (180/260) ×100

④ 음성예측도 – (720/800) ×100

TIP ③ 양성예측도=(180÷260)×100
① 민감도=(180÷200)×100
② 특이도=(720÷800)×100
④ 음성예측도=(720÷740)×100

Answer 4.③

5 〈보기〉의 방법으로 수행한 연구방법으로 가장 옳은 것은?

---- 보기 ----

연구자는 다른 지역에 비해 A지역에서 높은 백혈병 유병률을 보이고 있음을 알고 관련요인을 파악하고 자 하였다. 이에, 연구자는 백혈병 환자 30명을 선정하고, 환자와 동일한 특성을 지니었으나 백혈병이 없는 사람들 30명을 선정하여 관련요인을 비교하는 연구를 하였다. 연구결과 방사선 노출여부가 백혈병에 영향을 미침을 확인하였다.

① 위험요인의 노출수준을 정확히 측정할 수 있다.

② 연구대상자의 기억력에 의존하므로 정보편견의 위험이 크다.

③ 장기간 자료를 수집하기 때문에 비용이 많이 든다.

④ 한 번에 대상 집단의 건강문제 양상과 규모를 파악할 수 있다.

> **TIP** ② 〈보기〉는 환자 - 대조군 연구 특성을 나타낸다. 정보편견의 위험이 있는 것은 환자 - 대조군 연구의 단점이다.
> ①③ 코호트 연구
> ④ 단면조사연구

6 다음에 해당하는 역학 연구 방법은?

흡연과 폐암 발생의 관계를 밝히기 위해, 2000년에 35 ~ 69세 성인 100만 명을 연구 대상자로 선정한 후 2020년까지 추적 관찰하였다. 그 결과 흡연자는 비흡연자보다 폐암 발생률이 8배 높았다.

① 단면조사 연구 ② 실험 연구

③ 코호트 연구 ④ 환자-대조군

> **TIP** ③ **코호트연구**(전향적 연구) : 질환에 걸리지 않은 건강군을 모집단으로 하여 유해요인 집단과 나누어 장기간 관찰한 후 위험요인과 질병 발생의 상관관계를 연구한다.
> ① **단면조사 연구** : 일정 인구집단을 대상으로 조사 시점 혹은 단기간에 질병 유무 및 요인의 유무를 동시에 조사한다. 만성기관지염이나 각종 정신질환을 연구할 때 사용되는 방법이다.
> ② **실험 연구** : 관련 요인에 대한 의도적인 중재 후 대상자의 건강문제의 변화를 측정한다.
> ④ **환자-대조군 연구**(후향적 연구) : 질병에 걸린 환자군과 질병에 걸리지 않은 대조군을 선정하여 질병 발생 요인과 원인관계를 규명한다. 현재 환자군이 과거에 어떤 요인에 노출되었는지 조사한다.

Answer 5.② 6.③

7 **다음에서 설명하는 개념은?**

> 감수성이 있는 집단에서 감염성이 있는 한 명의 환자가 감염가능기간 동안 직접 감염시키는 평균 인원 수

① 발생률   ② 집단면역

③ 유병률   ④ 기본감염재생산수

> **TIP** ① **발생률**: 질병에 걸릴 확률 혹은 위험도를 직접 추정 가능하게 하는 측정
> ② **집단면역**: 지역사회 혹은 집단에 병원체가 침입하여 전파하는 것에 대한 집단의 저항성을 나타내는 지표
> ③ **유병률**: 어떤 시점 혹은 일정기간 동안에 특정 시점 혹은 기간의 인구 중 존재하는 환자의 비율
> ④ **기본감염재생산수**: 한 인구집단 내에서 특정 개인으로부터 다른 개인으로 질병이 확대되어 나가는 잠재력

8 **다음에 해당하는 역학적 연구방법은?**

> • 초등학교에서 식중독 증상을 보이는 학생군과 식중독 증상을 보이지 않는 학생군을 나누어 선정한다.
> • 식중독 유발 의심요인을 조사하고, 식중독 유발 의심요인과 식중독 발생과의 관계를 교차비(odds ratio)를 산출하여 파악한다.

① 코호트 연구   ② 실험역학 연구

③ 기술역학 연구   ④ 환자-대조군 연구

> **TIP** ④ **환자-대조군 연구**: 연구하고자 하는 이환된 집단과 질병이 없는 군을 선정하여 질병발생과 관련이 있다고 의심되는 요인들과 질병발생과의 원인관계를 규명하는 연구방법
> ① **코호트 연구**: 같은 특성을 지닌 집단을 말하는 것으로, 건강한 사람을 대상으로 조사하고자 하는 여러 특성을 지닌 소집단으로 나누어 시간이 경과함에 따라 달라지는 각 집단에서의 질병발생률을 비교·관찰하는 방법
> ② **실험역학 연구**: 일반적으로 역학적 연구에서의 마지막 단계의 연구로써, 질병의 원인이나 건강증진, 질병예방 등에 관여하는 요인을 인위적으로 변동시켜보고 이로 인한 영향을 분석하는 방법
> ③ **기술역학 연구**: 건강 수준, 질병양상에 대해 있는 그대로의 상황을 관찰·기록한다. 발생한 사건을 단순하게 세어서 관찰집단 전체에서의 비율로 계산하여 사건이 발생한 대상자의 인적 속성·시간적 속성·자연적 속성별 빈도와 비율에 따라 분류하며, 각 변수별로 나타나는 분포의 차이가 유의한 것인지 통계적 검증방법을 이용

Answer   7.③ 8.④

9 위암 조기발견을 위한 위내시경 검사의 특이도에 대한 설명으로 옳은 것은?

① 위암이 없는 검사자 중 위내시경 검사에서 음성으로 나온 사람의 비율
② 위암이 있는 검사자 중 위내시경 검사에서 양성으로 나온 사람의 비율
③ 위내시경 검사에서 음성인 사람 중 위암이 없는 사람의 비율
④ 위내시경 검사에서 양성인 사람 중 위암이 있는 사람의 비율

> **TIP** 특이도 … 질병에 걸리지 않은 사람이 음성으로 나올 확률(특이도 = 검사음성자 수 / 총 비환자 수)이다.

10 흡연과 폐암과의 인과관계를 추정하기 위해 코호트 연구를 실시하여 〈보기〉와 같은 결과를 얻었다. 흡연으로 인한 폐암의 상대위험비(relative risk)는?

──── 보기 ────

〈단위 : 명〉

흡연 여부	폐암발생 여부 계		계
	O	×	
O	100	900	1,000
×	10	990	1,000
계	110	1,890	2,000

① (100/10)/(900/990)
② (100/1,000)/(10/1,000)
③ (100/900)/(10/990)
④ (100/110)/(900/1,890)

> **TIP** 상대위험비(비교위험도)
> ㉠ 특정 위험요인에 노출된 사람들의 발생률과 노출되지 않은 사람들의 발생률을 비교하는 것을 말한다.
> ㉡ 상대위험비가 클수록 노출되었던 원인이 병인으로 작용할 가능성도 커지며, 상대위험비가 1에 가까울수록 의심되는 위험요인과 질병과의 연관성은 적어진다.
> ㉢ 상대위험비 = $\dfrac{\text{위험 요인에 노출된 군에서의 질병 발생률}}{\text{비노출군에서의 질병 발생률}}$

Answer 9.① 10.②

11 지역별 비례사망률에 대한 설명으로 옳지 않은 것은?

(단위 : 명)

지역	당해 연도 특정 원인별 사망자수		당해 연도 총사망자수	당해 연도 총인구수
	결핵	폐암		
A	8	16	400	10,000
B	5	10	500	8,000
C	15	18	1,000	15,000

① 폐암의 비례사망률은 A 지역이 가장 높다.

② 폐암의 비례사망률은 A 지역이 B 지역보다 2배 높다.

③ 결핵의 비례사망률은 A 지역이 가장 높다.

④ 결핵의 비례사망률은 A 지역이 C 지역보다 2배 높다.

TIP A 지역 결핵의 비례사망률 $\frac{8}{400} \times 100 = 2\%$

C 지역 결핵의 비례사망률 $\frac{15}{1000} \times 100 = 1.5\%$

결핵의 비례사망률은 A 지역이 C 지역보다 약 1.3배 높다.

12 다음 ㉠, ㉡에 들어갈 용어로 옳게 짝 지은 것은?

(㉠) – 감염병 일차 환자(primary case)에 노출된 감수성자 중 해당 질병의 잠복기 동안에 발병한 사람의 비율

(㉡) – 병원체가 현성 감염을 일으키는 능력으로, 감염된 사람 중 현성 감염자의 비율

	㉠	㉡		㉠	㉡
①	평균 발생률	병원력	②	평균 발생률	감염력
③	이차 발병률	병원력	④	이차 발병률	감염력

TIP ㉠ **이차발생률** : 집단의 감수성이 있는 사람들 중에서 해당 병원체의 최장잠복기내에 발병하는 환자의 비율

㉡ **병원력**

• 병원체가 감염된 숙주에서 질병을 일으키는 힘

• 감염된 모든 사람들에 대한 환자 수, 현성증상을 발현하게 하는 정도

Answer 11.④ 12.③

출제 예상 문제

1 다음 중 질병발생의 역학적 3요소가 아닌 것은?

① 병원체요인 ② 숙주
③ 환경 ④ 유인원

> **TIP** 질병발생의 역학적 3요소
> ㉠ **병원체요인**: 어떤 집단의 다수를 침범하기에 충분한 양과 질의 병원체요인이 있어야 한다.
> ㉡ **숙주**: 어떤 집단의 다수가 발병에 필요한 양과 질의 충분한 병원체요인을 받아들여야 한다.
> ㉢ **환경**: 병원체요인과 인간집단 양자 간의 상호작용에 영향을 줄 수 있는 환경이어야 한다.

2 다음 중 역학용어에서 코호트의 의미로 옳은 것은?

① 실험군
② 경제상태가 같은 집단
③ 몇 가지 동일한 특성을 가진 집단
④ 연령이 같은 인구집단

> **TIP** **코호트 연구** … 코호트란 같은 특성을 지닌 집단으로 대상 코호트는 조사하려는 질병이 발생하기 이전의 특성에 따라 확정되며, 이 집단 중에 발생하는 질병빈도를 일정 기간 관찰함으로써 그 발생에 영향을 주리라고 의심되는 요인에 대한 폭로 유무가 코호트 선정의 기준이 된다.

3 질병의 중증도를 판가름하는 데 사용하는 것 중 가장 유용한 것은?

① 유병률 ② 치명률
③ 발생률 ④ 2차 발병률

> **TIP** **치명률** … 그 질병에 걸렸을 때 심각한 휴유증을 남기거나 사망에 이르게 할 수 있는 정도를 말하는 것으로 치명률이 높을수록 위험한 질병이라고 할 수 있다.

Answer 1.④ 2.③ 3.②

4 실제로 병이 있는 사람을 병이 있다고 판정할 수 있는 능력은?

① 유병성   ② 확률

③ 감수성   ④ 예측성

> **TIP** 실제 질병을 가진 사람을 양성(병이 있음)으로 판단하는 것은 감수성(민감도, sensitivity)이다.

5 다음 중 역학조사에 있어서 숙주요인에 해당하지 않는 것은?

① 유전   ② 기후

③ 연령   ④ 인종

> **TIP** 숙주요인에는 유전, 연령, 인종, 건강력 등이 포함된다.
> ② 기후는 환경요인이다.

6 다음 중 발생률을 구하는 방법은?

① $I = \dfrac{\text{같은 기간에 새로 발생한 환자수}}{\text{특정한 기간 동안에 위험에 폭로된 인구}}$

② $I = \dfrac{\text{같은 기간에 동안에 존재하는 환자수}}{\text{일정 기간 동안의 평균인구}}$

③ $I = \dfrac{\text{같은 시점에서의 환자수}}{\text{특정 기간 동안에 위험에 폭로된 인구}}$

④ $I = \dfrac{\text{같은 기간 동안에 새로 발생한 환자수}}{\text{같은 시점에서의 환자수}}$

> **TIP** 발생률은 특정한 기간 동안에 특정 건강문제의 감수성이 있는 인구집단 중에서 건강문제가 발생한 사람의 수이다.

Answer   4.③   5.②   6.①

7 다음 중 대비와 구성비에 대한 설명으로 옳은 것은?

> ㉠ 백분율(%)은 구성비에 해당하며 0과 1 사이의 값을 가진다.
> ㉡ 교차비와 성비는 대표적 대비에 해당한다.
> ㉢ 역학의 질병발생 원인을 규명하는 상대위험도는 대비에 해당한다.
> ㉣ 대비는 한 측정값을 다른 측정값으로 나눈 값이다.

① ㉠㉡㉢
② ㉠㉢㉣
③ ㉡㉢㉣
④ ㉠㉡㉢㉣

TIP 대비(ratio)와 구성비(propotion)
  ㉠ 대비 : 한 측정값을 다른 측정값으로 나눈 값으로 A : B 또는 A / B 의 형태로 나타내는 비례수로 비율보다 넓은 뜻을 가진다.
  ㉡ 구성비 : 분모에 분자가 포함되는 $\dfrac{A}{A+B}$ 의 형태를 나타내며 대표적인 것은 %로 0과1의 사이 값을 가진다.

8 비교위험도에 대한 설명으로 옳은 것은?

① 폭로군에 있어서의 질병률 중 폭로에 의한 것으로 볼 수 있는 부분
② 속성을 가지고 있지 않은 사람 중에서 질병이 발생하는 비율
③ 폭로군에 있어서의 질병발생률과 비폭로군에 있어서의 질병발생률의 대비
④ 속성을 가지고 있는 사람 중에서 질병이 발생하는 비율

TIP 비교위험도(상대위험비) … 분석역학 중 코호트 연구에서 구할 수 있는 대비로서, 특정요인에 노출되지 않은 집단의 질병발생률을 기준으로 노출된 집단의 질병발생률의 대비이다.

Answer 7.④ 8.③

9 다음 중 환자-대조군 연구에 대한 설명으로 옳지 않은 것은?

① 만성병과 희귀한 건강문제의 원인을 규명하는 데 적합하다.

② 미래의 환자발생에 대한 연구이다.

③ 유해요인이 건강문제 발생의 원인임을 규명하는 연구이다.

④ 결과도출이 비교적 빠른 시간 내에 가능하다.

....

TIP 환자-대조군 연구

ⓐ 기술역학적 연구에서 얻은 정보를 기초로 세운 가설을 검증하기 위해 수행하는 연구이다.

ⓑ 이미 특정 질병에 걸려있는 환자군을 선정하고 대조군을 설정하여 폭로요인과 질병발생과의 연관성을 판단하는 방법이다.

ⓒ 만성병과 희귀한 건강문제의 원인을 규명하는 데 적합한 방법이다.

10 다음 중 비율로 설명이 불가능한 것은?

① 영유아수 대 노인의 수

② 구성비의 분모에 시간의 개념이 포함된 상태

③ 1년간 지역주민 중 고혈압 이환자수의 비율

④ 유방암 환자 중 사망한 환자의 비율

....

TIP 비율(rate) … 분모와 분자의 시간과 공간의 개념이 포함된 개념으로 단위인구, 성, 연령, 직업과 같은 소규모 집단별로 사건의 빈도를 표시한 것이다.

Answer 9.② 10.①

02 환경보건 및 재난간호

01 환경보건

❶ 환경보건의 이해

(1) 환경보건의 개념

① WHO … 인간의 신체발육, 건강 및 생존에 유해한 영향을 미칠 가능성이 있는 물리적 환경에 있어서의 모든 요소를 통제하는 것

② 환경보건법 제2조 … 환경오염과 유해화학물질 등의 환경유해인자가 사람의 건강과 생태계에 미치는 영향을 조사·평가하고 이를 예방·관리하는 것

(2) 환경보건과 국제협력

① 유엔인간환경회의(스웨덴 스톡홀름, 1972) … 환경위기에 처한 지구를 보전하는 목적으로 전 지구인이 다함께 협력하고 노력하자는 '인간환경선언' 선포

② 유엔환경개발회의(브라질 리우데자네이루, 1992) … 세계 3대 환경협약이 이루어짐
   ㉠ **기후변화협약** : 기후변화의 원인이 되는 온실가스배출 억제
   ㉡ **생물다양성협약** : 전 지구적 생물종 보호
   ㉢ **사막화방지협약** : 무리한 개발과 오남용에 따른 사막화 방지

(3) 주요 국제환경협약

국제협약명	주요내용
람사르협약	• 국제습지조약, 물새서식지 습지보호 • 보호대상 습지 지정
스톡홀름회의	'인간환경선언' 선포
런던협약	• 해양오염 방지 협약 • 폐기물 투기에 의한 해양오염 방지를 위한 각국의 의무 규정
비엔나협약	• 오존층 파괴 원인물질의 규제
몬트리올의정서	• 오존층 파괴 물질의 규제에 관한 국제협약 • 염화불화탄소와 할론 규제
바젤협약	• 유해폐기물의 국가 간 이동 및 그 처리의 통제에 관한 협약
리우회의	• 리우선언과 의제 21 채택 • 지구온난화 방지 협약 • 생물다양성 보존 협약
사막화방지협약	• 사막화를 경험한 국가들의 사막화 방지를 통한 지구환경보호
교토의정서	• 기후변화협약에 따른 온실가스 감축목표에 관한 의정서
스톡홀롬협약	• 잔류성 유기오염물질에 관한 협약
나고야의정서	• 생물다양성협약 적용범위 내의 유전자원과 관련된 전통지식의 접근과 자원의 이용으로 발생하는 이익공유
도하 기후변화협약	• 지구온난화를 규제 방지하기 위한 협약 • 교토의정서 합의내용을 2020년까지 8년간 연장합의
파리 기후변화협약	• 지구온난화를 규제 방지하기 위한 협약 • 2100년까지 지구온도 상승을 2도 이내로 유지

(4) 환경영향평가

① **개념** … 특정사업이 환경에 미치게 될 각종 요인들에 대해 그 부정적 영향을 제거하거나 최소화하기 위해 사전에 그 환경영향을 분석하여 검토하는 것

② **유형**

종류	주요내용
전략환경영향평가	환경에 영향을 미치는 상위계획을 수립할 때 환경보전계획과의 부합여부 확인 및 대안의 설정·분석 등을 통하여 환경적 측면에서 해당계획의 적정성 및 입지의 타당성을 검토하는 제도
월경성(Transboundary) 환경영향평가	• 한 국가의 계획 및 사업으로 인해 주변국가에 심각한 환경적 영향이 예상될 경우 국가 간의 협약을 통해 환경영향을 정밀 검토·분석하고 평가하여 그 부정적 환경영향을 제거 또는 감소시킬 수 있는 방법을 모색하는 제도 • 국가 간 충돌과 갈등을 사전에 예방할 수 있는 방안 마련 목적
소규모 환경영향평가	• 소규모 개발사업에 대한 환경평가 • 환경보전이 필요한 지역이나 난개발이 우려되어 계획적 개발이 필요한 지역에서 개발사업을 시행할 때에 입지의 타당성과 환경에 미치는 영향을 미리 조사 예측 평가하여 환경보전방안을 마련하는 절차
건강영향평가	• 4P(정책 : Policy, 계획 : Plan, 프로그램 : Program, 프로젝트 : Project)가 인체건강에 미치는 영향을 사전에 평가하는 것 • 개발사업의 시행에 앞서 환경유해인자가 건강에 미치는 영향을 사전에 검토 및 평가하여 사업자로 하여금 적극적인 오염물질 저감대책과 모니터링계획을 수립하게 하기 위해 실시

③ **환경영향평가의 기능**

정보기능	환경영향에 관한 정보를 정책결정권자, 지방자치단체 및 지역주민에게도 제공함
합의형성기능	절차를 통하여 사업에 대한 이해·설득 내지는 합의 형성을 촉진
유도기능	유용한 정보를 제공하여 친환경적인 계획안이 될 수 있도록 유도하여 환경오염을 예방하는 것
규제기능	규제제도와 연계하여 제도화 가능하게 함

② 환경요인과 건강

(1) 기후의 이해

① **개념**

    ㉠ **온열요소** : 인체의 체온조절 작용과 밀접한 관계가 있는 네 가지 기상요소로 기온, 기습, 기류, 복사열이다.

    ㉡ **기온** : 인간의 호흡선 위치인 지상으로부터 1.5m에서의 대기온도를 말한다.

    ㉢ **기습** : 대기 중에 포함된 수분의 양이며 기온에 따라 변화한다.

ⓔ 비교습도(상대습도) : 일정 온도에서 포화수증기량에 대한 함유된 수분량의 비율을 말한다.

ⓜ 기류 : 실내에서는 온도차, 실외에서는 기압차로 발생한다.

ⓗ 복사열 : 열을 전달하는 방법 중의 하나로 중간에 매개체 없이 열이 이동하는 방법이다. 발열체와의 거리에 제곱에 비례하여 온감이 감소하며 흑구온도계를 사용하여 측정한다.

(2) 대기오염물질

① 1차 오염물질

㉠ 입자상 물질 : 먼지, 훈연, 미스트, 연기, 스모그 형태로 존재

㉡ 가스상 물질 : 암모니아, 일산화탄소, 이산화탄소, 황산화물 등

② 2차 오염물질

㉠ 대기 중 배출된 1차 오염물질이 태양광선의 영향을 받아 2차적으로 생긴 산화력이 강한 물질의 총칭

㉡ 광화학적 스모그, 광화학 오염물질 등

㉢ 오존은 강한 산화력으로 지구의 보호막 역할을 하지만 지표면에 생성되는 오존은 인체에 해로운 대기오염물질

(3) 대기오염사건 및 현황

기온역전	• 기온이 상승하여 상부기온이 하부기온보다 높아 대기가 안정되고 공기의 수직 확산이 일어나지 않는 현상
열섬현상	• 인구밀도가 높고 고층건물이 밀집되어 있는 도심지역의 평균기온이 주변지역보다 약 1~2도 더 높게 나타나는 현상 • 원인 : 대기의 성질, 도시매연, 차량 등에서 방출되는 인공열
오존층 파괴	• 오존층은 고도 20~30km에 존재하는 것으로 인체와 생태계에 유해한 태양의 자외선을 차단하는 역할 • 오존층이 파괴되면 유해 자외선이 지구에 직접 도달하여 피부암, 백내장 등을 일으킴 • 원인 : 프레온가스, 이산화탄소, 메탄가스, 산화질소 등
온실효과	• 이산화탄소, 메탄 등의 연료사용의 증가로 인해 지구를 마치 비닐하우스에 씌운 것처럼 둘러싸 지구를 더워지게 하는 현상 • 해수면 온도 상승, 엘리뇨현상, 홍수, 가뭄 기상이변 현상
산성비	pH가 5.6 이하인 빗물

(4) 대기환경기준

아황산가스, 일산화탄소, 이산화질소, 오존, 납, 벤젠, 미세먼지[(PM10) 입자의 크기가 10μm 이하인 먼지], 미세먼지[(PM2.5) 입자의 크기가 2.5μm 이하인 먼지]

(5) 오존주의보 발령기준과 조치내용

구분	발령기준	조치내용
오존주의보	오존농도가 0.12ppm/h 이상일 때	• 실외운동경기 및 실외교육 자제 • 호흡기환자, 노약자, 5세 미만 어린이의 실외활동 자제
오존경보	오존농도가 0.3ppm/h 이상일 때	• 실외운동경기 및 실외교육 제한 • 호흡기환자, 노약자, 5세 미만 어린이의 실외활동 제한 • 발령지역 유치원, 학교의 실외활동 제한
중대경보	오존농도가 0.5ppm/h 이상일 때	• 실외운동경기 및 실외교육 금지 • 호흡기환자, 노약자, 5세 미만 어린이의 실외활동 중지 • 발령지역 유치원, 학교의 휴교 고려

(6) 수질오염

① 수질오염의 주요지표

용존산소	• 물 속에 녹아있는 산소의 양 • 수온이 낮을수록, 기압이 높을수록 증가 • 하천수가 오염될수록, 물 속에 염류의 농도가 높을수록 감소
생화학적 산소요구량(BOD)	• 물 속의 유기물질이 호기성 미생물에 의해 생화학적으로 분해되어 안정화되는 데 필요한 산소의 양 • BOD가 높다는 것은 수중분해가 가능한 유기물질이 많다는 것을 의미
화학적 산소요구량	생물화학적으로 분해가 되지 않은 폐수나 염도가 높은 해수 등 물의 오염도를 측정하기에 유용한 지표
부유물질	• 물의 탁도를 증가시킴 • 부유물질이 많을수록 용존산소를 소모하는 오염이 심한 물
세균과 대장균균	• 생물학적으로 분해 가능한 유기물질의 농도를 알 수 있는 지표 • 대장균균은 분변성 오염의 지표로 다른 미생물이나 분변의 오염 예측 가능함
질소	• 암모니아성 질소는 하수의 유기물질이 분해될 때 형성되는 것 • 수질오염의 유력한 지표 • 분변오염을 의심할 수 있음

② 수질오염 현상

부영영화	영양염류의 유입으로 과도하게 수중생물이 번식하는 현상
적조현상	빛과 영양염류의 조건이 좋을 때 식물성 플랑크톤이 단시간 내 급격히 증식하여 물의 색을 붉게 하는 현상
녹조현상	영양염류의 과다로 호수에 녹조류가 다량으로 번식하여 물빛이 녹색으로 변함 용존산소량 감소가 수질 이상을 나타냄

(7) 환경보건과 간호사의 역할

① 환경유해 요인에 노출될 위험이 높은 인구집단을 파악한다.

② 지역사회에서 환경에 대한 사정, 건강력 조사 시 환경위험에 대한 질문을 포함한다.

③ 환경유해 요인으로부터 보호를 보장받을 수 있는 환경정의에 대해 인식한다.

④ 환경상의 화학물질 노출에 대한 모니터링 결과 등 환경 건강정보를 지역사회 사정에 포함한다.

⑤ 환경노출과 증상 및 질병과의 관계를 연관 지어 인식한다.

⑥ 환경보건에 관한 주제에 관해 개인, 가족, 지역사회, 인구집단 교육을 실시한다.

⑦ 지역사회 내 적절한 환경보건 자원에 의뢰한다.

02 재난간호

❶ 재난관리의 이해

(1) 재난의 개념

① **재난의 정의** … 원인, 규모에 전혀 상관없이 생활환경상 불리한 방향으로 급하게 변화하거나 막대한 인명과 재산피해로 기존의 질서와 기능이 상실되고 사회적 파급효과가 큰 현상이다.

② **재난의 특성**
　　㉠ **누적성** : 오랜 시간동안 누적되어 온 위험요인들이 특정 시점에서 밖으로 표출된 것이다.
　　㉡ **불확실성** : 부정형이며 진화되어도 불확실한 특징이 있다.
　　㉢ **상호작용성** : 상호작용에 의해 총체적으로 피해 강도, 범위가 결정된다.
　　㉢ **복잡성** : 복잡한 원인들에 영향을 받는다.

③ **재난의 유형**

유형	예시
자연재난	태풍, 홍수, 풍랑, 대설, 가뭄, 황사 등 자연현상으로 인해 발생하는 재해
사회재난	• 화재, 붕괴, 교통사고, 환경오염 등 대통령령으로 정하는 규모 이상의 피해 • 국가핵심기반들의 마비, 감염병 또는 가축전염병의 확산 • 미세먼지 등으로 인한 피해 • 코로나바이러스 감염증-19, 메르스, 신종인플루엔자의 확산으로 인한 피해
해외재난	대한민국의 영역 밖에서 국민의 생명, 신체 및 재난에 피해를 주거나 줄 수 있는 재난으로 정부차원에서 대처할 필요가 있는 재난

❷ 재난관리단계(Petak의 분류)

단계	구분	재난관리활동
예방단계 (재해의 완화와 예방)	재난 발생 전	• 위험성 분석 및 위험지도작성 • 건축법 정비·제정, 재해보험 • 안전관련법 제정, 조세 유도
대비단계 (재해의 대비와 계획)		• 재난대응 계획, 비상경보체계 구축 • 통합대응체계 구축 • 비상통신망 구축 • 대응자원준비 • 교육훈련 및 연습
대응단계 (재해의 대응)	재난 발생 후	• 재난대응적용, 재해진압, 구조 구난 • 응급의료체계 운영, 대책본부 가동 • 환자 수용, 간호, 보호 및 후송 • 대량환자 발생 시 중증도에 따라 환자분류
복구단계		• 잔해물 제거, 감염 예방, 이재민 지원 • 임시거주지 마련 시설복구

❸ 국가재난단계

구분	위기 유형	주요 대응 활동
관심 (Blue)	• 해외에서의 신종감염병의 발생 및 유행 • 국내 원인불명·재출현 감염병의 발생	• 감염병별 대책반 운영(질병청) • 위기징후 모니터링 및 감시 대응 역량 정비 • 필요시 현장 방역 조치 및 방역 인프라 가동
주의 (Yellow)	• 해외에서의 신종감염병의 국내 유입 • 국내 원인불명·재출현 감염병의 제한적 전파	• 중앙방역대책본부(질병청) 설치·운영 • 유관기관 협조체계 가동 • 현장 방역 조치 및 방역 인프라 가동 • 모니터링 및 감시 강화
경계 (Orange)	• 국내 유입된 해외 신종감염병의 제한적 전파 • 국내 원인불명·재출현 감염병의 지역사회 전파	• 중앙방역대책본부(질병청) 운영 지속 • 중앙사고수습본부(복지부) 설치·운영 • (행안부) 범정부 지원본부 운영 검토 • 필요시 총리주재 범정부 회의 개최 • 유관기관 협조체계 강화 • 방역 및 감시 강화 등
심각 (Red)	• 국내 유입된 해외 신종감염병의 지역사회 전파 또는 전국적 확산 • 국내 원인불명·재출현 감염병의 전국적 확산	• 범정부적 총력 대응 • 필요시 중앙재난안전대책본부 운영

최근 기출문제 분석

2021. 6. 5. 제1회 지방직

1 재난관리를 위해 대피소 운영, 비상의료지원, 중증도 분류가 이루어지는 단계는?

① 예방단계

② 대비단계

③ 대응단계

④ 복구단계

> **TIP** Petak의 4단계 재난과정
>
> | 예방 및 완화단계 | • 어떠한 위험이 있는지를 살펴보고 위험이 발견되었을 때 어떻게 할 것인가를 결정하는 것이다.
• 위험지도의 작성이나 위험 요인을 줄여 재난발생의 가능성을 낮추는 프로그램을 수행하는 단계 |
> |---|---|
> | 대비단계 | • 재난발생 가능성이 높은 경우 비상시에 대비한 계획을 수립하거나 재난사태 발생에 대한 대응 능력을 유지하는 과정이다.
• 즉 비상시 효과적인 대응을 하기위해 취해지는 준비활동이다. |
> | 대응단계 | • 재난발생 직전 도중 직후에 인명을 구조하고 재난피해를 최소화하여 복구효과를 증진시키기 위한 단계로 가장 중요한 과정이다.
• 재해에 의해 나타나는 문제에 대한 즉각적인 조치를 하는 시기이다. |
> | 복구단계 | • 재해의 모든 측면이 회복되는 단계
• 영향을 받은 지역은 물리적, 환경적, 경제적, 사회적 안정이 어느 정도 성취되는 시기이다. |

Answer 1.③

2 국제간호협의회(International Council of Nurses, ICN)에서 제시한 간호사의 재난간호역량 중 〈보기〉에 있는 영역을 포함하는 것은?

─── 보기 ───

지역사회 관리, 개인과 가족 관리, 심리적 관리, 취약인구집단 관리

① 예방 역량

② 대비 역량

③ 대응 역량

④ 복구/재활 역량

TIP 재난관리단계별 간호활동

재난관리단계	간호실무
예방/완화단계	위기 감지 및 원인 제거활동
대비/준비 단계	• 비상훈련, 자원비출 • 안전문화의식 고취, 대피소 지정 • 전문요원의 양성 • 재난대책위원회 참여, 재난신고체계 확립 • 병원 재난계획 준비 및 지속적인 훈련
대응단계	• 현장 진료소 설치 운영 • 중증도 분류 • 현장진료소에서의 응급처치 • 병원의 재난대응 • 급성스트레스반응 관리 • 감염관리
복구단계	• 요구도 사정 • 이재민에 대한 집단구호 • 구호요원의 소진 예방 • 심리적 지지

Answer 2.③

3 **Petak의 재난관리 과정 중 완화 · 예방단계에 해당하는 활동은?**

① 생필품 공급

② 부상자의 중증도 분류

③ 위험지도 작성

④ 이재민의 거주지 지원

> **TIP** Petak의 재난관리 과정 4단계
> ㉠ 1단계 : 재해의 완화와 예방
> • 재난관리책임기관의 장의 재난 예방조치
> • 국가기반시설의 지정 및 관리
> • 개발규제나 건축기준, 안전기준 등 법규의 마련
> • 위험성 분석 및 위험 지도 작성 등
> ㉡ 2단계 : 재해의 대비와 계획
> ㉢ 3단계 : 재해의 대응
> ㉣ 4단계 : 재해 복구

Answer 3.③

출제 예상 문제

1 다음 중 환경오염의 특징으로 옳지 않은 것은?

① 피해는 직접적 · 순간적으로 나타난다.
② 피해의 관계가 불분명하다.
③ 피해는 광범위하게 나타난다.
④ 비특정 다수인에 의해서 비특정 다수인이 피해를 입는다.

TIP 환경오염의 피해는 간접적 · 지속적으로 나타난다.

2 다음 중 불쾌지수(Discomfort Index)를 측정하는 데 필요한 기후요소로 옳은 것은?

㉠ 기온	㉡ 기습
㉢ 기류	㉣ 복사열

① ㉠㉡ ② ㉠㉡㉢
③ ㉠㉣ ④ ㉡㉢㉣

TIP 불쾌지수(DI) … 미국의 기상국에서 각종 기상조건하에서 냉난방 조절장치에 소요되는 전력을 추산키 위해 제정한 것으로, 측정(℃ 눈금이용시)방법은 DI = 0.72(ta + tw) + 40.6 [ta : 건구온도(기온), tw : 습구온도(기습)]이다.

3 습도에 대한 설명으로 옳지 않은 것은?

① 40 ~ 70% 정도가 인체에 쾌적감을 준다.
② 온도가 높아질 때 습도가 낮아지면 인체에 쾌적감을 준다.
③ 정오부터 오후 2시까지의 시간의 비교습도는 최고치를 기록한다.
④ 기중습도가 높을 때 더우면 더 덥게, 추우면 더 춥게 느낀다.

TIP ④ 기중습도가 높을 때엔 더우면 덜 덥게, 추우면 더 춥게 느낀다.

4 상수의 인공정수 과정으로 옳은 것은?

① 침전 – 폭기 – 소독 – 여과   ② 여과 – 폭기 – 소독 – 침전
③ 소독 – 여과 – 침전 – 침사   ④ 침전 – 폭기 – 여과 – 소독

TIP 상수를 인공적으로 정수하는 방법은 침전 – 폭기 – 여과 – 소독의 순서에 의한다.

5 다음 중 용존산소에서 5ppm의 의미로 옳은 것은?

① 물 속의 유기물 농도가 높다.
② 분뇨에 오염된 하수이다.
③ 물고기가 살 수 있을 정도의 맑은 물이다.
④ 부유물질의 농도가 높다.

TIP 용존산소(Dissoved Oxygen, DO)
ⓐ **개념** : 산소가 물속에 용해되어 있는 정도를 말한다.
ⓑ **WHO의 용존산소 기준** : 4 ~ 5ppm 이상이어야 한다.
ⓒ 미생물 등으로 인해 산소 소비량이 많아져 물이 오염되고, 깨끗한 물일수록 산소의 함유량이 많다.

6 다음 중 하수처리 방법이 아닌 것은?

① 여과   ② 침전

③ 폭기   ④ 매립

TIP ④ 폐기물 처리방법에 해당한다.

7 다음 중 재난 및 안전관리 기본법에 명시된 재난 중 사회적 재난에 해당하지 않는 것은?

① 환경오염 사고
② 국가핵심기반의 마비
③ 미세먼지 저감 및 관리에 관한 특별법에 따른 미세먼지 등으로 인한 피해
④ 황사에 의한 재해

TIP 황사는 자연 재난에 해당된다.

※ **사회재난** … 화재·붕괴·폭발·교통사고(항공사고 및 해상사고를 포함한다)·화생방사고·환경오염사고·다중운집인파사고 등으로 인하여 발생하는 대통령령으로 정하는 규모 이상의 피해와 국가핵심기반 마비, 「감염병의 예방 및 관리에 관한 법률」에 따른 감염병 또는 「가축전염병예방법」에 따른 가축전염병의 확산, 「미세먼지, 「우주개발 진흥법」에 따른 인공우주 물체의 추락·충돌 등으로 인한 피해 저감 및 관리에 관한 특별법」에 따른 미세먼지 등으로 인한 피해

Answer 6.④ 7.④

8 다음 중 긴급구조통제단을 구성 및 운영할 수 있는 자는?

① 소방서장, 소방본부장. 소방청장
② 소방서장, 소방본부장, 중앙소방본부장
③ 시·군·구청장, 시·도지사, 소방청장
④ 시·군·구청장, 시·도지사, 행정안부장관

....

TIP 중앙긴급구조통제단〈재난 및 안전관리 기본법 제49조〉
ⓐ 긴급구조에 관한 사항의 총괄·조정, 긴급구조기관 및 긴급구조지원기관이 하는 긴급구조활동의 역할 분담과 지휘·통제를 위하여 소방청에 중앙긴급구조통제단(중앙통제단)을 둔다.
ⓑ 중앙통제단의 단장은 소방청장이 된다.
ⓒ 중앙통제단장은 긴급구조를 위하여 필요하면 긴급구조지원기관 간의 공조체제를 유지하기 위하여 관계 기관·단체의 장에게 소속 직원의 파견을 요청할 수 있다. 이 경우 요청을 받은 기관·단체의 장은 특별한 사유가 없으면 요청에 따라야 한다.
※ 지역긴급구조통제단〈재난 및 안전관리 기본법 제50조〉
ⓐ 지역별 긴급구조에 관한 사항의 총괄·조정, 해당 지역에 소재하는 긴급구조기관 및 긴급구조지원기관 간의 역할분담과 재난현장에서의 지휘·통제를 위하여 시·도의 소방본부에 시·도긴급구조통제단을 두고, 시·군·구의 소방서에 시·군·구긴급구조통제단을 둔다.
ⓑ 시·도긴급구조통제단과 시·군·구긴급구조통제단(지역통제단)에는 각각 단장 1명을 두되, 시·도긴급구조통제단의 단장은 소방본부장이 되고 시·군·구긴급구조통제단의 단장은 소방서장이 된다.
ⓒ 지역통제단장은 긴급구조를 위하여 필요하면 긴급구조지원기관 간의 공조체제를 유지하기 위하여 관계 기관·단체의 장에게 소속 직원의 파견을 요청할 수 있다. 이 경우 요청을 받은 기관·단체의 장은 특별한 사유가 없으면 요청에 따라야 한다.

9 재난으로 인한 피해를 최소화하기 위하여 재해의 예방, 대비, 대응, 복구에 관한 정책의 개발과 집행과정을 총칭하는 것은 무엇인가?

① 재난관리　　　　　　　　　　　　② 위험관리

③ 안전관리　　　　　　　　　　　　④ 국가재난관리

> **TIP** "재난관리"란 재난의 예방·대비·대응 및 복구를 위하여 하는 모든 활동을 말한다〈재난 및 안전관리 기본법 제3조(정의)〉.

10 다음의 재난 중 그 분류가 다른 것은?

① 황사　　　　　　　　　　　　　　② 미세먼지의 피해

③ 교통사고　　　　　　　　　　　　④ 환경오염사고

> **TIP** 정의〈재난 및 안전관리 기본법 제3조 제1호〉
> 1. **자연재난**: 태풍, 홍수, 호우(豪雨), 강풍, 풍랑, 해일(海溢), 대설, 한파, 낙뢰, 가뭄, 폭염, 지진, 황사(黃砂), 조류(藻類) 대발생, 조수(潮水), 화산활동, 소행성·유성체 등 자연우주물체의 추락·충돌, 그 밖에 이에 준하는 자연현상으로 인하여 발생하는 재해
> 2. **사회재난**: 화재·붕괴·폭발·교통사고(항공사고 및 해상사고를 포함한다)·화생방사고·환경오염사고·다중운집인파 사고 등으로 인하여 발생하는 대통령령으로 정하는 규모 이상의 피해와 국가핵심기반 마비, 「감염병의 예방 및 관리에 관한 법률」에 따른 감염병 또는 「가축전염병예방법」에 따른 가축전염병의 확산, 「미세먼지 저감 및 관리에 관한 특별법」, 「우주개발진흥법」에 따른 인공우주물체의 추락·충돌 등으로 인한 피해에 따른 미세먼지 등으로 인한 피해

Answer　9.①　10.①

03 질병관리

01 감염성 질환

❶ 감염성 질환의 발생과정

(1) 병원체

생물 병원체, 즉 미생물의 종류는 바이러스부터 원생동물까지 다양하지만 감염을 일으키는 병원체는 박테리아, 바이러스, 리케차, 원생동물(protozoa), 후생동물(metazoa), 곰팡이 등이 있다.

(2) 병원소

병원체가 필요에 따라 어느 기간 머무르면서 그들 생존의 일부를 거치는 숙주를 말하며 인간, 동물, 환경이 모두 병원소가 될 수 있다. 한 병원체의 숙주가 여러 종류일 수도 있고, 홍역 바이러스처럼 인간만 병원소인 병원체도 있다.

(3) 병원소로부터 병원체의 탈출

호흡기, 소화기, 비뇨생식기, 기계적 탈출(병원소의 병원체를 주사기나 동물 매개체가 직접 옮겨주는 것) 등이 있다. 탈출방법은 그 다음 숙주를 침입하기 전까지 외계환경에서 생존능력에 따라 결정된다.

(4) 전파방법

탈출한 병원체가 새로운 숙주에 옮겨지는 과정이다.

(5) 새로운 숙주로의 침입

구강, 호흡기, 소화기, 비뇨생식기, 점막, 피부, 개방병소 등을 통해 일어난다.

(6) 새로운 숙주의 감수성 및 면역

병원체 양이 충분하고 침입구가 적합하며 숙주가 방어에 실패할 경우 병원체는 숙주 내에 자리를 잡고 생존과 증식을 성취하게 된다.

❷ 감염성 질환의 관리

(1) 감염성 질환의 예방

① **국가적 차원** … 온 국민을 감염성 질환으로부터 보호하기 위해 법적 조치를 취한다.

② **지역사회 차원** … 모든 구성원에 의한 조직적인 노력이 필요하다.

③ **개인적 차원** … 각 개인이 위생관념을 철저하게 가져 구강과 분변으로 연결되는 전파경로를 차단한다.

(2) 예방 및 관리의 방법

① **검역** … 유행지에서 들어오는 사람들을 떠난 날로부터 계산하여 병원기의 잠복기 동안 그들이 유숙하는 곳을 신고하게 하고 일정장소에 머물게 하여 감염 여부 확인 때까지 감시하는 것이다.

② **전파방지**
　　㉠ 환자와 보균자를 치료하여 병원체가 배설되는 것을 방지하고 숙주 밖으로 나온 병원체를 사멸시킨다.
　　㉡ 병원체를 배설하는 환자, 보균자와 감수성이 있는 건강인이 접촉하지 못하도록 격리시킨다.

③ **면역증강** … 숙주가 어떤 특정한 병원체에 대해 저항력을 가지고 있는 방어력을 면역이라고 한다. 전염성 질환의 관리에 중요한 접근법인 예방접종을 통해 면역증강이 이루어지고, 개인 및 지역사회의 면역수준을 향상시켜 전염성 질환의 침입 자체를 차단한다.

(3) 감염성 질환의 관리와 지역사회간호사의 책임

① **보건교육**
　　㉠ 개인 및 집단, 교사들에게 감염병의 조기증상과 보건당국에 보고하는 것에 관하여 교육한다.
　　㉡ 환자 발생 시 환자의 격리가 질병유행의 예방에 중요하다는 것을 교육한다.
　　㉢ 보균자로 진단될 경우 주의할 사항을 인지하도록 교육한다.
　　㉣ 각종 감염병의 경로를 인식시키고 예방을 위한 개인위생에 대하여 교육한다.

② **직접간호 제공**
　　㉠ 환자방 : 실온 20℃ 내외, 습도 50 ~ 60%를 유지하도록 하며, 직사광선과 소음을 방지한다.
　　㉡ 안정 : 심신의 안정을 취하도록 한다.
　　㉢ 청결 : 청결과 욕창예방을 위해서 부분적 혹은 전신적으로 목욕을 시킨다.
　　㉣ 배변 : 의사의 지시에 따라 대변의 횟수 및 오줌량을 측정한다.
　　㉤ 식이 : 급성기에 있어서는 유동식 혹은 반유동식을 취하고, 충분히 수분을 보충할 수 있도록 해준다.
　　㉥ 투약 : 의사의 지시에 따라서 한다.
　　㉦ 합병증 예방 : 환자의 상태와 증상을 관찰하였다가 이상이 있을 때는 즉시 의사에게 연락한다.

③ 감염병 환자 간호 시의 주의사항

  ㉠ 간호사 자신의 건강을 유지하도록 노력하며 자신을 스스로 방어할 수 있어야 한다.

  ㉡ 환자를 간호한 후에는 반드시 손을 씻어야 한다.

  ㉢ 환자접촉이 필요할 때마다 코와 입을 완전히 덮는 마스크를 착용하고 깨끗한 가운을 입도록 한다.

(4) 예방접종

① 개념

  ㉠ 감염성 질환으로부터 숙주를 보호할 뿐만 아니라 감염성 병원체의 전파를 막음으로 인해 지역사회 전체를 질병으로부터 보호하고 유행을 방지한다.

  ㉡ 감염병예방법상 예방접종을 국민의 의무로 규정하고 있으며, 정기예방접종과 임시예방접종으로 구분한다.

  ㉢ 금기사항을 유념하며, 면역수준 향상을 위해 세심한 관찰과 접종 전의 문진 및 신체검진이 필요하다.

② 성인예방접종

항목	접종 대상	위험군
인플루엔자	• 만19 ~ 49세 : 위험군에 대해 매년 1회 • 만50 ~ 65세 이상 : 매년 1회	만성질환자, 면역저하자, 임신부, 의료기관 종사자, 집단시설 거주자, 위험군을 돌보거나 함께 거주하는 자 등
파상풍/디프테리아/백일해	• Tdap으로 1회 접종 • 매 10년마다 Td 1회	
폐렴구균	• 만19 ~ 64세 : 위험군에 대해 1회 또는 2회 • 만65세 이상 : 1회	• 면역 기능이 저하된 환자 • 기능적 도는 해부학적 무비증 또는 비장 기능장애 환자, 겸상구 빈혈 혹은 헤모글로빈증 • 면역기능은 정상이나 뇌척수액 누출, 인공와우 이식 상태 • 면역기능은 정상이나 만성심장질환, 만성 폐질환, 만성 간질환, 당뇨병 등
A형간염	• 만19 ~ 39세 : 2회 • 만40 ~ 49세 : 항체검사 후 2회 • 만50 ~ 65세 이상 : 위험군에 대해 항체검사 후 2회 접종	만성간질환자, 혈액제제를 자주 투여 받는 혈우병 환자, 보육시설 종사자, 음식물을 다루는 요식업체 종사자, 남성 동성애자, 약물 중독자, 최근 2주 이내에 A형간염 환자와의 접촉자, A형간염 유행지역 여행자 또는 근무예정자 등
B형간염	위험군 또는 3회 접종력 · 감염력이 없을 경우 항체 검사 후 3회 접종	만성간질환자, 혈액투석환자, HIV 감염인, 혈액제재를 자주 투여받는 환자 등
수두	만19 ~ 49세 위험군 또는 접종력 · 감염력이 없을 경우 항체 검사 후 2회 접종	면역저하 환자 보호자, 가임기 여성 중 수두 면역이 없는 자, 영유아 · 학생 · 교사 · 의료인과 함께 거주하는 사람 등

홍역/유행성이하선염/풍진	만19 ~ 49세 위험군 또는 접종력·감염력이 없을 경우 1회 또는 2회 접종 ※ 가임 여성은 풍진 항체 검사 후 접종	의료인, 가임기 여성 중 면역이 없는 자 등
사람유두종바이러스감염증	만25 ~ 26세 이하 여성 총 3회 접종	
대상포진	만60 ~ 65세 이상 1회 접종	
수막구균	위험군에 대해 1회 또는 2회	해부학적 또는 기능적 무비증, 보체결핍 환자, 군인 등
B형 헤모필루스인플루엔자	위험군에 대해 1회 또는 3회	기능·해부학적 무비증, 보체결핍, 겸상적혈구빈혈증, 조혈모세포 이식 환자 등

❸ 법정감염병

(1) 정의

① 감염병은 국민의 건강을 해칠 뿐만 아니라 막대한 방역대책 비용의 지출 등 경제적으로도 피해를 주어 국민생활을 위협하므로 국가적 차원에서 감염병 관리가 이루어져야 한다.

② 감염성 질병을 관리하는 대표적 법률로는 감염병의 예방 및 관리에 관한 법률이 있으며 이 법에 규정되어 있는 질병을 법정감염병이라 한다.

(2) 우리나라 법정 감염병

① 제1급 감염병

　㉠ 생물테러감염병 또는 치명률이 높거나 집단 발생의 우려가 커서 발생 또는 유행 즉시 신고하여야 하고, 음압격리와 같은 높은 수준의 격리가 필요한 감염병을 말한다. 다만, 갑작스러운 국내 유입 또는 유행이 예견되어 긴급한 예방·관리가 필요하여 질병관리청장이 보건복지부장관과 협의하여 지정하는 감염병을 포함한다.

　㉡ 종류 : 에볼라바이러스병, 마버그열, 라싸열, 크리미안콩고출혈열, 남아메리카출혈열, 리프트밸리열, 두창, 페스트, 탄저, 보툴리눔독소증, 야토병, 신종감염병증후군, 중증급성호흡기증후군(SARS), 중동호흡기증후군(MERS), 동물인플루엔자 인체감염증, 신종인플루엔자, 디프테리아

② 제2급 감염병

　㉠ 전파가능성을 고려하여 발생 또는 유행 시 24시간 이내에 신고하여야 하고, 격리가 필요한 감염병을 말한다. 다만, 갑작스러운 국내 유입 또는 유행이 예견되어 긴급한 예방·관리가 필요하여 질병관리청장이 보건복지부장관과 협의하여 지정하는 감염병을 포함한다.

ⓛ **종류** : 결핵(結核), 수두(水痘), 홍역(紅疫), 콜레라, 장티푸스, 파라티푸스, 세균성이질, 장출혈성대장균 감염증, A형간염, 백일해(百日咳), 유행성이하선염(流行性耳下腺炎), 풍진(風疹), 폴리오, 수막구균 감염증, b형헤모필루스인플루엔자, 폐렴구균 감염증, 한센병, 성홍열, 반코마이신내성황색포도알균(VRSA) 감염증, 카바페넴내성장내세균목(CRE) 감염증, E형간염

③ **제3급 감염병**

ⓗ 그 발생을 계속 감시할 필요가 있어 발생 또는 유행 시 24시간 이내에 신고하여야 하는 감염병을 말한다. 다만, 갑작스러운 국내 유입 또는 유행이 예견되어 긴급한 예방·관리가 필요하여 질병관리청장이 보건복지부장관과 협의하여 지정하는 감염병을 포함한다.

ⓛ **종류** : 파상풍(破傷風), B형간염, 일본뇌염, C형간염, 말라리아, 레지오넬라증, 비브리오패혈증, 발진티푸스, 발진열(發疹熱), 쯔쯔가무시증, 렙토스피라증, 브루셀라증, 공수병(恐水病), 신증후군출혈열(腎症侯群出血熱), 후천성면역결핍증(AIDS), 크로이츠펠트-야콥병(CJD) 및 변종크로이츠펠트-야콥병(vCJD), 황열, 뎅기열, 큐열(Q熱), 웨스트나일열, 라임병, 진드기매개뇌염, 유비저(類鼻疽), 치쿤구니야열, 중증열성혈소판감소증후군(SFTS), 지카바이러스 감염증, 매독(梅毒)

④ **제4급 감염병**

ⓗ 제1급감염병부터 제3급감염병까지의 감염병 외에 유행 여부를 조사하기 위하여 표본감시 활동이 필요한 감염병을 말한다. 다만, 질병관리청장이 지정하는 감염병을 포함한다.

ⓛ 인플루엔자, 회충증, 편충증, 요충증, 간흡충증, 폐흡충증, 장흡충증, 수족구병, 임질, 클라미디아감염증, 연성하감, 성기단순포진, 첨규콘딜롬, 반코마이신내성장알균(VRE) 감염증, 메티실린내성황색포도알균(MRSA) 감염증, 다제내성녹농균(MRPA) 감염증, 다제내성아시네토박터바우마니균(MRAB) 감염증, 장관감염증, 급성호흡기감염증, 해외유입기생충감염증, 엔테로바이러스감염증, 사람유두종바이러스 감염증

⑤ **기생충감염병** … 기생충에 감염되어 발생하는 감염병 중 질병관리청장이 고시하는 감염병을 말한다.

⑥ **세계보건기구 감시대상 감염병** … 세계보건기구가 국제공중보건의 비상사태에 대비하기 위하여 감시대상으로 정한 질환으로서 질병관리청장이 고시하는 감염병을 말한다.

⑦ **생물테러감염병** … 고의 또는 테러 등을 목적으로 이용된 병원체에 의하여 발생된 감염병 중 질병관리청장이 고시하는 감염병을 말한다.

⑧ **성매개감염병** … 성 접촉을 통하여 전파되는 감염병 중 질병관리청장이 고시하는 감염병을 말한다.

⑨ **인수공통감염병** … 동물과 사람 간에 서로 전파되는 병원체에 의하여 발생되는 감염병 중 질병관리청장관이 고시하는 감염병을 말한다.

⑩ **의료관련감염병** … 환자나 임산부 등이 의료행위를 적용받는 과정에서 발생한 감염병으로서 감시활동이 필요하여 질병관리청장이 고시하는 감염병을 말한다.

02 비감염성 질환

❶ 비감염성 질환의 이해

(1) 비전염성 질환의 개념

① 질병발생과정의 시간적 경과의 특성에 따라 구분된 것으로 급성질환에 상반된 개념이라 할 수 있다.

② 유병기간, 즉 질병의 시작에서부터 끝나는 시기가 길다는 특성을 나타낸다.

③ 비감염성 질환의 경우 그 진행과정을 보면 처음의 어느 정도까지는 병이 회복되는 것처럼 보이나 그 정도가 깊어져 회복단계가 줄어들면서 계속적으로 병이 악화되는 방향으로 진행된다.

(2) 발생요인

① **습관성 요인** … 과식, 과주, 과다지방식 섭취로 인해 비만증이 야기되고 이는 고혈압, 당뇨병, 관상동맥성 심장병 등을 유발한다.

② **기호성 요인** … 흡연으로 인해 폐암, 기관지염, 순환기계장애 등이 유발되고, 음주로 인해 고혈압, 간경화증, 위장장애 등이 유발된다.

③ **유전적 요인** … 당뇨병, 암, 고혈압의 경우 유전성이 인정되고 있다.

④ **사회 · 경제적 요인** … 사회 · 경제적 상태에 따라 질병발생의 양상이 다르다. 즉, 부유층의 경우 유방암, 당뇨병의 발생이 많고 저소득층의 경우 자궁암, 위장암 등이 많이 발생한다.

⑤ **직업적 요인** … 매연공의 경우 폐암이 많이 발생하고, 방사선 취급자의 경우에는 피부암 등이 많이 발생하며 광부의 경우에는 규폐증이 많이 발생하는 것으로 보아 직업에 따라서도 질병발생의 양상이 다르다고 볼 수 있다.

❷ 비감염성 질환의 관리

(1) 1차 예방

비감염성 질환의 경우 1차 예방에 필요한 직접적 원인이 밝혀지지 않는 경우가 많아 그 예방이 어렵다. 현존하는 1차 예방법으로는 금연, 음주제한, 체중조절, 비전염성 질환 관리사업 등이 있다.

(2) 2차 예방

조기에 질병을 발견·치료하여 조기사망을 예방하는 것을 말하며, 대부분의 비감염성 질환의 관리는 2차 예방에 중점을 둔다.

(3) 3차 예방

질병으로 인한 불능과 조기사망을 감소시키는 것을 말하며, 지속적인 치료와 관리가 유지되도록 간호대상자를 등록관리하고 재활을 돕는 사업에 중점을 둔다.

≡ 최근 기출문제 분석 ≡

2024. 6. 22. 지방직

1 세균성 식중독 중 독소형은?

① 살모넬라 식중독

② 장염 비브리오 식중독

③ 황색포도상구균 식중독

④ 캠필로박터 식중독

> **TIP** 황색포도상구균 식중독은 독소형 식중독에 해당한다. 황색포도상구균이 생성한 독소가 식품에 존재하여 이 독소를 섭
> 취함으로써 발생하는 것이다. 균 자체가 아닌 독소에 의해 식중독이 발생한다.
> ①②④ 감염형 식중독

2023. 6. 10. 제1회 서울특별시

2 감염성 질환에 대한 설명으로 가장 옳은 것은?

① 발병력(pathogenicity)은 병원체가 숙주에 침입하여 숙주에 질병 혹은 면역 등의 반응을 일으키
는 것을 말하며 병원력이라고도 한다.

② 어떤 질병의 기초감염재생산수(basic reproduction number, R0)가 12 ~ 18이라면, 이는 1명이
12 ~ 18명을 감염시킨다는 의미이다.

③ 수동면역은 이미 면역을 보유하고 있는 개인의 항체를 다른 개인에게 주는 방법으로서 수두와
같은 질환은 대부분 수동면역이 이루어진다.

④ 독력(virulence)은 병원체가 숙주에게 일으키는 질병의 위중 정도를 말하며 풍진 등의 병원체는
독력이 높다.

> **TIP** ② 기초감염재생산수는 한 사람이 직접 감염시키는 인원이다.
> ① 발병력과 병원력은 다른 개념이며, 병원체가 숙주에게 병을 발생시키는 능력을 발병력이라고 한다.
> ③ 수두, 볼거리, 홍역 등은 능동면역에 속한다.
> ④ 풍진과 수두는 독력이 낮은 질병이다.

Answer 1.③ 2.②

3 다음에서 설명하는 「감염병의 예방 및 관리에 관한 법률」상 감염병은?

> • 전파가능성을 고려하여 발생 또는 유행 시 24시간 이내에 신고하여야 하고, 격리가 필요한 감염병을 말한다. 다만, 갑작스러운 국내 유입 또는 유행이 예견되어 긴급한 예방·관리가 필요하여 질병관리청장이 보건복지부장관과 협의하여 지정하는 감염병을 포함한다.
> • 결핵, 수두, 홍역, 콜레라, 장티푸스 등을 포함한다.

① 제1급감염병   ② 제2급감염병

③ 제3급감염병   ④ 제4급감염병

> **TIP** ① **제1급감염병**: 에볼라바이러스병, 마버그열, 라싸열, 크리미안콩고출혈열, 남아메리카출혈열, 리프트밸리열, 두창, 페스트, 탄저, 보툴리눔독소증, 야토병, 신종감염병증후군, 중증급성호흡기증후군(SARS), 중동호흡기증후군(MERS), 동물인플루엔자 인체감염증, 신종인플루엔자, 디프테리아
> ② **제3급감염병**: 파상풍(破傷風), B형간염, 일본뇌염, C형간염, 말라리아, 레지오넬라증, 비브리오패혈증, 발진티푸스, 발진열(發疹熱), 쯔쯔가무시증, 렙토스피라증, 브루셀라증, 공수병(恐水病), 신증후군출혈열(腎症候群出血熱), 후천성면역결핍증(AIDS), 크로이츠펠트-야콥병(CJD) 및 변종크로이츠펠트-야콥병(vCJD), 황열, 뎅기열, 큐열(Q熱), 웨스트나일열, 라임병, 진드기매개뇌염, 유비저(類鼻疽), 치쿤구니야열, 중증열성혈소판감소증후군(SFTS), 지카바이러스 감염증, 매독(梅毒)
> ③ **제4급감염병**: 인플루엔자, 회충증, 편충증, 요충증, 간흡충증, 폐흡충증, 장흡충증, 수족구병, 임질, 클라미디아감염증, 연성하감, 성기단순포진, 첨규콘딜롬, 반코마이신내성장알균(VRE) 감염증, 메티실린내성황색포도알균(MRSA) 감염증, 다제내성녹농균(MRPA) 감염증, 다제내성아시네토박터바우마니균(MRAB) 감염증, 장관감염증, 급성호흡기감염증, 해외유입기생충감염증, 엔테로바이러스감염증, 사람유두종바이러스 감염증

4 감염성 질병의 예방과 관리를 위해 숙주의 감수성을 감소시키는 방법은?

① 예방접종 실시

② 병원소의 검역 실시

③ 환경위생 관리 강화

④ 감염병의 격리 기간 연장

> **TIP** 예방 및 관리를 위해 숙주의 감수성을 감소시키는 방법으로는 건강증진을 위한 예방접종, 식이관리, 보건교육, 예방적 치료, 개인위생 등이 실시되어야 한다.

Answer   3.②   4.①

출제 예상 문제

1 다음 중 수인성 감염병의 역학적 특성으로 옳지 않은 것은?

① 급수구역과 환자발생 분포가 일치한다.

② 이환율과 치명률이 낮고 2차 발병률은 낮다.

③ 환자가 2~3일 내에 폭발적으로 발생한다.

④ 여름철에 특히 발생률이 높다.

TIP 수인성 감염병이 발생하는 것과 계절은 항상 일치하는 것이 아니다.

2 홍역을 앓은 후 생기는 면역은?

① 인공능동면역 ② 선천성 면역

③ 자연능동면역 ④ 자연수동면역

TIP 자연능동면역 … 각종의 질환에 이환된 후에 면역이 형성되는 것으로 면역의 지속기간은 질환의 종류에 따라 기간이 짧을 수도, 영구면역이 될 수도 있다.

3 다음 중 만성 퇴행성 질환이 아닌 것은?

① 폐렴 ② 고혈압

③ 관상동맥성 심질환 ④ 암

TIP 만성 퇴행성 질환
ⓐ 암
ⓑ 당뇨병
ⓒ 본태성 고혈압
ⓓ 관상동맥성 심질환
ⓔ 정신장애

Answer 1.④ 2.③ 3.①

4 다음 중 모기를 매개로 한 감염성 질환으로 옳은 것은?

㉠ 장티푸스	㉡ 뎅기열
㉢ 일본뇌염	㉣ AIDS
㉤ 말라리아	

① ㉠㉡㉤

② ㉠㉢㉣

③ ㉡㉢㉤

④ ㉡㉣㉤

TIP 매개충과 전파질병
㉠ **이** : 발진티푸스, 재귀열
㉡ **파리** : 장티푸스, 소아마비, 이질
㉢ **쥐** : 살모넬라증, 렙토스피라증
㉣ **모기** : 사상충증, 말라리아, 뎅기열, 황열, 일본뇌염
㉤ **쥐벼룩** : 녹사병, 재귀열, 발진열
㉥ **진드기** : 재귀열, 신증후출혈열
㉦ **물고기** : 간흡충증

5 「감염병의 예방 및 관리에 관한 법률」에서 규정한 제1급감염병에 해당하는 것만을 고른 것은?

㉠ 페스트	㉡ 일본뇌염
㉢ 탄저	㉣ A형간염

① ㉠㉡

② ㉠㉢

③ ㉡㉣

④ ㉢㉣

TIP 제1급 감염병
㉠ 생물테러감염병 또는 치명률이 높거나 집단 발생의 우려가 커서 발생 또는 유행 즉시 신고하여야 하고, 음압격리와 같은 높은 수준의 격리가 필요한 감염병을 말한다. 다만, 갑작스러운 국내 유입 또는 유행이 예견되어 긴급한 예방·관리가 필요하여 질병관리청장이 보건복지부장관과 협의하여 지정하는 감염병을 포함한다.
㉡ **종류** : 에볼라바이러스병, 마버그열, 라싸열, 크리미안콩고출혈열, 남아메리카출혈열, 리프트밸리열, 두창, 페스트, 탄저, 보툴리눔독소증, 야토병, 신종감염병증후군, 중증급성호흡기증후군(SARS), 중동호흡기증후군(MERS), 동물인플루엔자 인체감염증, 신종인플루엔자, 디프테리아

Answer 4.③ 5.②